U0294577

临床出血与血栓性疾病

主　审　王鸿利　赵永强

主　编　王学锋　吴竞生　胡　豫　刘　欣

副主编　杨仁池　王兆钺　杨林花　丁凯阳　郑昌成

人民卫生出版社

图书在版编目（CIP）数据

临床出血与血栓性疾病 / 王学锋等主编 . —北京：人民
卫生出版社，2018

ISBN 978-7-117-26459-4

Ⅰ. ①临… Ⅱ. ①王… Ⅲ. ①出血 - 诊疗 ②血栓栓塞 -
诊疗 Ⅳ. ①R442.7 ②R543

中国版本图书馆 CIP 数据核字（2018）第 083501 号

人卫智网	www.ipmph.com	医学教育、学术、考试、健康，
		购书智慧智能综合服务平台
人卫官网	www.pmph.com	人卫官方资讯发布平台

临床出血与血栓性疾病

主　　编：王学锋　吴竞生　胡　豫　刘　欣
出版发行：人民卫生出版社（中继线 010-59780011）
地　　址：北京市朝阳区潘家园南里 19 号
邮　　编：100021
E - mail：pmph @ pmph.com
购书热线：010-59787592　010-59787584　010-65264830
印　　刷：三河市宏达印刷有限公司
经　　销：新华书店
开　　本：787 × 1092　1/16　印张：39　插页：1
字　　数：973 千字
版　　次：2018 年 10 月第 1 版　2024 年 6 月第 1 版第 5 次印刷
标准书号：ISBN 978-7-117-26459-4
定　　价：169.00 元

打击盗版举报电话：010-59787491　E-mail：WQ @ pmph.com
（凡属印装质量问题请与本社市场营销中心联系退换）

编 委

（按姓氏笔画排序）

丁凯阳　中国科学技术大学附属第一医院（安徽省立医院）

马一盖　中日友好医院

马丽萍　中山大学第二附属医院

王　琦　山西医科大学第二医院

王永红　山西医科大学第二医院

王华芳　华中科技大学同济医学院附属协和医院

王兆钺　苏州大学附属第一医院

王兴兵　中国科学技术大学附属第一医院（安徽省立医院）

王学锋　上海交通大学医学院附属瑞金医院

王鸿利　上海交通大学医学院附属瑞金医院

王静芳　山西医科大学第二医院

包承鑫　中国医学科学院血液学研究所

冯　莹　广州医科大学附属第二医院

朱小玉　中国科学技术大学附属第一医院（安徽省立医院）

朱铁楠　北京协和医院

朱薇波　中国科学技术大学附属第一医院（安徽省立医院）

刘　欣　中国科学技术大学附属第一医院（安徽省立医院）

刘会兰　中国科学技术大学附属第一医院（安徽省立医院）

刘晓帆　中国医学科学院血液病医院

孙　梅　江苏省苏北人民医院

李　春　中国科学技术大学附属第一医院（安徽省立医院）

李庆生　安徽医科大学第一附属医院

杨仁池　中国医学科学院血液病医院

杨会志　中国科学技术大学附属第一医院（安徽省立医院）

杨林花　山西医科大学第二医院

吴竞生　中国科学技术大学附属第一医院（安徽省立医院）

吴润晖　首都医科大学附属北京儿童医院

汪安友　中国科学技术大学附属第一医院（安徽省立医院）

前　言

　　出血病与血栓病是临床常见病和多发病，严重威胁患者的身心健康。两类疾病的基本病理生理改变是各种原因导致的血液系统的异常，但表现为涉及众多临床科室的出血或血栓的症状与体征。近年来，随着基础与临床科研的进展，出血病和血栓病的发病机制研究、临床诊断和治疗均发生了巨大的变化，使出血病和血栓病的预后发生了根本的改变。为使广大的血液科和非血液科临床医师加深对这两类疾病的认识，我们组织了血液界长期从事血栓与止血基础和临床研究的国内知名专家共同编撰了《临床出血与血栓性疾病》一书。在撰写过程中突出如下特点：追求系统性：力求全面、系统地介绍每一疾病的流行病学、病因、病理及发病机制、临床表现、检查、诊断和鉴别诊断、治疗、并发症、预防及预后等内容。针对性：本书的读者对象为广大血液科和非血液专业临床医师、进修生及研究生，故内容以临床各科相关出血与血栓性疾病的诊断和治疗为主，尤其是详细介绍当前开展的各种治疗方法和手段。本书不仅适合血液科医师参与临床相关科室出血与血栓性疾病的会诊，同时也为非血液科医生较系统地介绍了当前国内外出血与血栓性疾病的新进展与诊治指南，这对于促进院内多学科协作处理跨学科疾病提供了很好的教材。而对基础部分，则适当阐述。权威性：本书充分吸收国内外最新的研究成果，引用近年发表的医学文献，依据权威医学组织颁布的最新指南和标准，使该书在内容上具有相当的权威性。实用性：强调基础和临床相结合，以临床为主，使读者在临床实践上的疑惑，在本书中找到答案。

　　尽管初衷如此，由于当今该领域进展飞速，编者水平局限，全书难免存在瑕疵，恳请读者在阅读中给予指正。

王学锋　吴竞生

2017 年年末

目　录

第一章
绪　论

众所周知，由于遗传性/获得性的原因，导致体内止血或凝血功能减低、抗凝血或纤溶功能亢进，可引起出血性疾病(出血病)；相反，则引起血栓性疾病(血栓病)。

临床上，出血病常见于一期(血管-血小板型)止血缺陷，如血管性紫癜症和血小板减少症、血小板功能减退症；二期(凝血-抗凝血型)止血缺陷，如凝血因子缺乏症、抗凝物质增多症以及原发性、继发性纤溶亢进症等。血栓病常见于静脉血栓，如深静脉血栓(DVT)、肺栓塞(PE)和心房颤动、脑卒中等；动脉血栓，如急性冠状动脉综合征(ACS)、脑卒中(出血性、缺血性)和周围动脉疾病(PAD)等；微血管血栓，如血栓性血小板减少性紫癜症(TTP)、溶血尿毒综合征(HUS)和弥散性血管内凝血(DIC)等。

出血病和血栓病是发病机制相反、临床表现各异的两大类疾病，尤其是血栓病的发病率和病死率居高不下，如静脉血栓(VTE)在人群中的发生率可高达0.15%，死亡率高达22.7/1000(约1/3的肺栓塞患者可发生猝死)，后遗症的发生率为20%~50%，十年复发率高达50%，且有2/3的VTE属临床无症状的隐匿性血栓。因此关于血栓病和出血病的诊断和防治必须引起临床的高度重视，务必从以下几点倍加关注。

一、病史和临床表现是诊断出血病/血栓病的基础

出血病须详细询问出血史，包括现在、过去和家族出血史。一期止血缺陷多见于皮肤紫癜、出血点、口腔/鼻腔黏膜出血和月经过多；二期止血缺陷多见于皮肤瘀斑、深部组织(血肿、关节)出血和内脏(便血、血尿)出血。无论是哪期出血，医师都须熟知患者的年龄、性别和出血的原因，如出血与手术、创伤、感染、药物、分娩/原发病的关系等；也要详细检查出血的部位、出血的范围、出血的程度和出血持续的时间。若出血与家族史有关，则需详细判断属性染色体隐性遗传即男性发病、女性为携带者，如血友病A、B；常染色体显性遗传即顺代遗传、半数的子女呈均等发病，如血管性血友病(vWD)和出血性毛细血管扩张症；常染色体隐性遗传即一般父母均为携带者、子女中一半为携带者、1/4为患者，多见近亲婚配，如血小板无力症和少见凝血因子缺陷症。上述病史和临床表现对诊断出血病甚为重要，务必加以重视，切勿忽略。

血栓病须详细询问相关危险因素。动脉血栓是以动脉粥样硬化为基础，多与年龄、高血压、血脂异常、糖尿病、高黏度、吸烟、酗酒和应用医疗器械等因素有关；静脉血栓多与手术、创伤、感染、药物、妊娠、分娩、卧床、制动、高龄、肥胖和恶性肿瘤、风湿免疫病和医源性等因素有关；微血管血栓如DIC多与严重感染、组织损伤、病理产科、恶性肿瘤等因素有关。临床上，急性心肌梗死(AMI)以突发性心前区压榨性疼痛、胸闷，脑卒中以突发性头痛、偏瘫、偏盲，周围动脉栓塞症以"6P症"(无脉、疼痛、苍白、麻木、皮温下降和运动障碍)

为特征；深静脉血栓（DVT）以受累肢体肿痛、浅静脉曲张、活动受限，PE 以突发呼吸困难、心率加快、咳嗽、咯血、胸闷、晕厥为特征；DIC 以广泛出血、难以解释的循环衰竭、微血栓栓塞和微血管病性溶血性贫血为特征。这些危险因素和临床表现是发现和诊断血栓病的重要基础。

二、实验室检查、影像学检查是诊断出血病、血栓病的依据

出血病先测筛查试验：一期止血缺陷，用血小板计数（PLT）和出血时间（BT，模板刀片法）检测；二期止血缺陷，用 APTT 和 PT 检测；纤溶功能缺陷，用 FDP 和 D- 二聚体检测等。然后按筛查试验所见的异常，再针对性地选用诊断试验：如血小板减少多用血小板相关免疫试验 / 骨髓检查等；血小板功能异常多用血小板聚集试验（PAgT）、P- 选择素测定等；血管性血友病（vWD）多用血管性血友病因子抗原（vWF：Ag）、凝血因子Ⅷ促凝活性（FⅧ：C）和 vWF 多聚体测定等；血友病 A/B 用 FⅧ：C/FⅨ：C 测定；维生素 K 缺乏、严重肝病出血多用相关凝血因子活性（FⅡ：C、FV：C、FⅦ：C、FⅨ：C、FX：C）测定；抗凝物质增多用游离肝素时间或凝血因子抗体测定；纤溶功能缺陷用 PLT、纤维蛋白原（Fg）和纤溶酶原（PLG）等测定；结合筛查试验和诊断试验可对一般的出血病作出表型诊断。此外，近年所用的血栓弹力图（TEG）检查对凝血、血小板聚集、纤维蛋白原（Fg）和纤溶过程可提供全面、动态的信息，是一种有用的筛查试验。

血栓病须以影像学诊断为依据，如多普勒超声、血管加压超声（CUS）、CT/MRI、肺动脉显像（CTPA）、核素肺扫描（V/Q）以及必要时进行血管造影术（创伤性检查，有一定危险性），它们对 DVT、PE 的敏感性和特异性见表 1-1-1。

表 1-1-1 DVT 和 PE 影像学诊断的敏感性和特异性

适应证	敏感性（%）	特异性（%）
多普勒超声 DVT/PE	80~98	97~100
CUS DVT（近端）	88~100	92~100
CT DVT/PE	97/53~60	100/81~97
MRI DVT/PE	95/85	100/96
CTPA（肺动脉 CT 显像）PE	90~97	90~98
MRPA（肺动脉 MR 显像）PE	75~100	95~100
肺 V/Q 扫描 PE	75~97	90~95
肺动脉 / 体静脉造影术 PE/DVT	94/ 金标准	96/ 金标准

此外，尤其对静脉血栓（DVT/PE）还必须检测 D-D（ELISA 法）的水平，其结果 D-D 阴性＜500μg/L 结合临床作为排除 VTE 的指标，其敏感性为 89%~94%，特异性为 40%~43%，阴性预测值为 94%~99%；但是 D-D 阳性＞500μg/L，不能作为诊断 VTE 的指标，此时必须进行影像学检查（如 CUS、CTPA）有助于确诊。

然而对于急性冠脉综合征（ACS），心电图（ECG）检查结合肌红蛋白（MB）、肌酸激酶同工酶（CK-MB）和心肌钙蛋白 T/I（cTnT/I）等可以作出准确的诊断。检测动脉血气分析，见低血氧分压（PO_2，占 76%）、低血碳酸分压（PCO_2，占 93%）和高肺泡 - 动脉血氧分差 [$P(A-a)O_2$]，（占 86%~95%）对 PE 的诊断、分型和治疗极有帮助。

三、基因检测是诊断遗传性出血病、血栓病的根本

遗传性出血病如血友病 A/B、vWD、低（无）纤维蛋白原血症以及血小板无力症等，都可利用基因检测/基因测序作出诊断。例如，上海交通大学医学院附属瑞金医院对于血友病 A 一般检测因子Ⅷ（FⅧ）内含子 22 倒位和内含子 1 倒位，对 F8 基因各外显子及其侧翼序列进行测序分析，或检测 F8 基因拷贝数变异等；对于血友病 B 一般检测基因各外显子及其侧翼序列测序分析，或检测基因拷贝数异常，对有家族史的患者检测 FⅨ基因相关的多态性位点进行家系遗传连锁分析等。它们的基因诊断准确率可达 100%，未见漏诊和误诊现象。

遗传性血栓病多见于常染色体显性遗传的抗凝血酶（AT）、蛋白 C（PC）、蛋白 S（PS）缺陷症、低（无）纤维蛋白原血症和异常纤维蛋白原血症以及常染色体隐性遗传的同型半胱氨酸血症等。临床上，对于高度疑似的病例，如年龄 < 50 岁的原发性血栓者、有静脉血栓（VTE）家族史者、反复发作的 VTE 者、少见部位 VTE 者、口服避孕药、雌激素治疗中发生 VTE 者、妊娠/分娩中发生 VTE 者、抗凝治疗中发生 VTE 者以及新生儿暴发性紫癜、皮肤坏死者等，都应该先作 AT 活性/抗原（AT：A/AT：Ag）、PC：A/PC：Ag、PS：A/PS：Ag、纤维蛋白原（Fg：A/Fg：Ag）检测，若发现异常者再进行相应的基因检测。上海瑞金医院对遗传性血栓病 5 个病种，82 个家系，189 例患者，321 个家族成员作了基因诊断，发现基因突变 135 种，其中 45 种为新突变，其诊断准确率达 100%，随访证实未见漏诊和误诊的病例。

四、DVT 和 PE 的诊断路径必须以临床资料结合检查结果作全面地分析和判断

DVT 和 PE 是同一疾病（VTE）的两种不同的表现，48%~53% 的 DVT 可同时伴有 PE，50%~70% 的 PE 可同时伴有 DVT，因此二者必须同时诊断，缺一不可。

首先根据临床表现作出 DVT/PE 的可能性判断（PCP，Wells 计分）见表 1-1-2。DVT 的临床可能性判断（PCP）：低度（计分 0 分）的发病率约 5%；中度（1~2 分）的发病率约 20%；高度（≥ 6 分）的发病率的 66%。PE 的临床可能性判断（PCP）：低度（计分 0~2 分）的发病率约 4%；中度（3~6 分）的发病率 21%；高度（> 6 分）的发病率约 67%。

然后，根据临床表现、临床可能性判断（PCP）和辅助检查（D-D、CUS、CT/MRI 或 V/Q 肺扫描等）结果按图 1-1-1 所示作出 DVT、PE 的诊断（表 1-1-2）。

表 1-1-2　DVT/PE 的临床可能性判断（PCP，Wells 计分）

DVT改良评分（2003）计分	PE改良评分（2003）计分
活动期癌症（发病 < 6 个月内）1 分	既往有 DVT/PE 史各 1 分
下肢活动受限（麻木）1 分	心率 > 100 次/分 1 分
卧床 > 3 天/近期行大手术各 1 分	近 4 周有手术史/制动各 1 分
浅静脉分布区有压痛/显侧支循环各 1 分	有 DVT 临床症状/体征各 1 分
全腿水肿、凹陷水肿、患肢增粗各 1 分	咯血 1 分
有 DVT 既往史 1 分	恶性肿瘤活动期 1 分
候选诊断比 DVT 的可能性大 1 分	PE 的诊断较其他病更可能 1 分

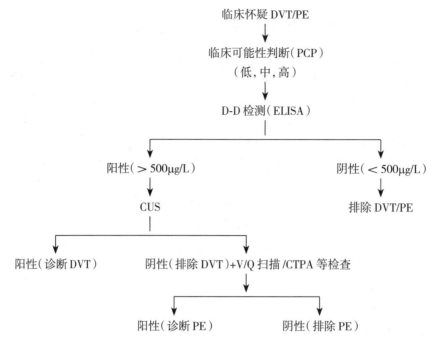

图 1-1-1　DVT 和 PE 的诊断路径

五、积极开展预防工作树立预防重于治疗的理念

出血病的预防,对于血友病患者,要全面实施综合性的关爱和预防措施。除预防感染和禁用不合药物(抗血小板药)外,还要防止创伤、外科手术。对于遗传性出血病,在有条件情况下可以定期选择性进行血液制品的预防性治疗,也可进行出生前缺陷 / 新生儿筛查性预防。上海瑞金医院近十年来采用 AccuCopy 拷贝数变异检测、Snapshot ddNTP 荧光定量进行嵌合体检测、甲基化分析 X 染色体非随机灭活检测、染色体微芯片检测以及二代测序等技术开展血友病 A/B 携带者 / 产前诊断研究(表 1-1-3)。

表 1-1-3　血友病 A/B 的携带者和产前诊断

诊断结果		血友病A(例)	血友病B(例)	合计(例)
携带者诊断	正常女性	486	100	586
	致病基因携带者	838	186	1024
产前诊断	正常男性	133	26	159
	正常女性	56	10	66
	女性携带者	57	8	65
	男性病儿	91	27	118

建议保留正常胎儿,人工流产患病胎儿。随访至今,未见漏诊和误诊者,此对优生优育和阻止患病胎儿的出生有重要的现实意义,但有风险。

近年,国内外已开展胚胎植入前基因诊断(PGD),该技术为辅助生殖技术与遗传学诊断技术相结合产生的一种新的基因技术。若生育夫妇之一为血友病 A 患者 / 致病基因携带者，通过试管婴儿技术使其精卵结合，作人工培养，在受精卵分裂至 4~6 个卵裂球时，取其中之一基因检测。若证实该卵裂球不携带致病基因（为正常卵裂球），则将其植入母体子宫内发育成胎儿，反之弃之。这种技术可以避免患病胎儿的出生，也可防止新的携带者出现，因而从根本上阻断单基因遗传病的发生，也符合社会伦理的要求。

血栓病的预防是一个漫长的过程。首先从日常生活开始，始终坚持合理饮食、禁烟限酒、增强锻炼、控制体重、避免过度操劳 / 紧张以及健康快乐生活；其次是解除病因和防治危险因素，如及早有效防治高血压、高血脂、高血糖、高黏度等。除此之外，对于有低危险因素者（如年龄＜ 40 岁、行小型手术、正常分娩、无活动障碍者等）只要坚持活动，无需特殊预防措施；对于有中度危险因素者（年龄 40~60 岁、行中型手术、剖宫产、重病卧床者等），必要时可用 LMWH/ 低剂量肝素作预防；对于有高度危险因素者（年龄＞ 60 岁、行大型手术尤其骨科和神经外科手术、瘫痪、昏迷等）建议用 LMWH、磺达肝癸钠或机械预防措施。对于年龄＞ 50 岁、有动脉粥样硬化患者使用抗血小板药物（阿司匹林、氯吡格雷）作一期预防；但主张在 ACS/ 急性缺血性脑卒中（AIS）发生后的患者作二期预防；对于非瓣膜病心房颤动患者建议用及早抗凝药物预防脑栓塞；对于 DIC，主要是积极有效地解除 / 治疗致病病因。

六、规范有效的治疗尤其是要从根源上进行病因治疗

出血病除解除病因和有效地应用药物止血、物理止血、外科止血措施外，特别要重视针对性血液制品的规范化应用。例如，出血伴血小板减少（尤其＜ $20 \times 10^9/L$）应输注单采血小板悬液；血友病 A 出血 / 手术，首选基因重组凝血因子Ⅷ制品（rFⅧ）、次选血浆源性 FⅧ制品（PFⅧ），再次选冷沉淀 / 新鲜冷冻血浆（FFP）；血友病 B 出血 / 手术，首选 rFⅨ制品，次选凝血酶原复合物制品（PPC）/FFP；vWD 出血，首选 1- 去氨基 -8-*D*- 精氨酸升压素（DDAVP），次选冷沉淀 /FFP；维生素 K 缺乏症，选用维生素 K_1/PCC；严重肝病出血，选用 FFP/PCC；DIC 出血，解除病因最为重要，其次用新鲜血液、FFP 或血小板悬液以及肝素 /LMWH；对于肝素类抗凝物质过多出血可用硫酸鱼精蛋白中和；对于凝血因子抗体所致出血，用重组活化凝血因子Ⅶa（rFⅦa）制品等。上述出血在选用血液制品的同时也可酌情选用止血药物，如纤溶抑制剂等。

基因治疗是一种以改变基因表达为基础的治疗或预防遗传病和多因素疾病的方法。它通过基因工程的手段，将正常基因导至基因缺陷患者的体内，使导入的正常基因在原位发挥校正或修复缺陷基因的生物作用，从而纠正或取代缺陷基因的异常。基因治疗一般通过 5 个环节：改造目的基因、选择合适载体、确定靶细胞、动物实验和临床实验。虽然目前尚处于实验阶段，但是它是根治遗传病的重要发展方向。

血栓病指南推荐，无论是动脉血栓（AMI、缺血性卒中，而不是脑出血）或静脉血栓（DVT、PE，而不是低危型 PE），只要有适应证而无禁忌证的患者，主张进行药物 [尿激酶（UK）/ 重组纤溶酶原激活剂（rt-PA）] 的溶栓治疗或器械性介入治疗（如 PCI）等。同时，动脉血栓是由血小板为主，含少量纤维蛋白原，选用抗血小板药物（阿司匹林、氯吡格雷、普拉格雷）和抗凝药物（肝素、LMWH 和华法林、达比加群等）联合治疗；静脉血栓由纤维蛋白和红细胞组成，单用抗凝药物（肝素、LMWH、华法林、达比加群、利伐沙班等），不用抗血小板治疗；微血管血栓（TTP/HUS）首选治疗性血浆置换术 / 血液透析等。然而在溶栓和抗栓治

疗(尤其双重/联合用药)时,必须高度警惕出血并发症,建议采用实验监测作为用药的指导指标。常用的监测试验有:肝素/LMWH 和利伐沙班用 APTT(是正常对照值的 1.0~1.5 倍)/抗活化因子 Xa(AF Xa)试验(0.2~0.7IU/ml);华法林用国际标准化比值(INR 2.0~3.0);达比加群用校准稀释凝血酶时间(dTT),或蝰蛇毒凝血时间(ECT)。

综上所述,出血病和血栓病特别是血栓病,以发病率、死亡率、复发率、致残率高和后遗症多、危害性大为特点。因此需要建立完整的临床诊断、实验/影像诊断和分子诊断链;必须重视广泛和深入的预防,并且要进行规范和有效的治疗,以延长患者的生命,确保人群的心身健康。

(王鸿利)

第二章

正常止凝血机制与调控

血液在血管内流动,在血管破损处即形成止血栓。这一"简单"的过程是机体最重要的调节系统之一,防止过度出血或血管内血栓形成。正常止凝血受到众多因素的精细调节,包括血管因素、血小板因素、凝血因素、抗凝因素与纤维蛋白溶解因素,保持了机体内环境稳定。

第一节 血管因素在止血与血栓形成中的作用

全身血管系统可分为动脉、静脉与毛细血管。各种血管均有内皮细胞层与内皮下层结构。近年来发现血管壁具有多种复杂的生理功能。内皮细胞合成多种抗栓与促进血栓形成的物质,调节止血功能。完整的血管内皮细胞为机体提供了一个抗血栓形成的表面。它能防止凝血因子和血小板的激活,并有促进纤溶的作用,以保证血液流动性与循环管道通畅性,防止血栓形成。血管舒缩在调节血流、血压与止血方面起着重要的作用。血管舒缩受多种生物物质的精细控制,其中缩血管物质有肾上腺素、去甲肾上腺素、5-羟色胺、血管紧张素、内皮素与血栓烷等;扩血管物质有脑钠肽、前列腺素 E_1、前列环素与一氧化氮(NO)等。有相当一部分血管活性物质是在血管壁局部合成的,与血管表面相应的受体结合,发挥自分泌和旁分泌作用。此外,血管壁还合成多种生长因子、促细胞凋亡因子、基质糖蛋白、金属蛋白酶、细胞素、趋化因子(chemokines)和黏附分子等,调节细胞的功能生长与死亡,并参与炎症和免疫过程。血管生物学是医学与生物学发展最快的领域之一,本节主要介绍血管在止血与血栓形成中的作用。

一、血管的结构

内皮细胞是位于循环血液与血管壁内皮下组织之间的单层细胞,内皮细胞的形态为单层、扁平、菱形或多边形细胞。细胞排列紧密,以盘状球蛋白(plakoglobin, CD83)、血小板内皮细胞黏附分子-1(PECAM-1, CD31)、缝隙连接蛋白(connexin, Cx)43 以及连接蛋白 37相互连接。每一内皮细胞有三面,即基底面、管腔面和连接面。内皮细胞的管腔面与血液接触,表面上有突起的微绒毛,上面覆盖着一层主要由黏多糖构成的细胞外衣,其主要为硫酸乙酰肝素。内皮细胞有一种特异的细胞器,名为棒杆状小体或 Weibel-Palade 小体,直径约为 0.1μm,长 3μm,呈长圆形,由一束与小体长轴平行的小管组成,一束小管有 6~20 根,每一根小管直径约为 15nm。小体外面包有一层质膜,内含致密的基质。该小体多见于大静脉的内皮细胞,毛细血管内少见。Weibel-Palade 小体是血浆中血管性血友病因子(von Willebrand factor, vWF)贮存和加工的场所。此外,P 选择素也储存在该小体内,当内皮细受到凝血酶、组胺、1- 去氨基 -8-D- 精氨酸升压素（DDAVP）等刺激时，vWF 和 P- 选择素等成分会释放出来。内皮细胞的基底膜由结缔组织组成，含有胶原、弹性蛋白、微纤维、黏多糖、纤维连接蛋白、凝血酶敏感蛋白、层粘连蛋白、vWF 以及纤维蛋白原与纤维蛋白。内皮细胞与基底膜组成血管内层，中层为平滑肌与细胞外基质，外层为成纤维细胞及其细胞外基质。

二、血管内皮细胞的抗血栓作用

血管内皮细胞对血栓形成具有双相调节作用，但在正常情况下，完整的内皮细胞主要发挥抗血栓效应，保持血液在血管内流通。内皮细胞的通过抑制血小板聚集、抗凝血与增强纤溶等多种途径达到其抗血栓的作用。

（一）内皮细胞的抗血小板作用

1. 腺苷　ADP 是一种重要的内源性血小板诱聚剂；ATP 则可扩张血管和对抗 ADP 的血小板诱聚作用。内皮细胞同时具有调节 ADP 和 ATP 的作用。内皮细胞合成 ADP 酶能迅速分解 ADP、ATP 变成 AMP 和腺苷，后者是一种强烈的血小板功能抑制剂，但这一过程又可被 ADP 抑制。内皮细胞还可摄取外源的腺苷生成 ATP。

2. 前列环素　花生四烯酸代谢调节了机体的代谢与功能，不同器官与组织的花生四烯酸代谢产物不同，发挥了不同的作用。内皮细胞有前列环素（PGI_2）合成酶，花生四烯酸代谢的主要产物是 PGI_2，后者是一种强烈的血管扩张剂和血小板抑制物。PGI_2 和血小板膜上特异的受体结合，刺激腺苷酸环化酶，使血小板内 cAMP 增多，从而抑制血小板形态的改变、血小板的聚集和释放，并抑制 vWF、纤维蛋白原和血小板表面特异受体的结合，还可抑制血小板的促凝活性。当血管内产生凝血酶后，内皮细胞受到刺激产生 PGI_2，也反过来抑制凝血酶诱导的血小板聚集，从而进一步防止血小板的过度聚集，防止血栓形成的发生。

PGI_2 半衰期只有 6 分钟，它和载脂蛋白 A-I 结合可使半衰期延长 5 倍。PGI_2 的合成和分泌受多种因素影响：凝血酶是刺激内皮细胞合成 PGI_2 的主要的诱导物质，除此，胰蛋白酶、组胺、缓激肽、急性缺氧、脂蛋白（特别是高密度脂蛋白）、纤维蛋白、血管紧张素 I、血栓素 A_2（TXA_2）、硒、免疫损伤、活化的补体成分、激肽释放酶、白细胞介素 -1（IL-1）、干扰素（IFN）-α、表皮生长因子（epidermal growth factor，EGF）、转化生长因子（TGF）-α 和 β、肿瘤坏死因子（TNF）、切变力改变、乙醇等也证明均有刺激内皮细胞合成 PGI_2 的作用。ATP、ADP、血小板活化因子（PAF）、内皮素、血管生成素（angiogenin）、脑啡肽、P 物质、神经激肽（neurokinin）、白三烯（C_4、D_4 和 E_4）、脂氧素（lipoxin）、硫酸镁等也可刺激内皮细胞合成 PGI_2。此外，活化的中性粒细胞也促进 PGI_2 的合成。PGI_2 合成抑制物包括：成纤维细胞生长因子（FGF）、纤溶酶、EDRF、某些药物如非甾体抗炎药（吲哚美辛）等、阿司匹林、环孢素等可通过抑制环氧化酶活性而抑制 PGI_2 的产生。米诺地尔（minoxidil）可抑制 PGI_2 合成酶的活性，尼古丁抑制 PGI_2 的释放。活化的血小板通过释放钙蛋白酶（calpain）也可抑制 PGI_2 的释放。内皮细胞还可使血小板释放的内过氧化物转变为 PGI_2。

3. NO　NO 是无机小分子，具有脂溶性，极易穿过细胞膜，扩散性强。NO 在还原型辅酶 Ⅱ 和氧存在下，通过 NO 合酶催化 L- 精氨酸的氧化而生成，分子态氧是 NO 的氧源。NO 存在的寿命很短，半衰期约为 6 秒，可与氧自由基、氢醌、血红蛋白等结合而被灭活。NO 与 PGI_2 的生物学效应相似，都使平滑肌松弛，引起血管扩张、并能抑制血小板凝聚和黏附到白皮细胞上，有抗血栓作用。但 PGI_2 的作用机制是刺激腺苷酸环化酶，升高细胞内 cAMP 水平；而 NO 通过激活可溶性鸟苷酸环化酶（cGTP 环化酶）提高细胞内 cGMP 浓度。降低细胞内 cAMP 水平不能取消 NO 的作用。另一方面，NO 的抗血小板作用也能被低于效应值浓度的 PGI$_2$ 所加强；同样，PGI$_2$ 的抗血小板作用也能被低于效应值浓度的 EDRF 加强，说明 PGI$_2$ 与 NO 在抗血小板聚集作用方面存在着协同作用。除凝血酶外，腺嘌呤核苷酸、血管紧张素、缓激肽及多种饱和或不饱和脂肪酸也可以刺激内皮细胞产生和释放 NO。NO 除抗血栓外，还是免疫调节、神经传递与多种生理病理反应的重要介质。

（二）内皮细胞的抗凝作用

1. 硫酸乙酰肝素蛋白多糖（HSPG）　内皮细胞能合成和表达 HSPG，HSPG 的结构中含一个核心蛋白（core proteins），有由 50~150 个双糖组成的葡糖胺聚糖（氨基葡聚糖）以共价键连接。葡糖胺聚糖的侧链结构不一，与肝素相似，交替出现 N- 硫酸或 N- 乙酰氨基葡糖残基（有 6-O 或 3-O 酯基团，或两者都有）、D- 葡萄糖醛酸及 L- 艾杜糖醛酸（有或无 2-O- 硫酸酯）。来自鼠微血管内皮细胞的 HSPG 的 eDNA 已经克隆，进一步研究发现目前已知的 HSPG 有两种形式：即具有抗凝活性的 HSPG 和不具有抗凝活性的 HSPG。前者占 5%，具有结合抗凝血酶（antithrombin，AT）并加强 AT 的抗凝作用；后者占 95%，一般情况下不具有抗凝活性。近年来两种 HSPG 的核心蛋白已被克隆与鉴定，分别称为抗凝蛋白聚糖（ryudocan）与多配体蛋白聚糖（syndecan），其分子量分别为 50kD 和 30kD，两者的穿膜区和胞内氨基酸序列高度同源，而胞外区则不一致。HSPG 的核心蛋白和内皮细胞合成的硫酸乙酰肝素结合形成完整的 HSPG 分子。

HSPG 主要位于内皮下基底膜和内皮管腔表面。内皮细胞表面 HSPG 的硫酸乙酰肝素具有肝素样作用，与抗凝血酶结合后灭活凝血酶、因子 Xa、IXa 与 XIa 等凝血因子活性。硫酸乙酰肝素被乙酰肝素酶水解。最近有人发现，乙酰肝素酶能诱导内皮细胞表达组织因子，提示 HSPG 也可通过抑制组织因子而抗凝血。另一方面因为硫酸乙酰肝素具有强烈的负电荷，血小板表面也有这种负电荷，因而阻止了血小板黏附到正常的内皮细胞上。最新的小鼠基因敲除实验表明，血管损伤后血管平滑肌细胞与内皮前体细胞增殖受到抑制，血管新生减少，提示减少 ryudocan 或 syndecan 有可能用于预防血管成形术后的动脉再狭窄。

2. 组织因子途径抑制物（tissue factor pathway inhibitor，TFPI）　TFPI 是较晚发现的一个重要的生理性抗凝物质，是内皮细胞合成的单链蛋白质，基因已经克隆，定位于第 2 号染色体。蛋白质分子有 2 种形式，分子量分别为 40kD 和 33kD。TFPI 的结构中有 3 个 Kunitz 类（牛胰蛋白酶抑制物）抑制性结构区域。在血浆中 TFPI 大部分与脂蛋白结合。TFPI 的主要抗凝作用是在 Ca^{2+} 存在下和 FXa、FVIIa、组织因子（TF）形成一个四联体复合物，从而抑制外源性凝血途径。FXa-FVIIa-TFPI-TF 复合物的形成可能通过两种方式：其一是 FXa-FVIIa-TF 先形成复合物再和 TFPI 结合；其二是 TFPI 先和 FXa 形成复合物再结合到 FVII-TF 复合物上。它能与因子 Xa 结合并与因子 VIIa- 组织因子形成四合体，使因子 VIIa- 组织因子迅速灭活。内毒素、IL-1、TNF-α 可刺激内皮细胞合成和释放 TFPI。输入肝素不仅可以增加血浆 TFPI 水平，而且可增加 TFPI 的抗 FXa 作用。最近人们发现，除血管内皮细胞外，肾系膜细胞、平滑肌细胞、成纤维细胞与心肌细胞也可合成 TFPI；TFPI 的羧基端与细胞表面结合还可调节细胞的生长。

3. 蛋白 C 系统　蛋白 C 系统包括蛋白 C、凝血酶调节蛋白（thrombomodulin，TM）、蛋白 S、活化蛋白 C 抑制物（APCI）与内皮细胞蛋白 C 受体（endothelial protein C receptor，EPCR）。其中 TM 与 EPCR 由内皮细胞合成并表达在细胞表面，脱落在血液循环中被称为 sTM 与

sEPCR。内皮细胞蛋白 C 受体是蛋白 C 系统中的一员。主要表达在大血管内皮细胞表面，也有部分 EPCR 在血液循环中存在，被称为 sEPCR。EPCR 是一新近发现的蛋白 C 系统成分，表达有组织特异性，多表达在血栓好发的器官，如心肌、肺、肝、胎盘等。研究证实 *EPCR* 基因的多态性或 *EPCR* 3 号外显子的短碱基片段的插入都与血栓发病相关；*EPCR* 基因敲除的小鼠在孕早期由于胎盘的血栓造成胚胎死亡。TM 也是蛋白 C 系统的成员之一，与 EPCR 相似，表达在血管内皮细胞表面，但多见于动静脉和毛细血管中。两者与蛋白 C 结合共同参与抗凝，具体过程为：在机体形成血栓过程中凝血酶原被激活成凝血酶，凝血酶可以激活蛋白 C，但效率极低，当凝血酶与内皮细胞表面的 TM 1∶1 结合形成复合物（TTM），便具有极强的刺激蛋白 C 使之成为活化蛋白 C（APC）的能力，这一活化过程经内皮细胞蛋白 C 受体的参与而进一步加强。活化的蛋白 C 最终将水解 FVa 和 FⅧa，以阻止凝血的进程。血浆中 sEPCR 同样具有与蛋白 C 结合的能力，但 PC 与 sEPCR 结合后 APC 的构象改变使其丧失了灭活 FVa 和 FⅧa 的能力，是机体抗凝反应负相调节的方式。

（三）内皮细胞的纤溶作用

内皮细胞对纤溶系统具有调节作用纤溶成分相互作用的场所。内皮细胞合成和分泌多种成分，内皮细胞膜提供了纤溶酶原活化剂有 2 种形式，即尿激酶型纤溶酶原活化剂（u-PA）和组织型纤溶酶原活化剂（t-PA）。u-PA 分子量为 54kD，由一个 EGF 区，一个环状区（kringle）和一个丝氨酸蛋白酶区组成。u-PA 和纤维蛋白的亲和力低，所以 u-PA 的纤溶过程并不只局限于血栓的局部。t-PA 的分子量为 72kD，由一个指状区（finger domain）、一个 EGF 区、两个环状区和一个丝氨酸蛋白酶区组成。其中指状区和第二个环状区与纤维蛋白结合有关，决定了 t-PA 对纤维蛋白有较高的亲和性，使 t-PA 能在纤维蛋白表面激活纤溶酶原，在局部发挥纤溶作用，这是 t-PA 纤溶作用的一大特点。在体内，内皮细胞只含有 t-PA，体外培养发现内皮细胞能同时合成和分泌 u-PA 和 t-PA。凝血酶、组胺、血流切变力可刺激内皮细胞释放 u-PA 和 t-PA。而 IL-1、TNF-α、纤溶酶、α- 维生素 E 可降低内皮细胞 t-PA 的释放。内皮细胞表面存在纤溶酶、纤溶酶原、u-PA 和 t-PA 受体。u-PA、t-PA 和内皮细胞受体结合能增加其激活纤溶酶原的效果，而结合的纤溶酶原更容易被激活。最近有人发现，u-PA 促进 u-PA 受体与整合素（$\alpha_3\beta_1$、$\alpha_5\beta_1$ 与 $\alpha_v\beta_1$）结合，并激活信号传导途径、细胞移行与活化。

三、血管内皮细胞的促血栓形成作用

（一）产生缩血管物质

内皮素（endothelin，ET）是首先从猪主动脉内皮细胞中发现的一种缩血管肽，由 21 个氨基酸组成。ET 不仅具有强大的血管收缩作用，而且还具有促进血管平滑肌细胞增殖的能力。ET 有 3 种异构体，即 ET_1、ET_2、ET_3，缩血管效应 ET_1=ET_2 > ET_3。ET 主要来源于血管内皮细胞，其他多种细胞与组织亦可产生 ET。缺氧、失血、高血钙、高血钠、高血糖、凝血酶、酸中毒和血管内皮细胞受牵拉等均可促进 *ET* 基因表达和释放，许多细胞因子也可通过 *ET* 基因转录和表达调节 ET 释放。ET 与细胞膜上特异性受体结合，与 G 蛋白偶联，并通过 G 蛋白使磷脂酶 C 激活，而活化后催化膜内侧的磷脂酰肌醇 -4,5- 二磷酸水解生成甘油二酯和三磷酸肌醇，两者均是第二信使，可迅速、大量活化胞质网内结合 Ca^{2+}，使胞质内 Ca^{2+} 浓度迅速增高。ET 与 ET 受体（ET receptor，ETR）结合还可通过 G 蛋白介导途径，使细胞膜上电压依赖性钙通道开放，促进细胞外 Ca^{2+} 浓度增加，从而使平滑肌细胞收缩。ETR 有三个亚型，即 ETR A、ETR B 与 ETR C，三种受体与不同的 ET 的亲和力不同，生物效应也有一定的区别。在肺组织，ETR A 受刺激后引起血管收缩与 TXA$_2$ 释放，而支气管呈舒张状态。ETR B 的作用相反，引起血管舒张与 PGI$_2$ 释放，而支气管发生收缩。

肾素 - 血管紧张素系统在调节血压与血管重塑方面起着重要作用。血管紧张素转换酶（ACE）能特异性结合在内皮细胞表面，将血管紧张素 I 转变为血管紧张素 II，后者与血管平滑肌细胞的血管紧张素 II 受体结合，引起血管的收缩反应。

（二）促血小板的活化

1. 血管性血友病因子　vWF 是一种重要的血浆成分，由血管内皮细胞合成并储存于 Weibel-Palade 小体内，也存在于骨髓巨核细胞中。vWF 基因位于第 12 号染色体，长 180kb，由 52 个外显子与 51 个内含子组成。成熟的 vWF 由 2050 个氨基酸残基组成，血浆中 vWF 为数目不等的多聚体。vWF 在止血过程中主要有两种作用：与血小板膜糖蛋白（GP）Ib- IX 复合物及内皮下胶原结合，介导血小板在血管损伤部位的黏附，vWF 也能结合 GPIIb/IIIa，参与血小板的聚集过程；作为因子 VIII 的载体，具有稳定因子 VIII 的作用。此外，vWF 还能黏附于刺激的内皮细胞，这一作用是通过内皮细胞表面玻璃连接蛋白受体（$\alpha_v\beta_3$）和 vWF 分子上的精氨酸 - 甘氨酸 - 天冬氨酸（RGD）位点结合而实现的。在内皮细胞受刺激或损伤以及机体处于应激状态时，如心肌梗死、心绞痛、脑血管疾病、周围血管病变、糖尿病、肾小球疾病、肝脏疾病、妊娠高血压综合征与妊娠中后期等，vWF 水平升高。

2. 血小板活化因子　血小板活化因子（platelet activating factor, PAF）是多种细胞内磷脂代谢产物，是一种强烈的血小板活化剂和炎症介质。它可由多种炎症细胞产生，如中性粒细胞、嗜酸性粒细胞、嗜碱性粒细胞、单核细胞、肺泡巨噬细胞；内皮细胞也合成 PAF。凝血酶、升压素、血管紧张素 II、IL-1、TNF、白三烯 C$_4$ 和 D$_4$、组胺、缓激肽、ATP、过氧化氢等可刺激内皮细胞合成 PAF。PGI$_2$ 则可抑制 PAF 的合成；另一方面，内皮细胞也可通过摄取 PAF，去乙酰基而清除 PAF。PAF 是迄今所知最强的血小板诱聚剂。PAF 不仅可以活化血小板，同时作为一种较强的炎症介质，对多形核白细胞、单核细胞等有趋化作用，能引起多形核白细胞和内皮细胞结合集中于炎症区并使之脱颗粒，并引起血管通透性增加。

（三）促凝作用

1. 组织因子　组织因子（TF）是内皮细胞合成的膜结合糖蛋白。正常情况下存在于血管的外膜组织中，当血管壁受损或内皮细胞受刺激时，内皮细胞合成和表达大量 TF，促进血液凝固。TF 和血浆中的 FVIIa 结合，在 Ca^{2+} 存在下加速 FVIIa 活化为 FX，同时活化 FIX。多种因素参与调节内皮细胞合成和表达 TF。凝血酶与内毒素可增加 TF 活性。IFN-γ、IL-1、TNF、免疫复合物以及血流切变力增加等均可诱导内皮细胞产生 TF。

2. 其他凝血因子　内皮细胞能合成并在膜表面表达因子 V（factorV，FV），还能结合外源性 FV。凝血酶、同型半胱氨酸（homocystein）与机械损伤能够促进内皮细胞表达 FV。

内皮细胞上有 FIX/FIXa 受体。在 Ca^{2+} 存在下，FIX 和受体结合，结合后的 FIX 可被 FXIa 和 TF-VIIa 复合物活化。FX 也能结合内皮细胞，低氧血症可刺激内皮细胞膜活化 FX。内皮细胞结合 FIX/FIXa、FX/FXa 的意义在于使凝血过程局限化，限制活化凝血因子进入全身循环。

（四）内皮细胞的抗纤溶作用

1. 纤溶酶原活化剂抑制物　内皮细胞分泌和释放纤溶酶原活化剂抑制物（PAI），主要是 PAI-1 及 PAI-2。类固醇、内毒素、IL-1、凝血酶及 TNF-α 刺激内皮细胞 PAI 的合成，缺氧可使 PAI 释放增加。体外培养当细胞尚未融合时，内皮细胞只能产生少量 t-PA，而所产生的 PAI 量较多。相反，当细胞生长至融合阶段，t-PA 的形成增多，PAI 减少。PAI-1 的抗纤溶作用强，分子量为 50kD，由 379 个氨基酸组成，能与尿激酶型纤溶酶原活化剂（u-PA）和 t-PA 形成紧密的复合物，从而抑制 t-PA 和 u-PA 的活性，而使纤溶活力减低，已形成的纤维蛋白不被溶解，有利于局部血栓形成。PAI-1 也分泌到细胞外基质，PAI-1 和基质的结合可被玻璃连接蛋白固定，其意义可能在于防止基质某些蛋白被 t-PA 和纤溶酶降解。PAI-1 还可结合到内皮细胞表面，防止过度纤溶。致动脉粥样硬化的脂蛋白因为含有纤溶酶样结构，可阻断纤溶酶原和内皮细胞的结合而抑制纤溶活性。

2. 凝血酶激活的纤溶抑制物 凝血酶激活的纤溶抑制物（thrombin-activatable fibrinolysis inhibitor, TAFI）是一种新发现的物质，是分子量为 6 万的单链蛋白。这是一种碱性羧基肽酶，被凝血酶裂解成分子量 3.5 万、2.5 万和 1.4 万的三个片段，其中 3.5 万的片段有血浆碱性羧基肽酶活性，并能抑制纤溶酶活化，使纤维蛋白溶解时间延长。碱性羧基肽酶的抑制剂能完全抑制 TAFI 的作用。在体外纤溶实验体系中如果缺乏 TAFI，或者用抗 TAFI 抗体或 TAFI 抑制剂抑制 TAPI，都可使纤维蛋白凝块溶解时间缩短 1/2。抑制因子 XIa 活性也有相同的作用。但在缺乏 TAFI 情况下，抑制因子 XIa 活性不能进一步缩短凝块溶解时间。在家兔颈静脉血栓实验中，抗 TAFI 抗体或 TAFI 抑制剂可使血栓溶解速度增快 2 倍，抗因子 XI 抗体也有相同的作用。如果同时抑制 TAFI 活性和因子 XIa 活性，对促进纤维蛋白凝块溶解无相加作用。TAFI 水平与纤维蛋白凝块的溶解时间有正相关性，但加入抗因子 XI 抗体后这种相关性即不复存在。这些结果都表明，因子 XI 通过 TAFI 抑制了纤溶过程，证实凝血内在途径在参与凝血过程的同时也调节着纤溶反应。正常人血浆 TAFI 水平约为 70nmol/L，有明显的个体差异，范围在均值的 60%~138%。活化的 TAFI 在 1nmol/L 浓度时对 t-PA 引起纤溶的抑制作用就达到最大值的一半。这仅为正常血浆 TAFI 酶原浓度的 2%，提示体内 TAFI 的活化对纤溶过程有重要的调节作用。

凝血酶受抗凝成分的影响，TAPI 的活性也受这些物质的调节。凝血酶调节蛋白（TM）可使凝血酶对 TAFI 的催化活性增加 1250 倍。凝血酶可先与 TM 或 TAFI 反应，然后再与另一成分结合为凝血酶 -TM-TAFI 三合体。这表明在体内生理性调节 TAFI 活化的是凝血酶 -TM 复合物，而不是单独的凝血酶。在实验中缺乏因子 X、IX、VIII 和 XI 的血浆在凝固后很快溶解，TM 可纠正这一现象，提示 TM 对低浓度凝血酶活化 TAFI 有促进作用。血管内皮细胞表面的 TM 在止血过程中有双相效应。它与凝血酶结合后通过蛋白 C 发挥抗凝作用，同时又可通过增强 TAFI 的活化抑制纤溶反应。

（五）血管内皮细胞与血细胞的相互作用

血细胞与血管之间存在着复杂的相互作用，共同维持了内环境的稳定，并参与了血栓、炎症与多种病理生理过程。利用实时共聚焦显微录像（real-time confocal video microscopy）技术对血小板与内皮细胞之间的相互联系和相互调节有了进一步的了解。血小板黏附于受损的血管内皮细胞，这个过程与血管内血流的剪切力有关。在低剪切力时纤维蛋白原与纤维结合蛋白是主要的黏附分子，但在高剪切力时 vWF 起了主要的作用。动脉粥样硬化导致的管腔狭窄使血流剪切力明显增加，此时 vWF 在血小板 - 内皮下黏附中发挥了主要的桥联作用。因此，虽然血浆 vWF 的浓度比纤维蛋白原低得多，但对动脉硬化血栓性疾病的发生起了更主要的作用。血小板与内皮细胞表面都带有负电荷，在正常情况下不会相互黏附。但内皮细胞受刺激后表达大量的黏附分子，即使无内皮下组织暴露也可与血小板附着。这是由于内皮细胞分泌大量的 vWF 促进血小板黏附，内皮细胞表达的 P- 选择素支持血小板在内皮表面滚动（rolling），内皮表面的细胞间黏附分子（ICAM-1）可通过纤维蛋白原的桥联与血小板 GPⅡb/Ⅲa 结合。

凝血酶刺激内皮细胞释放 PAF，后者是中性粒细胞的强激活剂，中性粒细胞在被内皮细胞表面的 P-选择素结合后特别容易激活。CD40 配体属共刺激分子，主要调节免疫反应。最近发现 CD40 配体也存在于血小板表面。血小板被凝血酶活化后释放 CD40 配体，后者促进白细胞释放组织因子以及 IL-6 与 IL-8 等炎症介质。血小板直接参与了单核细胞在血管病变部位的浸润。单核细胞通过信号调节蛋白 α 与内皮表面的 CD47 结合向血管外移行，这个过程依赖于单核细胞与血小板的凝血酶调节蛋白的结合。抗 CD47 单抗与抗凝血酶调节蛋白结合部位的单抗都可抑制单核细胞向血管外移行。

全身炎症促进凝血因子的释放与血小板活化，同时下调天然抗凝物与抑制纤溶活性。炎性细胞因子如 TNF-α 使 TM 与内皮蛋白 C 受体表达下调，同时粒细胞释放的弹性蛋白酶可裂解内皮细胞表面的 TM。因此在有严重感染与败血症时，蛋白 C 活性都有不同程度的降低，TM 与内皮蛋白 C 受体也减少。另一方面，体内的天然抗凝物质可抑制单个核细胞与内皮细胞的 IL-6 合成，减轻炎症反应。TM 分子中的凝集素样区干扰白细胞与内皮细胞的黏附，影响了炎症反应。炎症细胞与内皮细胞相互作用时释放促炎介质 HMG1，后者与 TM 的胞外区结合后失活。因此 TM 作为 HMG1 的阻滞剂发挥了抗炎作用。给动物注射 TM 或能与 HMG1 结合的 TM 片段都可抑制炎症反应。而在这说明抗炎作用也是天然抗凝物的重要生理功能之一。

（六）血管新生

血管新生是当前医学生物学研究的一个热点。机体血管系统的生长可分为血管生成（vasculogenesis）与血管新生（angiogenesis）两种不同的过程。血管新生是一复杂的过程，受众多的正性与负性调节因子的控制，两者的平衡使血管增生维持在生理范围。调节血管增生已成为某些疾病治疗的新策略并取得了令人瞩目的成就。肿瘤的生长与转移为血管依赖性，负性血管新生因子通过抑制血管新生，可抑制肿瘤的生长。另一方面，在血管栓塞性疾病时，利用促血管新生因子刺激局部血管新生，形成有效的侧支循环，将有助于改善组织的血液供应与功能。

促血管新生因子与其在内皮细胞表面的特异性受体结合，引起微血管内皮细胞增殖、迁移，血管基底膜与血管外基质降解，形成毛细血管腔结构，经过血管重塑，最后组成毛细血管网。血管内皮生长因子（vascular endothelial growth factor，VEGF）是一种内皮细胞专一性丝裂原和血管新生强烈的刺激因子，是生理与病理状态下最重要的血管生成调节物质。内皮细胞表面的两个酪氨酸激酶受体 Flt-1 与 Flt-1/KDR 与 VEGF 结合后，传导相应的增殖与迁移信号，使内皮细胞增殖，形成新的毛细血管并重构与稳定。除 VEGF 外，碱性成纤维细胞生长因子（bFGF）及其受体 FGR2、血管生长素 1（angiopoietin-1，Ang-1）及其受体 Tie-1 与 Tie-2 胎盘生长因子（placental growth factor，PlGF）、肝细胞生长因子（HGF）、血管生成素（angiogenin）、血小板衍生生长因子（PDGF）与环氧化酶 -2 也是重要的促血管新生因子。这些因子相互协同，并且在细胞分化的不同阶段发挥不同的作用。

近年来人们对实验性缺血动物开展了治疗性血管新生的研究，将 VEGF 的 DNA 质粒注射在局部血管周围使血流增加，缺血区的毛细血管密度明显增加。将 HIF-1α 基因转染家兔后肢缺血区，同样使血液灌注与局部毛细血管密度增加。临床试验也证实侧支血管增加，血流量增加，局部活检示内皮细胞的增生，缺血症状明显改善。

第二节　血小板在止血中的作用

在正常条件下，小血管破损后引起的出血几分钟内就会自行停止，这种现象称为"生理性止血"。生理性止血机制主要包括血管收缩、血小板止血栓形成和纤维蛋白凝块的形成与维持三个时相。这三重反应在时间上是相继发生而相互重叠的。血管受损后，具有平滑肌的血管特别是小动脉和前毛细血管括约肌，首先发生自主神经反射性收缩，明显减慢或阻断血流，可使血小板易于在受损血管的局部黏附、聚集，血小板黏附、聚集于血管破损处，形成团块，此为初期止血。同时凝血系统激活，血浆凝固形成纤维蛋白网，加固血小板止血栓到达二期止血。在正常情况下，纤维蛋白完成加固止血使命后逐渐被溶解。

生理性止血机制涉及血小板、血管内皮细胞、凝血-抗凝、纤溶-抗纤溶等多个环节。在众多环节中，血小板处于中心地位。初期止血主要依赖血小板黏附、分泌和聚集。血管损伤后，内皮下组织暴露，循环中的血小板通过其膜上的功能性黏附受体 GPⅠb-Ⅸ复合物，与吸附在内皮下微纤维表面的 vWF 结合，使血小板黏附于损伤血管内皮。支持血小板黏附的蛋白质还包括胶原、纤连蛋白（fibronectin, Fn）、层粘连蛋白（laminin, LN）、微纤维、凝血酶敏感蛋白（thrombospodin, TSP）等。胶原不仅引起血小板接触和伸展，而且诱导释放反应。这些蛋白质协同发挥作用，对于有效黏附的形成是十分重要的，然后血小板在一些刺激剂作用下完成聚集过程以加固止血。血管受损后，凝血过程被激活，血小板参与凝血酶的生成，血小板被活化后，很快分泌 vWF 与因子Ⅴ至膜表面，有利于因子Ⅸ的浓集在血小板表面，同时血小板膜脂质双层发生翻转利于凝血因子的装配，促进凝血酶的形成。血小板活化后分泌的 PAI-1 可抑制形成的血凝块溶解，稳定血栓。

一、血小板膜受体

至今已发现几十种血小板膜受体，它们均为血小板膜糖蛋白，按照蛋白质结构、功能和配体性质，将之归入一些大的基因家族。支持止血和血栓形成的血小板膜受体包括：整合素（integrin）基因家族、富含亮氨酸（leucine-rich）糖蛋白基因家族、选择素（selectin）基因家族和免疫球蛋白基因家族等。

（一）整合素基因家族受体

整合素是一组介导细胞与细胞、细胞与基质之间相互作用的细胞表面糖蛋白，是联系细胞外环境与细胞骨架间的重要结构，广泛分布在几乎所有的黏附细胞表面。此家族的结构特征相似：①由 α 和 β 两个亚单位以 1:1 非共价键组成复合物；②其中的一些蛋白可含有相同的 β 亚单位，分为一类，如 β_1、β_2 与 β_3 等；③这些蛋白都具有类似于钙调素钙结合部位的氨基酸序列，且都受 2 价阳离子的调节。血小板至少含有五种不同的整合素，如纤维蛋白原受体（GPⅡb/Ⅲa，αⅡb-β_3）、玻连蛋白（vitronectin, VN）受体（$\alpha_v\beta_3$）、纤连蛋白受体（$\alpha_5\beta_1$）、胶原受体（$\alpha_2\beta_1$）和层粘连蛋白受体（$\alpha_6\beta_1$）。

1. 纤维蛋白原受体 GPⅡb/Ⅲa　GPⅡb/Ⅲa 是血小板膜上最丰富的受体，静息血小板中分子数为 80 000~100 000 个/血小板，另有 20 000~40 000 个存在于血小板内，包括 α 颗粒、致密体颗粒和开放管道系统膜上，当血小板被激活时，这些细胞内受体能在血小板表面表达。电镜下，该受体在膜外侧有 8~12nm 的球状头，它由两个亚单位的氨基端组成，膜内侧有两个约 18nm 长的羧基端尾。GPⅡb 和 GPⅢa 这两种糖蛋白在巨核细胞被分别合成，GPⅢa

的合成多于 GPⅡb，过剩的 GPⅢa 被储存起来，而 GPⅡb 合成后不储存，在粗面内质网中两者形成钙依赖性的非共价异二聚体后，在高尔基复体内被进一步加工，包括糖基化和 GPⅡb 被裂解成重链和轻链，在膜上以 1∶1 构成复合物，该复合物为一个完整的功能单位，如复合物解离，其受体功能则丧失。作为纤维蛋白原的受体，GPⅡb/Ⅲa 有缺陷时，血小板无法在纤维蛋白原和钙离子的介导下相互聚集，即使在 ADP、胶原、肾上腺素和凝血酶的诱导下，血小板仍不能发生聚集。GPⅡb/Ⅲa 不仅是纤维蛋白原的受体，在活化血小板中也是 vWF 和 Fn 的受体，此两者对血小板黏附和血管壁内皮下的伸展起着重要作用。纤维蛋白原、vWF 和 Fn 均属于一组包含精氨酸 - 甘氨酸 - 天冬氨酸（RGD）的黏附蛋白，它们通过 RGD 三肽与 GPⅢa 结合，从而调节血小板的功能。人工合成的 RGD 能够竞争性地抑制这些蛋白与 GPⅡb/Ⅲa 或血小板的结合，并抑制血小板聚集。GPⅡb/Ⅲa 尚可与纤维蛋白原 γ 链 C 端十二肽结合，人工合成的 C 端十二肽亦可与 GPⅡb/Ⅲa 结合，并竞争性地抑制纤维蛋白原与 GPⅡb/Ⅲa 的结合。

在正常血液循环中，血小板不能与血浆纤维蛋白原结合而发生聚集。各种因素激活血小板后，GPⅡb/Ⅲa 的空间构象发生改变，使其纤维蛋白原的识别部位暴露，导致纤维蛋白原与 GPⅡb/Ⅲa 相互识别，首先识别的信号就是纤维蛋白原的 α 链 RGD 或 γ 链 C 端十二肽。这种结合进一步导致 GPⅡb/Ⅲa 进一步的构象改变，而纤维蛋白原的构象亦随之发生改变，使纤维蛋白原与 GPⅡb/Ⅲa 的亲和力加强，并引起跨膜信息传递，导致血小板进一步活化，加速以血小板为主白色血栓形成。

2. 玻连蛋白受体 $\alpha_v\beta_3$（CD51/CD61） $\alpha_v\beta_3$ 在血小板、血管内皮细胞和平滑肌细胞上表达，是相对较次要的血小板整合素受体，每个血小板上有 50~100 个 $\alpha_v\beta_3$ 分子，在镁离子或锰离子存在下，$\alpha_v\beta_3$ 介导血小板与 VN、vWF、TSP 和纤维蛋白原的黏附，活化的 $\alpha_v\beta_3$ 也可介导 osteopontin 的黏附，该蛋白在动脉粥样硬化斑块中高表达。血小板无力症患者中，$\alpha_v\beta_3$ 的存在或缺失有助于判断是 GPⅡb 或 GPⅢa 的异常，如 $\alpha_v\beta_3$ 正常或增高，则为 GPⅡb 异常；如 $\alpha_v\beta_3$ 减少或缺失，则 GPⅢa 有异常。

（二）富含亮氨酸糖蛋白基因家族受体

GPⅠb-Ⅸ-Ⅴ复合物是血小板上最主要的糖蛋白之一，是由 4 个不同基因控制合成的蛋白质组成的异质多聚体。GPⅠb 由 GPⅠbα（CD42b，分子量 140 000）和 GPⅠbβ（CD42c，分子量 24 000）以二硫键相连而成，GPⅠb 与 GPⅨ 以 1∶1 的比例组成复合物，GPⅤ 以 1∶2 的比例参与复合物的形成。GPⅠb 对维持血小板功能具有重要意义，它既是 vWF 的受体，又能与凝血酶结合，还可以作为内皮 P- 选择素的反受体介导血小板黏附于炎性内皮。静止血小板表面约有 25 000 个 GPⅠb-Ⅸ-Ⅴ复合物分子，主要分布于血小板膜表面，极少数位于开放管道系统。

目前已明确 GPⅠb-Ⅸ-Ⅴ复合物的功能有：① vWF 受体功能：GPⅠbα 的氨基端伸出血小板膜表面，易受切变力影响改变空间构象，进而与 vWF 结合。在正常人血液循环中血浆 vWF 不能直接与复合物结合，只有当 vWF 首先与因血管破损暴露的血管内皮下胶原结合时，vWF 发生构形改变，才能与上述复合物结合。②凝血酶受体功能：凝血酶高亲和力结合位点位于 GPⅠbα 的氨基端序列上，即在 GPⅠbα 的氨基端序列 His1-Glu282 上，并至少有两个结合区：一个在阴离子化的硫酸化酪氨酸序列（Tyr272-Leu282），另一个在富含亮氨酸序列的羧基端侧翼片段。值得注意的是，与 GPⅡb/Ⅲa 和 P- 选择素相反，凝血酶活化后血小板表面 GPⅠb 表达减少，GPⅠb 由膜表面进入开放管道系统，然而随着活化时间延长 GPⅠb 又重新回到血小板表面。这种可逆性的变化过程与细胞骨架收缩系统密切相关。凝血酶刺激后钙离子浓度增加，导致凝溶蛋白活化，肌动蛋白凝胶被切割缩短，同时肌球蛋白在钙调素与钙离子调节下发生磷酸化而活化，促使肌动蛋白聚合装配并进入细胞中心，因而造成与肌动蛋白/肌动蛋白结合蛋白（ABP）相结合的 GPIb 向中心逆转。GPV 对于凝血酶高亲和力结合位点的形成是必要的，它可以被凝血酶水解，但是，它的裂解不是凝血酶高亲和力结合位点的形成的必要条件，其被水解的程度和比例与血小板活化、释放的关系不大。③维持血小板膜结构的完整性：GPIb-IX-V 是血小板膜骨架和血小板膜间主要的附着物，在静息血小板，约 70% 以上的 GPIb-IX-V 与膜骨架相连接，GPIbα 的 C 端是血小板膜骨架中最主要的膜蛋白 ABP 的结合部位，两者结合作用是特异的。肌动蛋白与膜下短肌动蛋白纤维相结合，并交联成网络状，形成一个附着于膜下的肌动蛋白纤维网，维持细胞膜的稳定性。

（三）选择素基因家族受体

P- 选择素（GMP-140，PADGEM，CD62P）表达在静息血小板 α 颗粒膜上。血小板活化时，α 颗粒膜与胞质膜融合，P- 选择素暴露于血小板表面。用单克隆抗体检测每个血小板表面约有 13 000 个分子，循环血小板上 P- 选择素表达可作为血小板活化的分子标志物。P- 选择素亦表达在内皮细胞的 Weibel-Palade 小体。同样，内皮细胞在被激活时，P- 选择素表达在胞质膜上。P- 选择素介导血小板和内皮细胞与中性粒细胞和单核细胞之间的相互作用，后两者通过其 P- 选择素糖蛋白配体 -1（PSGL-1）与 P- 选择素相互作用。这样，中性粒细胞和单核细胞可聚集在血管受损处，还可刺激单核细胞组织因子合成和表达增加，从而启动组织因子途径凝血反应。血小板在活化的内皮细胞上滚动是由内皮细胞的 P- 选择素和血小板的 GPIbα 介导的。

（四）二磷酸腺苷（ADP）受体

二磷酸腺苷是人体内重要的血小板诱导剂。ADP 受体属嘌呤类受体（P_2 受体），可分为两类：一类为 G 蛋白偶联的 P_2Y；另一类为配体门控离子通道的 P_2X_1。人 P_2Y_1 受体含 373 个氨基酸，具有典型的 G 蛋白偶联受体的结构特征，其 mRNA 表达于人血小板和巨核细胞（HEL、MEG-01 等）；P_2Y_{12} 受体为 Gi 蛋白偶联的 ADP 受体，该受体缺陷的患者存在通过 Gi 相关的 ADP 诱导的血小板聚集先天缺陷。P_2X_1 受体参与 ADP 诱导的血小板的钙离子快速内流，属 ATP 门控通道，为介导快速（10 毫秒内）和选择性的阳离子通道。人 P_2X_1 受体含 399 个氨基酸，至少 3 个 P_2X 同（或异）聚体亚单位形成孔，广泛表达在其他兴奋性细胞，如平滑肌细胞、神经元和腺细胞，P_2X_1 受体选择性激动剂 αβMeATP 可始动血小板 Ca^{2+} 内流。

P_2Y_1 和 P_2Y_{12} 可分别激活 Gq 和 Gi 途径，这对于 ADP 诱导的血小板聚集是必需的，对任一受体的抑制均可阻断聚集。选择性的拮抗剂可阻断 P_2Y_1 受体的反应，阻止细胞的钙动员，这一过程可被刺激 5-HT 的 Gq 途径代偿，而 5-HT 的这一途径单独不能促进聚集。类似地，拮抗剂抑制 P_2Y_{12} 受体的反应可被肾上腺素激活的 Gi 途径代偿。Gi 下游信号传递是 GPIIb/IIIa 的充分活化必需的。P_2Y_1 受体对 ADP 诱导的血小板聚集是必需的，这在 P_2Y_1 受体敲除鼠对 ADP 无反应状态得到了证实。这种无反应状态是由于 P_2Y_1 受体的去敏感造成的，使血小板无形态改变和聚集。形态改变是血小板活化的重要事件。它依赖于两个独立的生化事件，Gq 连接的钙离子释放和 G12/G13 连接的 Rho 激酶活化。P_2Y_1 受体过表达的转基因鼠有 ADP 诱导的血小板聚集的放大增加，即使在 P_2Y_{12} 受体阻断剂存在的情况下，这种效应也存在。但是，仅 P_2Y_1 受体对 ADP 和其他诱导剂诱导的完全血小板反应是不够的，P_2Y_{12} 受体对于聚集的完成和放大是必需的，它也介导血小板聚集的稳定，Gi 活化下游的途径参与这一过程。另外,在 P_2Y_1 受体基因敲除的鼠,高浓度 ADP(100μmol/L)诱导的血小板活化无形态改变,需有 P_2Y_{12} 受体的参与。总之, P_2Y_1 受体在早期血小板活化中起作用, P_2Y_{12} 受体参与 ADP 作为共刺激物在其他低浓度诱导剂,如凝血酶、细胞因子对血小板的刺激过程。

P_2Y_1 受体的特性之一是去敏感很快。 P_2Y_1 受体敲除鼠表现为雄性不育,但无明显的止血缺陷。在血小板标本中,加入高浓度腺苷三磷酸双磷酸酶(apyrase),小心避免去敏感化,发现 P_2X_1 受体参与血小板形态改变,与 P_2Y_1 受体参与的 ADP 诱导的钙反应有协同作用。

(五)凝血酶受体

凝血酶在凝血过程中占有核心地位,是强的血小板诱导剂。除 GP I b-IX-V 复合物外,凝血酶的信号传递至少部分是通过 G 蛋白偶联受体的小家族 PARs(protease-activated receptors)介导的。PAR1 是最早发现的凝血酶受体,由 425 个氨基酸组成包含七个穿膜区。PAR1 与凝血酶的相互作用是受体外结构域 N-端内切割部位周围的序列,该部位的剪切为 PAR1 活化所必需,也足以活化 PAR1。凝血酶与 PAR1 连接并剪切其 N-末端区,暴露一新的 N-末端,后者作为一个固定配基与受体进行分子内结合,从而影响跨膜信号传递。合成肽 SFLLRN 模拟 PAR1 固定配基的前 6 个氨基酸,能不依赖于蛋白酶和受体剪切而活化受体。PAR1 可以看作是一个自带配基的受体,这一配基隐蔽在受体内,直到 PAR1 N-末端外结构域被剪切时才活化,在此之前配基无作用。此后,又发现 PAR 家族的其他三个成员:PAR2、PAR3 和 PAR4。PAR1、PAR2 和 PAR3 均位于染色体 5q13,PAR4 位于染色体 19p12。凝血酶可以激活 PAR1、PAR3 和 PAR4,胰蛋白酶、因子Ⅶa 和因子Ⅹa 则可活化 PAR2。人类血小板表达 PAR1 和 PAR4;小鼠血小板表达 PAR3 和 PAR4。PAR1 由凝血酶切割其 N-末端 41 位精氨酸 /42 位丝氨酸肽键而活化,暴露 SFLLRN 为起始的新氨基酸末端,作为固定配基与受体进行分子内结合,从而激发跨膜信号传递。PAR4 则被切割 N-末端 47 位精氨酸 /48 位甘氨酸,暴露 GYPGQV 氨基酸末端而起内配基作用活化血小板。抑制 PAR1 能阻断低浓度凝血酶的活化,抑制 PAR4 对凝血酶反应无影响,如果两种抑制剂相加则明显阻滞包括高浓度凝血酶所诱导的血小板活化。这说明低浓度凝血酶条件下,PAR1 介导血小板活化,PAR4 则在 PAR1 功能缺失时作为 PAR1 的替补,由高浓度凝血酶诱导活化。凝血酶活化过程中初期短暂的钙流由 PAR1 介导,之后则由 PAR4 维持内源性钙信号。PAR1-AP(Trap,SFLLRNPNDKY)与 PAR4-AP(AYPGKF)模拟各自的固定配基可以激活相应受体,导致血小板聚集、形态改变、P-选择素释放和 GP I bα 逆转等活化改变。PAR1 起效更快,作用较强;PAR4 则较缓慢,但是维持作用时间更长。PAR1 和 PAR4 可以独立地介导 GP I bα 的动态分布,使 GP I bα 出现可逆性的曲线变化。PAR 肽诱导血小板活化过程中细胞骨架重组,肌动蛋白和肌球蛋白都参与 GP I bα 的逆转过程,胞质骨架中 GP I bα、肌动蛋白和肌球蛋白随 PAR1 和 PAR4 的刺激明显增多,分布在 1 分钟和 5 分钟达到高峰,之后缓慢减少,呈现动态的变化过程。GP I bα 的转运过程依赖肌动蛋白多聚化和胞内钙流的产生,并通过肌球蛋白和肌动蛋白发挥作用。肌动蛋白多聚化抑制剂细胞松弛素 D(cytochalasin D)能阻滞 GP I bα 向细胞内移动,并抑制肌动蛋白、肌球蛋白在骨架中心的增量及其与 GP I bα 的连接。

(六)TXA₂受体

花生四烯酸的代谢产物如 TXA_2 和 PGH_2 刺激血小板使其发生形态改变、聚集和释放。它们均结合至同一受体,称为"TXA_2/PGH_2R"或"TXA_2R"。每个血小板上约有 2000 个分子

（100nmol）。人血小板 TXA_2R 已被克隆，其 cDNA 含 343 个氨基酸残基，推断有 7 个跨膜区，其中一个膜外袢（loop）含有与配基结合的区域。该区域的 21 个组氨酸残基通过影响受体数目和亲和力参与调节与配体结合，特别是在低 pH 时。急性心肌梗死患者有该受体急性和可逆性上调，这与患者巨核细胞对其基因转录增加一致。

（七）免疫球蛋白超家族

1. 血小板内皮细胞黏附分子（platelet endothelial cell adhesion molecule-1，PECAM-1，CD31） CD31 为一分子量 130 000 的糖蛋白，表达于单核细胞、中性粒细胞、分裂原诱导的淋巴细胞，每个血小板约 8000 个分子，N 端的胞外区含 574 个氨基酸，存在 6 个免疫球蛋白（Ig）样同源性单位，有 9 个潜在的天冬酰胺连接的糖基化位点，跨膜区含 19 个氨基酸残基，胞质区有 188 个，其中含有 1 个可被酪氨酸激酶磷酸化的酪氨酸，参与信号传递。血小板表面的 CD31 可能为单核细胞和中性粒细胞的黏附提供了黏附表面，这种"归巢活性"（homing activity）参与炎症和创伤愈合的始动。在低切变应力下，CD31 的交联可增加 ADP 和 PAF 刺激的血小板黏附和聚集。此外，它可以作为病毒，如人类免疫缺陷病毒、脊髓灰质炎病毒的受体，推测参与病毒进入血小板和内皮细胞的过程。

2. 细胞间黏附分子 -2（intercellular adhesion molecule-2，ICAM-2，CD102） 血小板表面有 ICAM-2 的表达。每个血小板约含 3 000 个分子，分布在膜表面和开放管道系统，且在血小板被激活后数量无改变，分子量 59 000，是已知唯一的在血小板表面表达的白细胞功能相关抗原（LFA）配体，参与静息和活化血小板与 LFA-1 的相互作用。推测在炎症和血栓形成过程中，ICAM-2 对于白细胞与血小板之间的相互作用具有重要意义。

（八）GPⅣ（CD36，GPⅢb）

GPⅣ在巨核细胞分化中，比 GPⅡb/Ⅲa 或 GPⅠb 出现晚。每个血小板约含 12 000 个分子，也表达于内皮细胞、黑色素瘤细胞上，参与这些细胞的黏附和铺展，也参与单核细胞的信号传递。GPⅣ高度糖基化，碳水化合物占 26%，使之对蛋白水解酶有高度抵抗性，分子量为 85 000~95 000，等电点 4.4~6.3，等电点的非均一性反映了唾液酸含量的变化。虽然血小板抗原 NAKᵃ 阴性的个体缺乏 GPⅣ，但是并无证据表明与止血异常有关。GPⅣ含 471 个氨基酸，有 10 个潜在的天冬酰胺连接的糖基化位点和氨基端信号肽。分离的氨基端序列与从 cDNA 推断的序列一致，提示当 GPⅣ经内质网转运时，氨基端未被裂解。GPⅣ是凝血酶敏感蛋白（TSP-1）的受体，TSP-1 在血小板被激活时从 α 颗粒中释放出来。GPⅣ的激活依赖于胞外的 92 位苏氨酸去磷酸化。GPⅣ也结合 Ⅰ 型胶原，在血小板与胶原黏附的最早期发挥作用。抗 GPⅣ抗体能够抑制胶原诱导的血小板聚集和释放，提示 GPⅣ在血小板信号传递过程中起一定作用。已发现至少三种 src 有关的蛋白酪氨酸激酶（pp^{60fyn}、pp^{62yes} 和 $pp^{54/55lyn}$）与 GPⅣ相关。最近，日本发现 4%~7% 正常献血员存在 GPⅣ缺陷，在非洲可达 7%~10%，世界其他各地约 0.3%，其缺陷的分子机制是密码子 90 位丝氨酸突变为脯氨酸造成的。

（九）胶原受体

在血管壁已发现多种胶原成分，有 Ⅰ、Ⅲ、Ⅳ、Ⅴ、Ⅵ、Ⅷ和Ⅷ型，胶原受体广泛分布于各种类型的细胞，介导胶原的黏附。血管壁、血小板与胶原间作用是一个复杂的过程，因为胶原不仅是很强的血小板激动剂，也是黏附蛋白。现以明确的血小板膜上的胶原受体有 GPⅠa-Ⅱa 和 GPⅥ。

1. GPⅠa-Ⅱa（VLA-2，$\alpha_2\beta_1$，CD49b/CD29） X 射线晶体衍射分析显示，GPⅠa 亚单位的 Ⅰ 结构域参与胶原的结合，镁离子是结合必需的。可能机制是血小板首先通过其 GPⅥ黏附至胶原,血小板被活化,然后 GP I a-II a 构象改变,与胶原亲和力增加。但是,在高切变应力下,GP I a-II a 或 GP VI 的作用不足以使血小板黏附至胶原,必需有 GP I b 和 vWF 的参与。在受损血管处,GP I b 与 vWF/ 胶原的结合使血小板在内皮下滚动直至牢固黏至内皮下。GP I a- II a 缺陷患者的血小板不能聚集,对胶原的黏附无反应,有中度出血症状。在搅拌悬浮状态下胶原刺激的血小板,抗 GP I a-II a 单抗或蛇毒蛋白可以阻断聚集反应,尽管血小板存在 GP VI,胶原上存在 GP VI 的结合位点。特异的蛇毒金属蛋白酶裂解 GP II a 后,可阻断胶原诱导的信号传递。推测 GP I a-II a 不仅参与血小板黏附至胶原,也参与血小板信号反应。

2. GP VI(GP IIIb,CD36) 　GP VI 属于免疫球蛋白超家族成员,它与 Fcγ 链形成复合物。I a-II a 与胶原或胶原相关肽(CRP)的结合对胶原构象要求不高,而 GP VI 与胶原的结合要求严格的三股螺旋构象。GP VI 的两个 Ig C2 结构域突出于血小板膜表面,参与与胶原结合。GP VI 基因结构已阐明,含 8 个外显子。在巨核细胞白血病细胞系 CMK 中,发现了三种 mRNA 剪接变异体,GP VI -1 含有全长序列,GP VI -2 缺乏外显子 5,GP VI -3 则是由于 4 个核苷酸插入致移框突变而失去了跨膜区,表达于 COS-7 细胞中的 GP VI -1 和 GP VI -2 可以结合 CRP,而 GP VI -3 则否,血小板上 GP VI 的表达情况尚不清楚。GP VI -1 和 GP VI -2 在功能上无明显区别,但是,由于 GP VI -2 突出于细胞膜较少,可能在体内活性稍低。缺乏 GP VI 的血小板不产生聚集,但可产生信号至胶原。正常血小板应用抗 GP VI 抗体后,血小板聚集受抑。纯化或重组的 GP VI 能够阻断胶原对血小板的活化,血小板对胶原的反应同时需要 GP VI 和 GP I a-II a。

3. GP I b-IX-V 　如前所述,在高切变应力下,GP I b 与 vWF 结合,对血小板结合至内皮下胶原是非常重要的。但是,近来采用抗 GP I b 抗体抑制胶原对血小板的激活,发现即使在低切变应力下,GP I b 也发挥一定作用。在 GP V 缺陷的纯合子鼠中,血小板对凝血酶更敏感,更易形成致命的血栓,并且血小板对胶原缺乏反应。

在血小板上也发现胶原类型特异性受体,I 型胶原受体(p65),结构特异,多次穿膜,但是,暴露在细胞外的部分很少。这些"祥"区的合成肽能特异地阻断血小板的活化,其机制可能是抑制血小板释放一氧化氮。III 型胶原的特异受体也已被发现,其上的一段肽 KOGEOGPK,能够抑制静止和流动状态下对血小板的黏附和活化。

(十)与免疫调节有关的血小板膜受体

1. 血小板 Fc 受体 　血小板有 II 型 Fc 受体,分子量 40 000,具有识别 IgG 的 Fc 功能区。与配体结合部位在靠近膜的胞外区(141~169 位氨基酸),凝血酶或刺激的血小板表面有 Fc 受体的大量表达,提示血小板被激活时转位至膜表面。干扰素 -γ 能增加巨核细胞 Fc 受体的转录和表达。缺乏跨膜区的可溶性受体也被发现。Fc 受体存在两个多态性:一个在胞外区 27 位的谷氨酸 / 色氨酸;另一个在 131 位的精氨酸 / 组氨酸。

另外,在血小板中发现了另一种分子量 210 000 的结合蛋白,命名为 GP210。GP210 抗体与 Fc 受体间存在交叉反应,提示 GP210 可能是一种较大的膜蛋白与分子量为 40 000 的 Fc 受体的复合物。这种蛋白可能是 GP I b,其证据为缺乏 GP I b 的巨血小板综合征(BSS)患者,缺乏 GP210 抗原,用瑞斯托霉素诱导 vWF 与 GP I b 结合,使 GP210 抗原改变。但是,用糜蛋白酶裂解氨基端的糖蛋白组分,GP210 却无改变。

2. 血小板 C1q 受体 　血小板上存在补体 C1q 的胶原样区和球状区受体,分别命名为 cC1qR 和 gC1qR。cC1qR 调节低浓度胶原与血小板的相互作用,但是,它不同于血小板上其他的胶原受体,它与钙网蛋白(calreticulin)有同源性。cC1qR 参与免疫复合物定位在血小板上,当复合物与聚集的 C1qR 交联时可诱导血小板活化、聚集和释放反应,使其表达促凝活性。gC1qR 分子量为 28 000~33 000,表达在血小板和其他一些细胞表面,它与人内皮细胞上纯化的高分子量原受体为同一物质,可能参与在血管或受损组织处接触系统的调节和激肽的产生。

(十一)血小板上凝血和纤溶蛋白的膜受体

活化血小板膜上有因子 Va 的结合位点 2000~3000 个、因子 Xa 的高亲和力位点(解离常数 Kd 30~70pmol/L)200~300 个。在凝血酶或凝血酶受体拮抗肽 SFLLRN 刺激的活化血小板上存在饱和的可逆性依赖钙离子的因子 X 结合位点(解离常数 Kd 320 ± 40nmol/L,Bmax 16 000 ± 2 000 个 / 血小板)。在血小板上也发现了因子Ⅷ、Ⅸ、Ⅺ和 HK 的特异性结合位点。在低切变应力下,激肽释放酶与纤溶酶蛋白水解血小板结合的 HK 比对液相中 HK 的作用更有效,提示这种细胞结合可调节 HK 转变为缓激肽的速率。

另外,血小板可与激活的蛋白 C(APC)相互作用,后者可灭活因子 Va 和因子Ⅷa,每个血小板上约有 200 个 APC 的特异结合位点(解离常数 Kd 10^{-8}mol/L),一旦 APC 结合至血小板,其活性增强 8000 倍。血小板也参与纤溶调节,其上有纤溶酶原、组织型纤溶酶原激活剂和纤溶酶的结合位点,谷 - 纤溶酶原可以特异地结合分离的人血小板,呈时间依赖性,具有饱和性,Kd 为 1.9μmol/L,Bmax 为 37 000/ 血小板。当凝血酶刺激后,纤溶酶的结合位点增至 190 000,血小板上 GPⅡb/Ⅲa 复合物参与纤溶酶的结合,这种结合可被一些肽,如 α_2- 抗纤溶酶 C 端 19 肽所抑制。

(十二)肾上腺素受体

肾上腺素诱导血小板聚集,通过 α_2 肾上腺素能受体介导。该受体与 G 蛋白的 Gi 型偶联,聚集时血小板形态不变,分子量为 64 000,每个血小板上有 300 个受体,在原发性血小板增多症或抗抑郁药治疗的患者中,肾上腺素与血小板结合减低,但是不清楚是受体数量减少或受体被占据或阻断。已发现肾上腺素受体的家族,表现为血小板在肾上腺素刺激下聚集和释放受损。α_2 肾上腺素能受体基因已被克隆,无内含子,编码 450 个氨基酸,蛋白含 7 个跨膜的疏水区,与其他已知的 G 蛋白偶联受体相似。

在体外非搅拌条件下,血小板与肾上腺素温育,可减弱其后肾上腺素诱导血小板聚集的程度。这种 α_2 肾上腺素能受体始动的聚集减敏,发生在温育 3~6 分钟后,最大减敏在温育 20~30 分钟后,但是,这种减敏不影响 α_2 受体功能和对腺苷环化酶的抑制。α_2 肾上腺素能受体在调节切变应力诱导血小板聚集(SIPA)中发挥重要作用,在低切变应力时,低浓度的肾上腺素、ADP 和胶原通过调节纤维蛋白原结合到 GPⅡb/Ⅲa 复合物,而高切变应力时,只有肾上腺素通过调节结合至 GPⅠb-Ⅸ复合物增强 SIPA。

(十三)5-HT受体

血小板膜上存在两种 5-HT$_2$ 受体:一种为高亲和力低效能受体,与血小板聚集有关;另一种为低亲和力高效能受体,与血小板摄取 5-HT 有关。该过程呈钠离子依赖性,被钾离子或细胞内外 pH 梯度兴奋,类似于突触前神经末梢对生物胺的摄取过程。5-HT$_2$ 受体已被克隆,属于 G 蛋白偶联受体。配体结合部位位于疏水性的跨膜区内,其中第 2、3 跨膜区内的天冬氨酸和第 7 跨膜区内的天冬酰胺是受体配体结合的关键部位。

(十四)血小板活化因子(platelet-activating factor,PAF)受体

血小板活化因子是迄今为止发现的一种最具强烈活性的脂类介质,能作用于多种细胞

和组织,在体内有类似于激素的生物学活性。PAF 由中性粒细胞、肥大细胞、巨噬细胞和内皮细胞等合成,是较强的血小板激动剂,诱导血小板形态改变、聚集和释放。每个血小板上约有 300 个分子(解离常数 Kd 0.2nmol/L),为 7 次跨膜 G 蛋白偶联受体,配体结合部点位于第 2 个疏水区的一个天冬氨酸,第 6、7 个疏水区的脯氨酸。PAF 与其受体结合后,激活磷脂肌醇特异性的磷脂酶,催化质膜上磷脂酰肌醇水解,产生二酰基甘油和三磷酸肌醇,继之细胞内外钙离子升高,是产生 PAF 生物效应的重要的细胞内第二信使。PAF 通过激活膜磷脂代谢和促使钙离子进入血小板,使血小板聚集,不被 ADP 清除和环氧化酶阻断,称为"血小板聚集第三条通路"。锌离子能特异抑制 PAF 诱导的血小板聚集,认为锌离子以某种方式和 PAF 受体位点相互作用。

二、血小板活化及其功能

在正常循环血液中,血小板处于静息状态,而在某些生理状态或病理状态下,血小板可被激活。血小板激活是指血小板在刺激物(诱导剂)作用下发生的各种改变,如变形(圆盘形变为球形,表面伸展,形成伪足)、黏附(黏着在非血小板表面)、聚集(血小板之间的黏着)和释放(颗粒内容物释放到细胞周围环境,又称"分泌")反应。这些改变可以先后出现,或以不同组合出现,或单独出现。血小板激活也像机体的其他细胞效应一样,始于细胞膜接受刺激,通过调节蛋白和第二信使的信号跨膜转导,最后产生效应。一般将影响血小板活性的配体分为三类:①强激动剂:凝血酶、TXA_2、胶原、PGG_2/PGH_2 和 PAF 等,它们可以引起血小板聚集,但是,并不依赖于分泌,而且不受环氧化酶的影响;②弱激动剂:ADP、5-HT 和肾上腺素,它们依赖于分泌,引起聚集反应;③拮抗剂:PGE_2 和 PGD_2,它们可升高血小板内的 cAMP 而抑制许多刺激物引起的细胞反应。

一般将血小板的信号传递分为"内 - 外"(inside-out)和"外 - 内"(outside-in)两类。"内 - 外"信号传递由一种或多种激动剂结合至其血小板膜上的受体而启动,导致 GPⅡb/Ⅲa 从低亲和力受体向高亲和力受体的转变。多种诱导剂(包括肾上腺素、ADP、胶原、TXA_2 和凝血酶等)在血小板表面有特异的受体。当这些配体与相应的受体结合后激活鸟嘌呤核苷酸结合蛋白(简称"G 蛋白")。G 蛋白是一组异三聚体,由 1 个与鸟嘌呤核苷酸结合的 α 亚单位和 1 个 βγ 二聚体构成。在 G 蛋白活化时,α 亚单位上的二磷酸鸟苷(GDP)被三磷酸鸟苷(GTP)取代。血小板有 10 种 G α 亚单位,它们分别与不同的受体偶联,起着不同的调节作用。血小板的 ADP 受体主要有两种:P2Y1 与 P2Y12,另有一种 P2X1 是配体门控离子通道。P2Y12 受体与 Gαi 偶联,抑制腺苷酸环化酶的活化,从而限制 cAMP 生成。P2Y1 受体与 Gαq 偶联。肾上腺素受体、凝血酶受体和 TXA_2 受体等亦主要与 Gαq 偶联。Gαq 引起磷脂酶 Cβ 的活化,将磷脂酰肌醇二磷酸分解为三磷酸肌醇和二脂酸甘油酯。后两种物质促进 Ca^{2+} 与二脂酸甘油酯依赖性的蛋白激酶 C 的活化,导致 GPⅡb/Ⅲa 构型的变化和纤维蛋白原受体的暴露。将小鼠的 Gαq 基因"敲除"(knockout)后,凝血酶、ADP 与 TXA_2 就不能诱导血小板的聚集反应。另一方面,前列腺素(PG)受体主要与 Gαs 偶联。PGI_2、PGE_1 与 PGD_2 通过 Gαs 刺激腺苷酸环化酶的活化,其中以 PGI_2 的作用最强。这类前列腺素能迅速增加血小板内 cAMP 水平,使血小板的敏感性降低。近年来发现,血小板内 - 外信号传导过程还牵涉到许多蛋白分子的参与,包括踝蛋白(talin)、丝蛋白(filamin)、肌球蛋白、骨架蛋白、整合素偶联激酶(integin-linked kinase,ILK)、桩蛋白(paxillin)、生长因子受体结合蛋白 2(growth factor-receptor bound protein 2,Grb 2)与 B3- 内融合蛋白(B3-endonexin)等。活化的

talin 通过连接 GPⅢa 亚单位尾部与肌动蛋白丝，使 GPⅡb/Ⅲa 发生变构作用，促进 GPⅡb/Ⅲa 纤维蛋白原受体的暴露。filamin 提供 GPⅡb/Ⅲa 和骨架系统的连接；而 B3-endonexin 增加 GPⅡb/Ⅲa 与纤维蛋白原结合的活性。GPⅡb/ma 结合配体后生成外 - 内信号传递是指整合素的联结（ligation）和簇集（clustering），并伴有其他胞质膜受体的信号传播。GPⅡb/Ⅲa 纤维蛋白原受体与配体结合后，GPⅢa 上的酪氨酸磷酸化还会产生"外 - 内"的信号传递。另一方面，纤维蛋白原或 von Willebrand 因子在模板上固定后发生构型的改变，可结合血小板 GPⅡb/Ⅲa。此时，GPⅡb/Ⅲa 也可作为信号受体导致血小板的黏附和血小板聚集。GPⅡb/Ⅲa 富于磷酸化位点，包括两个酪氨酸和多个丝氨酸 / 蛋氨酸。GPⅢa 丝氨酸 / 蛋氨酸磷酸化发生在"内 - 外"信号传递过程中，尚不足以使 GPⅡb/Ⅲa 受体活化；而 GPⅢa 上的两个酪氨酸磷酸化是血小板"外 - 内"信号传递的关键。GPⅢa 的两个酪氨酸位于整合素胞质酪氨酸区域（integrin cytoplasmic tyrosine，ICY）。血小板 GPⅡb/Ⅲa 与配体结合时从分散状态变为簇集状态，形成新的配体诱导结合位点（LIBS）并触发信号反应。GPⅢa 酪氨酸磷酸化必需有两个条件：GPⅡb/Ⅲa 构型改变和血小板聚集。如果用配体的结合片段精氨酸 - 甘氨酸 - 门冬氨酸（RGD）与 GPⅡb/Ⅲa 结合，后者可形成 LIBS 但不活化血小板，不能引起"外 - 内"信号传递。如果在无纤维蛋白原的条件下用 ADP 刺激血小板而不发生聚集，也无 GPⅢa 酪氨酸磷酸化。GPⅡb/Ⅲa 的"外 - 内"信号传递引起血小板的第二次活化反应，促进 α 颗粒和致密颗粒的释放。TXA2 的形成使更多的血小板聚集。此外，血小板胞内其他蛋白质的磷酸化，包括蛋白酪氨酸激酶（Src、Syk、FAK 等）磷酸化以及丝 / 苏氨酸残基的磷酸化，也在 GPⅡb/Ⅲa 的"外 - 内"信号传递中起着关键的作用。血小板被激活后其黏附、聚集、释放反应和凝血功能是完成正常止血功能的基本因素。

（一）血小板黏附功能

血小板与非血小板表面的黏着称为"血小板黏附作用"。它是血管受损后参与正常止血反应的第一步。参与黏附反应的因素包括血小板、内皮下组织和血浆成分。内皮下成分主要是胶原纤维，但是，在大血管中也包括在微纤维上的黏附，其中 Ⅰ、Ⅲ、Ⅳ 型胶原对流动状态下的血小板黏附和聚集最重要。黏附反应依赖于二价阳离子，vWF 是血小板黏附于胶原上的桥梁。血小板上有三个 vWF 结合点，分别位于 GPⅠb 氨基端、GPⅡb/Ⅲa 羧基端和氨基端。当血小板黏附到内皮下组织时，vWF 与胶原的结合导致其分子构型改变，使其具有与未活化血小板上的 GPⅠb 结合。而在正常情况下，血液中的 vWF 并不与 GPⅠb 结合，血小板能快速黏附于 vWF，高分子量的多聚体较低分子量多聚体的黏附作用强。vWF 来源于血浆或血小板的 α 颗粒。活化的血小板也能黏附于周围的纤维蛋白原和 vWF，这是扩大止血栓子促进止血过程的一个重要机制，血小板与 vWF 黏附需要有蛋白激酶 C 的参与，而与纤维蛋白的结合则不需；GPⅠb 在静息状态下即可与 vWF 黏附，而 GPⅡb/Ⅲa 则需要在活化状态下才能具有这种功能。在血小板活化时，血小板黏附能力和底物特异性发生改变，扩大了参与黏附作用的血浆蛋白成分，如 vWF、Fn、VN 和纤维蛋白原等，增强了血小板在初期止血中的作用。

在流动状态下，血小板在内皮下组织表面的覆盖率明显受到流动条件的影响。在壁切变率为 500/s、2000/s、4000/s 时，覆盖率分别为 23%、43% 和 68%，显示血小板在内皮下表面的沉着作用随着切变率的增高而增加。不同切变率在影响血小板的黏附作用上存在着差异：在低切变作用时，它只影响血小板向管壁输送的速度和频率；在高切变率时，它影响到血小板与配体之间的相互作用特性。

（二）血小板聚集功能

血小板彼此黏着称为"聚集"，通过聚集体形成，使血流停止是正常止血过程的主要功能。血小板聚集可由两类不同的机制诱发：一类为各种化学诱导剂；另一类由流动状态下的剪切变应力作用所致。血小板聚集在正常止血过程中发生在受损血管处，但是，也可以在非外伤的情况下由于不同原因导致血管内的血栓形成。血小板聚集功能在生理性止血及病理性血栓形成中起着重要作用。

弱诱导剂，如 ADP、肾上腺素，它们诱导血小板聚集的机制主要是通过 TXA_2 的形成和有限的颗粒内容物的释放（不超过 α 颗粒或致密颗粒内容物的 1/4）。低浓度的 ADP（0.1~1μmol/L）诱导的血小板聚集反应是可逆的（第一相聚集）。在中等阈值浓度的 ADP 诱导的血小板聚集反应中，可见到两个时相的聚集曲线，第二相聚集为同时发生的释放反应的产物所致。在高浓度 ADP 作用下，聚集反应是不可逆的，由于第一相反应与第二相反应相继发生，因此，形成单一的聚集波。ADP 诱导血小板聚集，需要钙离子和纤维蛋白原的参与，EDTA 有螯合钙离子的作用，能完全取消血小板的聚集作用。在血小板聚集试验中，由于贫血和红细胞增多症所导致的比容变化，如果未调整抗凝剂的剂量也能影响血小板的聚集程度。肾上腺素通过 β 和 α 肾上腺素能受体的介导可引起双相血小板聚集，其作用浓度为 0.1~10μmol/L。肾上腺素可促进细胞外的钙内流、磷脂酶 A 的轻度活化和胞质"碱性化"，还能增强其他诱导剂的血小板聚集作用。

强诱导剂，如凝血酶可引起血小板单相或双相聚集，在低于浓度 0.1μmol/L 时，引起血小板外形改变，随即发生第一相聚集；浓度为 0.1~0.3μmol/L 时，则引起第二相聚集。凝血酶引起的释放反应和聚集反应同时发生。低浓度凝血酶诱导的第一相聚集是通过 ADP 的释放和内源性过氧化物的形成而引起的；而高浓度时，血小板聚集并不依赖上述过程。

胶原诱导的血小板呈不可逆聚集，在聚集出现前有一个延缓期，随后形成一个单相聚集波，在外形改变后，聚集和释放反应同时发生。胶原诱导的聚集是通过 ADP 的释放和前列腺素 - 血栓烷系统的代谢产物形成。

切变力诱导的血小板聚集机制与化学诱导剂不同，在低切变应力（18mN/mm²）作用下，参与聚集的成分为 GPⅡb/Ⅲa、钙离子和纤维蛋白原；在高切变应力（108mN/mm²）作用下，参与聚集的成分为 GPⅠb、GPⅡb/Ⅲa、血浆 vWF 和钙离子。在动脉中血小板栓子的形成主要决定于切变应力的对血小板的作用和 vWF 的参与，主动脉粥样硬化斑块处，狭窄部位导致高切变应力的发生，在 vWF 存在下，导致血小板聚集。

（三）血小板释放反应

血小板受到刺激时，储存在 α 颗粒、致密体或溶酶体内的许多物质即可排出细胞，这种现象称为"释放反应"。致密体内容物在受弱刺激物，如 ADP 或低浓度胶原作用下即可引起释放，而溶酶体内容物要在强刺激物作用下才可引起释放。在强刺激作用时可使 70%~90% 的 α 颗粒和致密体内容物释放。存在于不同颗粒内的释放产物包括：① α 颗粒：β-TG、PF4、vWF、Fn、TSP、PAI-1、因子 Ⅴ、因子 Ⅺ 和纤维蛋白原等；②致密体：ADP、ATP、5-HT、钙离子和焦磷酸盐等；③溶酶体：酸性蛋白水解酶和组织水解酶等。释放的产物，如 ADP 可进一步引起血小板活化和聚集，vWF、Fn、TSP 和纤维蛋白原则参与黏附聚集反应，5-HT 调节血管紧张度，PAI-1 可以抑制纤溶、稳定形成的止血栓。Multimerin 是新发现的血小板颗粒，可以结合因子 Ⅴ 和因子 Ⅴa，在血小板中，几乎所有因子 Ⅴa 与其结合成复合物，它可能在血小板的促凝和黏附功能中起一定作用。释放反应和血块回缩的机制尚未完全阐明，涉及肌动蛋白和肌球蛋白参与的收缩。血小板形态改变后，肌动蛋白开始组装进入中心区，与肌球蛋白丝相互作用。收缩反应由胞质钙离子升高而启动，钙离子 - 钙调蛋白复合物形成，活化肌球蛋白轻链激酶，cAMP 依赖的激酶 A 调节此反应。但是，血小板释放其颗粒内容物是在中心通过融合至开放管道系统还是直接与胞质膜融合尚有争议。

（四）血块回缩

血块回缩依赖于血小板的数量和质量，以及血浆中纤维蛋白原的浓度。当血小板数低于 $50 \times 10^9/L$、膜 GPⅡb/Ⅲa 缺陷或血浆纤维蛋白原浓度下降时，均可使血块收缩能力下降。血块回缩起始于血小板在纤维蛋白索上的黏着。当伪足收缩时，被黏着的纤维蛋白索之间的角度明显缩小，并形成整个血块的收缩。产生血块收缩的力来自于血小板的收缩蛋白功能，在血小板中存在着类似肌肉的收缩蛋白系统，它包括肌动蛋白、肌凝蛋白、微管和各种相关蛋白。

（五）血小板微颗粒（microparticles）

血小板活化后，细胞收缩的同时细胞膜向外伸展变形并可形成伪足，伪足断裂后的片段脱落入循环血液，产生了血小板微颗粒（PMP）。血小板在诱导剂，如钙离子载体 A23187、补体 C5b-9 或凝血酶与胶原合用，在高切变应力情况下，可产生微颗粒。其产生涉及胞质钙离子增高、calpain 激活、细胞骨架重组、蛋白磷酸化和膜磷脂转位等过程。正常血小板的直径为 $1\~3\mu m$，而 PMP 直径为 $0.02\~1\mu m$，一般将直径小于 $1\mu m$ 的颗粒视为 PMP。因 PMP 体积微小而不能采用常规血小板计数方法进行检测，通常采用流式细胞术检测。其原理基于 PMP 的大小与表面抗原特性，用识别 PMP 表面抗原 GPⅠb、GPⅡb 或 GPⅢa 的荧光抗体进行测定。在正常情况下，PMP 含量不超过 3%。当血小板活化时，PMP 明显增多，在弱诱导剂如 ADP 作用时约为 5%，强诱导剂如胶原作用时为 6%\~9%，且可出现大小不同的 PMP 群体。PMP 含有 PAF、Ca^{2+} 依赖蛋白酶 calpain 等，可直接活化血小板，促进血小板聚集。此外，微颗粒能结合纤维蛋白血栓，微颗粒结合因子Ⅷa、Va 和 Xa，这样 X 酶复合物和凝血酶原酶复合物在其表面形成，微颗粒尚提供花生四烯酸而激活血小板、内皮细胞和单核细胞。

血浆中血小板微颗粒的增加反映了血小板的活化和（或）破坏，在临床上已普遍用于多种疾病的监测。免疫性血小板减少症（ITP）是自身抗血小板抗体介导血小板破坏，患者体内 PMP 显著升高。血小板活化在动脉血栓形成和急性冠脉综合征（ACS）中起着重要作用，患者的 PMP 水平也明显增高。此外，PTCA 术使血小板消耗增加以及血小板活性增高导致 PMP 形成增多。有证据显示 PMP 参与动脉粥样硬化、血管再阻塞和影响血管平滑肌的增生。在其他疾病，如血栓性血小板减少性紫癜（TTP）、缺血性脑卒中、恶性肿瘤转移与抗磷脂综合征等，血浆 PMP 也有明显增加。不能形成血小板微颗粒的患者有明显的出血素质，加速 X 酶复合物和凝血酶原酶复合物激活的能力受损，不能正常地结合因子 Va，不能暴露阴性磷脂，患者的血小板不能支持纤维蛋白的沉积。

三、血小板在止血过程中的作用

止血是一个由多种细胞或成分共同参与的一个复杂的、连续的过程，通常可人为地分成初期止血和二期止血两个阶段。血小板的主要功能是参与止血，包括在初期止血中的血小板栓子的形成，以及在二期止血中参与凝血瀑布反应和血块回缩。在小血管和毛细血管的止血过程中，正常血小板功能是足以完成止血功能的，但在大的血管中尚需凝血过程的活化、纤维蛋白凝块的形成。

（一）血小板在初期止血过程中的作用

初期止血反应包括多个步骤，首先是受损的血管发生收缩，使局部血液流动变慢和减少，血液中的血小板在 vWF 存在下黏附于受损血管处暴露的内皮下组织，这是初期止血的第一步。黏附的血小板被内皮下组织（如胶原等）或通过其特异的凝血酶受体被局部形成的凝血酶所激活，发生释放反应和花生四烯酸代谢，由前者分泌释放的 ADP 或由后者形成的血栓烷（TX）A_2 均可引起血小板聚集、血浆纤维蛋白原参与聚集团块 - 白色血栓的形成。内皮细胞产生的前列环素（PGI_2）抑制血小板聚集。血小板在初期止血过程中发生黏附、变形、释放、聚集等反应，统称为"血小板活化反应"。当血小板在体外受到刺激后亦会立即发生这些活化反应。

整个血管表面都覆盖一层完整的单层内皮细胞，在正常情况下内皮细胞不与血小板发生反应。当血管受到损伤时内皮细胞的完整性被破坏，暴露出内皮下成分，血小板在数秒中内就开始黏附于破损血管壁，10 分钟时局部沉积的血小板达最大值，形成白色血栓。白色血栓的中央部位由血小板组成，在血栓外围才可见纤维蛋白、白细胞和红细胞。血小板黏附特性不仅在体外试验中，在与玻璃表面或胶原纤维等因素接触时可观察到，而且在整体情况下，当机体局部血管损伤暴露内皮下成分时也可以观察到。血小板黏附性能的测定方法有体内法和体外法。国内常用的方法有三种：转动玻瓶法（李家增等）、玻珠柱法（上海瑞金医院）和玻璃漏斗法（苏州大学）。这些都是体外测定血小板黏附特性的方法，但是，在测定过程中血小板除了黏附于异物表面外，亦有血小板相互聚集作用，故可称为"血小板滞留试验（retention test）"。据国内血小板的功能检测标准化会议纪要报道，玻珠柱法以血小板聚集因素为主，而玻瓶法以血小板黏附因素为主，玻璃漏斗法介于两者之间。上述各种血小板黏附性测定结果受到红细胞浓度、玻璃表面积大小、玻璃接触时间和抗凝剂等多种因素的影响。因此，有人认为，这些试验并不能确切地反映血小板黏附于内皮下组织的能力。国外实验室采用一种灌注小室来研究各种流变学因素对血小板黏附的影响。测定时，在灌注小室内置一段离体的去内皮兔动脉壁，按一定流速灌注血液后，采用形态学或放射性核素方法，观察血小板在内皮下组织的黏附情况。结果可靠，但是，需用大量血液，不适用于临床常规检查。

血小板黏附的机制除与血液流变学因素有关外，主要有三个成分起作用：血小板膜糖蛋白、vWF 和内皮下组分（胶原或微纤维）。

血管内皮下组织由各种大分子结缔组织成分组成，如胶原、微纤维、弹性蛋白、纤连蛋白和蛋白聚糖等，其中胶原或微纤维可能是促进血栓形成的主要成分。血管壁的外膜含有 I 型和 III 型胶原，这两种胶原均可引起血小板的黏附和聚集反应。从 III 型胶原分离出的一个九肽被认为是引起血小板黏附和聚集反应的胶原分子活性中心。人工合成的九肽（甘 - 赖 - 羟脯 - 甘 - 谷 - 羟脯 - 甘 - 脯 - 赖）或去除甘氨酸的八肽均有干扰血小板 - 胶原相互作用的生物学效应。微纤维引起的血小板黏附和聚集反应依赖于 vWF 的存在。

vWF 在血浆中不仅作为因子Ⅷ的载体，而且与血小板的黏附功能有关，在内皮下胶原与血小板膜 GP I b 之间起桥联作用。vWF 的基因位于 12 号染色体短臂，血管内皮细胞与巨核细胞可合成 vWF，血管性血友病患者不能正常合成 vWF。vWF 为一种高分子蛋白质，在血液中的含量为 5~10mg/L，用 2- 巯基乙醇还原后可得分子量为 23 万的亚单位，由这种亚单位组成分子量 80 万 ~2000 万大小不等的多聚物，与血小板黏附功能相关的是高分子量部分的多聚物。近年来，人们发现在不同切变应力条件下，血小板黏附在内皮下组织的机制不相同。在血流切变应力较高的条件下,vWF 可与胶原等结合而发生构型改变,暴露出与血小板 GPIb-IX 结合的功能区域,GPIb-IX 与 vWF 的结合导致血小板黏附。用单克隆抗体阻断 vWF 或 GPIb 的结合位点时,可导致在高切变应力条件下的血小板黏附降低。但是,在血流切变应力较低的条件下,血小板可直接黏附于胶原,不需 vWF 参与。在缺乏 GPIa-IIa 复合物或加入抗 GPIa-IIa 的单克隆抗体时,血小板黏附明显降低,表明 GPIa-IIa 复合物可直接与胶原结合介导血小板黏附。

GPIb 是参与血小板黏附的主要糖蛋白,GPIb 由 GPIbα(CD42b,分子量 14 万)和 GPIbβ(CD42c,分子量 2.4 万)以二硫键相连,并与 GPIX(CD42a,分子量 2.2 万)和 GPV(CD42d,分子量 8.2 万)组成稳定的复合物。GPIb 对维持血小板功能具有重要意义,巨血小板综合征患者的血小板膜缺乏 GPIb,表现为血小板黏附功能不良和出血倾向。抗血小板 GPIb 单克隆抗体证实 GPIb 在血小板黏附过程中起着 vWF 受体的作用,抑制血小板与因子VIII/vWF 的结合反应,抑制血小板黏附于内皮下组织,同时亦抑制微循环诱导的血小板黏附和聚集反应。但是,GPIb-IX 并不是唯一的 vWF 受体。在血小板活化时,GPIIb/IIIa 通过识别 vWF 上 RGD 序列亦能与 vWF 结合。在显微镜下可以观察到血小板黏附有几个阶段:血流中的血小板首先与血管壁表面接触,然后发生显著的形态改变,伸展粘贴在血管壁上。GPIb 的单克隆抗体可以抑制正常血小板与内皮下组织接触,因而阻断黏附的发生,而 GPIIb/IIIa 的单克隆抗体虽然不能抑制血小板与内皮下组织的接触黏附,却能阻止血小板的伸展黏附,GPIIb/IIIa 对血小板黏附的后一阶段是至关重要的。血小板通过 GPIb-IX 在 vWF 的桥联作用下与内皮下组织发生接触黏附,导致血小板活化、发生变形反应并暴露 GPIIb/IIIa 的受体部位。GPIIb/IIIa 可通过与 vWF、纤连蛋白等黏附蛋白的作用使血小板伸展黏附。因此,GPIb-IX 和 GPIIb/IIIa 虽然功能不同,它们对血小板黏附都是非常重要的。此外,血小板 GPIc-IIa(为纤连蛋白受体)、凝血酶敏感蛋白及其受体等也可能参与血小板黏附过程。

黏附于内皮下组织的血小板,通过其释放反应及磷脂代谢中的一些生物活性物质,引起血小板聚集和促使血管收缩,这些诱导物来自:①局部受损红细胞释放的 ADP;②血凝过程中生成的凝血酶;③ ADP、胶原和凝血酶刺激血小板自身分泌的 ADP、PAF、TXA_2 和 5-HT,这样使血小板栓子在伤口部位形成。

在一期止血中,血管壁的收缩可以减少出血,在毛细血管的止血反应中,管壁可以通过相互黏着而减轻出血,在小血管中,末梢神经的轴突反射是血管受伤后发生的血管收缩的最初反应,血小板的释放产物,如 PAF、TXA_2 和 5-HT,以及血管内皮细胞释放的内皮素 -1,均可引起血管壁的强烈收缩,有利于止血过程。

另外,血液流动中产生的切变应力,可能在一期止血中起着重要作用。这种作用包括两个方面:①增强血小板的输送速度和频率,有利于伤口处的血小板聚集体的形成。在血管内压力不变的条件下,在伤口处的平均流速增高 6~7 倍,有利于血小板栓子形成中所需血小板数量的补充;②加速血小板活化。在血管受损部位形成相当高的切变应力(16 000mN/mm²),高切变应力作用可以直接引起血小板活化。体外实验表明,血小板在 2000mN/mm² 的切变应力作用下,发生活化的时间不到 7 毫秒。从理论上计算,血小板黏附到血管破裂口的时间约为 2 毫秒,远较体外的 ADP 激活血小板所需的时间(1~2 秒)为短,表明力学在正常的止血过程中也可能起着重要作用。

（二）血小板在二期止血过程中的作用

在初期止血阶段形成的血小板栓子，通过纤维蛋白网的形成而得到加固，在凝血瀑布的整个过程中均有血小板参与。血小板膜糖脂和磷脂组成疏水脂双层膜，糖脂残基在双层膜的外面一层，磷脂不对称地分布在双层，其中鞘磷脂（sphingomyelin，SM）和磷脂酰胆碱（phosphatidylcholine，PC）在双层膜的外面一层占优势，磷脂酰肌醇（phosphatidylinositol，PI）和磷脂酰丝氨酸（phosphatidylserine，PS）主要定位在里面一层。血管受损后，血小板被激活，血小板形态发生很大改变，细胞骨架松弛，细胞变圆呈球形，形成膜泡（blebs），PS 翻转至双层膜的外面。这些反应可导致血小板与丝状胶原相互作用。体外胶原和凝血酶刺激的血小板悬液中有 PS 暴露，钙离子载体（A23187）作用更强。血小板的胶原受体 GPVI 介导的黏附和活化可启动膜泡的形成和 PS 暴露，黏附受体，如 GPⅡb/Ⅲa 和 GPⅠb-Ⅸ在促凝血浆中膜泡的形成和 PS 暴露过程中发挥重要作用，其特异性抗体可减少因子 V 结合至血小板、PS 暴露和血小板依赖的凝血酶形成，同时增强肝素的抗凝效果。生理情况下，凝血酶对 PS 暴露的作用甚小，但凝血酶可结合和活化 GPⅠb，结合 GPⅠb 的凝血酶则能促使 PS 暴露。膜泡形成和 PS 暴露的机制尚未完全阐明，目前，认为高水平长时程的钙离子浓度（μmol/L 级）是必需的，在生理情况下，可能通过磷脂酶 C 激活和随后的钙内流而启动，能产生高钙浓度的刺激剂有胶原（通过 GPⅥ）和大剂量凝血酶（通过 PAR1 和 GPⅠb）。

促凝的膜磷脂可使血凝过程放大几个数量级，含 PS 的膜能大大加速凝血过程中的两个重要反应（X 酶复合物和凝血酶原酶复合物反应），因子Ⅸa 与Ⅷa 因子、因子Ⅹa 与因子Ⅴa 通过静电和疏水作用结合至膜上，这种依赖脂质的相互作用可以导致凝血酶浓度大大增加，利于凝血因子构象改变，以便发挥其最大功能，利于凝血复合物中底物和产物转换，使凝血活性限制在受损部位。当血小板膜磷脂中，PS 占 10%~15% 时，X 酶复合物和凝血酶原酶复合物的活性最强，而更高浓度的 PS 则产生抑制作用。其他膜磷脂对含 PS 膜的促凝活性有调节作用，如磷脂酰乙醇胺通过增加膜对疏水因子Ⅷa 和因子Ⅴa 的亲和性而增加低 PS 含量膜的促凝催化特性，SM 则大大抑制膜的催化能力。因为高浓度的 SM 含有大量堆积的酰基链，其空间位阻效应阻碍了凝血因子与 PS 膜的相互作用，液态胆固醇轻度增加含 SM 膜的促凝活性。

虽然 PS 可刺激因子Ⅴa、因子Ⅹa 和凝血酶原装配成凝血酶原酶复合物，使凝血酶产生增加几个数量级，但是，近年来发现活化血小板上的非磷脂成分也支持凝血酶原酶复合物中各因子的结合，如凝血酶原以非依赖磷脂的形式与纯化的 GPⅡb/Ⅲa 结合，这种相互作用是特异性的，GPⅡb/Ⅲa 拮抗剂 abciximab 和 RGD 肽可抑制这种结合作用。在完整的血小板上，凝血酶原结合不需要 GPⅡb/Ⅲa 的活化，而依赖 RGD 肽的纤维蛋白原结合需要这种活化。因此，血小板的活化（如 GPⅡb/Ⅲa 活化）对于纤维蛋白原与凝血酶原竞争结合该整合素受体是必需的。低浓度凝血酶即可致整合素的活化，提示整合素之间凝血酶原的相互作用与凝血酶开始形成有密切关系。有趣的是，阻断 GPⅡb/Ⅲa 大大延迟因子Ⅹa 所致的凝血酶原活性，但是，不减少最终凝血酶的产生的量，这表明 GPⅡb/Ⅲa 介导的凝血酶产生只控制凝血过程的起始相，如血小板开始被激活时。一旦凝血开始，血小板被充分活化，则有凝血酶原结合增加和凝血酶产生增加。

因子Ⅴ在凝血酶产生过程中也发挥重要作用，以胶原和凝血酶刺激的血小板表达大量膜表面结合的 α 颗粒产生的因子Ⅴ，这种因子Ⅴ的表达与表面 PS 暴露呈平行关系，凝血酶刺激的血小板也能结合几种血清素偶联的黏附和促凝蛋白，血小板产生的因子Ⅴ的重要作用在临床上也得到证实,如血小板因子V Quebec 和 New York 的患者存在因子V质或量的异常,有出血表现。

内源途径对于维持凝血酶的产生发挥着重要作用,血小板的活化也促进因子XI的活化。在血液循环中因子XI是以二硫键连接而成的同二聚体,在有膜磷脂存在时,单体和二聚体因子XIa具有相似的凝血活性,对活化的血小板有相似的亲和力。但是,单体蛋白在活化血小板存在时并不能激活因子IX,提示单体因子XIa不能同时作用于活化血小板和底物因子IX。这表明因子XIa以二聚体的一条多肽链结合到血小板表面,另一条多肽链的底物结合部位结合因子IX,从而发挥凝血因子IX的功能。因子XI在血浆中与高分子量激肽原(HK)以非共价键结合形成复合物,在锌离子存在时,因子XI和HK复合物的形成可以促进因子XI与活化血小板的结合,但是,因子XI与血小板表面的相互作用并不需要形成因子XI/HK复合物,因子XI二聚体直接结合到活化血小板的高亲和性的特异结合位点(约 15 000 个结合位点/血小板,解离常数 Kd 约为 10nmol/L);在钙离子存在时,凝血酶原也能结合到活化血小板上。因子XI结合活化血小板后易于被因子XIIa或凝血酶激活,在硫酸葡聚糖存在时,因子XIIa是因子XI较强的激活剂,而在活化血小板存在时,凝血酶是因子XI较强的激活剂。因子XI的凝血酶结合部位位于因子XI的 A1 区,凝血酶原和钙离子可以代替 HK 和锌离子促进因子XI结合到活化血小板上。活化血小板膜上有结合因子XIa的特殊高度亲和性、具有饱和性的受体部位(解离常数 Kd 约 800pmol/L,500 个结合位点/血小板),因子XIa和因子IX均能结合到活化血小板的高亲和性、具有饱和性的受体部位,并且因子XIa能在血小板表面激活因子IX,血小板表面的因子IXa激活因子X并促进因子Xa激活凝血酶原。

在活化血小板环境中,蛋白酶连接素(proteinase nexin II,PN II)似乎是因子XIa的最重要的抑制剂。PN II 在血浆中的浓度很低,血小板 α 颗粒可以分泌 PN II(1~1.5nmol/10^8 血小板),生理浓度的血小板可使 PN II 的血浆浓度达到 3~5nmol/L,PN II 是因子XIa的强抑制剂(Ki 300~500pmol/L),肝素可以明显增强其抑制功能。在 HK 和锌离子存在下,结合在血小板表面的因子XIa不被 PN II 和 α_1- 蛋白酶抑制剂所抑制,提示血小板表面因子XIa活性只局限于止血栓的局部,但是,PN II 和其他蛋白酶抑制剂在溶液状态下抑制因子XIa的活性。

目前认为,组织因子(TF)启动的凝血酶产生可分为起始和放大两个时相,每个时相涉及不同的细胞类型,参与起始过程的细胞是表达 TF 的细胞,如白细胞和血管内皮细胞,参与放大过程的细胞,如血小板和微泡。在起始相,在白细胞和血管内皮细胞上的 TF/ 因子VII复合物仅产生少量的因子IXa和因子Xa(外源途径)。微量的因子Xa能激活凝血酶原,后者结合至未被刺激的血小板上的 GPII b/IIIa,在局部表面产生凝血酶。这些凝血酶激活血小板(通过 PAR1、PAR4 和 GPIb-IX复合物),并提供 GPIb 上的因子XI的结合位点,然后凝血酶导致结合的因子XI被活化,启动内源途径,产生因子IXa、因子Xa和凝血酶。凝血起始相之后,凝血酶产生需要被放大,以保证正常止血的需要,这一过程的维持需要结合胶原的 GPVI活化的血小板和在血凝过程中结合纤维蛋白原的血小板,这些血小板暴露 PS 和因子V,提供促凝表面,有利于X酶复合物和凝血酶原酶复合物的高效装配,最终导致凝血酶大量产生。由上可看出,血小板在凝血不同过程中(起始和维持)发挥不同的作用,提示抗血小板药物不仅具有抗聚集作用,而且也有抗凝作用。

血小板在维持血凝块稳定,抑制纤溶方面也发挥着作用。血小板的 α 颗粒内含有因子XIII,它在血小板被激活时释放,有助于交联纤维蛋白形成,并且因子XIII与 α_2- 抗纤溶酶交联至纤维蛋白,增强抗纤溶作用,而 GPII b/IIIa 能结合血浆因子XIIIa,使其局限于血栓形成部位。血小板参与血凝块收缩,减少纤溶。血液循环中,PAI-1 与 VN 形成复合物,VN 以高亲和力结合 PAI-1,保持 PAI-1 的活性构象。VN 上有两个 PAI-1 的结合位点:一个位于其氨基端 44 个氨基酸形成的生长介质素 B(somatomedin B)区;另一个位于 345~379 氨基酸残基的阳离子区,该区也与肝素结合。在 VN 存在时,PAI-1 可与活化的蛋白 C(APC)以 1∶1 形成复合物,抑制 APC 活性。PAI-1 对 APC 的抑制能力在 VN 缺乏的血浆中明显减弱。PAI-1 结合纤维蛋白,灭活纤维蛋白表面上的纤溶酶原激活物,导致血凝块溶解时间延长。VN 可以同时结合纤维蛋白和 PAI-1,促使 PAI-1 聚集在血凝块表面而发挥其纤溶抑制作用。

第三节　凝血因子与凝血过程

一、凝血因子

凝血因子是血浆与组织中包括多种直接参与凝血的物质,按国际命名法用罗马数字编号的凝固因子有 12 种:凝血因子 I(纤维蛋白原)、II(凝血酶原)、III(组织因子)、IV(Ca^{2+})、V、VII、VIII、IX、X、XI、XII与XIII。此外,激肽释放酶原、高分子量激肽原以及来自血小板的磷脂等也参与了凝血过程。除 Ca^{2+} 与磷脂外,其余已知因子都是蛋白质,多具有酶的特性,在血液中处于无活性状态,只有被激活后才有凝血作用。除组织因子外,其他凝血因子均在肝脏合成,其中凝血酶原、F VII、F IX 与 F X 需维生素 K 参与。凝血过程是凝血因子经酶解激活,由无活性的前体转变为活性形式,直至最终形成凝血酶,将纤维蛋白原转变为纤维蛋白。

1. 纤维蛋白原　纤维蛋白原一种由肝脏合成的具有重要凝血功能的蛋白质,是纤维蛋白的前体。分子量 340kD,半衰期 4~6 日。血浆中参考值 2~4g/L。纤维蛋白原由两个相同组分组成对称性二聚体,每个组分包括了 Aα、Bβ 与 γ 三对不同多肽链,分别由 610 个、461 个与 411 个氨基酸残基组成,分子量分别为 66kD、52kD 与 46kD;多肽链间以二硫键相连。三条肽链由不同的基因编码,但都位于第 4 号染色体的长臂(4q26-q28),基因长度分别为 5.4kb、8.2kb 与 8.4kb。

在凝血酶作用下,α 链与 β 链分别释放出 A 肽与 B 肽,生成纤维蛋白单体。在此过程中,由于释放了酸性多肽,负电性降低,单体易于聚合成纤维蛋白多聚体。但此时单体之间借氢键与疏水键相连,尚可溶于稀酸和尿素溶液中。进一步在 Ca^{2+} 与活化的XIII因子作用下,单体之间以共价键相连,则变成稳定的不溶性纤维蛋白凝块,完成凝血过程。过度消耗、肝功能严重障碍或先天性缺乏,均可使血浆纤维蛋白原浓度下降,严重时可有出血倾向。而纤维蛋白原浓度增高是心脑血管疾病的一个独立危险因素。此外,纤维蛋白原还参与血小板聚集、动脉粥样硬化与肿瘤血行转移等过程。

2. 凝血酶原　凝血酶原是凝血酶的前身物质,血浆中含量为 150~200mg/L,分子量为 68kD 含 579 个氨基酸残基的糖蛋白。在机体内的半衰期为 23~36 小时。凝血酶原基因位于第 11 号染色体,基因长 21kb,有 14 个外显子和 13 个内含子,其 mRNA 为 2kb。凝血酶原是由肝脏合成的维生素 K 依赖因子之一,分子中含有 10 个 γ- 羧基谷氨酸残基,后者与 Ca^{2+} 结合后构象改变,显露出与磷脂膜结合的特征;并在辅因子 FVa 的参与下,凝血酶原被 FXa 激活,进而参与血液凝固过程。其大部分可被消耗掉,15% 残存在血清中。

凝血酶原在活化过程中在精氨酸 320 处裂解生成一个中间产物,并进一步分别在精氨酸 284 和精氨酸 155 处裂解生成凝血酶以及凝血酶原片段 1 及凝血酶原片段 2。凝血酶由 A 链和 B 链经二硫键联结组成，A 链又称轻链，含 49 个氨基酸残基，其功能不明。B 链含 259 个氨基酸残基，又称重链，是酶活性所在的部位，凝血酶原催化区中的丝氨酸蛋白酶即在 B 链。丝氨酸蛋白酶区具有蛋白酶活性，含识别并裂解底物的部位，酶活性氨基酸为组氨酸 363，天门冬氨酸 419 和丝氨酸 525。凝血酶使纤维蛋白原转变成纤维蛋白。同时对多种凝血因子具有水解作用，主要包括激活ⅩⅢ因子，使可溶性纤维蛋白交联为不可溶性纤维蛋白；激活 F V、Ⅷ与Ⅺ，通过反馈生成更多的凝血酶。另一方面，凝血酶与内皮细胞表面凝血酶调节蛋白（thrombomodulin）结合后激活蛋白 C，发挥抗凝作用。凝血酶激活凝血酶激活的纤溶抑制物（TAFI），调节纤溶活性。此外，凝血酶是血小板强烈的刺激剂，诱导血小板聚集。因此凝血酶通过活化血小板，促进凝血，调节抗凝与纤溶活性等多方面的机制，在凝血机制中起着中心的作用。

凝血酶原缺乏或结构异常导致凝血机制的异常。遗传性凝血酶原缺乏是一种罕见的遗传性出血病，可分为低凝血酶原血症（Ⅰ型缺乏），抗原和活性同时降低；异常凝血酶原血症（Ⅱ型缺乏），特点是抗原水平正常或正常低限凝血酶原活性减低。这两种情况都可导致严重的出血倾向。另一方面，凝血酶原基因变异 G20210A 虽不改变凝血酶原结构，但使血浆凝血酶原水平增加 1/3，增加了血液凝固活性。G20210A 凝血酶原基因变异是高加索人易栓症的主要原因之一，占 10%~15%；但我国人尚未发现该突变的存在。

3. 组织因子　组织因子（TF）是唯一不存在于血浆的凝血因子，分布于不同的组织细胞中，血管内皮细胞与单核细胞中含有丰富 TF。最近有人证实，血小板也含有 TF。*TF* 基因位于第 1 号染色体短臂（1p21-p22），总长度为 12.4kb，含 6 个外显子所编码的 mRNA 长度为 2.1kb。TF 是一种跨膜单链糖蛋白，由 263 个氨基酸残基组成，分子量约为 47kD。其中膜外区有 219 个氨基酸残基，穿膜区 23 个氨基酸残基，胞内区 21 个氨基酸残基。血管壁的完整性遭到破坏时 TF 才暴露于循环血液，与因子Ⅶ结合后使后者获得凝血活性，从而启动血液凝固级联反应。TF 依靠其与细胞膜的紧密结合发挥"锚"作用，使生理性凝血过程局限于损伤部位，而不向远处播散。TF-Ⅶa 复合物可进一步激活游离 FⅦ，称为 TF 介导 FⅦ自身激活。TF-Ⅶa 复合物可迅速催化因子Ⅹ的激活，并能以较低的速率激活因子Ⅸ，因此 TF 可同时激活凝血因子Ⅸ和Ⅹ，启动内源性与外源性两种凝血酶联放大反应，在血栓形成过程中起着重要作用。TF-Ⅶa 复合物形成后迅速被组织因子途径抑制物（TFPI）灭活。在动脉硬化斑块脱落时 TF 是血栓形成的一个重要原因；而病理过程中 TF 大量释放可导致严重的凝血紊乱与 DIC。TF 除激活凝血过程外，还与炎症反应有关。多种炎症因子，如细菌脂多糖、IL-1 与 TNF-α 都可诱导内皮细胞与单核细胞释放 TF；TF 也可促进炎症细胞产生 IL-6 与 IL-8 与引起炎症反应，并影响 T 细胞功能。

4. 凝血因子 V　凝血因子 V（F V）是凝血过程中活化凝血因子Ⅹ（FⅩa）的辅因子，分子质量约为 330kD，主要合成部位是肝脏，巨核细胞也可合成少量 F V。血浆的浓度为 5~10mg/L，80% F V 存在于血浆中，20% 存在于血小板中。*F V* 基因位于人类染色体 1q24.2，全长约 80kb，包含 25 个外显子和 24 个内含子。*F V* 基因转录产物 mRNA 约为 6.8kb。编码产物为一个长 28 个氨基酸的信号肽和 2196 个氨基酸组成的单链糖蛋白，在血浆中的半衰期约 12 小时。经过硫酸化、磷酸化和糖基化修饰后的蛋白才有活性功能。血浆中的 F V 在被活化的凝血酶（FⅡa）水解掉 B 区后裂解为双链，在血小板表面与 FⅩa 结合后才有了促凝血功能。F Va、FⅩa 和 Ca^{2+} 在磷脂酰丝氨酸蛋白的膜表面装配成凝血酶原酶，使 FⅩa 激活凝血酶的效率提高 105 倍。蛋白 C 抗凝体系通过水解 F V a 和 FⅧa，抑制凝血反应。

FV 缺乏症是一种常染色体隐性遗传性出血性疾病，杂合子通常不发病，只有纯合子才出现临床症状，并且有很大异质性，可以无出血症状，也可以表现为外伤后瘀斑，手术后出血，自发性牙龈、鼻、脑出血及关节血肿。FV 缺乏症可分为两型，Ⅰ型 FV 的抗原水平与活性均降低；Ⅱ型的血浆 FV 抗原水平正常，而活性却严重降低。另一方面，FV Leiden（FV 基因 G1691A 点突变）导致 FVa 不能被蛋白 C 抗凝体系灭活，在西方人种是易栓症最主要的病因，占 20%~40%；但在我国非常罕见。

5. 因子Ⅶ 凝血因子Ⅶ属于维生素 K 依赖性凝血因子，是一单链糖蛋白，分子量为 50 KD，由 406 个氨基酸残基组成。因子Ⅶ由肝脏合成，基因长度为 12.8kb，基因位于第 13 号染色体长臂（13q34），基因有 8 个外显子，mRNA 长 2.4kb。因子Ⅶ在正常人血浆中浓度很低，仅为 0.5~2.0mg/L，其血浆半衰期为 6~8 小时，因子Ⅶ和组织因子形成活性复合物后激活因子Ⅹ而启动外源性凝血途径。因子Ⅶ除能激活因子Ⅹ启动外源性凝血途径外，还能激活因子Ⅸ和因子Ⅶ（自我激活）。一般认为单独的因子Ⅶ与组织因子均无促凝活性，但因子Ⅶ一旦在 Ca^{2+} 参与下与组织因子结合后能获得催化活性，且更容易被少量因子Ⅹa 裂解为因子Ⅶa，而因子Ⅶa 与组织因子结合后，其催化活力可增强 1000 倍。活化的因子Ⅹa 裂解因子Ⅶ分子中精氨酸 152- 异亮氨酸 153 键变为双链分子使因子Ⅶ激活，这一反应需要组织因子、Ca^{2+} 和磷脂参与。因子Ⅶa- 组织因子复合物的催化活性主要由组织因子途径抑制物的调节。遗传性因子Ⅶ缺乏症是一种常染色体隐性遗传性出血性疾病，临床上表现为不同程度的出血倾向。因子Ⅶ也是心脑血管疾病的一个独立危险因素。基因重组因子Ⅶa 已成为有抗体的血友病、因子Ⅶ缺乏症与血小板无力症患者出血治疗的一个有效药物。

6. 因子Ⅷ FⅧ基因位于 X 染色体长臂末端（Xq28），长为 186kb，由 26 个外显子组成，其中第 14 号外显子为 3.1kb，是目前发现的人类最大的外显子之一。FⅧ mRNA 长 9kb，编码一条由 2351 个氨基酸残基的单链糖蛋白，分子量高达 100 万 ~200 万。因子Ⅷ血浆浓度为 0.1mg/L，是所有凝血因子中含量最低者。FⅧ与 vWF 以 1：1 复合物的形成存在，后者起着载体与保护作用，防止 FⅧ被过度降解。正常人 FⅧ在血浆中的半衰期为 8~12 小时。在重型 vWD 患者因 FⅧ缺乏 vWF 的保护，FⅧ的半衰期仅为 1~2.4 小时，导致血浆 FⅧ水平的降低。FⅧ在血液凝固中起重要作用，作为 FⅨa 的辅因子，参与 FⅩ的激活。在 Ca^{2+} 和磷脂存在下，FⅧ能将活化 FⅩ的效率提高 1 万倍以上。活化的 FⅧ主要由蛋白 C 抗凝系统灭活。

因子Ⅷ缺乏是血友病 A 的原因，多数为遗传性，少数为自身抗因子Ⅷ抗体引起，出血程度与因子Ⅷ缺乏的严重性相关。

7. 因子Ⅸ 因子Ⅸ亦由肝脏合成，为维生素 K 依赖性凝血因子。基因位于 Xq27.1。人因子Ⅸ为单链糖蛋白，由 415 个氨基酸残基的单链糖蛋白，分子量 57kD。因子Ⅸ血浆浓度为 3~5mg/L。在正常血浆中，因子Ⅸ以酶原的形式存在，不具备凝血活性；在因子Ⅺa 或因子Ⅶa- 组织因子复合物的作用下，因子Ⅸ被裂解为具有活性的双链分子因子Ⅸa，后者与 FⅧ、Ca^{2+} 与磷脂共同组成 X 酶，活化因子Ⅹ。因子Ⅸa 很不稳定，主要被抗凝血酶灭活。

因子Ⅸ缺乏是血友病 B 的原因，临床上常有明显的出血倾向。

8. 凝血因子Ⅹ 凝血因子Ⅹ（FⅩ）是另一种维生素 K 依赖的丝氨酸蛋白酶原，其活性形式为体内凝血酶原唯一的生理性激活物，在共同凝血途径中起关键作用。FⅩ基因长度超过 27kb，位于染色体 13q34。FⅩ由肝脏合成，在血浆中以双链糖蛋白形式存在，分子量为 59kD，血浆浓度为 10mg/L，半衰期 48~72 小时。FX 是共同凝血通路的关键酶，共有 3 种激活物可以活化 FX：内源性途径的 FIXa-FVIIIa、外源性途径的 FVIIa、TF 以及体外的 Russell 蛇毒。三种激活物在 FX 上的作用位点均为重链上的 Ar9194-Ile195，裂解后形成 FXa，FXa 在 Ca^{2+} 参与下，于磷脂膜表面与 FVa 形成凝血酶原酶复合物，从而激活凝血酶原使之转变为具有酶促活性的凝血酶。此外，FXa 还可以激活 FVII 为 FVIIa，形成正反馈。FXa 还对 FVIII 有一种自我调节的机制，既可以激活也可使之灭活。组织因子途径抑制物（TFPI）可与 FXa 以 1：1 的比例结合，而后与 FVIIa-TF 结合形成失去催化活性的四元复合物。抗凝血酶则通过与 FXa 形成稳定的无活性的复合物来抑制 FXa，肝素加速这种复合物的形成。

遗传性 FX 缺陷症是一种常染色体隐性遗传性出血性疾病，一般分为 2 种类型：Ⅰ 型为 FX 活性和抗原含量同时减低；Ⅱ 型的 FX 活性下降，但抗原含量基本正常。患者有出血倾向，但临床表现有明显的异质性。

9. 凝血因子 XI　凝血因子 XI（FXI）由肝脏和巨核细胞所产生，人体内除血浆中存在有 FXI 外，血小板中也可能含有一部分 FXI。编码 FXI 的基因位于 4 号染色体长臂 4q35，全长 23kb。人 FXI 相对分子质量为 160kD，由两条相同的含 607 个氨基酸残基多肽链通过一个二硫键连接而成，在血液循环中与高分子量激肽原形成非共价复合物。血浆中 FXI 的含量为 5mg/L，性质较稳定，半衰期为 48~84 小时。FXI 为无活性的蛋白酶原，在早期的凝血理论中，FXI 被认为由 FXII 活化的；但近年的研究表明，FXI 主要被凝血酶激活或被 FIXa 激活（自身活化），血小板表面是生理条件下 FXI 活化的部位。FXIa 在 Ca^{2+} 存在时，可以活化凝血因子 IX，由于后者也结合在活化的血小板表面，因此 FXIa 对 FIX 的激活被认为发生在血小板表面。这种反馈作用促进凝血酶的持续形成，导致大量凝血酶的形成，最终使纤维蛋白原转变为纤维蛋白。近年来发现了 FXI 的另一重要的生理意义。在体外微量的 FXIa 可以使血凝块对纤溶作用产生一定程度的抵抗，这一效应是由凝血酶激活的纤溶抑制物（TAFI）所介导的，体内实验也同样证实了 FXI 的抗纤溶作用。在血浆中 FXIa 主要被 α_1 蛋白酶抑制剂与抗凝血酶灭活。

凝血因子 XI 缺乏是一少见的常染色体隐性遗传性疾病，患者有明显的出血倾向。由于 FIXa 是维持凝血过程继续进行的主要途径，患者的特点是创伤或手术时出血不止；并往往发生在纤溶活性较高的组织或器官，如咽喉和泌尿道等。

二、凝血过程

经典的凝血过程为瀑布学说，通常分为：①内源性凝血途径；②外源性凝血途径；③共同凝血途径。近年来人们证实这三条途径不是各自完全独立，而是互相密切联系，共同调节止血过程。

1. 内源性凝血途径　内源性凝血途径是指参加的凝血因子全部来自血液（内源性）。临床上常以活化部分凝血活酶时间（APTT）来反映体内内源性凝血途径的状况。内源性凝血途径是指从因子 XII 激活，到因子 X 激活的过程。当血管壁发生损伤，内皮下组织暴露，带负电荷的内皮下胶原纤维与凝血因子接触，因子 XII 即与之结合，在 HK 和 PK 的参与下被活化为 XIIa。在不依赖钙离子的条件下，因子 XIIa 将因子 XI 激活。在 Ca^{2+} 的存在下，活化的 XIa 又激活了因子 IX。单独的 IXa 激活因子 X 的效力相当低，它要与 VIIIa 结合形成 1：1 的复合物（因子 X 酶复合物）。这一反应还必须有 Ca^{2+} 和磷脂共同参与。但在体内因子 XII 激活不是内源性凝血途径所必需的；相反，因子 XIIa 和激肽释放酶生成后能激活纤溶酶原使之转化为纤溶酶,发挥纤溶作用。

2. 外源性凝血途径 外源性凝血途径是指凝血过程有外来的凝血因子的参与。在正常情况下组织因子不存在于血液中,在血管损伤或单核细胞受细菌内毒素、TNF-α、IL-1、补体与免疫复合物刺激时,组织因子暴露于血液。在 Ca^{2+} 的参与下,组织因子与因子Ⅶ一起形成 1:1 复合物。一般认为,单独的因子Ⅶ或组织因子均无促凝活性。但因子Ⅶ与组织因子结合会很快被活化的因子Ⅹ激活为Ⅶa,从而形成 FⅦa-组织因子复合物,后者比Ⅶa单独激活因子Ⅹ增强 1000 倍。临床上以凝血酶原时间(PT)测定来反映外源性凝血途径的状况。外源性凝血所需的时间短,反应迅速。外源性凝血途径主要受组织因子途径抑制物(TFPI)调节。TFPI 是存在于正常人血浆及血小板和血管内皮细胞中的一种糖蛋白。它通过与因子Ⅹa 或因子Ⅶa-组织因子-因子Ⅹa 结合形成复合物来抑制因子Ⅹa 或因子Ⅶa-组织因子的活性。近年来人们已证实,FⅦa-组织因子复合物还可活化 FⅨ,表明内源凝血和外源凝血途径可以相互活化。

3. 凝血的共同途径 从因子Ⅹ被激活至纤维蛋白形成,是内源、外源凝血的共同凝血途径。主要包括凝血酶生成和纤维蛋白形成两个阶段:①凝血酶的生成:即因子Ⅹa、因子Ⅴa 在 Ca^{2+} 和磷脂膜的存在下组成凝血酶原复合物,即凝血活酶,将凝血酶原转变为凝血酶;②纤维蛋白形成:纤维蛋白原被凝血酶酶解释放出 A 肽与 B 肽后形成纤维蛋白单体,以非共价键结合,形成能溶于尿素或氯醋酸中的纤维蛋白多聚体,又称为可溶性纤维蛋白。同时凝血酶激活因子ⅩⅢ,后者在 Ca^{2+} 的参与下,使可溶性纤维蛋白发生快速共价交联,形成不溶的稳定的纤维蛋白凝块。纤维蛋白生成后,可促使纤维蛋白与凝血酶有高亲和力,因此纤维蛋白生成后即能吸附凝血酶,这样不仅有助于局部血凝块的形成,而且可以避免凝血酶向循环中扩散。另一方面,凝血酶激活 FⅤ、FⅧ及 FⅪ,反馈扩大了凝血反应。

4. 对凝血过程新的认识 近年来新的发展使人们对经典的凝血瀑布学说有了较大的修正。止血从外源性凝血途径因子Ⅶa 与组织因子复合物活化因子Ⅹ开始,并同时活化FⅨ;但这个过程持续很短,很快被 TFPI 灭活。因子Ⅹ活化后使少量凝血酶原变为凝血酶。后者通过反馈活化 FⅪa、FⅤ与 FⅧ,从而使内源性凝血途径激活,产生大量凝血酶,最后使纤维蛋白原转变为纤维蛋白。因此外源性凝血途径启动了凝血过程,而内源性凝血途径维持了凝血过程。体内凝血实际上并不需要 FⅫ参与,因此 FⅫ缺乏的患者在临床上无出血倾向。

第四节 抗 凝 系 统

凝血与抗凝是既对立又统一的功能系统。它们之间保持动态平衡,机体就可在出血时有效地止血,又可防止血栓的形成,从而维持了机体内环境的稳定。

在正常情况下,血管中的血液一般不会发生凝固。这是由于:①血管内膜光滑平整,对凝血因子和血小板无激活作用;②血流速度快,不利于凝血因子聚集;③即使血管损伤,启动凝血过程,也只限于局部,会被血流冲走稀释,并在肝脾处被吞噬破坏;④正常血液中还有抗凝物质和纤溶系统的缘故。正常人 1ml 血浆含凝血酶原约 300U,在凝血时通常可以全部激活。10ml 血浆在凝血时生成的凝血酶就足以使全身血液凝固。但在生理止血时,凝血只限于某一小段血管,而且 1ml 血浆中出现的凝血酶活性很少超出 8~10U,说明正常人血浆中有很强的抗凝血酶活性。以下主要简述机体主要的抗凝因子的作用机制。

一、抗凝血酶

抗凝血酶（antithrombin，AT）是一种由肝产生的糖蛋白，基因位于第一号染色体长臂（1q23-q25），长约 16kb，编码 432 个氨基酸的成熟蛋白，分子量 58kD。抗凝血酶有两种形式，α- 抗凝血酶为主要形式，占 90%，四个潜在的 N- 糖基化位点位于在人类抗凝血酶一级结构 96、135、155 和 192 位置处的天冬酰胺氨基酸残基，被共价低聚糖侧链附着；β- 抗凝血酶占 10%，其潜在的糖基化位点在 135 位的天冬酰胺不被占用。AT 在正常人类血浆中浓度约为 0.12g/L，半衰期为大约 3 天。

AT 为血浆中存在的主要的天然抗凝血物质之一，占人体总抗凝活性的 70%。AT 与凝血酶等丝氨酸蛋白酶抑制剂作用的活性位点在精氨酸 393- 丝氨酸 394 处，形成 AT 与丝氨酸蛋白酶的 1：1 复合物。但这种复合物在无肝素时作用缓慢，肝素由肥大细胞合成的一种酸性蛋白聚糖，是 AT 发挥抗凝活性的主要辅助因子，能与 AT 的赖氨酸残基结合，使 AT 抗凝活性提高 2000 倍。AT 作用主要为抑制凝血酶活性，对其他丝氨酸蛋白酶（如凝血因子如Ⅸa、Ⅹa、Ⅺa、Ⅻa）以及纤溶酶、胰蛋白酶和激肽释放酶等的活性也有抑制作用。

抗凝血酶缺乏将破坏体内的止凝血平衡，诱发血栓形成，是易栓症的主要原因之一。遗传性 AT 缺乏症由抗凝血酶基因突变引起，呈常染色体显性遗传规律，在临床上可分为 2 型：Ⅰ型表现为 AT 活性（AT：A）及 AT 抗原（AT：Ag）的同步减少；Ⅱ型主要是由于 AT 结构异常所致，抗原量可基本正常。

二、蛋白 C

蛋白 C 是由肝脏合成的一种依赖维生素 K 的糖蛋白，基因位于第 2 号染色体长臂（2q13-q14）基因长度 11kb。蛋白 C 分子含有 461 个氨基酸，分子量为 62 000；以酶原形式存在于血浆中。血管内皮细胞表面的凝血酶调节蛋白（thrombomodulin，TM）与蛋白 C 有关。凝血酶在与 TM 结合后构象发生改变，与 TM 形成 1：1 复合物，可将蛋白 C 转化为活化的蛋白 C（APC）；在 Ca^{2+} 存在的条件下这种复合物使蛋白质 C 的激活过程大大加快。

大血管的内皮细胞膜上存在 PC 受体（EPCR），PC 和内皮细胞受体的结合将 PC 呈递给凝血酶 -TM 复合物，而使体外培养的细胞蛋白 C 活化增强 4~8 倍可以促进蛋白 C 的活化，而在体内实验中这种活化效率增强了近 20 倍。血浆中还存在可溶性 EPCR（sEPCR），同样具有与蛋白 C 及 APC 结合的能力。

激活的蛋白质 C 具有多方面的抗凝血、抗血栓功能，主要的作用包括：①灭活凝血因子 Ⅴ 和Ⅷ，把因子 Ⅴ 和Ⅷ的重链进行水解，使他们与磷脂的结合力降低。②限制因子 Ⅹa 与血小板结合。存在于血小板表面的因子 Va 是因子 Ⅹa 的受体。当因子 Ⅹa 与这种受体结合后，可使因子 Ⅹa 的活性大为增强。由于激活的蛋白质 C 能使因子 Va 灭活，使因子 Ⅹa 与血小板的结合受到阻碍，结果可使因子 Ⅹa 激活凝血酶原的作用大为减弱。③增强纤维蛋白的溶解。激活的蛋白质 C 能刺激溶酶原激活物的释放，从而增强纤溶活性。*EPCR* 基因突变可能造成膜结合型 EPCR 活性的下降，进而导致 APC 形成减少，F Va 和 F Ⅷa 因子的灭活减少，增加了血栓形成风险。此外，APC 能抑制单核细胞释放肿瘤坏死因子 α（TNF-α），白细胞介素 -1（IL-1）等炎症介质，抑制了炎症反应。

三、蛋白S

蛋白S是另一种维生素K依赖性抗凝物质,在肝脏中合成,也存在于血管内皮细胞及血小板α颗粒。分子量为65.4kD,血浆浓度为22mg/L。PS是激活的蛋白C的辅因子,游离的蛋白S(PS)与活化蛋白C(APC)1∶1生成复合体,使活化蛋白C(APC)与磷脂表面解离常数降低,增加了APC与血小板或磷脂表面的亲和力。从而使APC能更迅速地灭活凝血因子Va和Ⅷa。此外,PS还可以减少凝血因子Xa位点的结合而妨碍凝血酶原的转换,增加活化蛋白C与异常磷脂小体的亲和力。PS还能够不依赖于APC作用而与凝血因子Xa、Va以及与磷脂表面相互作用直接发挥其抗凝作用。蛋白S可与补体C4b结合蛋白结合,而失去蛋白C辅因子活性。

蛋白S缺乏也是易栓症的一个原因,可分为蛋白S量的缺乏,量不减少但游离蛋白S减少,以及蛋白S功能障碍。

四、组织因子途径抑制物

组织因子途径抑制物(tissue factor pathway inhibitor, TFPI)是控制凝血启动阶段的一种体内天然抗凝蛋白,对外源性凝血途径具有特异性抑制作用。TFPI基因全长约86kb定位于2q31-q32.1,编码276个氨基酸残基组成的单链糖蛋白,分子量34kD,在血浆中的浓度为0.1mg/L。TFPI主要由微血管内皮细胞合成,大部分锚着于内皮细胞,少量以游离形式存在,或者与脂蛋白、血小板结合后进入血流循环。TFPI的恒定表达对于内皮细胞的抗凝血功能及维持血液的正常流动非常重要。在血管内皮细胞受损时,内皮下细胞表面的TF与血液中FⅦ(FⅦa)结合,形成FⅦa/TF复合物,而后活化FX和少量FⅨ,但有人通过反应动力学实验发现,在生理条件下Ⅶ-TF活化的产物中,FⅨa的活性明显超过FXa的活性,认为外源性凝血途径的早期是以FⅨ活化为主,而FXa则更倾向于是FⅨa的活化产物。TFPI的抑制作用分两个步骤:首先,TFPI与活化的FX结合,并竞争性地抑制其活性,该过程为Ca^{2+}非依赖的可逆性过程;然后,FX-TFPI复合物中的TFPI与FⅦa/TF复合物中的FⅦa活性部位结合,形成稳固的FXa-TFPI-FⅦa-TF四元复合物,结合于磷脂表面,该过程为Ca^{2+}依赖性,最后完成对FⅦa-TF复合物的抑制。TFPI的主要生理意义是在外源性凝血途径活化的起始阶段抑制了FⅦa/TF,起负反馈调节作用;凝血过程的维持还有赖于FXa和凝血酶对内源性凝血途径的正反馈放大作用。此外,TFPI能从FXa和TF水平阻断炎症反应,并干扰脂多糖与脂多糖结合蛋白,从而发挥抗炎功能。也有人发现,TFPI可以诱导血管内皮细胞产生凋亡与抑制平滑肌细胞的增殖。

五、其他抗凝与调节因子

1. 肝素辅因子Ⅱ　肝素辅因子Ⅱ(HCⅡ)为肝素依赖性抗凝物,为单链糖蛋白,血浆浓度为70mg/L。HCⅡ在有肝素存在下,对凝血酶有特异的抑制作用,而对其他凝血因子影响很小。

2. $α_2$-巨球蛋白　$α_2$-巨球蛋白($α_2$-macroglobulin)是一种大分子糖蛋白,分子量为725kD,血浆浓度为2500mg/L。广谱的蛋白酶抑制物,与丝氨酸蛋白酶抑制剂不同,$α_2$-巨球蛋白与凝血酶等多种蛋白的结合发挥抑制作用,但不影响丝氨酸蛋白酶活性中心。

3. 蛋白Z　蛋白Z属于丝氨酸蛋白酶抑制剂超家族成员,是分子量62kD的维生素

K 依赖性糖蛋白，血浆浓度为 2.2mg/L。蛋白 Z 的主要作用是蛋白 Z 依赖的蛋白酶抑制剂（ZPI）的辅因子。在 Ca^{2+} 的参与下，蛋白 Z 与 ZPI 结合，在磷脂表面快速抑制活化凝血因子 X（F Xa）的活性，间接发挥抗凝作用。在蛋白 Z 的参与下，ZPI 灭活 F Xa 的速度增加 1000 倍。此外，ZPI 在不依赖 PZ、Ca^{2+} 和磷脂的情况下，独立抑制 F XIa 的活性，此抑制过程的加速剂是肝素。

第五节 纤溶系统的组成及功能

纤维蛋白溶解系统，简称纤溶系统，又称纤维蛋白酶系统，在正常人体内具有重要生理功能，可以清除血管和间质内沉积的纤维蛋白，保证管道通畅，防止血栓形成，排除伤口和炎症灶内的纤维蛋白，促进伤口愈合，在生殖系统诸如排卵、着床、正常妊娠、分娩等方面都起重要作用。在许多病理过程中，如动脉粥样硬化、心脑血管血栓形成、肿瘤增生及转移、肾脏疾病的发生发展，纤溶系统同样发挥着重要作用。

一、纤溶系统的组成

纤溶系统是由许多丝氨酸蛋白酶及抑制物组成，以纤溶酶原为核心，包括组织型和尿激酶型纤溶酶原活化剂（t-PA 和 u-PA），纤溶酶原活化剂抑制物（PAI）-1 和 2，以及纤溶酶抑制物（α_2-PI）。其他成分有① u-PA 受体（u-PAR）。②富含组氨酸糖蛋白（HRG），是纤溶酶原竞争性抑制物。③活化的因子（F）XII 可激活激肽释放酶原，激肽释放酶激活纤溶酶原。④ α_2- 巨球蛋白，活化的 C1 抑制物（C1INH），通过抑制蛋白酶调节纤溶活性。⑤玻璃连接蛋白（VN）与 PAI-1 结合，调节其功能。⑥凝血酶激活纤溶抑制物（TAFI）对纤溶系统的调节起着重要作用。⑦血管紧张素（ATG-II）、肥大细胞、间质金属蛋白酶都与纤溶系统有密切关系。

纤溶系统的丝氨酸蛋白酶家族具有以下共同特点：①均为单链的糖蛋白。②可被相应的其他的丝氨酸蛋白酶活化，转化为由二硫键相连的双链结构，其活性随之增高。③其活性中心均在轻链部分，由丝氨酸、组氨酸及另一个氨基酸残基组成。④各自有相应的丝氨酸蛋白酶抑制物。

二、纤溶系统各成分简介及功能

（一）纤溶酶原-纤溶酶（plasminogen-plasmin）

纤溶酶原主要产生于肝脏，嗜酸性粒细胞、角膜、肾脏也能合成，内皮细胞不能合成，但存在纤溶酶原受体。

1. 纤溶酶原 - 纤溶酶蛋白结构　人类天然纤溶酶原是一种分子量为 92kD 单链糖蛋白，电泳处于 β- 球蛋白区，氨基端为谷氨酸，羧基端为天冬氨酸，故天然纤溶酶原称为谷氨酸纤溶酶原。后者可在少量的纤溶酶的作用下，氨基端精氨酸 68- 甲硫氨酸 69 及赖氨酸 77- 赖氨酸 78- 缬氨酸 79 之间的肽键被裂解，形成赖氨酸 78 纤溶酶原，蛋白构型由紧密缠绕的球形变成松散的链状，对 t-PA 和 u-PA 的激活反应也大大增强。另外，根据糖基化位点的不同纤溶酶原有可分为 I 型和 II 型两种，I 型是一种双糖基化酶原，在天冬酰胺 289 位存在 10~11 个甘露糖型糖基化位点，苏氨酸 346 位存在 3~4 个；而 II 型只在苏氨酸 346 存在。在无纤维蛋白存在的条件下，I 型较易被 t-PA、u-PA 及链激酶激活；但在有纤维蛋白存在时，两者无显著差别。

纤溶酶为纤溶酶原的活化形式,是由 A、B(轻、重)两条链通过 545~666 及 558~566 位的半胱氨酸通过二硫键连接而成的二聚体。A 链含 560 个氨基酸,从 Lys78~Arg561,由 5 个空间结构形似的环饼状(kringle 结构,K)结构组成。每个 K 环含有 78~80 个氨基酸,存在一个赖氨酸结合部位(LBS),可结合纤维蛋白、α_2-PI、HRG、胶原、HMWK 及 LMWK、凝血酶敏感蛋白(TSP)、IgG 等。不同的 K 环对赖氨酸的亲和力不同,K1 环的亲和力最高,其余的环亲和力弱。K1~K3 及 K5 可与纤维蛋白结合,K4 则不能结合。B 链含有 230 个氨基酸,其序列与胰蛋白酶和其他的丝氨酸蛋白酶有很大的同源性。组氨酸 603、天冬氨酸 646 和丝氨酸 741 是酶的活性部位。

2. 基因 纤溶酶原基因全长 52.5kb,由 19 个外显子和 18 个外显子构成,定位于染色体 6q26-q27。该基因编码含 791 个氨基酸的蛋白,信号肽由外显子 1 编码,每个 K 环由 2 个外显子编码。5′ 端上游存在两个转录调控元件,CCAAT 盒和 TATAA 序列。上游还存在急性反应物基因、IL-6 反应元件、肝细胞核因子 -1(HNF-1)及活化蛋白 -3(AP-3)的转录和肝脏的特异性表达序列。

在纤溶酶原激活剂如 t-PA、u-PA、SK-PLG(链激酶 - 纤溶酶原)、SAK-PLG(葡激酶 - 纤溶酶原)的作用下,纤溶酶原精氨酸 561- 缬氨酸 562 处肽键断裂,形成由二硫键相连的活化的纤溶酶。谷氨酸纤溶酶原可在 t-PA、u-PA 作用下形成赖氨酸纤溶酶原,此外,谷氨酸纤溶酶原又可在少量纤溶酶的作用下转变为赖氨酸纤溶酶原,后者可进一步被 t-PA、u-PA 激活为赖氨酸纤溶酶。但正常情况下,在血液循环中谷氨酸纤溶酶原转变为赖氨酸纤溶酶原并不发生,这是因为纤溶酶一旦形成,很快被 α_2-PI 结合失去活性。

谷氨酸纤溶酶原和赖氨酸纤溶酶原都可结合在纤维蛋白上,但前者对纤维蛋白的亲和力只有后者的 1/10。生理情况下纤溶酶原主要是结合在纤维蛋白上转变为纤溶酶而发挥其纤溶作用的。由于谷氨酸纤溶酶原能结合在细胞表面,PA 也结合在细胞表面,谷氨酸纤溶酶原必须在细胞表面转变为赖氨酸纤溶酶,才能使纤溶酶最大程度被激活,形成纤溶酶。

3. 纤溶酶作用 纤溶酶是一种丝氨酸蛋白酶,具有胰蛋白酶样作用,可裂解精氨酸 - 赖氨酸键,碱性氨基酸酯及酰胺。作用范围非常广泛,可分解各种凝血因子如 FV、FⅧ、FX、FⅦ、FXI、FⅡ 及血浆蛋白和补体,但主要作用是降解纤维蛋白原和纤维蛋白。研究表明剔除纤溶酶原基因的小鼠(PLG-/-)在胚胎内可发育至成熟,但肝、肺、胰腺、肾上腺、卵巢、子宫、胃内可见到纤维蛋白沉积,伴胃及结肠溃疡、直肠脱垂,有溃疡和炎症。

4. 降解纤维蛋白原 在纤溶酶的作用下,纤维蛋白原首先产生三个球形产物 D、E、D 和 Bβ1~42,Aα 链上的极性附属物(含 A、B、C、H 片段),D、E、D 由卷曲螺旋联接起来。在纤溶酶的进一步作用下,DED(即 X 片段)被分解为 DE(Y 片段)和 D 片段,最后 D、E 片段也被分离。

5. 降解纤维蛋白 纤维蛋白原在凝血酶的作用下,Aα 及 Bβ 肽链的氨基端脱下 2 个小肽即纤维蛋白肽 A 及肽 B(FPA、FPB),剩余的纤维蛋白原为纤维蛋白单体及大分子复合物,此时的纤维蛋白称为非交联的纤维蛋白。纤溶酶降解尚未交联的纤维蛋白,形成非交联的纤维蛋白降解产物,包括 Aα 的极性附属物(A、B、C、H 片段),Bβ15~42 和 X、Y、D、E。

非交联的纤维蛋白在 FⅩⅢ 的作用下形成交联的纤维蛋白,可被纤溶酶降解形成交联的纤维蛋白降解产物。包括有极性附属物的多聚体、D-D 二聚体、γ-γ 二聚体,一些复合物 [复合物 1（DD/E）、复合物 2（DY/YD）、复合物 3（YY/DXD）等]，或某些成分片段以及 X、Y、D、E 片段。

6. 其他作用　纤溶酶是一种丝氨酸蛋白酶，具有除降解纤维蛋白原和纤维蛋白以外的其他作用，包括①从 FⅫa 上降解出小的片段 FⅫf。②降解纤维连接蛋白、层粘连蛋白、TSP 等。③降解血小板膜糖蛋白 GPⅠb、GPⅡb/Ⅲa。④激活前胰岛素和人胎盘催乳素等前体激素，也可激活前胶原酶及转化生长因子 -β（TGF-β）等。

纤溶酶对基质中纤维连接蛋白等黏附分子有降解作用，因此对胚胎发育、排卵、肿瘤的植入和转移起着重要作用。纤溶酶原、t-PA 和纤溶酶可在抑制淀粉样蛋白 β 在脑组织中沉积。

纤溶酶的变化及其意义

（1）正常血浆中的纤溶酶原抗原水平约为 0.2g/L，活性为 75%~140%。

（2）遗传性纤溶酶原异常由于基因突变所致导致凝血酶原活性下降或抗原含量（Ⅱ型）和活性同时下降（Ⅰ型）。

（3）纤溶酶原减少常常是其被过度激活的结果，即纤溶酶原活化剂增高，如见于原发性纤溶、重症肝炎、肝硬化、肝叶切除术、肝移植、前置胎盘、胎盘早剥、肿瘤播散、严重的感染、DIC 等。

（4）纤溶酶原增高一般反应激活减少，常是活化剂减少或活化抑制物增多所致。

（二）组织型纤溶酶原活化剂

组织型纤溶酶原活化剂（t-PA）又称血管纤溶酶原活化剂，是人类血液中存在的两种纤溶酶原活化剂之一。血浆中的浓度很低，但几乎所有的组织中都含有数量不等的 t-PA，其中以子宫、肺、前列腺、卵巢、甲状腺和淋巴结中的含量最高，但肝中无 t-PA。

1. t-PA 的合成部位　t-PA 主要由内皮细胞合成，与 vWF 一起储存在 Weibel-Palade 小体中，其他细胞如单核细胞、巨核细胞、间皮细胞、肥大细胞、血管平滑肌细胞、心肌成纤维细胞、神经元也可合成 t-PA。许多药物、物理因素及药物可影响 EC 释放和产生 t-PA。下肢静脉流体静力压增高时 t-PA 的产生减少。

t-PA 的半衰期很短，只有 5~7 分钟，在血浆中很快被清除。游离的 t-PA 通过肝脏内皮细胞及肝巨噬细胞的甘露糖受体被清除，与 PAI-1 结合的 t-PA 是通过肝细胞的低密度脂蛋白受体相关蛋白（LRP）清除。雌激素可诱导甘露糖受体表达，增加 t-PA 的清除率。

2. t-PA 的蛋白结构　成熟的 t-PA 是一种含 527 个氨基酸的糖蛋白，分子量约为 68~72kD。分泌至细胞外时，t-PA 呈单链（sct-PA），但很容易被纤溶酶在精氨酸 275- 异亮氨酸 276 处水解，转化为由二硫键相连的双链 t-PA（tct-PA）。二者的结构虽然发生转化，但均具有酶切活性。二者生物学特征区别在于：①单链 t-PA 与纤维蛋白之间的亲和力比双链高。②双链 t-PA 的纤溶酶原激活能力比单链 t-PA 高 10~50 倍。③双链 t-PA 被 PAI-Ⅱ灭活比单链快 100 倍。

tct-PA 氨基端为重链，亦称为 A 链，羧基端称为轻链或 B 链。重链依次含有指状结构（F1）、上皮生长因子（EG）区及两个环饼状区（KR1 和 KR2），氨基端可以是甘氨酸或丝氨酸。轻链是蛋白酶区，与其他丝氨酸蛋白酶有同源性（指状结构区，由 6~43 位氨基酸残基构成，此区的功能与 t-PA 和纤维蛋白结合有关。尿激酶无此结构区故与纤维蛋白不能结合。如果用蛋白酶将 t-PA 氨基酸末端除去一个 12kD 的片段，则较野生型 t-PA 结合纤维蛋白的能力减弱。EGF 区包括 44~92 位氨基酸，与人 EGF 同源，缺少此区，t-PA 在血液循环中的清除减少,半衰期延长。环状结构区 93~297 位氨基酸构成 2 个这样的区域,与纤溶酶原 K 区结构同源。K1 区功能尚不清楚,K2 区能与赖氨酸、纤维蛋白原结合和氨基己酸(EACA)结合。蛋白酶区由 230 个氨基酸构成,活性部位在组氨酸 322、天冬氨酸 371 及丝氨酸 478。酶区的结构与胰蛋白酶样丝氨酸蛋白酶尤其是凝血酶相似。

3. *t-PA* 基因　t-PA 位于 8p11-p12,全长 32.7kb,含 14 个外显子和 13 个内含子,cDNA 含 2530bp。与生理及病理变化有关的 *t-PA* 基因结构及多态性:①在启动子 -102bp 及 115bp 处有一种 cAMP 应答元件(CRE)/ 甲状腺素应答元件(TRE),能与 CRE 结合蛋白结合;-92bp~-77bp 处有一细胞毒因子 / 肾炎因子 1 样元件。② -7.3kb 处存在维 A 酸应答元件。③远离上游有一个激素应答增强子,能被皮质激素、孕酮、雌激素、盐皮质激素及 1, 25- 二羟维生素 D_3 激活。启动子 -2.2kb 及 5′ 侧位区,存在抑制性序列,在高甘油酯作用下可下调 t-PA 基因转录,使 t-PA 的生成减少。启动子区 -7351C/T 与 t-PA 的释放有关。等位基因 -7351C 者,t-PA 的释放率为 -7351T 高 2 倍。

4. t-PA 作用　t-PA 主要是将纤溶酶原的精氨酸 561- 缬氨酸 562 处肽链裂解,使其形成有活性的纤溶酶。在纤维蛋白存在的条件下,t-PA 对纤溶酶原的激活作用较强,这是由于纤溶酶原和 t-PA 通过赖氨酸结合部位结合在纤维蛋白上,形成三体复合物。在少量纤溶酶的作用下,纤维蛋白部分被消化暴露新的赖氨酸残基,使 t-PA 和纤溶酶原更多地结合。纤维蛋白原及纤维蛋白的降解片段可促进 t-PA 对纤溶酶原的激活。

在某些细胞表面如内皮细胞、神经元、肿瘤细胞,t-PA 也可激活纤溶酶原,因其存在膜联蛋白Ⅱ(annexin Ⅱ)受体,该受体是纤溶酶原和 t-PA 的共同受体,这种结构有利于纤溶酶原的激活。另外,在细胞膜表面谷氨酸纤溶酶原必须转变为赖氨酸纤溶酶原才能被 t-PA 最大程度地激活。

t-PA 在中枢神经系统的表达比较广泛,尤其在新皮质套、下丘脑、杏仁核、海马锥体神经囊泡中,在缺血外伤等情况下可以释放,其生理功能是促进轴突的生长、各种突触的可塑性、记忆及保护海马神经元对缺氧、葡萄糖所导致的损害。t-PA 通过其指状结构及膜联蛋白激活小胶质细胞,后者是中枢神经系统中的免疫细胞。此外,t-PA- 纤溶酶原系统能加强肝细胞的增殖能力。t-PA 又可结合在纤维连接蛋白上,其意义尚未清楚。

5. t-PA 在病理中的变化

(1)t-PA 增高:先天性 t-PA 增高很少见,临床上有明显的出血。先兆子痫中 EC 功能失常,血浆中 t-PA 升高,并与蛋白尿正相关。肌营养不良、外科手术创伤、低血压、缺氧、酸中毒、热射疗、内毒素血症、前列腺癌、脑血管意外、白血病、DIC、严重肝病时 t-PA 升高。

(2)t-PA 减少:t-PA 可导致血栓性疾病但也极少见。冠状动脉粥样硬化、吸烟可使冠脉 EC 释放 t-PA 减少,是导致血栓形成的重要因素之一。t-PA 减少可加重关节炎的发生。在某些抗心磷脂抗体综合征的患者中可能出现单克隆或多克隆的抗体,抑制 t-PA 的活性。

(三)尿激酶型纤溶酶原活化剂

尿激酶型纤溶酶原活化剂(u-PA),在血浆中的含量甚微,但大量存在于人尿中,达40~80μg/L。泌尿上皮细胞是 u-PA 的主要产生部位,其他如肺泡上皮细胞、乳腺管上皮细胞也可产生。免疫组织化学检查发现,u-PA 广泛存在于结缔组织,尤其是一些具有成纤维细胞形态的细胞。上皮细胞 / 巨噬细胞内也存在 u-PA。正常情况下,EC 并不产生 u-PA,但在培养条件下,EC 若受到内毒素、肿瘤坏死因子的刺激,也可产生 u-PA。

1. u-PA 蛋白结构　成熟的 u-PA 是一种含 411 个氨基酸单链糖蛋白,称为单链 u-PA

(scu-PA)，分子量为 55kD。单链 u-PA 的活性很低，在纤溶酶或其他蛋白水解酶的作用下，scu-PA 赖氨酸 158- 异亮氨酸 159 位肽键断裂，形成以 148~279 位二硫键连接起来双链 u-PA（tcu-PA）。tcu-PA 简称为尿激酶（UK），从尿中提纯时，可被纤溶酶或其他蛋白水解酶在 135 和 136 赖氨酸水解，脱下一个含 134 个氨基酸的肽链，分子量为 33kD，成为低分子量的 UK（LWM-UK），而未脱下 134 个氨基酸的 UK 成为高分子量的 UK（HMW-UK）。u-PA 可分为 4 个不同的区域：①上皮细胞因子生长区域，由 1~49 位氨基酸组成，此区域的作用主要是与 u-PA 受体结合。②环状结构（K）区，由 50~131 位氨基酸组成，有 3 对链内二硫键，使肽链折叠盘曲。此区只含有一个环状结构，且没有赖氨酸结合位点，对纤维蛋白的亲和力较低。③连接区，132~158 位氨基酸组成，连接 K 区和丝氨酸蛋白酶区。④蛋白酶区，位于肽链的羧基端，由 159~411 位的氨基酸组成。天冬氨酸 255、组氨酸 204、丝氨酸 356 位构成酶的活性中心。179~184 位氨基酸残基是 PAI-1 的结合部位。凝血酶和纤溶酶能裂解赖氨酸 156- 苯丙氨酸 157 键，灭活 u-PA。scu-PA 在血液循环中较稳定，与肝脏上的两个受体唾液酸糖蛋白及低分子量脂蛋白受体相关蛋白（LRP）结合后被清除。LRP 又可结合 u-PA- 丝氨酸蛋白酶抑制物复合物。

2. *u-PA* 基因　*u-PA* 基因定位于 10q24，全长 6.4kb，含有 11 个外显子和 10 个内含子，与 t-PA 有高度的同源性。转录起始上游 200bp 处，是转录因子 Sp1 的结合部位；位于 −1580bp 及 −1865bp 处有 2 个 NF-κB 元件结合部位；启动子在转录起始位点的上游 2000bp，由转录因子结合性模体（PEA）/ 激活物蛋白 -1A（AP-1A）及 AP-1B 组成，对细胞外各种因子刺激诱导 *u-PA* 基因的转录起作用。

3. u-PA 功能　u-PA 与 t-PA 一样，能将纤溶酶原精氨酸 561- 缬氨酸 562 处的肽键裂解，形成纤溶酶。双链和单链的 u-PA 作用又有所不同，在无纤维蛋白存在时，scu-PA 的作用只有 tcu-PA 的 0.1%~5.0%，但当纤维蛋白也存在时，如在溶解血块的情况下，scu-PA 溶栓作用较 tcu-PA 提高 3~4 倍。这是因为在血凝块水平，t-PA 激活少量的纤溶酶原为纤溶酶，使纤维蛋白 Aa 链上暴露出更多的赖氨酸残基，scu-PA 结合在纤维蛋白上，少量形成的纤溶酶又可使 scu-PA 转变为 tcu-PA。这可解释为何在用 scu-PA 溶栓时要达到有效的作用，需经过一定的潜伏期。先注射 t-PA，再注射 scu-PA，有加强溶栓的作用；反之，不能增强溶栓效应。此外，在血凝块形成过程中，可产生激肽释放酶，scu-PA 也可转变为 tcu-PA。在接触系统被激活的条件下，scu-PA 的溶血块能力可增强 20 倍。若 scu-PA 结合在单核细胞表面，则 scu-PA 的催化活性可增强两个数量级，因此，若单核细胞进入血块，scu-PA 激活纤溶酶原的活性更强。

LMW-UK 与 HMW-UK 的作用基本相同，因二者都含有 B 链的丝氨酸蛋白酶区，但 LMW-UK 引起全身性纤溶酶原活性过高所致的出血，发生率较 HMW-PA 高。原因可能为：① LMW-UK 激活纤溶酶原的活性较 HMW-UK 要高。②二者都不能结合在纤维蛋白和纤溶酶原上，但 LMW-UK 的作用特点较 HMW-UK 更为明显。因此，LMW-UK 局部作用活性低，而全身性纤溶作用更高。

4. u-PA 与 t-PA 的作用区别与协同作用　t-PA 有两个 K 环作用，有赖氨酸结合部位，因此能特异性结合在纤维蛋白血凝块上。u-PA 无赖氨酸结合部位，因此 t-PA 的溶血块作用较 u-PA 强，而全身作用则相反。u-PA 广泛存在于各种组织，尤其是结缔组织或细胞外组织，因此 u-PA 可在细胞外间质中局部活化纤溶酶原，形成纤溶酶可降解大多数糖蛋白，如纤维连接蛋白、层粘连蛋白、TSP 以及Ⅳ型胶原等，并可使胶原蛋白酶激活为具有活性的胶原酶,水解胶原纤维。有的癌细胞表达 u-PA 及 u-PA 受体,故可使细胞外间质的有些蛋白质逐步被水解,导致癌细胞的转移。

u-PA 与 t-PA 有协同激活纤溶酶原的作用。体外研究表明中等量的 scu-PA 和小剂量 t-PA 联合应用和产生协同作用。

u-PA 与其受体的结合可诱导许多细胞内信号传导途径,包括整合素、G 蛋白的激活等。u-PA 氨基端抑制剂 $\alpha_4\beta_1$ 整合素介导的 T 细胞黏附在纤维连接蛋白上,调节细胞的迁移和浸润。人类子宫肌微血管内皮细胞高表达 u-PA 可能是与其有促进血管生长有关。

5. u-PA 的血浆变化水平及在病理中的变化　正常人血浆中的 u-PA 的水平较恒定,昼夜变化不大。剧烈体力活动、静脉滴注 1- 去氨基 -8-D- 精氨酸升压素(DDAVP)、急性早幼粒细胞白血病时血中 u-PA 升高。u-PA 除在肝脏清除外,也从尿中排除,故在急性肾炎、狼疮性肾炎时,血浆中的 u-PA 也常升高。

u-PA 在肿瘤转移中的作用。u-PA 与肿瘤的进展有一定的关系。食管癌及胃癌患者血浆中的 u-PA 及其受体较良性肿瘤为高,乳腺癌中 u-PA 的活性越高肿瘤的体积越大,向腋下淋巴结转移也越多,无病生存期也越短。卵巢癌组织中,u-PA 升高提示其扩散性高,无进展生存率低。

(四)尿激酶纤溶酶原活化剂受体

1. 尿激酶纤溶酶原活化剂受体(u-PAR)的蛋白结构　u-PAR 是 u-PA 特异性受体,有膜型和可溶型两种。u-PAR 由 313 个氨基酸组成的高度糖基化的单链糖蛋白,分子量为 50~60kD。由 21 个氨基酸的信号肽和 3 个结构相似的区域(D1、D2、D3)所组成。每个结构域约含有 90 个氨基酸,由区间连接带将这些区域连接起来。u-PAR 结构中没有跨膜及细胞区域,在其羧基端有一个糖基磷脂酰肌醇(GPI)结构,可锚定在细胞膜上。这种结合形式容易被磷脂酶 C 水解,使 u-PAR 从细胞表面脱落,在血浆中成为溶解的 u-PAR(su-PAR),仍保持其 3 个结构区。

2. u-PAR 基因　u-PAR 基因位于染色体 19q13.1-q13.2,全长 23kb,有 7 个外显子和 6 个内含子,mRNA 全长 1.4kb。

3. u-PAR 的存在部位　u-PAR 广泛存在于各种细胞,单核细胞上最为丰富,其他如多形核细胞、血管内皮细胞、平滑肌细胞、成纤维细胞也存在,血浆中也有 su-PAR。血管细胞因子可通过蛋白激酶 C 促进 u-PAR 在 EC 上的表达。金属基质蛋白酶(MMP-2)可以水解 u-PAR。

4. u-PAR 的作用

(1)调节纤溶酶的形成:u-PAR 与 u-PA 的亲和力很高,但 u-PAR 能结合 HMW-u-PA,不能结合 LMW-u-PA,这是由于后者氨基端与其受体结合的部位已被水解掉。u-PA 与其受体结合后,激活结合在细胞表面的纤溶酶原,溶解纤维蛋白。此纤溶酶结合在细胞表面可受到一定程度的保护,不被 α_2-PI 灭活,但结合在细胞膜上的 u-PA 仍可被 PAI-1 和 PAI-2 抑制。u-PAR 与 u-PA 及 PAI-1 形成复合物,通过在膜上的 LRP,进入细胞内,经胞质内体及溶酶体的作用 u-PA 被降解,LRP 及 u-PAR 重新回到细胞膜表面。

(2)细胞的黏附与移动:通过对细胞表面纤溶的作用,u-PAR 可降解细胞基质,在细胞黏附和移动中起着重要的调节作用,u-PAR 对单核细胞有化学趋化作用。

(3)u-PA 与配体结合后,与整合素协调,传递信号,激活蛋白激酶 C、非受体酪氨酸激酶、G 蛋白等途径,最后通过促细胞分裂剂激活蛋白激酶、细胞外信号调节性激酶,影响细胞的黏附和迁移。

5. 病理情况下的变化　u-PAR 与肿瘤的生长、浸润、转移和血管新生有重要的关系。恶性肿瘤组织中 u-PAR 水平比相应的正常组织高出数倍。在肺、乳腺、卵巢和结肠癌时 u-PAR 升高常反映预后不良。u-PAR 的过度表达可促进肿瘤细胞直接或间接分泌与血管形成有关的因子，如血管内皮生长因子（VEGF）、血小板衍生生长因子（PDGF）、碱性成纤维细胞生长因子（b-FGF）、肝细胞因子（HGF）等。

（五）纤溶酶原活化抑制物-1

纤溶酶原活化抑制物 -1（PAI-1）主要产生于血管内皮细胞，平滑肌细胞、巨核细胞也能形成。正常人群血浆中 PAI-1 差异很大，其范围在 6~85ng/ml，只占其总量的 10%，大部分 PAI-1 储存在血小板 α 颗粒中，其释放与 β-TG、血小板Ⅳ因子呈平行关系。但 70%~80% 的血小板内 PAI-1 处于隐匿状态。

1. PAI-1 的蛋白结构　PAI-1 是一种由 379 个氨基酸组成的单链糖蛋白，分子量约为 50kD。糖基化位于天冬酰氨 209、265、329 上，不含半胱氨酸，故不能形成结构稳定的二硫键，但含有多个甲硫氨酸，遇氧化物时极易被氧化，随之发生不可逆的灭活，丧失结合 t-PA 和 UK 复合物的能力。PAI-1 是以激活的形式合成和分泌，在羧基端暴露出精氨酸 346-甲硫氨酸 347 组成的"反应中心环"。PAI-1 一旦分泌则很快衰变，形成一种"隐匿"的形式，失去活性。PAI-1 属于丝氨酸蛋白酶抑制物（serprin）家族，其氨基酸序列与其他的丝氨酸蛋白酶抑制物有许多同源性。

2. PAI-1 基因　PAI-1 基因位于 7q21.3-q22，基因全长 12.2kb，有 9 个外显子和 8 个内含子。mRNA 有 2.4kb 及 3.2kb 两个版本，这是由于多腺苷酸的交替出现，并且较长的 mRNA 3′ 末端非翻译序列区存在含 75 个碱基的 AT 富集序列，该序列与转录后的修饰有重要的作用。cDNA 编码的蛋白质有 402 个氨基酸，前 23 个氨基酸为信号肽。

PAI-1 基因的启动子区含有一个 TATA 盒及数个反应元件，许多刺激及抑制 PAI-1 产生的物质都作用于该区。PAI-1 基因有 3 个多态性变异：一个在 –675 位存在 4G/5G 多态性，5G/5G 基因型的 PAI-1 的表达低于 4G/4G 表型；第二个位于内含子 3，在 A（C-A）$_n$ 二核苷酸重复区；第三个在 3′ 端旁区存在 Hind Ⅲ RELP 多态性导致三种基因型 1/1、1/2 及 2/2。1/1 型的 PAI-1 表达高于 2/2。

PAI-1 的表达受很多因子影响，如糖皮质激素、胰岛素、血糖、转化生长因子 -β（TGF-β）、上皮生长因子（EGF）、肿瘤坏死因子（TNF）和白细胞介素 -1（IL-1）可使血管内皮 PAI-1 的形成可增加，TGF-β 作用最为明显，可使 PAI-1 升高 100 倍。凝血酶、内毒素、脂蛋白、FGF、PDGF、VEGF、胰岛素样生长因子 -1（IGF-1）也可使内皮细胞表达 PAI-1 增高。但酒精可抑制 PAI-1 的表达。

3. PAI-1 的作用　培养的人内皮细胞可释放两种形式的 PAI-1，一种具有活性，另一种无活性（称为潜伏型 PAI-1）。有活性的 PAI-1 与玻璃连接蛋白（VN）以非共价键的形式结合，与细胞间质中其他的黏附蛋白并不结合。PAI-1 以与 VN 结合的形式存在于血液循环中，二者的结合并不影响 PAI-1 的活性，而对 PAI-1 的活性起稳定和保护作用，使其半衰期延长。

主要作用是灭活 t-PA 和 tcu-PA。PAI-1 通过活性中心与 tct-PA、tct-PA 及 tcu-PA 以 1∶1 的比例形成不可逆的复合物。t-PA 与 PAI-1 的作用部位是在其轻链的赖氨酸 296- 天冬氨酸 304 之间，但 t-PA 通过其 K2 区的赖氨酸结合部位结合在纤维蛋白上，从而对抗

PAI-1 的抑制作用。sct-PA 通过其指状结构区与 PAI-1 结合。

抑制血凝块的溶解。血小板 α 颗粒中存在大量的 PAI-1,当血小板活化时,PAI-1 随之释放。故血清中的 PAI-1 活性高于血浆中的 5 倍。血小板 α 颗粒中的 PAI-1 可抑制 t-PA 激活纤溶酶原,保护血凝块的稳定。

调节细胞的黏附与迁移。PAI-1 存在于细胞外基质中,能与 VN 结合,而 u-PAR 和一些整合素也能与 VN 结合,PAI-1 能抑制 u-PAR 介导的细胞附着作用。整合素 $\alpha_v\beta_3$ 与 VN 的结合部位存在重叠,故二者竞争结合 VN。PA 与 PAI-1 形成复合物后不能再结合 VN,因此,细胞外间质中 u-PA 的相对浓度和有活性的 PAI-1 调节着与 VN 的结合,最终影响细胞的黏附和迁移。

PAI-1 可能是一个神经营养因子。研究发现在 PC-12 神经元培养的过程中,若减少 PAI-1,则神经细胞的轴突消失,最后死亡。此外,PAI-1 还可能使神经元释放生存因子、IL-6、VEGF,激活丝氨酸 / 苏氨酸激酶 Akt。

4. PAI-1 在病理过程中的作用

(1)PAI-1 升高是心血管疾病发生、发展中的危险因子:PAI-1 与动脉粥样硬化(AS)的发生有密切的关系,在 AS 的血管上 PAI-1 的表达增强。血浆中 PAI-1 升高是冠心病不稳定型心绞痛、心肌梗死的危险因子,因冠心病的许多危险因素都可直接刺激 EC 表达 PAI-1 的转录和分泌。45 岁以前第一次心肌梗死后,血浆中 PAI-1 的升高是再次梗死的危险因素。

(2)PAI-1 与肾病的关系:肾病综合征、溶血尿毒症综合征的发生与 PAI-1 的升高有一定的关联。PAI-1 参与肾脏病各种病理的发生和发展如纤维形成、动脉硬化及血栓栓塞。t-PA/PAI-1 比值在晚期肾衰竭者较未发生衰竭者低。*PAI-1* 基因 4G/4G 是肾移植急性排斥后肾进行性受损的危险因子。

5. PAI-1 在其他疾病的变化　缺血性脑梗死中 PAI-1 水平升高,t-PA/PAI-1 的比例下降。在肺部疾病如急性呼吸窘迫综合征、原发性肺纤维化、高氧所致的肺损伤、支气管肺发育不良等常伴有肺泡内纤维蛋白沉积、肺纤维化,在支气管灌洗液中 PAI-1 的含量常较高。某些恶性肿瘤如胃、乳腺、卵巢、肺癌,PAI-1 升高,预后常较差。PAI-1 并且在肿瘤的形成、侵润、转移和血管新生方面起着重要作用。

6. 先天性或遗传性 PAI-1 缺乏症　此病非常少见,国际上仅发现 11 例,我们曾报道一例,并分析了基因异常,临床有出血倾向,抗纤溶药有效。

(六)纤溶酶原活化剂抑制物-2

纤溶酶原活化剂抑制物 -2(PAI-2),首先是从人体胎盘组织中分离提取出来的一种蛋白质。产生于人类单核细胞、巨噬细胞。人类胎盘合胞体滋养层、羊水;源自胎儿肺、包皮、骨髓基质的成纤维细胞,头皮、指甲都表达 PAI-2。血管内皮细胞不表达或表达量很低,但在炎症刺激时表达明显增多。

1. PAI-2 的蛋白结构　PAI-2 是一个含 415 个氨基酸的肽,无氨基端信号肽。反应中心在精氨酸 380- 苏氨酸 381 位,天冬酰胺 75、115 及 339 是三个潜在的糖基化部位。PAI-2 有糖基化和非糖基化两种形式,糖基化的分子量约为 60kD,为分泌型的,可分泌至胞外;非糖基化的分子量约为 45kD,存在于细胞内,占大部分。PAI-2 在细胞内形成多聚体,可能与调节分泌有关。

2. PAI-2 基因及其生成调节　PAI-2 基因位于染色体 18q21.3,长 16.5kb,有 8 个外显子。启动子中有 2 个 Alu 重复,存在一些调节元件(位点 A 和 B)。

PAI-2 的生成调节是复杂的，糖皮质激素、TNF-α、凝血酶、脂多糖、胃泌素等均可调节 PAI-2 的表达。不同来源的小鼠巨噬细胞所产生的 PAI-2 量不等。骨髓巨噬细胞的 *PAI-2* 基因呈隐匿状态，不产生 PAI-2，而腹腔巨噬细胞则高度表达 PAI-2。细菌内毒素可使人类外周血中的单核细胞高度表达 PAI-2，内毒素诱导 PAI-1 和 PAI-2 的产生约 50 倍于 u-PA 和 t-PA，故内毒素能抑制纤溶活性。TNF-α 可刺激 PAI-2 从巨核细胞释放增加，脂蛋白可使人类血液循环中单核细胞表达 PAI-2 增高。

3. PAI-2 的作用　PAI-2 的主要作用是抑制 tcu-PA，对 sct-PA 和 scu-PA 的作用很弱。在妊娠过程中，PAI-2 对胎盘滋养层细胞的侵润起调控作用，对于子宫的发育与重构过程起着重要作用。PAI-2 水平的下降提示胎盘功能及宫内生长延缓。PAI-2 还能调节角化细胞的增殖与分化，与角膜的角化细胞的终末分化和凋亡有一定的关系。细胞内的 PAI-2 可能抑制 TNF 诱导的凋亡过程中所产生一种蛋白酶，调节 TNF-α 介导的炎症过程中细胞凋亡。PAI-2 通过谷氨酰胺 83- 异亮氨酸 86 残基与纤维蛋白（原）交叉连接，抑制 PA，保护血块不被溶解。

4. PAI-2 血浆水平及在病理中的变化和意义　正常人血浆中的 PAI-2 的水平低于 5μg/L，妊娠期血浆 PAI-2 逐渐升高，到末期时含量可达 100~300μg/L，分娩后一周降至测不到水平。妊娠期 PAI-2 的水平与孕酮的水平密切相关。正常时，随着妊娠的进展，PAI-1 及 t-PA 的水平升高而 PAI-2 及 u-PA 下降；若伴有宫内发育迟缓不伴有先兆子痫，则 PAI-2 的水平低而 PAI-1 正常；若伴有先兆子痫而无宫内发育迟缓，则 PAI-2 正常，PAI-1 升高。PAI-1/PAI-2 抗原之比，正常人为 0.6，先兆子痫时升至 2.5。

PAI-2 通过抑制 u-PA 的作用可抑制肿瘤的扩散和转移，抑制细胞外基质的降解。研究表明 PAI-2 在癌组织中表达下降易发生淋巴结转移，预后差。

（七）α₂纤溶酶抑制物

α₂ 纤溶酶抑制物（α₂-PI）又称 α₂ 抗纤溶酶（α₂-AP），是在肝脏中合成的，肾脏也能合成。

1. α₂-PI 蛋白结构　α₂-PI 是一种含 491 个氨基酸的单链糖蛋白，分子量为 70kD，氨基端的谷氨酰胺 2 是纤维蛋白 A 链赖氨酸的结合部位。精氨酸 354- 甲硫氨酸 355 位是反应部位，可与纤溶酶 B 链的丝氨酸结合。羧基端有 3 个氨基酸（429、436、452）称为辅助赖氨酸结合部位。赖氨酸 452 可于纤溶酶 A 链 K1 的赖氨酸结合部位结合。人类 α₂-PI 属丝氨酸蛋白酶抑制剂家族，大多数此类酶不含有二硫键，但 α₂-PI 除外，其含有 4 个半胱氨酸残基，形成 2 个二硫键。α₂-PI 以两种形式存在于血液循环中，一种能与纤溶酶结合，约占总量的 70%；另一种为非纤溶酶结合型，无抑制纤溶酶功能，可能是前种 α₂-PI 在蛋白酶的作用下产生的。

2. α₂-PI 基因　α₂-PI 基因定位于 17p13，有 10 个外显子，长约 16kb。内含子 3 前为 5′端为非翻译序列和前导序列，占 6kb。外显子 4 编码的蛋白是 FXⅢ与 α₂-PI 交叉连接在纤维蛋白上的结构。α₂-PI 基因可在内含子 8 处缺失一个 720bp 的 Alu 序列，造成限制片段长度多态性。

3. α₂-PI 的功能　α₂-PI 的主要作用是抑制纤溶酶，也可抑制胰蛋白酶、激肽释放酶及其他丝氨酸蛋白酶。α₂-PI 的抗纤溶机制是通过以下来实现的。

在血液循环中 α₂-PI 与纤溶酶结合形成复合物。α₂-PI 灭活纤溶酶的反应可分为 2 个步骤：① α₂-PI 与纤溶酶结合形成可逆的复合物。α₂-PI 羧基端的辅助赖氨酸结合部位中赖氨酸 452 与纤溶酶 A 链的 K1 区结合，此反应十分迅速，结果是形成一种可逆的、但无活性的纤溶酶抗纤溶酶复合物（PAP）。②转变为不可逆的复合物。α_2-PI 活性中心精氨酸 354-甲硫氨酸 355 之间的肽键在纤溶酶的作用下断裂，羧基端释放出一个 11kD 的肽段，α_2-PI 的精氨酸 354 与纤溶酶的丝氨酸 740 以共价键结合，形成一种新的稳定的复合物，丧失纤溶酶活性。

在血液循环中，α_2-PI 的作用主要是抑制纤溶酶，调节纤溶。静脉注射大量的 PA 后血液中出现大量的 PAP，活化剂被中和，所以溶栓时先一次大剂量的注射，然后再滴注维持。

在纤维蛋白表面，α_2-PI 通过 FⅩⅢ 与纤维蛋白交联，在纤维蛋白表面抑制纤溶酶活性。血块退缩时，α_2-PI 浓缩，阻止血块被纤溶酶溶解。但交叉连接蛋白降解的（DD）E 碎片能阻止纤溶酶被 α_2-PI 抑制。

4. 血浆中 α_2-PI 的变化　正常血浆中 α_2-PI 的水平约为 70mg/L，为纤溶酶原的 1/3~1/2，t-PA 的 14 000 倍。先天性或遗传性 α_2-PI 缺乏少见，可引起严重的出血或创伤后迟发性出血。获得性 α_2-PI 缺乏多见于肝病患者。血浆中 α_2-PI 减少可见于消耗增多，如 DIC、静注 t-PA、u-PA 或其他 PA。α_2-PI 与在这些疾病或治疗过程中由于继发性纤溶所产生的纤溶酶结合，形成 PAP，故血液循环中 PAP 增高，测定 PAP 常作为纤溶活性的指标。

（八）富含组氨酸糖蛋白

富含组氨酸糖蛋白（histidine rich-glycoprotein，HRG）产生于肝脏，主要存在于肝实质细胞和巨噬细胞，内皮细胞中含量极少。巨核细胞及血小板中有 HRG，HRG 也可通过锌结合在血小板上。血小板在凝血酶激活下释放 HRG。

1. HRG 的蛋白结构　HRG 的 cDNA 由 1964 个核苷酸组成，包括 5′ 及 3′ 端的非编码序列、前导序列及编码序列。成熟的 HRG 有 507 个氨基酸，一半以上的序列由 5 个内部重复序列结构组成，在最后的三个内部重复序列区域，有 12 个串联重复含 5 个氨基酸片段即甘氨酸 - 组氨酸 - 组氨酸 - 脯氨酸 - 组氨酸，构成富含组氨酸区域，组氨酸含量为 53%，与 HMW 激肽原有高度的同源性。

2. HRG 基因　HRG 基因位于 3q27，属于人类半胱氨酸蛋白酶抑制剂家族。HRG 基因全长 11kb，有 7 个外显子和 6 个内含子。基因多态性可影响 HRG 水平，但并未发现其与血栓的关系。

3. HRG 功能

（1）对纤溶系统的调节：HRG 与纤溶酶原 A 链环状结构中赖氨酸结合部位有高度的亲和力，可与纤溶酶原结合形成可逆性复合物，使可结合在纤维蛋白上的纤溶酶原减少，纤溶酶的形成因而减少，因此 HRG 是通过竞争性抑制纤溶酶的作用使纤溶活性降低。但 HRG 若结合在人工表面，HRG、纤溶酶原和 t-PA 形成三体复合物，促进 t-PA 激活纤溶酶原。

（2）对凝血系统的调节：HRG 能掺入血凝块中，故血清中 HRG 水平明显低于血浆。HRG 富含组氨酸区存在肝素结合部位，有中和肝素的作用，锌可促进这一作用。

（3）对血小板的作用：HRG 可通过其受体凝血酶敏感蛋白（TSP）与激活的血小板结合，然后又可将纤溶酶原聚集在其表面，并与 TSP、纤溶酶原形成三体复合物，调节血小板表面所进行的凝血与纤溶。

（4）其他：HRG 对 T 细胞活化和产生细胞因子有抑制作用，可通过组氨酸 - 脯氨酸区域诱导内皮细胞凋亡，使血管生长受抑，又可抑制 TSP-1 的抗血管生长活性。

4. 血浆中 HRG 水平的变化　正常人血浆中 HRG 的水平约为 100mg/L，新生儿血浆中的 HRG 较成人低，出生后逐渐升高，1 岁时达成人水平。妊娠期 HRG 逐渐下降，分娩时降至最低水平,产后又逐渐恢复,5~15 天恢复至正常。HRG 与年龄的增长呈平行关系。

在病理情况下,轻度肝硬化时 HRG 升高,中度及重度肝硬化时降低。先兆子痫时血浆中 HRG 较正常孕妇低,急性心肌梗死、深静脉血栓形成者,血浆 HRG 往往升高。

（九）凝血酶激活纤溶抑制物

凝血酶激活纤溶抑制物（TAFI）,以往称为前羧基肽酶 B、R 或 U,是金属羧基肽酶家族的成员。TAFI 合成于肝脏,含 423 个氨基酸,分子量为 55kD。血小板中含有 TAFI,浓度约为 $50ng/10^9$ 血小板,血浆中浓度为 4~15μg/ml。*TAFI* 基因定位于 13q14.11,全长 48kb,有 11 个外显子。该基因启动子区的多态性与 TAFI 的血浆浓度有关。TAFI 有两种天然的变异体,苏氨酸 325 和异亮氨酸 325,后者酶的活性较强且半衰期长。

1. TAFI 的活化、灭活及调节　在胰蛋白酶、纤溶酶和凝血酶的作用下,TAFI 在精氨酸 92 位处被断裂,脱掉一个活化肽后 TAFI 即被激活为 TAFIa。内皮细胞上的受体凝血酶调节蛋白（TM）可使凝血酶对 TAFI 的激活作用增强 1250 倍。TAFIa 的活性并不稳定,不耐热。同样在上述几种酶的作用下,精氨酸 330 位肽键断裂,脱下羧基端的肽链,TAFIa 随之灭活。

TM 对凝血酶激活 TAFIa 的作用是双重的,在低浓度（5nmol/L）,TM 可增强 TAFI 的活化;在高浓度（10nmol/L）,TM 活化蛋白 C,凝血酶的形成受到抑制,故对 TAFI 的活化反而抑制。

蛋白 C 抑制物（PCI）在 TAFI 的活化调节中起着重要作用。凝血酶必须与 TM 结合,形成复合物后才能有效地激活 TAFI,此复合物又能激活蛋白 C 为活化的蛋白 C（APC）,后者能灭活凝血因子 Va 和Ⅷ a,使凝血酶形成减少。PCI 通过抑制 APC 的活性使凝血酶的活性增强,激活 TAFI,PCI 又可抑制 TM 与凝血酶的结合,减弱对 TAFI 的活化。

2. TAFI 的作用　TAFI 的主要作用是抑制纤维蛋白溶解,其机制主要是除去纤维蛋白羧基端赖氨酸残基,从而减少纤溶酶原的结合和纤溶酶的形成。TAFIa 的另一作用是抑制谷氨酸纤溶酶原转变为赖氨酸纤溶酶原,从而抑制血浆中纤溶酶的生成。血小板中的 TAFI 可能在防止血块被溶解中起着重要作用。

FⅪ在 TAFI 的活化中起着重要作用,其可通过内源性凝血系统形成凝血酶,进而可激活 TAFI。这就解释在 FⅪ缺乏的患者局部纤溶活性增强容易出血的原因,内原性凝血系统的其他凝血因子缺乏,也可引起 TAFI 的活化减弱,因而血块容易溶解。应用抗纤溶药或输注 TAFI 可使出血减轻。

3. TAFI 在生理和病理情况中的变化　TAFI 的血浆水平无性别差异,但与年龄和种族有一定关系,其随着年龄而增高,黑种人血浆中平均 TAFI 水平较同年龄的白种人为低。

TAFI 升高是静脉血栓、不稳定型心绞痛、冠心病的危险因子。TAFI 在炎症时升高,与急性期反应物、总胆固醇、纤维蛋白原是一致的。DIC 时,血浆中可溶性 TM 升高,刺激 TAFI 的激活。蛋白 C 下降时,APC 减低,凝血酶增多,TAFI 活化增多。

内源性凝血因子缺乏时,TAFI 下降,是引起局部出血的原因。急性早幼粒细胞白血病时,TAFI 活性下降但抗原含量正常。DIC 伴感染及内脏衰竭时,TAFI 的抗原含量及活性均下降。说明 TAFI 在 DIC 并发脏器衰竭的机制中起着重要作用。

（十）α_2-巨球蛋白

α_2- 巨球蛋白（α_2-MG）存在于血浆和血管外液,后者中的 α_2-MG 水平为血浆中的 70%,主要产生于肝细胞和巨噬细胞。α_2-MG 是一种古老的蛋白,在非脊椎动物中 α_2-MG 呈二聚体，在爬虫、鸟类及哺乳动物中，其以四聚体形式存在，由 2 对以二硫键连接的亚单位构成。在人类妊娠期，有一种二聚体 α_2-MG 称为妊娠期蛋白（PZP），妊娠第 5 周开始出现，第 40 周达高峰。

1. α_2-MG 的蛋白结构　　α_2-MG 是一种分子量为 725kD 的糖蛋白，亚单位的分子量为 180kD，有 1451 个氨基酸。α_2-MG 有 2 个反应部位：一个在 681~686 位，易受蛋白水解酶水解，成为诱饵区或易裂区；另一个在 949~952 位，称为硫醇酯区。α_2-MG 二聚体的三维结构呈开口的袋状结构，中空，上、下两个亚单位相连，口开在上下两端，每一袋状结构可通过其开口容纳一个分子蛋白酶，结合后使酶失活。

2. α_2-MG 基因　　α_2-MG 相关基因（α_2-MG 妊娠期蛋白基因、α_2-MG 假基因）位于 12 号染色体短臂，全长 48kb，有 36 个外显子。在硫醇酯区近端有一个异亮氨酸 1000- 缬氨酸多态性，与阿尔茨海默病、帕金森病有联系；另一多肽性发生在半胱氨酸 972- 酪氨酸。

3. α_2-MG 的作用　　抑制蛋白酶活性是 α_2-MG 的主要功能。α_2-MG 是一种光谱的蛋白酶抑制物，其作用机制是与蛋白酶结合形成复合物。在这一结合反应的起始阶段，蛋白酶先与 α_2-MG 的诱饵区产生有限的蛋白水解作用，α_2-MG 发生构型改变，硫醇酯区的肽链被裂解，当这些复合物形成时，酶进入 α_2-MG 的袋状结构内，随后周边的四个长臂结构将其开口关闭起来，酶不能与外界接触而发挥作用。α_2-MG- 蛋白酶复合物在血液循环中的半衰期只有 2~5 分钟，很快与受体结合后被清除。α_2-MG- 蛋白酶受体有 2 种：①高亲和力受体，即低密度脂蛋白受体（LRP），存在于成纤维细胞、脂肪细胞、肝细胞、单核 - 巨噬细胞。②α_2-MG 信号受体，在细胞表面的数量与 LRP 之比为 70：3。可与纤溶酶、tcu-PA、t-PA、激肽释放酶结合，调节纤溶活性，当大剂量纤溶酶形成时，α_2-PI 先与纤溶酶结合，剩下的纤溶酶与 α_2-MG 结合，故 α_2-MG 抑制纤溶的功能只起到"二线"作用。

4. 其他作用　　α_2-MG 能与 TNF-α、IL-1β、IL-6、IL-8、PDGF、神经生长因子、TGF-β、VEGF 等因子结合，起清除和调节作用。α_2-MG 具有调节免疫功能，能抑制淋巴细胞增生，阻断 NK 细胞及淋巴细胞的抗体依赖的淋巴细胞毒作用、T 细胞分泌淋巴因子、抗原诱导的 T 细胞增殖等，PZP- 蛋白酶复合物可影响巨噬细胞的迁移。

5. 血浆水平的变化及在病理变化中的作用　　α_2-MG 血浆水平为 1.5~3.5g/L，儿童水平较成年人高 2.5 倍。急性胰腺炎时，血浆 α_2-MG 水平的检测对区分轻重型及预后有指导意义。有并发症者，α_2-MG 要明显高于无并发症者。先天性抗凝血酶缺乏患者，血 α_2-MG 升高。

（十一）C1 抑制物

C1 抑制物（C1INH）属于丝氨酸蛋白酶抑制物家族，是一种含 478 个氨基酸的单链蛋白。分子量为 105kD，产生于肝脏，基因位于 11q12-q13.1，全长 17kb，至少含有 7 个内含子、8 个外显子。其主要作用是抑制补体经典途径的 C1r 和 C1s，也抑制激肽释放酶、纤溶酶和 F XIa。激活的 F XIIa 也与 C1INH 结合而被灭活，但若 F XIIa 结合在 EC 表面，这一抑制作用受到影响。

正常人血浆中 C1INH 的水平约为 180mg/L，急慢性白血病、恶性肿瘤，尤其并发转移者，血浆中 C1INH 增高，特发性血小板减少性紫癜时 C1INH 也增高。

C1INH 缺乏可分为遗传性和获得性两大类。①先天性 C1INH 缺乏症常在 10~20 岁发病，属常染色体的显性遗传，可分为 I 型和 II 型。I 型是由于 C1INH 的合成减少或降解增加引起的减少有关，II 型是由于基因突变导致合成 C1INH 的功能缺陷。②获得性 C1INH 缺乏可见于许多类疾病,如肿瘤、感染及皮肤病等。C1INH 减少的机制可分为消耗增多和抗体破坏。共同的临床表现是血管神经性水肿,因为 C1INH 缺乏后,活化的 C1 及纤溶酶不能被抑制,C2、激肽释放酶被激活,形成大量激肽而致血管扩张,通透性增加所致。

三、纤溶系统的激活与调控

(一)纤溶系统的激活

纤溶系统的激活是有许多因素共同作用的结果,最终产物是纤溶酶。纤溶系统被激活过程可分为两个阶段:①起始阶段:凝血酶将纤维蛋白原降解为非交联的纤维蛋白,在活化的 FXIII 的作用下,纤维蛋白连接为牢固的凝块。纤溶酶原和 t-PA 与纤维蛋白通过赖氨酸结合部位结合在纤维蛋白表面,纤溶酶原被激活为纤溶酶,但数量较少。②加速阶段:少量纤溶酶作用于纤维蛋白,暴露更多的赖氨酸结合部位,大量的纤溶酶原结合,形成更多的纤溶酶,降解纤维蛋白,产生 FDP。

纤溶系统激活的同时,抗纤溶也随之激活。纤溶抑制物可分为抑制纤溶酶原激活剂和抑制纤溶酶两种,主要由 PAI-1、PAI-2 和 α_2-PI 来完成的。在血液循环中大多数 t-PA 与 PAI-1 以 1∶1 的比例形成复合物,少量处于游离状态。PAI-1 结合在纤维蛋白上,抑制 t-PA 和 u-PA。激活的 PAI-1 也在血小板和内皮细胞合成。血小板被凝血酶激活后,PAI-1 被释放到其表面,在血小板组成的纤维蛋白凝块中,由于大量的 PAI-1 聚集,使得凝血块不易被溶解。此外,由于交联的纤维蛋白比纤维蛋白单体复杂,t-PA 不易结合上,因此后期的凝血块不易被溶解,故 t-PA 必须在血栓形成的 6 小时内应用较为有效。纤溶酶在血液循环中很快被 α_2-PI 结合,形成复合物,失去其溶栓活性。α_2-PI 通过活化的 FXIII 也可结合在纤维蛋白上,抑制形成的纤溶酶。

纤溶系统的最终作用是活化与抗活化及溶栓与抗溶栓两种力量对比的结果。

(二)肾素-血管紧张素系统与纤溶的关系

肾素-血管紧张素系统在调节纤维蛋白平衡方面起着重要作用。血管紧张素转化酶(ACE)不仅可使血管紧张素 II(AGT-II)形成增多,还可促进缓激肽的降解,降低缓激肽水平。缓激肽是一种很强的刺激 t-PA 合成和分泌的物质,AGT-II 则能刺激内皮细胞和平滑肌细胞 PAI-1 的表达。应用 ACE 抑制剂可增加缓激肽减少 AGT-II,间接增加 t-PA 的生成,减少 PAI-1 的含量,从而达到激活纤溶,有利于血栓的溶解。临床研究表明,用 ACE 抑制剂治疗高血压后,缺血性疾病如首次或复发性心肌梗死和脑血管意外的发生率明显减少。

(三)肥大细胞与纤溶系统的关系

肥大细胞来源于骨髓中多能造血干细胞,成熟后定位于血管周围或疏松结缔组织内。其可产生各种介质,与纤溶系统有关的产物有:①t-PA 及少数 u-PAR。②类胰蛋白酶,可激活前 u-PA,降解纤维蛋白。③类糜蛋白酶,有抗血栓形成的作用,灭活凝血酶。④前列腺素 D_2,有抑制血小板聚集的作用。⑤肝素,是 AT、t-PA 及类胰蛋白酶的辅助因子。⑥组胺,可上调内皮细胞的 TM。

研究发现,静脉血栓发生时,其周边总存在着大量的肥大细胞。目前认为肥大细胞是组织中内源性纤溶的主要激活因子,其作用是:①防止血栓的形成和纤维蛋白的沉积。肥大细胞产生的 t-PA 不需要纤维蛋白作为支撑,即可激活纤溶酶原。②清除和修复作用。血管内皮细胞可产生 SCF,调节肥大细胞的生长、分化和凋亡。SCF 可激活肥大细胞并使其释放所含的介质,诱导其表达 u-PAR。

(四)基质金属蛋白酶系统与纤溶系统的关系

基质金属蛋白酶(MMP)在纤溶酶的作用下,激活为有活性的 MMPa,分解组织中的蛋白质成分。研究发现,MMP 的有些成员如 MMP-3(间溶素-1)能特异地水解 u-PA,产生一个 17kD 的氨基末端,含有 u-PAR,另一个 32kD 的羧基成分,含有丝氨酸蛋白酶区。MMP-3 还能作用于纤溶酶原,下调细胞相关的纤溶酶原活性。MMP-3 可特异地与 α_2-PI 结合形成复合物,使其不能与纤溶酶结合,有利于局部纤溶。此外,MMP-3 还能灭活结合和不结合 VN 的 PAI-1,有利于纤溶。

(王兆钺)

参 考 文 献

1. 王振义,李家增,阮长耿,等. 血栓与止血基础理论与临床. 3 版. 上海:上海科学技术出版社,2004.

2. Kaushansky K, Lichtman MA, Kipps TJ, et al. Williams Hematology. 8th ed. New York: Mc Graw Hill, 2010.

3. Berndt MC, Metharom P, Andrews RK. Primary haemostasis: newer insights. Haemophilia, 2014, 4: s15-s22.

4. Nan B, Lin P, Lumsden AB, et al. Effects of TNF-alpha and curcumin on the expression of thrombomodulin and endothelial protein C receptor in human endothelial cells. Thromb Res, 2005, 115: 417-426.

5. Vargová K, Toth-Zsamboki E, Beres BJ. Circulating endothelial cell count, plasma vWF and soluble ICAM-1 levels following primary or elective percutaneous coronary intervention. Atherosclerosis, 2008, 198: 366-372.

6. Gardiner EE, Andrews RK. Platelet Receptor Expression and Shedding: Glycoprotein Ib-IX-V and Glycoprotein VI. Transfus Med Rev, 2014, 28: 56-60.

7. Chen J, Lopez JA. New light on an old story: von Willebrand factor binding to collagen. J Thromb Haemost, 2006, 4: 2148-2150.

8. Ruggeri ZM. von Willebrand factor, platelet and endothelial cell interactions. J Thromb Haemost, 2005, 3: 1335-1342.

9. Plow EF, Meller J, Byzova TV. Integrin function in vascular biology: a view from 2013. Curr Opin Hematol, 2014, 21: 241-247.

10. Lupu F, Keshari RS, John D. Crosstalk between the coagulation and complement systems in sepsis. Thromb Res, 2014, 133: S28-S31.

11. Gader AGA. Tissue factor pathway inhibitor(TFPI): A natural coagulation inhibitor and potential therapeutic agent-a review. J Taibah Univ Med Sci, 2009, 4: 1-15.

12. Yost GW, Steven R, Monagle SP, et al. Anticoagulation in children. Thromb Res, 2012, 130: 142-146.

13. Madoiwa S, Kitajima I, Ohmori T, et al. Distinct reactivity of the commercially available monoclonal antibodies of D-dimer and plasma FDP testing to the molecular variants of fibrin degradation products. Thromb Res, 2013, 132: 457-464.

14. Davies RSM, Abdelhamid M, Michael L, et al. Coagulation, fibrinolysis, and platelet activation in patients undergoing open and endovascular repair of abdominal aortic aneurysm. J Vasc Surg, 2011, 54: 865-878.

15. Hab M, Yoned A, Whiteford Jr, et al. Syndecan Signaling: When, Where and Why? J Physiol Pharmacol, 2009, 6: s31-s38.

16. Andre LS, Robert LM. Tissue-Type Plasminogen Activator: A Multifaceted Modulator of Neurotransmission and Synaptic Plasticity. Neuron, 2006, 50: 673-680.

17. Ikesue M, Matsui Y, Ohta D, et al. Syndecan-4 deficiency limits neointimal formation after vascular injury by regulating vascular smooth muscle cell proliferation and vascular progenitor cell mobilization. Arterioscler Thromb Vasc Biol, 2011, 31: 1066-1074.

18. Sierko E, Marek Z, Lech W, et al. Co-localization of Protein Z, Protein Z-Dependent protease inhibitor and coagulation factor X in human colon cancer tissue: Implications for coagulation regulation on tumor cells. Thromb Res, 2012, 129: e112-e118.

19. Johansson PI, Haase N, Perner A, et al. Association between sympathoadrenal activation, fibrinolysis, and endothelial damage in septic patients: A prospective study. J Crit Care, 2014, 29: 327-333.

20. Hayakawa M, Sawamura A, Gando S, et al. Disseminated intravascular coagulation at an early phase of trauma is associated with consumption coagulopathy and excessive fibrinolysis both by plasmin and neutrophil elastase. Surgery, 2011, 149: 221-230.

第三章

出血病的诊断思路（路径）

出血性疾病（简称出血病）是一类由于止血机制异常所致疾病的统称。

第一节　出血性疾病的分类

出血性疾病大体上可以分为获得性和遗传性两大类。按病因和发病机制，出血性疾病可分为以下几类。

一、血管壁异常

1. 先天性或遗传性　如遗传性出血性毛细血管扩张症、埃勒斯 - 当洛（Ehlers-Danlos）综合征、全身弥漫性血管角化病、共济失调毛细血管扩张症、单纯性紫癜、感染性紫癜等。

2. 获得性　如过敏性紫癜、维生素 C 缺乏症、机械性紫癜、CREST 综合征 [皮下钙质沉着、雷诺现象、指（趾）硬皮病、食管运动失调和多发性毛细血管扩张]、老年性紫癜和体位性紫癜等。

二、血小板异常

（一）血小板数量异常

1. 血小板减少

（1）遗传性：Wiskott-Aldrich 综合征、Trousseau 综合征、地中海血小板减少症伴巨大血小板、May-Hegglin 异常、慢性单纯性血小板减少伴巨大血小板、奥尔波特（Alport）综合征、Chediak-Higashi 综合征、范可尼（Fanconi）贫血、血小板减少伴桡骨缺失（TAR）综合征、灰色血小板综合征等。

（2）获得性：生成减少，如再生障碍性贫血、白血病等；破坏过多，如特发性血小板减少性紫癜、药物性血小板减少性紫癜、血栓性血小板减少性紫癜、周期性血小板减少性紫癜、血管瘤 - 血小板减少综合征等。

2. 血小板增多　①原发性，如原发性血小板增多症、其他骨髓增殖性疾病。②继发性，如恶性疾病、炎症性疾病、缺铁性贫血等。

（二）血小板质量异常

1. 遗传性　如血小板无力症（Glanzmann thrombasthenia）、Bernard-Soulier 综合征等。

2. 获得性　由抗血小板药物、感染、尿毒症、异常球蛋白血症等引起。

三、凝血因子异常

1. 遗传性　如血友病 A、B 及遗传性 Ⅱ、Ⅴ、Ⅶ、Ⅹ、Ⅺ、Ⅻ、ⅩⅢ因子以及纤维蛋白原缺乏症等。

2. 获得性　如维生素 K 依赖性凝血因子缺乏症、肝脏疾病导致的凝血因子异常、获得性凝血因子抑制物等。

四、抗凝与纤溶异常

如抗凝剂或溶栓药物使用过量、蛇咬伤、敌鼠钠中毒等。

五、其他

如血管性血友病、弥散性血管内凝血等。

第二节　出血性疾病的临床表现

出血性疾病的临床表现主要为不同部位的出血。对于出血性疾病患者进行初步评估时，详细询问患者的出血病史（包括有无家族史）、症状并仔细检查患者的出血体征等对于患者的诊断非常重要。在采集病史时应注意了解导致出血的原因以及首次出血时的年龄、出血部位、持续时间、出血频度以及有无家族史等。进行体格检查时，应注意检查出血的部位，是否伴有肝脏、脾脏或淋巴结肿大等，是否有关节畸形、皮肤或黏膜毛细血管扩张等，同时还应注意其他生命体征的变化。

一、鼻出血

鼻出血是血小板疾病和血管性血友病患者最常见的临床表现，也常见于遗传性出血性毛细血管扩张症患者。要询问患者发生鼻出血的频率、持续时间以及是否为自发性。若鼻出血仅限于一侧鼻孔，则可能是由于局部血管异常所致，全身性凝血异常的可能性较小。正常人偶尔也会发生鼻出血，尤其是在损伤后。在空气干燥的地区，尤其是在有暖气的房间内生活，发生鼻出血的可能性更大。年龄对于鼻出血的影响也要予以重视，有些人在儿童时期发生鼻出血，而随着年龄的增长鼻出血停止；遗传性出血性毛细血管扩张症患者则随着年龄的增长鼻出血发生的频率增加。鼻出血持续的时间以及是否能够自止对于判断鼻出血的严重性也很重要，有些患者可能必须局部填塞或进行化学烧灼才能止血，严重者可能需要输血。

二、牙龈出血

牙龈出血是血小板疾病和血管性血友病患者又一常见的临床表现，有些患者在化学治疗后血小板减少时的首发出血就是牙龈出血。正常人也常发生牙龈出血，因此，应该询问患者发生牙龈出血的频率、持续时间以及是否为自发性。正常人一般都在损伤后或刷牙后发生牙龈出血，而且能够自行停止。如果自发性牙龈出血发生于晚上，患者可以在嘴角或者枕巾上发现血迹。

三、皮肤出血

皮肤出血可以表现为瘀点（petechia，直径小于 0.2cm）、紫癜（直径 0.2~1.0cm）和瘀斑（ecchymosis，直径大于 1cm）。瘀点常见于血管性疾病和血小板疾病，是毛细血管出血的表现，不高出皮肤表面，压之不褪色。根据疾病的严重程度不同，瘀点可以散在分布或者密集成片，一般以身体承重部位（如双下肢）最常见。

瘀斑可见于血管性疾病和血小板疾病，大片瘀斑可见于 DIC 和凝血因子异常的患者。一般情况下，通常将上述三种出血表现统称为皮肤紫癜。

青肿（bruise）与瘀斑类似，两者都说明出血已经进入皮下组织但尚未累及肌肉层。青肿多见于女性，在进行临床评价时常常比较困难，因为约 20% 的正常男性和近一半的正常女性可以发生青肿。这类人群是否"正常"目前不能确定，自发性青肿很可能是病理性的，在临床上有一种"女性易发青肿综合征（单纯性紫癜）"，其分子基础尚不清楚。青肿刚发生时通常为深紫色，逐渐演变为黄绿色，完全吸收一般需要 10 天至 2 周。老年性紫癜或者库欣综合征患者的瘀斑通常要更红一些。口服抗凝剂所致瘀斑的中央常伴有坏死。

四、口腔黏膜血疱

口腔黏膜血疱常见于血小板减少的患者。

五、关节出血

关节出血是血友病的特征性出血表现，其他出血性疾病患者很少发生关节出血。患者在出血早期常会感觉关节腔内有"针刺感""蚁走感""烧灼感"等不适，若不及时处理，随后就会发生关节肿胀、疼痛、活动受限制等。一般发生在承重关节，依次为膝、踝、肘、髋、腕、肩关节等。反复关节出血可以导致关节畸形、关节破坏和肌肉萎缩等，最终导致关节功能完全丧失和关节融合。

六、肌肉和深部组织血肿

肌肉和深部组织血肿是重型凝血因子缺乏症尤其是重型血友病患者的常见出血表现。

七、消化道出血

临床上可以表现为呕血、便血和黑便等，各种出血性疾病都可发生，但一般不会是首发（或主要）出血症状。一旦发生消化道出血，要仔细检查以发现出血部位的解剖缺陷，如果没有任何阳性发现，或者经过积极处理消化道出血仍然不能够获得缓解时应该考虑到存在出血性疾病的可能性。

八、泌尿道出血

可以表现为镜下血尿或者肉眼血尿，各种出血性疾病均可发生。

九、月经过多

主要见于血管性血友病和血小板疾病。月经过多是指一个月经周期失血量超过 80ml，临床上评价起来比较困难，一般经血量多的时间超过 3 天或者经期超过 6 天或者 7 天就可以认为月经过多。严重者可能需要服用避孕药或者补充铁剂，甚至输血。

十、中枢神经系统出血

可见于血小板严重减少（血小板计数低于 $5 \times 10^9/L$）的患者以及重型凝血因子缺乏的患者。虽然较少发生，但却是出血性疾病患者的常见死亡原因。

十一、眼部出血

结膜下出血可见于血小板或者凝血因子异常的患者，严重血小板减少者可以发生视网膜出血。眼眶出血常见于血友病患者，血小板疾病患者少见。

十二、损伤后出血

拔牙后出血不止常见于血友病患者，压迫止血或者其他局部止血药物常常无效，血小板疾病患者也可发生拔牙后出血，压迫和局部止血有效。静脉穿刺处渗血时间延长可见于弥散性血管内凝血、纤溶亢进和血小板疾病患者，延迟出血则可发生于凝血因子缺乏的患者。轻微损伤后出血异常可见于血小板或者血管因素导致的出血性疾病患者。

十三、手术后出血

手术后出血可发生于各种出血性疾病。血小板疾病患者可以表现为手术中出血过多，凝血因子缺乏的患者还可以表现为手术后延迟出血。包皮环切术后出血不止主要见于凝血因子缺乏尤其是血友病患者。

十四、伤口愈合延迟

伤口愈合延迟可见于ⅩⅢ因子缺乏、异常纤维蛋白原血症、埃勒斯 - 当洛综合征和库欣综合征等患者。脐带残端出血不止主要见于ⅩⅢ因子缺乏的患者，脐带残端延迟出血也可见于血友病患者。

十五、毛细血管扩张

毛细血管扩张的表现差异很大，正常人随着年龄增加也会发生毛细血管扩张。遗传性毛细血管扩张症患者的典型表现是鼻出血和舌头的毛细血管扩张，但身体各个部位都可以发生毛细血管扩张，应注意与蜘蛛痣鉴别。

十六、结缔组织异常

埃勒斯 - 当洛综合征患者可以表现为关节活动性过大、皮肤扩张性异常等。

在临床上进行出血性疾病的鉴别时，应该仔细询问患者的用药情况，尤其要注意是否服用影响血小板功能的药物以及口服抗凝剂等。预防接种的情况对与疾病的判断也是有益的。同时，还应该注意到非血液系统疾病尤其是肝脏疾病和皮肤病患者也会有类似的出血表现。

第三节 出血性疾病的实验诊断

血液学是一种实验室定向的学科,出血性疾病的诊断更是离不开实验诊断。根据患者的临床表现,通过仔细的询问病史和体格检查,常常可以初步判断患者的止血缺陷是属于凝血因子的问题,或者是血小板数量或功能的问题还是血管本身的问题。

一、筛查试验

包括毛细血管脆性试验、血小板计数、出血时间(bleeding time,BT)、凝血时间(coagulation time,CT)、部分激活的凝血活酶时间(activated partial thromboplastin time,APTT)、凝血酶原时间(prothrombin time,PT)、凝血酶时间(thrombin time,TT)等。

二、确诊实验

1. 血管异常 包括毛细血管镜检查和vWF测定等。

2. 血小板异常 血小板黏附和聚集试验等。

3. 凝血异常 包括各种凝血因子的抗原及活性测定、凝血活酶生成及纠正试验、凝血酶原碎片1+2(F1+2)测定、纤维蛋白肽A(fibrin peptide A,FPA)测定等。

4. 抗凝异常 包括抗凝血酶抗原及活性或凝血酶-抗凝血酶复合物(thrombin-antithrombin complex,TAT)测定、蛋白C及相关因子活性测定、狼疮抗凝物测定等。

5. 纤溶异常 包括鱼精蛋白副凝(3P)试验、纤维蛋白(原)降解产物、D二聚体(D-dimer)、纤溶酶原测定等。

三、特殊试验

对某些遗传性疾病及一些特殊、少见的出血性疾病,在上述实验基础上,可能还需进行一些特殊检查,方能确定诊断。如蛋白质结构分析、氨基酸测序、基因分析及免疫病理学检查等。

(薛 峰 杨仁池)

参 考 文 献

杨仁池,季林祥. 出血性疾病的分类、临床表现和实验室诊断 // 张之南,郝玉书,赵永强,等. 血液病学. 2版. 北京:人民卫生出版社,2011:1260-1263.

第四章

血栓性疾病的诊断思路

第一节 概 述

血栓形成(thrombosis)是指血液有形成分在一定条件下在血管内形成栓子,造成血管部分或完全堵塞、相应部位血供障碍的生理或病理过程。依血栓组成成分可分为血小板血栓、红细胞血栓、纤维蛋白血栓、混合血栓等。按发生血栓形成的血管类型可分为动脉血栓、静脉血栓及微血管血栓。血栓栓塞(thromboembolism)是血栓由形成部位脱落,在随血流移动的过程中部分或全部堵塞某些血管,引起相应组织和(或)器官缺血、缺氧、坏死(动脉血栓)及淤血、水肿(静脉血栓)的病理过程。以上两种过程所引起的疾病,称为血栓性疾病。

血栓性疾病是复杂的多因素疾病,能够破坏血液凝血与抗凝平衡的因素均可导致血栓性疾病的发生。遗传因素决定了不同个体对血栓形成有着不同的易感性,而这种易感性是终生伴随的,在一种或多种获得性因素的诱导下容易导致血栓形成。虽然目前有关抗血栓药物的研究工作取得了较大进展,但出血和再栓等风险使得对抗栓药物的选择仍存争议,此外,当心脑血管病患者就医时,血栓往往早已形成并导致了血管栓塞,而这些脏器缺血后再治疗效果不佳。由此可见,血栓性疾病的诊疗重点在于早期诊断。本章将对血栓性疾病的常见危险因素以及诊断思路进行介绍和讨论。

本类疾病的病因及发病机制十分复杂,迄今尚未完全阐明,但有关血栓形成的基本条件及机制,Virchow 提出的血栓形成"三要素"即血管壁异常、血液成分改变、血流异常的理论至今仍适用。下列是近年来围绕三要素对血栓形成发病机制研究的一些认识:

(一)血管壁损伤

血管内皮细胞能生成和释放一些生物活性物质,分别具有抗血栓形成和促血栓形成作用。当血管内皮细胞因机械(如动脉粥样硬化)、化学(如药物)、生物(如内毒素)、免疫及血管自身病变等因素受损伤时,其抗栓和促栓机制失衡,纤溶机制异常,从而促进血栓的形成。

(二)血液成分的改变

1. 血小板数量增加,活性增强 凡是血管内皮损伤、血流切变应力改变、某些药物和各种疾病[如系统性红斑狼疮(SLE)、血栓性血小板减少性紫癜(TTP)等]都可导致血小板功能亢进,活性增强,促进血栓形成;原发性或获得性血小板数量增多,尤其超过 800×10^9/L 时有明显的血栓形成倾向。

2. 凝血因子异常 包括疾病(如感染)引起的纤维蛋白原增加,不良生活习惯(如吸烟)等原因引起的因子Ⅷ活性增高,手术、创伤使凝血因子Ⅷ、Ⅸ、Ⅹ升高等均促使血栓形成。一些遗传因素例如 F V等结构异常引起的活化蛋白 C 抵抗（APC-R）现象也可引起高凝状态。

3. 抗凝活性降低 包括遗传性或获得性的抗凝蛋白含量及活性异常：
（1）抗凝血酶（AT）减少或缺乏。
（2）蛋白 C（PC）及蛋白 S（PS）减少或缺乏。
（3）一些基因启动子多态性引起的组织因子途径抑制物水平下降等。

4. 纤溶活性降低
（1）纤溶酶原结构或功能异常，如异常纤溶酶原血症等。
（2）纤溶酶原激活剂（PA）释放障碍。
（3）纤溶酶活化剂抑制物（例如纤溶酶原激活剂抑制物 PAI-1 和凝血酶激活的纤溶抑制物 TAFI）过多。这些因素导致人体对纤维蛋白的清除能力下降，有利于血栓形成及增大。

（三）血液流变学异常

各种原因引起的血液黏度增高、红细胞变形能力下降等，均可导致全身或局部血流淤滞、缓慢，为血栓形成创造条件。如高纤维蛋白原血症、高脂血症、M 蛋白血症、红细胞增多症、脱水等。此外，临床中使用的多种药物亦与血栓形成有密切关系，如肝素、避孕药、抗纤溶药物、门冬酰胺酶等。

第二节 血栓性疾病的诊断思路和治疗原则

一、临床表现

（一）不同类型血栓形成的临床特点

1. 静脉血栓 最为多见。常见于深静脉如腘静脉、股静脉、肠系膜静脉及门静脉等。多为红细胞血栓或纤维蛋白血栓。主要表现：
（1）血栓形成的局部肿胀、疼痛。
（2）血栓远端血液回流障碍，如远端水肿、胀痛、皮肤颜色改变、腹水等。
（3）血栓脱落后栓塞血管引起相关脏器功能障碍，如肺栓塞等。

2. 动脉血栓 多见于冠状动脉、脑动脉、肠系膜动脉及肢体动脉等，血栓类型早期多为血小板血栓，随后为纤维蛋白血栓。临床表现如下：
（1）发病多较突然，可有局部剧烈疼痛，如心绞痛、腹痛、肢体剧烈疼痛等。
（2）相关供血部位组织缺血、缺氧所致的器官、组织结构及功能异常，如心肌梗死、心力衰竭、心源性休克、心律失常、意识障碍及偏瘫等。
（3）血栓脱落引起脑栓塞、肾栓塞、脾栓塞等相关症状及体征。
（4）供血组织缺血性坏死引发的临床表现，如发热等。

3. 微血管血栓 常见于 DIC、TTP 及溶血尿毒症综合征（HUS）等。临床表现往往缺乏特异性，主要为皮肤黏膜栓塞性坏死、微循环衰竭及器官功能障碍。

（二）易栓症（thrombophilia）

易栓症是指存在易发生血栓的遗传性或获得性缺陷。遗传性易栓症的特点是有血栓家族史，无明显诱因的反复、多发性的血栓形成，年轻时（＜45 岁）发病，对常规抗血栓治疗效果不佳。获得性易栓症可见于肿瘤、抗磷脂抗体综合征、肝脏病、肾病综合征及系统性红斑狼疮等。

　　易栓症的遗传背景有着明显的种族差异。欧美白种人群引起易栓症的常见遗传因素为凝血因子V基因 Leiden 突变(F V leiden)以及凝血酶原基因 *G20210A* 突变(FⅡ *G20210A*)。而我国人群易栓症的遗传危险因素主要为 PC、AT 抗凝蛋白基因缺陷。

二、诊断

(一)深静脉血栓形成(deep vein thrombosis, DVT)

　　有学者通过静脉压测定来判断患肢静脉压升高,提示测压处近心端静脉有阻塞,但此为间接证据无法认定是血栓形成。二维超声显像可直接见到大静脉内的血栓,配合多普勒测算静脉内血流速度,并观察对呼吸和压迫动作的正常反应是否存在。此种检查对近端深静脉血栓形成的诊断阳性率可达 95%;而对远端者诊断敏感性仅为 50%~70%,但特异性可达 95%,是本症的最常用确诊手段。此外,20 世纪 90 年代以放射性核素检查 ^{125}I 纤维蛋白原扫描用于本病的诊断。与超声检查相反,本检查对腓肠肌内的深静脉血栓形成的检出率可高达 90%,而对近端深静脉血栓诊断的特异性较差。本检查的主要缺点是注入放射性核素后需要滞后 48~72 小时方能显示结果。阻抗容积描记法(impedance plethysmography, IPG)和静脉血流描记法(phleborheography, PRG)现已不常用,前者应用皮肤电极,后者采用充气袖带测量在生理变化条件下静脉容积的改变。当静脉阻塞时,随呼吸或袖带充、放气而起伏的容积波幅度小。这种试验对近端深静脉血栓形成诊断的阳性率可达 90%,对远端者诊断敏感性明显降低。DVT 诊断的金标准仍为深静脉造影,从足部浅静脉内注入造影剂,在近心端使用压脉带,很容易使造影剂直接进入深静脉系统,如果出现静脉充盈缺损,即可作出定性及定位诊断。本方法现多用于高度怀疑 DVT 但超声未见血栓征象的病例。

(二)肺栓塞(pulmonary thromboembolism, PTE)

　　PTE 的临床表现多样,隐匿且缺乏特异性。检出 PTE 的关键是提高诊断意识,对有疑似表现、特别是高危人群中出现疑似表现者,应及时安排相应检查。诊断程序一般包括疑诊和确诊。如患者出现上述临床症状、体征,特别是存在前述危险因素的病例出现不明原因的呼吸困难、胸痛,晕厥、休克,或伴有单侧或双侧不对称性下肢肿胀、疼痛等,应进行 D-二聚体,动脉血气,心电图,X 线胸片和超声心动图检查。血浆 D-二聚体(D-dimer)敏感性高而特异性差。急性 PTE 时升高。若其含量低于 500μg/L,有重要的排除诊断价值(95%)。酶联免疫吸附(ELISA)和胶体金法是较为可靠的检测方法。动脉血气分析常表现为低氧血症、低碳酸血症,肺泡-动脉血氧分压差增大,部分患者的血气结果可以正常。大多数病例表现有非特异性的心电图异常。最常见的改变为窦性心动过速。对心电图改变,需作动态观察,注意与急性冠状动脉综合征相鉴别。胸片可显示肺动脉阻塞征、肺动脉高压征及右心扩大征、肺野局部片状阴影、尖端指向肺门的楔形阴影,肺不张或膨胀不全,肺不张侧可见横膈抬高,有时合并少至中量胸腔积液等征象。X 线胸片对鉴别其他胸部疾病有重要帮助。超声心动图在提示诊断和除外其他心血管疾患方面有重要价值。若在右心房或右心室发现血栓,同时患者的临床表现符合 PTE,可作出诊断。

　　在临床表现和初步检查提示 PTE 的情况下,应安排 PTE 的确诊检查,常用的手段评述如下。螺旋 CT 肺动脉造影(CTPA),是目前最常用的 PTE 确诊手段,能够准确发现段以上肺动脉内的血栓。放射性核素肺通气/血流灌注扫描曾是 PTE 的重要诊断方法。典型征象是呈肺段分布的肺血流灌注缺损,并与通气显像不匹配。若结果呈高度可能,具有诊断意义。磁共振显像肺动脉造影(MRPA)对段以上肺动脉内血栓的诊断敏感性和特异性均较高。另可用于对碘造影剂过敏的患者。同样,肺动脉造影为诊断PTE的金标准。直接征象有肺动脉内造影剂充盈缺损,伴或不伴轨道征的血流阻断;间接征象有肺动脉造影剂流动缓慢,局部低灌注,静脉回流延迟等。但其属有创性检查技术,有发生致命性或严重并发症的可能性,故应严格掌握其适应证。

(三)诊断思路

结合以上方法和手段,本病的诊断思路:存在血栓形成的高危因素,如动脉粥样硬化、糖尿病、肾病、恶性肿瘤、妊娠、肥胖、易栓症、近期手术及创伤、长期使用避孕药等。各种血栓形成及栓塞的症状、体征。影像学检查,以彩色多普勒血流成像(CDFI,即彩超)最为常用,是安全、无创、可重复的血栓筛查手段;血管造影术以往一直是诊断血栓形成的金标准;近年来,CT血管成像(CTA)及MR血管成像(MRA)也能直接显示全身大部分血管的栓子,一定程度上可取代血管造影术,尤其对于病情严重、老年患者和有动、静脉插管禁忌证者更为合适;此外,放射性核素显像也是检测血栓的方法之一。

由此可见,借助客观检查对血栓性疾病的诊断并不困难,而问题在于目前国内外对血栓性疾病的诊断多停留在临床诊断层面,而未考虑其根本病因所在。有很多血栓性疾病患者发生血栓栓塞年龄较轻,或有家族史或既往血栓史;另有血栓形成由其他原发病引起。这些原因不明确血栓形成往往难以控制或者复发。因此除了临床诊断,血栓性疾病诊断的重点更在于明确病因和早期诊断。

为早期诊断而进行的血栓性疾病病因筛查需要思考3个问题:对哪些患者开展? 进行哪些早期诊断试验? 什么时候筛查最为合适?

1. 哪些患者有必要进一步筛查 血栓性疾病危险因素复杂,检查项目繁多,全面的筛查将加重患者的经济负担,检查结果异常也会增加患者的精神压力。因此,哪些患者需要开展筛查一直存在争议,需要仔细斟酌。通常遇到以下指征之一时,需建议患者接受进一步的危险因素筛查:

(1)缺血性脑卒中、急性心肌梗死、VTE初发年龄 < 45岁。

(2)无明显诱因反复发生的动静脉血栓形成。

(3)罕见部位的静脉血栓形成(如腋静脉、肠系膜静脉血栓形成)。

(4)有VTE家族史。

(5)无明显诱因或者较弱的获得性因素(妊娠产褥期、口服避孕药、雌激素替代治疗、长时间制动)出现的VTE。

(6)新生儿内脏静脉血栓、暴发性紫癜。

(7)习惯性流产、死产。

(8)口服华法林出现皮肤坏死。

2. 需要开展哪些早期诊断试验 由于不同人种、民族之间遗传背景的差异,每个国家、地区人群常见的危险因素也不尽相同。这就需要首先明确哪些血栓危险因素在我国最为常见,筛查可根据危险因素常见与否顺序开展。例如,欧美白种人流行的 *F5 Leiden* 和 *F2 G20210A* 多态性在我国极为罕见,无需常规检测和诊断已基本达成共识。需要思考的是,筛查实验中发现了异常是否需要继续完成其他检查? 越来越多的学者认为血栓性疾病危险因素筛查应尽可能地完善,尤其是对于无诱因血栓患者以及复发性VTE患者。当初始发现无法解释其反复出现的血栓形成表现时，要考虑是否存在着多个因素异常并存的可能性，进行其他因子检测。临床上有许多 VTE 反复发生的患者最后都被证实为联合缺陷（如遗传性 PC 和遗传性 AT 联合缺乏症）。全面筛查的另外一个原因在于，不同的检测手段对某些遗传缺陷的敏感性不一。例如，基因多态性 *PROC* p.Lys192del 是我国人群 VTE 的常见变异，杂合子个体血浆 PC 活性检测时，用发色底物法结果完全正常，而用目前基本废弃的凝固法检测才能发现其 PC 抗凝活性下降。此外，需要注意如果在常见筛查实验中未见异常，根据条件可考虑检查血栓性疾病少见的病因，如遗传性异常纤维蛋白原血症、纤溶酶原异常、FIX 或 FXI 水平升高等。

3. 何时开展病因筛查　除了分子遗传学检查以外，多数实验室检测项目均受到各种获得性因素影响，检测样本采集时间不适宜、检测方法不当、未考虑混合影响因素都可能对血栓性疾病的病因误诊。最佳的检测时间为血栓性疾病发生的 6 个月之后，停止抗凝治疗至少 4 周，产褥期后 3 个月，激素治疗停止 3 个月。然而，这些条件是最理想的，临床实践中只要能够正确把握和分析检查结果，在患者入院时即开展筛查也有重要价值。例如，患者入院时筛查血浆 PC、PS 活性，如果检测结果低于正常虽不能判定 PC 或 PS 缺乏症，但结果正常则可以排除遗传缺陷的可能性。有学者即使在患者无法停止抗凝治疗也进行 PC 和 PS 活性检测，同时辅以 FX 活性测定，结果分析时，比较 PC、PS、FX 活性是否同等程度下降，若 PC/FX 或者 PS/FX 小于 0.5，可初步考虑 PC 或 PS 缺乏症。

对于入院就诊患者，较为全面的分析个体血栓危险因素后，可初步对 VTE 发生的可能性开展评估和预测，即早期诊断，以决定是否需要预防血栓形成。结合血栓性疾病常见的遗传性、获得性危险因素、住院患者疾病是否引起高凝状态以及出血风险做出早期诊断以及制订预防方案，图 4-2-1 简单列举了评估流程，有待进一步补充。

该评估流程分析了常见的 VTE 因素和出血风险因素，概括性较强临床实践容易执行；不足之处在于把各种危险因素混合处理，未考虑各种因素的相对危险度。更理想的评估方法是对每种因素评分，最后以积分的形式评价 VTE 风险大小。当然，准确完成此类评估有赖于未来更多临床研究的开展。

三、治疗

（一）治疗原则

1. 去除血栓形成诱因，治疗基础疾病，如防治动脉粥样硬化，控制糖尿病、感染，治疗肿瘤等。

2. 抗血栓治疗　根据血栓形成发生的部位和时程，采取不同的治疗措施：

（1）溶栓治疗和介入溶栓：主要用于新近的血栓形成或血栓栓塞。应选择性应用于有肢体坏疽风险的 DVT 患者、血流动力学不稳定的肺栓塞及冠状动脉栓塞患者等。动脉血栓最好在发病 3 小时之内进行，最迟不超过 6 小时；静脉血栓应在发病 72 小时内实施，最迟不超过 6 日。通过静脉注射溶栓药物或应用导管将溶栓药物注入局部，以溶解血栓，恢复正常血供。常用溶栓药物有尿激酶（UK）、链激酶（SK）、组织型纤溶酶原激活剂（t-PA）等。溶栓治疗的监测指标：①血浆纤维蛋白原（Fbg），应维持在 1.2~1.5g/L 以上；②血清 FDP 检测：维持在 400~600mg/L 为宜。

（2）静脉血栓治疗原则：急性抗凝以普通肝素（unfractionated heparin, UH）治疗方案为首选，对肝素过敏或因肝素诱导血小板减少症（heparin-induced thrombocytopenia, HIT），始选

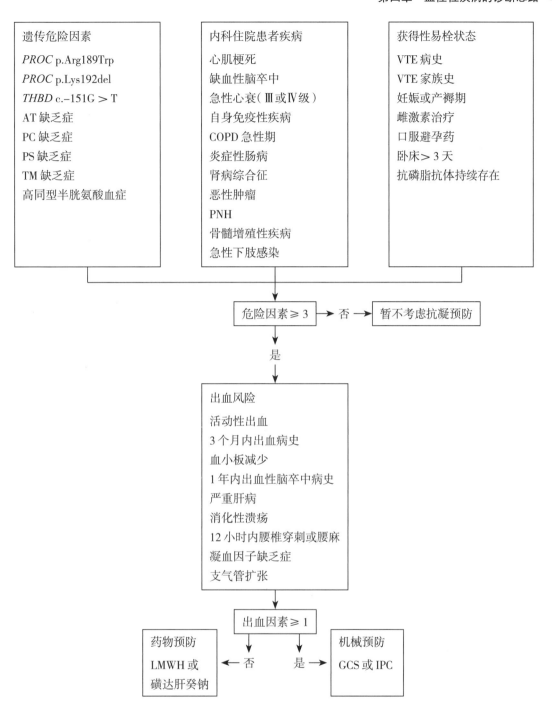

图 4-2-1 VTE 的早期诊断评估与早期干预流程
GCS：分级加压袜；IPC：间歇充气加压装置

用其他抗凝药物如阿加曲班等，总疗程一般不宜超过 10 日；非急性抗凝首选低分子量肝素（LMWH）为佳；长期抗凝以华法林治疗为主，也可考虑戊聚糖类及 Xa 的直接抑制剂等。抗凝治疗使用剂量应谨慎、个体化，一般以 APTT 监测肝素治疗剂量，以 INR 监测华法林治疗剂量。深静脉血栓形成抗凝治疗的疗程可参考美国胸内科医师协会（ACCP）方案及近年学者们提出的改进方案。

（3）动脉血栓治疗原则：需持续抗血小板治疗。临床上，阿司匹林、氯吡格雷和血小板膜糖蛋白Ⅱb/Ⅲa（GPⅡb/Ⅲa）拮抗剂是当前抗血小板药物的主体，阿司匹林和氯吡格雷可以口服，而GPⅡb/Ⅲa拮抗剂只能静脉注射，仅适用于疾病急性期。对陈旧性血栓经内科治疗效果不佳而侧支循环形成不良者，可考虑手术治疗，即手术取出血栓或切除栓塞血管段并重新吻合或行血管旁路移植术。

（4）易栓症治疗原则：急性期治疗与一般血栓形成相似；急性期后6个月内应连续抗凝6个月，INR维持2.0~3.0；急性期后6个月后，应注意长期用药的不良反应，酌情考虑停药。易栓症妇女妊娠期及易栓症患者的亲属应考虑预防性抗凝治疗。

（5）新型口服抗凝药：包括直接凝血酶抑制剂达比加群，Ⅹa因子抑制剂利伐沙班、阿哌沙班、贝曲西班和依杜沙班，一般无需监测、相互作用少，循证医学试验证实在术后血栓、心房颤动，以及急性冠脉综合征中疗效及安全性优于华法林、依诺肝素等，不良反应小。

3. 对症治疗　包括扩张血管、改善循环、镇痛、改善器官功能衰竭等，肢体静脉血栓形成者应抬高患肢。可应用降黏药物、钙拮抗剂、血管扩张剂及中草药制剂等辅助药物。

（二）血栓栓塞性疾病治疗进展

1. 虽然获得性高凝状态相关的危险因素可循，遗传性血栓性疾病可以进行相关的筛查，但是目前临床上还没有一种切实可行的方法在血栓形成前可以准确预测血栓必然形成。对于高凝状态的患者在没有禁忌证的前提下可以预防性抗凝治疗，一旦急性血栓性事件发生，则需要立即开始系统的抗栓治疗。目前常用的抗栓药物包括：抗血小板聚集、抗凝及溶栓药物。为保证在血栓局部具有较高的治疗浓度，须保证全身足量给药。抗凝药物禁用于血栓伴活动性出血的患者和肝素诱导的血小板减少症（HIT）患者、＞75岁的患者。

2. 鉴于全身给药，药物仅在血栓局部发挥抗栓作用，其余部位的分布都可能造成出血风险；所以如果有一种策略可以只针对血栓局部给药，其余部位基本没有分布，在保证局部药效的同时将全身不良反应降至最低，势必具有良好的研究与应用前景。介入作为一种导管引导下的局部抗栓治疗，可针对血栓栓塞局部给药，具有以下优势：

（1）通过导管将抗栓药物直接输送到梗死的血管，保证了局部高药物浓度的同时，其他部位基本没有药物分布，从而可大大降低副作用发生。

（2）作为一种微创手术，对机体损伤较小，大大延伸了适应证的范围。

（3）配合造影技术，可以直观地判断血管是否再通，如未恢复有效灌注，可指导重复用药。

（4）除输送药物外，还可完成安装支架、滤网及直接抽吸栓子等操作。

虽然能够针对性抗血栓，但近年来介入抗栓治疗的发展还是受到一些瓶颈因素的限制：

（1）介入抗栓治疗，需要昂贵的仪器和高昂的治疗费用，并有熟练的有相应资质的医生才能完成，所以只能在大型医院才能开展，基层医院应用受限，使很多心、脑急性血栓事件丧失了最佳的治疗时机。

（2）虽然是导管直接引导，但是也只能到相对较小的血管，对于微血管血栓及全身多部位血栓来说则不适用。

（3）作为一种侵入性操作，其仍然存在一定的诱发感染与出血的风险，治疗之后仍然有再栓塞的风险。

（4）对于血栓栓塞同时伴有活动性出血、血小板减少及凝血功能异常的患者，介入操作因可加重出血风险而禁忌使用。

针对存在的这些问题，研究者又把目光集中在可以通过全身给药就能选择性地分布到血栓区域，像介入一样在局部形成较高浓度的药物的研究上，这种血栓特异性的药物因给药方便和给药剂量减少而大大降低了出血与手术风险。此类药物被称为靶向性抗栓药，有些已经进入临床或临床前研究。

3. 血小板膜糖蛋白（GP）Ⅱb/Ⅲa受体抑制剂　血小板糖蛋白（GP）Ⅱb/Ⅲa受体抑制剂是一类新型的抗血小板聚集药物，如阿西单抗（Abeiximab）、替罗非班（tirofiban）、埃替非巴肽（eptifibatide）等，它们与血小板表面的糖蛋白Ⅱb/Ⅲa受体结合，阻断纤维蛋白原、vWF及其他黏性分子与受体位点结合，抑制血小板聚集，达到靶向抗血栓的作用。

4. FⅩa抑制剂　FⅩa抑制剂可以直接抑制凝血瀑布中的FⅩa从而发挥抗凝作用，其使用方便，无需监测，已经用于预防深静脉血栓、骨折术后及急性冠脉综合征的治疗，比较有代表性的药物是利伐沙班。

5. 介入性超声靶向治疗血栓　介入性超声靶向治疗血栓因为不会对其他部位造成损害。近年来临床应用证明其有效而且安全，近期还在治疗脑栓塞和支架内血栓方面有研究报道。

6. 非介入性超声（微泡）靶向治疗血栓　微泡最早于1968年开始，作为一种超声造影剂，明显地提高了超声诊断的水平。目前，微泡超声造影已经很广泛的被用于临床超声诊断。这些微泡直径小于血细胞，并能穿越过管径最小的毛细血管壁，加上它们的声学特性，使得他们在超声成像中具备很好的局部成像效果。

7. 靶向治疗　进入临床应用或临床前研究的靶向治疗模式，已经通过可喜的临床疗效及较少的不良反应逐渐得到认可，与此同时对于抗血栓靶向性药物的研究近来也取得了很多进展。目前研究认为血管内皮细胞功能异常，血液细胞黏附功能异常及纤溶系统功能异常在血栓性疾病的发生和发展中起到了重要作用。和上述药物干预的正常靶点不同，目前研究多将引起这些病理生理反应的特异性元件或由在这些过程中所产生的特异性元件作为血栓性疾病治疗的靶点，使血栓特异性靶向治疗成为可能。

（胡　豫　唐　亮）

参 考 文 献

1. Tang L, Wang HF, Lu X, et al. Common genetic risk factors for venous thrombosis in the Chinese population. Am J Hum Genet, 2013, 92（2）: 177-187.

2. Zeng W, Tang L, Jian XR, et al. Genetic analysis should be included in clinical practice when screening for antithrombin deficiency. Thromb Haemost, 2015, 113（2）: 262-271.

3. Lu X, Tang L, Xu K, et al. Novel association of a PROC variant with ischemic stroke in a Chinese Han population. Hum Genet, 2013, 132（1）: 69-77.

4. Tang L, Jian XR, Hamasaki N, et al. Molecular basis of protein S deficiency in China. Am J Hematol, 2013, 88（10）: 899-905.

5. Hokusai VTEI, Buller HR, Decousus H, et al. Edoxaban versus warfarin for the treatment of symptomatic venous thromboembolism. The New Engl J Med, 2013, 369(15): 1406-1415.

6. Kearon C, Akl EA. Duration of anticoagulant therapy for deep vein thrombosis and pulmonary embolism. Blood, 2014, 123(12): 1794-1801.

7. Shi W, Mei H, Deng J, et al. A tissue factor targeted nanomedical system for thrombi-specific drug delivery. Biomaterials, 2012, 33(30): 7643-7654.

8. Akwaa F, Spyropoulos AC. The potential of target-specific oral anticoagulants for the acute and long-term treatment of venous thromboembolism. Curr Med Res Opin, 2014, 30(11): 2179-2190.

9. Gharaibeh L, Albsoul-Younes A, Younes N. Evaluation of VTE Prophylaxis in an Educational Hospital: Comparison Between the Institutional Guideline (Caprini 2006) and the ACCP Guideline (Ninth Edition). Clin Appl Thromb Hemost. 2016; 22(7): 627-632.

10. Shi W, Mei H, Deng J, et al. The delivery of thrombi-specific nanoparticles incorporating oligonucleotides into injured cerebrovascular endothelium. Biomaterials, 2013, 34(16): 4128-4136.

第五章

出血病和血栓病临床药物的使用原则

第一节　止血和凝血药物

根据止血和凝血机制，可将止血和凝血药物大致分为：作用血管止血药、血小板止血药、促进凝血因子活性止血药、凝血因子制品、抗纤维蛋白溶解止血药以及外用止血药等。它们的使用原则分别作一简述。

一、血管止血药

当体内毛细血管受到损伤或发生病变时，血管的通透性增高和收缩性减低，出现以皮肤紫癜和黏膜出血为主的临床表现，需用血管止血药治疗。

（一）肾上腺色素缩氨脲复合药

1. 安洛血（安特诺新）　或称卡络柳钠、肾上腺色素缩氨脲水杨酸钠（adrenobazon salicylate）。本品是肾上腺素氧化衍生物，无肾上腺素缩血管作用，可以减低毛细血管的通透性和增加断裂毛细血管断端的回缩作用而止血，缩短出血时间。常用于皮肤、黏膜出血（鼻出血、牙龈出血、创面出血、尿血、便血等）。可以口服或肌注，不良反应是对水杨酸钠有过敏者，不与抗组胺药合用，少数可出现癫痫和精神症状。

2. 阿度那（Adona）　或称肾上腺色素缩氨脲磺酸钠（adrenobazon natril sulfonas）。作用和不良反应与安洛血相同。需注射用药，作用可维持6~7小时，每天1~3次。

（二）酚磺乙胺（etamsylate）或羟苯磺乙胺

或称止血敏或止血定。本品可增强毛细血管抵抗力，降低毛细血管通透性，减少血液渗出；还能增加血小板数，增强血小板黏附和聚集性，促进血小板释放反应；缩短出血时间，增强血块收缩等，止血作用迅速。静脉注射后1小时作用达高峰，维持时间4~6小时。临床常用于血管脆性增加性出血，如血管性紫癜、过敏性紫癜；血小板异常性出血，如血小板减少症等；也用于胃肠道、泌尿生殖器出血、眼底出血、鼻出血和牙龈出血等。

不良反应：①有血栓和变态反应者禁用；②口服有胃肠道反应，如恶心、胃不适；③水溶液见光易变色，不可与氨基己酸混合注射，以免引起中毒反应。

（三）垂体后叶素（posterior pituitary）

本品是从动物的神经垂体中提取和纯化而得，主要含有升压素和催产（缩宫）素。①升压素有升压和利尿作用，它直接作用于血管平滑肌，使小动脉和毛细血管收缩，从而减少静脉、门静脉的血流量，有利于这些静脉破裂部位的收缩，达到堵塞伤口止血的作用。②催产素的作用与剂量大小有关，小剂量可增强子宫的收缩节律，大剂量可引起子宫强直性收缩，使子宫肌层内血管受压而起止血作用。临床主要用于产后出血、产后子宫复旧不全（现已少用）、肺出血、食管和胃底静脉曲张破裂出血和尿崩症等。

不良反应：用药后若出现面色苍白、出汗、心悸、胸闷、腹痛和过敏性休克时应停用；本品有升压作用，高血压、冠心病、心力衰竭、肺心病、孕妇、胎位不正和骨盆狭窄者禁用。

（四）雌激素

天然的雌激素由卵巢和胎盘分泌，有雌酮、雌二醇和雌三醇等；合成的雌激素有苯甲酸雌二醇和戊酸雌二醇等。雌激素有多种功能，如能减低毛细血管的通透性、增强毛细血管的完整性，增强 ADP 诱导的血小板聚集，增高纤维蛋白原（Fg）、因子 V（F V）和凝血酶原（F II）的水平，抑制纤溶活性，促进子宫内膜增生和平滑肌收缩等。此外，对月经过多，扁桃体或子宫切除术后出血均有一定止血作用。

1. 苯甲酸雌二醇（estradiol benzoate） 肌内注射后吸收缓慢，作用持续时间 2~5 天，适用于功能性子宫出血。肌注 1mg/d，一周后续用黄体酮有效。

2. 雌三醇（estriol） 是雌二醇的代谢产物，其活性弱于雌二醇。临床上可用于各种出血：①人工流产、装取节育环、女性绝育术后出血和月经过多等；②预防扁桃体和子宫切除后出血；③胃肠道肿瘤出血等。

不良反应：口服时常有食欲不振、恶心、呕吐、下腹痛。伴有乳腺增生（肿块）、妇科肿瘤、再生障碍性贫血和肝脏疾病患者忌用；有变态反应者和未成年女性不宜使用。

（五）维生素C和路丁（维生素P）

1. 维生素 C（vitamin C，VC） 维生素 C 溶于水中呈酸性，有多种功能。在止血方面它是细胞间质合成的必要物质，主要参与合成前胶原 α- 肽链，成为羟化酶的辅因子，将脯氨酸及赖氨酸分别羟化为羟基脯氨酸及羟基赖氨酸，使血管基底膜的细胞间隙和毛细血管的通透性保持正常状态，降低毛细血管通透性和加速血液凝固。临床上用于：①血管性紫癜，单纯性紫癜、维生素 C 缺乏症（坏血病）、过敏性紫癜等；②急性肝炎和肝硬化出血；③其他，如急性感染性出血、创伤愈合不良和金属中毒等。

注意事项：不宜与碱性药物、维生素 K_3 和抗凝药物（肝素、华法林）配伍，以免减低药物的疗效；剂量过大（＞5000mg/d）易致胃肠道反应、尿路结石、深静脉血栓、急性血管内溶血和一时性降低血液 pH 等。

2. 维生素 P（vitamin P） 或称路丁（芦丁，rutinum）。本品属黄酮类由芸香中提取。它能保持毛细血管正常的抵抗力、减低其通透性和脆性，还有抗炎、抗休克的作用。临床上主要用于毛细血管通透性和脆性增加的血管性紫癜或出血，如单纯性紫癜、老年性紫癜、感染性紫癜、药物性紫癜、机械性紫癜、过敏性紫癜等；还用于鼻出血、口腔出血等黏膜出血等。大剂量时可致食欲减退、恶心等不良反应。本品常与维生素 C 构成"复方路丁片"，用于临床。

（六）肾上腺皮质激素或糖皮质激素

属于肾上腺皮质激素类。短期或少应用可降低毛细血管的脆性和通透性，但是长期或大剂量应用反而可致类固醇性紫癜。主要用于过敏性紫癜、和免疫性疾病所致出血或需用激素治疗的其他出血病。

二、血小板止血药

各种原因导致血小板量的减少和质的异常都可引起不同程度的临床出血表现，除使用止血药外，还必须进行病因治疗。下面就此作一简述。

1. 立止血（hemo cdagulase） 又称巴曲酶、蛇毒凝血酶或凝血酵素等。立止血是由巴西蛇（Bothropsatrox）的毒液分离所得，其中含有两种类酶：类凝血酶和类凝血激酶。类凝血酶在 Ca^{2+} 存在下活化因子 V、Ⅶ 和 Ⅷ，并通过促进血小板活化、诱导血小板聚集增强血小板功能；类凝血激酶是在血小板因子 3（PF3）存在下，可促使凝血酶原转变为凝血酶，其作用不受肝素和抗凝血酶（AT）的干扰或抑制。

可应用于手术前、后出血，胃、肠、肾脏出血，各种癌症和肿瘤引起的出血，拔牙出血，新生儿出血等。不良反应发生率极低，偶见过敏样反应。对有血栓病史者禁用，妊娠前 3 个月不用本品。

2. 其他药物 ①氨苯砜：是治疗麻风的常用药。可能是通过破坏红细胞来阻断单核 - 巨噬细胞对血小板的吞噬和破坏。不良反应是溶血、肝损、恶心、呕吐和周围神经炎。②秋水仙碱：抑制巨噬细胞内微管蛋白的生长，使巨噬细胞不能结合和破坏血小板。主要副作用是腹泻。③氨肽素：促进巨核细胞成熟、释放血小板。无副作用。多与其他药物合用，单独用药的疗效不定。

（一）血小板生成素受体激动剂

通过与巨核细胞的血小板生成素受体（TPO-R）和 c-mpl 结合，调节巨核细胞的分化和血小板的生成。

1. 重组人血小板生成素（recombined human thrombopoietin, rhTPO） 是第一代血小板受体激动剂。人类 *TPO* 基因位于 3q26-q27 上，由 332 个氨基酸组成。由中国仓鼠卵巢细胞中表达的全长糖基化的重组人血小板生成素（rhTPO），rhTPO 可以刺激巨核细胞的生成、分化和成熟，甚至可使 $CD34^+$ 细胞向巨核系转化；rhTPO 可以通过与 $CD34^+$ 细胞、巨核细胞和血小板表面的 c-mp1 受体结合，活化酪氨酸激酶，激活信号传递系统，使 $CD34^+$ 细胞向巨核系转化，在巨核细胞发育成熟的晚期，促使巨核细胞体积增大和使血小板数增多。此外，rhTPO 也可促进红系、粒系的增生。

rhTPO 主要用于实体瘤化（放）疗后、骨髓移植、急性白血病化疗后的血小板减少，再生障碍性贫血（AA）、骨髓增生异常综合征（MDS）和其他骨髓功能不全，原发免疫性血小板减少症（ITP）以及其他血小板减少等。近期有效率 > 65%，中位起效时间在 7 天左右，但停药后有效维持仅 7 天左右，未见长期维持治疗的报道。

不良反应：临床试验表明，患者对 rhTPO 的耐受性较好，未发现特殊的不良反应。但可能有潜在的不良反应，如血小板增多、骨髓纤维化、静脉血栓栓塞和抗体形成等，但未见循证医学的资料证实。

第二代血小板生成素受体激活剂：目前在欧美已获准有罗米司亭（romiplostin）和艾曲泊帕（eltrombopag），用于治疗 ITP。①上市的罗米司亭是一种基因重组的 TPO 模拟肽与 Fc 片段的融合肽，不含内源性 TPO 同源序列，抗原性低，诱发抗内源性 TPO 抗体形成的可能性极低。由于融合了 Fc 片段，血浆半衰期 > 100 小时，每周皮下注射一次。②艾曲泊帕是一种口服的小分子 TPO 受体激动剂，使用更方便，无诱发抗 TPO 抗体的风险。两种药物近期疗程和起效时间与 rhTPO 相似，长期维持的临床观察已超过 48 个月，能有效维持血小板在 $50 \times 10^9/L$ 左右，无明显副作用，是否有骨髓纤维化的不良反应，仍需继续随访观察和循证医学予以验证。

2. 白介素 -11（IL-11） 人类 IL-11 基因定位于染色体 q13.3-q13.4，含有 5 个外显子和 4 个内含子，由 199 个氨基酸组成，分子量为 19kD。基因重组人 IL-11（rhIL-11）于 1990 年克隆，有以下造血功能：①IL-11 与其他造血因子（IL-3、SCF、GM-CSF）合用，可以促进不同阶段的造血干细胞 / 祖细胞的增殖，促进红系、粒系和淋巴系的定向祖细胞的分化和成熟；②动物实验中，IL-11 可促进巨核细胞系和血小板的生成，与 IL-3、SCF、TPO 有协同作用。

主要用于：实体瘤放（化）疗、急性白血病化疗后的血小板减少，骨髓移植、再生障碍性贫血、MDS 和 ITP 的血小板减少等，国内常在化疗后 24 小时开始使用 rhIL-11。主要不良反应：水肿、皮疹、寒战、局部红肿疼痛等，多数可自行缓解。

（二）血小板输注

国内的血小板制品主要有单采（机采）血小板和人采（袋采）浓缩血小板两种。前者采集单个供血者循环血液中的血小板，每袋血小板定义为 1 个治疗剂量（PLT $\geq 2.5 \times 10^{11}$）；后者国内以 200ml 全血分离出的血小板定义为 1 个单位（PLT $\geq 0.2 \times 10^{11}$），10~12 个单位作为一个治疗剂量。临床上血小板输注分为预防性和治疗性两种形式。

1. 适应证

（1）预防性输注：以防止颅内和内脏严重出血。适应证：①血小板减少和功能异常；无出血时，国外通常 PLT $\leq 10 \times 10^9$/L；②若有出血或有出血高风险时，PLT $< (20\~30) \times 10^9$/L，也可输注血小板；③若有稀释性血小板减少和体外循环、膜肺等情况，预防性输注一般定为 PLT $< 50 \times 10^9$/L；④接受有创操作或手术者，防止出现要使 PLT 达安全水平。

（2）治疗性输注：适应证：①由于血小板减少导致临床出血，如骨髓抑制、稀释性、免疫性 / 非免疫性血小板破坏 / 消耗所致血小板减少；②先天性 / 获得性血小板功能异常性明显出血倾向。

（3）有创操作的血小板安全参考值（供参考）：表面轻度操作 PLT $> 20 \times 10^9$/L；留置导管、胸（腹）腔穿刺、肝（支气管）活检、腰椎穿刺（腰穿）等 PLT $> 50 \times 10^9$/L；拔牙 / 补牙，$\geq 50 \times 10^9$/L；小手术、硬膜外麻醉（50~80）$\times 10^9$/L；大手术（80~100）$\times 10^9$/L；正常阴道分娩 $\geq 50 \times 10^9$/L；剖宫产 80 $\times 10^9$/L 等。

2. 禁忌证　不是所有的血小板减少均需输注血小板制品。禁忌证：①血栓性血小板减少性紫癜（TTP）和溶血尿毒症综合征（HUS）；②肝素诱导的血小板减少症（HIT）输注血小板，可能会加重血栓形成；③输血后血小板减少症；④拟接受异基因造血干细胞移植的患者移植前尽量不输血小板，或其他血制品。

3. 注意事项

（1）有条件尽量输注单采血小板，尽可能输注"少白细胞的血小板"或输注加用白细胞滤器。严重免疫功能低下者尽可能输注"辐照血小板"。

（2）治疗性输注血小板，尽可能一次性足量输注，快速输注；有创操作或手术的预防性输注应在操作或手术即将实施前开始。

4. 输注血小板的剂量　由于影响因素过多，极难估计准确的剂量。理论上，一个单位的单采血小板含 2.5×10^{11} 个血小板，每次输注 1 个单位的单采血小板，一般可以达到止血的要求；严重情况下（手术、创伤、脑出血、内脏出血），也可酌情输注 2 个单位单采血小板。

5. 疗效判断　主要观察输注血小板后循环血小板（PLT）升高的程度。应在输注血小板后 1 小时内复查 PLT，计算校正血小板计数的升高值（corrected count increment，CCI），若 CCI 值 ≤ 7.5 视为血小板输注无效，此法很不稳定，干扰因素又多临床难以实施。

由于成人血容量为 4~5L，正常脾扣留 1/3 输入的血小板，若输入 1 个单位的单采血小板，按 2.5×10^{11} 个血小板计算，理论上可使 PLT 提高至少 30×10^9/L。因此，若连续 2~3 次各输注 1 个单位单采血小板，PLT 仍在 $< 30 \times 10^9/L$，经验性认为血小板输注无效。

6. 血小板输注无效的处理主要是由于输入的血小板破坏加速所致。

（1）免疫性血小板破坏加速：主要是由于体内生成的针对 HLA 和血小板抗原的特异性抗体所致。试用下列方法：①加倍输注血小板；②输注交叉配型的血小板；③输注 HLA 相合的单采血小板；④证实存在抗 HLA 抗体类型后，征集和输注血小板上缺乏相应抗原的供者的血小板。

（2）非免疫性血小板破坏加速：见于脾大、使用抗生素（如两性霉素）、发热、感染、DIC 和移植物抗宿主病等。根据情况作相应处理，以减少输入血小板的破坏。

（三）治疗病因

血小板疾病的病因众多，主要有血小板数量异常（减少/增多）和血小板质量异常（先天性/获得性）。在确定血小板疾病的病因后，再作针对病因地有效治疗是十分重要的。例如，原发免疫性血小板减少症（ITP），特别是慢性难治性 ITP，由于脾已切除，可选用下列药物治疗。一线药物：糖皮质激素、长春新碱（VCR）、静注丙种球蛋白（IVIG）、达那唑（Danagol）、抗 D 治疗、抗 CD20 单抗（Rituximab、利妥昔单抗）等；二线药物：硫唑嘌呤、CTX、环孢素 A 和 α-干扰素（IFN-α）；三线药物：大剂量 CTX、吗替麦考酚酯（骁悉）和氨苯砜等。

三、促进凝血因子活性的止血药

常用的有维生素 K（维生素 K_1、维生素 K_3），1-去氨基 -8-D- 精氨酸升压素（DDAVP）和硫酸鱼精蛋白（protamine sulfate）等，下面分别加以简述。

（一）维生素 K

维生素 K（vitamin K）为 2-甲基 -1，4-萘醌的衍生物。天然的维生素 K_1 主要存在于绿叶植物和动物肝脏，维生素 K_2 是人体肠道细菌的代谢产物，它们属脂溶性，人工合成维生素 K_3 和维生素 K_4 为水溶性，性质较稳定。

维生素 K 是肝微粒体中谷氨酸残基 γ-羧化酶的辅酶，可以促进凝血因子 Ⅱ（凝血酶原）Ⅶ、Ⅸ 和 Ⅹ 等的合成，并使凝血酶原转变为凝血酶。维生素 K 可以作为羧化酶的辅酶将凝血酶原的 N 末端所含有 10 个谷氨酸残基羧化为 γ- 羧基谷氨酸残基，使凝血酶原能够与 Ca^{2+} 螯合，并在与膜内磷脂结合后，为蛋白酶水解而成凝血酶。此外还能促进纤维蛋白原形成纤维蛋白。

临床上所见维生素 K 缺乏的患者多数是由于膳食不良、胃肠外营养、手术等造成的。长期服用抗菌药物可使肠道细菌合成维生素 K_2 减少，影响维生素 K 的来源。由于胎儿出生时，血中凝血因子 Ⅱ、Ⅶ、Ⅸ 和 Ⅹ 含量低（仅为成人的 20%~40%），出生后维生素 K 摄入不足、肠道无细菌合成的维生素 K，加之肝细胞合成能力低，易发生出血，故可用维生素 K 预防新生儿或早产儿出血。维生素 K 对于肝硬化或晚期肝病出血无效。也用于华法林过量和抗凝类鼠药中毒出血等，后者常需大剂量、长疗程维生素 K_1 治疗。

1. 维生素 K_1（vitamin K_1）　为黄色至橙色透明黏稠液体，无臭或几乎无臭，遇光易分解，略溶于乙醇，不溶于水。作用较其他维生素 K 类药迅速而持久，在给药 6 小时后便可发挥作用，在治疗由于华法林或维生素 K 缺乏造成的凝血酶原活性降低，其疗效在 24 小时后方可达到完全。

维生素 K_1 可以用于凝血酶原减低症、维生素 K 缺乏症、阻塞性黄疸、新生儿出生血素质、香豆类（华法林）药物应用过量所致出血等。静脉注射速度应缓慢，迅速静脉注射时可出现面部潮红、出汗、胸闷等。新生儿应用后可能出现高胆红素血症、黄疸和溶血性贫血。

2. 维生素 K_3（vitamin K_3）　为白色结晶性粉末，无臭，易潮解，遇光易分解。易溶于水，遇光或还原剂易失效。维生素 K_3 吸收不依赖于胆汁和胰腺，吸收后直接进入血液循环，随 β 脂蛋白转运在肝脏内被代谢利用，经胆汁和尿排泄。

维生素 K_3 也主要用于维生素 K 缺乏性出血病，但不用于新生儿出血。维生素 K_3 对抗华法林过量的效果较差。维生素 K_3 可致肝损害，肝功能不良患者可改用维生素 K_1，严重肝病患者应慎用。

也有维生素 K_4 口服应用于临床。

（二）1-去氨基-8-D-精氨酸升压素（DDAVP）

是左旋精氨酸升压素（抗利尿激素）的一种合成的类似物。它对血管升压素 V_1 受体几乎无作用，无明显的升压和（或）子宫收缩的作用；它对血管升压素 V_2 受体的亲和性增加，有较强的抗利尿作用。然而它在体内的作用需要第二信使的参与，后者为 cAMP 依赖性，促进血管内皮细胞 Weibel-Palade 小体释放 vWF、FⅧ与组织型纤溶酶原活化剂（t-PA）使其结果升高，出血时间缩短。

DDAVP 主要用于治疗 1 型血管性血友病（vWD）。对 3 型 vWD 无治疗作用，对 2 型 vWD（vWF 有质的异常）也无显著治疗效果（特别是 2B 型者应视为禁忌）。

由于 DDAVP 能增加 FⅧ的释放，也用于轻、中型血友病 A 患者的出血治疗。DDAVP 可改善血小板功能，因此在很多遗传性血小板功能缺陷和某些获得性血小板功能异常出血中应用。尤其在血管性血友病与轻型血友病患者有口腔出血，拔牙或扁桃体切除术时给予 DDAVP 有止血的效果。

近年来 DDAVP 已得到广泛的应用，有很好的安全性与可靠性，不良反应并不多见。由于 DDAVP 可以引起轻度的皮肤血管扩张，患者常出现面部潮红，少数患者有头痛，心率稍有增快，血压可能有一过性的波动。DDAVP 有很强的抗利尿作用，可导致水潴留与电解质紊乱，特别是低血钠。DDAVP 引起血栓并发症的机会很少，为慎重起见，一般情况下不要合用抗纤溶药物。

（三）硫酸鱼精蛋白（protamine sulfate）

本药由鱼的精液中提取，为一种低分子量碱性蛋白。主要应用于病理性抗凝物质增加所致出血的治疗。硫酸鱼精蛋白可特异性的与强酸性的肝素及其类似物结合，使之失去抗凝血作用。1mg 鱼精蛋白硫酸盐可结合约 100U 的肝素。也可治疗重症肝病和肝移植手术时由于肝素样物质增多而导致的自发性出血。由于肺组织中肝素含量较高，因此，硫酸鱼精蛋白也应用于咯血等的治疗。作用持续 2 小时。半衰期与用量相关，用量愈大，半衰期愈长。不良反应较少见，高浓度快速注射时，可发生低血压、心动过缓、呼吸困难、脸红，故注射宜缓慢。过量可发生纤维蛋白溶解亢进，一次用量一般不超过 100mg，注射器勿接触碱性物质，与头孢类药有配伍禁忌。

四、凝血因子制品

1. 新鲜血浆和新鲜冷冻血浆（FFP）　采血当日分离的血浆被认为是新鲜血浆，很少直接用于临床；采血后 6~8 小时分离的血浆，于 −18℃下冷存不超过 1 年为新鲜冷冻血浆（FFP），临床多用。一般情况下，当 APTT/PT 延长是参考范围首先上限值 / 正常对照值的 1.5 倍时可考虑使用 FFP；手术过程中，每输入 1000ml 浓缩红细胞，经验性补充 200ml FFP。大多数遗传性出血病都是由于某种凝血因子量的缺乏或质的异常或是由于血小板功能异常所致,输血是最直接和有效地治疗措施。FFP 包含了全部凝血因子,但缺乏血小板和 Ca^{2+}。对严重的 FⅧ、FⅨ缺乏及无相应的凝血因子浓缩剂可用的某些先天性凝血因子缺乏症(如 FⅤ、FⅪ等),FFP 有良好的治疗效果。如患者有活动性出血或手术出血,需紧急输注 FFP,600~800ml 就足以达到止血所需的凝血因子浓度。在严重的肝功能不全时绝大多数凝血因子(FⅧ除时)合成减少,此时输注 FFP 是最有效的治疗。DIC 大量凝血因子消耗,亦是输注 FFP 的适应证。但应同时给予肝素抗凝,防止输注的凝血因子加剧血管内凝血过程。不应将 FFP 用于补充血容量、补充白蛋白或支持疗法。

新鲜血浆和 FFP 输注无需交叉配血及 Rh 血型符合,但应选择 ABO 同型的血浆,在紧急情况下来不及查血型可输 AB 型血浆。单次输注一般不超过 15ml/kg,严防输注过量或过快导致心脏负荷加重。

2. 血浆冷沉淀(cryoprecipitate)　是高分子量血浆蛋白浓缩剂,是由新鲜血浆缓慢冷冻(1~6℃)而得的白色沉淀物。主要含有 vWF、FⅧ、纤维蛋白原、FⅩⅢ和纤维连接蛋白(Fn)。由 200ml 血浆所制备的冷沉淀定义为 1 个单位,约含纤维蛋白原 0.1~0.25g 和含 FⅧ 80~100U,其中 vWF 与 FⅧ 的含量比 FFP 高 5~10 倍。因此临床上主要用于 FⅧ缺乏(血友病 A)、vWD、FⅩⅢ缺乏和纤维蛋白原缺乏异常纤维蛋白原血症;其次也用于肝病出血、手术出血、尿毒症出血、肿瘤出血、DDAVP 无效的 1 型和 DDAVP 禁用的 2B 型、2N 型 vWD 出血等。血浆冷沉淀中有 ABO 抗体,在需大量输注时应考虑 ABO 相合的产品。血浆冷沉淀的最大缺点是在制备中无法采用杀灭病毒的方法,因此很难保证患者在接受输注时没有肝炎病毒或 HIV 感染的危险。在室温下放置(20~25℃)6 小时,将由 50% 的 FⅧ失活,必须放于 −20℃下保存。

3. 凝血酶原酶复合物(prothrombin complex concentrate,PPC;或称 PPSB)　是由新鲜血浆分离纯化而得。富含维生素 K 依赖性凝血因子,包括凝血酶原、FⅦ、FⅨ、FⅩ,国产 PCC 中所含凝血因子以 1.0ml 血浆中 FⅨ的含量作为 1.0U,FⅦ含量低(10%~20%)。每次剂量为 10~15U/kg,以后根据病情确定用量。PCC 主要用于凝血因子Ⅸ缺乏症(血友病 B)的出血和手术,也用于凝血因子Ⅷ缺乏症(血友病 A)抑制物出血的旁路治疗;维生素 K 缺乏症;严重肝病及肝移植手术并发出血的患者;DIC 常有多种凝血因子缺乏,本制品不含有 DIC 患者所需的全部凝血因子,并且部分因子已活化,有可能加重 DIC 的病理过程,因此 PCC 不适合于常规 DIC 的治疗。本品最重要的不良反应是致血栓形成,伴肾功能不全者慎用不与大剂量抗纤溶药合用;且有病毒感染潜在风险。

4. 凝血因子Ⅷ制品有两类　①血浆源性人 FⅧ浓缩剂(FⅧ):以新鲜血浆为原料,经层析技术分离、纯化、冻干制得。国产制品为中纯度,主要含 FⅧ和一定量的 vFW,1U FⅧ 相当于 1ml 新鲜血浆的 FⅧ含量,经病毒灭活处理,病毒感染的风险小。②重组人 FⅧ制品(rhFⅧ):由基因生物工程技术制备而得,为超高纯度制品,只含 FⅧ不含 vWF,几乎无病毒感染的可能。1U rhFⅧ 相当于 1U 的 FⅧ浓缩剂。

凝血因子Ⅷ制品(FⅧ和 rhFⅧ)的主要适应证:①血友病 A 出血、手术和预防。②FⅧ抑制物和获得性血友病:需要剂量 FⅧ制品加用免疫抑制剂,起到止血和阻止抑制物产生的作用,使抑制物的效价 < 5BU/ml 或出血停止。③vWD:FⅧ水平较低时,选用含 FⅧ和 vWF 的 FⅧ浓缩剂较为适宜。④其他:如 FⅧ水平较低的 DIC 患者(肝病并发症 DIC、产科 DIC 等)。

由于 rhFⅧ与 FⅧ浓缩剂的疗效相当，rhFⅧ在发达国家已基本取代了 FⅧ浓缩剂，但费用较高，国内仍以 FⅧ浓缩剂为主要制品，且供应紧张不能满足实际需求。目前国外有几种长效 rhFⅧ制品已进入临床试验，可望每周 1~2 次给药，对预防和治疗均有益。然而，根治血友病的方法有待基因治疗的推广和应用。

5. 重组凝血因子Ⅸ制品（rhFⅨ） 由基因生物工程技术制得，即重组源性 FⅨ制品。国内已有进口产品提供，不存在病毒感染的可能性，是安全而有效的制品。本品主要适应于：①血友病 B：急性出血和围术期的替代治疗，也用于血友病 B 的预防；②用于 FⅧ抑制物和获得性血友病的旁路治疗；③由于 FⅨ合成减少所致的维生素 K 缺乏症和由于 FⅨ消耗过多所引起的临床纤溶综合征（如 DIC）等。与血源性凝血酶原复合物（PCC）相比，本品更有针对性，疗效更佳，但价格昂贵。

6. 重组 FⅦa（rhFⅦa）制品 近年来，人们更强调外源性凝血激活途径的重要性。FⅦa-组织因子（TF）复合物除激活 FX 外，还激活 FⅨ。本品为已活化的 rhFⅦa 制品，能与 TF 结合，在出血局部放大 TF/FⅦa 途径的作用。同时有效激活 FX，加速凝血酶原向凝血酶的转化。还能激活 FⅨ，参与内源凝血途径，增强凝血活性。此外，rhFⅦa 还可以在活化的血小板表面直接激活 FX，此过程不需要 TF 的参加。故 rhFⅦa 制品的止血作用广泛而明显。重组的 FⅦa（rhFⅦa）制品已成功地用于以下的出血性疾病：①先天性 FⅦ缺乏，有效率为 95%；②有抑制物的血友病 A 与血友病 B，有效率可达 90%~92%，减少 62% 致命性出血与 93% 的中枢神经系统出血；③严重的血小板出血（包括巨大血小板综合征、血小板无力症与尿毒症），高剂量 rhFⅦa 制品可在血小板表面直接活化 FⅨ与 FX，促进凝血酶的生成，后者增加血小板聚集与纤维蛋白原在局部的沉淀；④严重肝脏疾病、肝移植手术和维生素 K 拮抗剂（华法林）过量导致的出血；⑤其他临床出血：如心脏外科、脊柱外科、神经外科、创伤外科等出血，消化道、呼吸道、产科意外、抗凝药物和溶栓药物过量出血等。该品不良反应少见。但需注意血栓形成的风险，但未见循证医学的相关报道。

7. 静脉注射丙种球蛋白制品（IVIG） 是一种高度纯化的 γ-球蛋白制品，供静脉注射用。本品常用于：①伴有严重出血的 ITP 或血小板数明显减低的患者；②伴有抑制物的血友病 A/B 或获得性血友病；③遗传性和获得性免疫缺陷症等，尤其是上述患者伴有神经系统出血、内脏出血、急诊手术、分娩出血和创伤出血。本品的不良反应往往是一过性的，多与注射速度有关，包括头痛、发热、恶心等，个别患者可出现变态反应。

8. 纤维蛋白原制品 本品是从健康人血浆经分离、提纯、灭毒和冻干所得。主要含有纤维蛋白原（FI 或 Fg），是维持正常凝血与止血作用的重要凝血因子制品。当 Fg 的血浆水平 < 1g/L 时，血液不能正常凝固是使用本品的指征。本品多用于先天性/获得性血浆纤维蛋白原减低或异常纤维蛋白原血症出血的患者，如病理产科、严重肝病、原发性/继发性纤溶亢进症（DIC）等。每输注 2g 个纤维蛋白原制品可使血浆纤维蛋白原水平升高 0.5g/L。常见的不良反应是发绀、心动过速，反复输注可产生纤维蛋白原抗体，偶有变态反应和血栓形成。婴幼儿、尿毒症、尿闭和有血栓倾向者禁用。虽经灭活但仍存在病毒感染的风险。

五、抗纤维蛋白溶解的止血药（抗纤溶药）

1. 6-氨基己酸（aminocaproic acid，EACA） 纤溶酶原（PLG）通过其分子结构中的赖氨酸结合部位特异性的与纤维蛋白结合，然而在组织型/尿激酶型纤溶酶原激活物（t-PA/u-PA）的作用下变为纤溶酶（PL），后者能水解纤维蛋白中精氨酸-缬氨酸肽键，形成纤维蛋白降解产物,使凝块发生溶解作用。本品的化学结构与赖氨酸相似,能竞争性与 PLG、t-PA 结合,并阻止 PLG 与纤维蛋白结合,防止其激活,从而抑制纤维蛋白的溶解,达到止血的目的。

本药口服后吸收迅速、完全,生物利用度为 80%,1~2 小时达有效血浓度,2 小时达峰值。呈全身性分布(血浆、组织、腔液),不与血浆蛋白结合,排泄快,给药 12 小时 40%~60% 以原型由肾排出,故尿中药浓度比血浆高。半衰期($t_{1/2}$ 为 61~102 分钟)。本品用于防治纤溶亢进所致的各种出血,如前列腺、尿道、生殖器、肺、肝、胰、脑、子宫、肾上腺、甲状腺等富含 t-PA 脏器外伤 / 手术后出血,链激酶(SK)、尿激酶(UK)、重组组织型纤溶酶原激活物(rt-PA)治疗过程中的出血,与肝素合用于 DIC 晚期继发性纤溶亢进出血,血友病出血 / 手术,以及消化道出血、咯血、血小板减少出血等。

本药可以口服、静脉滴注,也可溶入生理水 / 注射用液作膀胱冲洗 / 创面局部止血。本品常见不良反应是恶心、呕吐、腹泻、眩晕、全身不适等,尤其见于剂量过大时,严重时可见低血糖、心动过缓、心律失常、惊厥、肌痛、肾功能不全和血栓形成等,故本品于高凝状态、孕妇和肾功能不全患者慎用。

2. 氨甲苯酸(aminomethyl benzoic acid,对羧基苄胺,止血芳酸,PAMBA) 本品具有抗纤维蛋白溶解作用,止血机制与氨基己酸(EACA)相同,止血效果比氨基己酸强 4~5 倍。口服易吸收,生物利用度为 70%,24 小时内 50% 的口服剂量以原形从尿中排出,作用持久,$t_{1/2}$ 为 60 分钟。可以通过胎盘,但不通过血 - 脑屏障,在体内分布也广泛。

本品适应证同氨基己酸。静脉滴注。本品不良反应较氨基己酸和氨甲环酸均低,不易形成血栓,时有腹泻、恶心、头痛、皮疹等,滴注过快和剂量过大可致血压降低、心动过缓,肾功能不全者慎用。

3. 氨甲环酸(tranexamic acid,止血环酸,AMCHA) 本品是一种人工合成的抗纤溶药,能竞争性地抑制 PLG 的激活,其止血机制与氨基己酸和氨甲苯酸相同,但其抗纤溶活力最强,止血效果最好,其作用强度是氨基己酸的 7~10 倍,是氨甲苯酸的 2 倍,而毒性反应相似,$t_{1/2}$ 长,故最为常用。

口服后吸收慢且不完全,生物利用度为 30%~50%。$t_{1/2}$ 为 1~3 小时,服药后 2~5 小时血药浓度达峰值,能通过血脑屏障。用途同氨基己酸,主要用于急性 / 慢性、局限性 / 全身性纤溶亢进所致出血。对于中枢神经系统出血,应用本品优于其他抗纤溶药。

本品用于静脉滴注,也可用 1.0g/L 的溶液冲洗前列腺 / 膀胱出血。不良反应比氨基己酸少,可有视力模糊、头晕、嗜睡,快速静注可致低血糖、或血栓形成,肾功能不全者慎用。本品不宜与苯唑霉素合用。

4. 抑肽酶(aprotinin) 是从牛肺和牛胰中提取的一种多肽,它是一种广谱丝氨酸蛋白酶抑制剂。在酶的活性部位抑肽酶与丝氨酸蛋白酶复合物,从而抑制胰蛋白酶、糜蛋白酶、激肽释放酶、纤溶酶等,使它们失去活性。它还能抑制凝血酶原转变为凝血酶;抑制激活的凝血因子Ⅶ、Ⅸ、Ⅺ、Ⅻ;抑制血管舒张素,从而抑制其舒张血管、增加毛细血通透性和降低血压的作用;但本品对血小板功能无明显影响。抑肽酶是一种异体蛋白,可能引起变态反应,这种情况易出现在反复用药时,特别是在 6 个月内再次给药时尤易发生。

本品是多肽类药物,口服无效,仅作静脉注射。不通过血 - 脑屏障,在肾代谢,1~5 小时由肾排出。$t_{1/2}$ 为 20 分钟。临床上广泛运用于原发性和继发性纤溶亢进症。包括外科、泌尿科、妇产科术后出血,溶栓药所致出血,也用于白血病、肝硬化和癌肿引起的出血,弥散性血管内凝血（DIC）、慢性阻塞性肺病、骨关节病、心脏手术等的出血。本品不良反应是恶心、呕吐、腹泻、荨麻疹，严重时有变态反应、休克和血压改变等。本品不宜与皮质激素、肝素、抗生素、氨基酸等合用。有配伍禁忌。

2006 年以来，有两项研究发现抑肽酶有严重的肾毒性、促心脏病发作和脑卒中的不良反应，故美国食品药品监督管理局（FDA）建议限制抑肽酶的使用，仅限于必须使用该药或使用后收益大于风险的情况，我国也已停止使用。

六、外用局部止血药

必须指出，外用局部止血药仅限于外部局部止血应用，不能用于全身止血。它们对于止、凝血机制正常的患者有局部止血作用，而对于止、凝机制异常的患者局部止血作用差。目前外用局部止血药有西药和中药两大类，分别作一浅述。

（一）凝血酶制品

纯化的凝血酶是从动物（牛、兔、猪）血中提取的凝血酶原，加入凝血活酶和 Ca^{2+} 激活后，获得的蛋白样无菌冻干品或稀释液，为速效的外用局部止血药。凝血酶能使纤维蛋白原转化成纤维蛋白。局部应用后使病灶表面的血液很快形成稳定的凝血块。

1. 适应证　本品能有效地用于局部小血管或毛细血管渗血和静脉出血，对作为皮肤、组织移植物的黏合固定有效。本品也用于上消化道、呼吸道、外科手术、灼伤、五官科和口腔科出血，和经内镜用于泌尿道的局部止血。但是，对动脉出血效果不佳。

2. 方法　外用可直接采用粉剂或溶液。溶液采用 0.9% 生理盐水新鲜配制，浓度 50~250U/ml。溶液应在 4 小时内应用，加敷料包扎。本品用温水送服治疗消化道出血时必须先中和胃酸，当 pH 大于 5 时方能奏效。

鼻出血者用凝血酶止血曾有过敏样反应的报道。外科止血中应用本品曾有致低热反应的报道。因凝血酶进入血管内可诱发 DIC，故本品严禁注射，儿童、孕妇慎用。

（二）止血凝胶-纤维蛋白制品

纤维蛋白胶（fibrin glue）或纤维蛋白黏合剂（fibrin sealant）是一种消毒的人纤维蛋白原与人凝血酶组成的止血凝胶制品，本品具有止血、封合创面和伤口愈合的多种功能。

1. 适应证　常用于多种外科手术如神经外科、心胸外科、血管外科、普通外科、整形外科和耳鼻咽喉科等手术创面局部止血，且无法以结扎、缝合止血者。

2. 制剂和方法　纤维蛋白胶制品有 4 种成分，分装在 4 个安瓿之中：①纤维蛋白原 120mg/ml；②抑肽酶 300 万 U/ml；③凝血酶 500U/ml；④氯化钙 400μmol/ml。使用前加温至 37℃。①与②③④两组同时混合或溶解后装入注射器中，置于双筒注射器支架上待用。纤维蛋白形成需 10~15 分钟，配制品应在 4 小时内用毕。本身病毒灭活处理不善，则有病毒感染之虞。

（三）吸收性明胶海绵（absorbable gelatin sponge）或称明胶止血海绵

本品为外用局部止血剂。通常系动物（牛、猪等）的皮胶，经蛋白水解酶处理后加工制成，制品为消毒手术明胶海绵，商品名称为 Gelfoam。明胶海绵不溶于水，但是，在组织内可吸收水分而膨胀，从而在组织间隙内达到填塞止血的效果。本制品几无抗原性，可完全被吸收。

1. 适应证　手术创面止血，特别是一般难以结扎止血或常规止血措施无效或因局部血管丰富难以缝合的出血部位更为适用。

2. 方法　本制品有大小不同的规格,有外科手术所用的膜块和牙科所用的填塞块,均为灭菌制品,使用时不需加热,需先将其于消毒生理盐水浸湿,然后再覆盖创面,通常可在4~6周内完全被吸收,吸收后常不遗留瘢痕或组织反应等不良反应。

（四）胶原可吸收止血剂（collagen absorbable hemostat）

本品为外局部止血剂,系由牛皮肤中的胶原制成,制品如海绵垫样,已灭菌,无致热原。当制品接触局部出血病灶时,病灶中血小板即聚集于胶原表面,释放出血小板因子和凝血因子,促使病灶表面生成纤维蛋白网粘住胶原海绵垫,起止血效果。

1. 适应证　可用于各类病灶、手术创口的局部止血,但是本品对出血病无效。

2. 方法　按病灶所需大小裁定,将其直接放在出血灶表面上,并应局部加压2~5分钟,胶原与血液接触才可发挥止血作用。本品不良反应有：①胶原覆盖出血灶后,易发血肿、水肿或感染的事件；②胶原本身所致的粘连、异物反应或变态反应等。

注意事项：①本制品不宜使用已经感染或污染的病灶；②伤口裂隙中不宜填塞本品过多,以免胶原膨胀而压迫病灶周围组织；③本制品易于湿手套、手术器械、纱布、棉球等粘连,操作时应注意。

（五）微纤维胶原止血剂（microfibrillar collagen hemostat）

本品为外局部止血剂,系由牛真皮胶原提纯制备的一种不溶于水的纤维素,亦属异性蛋白,商品名称为Avitene。本品用于出血表面时,可在局部诱导血小板在微纤维上直接发生黏附和聚集,形成血小板血栓而发挥止血效能。

1. 适应证　本品应用范围较广,特别是对外科手术过程中难以结扎或烧灼止血无效时,以及组织易脆处或血管丰富处的出血等尤为适用。因此,对于肝撕裂、肝穿刺、肝叶切除术、脾破裂等的出血甚为适用。此外,本品对血小板减少、血友病、凝血因子抑制物等所致的表浅部位出血,亦可解燃眉之急。对肝素或华法林过量所致局部出血亦可使用。但是,本品对刀剑出血则不宜使用,因其可掩盖伤口表面,而影响伤口深处的诊治。

2. 方法　先用干燥灭菌海绵压住出血部位,再用本品（上加盖一层无菌海绵）覆盖于病灶处,以中等压力压迫1分钟,以控制表浅的毛细血管出血；对于动脉缝合裂孔或明显的出血部位,则需用大压力压迫5分钟或更长时间。如果出血仍未控制,可再添加本品,出血控制后再清除多余的本品,此时一般不会再发生出血。本品于7周内可被局部组织完全吸收,且很少遗留残余纤维。

本品本身无不良反应,但是,用于皮肤切口处则影响伤口愈合；植入的微纤维可能有加重感染、脓肿形成和皮肤切口裂开的弊端。

注意事项：①本品不宜用于皮肤切口的部位代替缝合,骨骼表面出血灶亦不宜应用,以免与甲基异丁烯酸黏附后而影响疗效；②操作宜用干燥、光滑、消毒的钳子,以免黏附。

（六）氧化纤维素（oxidized cellulose）

本品为外用局部止血剂。系纤维素经氧化处理后成为纤维素酸,再制成薄纱布状的一种可吸收的止血剂。氧化纤维素本身不参与生理性凝血过程,但是,可通过红细胞与纤维素酸的作用,活化因子XⅢ加速凝血反应；同时纤维素可促进血小板黏附和聚集以增强止血效应。

1. 适应证　本品临床应用范围甚广,对中等程度出血的病灶常可控制,因此,常用于胆管手术,肝叶部分切除、胰腺、肾脏、脾脏手术,截肢术、肠段、乳房、甲状腺、前列腺切除术、口腔外科、拔牙、妇科、耳鼻喉科手术等的出血灶均可使用。在应用时不要缠绕血管,以免发生瘢痕收缩影响血流。对于骨折、化学物质烧灼体表、脊髓和视神经等部位出血者不宜使用。

2. 方法　视病灶大小、形态，出血程度选用单层或多层（4~8层）垫型、纱布条型、小拭子型、棉花团型，压迫出血处3~5分钟，血止后再清除多余纤维素。

（七）三七类外用局部止血剂

三七又名"田七"。为五加科人参属植物的根，其生药功能可散瘀止血、消肿止痛。三七具有促凝和抗凝的双向调节功能，与中医认为三七有止血、又能活血化瘀的说法是相符的。

1. 适用证　主要用于局部止血，除外用散瘀止血外，口服可治疗上消化道出血、咯血、颅内出血。口服三七生粉可降低患者血脂和胆固醇浓度，改善胸闷、气短等症状，临床应用无不良反应。

2. 方法　制剂多样：①三七粉：外用适量（1~3g），用于外伤出血、跌打瘀血、痈肿疼痛、鼻出血、呕血、瘀血腹痛等，以粉剂敷于患处。②复方三七散：简称"三七散"，主含三七、土鳖虫、当归、乳香（制）、没药（制）、白芷、川芎、红花。每瓶2.5g，用于外伤和跌打损伤、化瘀止血、消肿止痛。外用适量，药粉直敷于患处。

第二节　抗血小板药物

抗血小板药物（antiplatelet drugs）是一组能抑制血小板聚集、活化和阻止血小板参与血栓形成的药物。这组药物多样复杂，现按药物的作用原理简述如下。

一、常用药物种类

1. 阿司匹林（aspirin，乙酰水杨酸，ASA）　是血小板环氧化酶（Cox-1）抑制剂。目前认为，ASA通过乙酰化环氧化酶529位的丝氨酸，改变底物花生四烯酸（AA）的作用，不可逆地阻断内过氧化物（前列腺素 H_2，PGH_2）和代谢产物血栓烷A2（TXA_2）的生成，从而发挥抑制血小板聚集的作用。

ASA：口服半衰期为15~20分钟，达峰时间1~3小时，在体内可维持5天。作为重要的抗血小板药物，主要用于冠心病和心肌梗死一级、二级的预防和治疗；也用于对脑卒中和短暂性脑缺血发作（TIA）的预防以及心源性脑梗死；但是阿司匹林很少用于静脉血栓形成（VTE）。ASA的负荷剂量为300mg，国外推荐剂量为81~325mg/d，国内为75~150mg/d（平均100mg/d）。ASA的主要不良反应，除过敏外，还有出血和胃肠道刺激反应等，其中出血的风险较大。

2. 氯吡格雷（clopidogrel）和普拉格雷（prasugrel）　二者都是经肝细胞色素P450酶代谢后变为有活性的成分，与血小板膜ADP（P2Y12）受体结合，发挥抑制血小板的钙动员和抗血小板聚集作用。氯吡格雷的半衰期为7.0~7.5小时，达峰时间为1小时，在体内维持7天。负荷剂量为300mg，维持剂量为75mg/d。它有个体差异大、滞后作用强和不可逆的抑制作用等缺点。目前认为与ASA合用疗效增强。新近上市的普拉格雷，比氯吡格雷为优的也有出血不良反应。在一组13 608例冠脉综合征（ACS）作经皮冠状动脉介入（PCI）的患者随机双盲研究，负荷剂量为60mg，维持剂量为10mg/d，口服，同时加用ASA，共计应用6~15个月。其主要终点事件（心源性死亡、非致死性心肌梗死和脑卒中）的发生率：普拉格雷为9.9%，低于氯吡格雷（12.9%），$P < 0.001$；心肌梗死（7.4% vs 9.7%），$P < 0.001$；其重度出血发生率增高（2.4% vs 1.8%），$P=0.03$。此外，国产的泰嘉也已应用于临床，抗凝疗效和出血副作用与氯吡格雷相似。

3. 西洛他唑（cilostazol, Pletaal, 培达）和双嘧达莫（dipyridamole, 潘生丁） 它们的药理作用是通过抑制磷酸二酯酶的活性，使血小板内 cAMP 浓度增高而起抑制血小板聚集的作用；其次，西洛他唑还有扩张血管和抑制平滑肌增殖的作用，双嘧达莫还有增强内源性前列腺环素（PGI_2）活性的作用。

两药口服后吸收良好，作用快，生物利用度良好。西洛他唑半衰期呈双相性，（第一相为 2.2 小时，第二相为 18 小时）药物有效浓度可持续 24 小时，由尿、粪排泄。本品主要适应于慢性动脉闭塞症，特别是有肢体溃疡、疼痛、冷感和跛行的动脉缺血的患者。每次 100mg，每天 1~2 次。肝肾功能不全和妊娠妇女慎用 / 禁用。双嘧达莫的半衰期为 2~3 小时，每次 25~50mg，每天 3 次，口服；或 100~200mg/d 静脉滴注。剂量＞ 200mg/d 可见 25% 的患者出现头痛、面潮红、恶心、呕吐、皮疹等不良反应。

4. 二磷酸腺苷（ADP）P2P12 受体拮抗剂 ADP 存在于血小板致密体（δ）颗粒中，其受体最重要的是 P2Y12。P2Y12 受体拮抗剂通过抑制 P2Y12 受体，干扰 ADP 介导的血小板聚集和活化。P2Y12 受体拮抗剂分为噻吩吡啶类和非噻啶吡啶类两种：①噻吩吡啶类药物：如前述的氯吡格雷和普拉格雷；②非噻吩吡啶类药物。此类药物包括常见的是坎格雷洛（cangrelor）和替卡雷洛（ticagrelor），二者都无需细胞色素 P450 酶系统代谢直接与血小板膜 ADP（P2Y12）受体结合，发挥抗血小板聚集和活化作用。坎格雷洛半衰期短（3~5 分钟），出血少。静脉注射起效快（4 小时）；替卡雷洛为口服型 P2Y12 抑制剂，半衰期为 12 小时，需 2 次 / 天口服作用比氯吡格雷强。一组 6732 例 ACS 作 PCI 的患者服用替卡雷洛（负荷剂量 180mg，维持剂量 90mg/ 次，2 次 / 天，共用 12 个月）；另与 6676 例用氯吡格雷（负荷剂量 300mg 维持剂量 75mg/d，共用 12 个月）比较，终点事件发生率前者为 9.9%，后者为 10.7%（$P=0.0025$），出血发生率两组间差异无统计学意义（$P > 0.05$）。

5. 血小板 GPⅡb/Ⅲa（αⅡbβ₃）受体抑制剂 在激活情况下，血小板 GPⅡb/Ⅲa（αⅡbβ₃）受体的空间结构发生变化，以便与纤维蛋白原（Fg）和血管性血友病因子（vWF）结合，从而诱导血小板聚集，血小板 GPⅡb/Ⅲa 受体抑制药阿昔单抗、依替巴肽和替罗非班等，可以抑制 Fg 和 vWF 与 GPⅡb/Ⅲa 结合，从而发挥抑制血小板聚集的作用。

阿昔单抗（abciximab, Reoproth）是一种带有精氨酸 - 甘氨酸 - 天门冬氨酸（RGD）构成的肽，为人 - 鼠嵌合型单克隆抗体（C7E3），可以与 GPⅡb/Ⅲa 受体非特异性结合，改变其空间结构，使 Fg 和 vWF 不能与 GPⅡb/Ⅲa 受体结合，从而抑制血小板聚集作用。临床上适合于 ACS 和 PCI 的防治，也用于免疫性脑动脉栓塞行血管形成术手术的患者。依替巴肽（eptifibatide, Integritin）是一种人工合成的由 7 个氨基酸环绕而成的结构，结构中的“赖 - 甘 - 天门冬（RGD）”基团，可以“封闭”血小板 GPⅡb/Ⅲa 受体，可逆地阻滞与 Fg 的结合从而抑制血小板的聚集。临床研究其作用与阿昔单抗相似，出血事件不增加。替罗非班（tirofiban）是一种非肽类抑制剂，半衰期短，无抗原性。在联合氯吡格雷治疗 ACS 患者行 PCI 手术中，替罗非班 [负荷量 10μg/kg，维持剂量 0.15μg/（kg·min）静滴] 和氯吡格雷（负荷剂量 300mg，维持剂量 75mg/d）结果相似。

6. 蛋白酶（凝血酶）激活受体 -1（protease activated receptors-1, PAR-1）抑制剂 其中 PAR-1 受体抑制剂 -vorapaxar（SCH530348）是由喜巴辛植物中提取的一种生物碱，它可以特异地抑制血浆中由凝血酶诱导的血小板聚集。生物利用度高，由胆汁分泌到肠道排泄。在 1030 例 ACS/PCI 患者中，设 ASA+ 氯吡格雷、肝素 / 比伐卢定和安慰剂组，负荷剂量分别为 10mg、20mg 和 40mg，维持剂量分别为 0.5mg/d、1.0mg/d 和 2.5mg/d，共用 60d。结果：SCH-530328 组降低心脑血管事件发生率，未见增加出血的危险性。

7. 其他抗血小板药物见表 5-2-1。

表 5-2-1　其他抗血小板药物

作用原理	药物名称	常用剂量	半衰期	代谢	不良反应
磷酸二酯酶抑制	瑞潘通（pentomer）或己酮可可碱（PTX）	600~1200mg/d	约 1h	肾	头痛、胃肠反应、皮疹、出血等
腺苷酸环化酶激活剂	前列环素（PGI_2）或依前列醇、伊洛前列素（Ciloprst）、贝前列腺素钠（baroprostsodium）	首次 5ng/kg，以后 1~2ng/（kg·min）	2~3min	肾	
5- 羟色胺受体（5-HT_2）受体拮抗剂	沙洛雷酯（sarpogrelate）安步洛克（amplag）	300mg/d	2.7h	肝肾	胃肠道、出血、肝酶↑等
TXA_2 和前列腺素受体（TP）抑制剂	Terutroban、奥扎格雷钠	30mg/d，口服	2h	肾	胃肠道、过敏、出血
Cox-1 抑制剂	硝基阿司匹林和 triflusal				
ADP 受体拮抗剂	Elinogren				

8. 双重用药和联合用药　前者是指同时应用两种抗血小板药，如阿司匹林和氯吡格雷 / 西格他唑；后者是指同时应用一种抗血小板药（阿司匹林 / 氯吡格雷）和一种抗凝药物（肝素 / 华法林）。这种用药方法比单一用药方法更有效，但是也会增加出血的危险性。阿司匹林和氯吡格雷联合应用会降低 PCI 再狭窄的发生率，也作为 ACS 的首选方案；然而在一些特殊患者如高风险脑血管疾病的患者中，它们的联合应用不仅不会减低脑卒中的发生率，反而会增加出血的风险率。在部分患者有心房颤动 /ACS 的患者中，联合应用华法林、阿司匹林和氯吡格雷也见报道，但尚未经大型临床验证的评估，且伴有显著的出血危险性。此外，阿司匹林与双嘧达莫的双重应用（Aggrenox 胶囊）会增加抗血小板的抗栓作用，但也增加出血发生率；另外一种 Pravigad Pac 复合片剂（ASA+ 普伐他汀药）也在临床试用中。

药理作用抗血小板药物作用于血小板结构和代谢的不同部位，如抑制（拮抗）血小板膜 GP Ⅱ b/Ⅲ a（α Ⅱ $b\beta_3$）、环氧化酶（Cox）、ADP 受体（P2Y12）和磷酸二酯酶 / 激活（兴奋）腺苷酸环化酶等，起抗血小板激活作用（图 5-2-1）。

二、临床应用

（一）适应证和禁忌证

1. 适应证　①心血管疾病：一期和二期的预防，不稳定型心绞痛，急性心肌梗死，心瓣膜疾病和心瓣膜修复术，冠脉成形术（PTCA、PTI）和心脏旁路移植术等；②脑血管疾病：一期和二期的预防，脑血栓形成和脑梗死、短暂性脑缺血发作（TIA）等；③周围血管栓塞症；

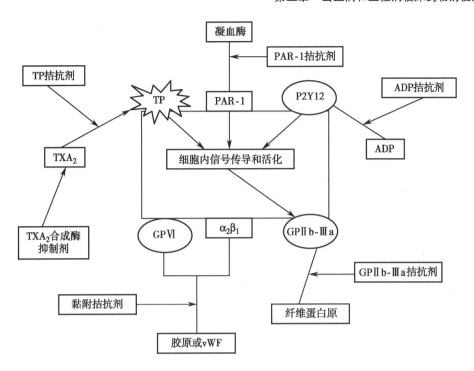

注：ADP，腺苷二磷酸；PAR-1，蛋白酶激活受体；TP，血栓烷受体；TXA₂，血栓烷A₂；vWF，血管性血友病因子

图 5-2-1　抗血小板药物作用靶点

④微血管病变：血栓性血小板减少症（TTP），溶血性尿毒症综合征（HUS），肾小球疾变，糖尿病视网膜病变等；⑤静脉血栓栓塞症：有时与抗凝药物联合应用。

2. 禁忌证　①对阿司匹林和其他抗血小板药物过敏者；②出血素质者：血小板减少（$< 50 \times 10^9/L$）及其功能减退，血友病及其他凝血因子缺乏症，近期有脑出血、严重创伤 / 手术等；③阿司匹林胃肠道不良反应：重者可与保护胃黏膜药物合用，以减少 ASA 对胃黏膜的刺激或出血；④肝、肾功能不全：一般情况下，对轻度者或老年人，在严密观察下可以常规用药；对中度者，剂量少或慎用；对重度者，禁用。严防出血的发生和对肝、肾功能的损害。

（二）常规剂量

①阿司匹林：国外负荷剂量 300mg，维持剂量 81~325mg/d；国内前者 300mg，后者为 75~150（平均 100）mg/d；②氯吡格雷：负荷剂量为 300mg，维持剂量为 75mg/d；③西洛他唑：100mg/ 次，1~2 次 / 日；④双嘧达莫：口服，25~50mg/ 次，3 次 / 日；静脉滴注，100~200mg/d；⑤其他抗血小板药，参见各自的药物说明书。

（三）实验室监测

由于抗血小板药物可致出血并发症，虽然相关指南中未规定必须做实验室监测，此处仍建议有条件的单位根据临床实际情况适当选用实验室监测，以指导临床用药。常用的监测试验有：

1. 血小板聚集试验（PagT）　服用阿司匹林建议用花生四烯酸（AA）作为血小板聚集诱导剂，服用氯吡格雷（泰嘉）建议用二磷酸腺苷（ADP）作为诱导剂。服药后血小板聚集率降低至服药前（基础聚集率）的 ＞50%，示药物治疗有效；若聚集率降低不明显或聚集率仍 ≥

70%，示药物治疗无效或存在使血小板抵抗现象。

2. 血栓弹力图（TEG）检测　使用 TEG 作为检测抗血小板药物（阿司匹林、氯吡格雷、阿昔单抗）的疗效和血小板抵抗有其优点。其中血小板图的监测结果，服用抗血小板药后血小板的抑制率（以 AA 或 ADP 为诱导剂）＜ 20% 提示药物不敏感或有药物抵抗；抑制率＞50% 提示药物有效；抑制率＞ 75% 提示药物有很好的疗效。

3. 全血细胞流式细胞仪检测（FCM，全血法）　以全血作为免疫标记，用 FCM 检测血小板膜 GPⅡb/Ⅲa（CD41/CD61）和血小板 P- 选择素（CD62P）的表达率，从而指导 GPⅡb/Ⅲa 拮抗剂（阿昔单抗、替罗非班、埃替非班），也可以指导 ADP 受体（P2Y12）抑制剂（氯吡格雷、普拉格雷）和阿司匹林的抑制情况。因此，临床上可采用全血 FCM 方法检测抗血小板药物的疗效、预防药物过量所致出血以及发现药物的抵抗现象。

4. 其他方法　有血小板功能分析仪（PFA-100/200）、快速血小板功能分析仪（VerifyNow）、尿 11- 去氢 - 血栓烷 B2（11-DH-TXB2）检测，以及 MeSAMP 试验、血小板舒血管剂刺激磷酸蛋白（VASP）测定（FCM 法）等。

（四）不良反应

药物抵抗　多见于阿司匹林抵抗和氯吡格雷抵抗。

（1）阿司匹林抵抗（aspirin resistance）：通过 meta 分析，发生率 22.4%~27.3%。是指规律服用阿司匹林患者未能对血小板的活化和聚集产生预期的抑制作用。其诊断标准：①临床上缺血事件的发生率没有减低或反而增高；② Gum 等的实验标准：10μg/L 的 ADP 诱导的血小板聚集率 ≥ 70%，0.5% 花生四烯酸（AA）诱导的血小板聚集率＞ 20%。发生机制尚不清楚。

（2）氯吡格雷抵抗（clopidogrel resistance）：同阿司匹林，发生率约 25%（范围 4%~30%）。其诊断标准：①临床上缺血事件的发生率没有减低或反而增高；②以服用氯吡格雷前患者血小板聚集（ADP 20μmol/L）的水平为基线，与服用氯吡格雷后血小板聚集（ADP 20μmol/L）仍 ≤ 10% 为氯吡格雷抵抗（必须指出，监测药物抵抗的实验方法有多种，但没有一种是理想的"金标准"）。发生机制尚不清楚。

（3）出血：不同抗血小板药物有各自的不良反应，出血是共同的严重不良反应。出血多表现为皮肤出血点 / 瘀斑，黏膜出血如鼻出血、牙龈出血，妇女月经过多 / 经期延长，也可以有黑便、血尿，甚至有手术、创面出血难止和颅内出血等。出血的发生率常与患者存在活动性出血、手术创面出血、血小板减少、凝血功能障碍和使用药物剂量大小等因素有关。据一组 9586 例服用阿司匹林和 9599 例服用氯吡格雷的患者的统计，胃肠道出血的发生率前者为 2.7%，后者为 2.0%。然而双重用药（阿司匹林 + 氯吡格雷）和联合用药（抗血小板药 + 抗凝药或溶栓药 + 抗血小板药）等，出血的发生率更高。此在临床上应用引起高度重视。

第三节　抗 凝 药 物

抗凝药物（anticoagulation drugs）是一组抑制凝血机制和血液凝固，阻止凝血因子活化和参与血栓形成的药物。这组药物多样复杂，现按药物作用原理简述如下。

药物种类

（一）常用药物

1. 普通肝素（heparin，未分级肝素，uFH）和低分子肝素（low molecular weight heparin，LMWH） uFH 是从牛和猪的肺脏和胃肠组织中提取获得，它是硫酸化的葡萄糖胺多糖混合物，由 D- 葡萄糖胺和 α 杜糖醛残基交替构成的链状分子，是具有很高的异质性，分子量 5000~30 000（15 000）D。外来肝素与体内天然抗凝血酶（antithrombin，AT）结合形成复合物，该复合物再与凝血酶（FⅡa）和因子Xa（FXa）等结合从而灭活 FⅡa/FXa 等（需依赖抗凝血酶的间接抑制剂），因此 uFH 抗凝血酶的活性高于抗活化因子Xa的活性。uFH 需皮下注射或静脉输注给药，不能口服，其半衰期呈剂量依赖性，一般认为是 0.5~2.5 小时。常用方法是按 75U/kg 或者 5000U 快速静注，随后 18U/（kg·h）持续静滴。

LMWH 是在 uFH 的基础上，用化学或酶处理方法缩短 uFH 多糖链的长度，控制其分子量在 4000~5000Da。由于 LMWH 是由 uFH 衍生而得，所以 LMWH 同样需要结合抗凝血酶（AT）形成复合物，该复合物才能有效地抑制活化因子X（FXa）和凝血酶（FⅡa）等（需依赖抗凝血酶间接抑制剂），因此 LMWH 抗活化因子Xa 的活性高于抗凝血酶的活性（表 5-3-1）。LMWH 需皮下注射或者静脉输注给药，其半衰期一般为 1.5~4.0 小时（表 5-3-2）。

表 5-3-1 uFH 与 LMWH 的比较

	uFH	LMWH
分子量（Da）	5000~30 000	4000~5000
抗 FXa 活性	++	++++
抗凝血酶活性	++++	++
作用时间（$t_{1/2}$）	短（0.5~2.5h）	长（1.5~4.0h）
与血小板结合	++++	+
与内皮细胞结合	++++	+
被清除率	+++	+
对纤溶的作用	+	+++
对 PF4 的作用	+++	+
对鱼精蛋白的作用	++++	+
对 AT 的结合	+++	++++
延长 APTT	++++	++
出血倾向	++++	+
减少血小板	+++	+
骨质疏松	+++	+

注：PF4：血小板因子Ⅳ；AT：抗凝血酶

表 5-3-2 主要 LMWH 的一览表

名称	作用目标	常用剂量	半衰期	代谢	实验监测
依诺肝素(克赛) (enoxaparin)	间接抑制 FXa、 FⅡa、FⅨa、FⅪa	20mg/d 或 4000~6000U/d	2~3h	肝	抗活化因子Xa (AFXa)试验
达肝素钠(法安明) (fragmin)	同上	2500~5000 AFXaU/d	2.4~4.0h	肝	同上
那曲肝素(速碧凝) (natroparin)	同上	0.4~0.8ml/d 40~60U/(kg·d)	2.0~2.3h	肝	同上
亭扎肝素(tingzaparin)	同上	75mg/(kg·d)	3.0~4.0h	肝、肾	同上
吉派林(reviparin)	同上	40~80U/(kg·d)		肝、肾	同上

2. 维生素 K 拮抗剂 即香豆素类衍生物,代表性或常用的药物是华法林(warfarin)。华法林是维生素 K 的竞争性抑制剂,可以有效地抑制 γ- 羧基化反应,从而抑制一系列依赖维生素 K 的凝血因子(Ⅱ、Ⅶ、Ⅸ、Ⅹ),同时也抑制依赖维生素 K 的抗凝蛋白 [蛋白 C(PC)、蛋白 S(PS)、蛋白 Z(PZ)] 的合成。华法林口服后迅速被吸收,在 30~60 分钟达峰浓度,半衰期为 35~45 小时。吸收后的华法林,生物利用度高,能与血浆蛋白结合,通过肝脏细胞色素 P450 系统代谢,由粪排泄。只有游离的华法林才会发挥抗凝作用。然而华法林的抗凝作用又受多种因素的影响,除腹泻与肝病外,主要的影响因素是饮食和药物。

(1)饮食对华法林的影响:含维生素 K 丰富的绿色蔬菜,如菠菜、韭菜、西兰花、油菜等较多(236~436μg/100g);大白菜等次之(89μg/100g);芹菜茎、萝卜、花菜、黄瓜等较少(30~40μg/100g);西红柿最少(5μg/100g)。过多进食含维生素 K 丰富的食物(绿色蔬菜和动物肝脏)可以减低华法林效应,相反可以增加华法林的效应。

(2)药物对华法林的影响 见表 5-3-3。

表 5-3-3 药物对华法林的影响

增强作用的药物	抑制作用的药物
甲苯多巴、异烟肼、对乙酰氨基酚、别嘌醇、雄激素和合成类固醇、肠道类抗生素(新霉素、红霉素)、头孢噻啶、氯霉素、氯丙嗪、高胰岛素、西咪替丁、吲哚美辛、奎尼丁、水杨酸盐、磺胺类、甲状腺素、甲氨蝶呤、甲巯咪唑、苯妥英、甲苯磺丁脲、萘啶酸等	安替比林、维生素 K 类,利福平、糖皮质激素、苯巴比妥、灰黄霉素、硫唑嘌呤、卡马西平、毛地黄、氟哌啶醇、格鲁米特、乙醇等

华法林是口服抗凝剂,首次以 5.0~7.5mg 为宜,它首先使半衰期($t_{1/2}$)短的因子Ⅶ(4~6 小时)减低,其次使因子Ⅸ(12~24 小时)和因子Ⅹ(48~72 小时)减低,最后使因子Ⅱ(60 小时)减低,华法林使全部依赖维生素 K 凝血因子减低需要 48~72 小时,故华法林是典型慢作用的口服抗凝药物。

(二)直接凝血酶抑制药物(表5-3-4)

凝血酶是凝血过程的中心环节。直接凝血酶抑制剂是直接与凝血酶的活化部位结合而抑制凝血酶,不依赖抗凝血酶(AT),从而可抑制纤维蛋白原转化为纤维蛋白;其次也抑制因子Ⅴ、FⅧ、FⅩⅢ和血小板的活化。这类药物很少与血浆中的其他蛋白质结合。

1. 来匹卢定（lepirudin，重组水蛭素）　由 65 个氨基酸组成，与天然水蛭素不同的是其 N 端为异亮氨酸，而其 63 位的酪氨酸缺失硫酸基团。皮下注射的生物利用度为 88%，半衰期（$t_{1/2}$）为 1~3 小时；静脉注射 $t_{1/2}$ 为 0.5~1.0 小时。通过肾清除，在肾功能不全时尤需用 APTT（维持在对照值的 1.5~2.0 倍）加以调节剂量。

2. 比伐卢定（bivalirudin）　由 20 个氨基酸组成的多肽，分子量为 2180Da。它对凝血酶的抑制作用是可逆的和短暂的，静注给药的 $t_{1/2}$ 为 25 分钟。本药与阿司匹林合用于不稳定型心绞痛、心肌梗死，也用于肝素诱导的血小板减少症（HIT）和静脉血栓栓塞症（VTE）等。

3. 阿加曲班（argatroban，诺保思泰）　是一种精氨酸衍生物，可逆地抑制凝血酶。静注的半衰期为 40~50 分钟，需根据 APTT（维持在对照值的 1.5~2.0 倍）调节用药剂量。由肝代谢粪清除，肝功能不全者慎用 / 禁用。适合用于 HIT、外周动脉闭塞症、心血管手术、脑血栓栓塞症、血液透析等。

4. 达比加群（dabigatran）　是一种非肽类、竞争性、可逆的抑制剂，口服吸收后经酯酶转化为有活性的达比加群酯（dabigatranetexilate），产生抑制凝血酶的作用。$t_{1/2}$ 为 14~17 小时，由肾清除。其优点是口服有效，不受食物和药物的影响，不需要特殊监测，与细胞色素 P450 酶代谢系统无交叉作用，与药物的相互作用率低。临床较为多用。

表 5-3-4　直接抗凝血酶药物一览表

药物	适应证	用药方案	检查
来匹卢定	HIT	首次 0.4mg/kg，以后 0.15mg/（kg·h）	APTT
比伐卢定	血管形成术，HIT 患者的 PCI	首次 0.75mg/kg，以后 1.75mg/（kg·h）	ACT
阿加曲班	HIT，HIT 患者 PCI	2μg/（kg·min） 首次 350μg/（kg·min），然后 15~400μg/（kg·min）	APTT
达比加群		300mg/d（150mg，每日 2 次）	ACT

（三）凝血因子 Xa 抑制剂

分为直接抑制剂和间接抑制剂两种。前者通过与 FXa 的结合位点直接结合阻断与底物的相互作用，抑制游离于血浆中的 FXa 和与血小板结合的 FXa；后者则需与抗凝血酶（AT）结合形成复合物，该复合物再去抑制 FXa。

1. 直接 FXa 抑制剂　利伐沙班（rivaroxaban，拜瑞妥）和艾吡沙班（apixaban，阿哌沙班）：利伐沙班口服后生物利用度为 60%~86%，其 $t_{1/2}$ 为 6~9 小时，66% 由肾清除，余由粪排泄。与食物和药物的交叉作用小，对细胞色素 P450 酶代谢系统无作用。利伐沙班可用于防治 VTE、急性冠脉综合征（ACS）和心房颤动等患者。一组 4832 例肺栓塞（PE）伴 / 不伴 DVT 患者，用利伐沙班 15mg，2 次 / 天，连用 3 周以后改为 20mg/d，与依诺肝素 / 华法林对照组治疗比较，利伐沙班疗效不劣于标准抗凝治疗，出血并发症为 1.1%（标准治疗为 2.2%）。

爱吡沙班（apixaban，阿哌沙班）属氨基苯噁唑类化合物，具有高选择性、可逆性 FXa 直接抑制剂。通过肝（75%）和肾（25%）排泄。口服生物利用度为 50%，半衰期为 12 小时。不适用于肝功能不全的病人，可用于肾功能减低的患者。对晚期 VTE 仍有效，安全性与肝素 / 华法林相比较出血并发症明显减少。

2. 间接 FXa 抑制剂　见于由化学合成的磺达肝癸钠（fondaparinux，磺达肝素，戊聚糖钠,安卓)。皮下注射吸收快,生物利用度近乎 100%,$t_{1/2}$ 17~21 小时,64%~77% 以原形由肾清除,不与细胞色素 P450 酶代谢系统起作用。未见引起 HIT,不影响 APTT、INR 和纤溶活性,鱼精蛋白不能中和本药。皮下注射剂量按体重计算:体重 50~100kg 为 7.5mg/d,< 50kg 为 5.0mg/d,> 100kg 为 10mg/d,推荐剂量一般为 2.5~5.0mg/d。本品于依诺肝素相比较血栓复发率 3.9% vs 4.1%,大出血为 1.1% vs 1.2%,死亡率为 3.8% vs 3.0%。其衍生物为 idrabiotaparinux(伴硫化链的戊糖,结合抗凝血酶增加 30 倍)生物利用度为 100%,半衰期 120 天,不导致 HIT,其优于磺达肝癸钠,目前在做临床试用。

3. 其他因子 Xa 抑制剂　见表 5-3-5。

表 5-3-5　其他因子 Xa 抑制剂一览表

作用	药物	峰值	半衰期	代谢	给药方式	剂量
直接因子 Xa 抑制作用	依度沙班(edoxaban)	2d	1~3h	肾	口服	30~60mg/d
	奥米沙班(otamixaban)			肾	静脉	0.105~0.140mg/(kg・h)
间接因子 Xa 抑制作用	idrabota-parinux(艾卓衍生物)	3~4 个月	120d	肾	皮下	3mg/w

(四)药理作用

抗凝药物通过直接或间接作用抑制凝血过程中的不同凝血因子的活化。直接抑制剂是药物无需结合抗凝血酶(AT),间接抑制剂则药物必须要结合 AT 才能发挥抗凝作用。前者如重组水蛭素、阿加曲班和利伐沙班等,后者如肝素 / 低分子肝素、磺达肝癸钠和依达肝素等。此外,维生素 K 拮抗剂(华法林)是药物抑制维生素 K 的代谢,使肝脏不能合成依赖维生素 K 的凝血因子(Ⅱ、Ⅶ、Ⅸ、Ⅹ),从而使这些凝血因子的血浆水平减低起抗凝作用(图 5-3-1)。

(五)临床应用

1. 适应证和禁忌证

(1)适应证:①静脉血栓栓塞(VTE),以抗凝药物为主,抗血小板药物为辅。多用于深、浅静脉血栓(如 DVT、浅静脉血管炎等),肺梗死(PE),腹腔静脉血栓(肠系膜静脉、脾静脉、肾静脉血栓),脑静脉(窦)血栓,外科手术血栓,恶性肿瘤血栓,妊娠 / 分娩期血栓,医源性血栓(导管、器械装置、体外循环),遗传性易栓症(蛋白 C/ 蛋白 S 和抗凝血酶缺乏症);②动脉血栓栓塞症:以抗血小板药物为主,抗凝药物为辅。多用于急性心血管病(冠脉综合征、心肌梗死、PCI),心房颤动,心瓣膜疾病及其修复术等;③微血管疾病(DIC、肾小球病等)。uFH 的使用指征:不合血型输血,感染(内毒素)、败血症,严重肝病、肾功能不全,羊水栓塞、死胎滞留和肿瘤扩散、急性白血病等所致 DIC,心脏旁路移植术,紧急情况下接受手术患者等。

(2)禁忌证:①对药物过敏者;②存在活动性出血(2 个月内有脑出血 / 外科手术);③重型高血压(> 180/100mmHg);④血小板降低(< 50×10⁹/L);⑤严重肾功能不全、新发缺血性脑卒中、心包炎 / 心包积液等;⑥近期内外科手术 / 侵润性操作;⑦围生期妇女等。

2. 常用剂量

(1)uFH:在静脉血栓栓塞症(VTE)中,常用剂量是首次静脉注射 5000U(或 > 75U/kg),

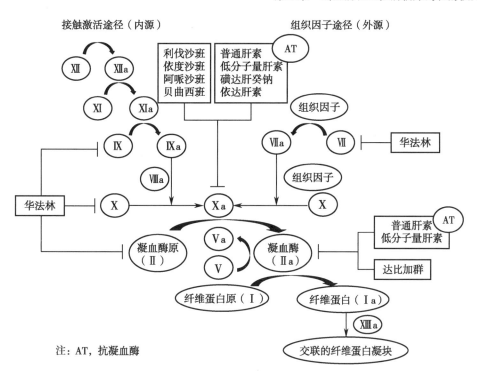

图 5-3-1　抗凝药物的药理作用

随后以 18U/（kg·h）持续静脉滴，且以 APTT 监测调节剂量，以 APTT 检测值是正常对照值/正常均值的 1.5~2.0 倍（一般为 70~90 秒）或以抗活化因子 Xa 试验为 0.2~0.4U/ml 为调节剂量的监测试验。

（2）LMWH：种类较多，多以 5000U/d，皮下注射，作为预防血栓形成；而后 5000U/次，每 12 小时一次，皮下注射作为治疗血栓形成的剂量。或以抗活化因子 Xa（AFXa）试验为 0.3~0.7U/ml 为调节剂量的监测试验。

（3）华法林：第 1、2 天口服 5~7.5mg，第 3 天开始以 INR 2.0~3.0 为目标调整华法林剂量，一般以 2.5~5.0mg/d 维持为宜。

（4）uFH/LMWH 转化为华法林治疗：同时联合应用 uFH/LMWH 和华法林，2 天后若华法林达目标值（INR 2.0~3.0）时，停用 uFH/LMWH，只用华法林维持治疗。

（5）其他抗凝药物：一般无需检测。

3. 联合用药　指抗血小板药与抗凝药联合应用。必须结合个体化、权衡利弊和循证医学资料作全面地评估。例如，急性 ACS 时，可用抗血小板药，如 ASA、氯吡格雷加磺达肝癸钠（fondaparinux）；而在慢性 ACS 时，不主张用抗血小板药加华法林作长期治疗措施。

心房颤动时，首选抗凝药（华法林/利伐沙班），次选抗血小板药（ASA/氯吡格雷）。但是心房颤动伴冠心病、糖尿病和周围动脉闭塞症时，可选用抗血小板加抗凝药；心房颤动作 PCI 时，可用双重抗血小板药和抗凝药物，但需注意出血并发症。

非心源性脑卒中时，选用抗血小板药，不加用抗凝药。PCI 时，可用双重抗血小板药，但在操作过程中加用抗凝药（uFH/LMWH），但要注意出血并发症。周围动脉闭塞症主张抗血小板药，不加用抗凝药。

4. 实验室监测

（1）APTT 和活化凝血时间（ACT）监测：由于血浆中存在肝素，其浓度 ≥ 0.1U/ml 即会使 APTT 延长，所以多用 APTT 作为 uFH 的监测试验，维持 APTT 检测值是正常对照值 / 正常平均值的 2.0~2.0 倍为宜；在体外循环时 uFH 的血浆浓度 > 5.0U/ml 时，APTT 失去监测作用不能反映体内 uFH 的水平，应采用活化凝血时间（ACT）监测，（参考范围为 75~125 秒），使 ACT 的监测值持续在 250~350 秒为宜，手术结束时应采用硫酸鱼精蛋白中和 uFH 使 ACT 值恢复到参考值范围内是安全的。

（2）抗活化因子 X（AFXa）试验：由于 APTT 对 LMWH 不甚敏感，故选用抗活化因子 X（AFXa）试验监测 LMWH 较理想，也可用它监测 uFH。对于 LMWH 监测使 AFXa 维持在 0.3~0.7U/ml 为宜，对于 uFH 监测使 AFXa 维持在 0.2~0.4U/ml 为佳。

（3）抗凝血酶（AT）测定：uFH/LMWH 和间接凝血酶的抑制剂，在体内必须要与 AT 结合才能发挥抗凝作用，故需监测 AT 的血浆水平（参考范围 80%~120%）。若 AT 的活性 < 70% 肝素抗凝效果减低，若 AT 的活性水平 < 30% 肝素失去抗凝作用。

（4）血小板计数（BPC）：肝素（尤其是 uFH）通过免疫机制可导致 BPC 减低，发生率平均为 3%（范围 0%~5%）。在使用 uFH 的过程中（2~14 天）必须动态观察 BPC。若 BPC 减低 < 50×10^9/L 可能造成肝素诱导的血小板减少症（I 型）和肝素诱导的血小板减少性血栓症（II 型），后者严重、病死率高。

（5）凝血酶原时间国际正常化比值（international normalized ratio，INR）：WHO 推荐作为口服华法林的监测指标，简便，在世界范围内广泛使用（表 5-3-6）。在绝大多数的情况下，INR 维持在 2.0~3.0（平均 2.5）为宜。

表 5-3-6 华法林的 INR 监测范围

疾病	目标INR（范围）
预防深静脉血栓形成	2.5（2.0~3.0）
治疗深静脉血栓形成	2.5（2.0~3.0）
髋、膝关节置换术	2.5（2.0~3.0）
肺栓塞	2.5（2.0~3.0）
反复发作性 DVT/PE	2.5（2.0~3.0）
急性冠脉综合征（ACS）/ 心肌梗死	2.5（2.0~3.0）
心房颤动	2.5（2.0~3.0）
心瓣膜置换术	
组织瓣膜	2.5（2.0~3.0）
机械瓣膜	3.0（2.5~3.5）

（六）不良反应

1. 出血 不同程度的出血是各种抗凝药物的常见和严重并发症。出血主要与年龄、个体差异，近期手术 / 创伤、胃肠出血、肝肾功能不全、高血压、脑血管疾病、使用药物等有关、抗凝强度和治疗时间的长短等因素相关；出血发生率约为 3% 左右。出血常见于皮下紫癜 / 瘀斑，黏膜出血（鼻出血、牙龈出血），消化道出血（便血、尿血），月经过多 / 周期延长、手术创面出血，严重者可有颅内出血等。Samuel 等提出的出血风险评估系统（表 5-3-7）可供参考。

表 5-3-7　Samuel 出血评估系统

出血风险	评估积分（分）	出血风险	评估积分（分）
近期有严重出血	2	肌酐＞1.2mg/dl	1.5
男性 Hb＜130g/L，女性＜120g/L	1.5	癌症	1.0
严重肺栓塞	1.0	年龄＞75 岁	1.0

注：出血风险分级：低风险：0分；中等风险：1~4分；高风险：＞4分

2. 皮肤坏死　罕见于口服华法林（尤其新生儿），多见于服用药物的早期。常见于疼痛性、出血性皮肤坏死，可能与蛋白 C 或蛋白 S 快速降低有关。

3. 肝素抵抗和华法林抵抗

（1）肝素抵抗（heparin resistance）：应用足量或超剂量肝素，部分患者对肝素的敏感性仍然很低，并见 APTT 延长不足。可能是由于血浆中存在高水平的因子Ⅷ或低含量的抗凝血酶（AT）所致。

（2）华法林抵抗（warfarin resistance）：应用足量或超剂量华法林，部分患者对华法林的敏感性仍然很低，并见 INR 升高不足。可能是由于合并使用维生素 K、抗生素或基因多态性变化所致。多数与维生素 K 环氧化物还原酶复合体亚单位、基因（VKOGA）和细胞色素 P452 2C9 基因（CYP2C9）有关。我国台湾 Yuan 报道，台湾居民对保持华法林敏感者（≤1.5mg/d，剂量 2.16mg/d±1.10mg/d）的基因型为 AA（占 82%）；对华法林抵抗者（≥6.0mg/d，剂量为 3.81mg/d±1.24mg/d）的基因型为 AG（占 18%）或 GG（占 0%）有关。

其他抗凝药物是否存在抵抗现象尚不清楚。

4. 其他不良反应　肝素（尤其是 uFH）诱导的血小板减少症（HIT）/ 血栓症（HITT）：由于 uFH/LMWH 注入体内与血小板因子 4（PF4，肝素中和因子）结合形成复合物（H-PF4），该复合物通过免疫系统产生抗体，破坏血小板使其减少形成 HIT 或激活血小板使其聚集、活化 HITT。临床表现为皮肤黏膜出血、过敏性皮肤坏死或血栓形成（DVT/PE）等。诊断除有使用肝素史、临床呈特异性表现外，实验室检测有血小板计数低于基线值 50% 和特异性血清学监测（PF4- 肝素抗体测定）阳性。

妊娠期间应避免使用华法林，尤其在妊娠早期（前 3 个月）和妊娠晚期（后 3 个月），因为华法林可以通过胎盘屏障进入胎盘体内。除可以增加出血风险外，早期还有导致胎儿畸形的可能，华法林在哺乳期使用是安全的。

第四节　溶血栓药物

能使已形成的血凝块（纤维蛋白）发生溶解的药物称溶栓药物（fibrinolysis drugs）。根据药理作用的不同，可以分为常用药物、激活组织型纤溶酶原（t-PA）的药物和抑制组织型纤溶酶原（PAI）激活的药物等。

药物种类

（一）常用药物

1. 尿激酶（urokinase，UK）　早期由尿中或人胚肾细胞培养液提取、纯化所得。UK 是由二硫键连接的二条肽链组成。它可以直接激活纤溶酶原（PLG）转化为有丝氨酸蛋白酶活性的纤溶酶（PL），主要经肝清除，半衰期（$t_{1/2}$）为 < 20 分钟，无抗原性，无变态反应。多用于静脉血栓（VTE）包括深静脉血栓（DVP）和肺栓塞（PE）；也用于动脉血栓，如急性冠脉综合征（ACS）和急性心肌梗死（AMI）等。建议静脉给药 50 万 ~100 万 U 加入葡萄糖溶液内 30~60 分钟滴完，可获较好疗效。我国和日本应用较多，欧美国家应用较少。

2. 组织型纤溶酶原激活剂（tissue type plasminogen activator, t-PA）　t-PA 是一种由多种组织上皮细胞培养而得的纤溶酶原激活剂。t-PA 为双链结构，它与纤维蛋白结合可以直接使 PLG 转化为 PL，其活性可以提高几百倍。目前已通过基因重组技术合成重组人组织型纤溶酶原激活剂（rt-PA）已被应用于静脉血栓栓塞症（VTE），如深静脉血栓形成（DVT）、肺栓塞（PE）等，也用于动脉血栓栓塞症，如急性心肌梗死（AMI）、缺血性脑卒中、外周动脉闭塞症和导管血栓形成等。t-PA 半衰期为 5~8 分钟，需连续给药以维持血浆的有效浓度，无抗原性和变态反应，但可致出血。例如对 AMI，常用 100mg/3h 内静脉滴注，随后用肝素和（或）抗血小板要维持治疗。

3. 链激酶（streptokinase, SK）和重组链激酶（r-SK）　来源于 β- 链球菌，天然的 SK 与体内 PLG 直接结合形成 SK-PLG 复合物，该复合物能将 PLG 转化为 PL，PL 能水解纤维蛋白原（Fg）和纤维连接蛋白（Fn），生成纤维蛋白（原）降解产物（FDP），起溶解血栓的作用。半衰期为 30 分钟，有抗原性和变态反应，对 Fn 的选择性差，有出血不良反应。与 UK 一样可用于溶解静脉和动脉血栓，建议静脉给药 100 万 U 加入生理盐水中 1 小时滴完，也可通过导管内给药。我国应用较少，欧美国家应用较多。

重组链激酶（r-SK）是由基因工程制备的高效溶栓药物。也用于动脉血栓（AMI，脑血栓）和静脉血栓（DVT、PE），其治疗 DVT 的有效率高出 UK 的 14%，但可见出血和变态反应。

激活组织型纤溶酶原的药物有如下。

（1）瑞替普酶（reteplase, rPA）：本品是 t-PA 的突变体，由大肠杆菌产生，为丝氨酸蛋白酶 39kD。它的结构经修饰后导致其与纤维蛋白结合特异性增强，无抗原性、无变态反应，其半衰期延长至 15 分钟，适合于静脉推注而不适合持续滴注，目前对 13 500 多例用于抢救 AMI 患者是安全有效的。

（2）替尼普酶（tenecteplase, TNK- 组织型纤溶酶原激活剂,（TNK-t-PA）：是一种通过生物工程在 t-PA 肽链中三个位点修饰而获得的 t-PA 的突变体。其半衰期更长为 4~6 小时。其清除率慢，较 t-PA 下降 4 倍，与纤维蛋白的结合特异性增加 14 倍；与纤溶酶原激活抑制剂 -1（PAI-1）的结合能力比 t-PA 强 80 倍。无抗原性和变态反应。已用于 AMI，40 分钟的开通率为 57%~64%，出血发生率低（6%）。对 17 000 例 AMI 患者用 30~50mg，静脉单次推注给药，30d 的死亡率为 6.2%，表明该药对治疗 AMI 大有希望。

（3）葡萄球菌激酶（葡激酶、staphylokinase, SaK）和重组葡激链（r-SaK）：天然的 SaK 是由溶血性金黄色葡萄球菌分泌的一种特异的纤溶酶原激活剂，经提取纯化后获得，分子量为 15kD。SaK 与 PLG 形成 1：1 的分子复合物（KaS-PLG），由于 SaK 对纤维蛋白有高度的特异性，在血凝块表面 SaK-PLG 转化为 SaK-PL，后者溶解血栓。本品在大多数患者给药后 2 周内出现抗体，持续半年之久，不利于反复给药，以防发生变态反应，但少见。SaK 静脉给药 10~20mg，90 分钟开通率为 62%，血浆纤维蛋白原、PLG 和 α_2- 抗纤溶酶（α_2-AP）均无显著变化。

重组葡激酶（r-SaK）：r-SaK 是基因克隆 SaK 在大肠杆菌中表达，提取分离获得的制品。其作用机制和临床应用与 SaK 相似。

（4）单链尿激酶（Scu-PA）和前尿激酶或尿激酶原（Pro-UK）：多来源于人尿肾胚细胞培养或基因工程生产，由人肾细胞或中国田鼠卵细胞培养得到带糖基的天然 Scu-PA（nasaruplase）或用大肠杆菌生产不带糖基的 Scu-PA（Saruplase）。Scu-PA（pro-UK）是大分子量（54kD）UK 的前体，由 411 个氨基酸残基组成的糖蛋白。于体内在纤溶酶（PL）的作用下，UK 分子中的 Lys158-Ile159 之间的肽键断裂，变成有活性的双链 UK。Scu-PA 对纤维蛋白的特异性强于 UK，使 PLG 转化为 PL，血块发生溶解。半衰期 3~6 分钟，无抗原性和变态反应。常用剂量为 80mg 加入生理盐水溶液中，静滴 1~1.5 小时，每天 1 次，对 AMI 的再通率为 75%，需用肝素维持。

（5）孟替普酶（monteplase，E-6010）：由田鼠肾细胞产生，含 527 个氨基酸残基的双链结构，分子量约为 68kD，是 t-PA 的突变体。其作用机制与 t-PA 相同，激活 PLG 的能力在有纤维蛋白存在时较无纤维蛋白存在时强 15 倍。临床上用 27.5kU/kg 一次性静脉注射治疗 AMI，1 小时的再通率为 80%，能改善心肌供血。

（6）兰替普酶（lanoteplase，NPA）：NPA 是经修饰后 t-PA 的突变体，原由中国田鼠卵巢细胞培养而得。它的特点是半衰期长，静脉注射持续时间是 t-PA 的 10 倍，生物利用度好，清除率较 t-PA 慢。本品Ⅲ期临床试验 15 000 例 AMI，30 天的死亡率为 6.8%，但出血发生率较 t-PA 高，尤其多见于老年人，此点要特别注意。

（7）吸血蝙蝠唾液纤溶酶原激活剂（DSPAα_1，Bat-PA）：由吸血蝙蝠唾液或哺乳动物细胞培养产生的重链 DSPAα_1 提取所得，它的结构与人 t-PA 约有 85% 的同源性，有低免疫原性，对纤维蛋白有高度特异性，溶栓能力比 t-PA 强，半衰期约为 2.8 小时，清除率慢，出血现象与 t-PA 相仿。首次负荷剂量因人而异，急性血栓用药一般在症状出现后 1~3 天，用药前需检测纤溶和凝血实验指标，以指导用量，防止出血。根据病情需要，停药后用抗凝药或抗血小板药预防复发。

（8）K_1K_2Pu 嵌合体：是由 t-PA 分子上的 Kringle-1 和两个结构域（Ser^1-Gln^3，Asp^{87}-Phe^{274}）与 UK（Scu-PA）分子上的丝氨酸蛋白酶域（Ser^{138}-Leu^{411}）共同构建而成，故它兼有 t-PA 和 Scu-PA 两种分子的优点。本品的半衰期较 t-PA 延长 6~20 倍，血浆清除率降低 5~10 倍，溶栓活力增强 3~16 倍，不激活全身溶栓系统。本品在 AMI 患者中进行初步临床试验，以 10mg 剂量 2 次推注（间歇 15 分钟），对血浆纤维蛋白原和 α_2-抗纤溶酶（α_2-AP）无显著变化，产生纤维蛋白特异性溶栓作用，不诱发全身溶栓状态。

（9）其他纤溶酶激活药：见表 5-4-1。

表 5-4-1　其他纤溶酶原激活药

药物名称（英文名或缩写）	药理作用	来源	药代学	应用	不良反应
蚓激酶（e-PA）	激活与 Fb 结合的 PLG	蚯蚓水提物	静脉 $t_{1/2}$	脑卒中	出血
蛇毒 PLG 激活剂（TSV-PA）	蛇毒丝氨酸蛋白酶	蛇毒	120min，灌洗胃 12h	眼底血栓	出血
纳豆激酶（nattokinase，NK）	激活 t-PA/PLG	纳豆		范围广	出血
靶向溶栓剂	结合 Fb 的单抗	基因工程		同上	同上
嵌合体溶栓剂	t-PA 和 Scu-PA 作用	同上		同上	同上

4. 抑制纤溶酶原激活的药物　目前主要是 PAI-1 抑制剂。见于由海洋微生物提取的小分子化合物,如 XR5118 和由植物中提取的有效成分,如 PUW 等。它们可以抑制 PAI-1 而增强 t-PA 的作用。目前尚处于实验阶段,未应用于临床。

（二）药理作用

药物进入体内后,可以直接作用于纤溶酶原（PLG）或增强（ + ）/ 抑制（ − ）组织型纤溶酶原激活剂（t-PA）,使 PLG 的分子结构在精氨酸 560- 缬氨酸 561 之间裂解,生成由二硫键连接的纤溶酶（PL）。纤溶酶（PL）是一种广谱的丝氨酸蛋白酶,可以降解纤维蛋白原（Fg）和纤维蛋白（Fb）分别生成纤维蛋白（原）降解产物（FDPs）和 D- 二聚体（D-Ds）;也可水解各种凝血蛋白（因子）、血浆蛋白和补体（图 5-4-1）。

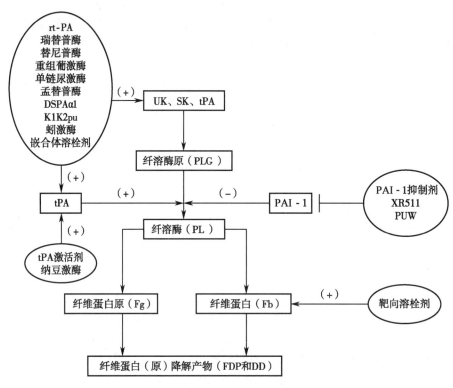

注：DD, D-二聚体；FDP, 纤维蛋白（原）降解产物；PAI - 1,纤溶酶原激活物抑制剂；
　　rtPA,重组组织型纤溶酶原激活物；SK,链激酶；tPA,组织型纤溶酶原激活剂；UK,尿激酶

图 5-4-1　溶栓药物的药理作用

（三）临床应用

1. 适应证和禁忌证（严格掌控!）

（1）急性期的适应证：①急性心肌梗死（AMI）时间窗在 6~12 小时。②急性肺梗死（PE）高危（3~7 天）血流动力学不稳定,中危（2 周左右）血流动力学稳定。它们均可伴右心功能不全和 BNP/NT-proBNP 水平升高,CT 排除不典型脑出血 / 脑血栓；CTPA 显示充盈缺损主要在肺动脉段 / 亚段以上或肺灌注通气不匹配或伴有严重低血氧者。低危血液动学稳定无需溶栓治疗。③急性缺血性脑卒中：发病在 3~6 小时以内。CT 证实为脑梗死而无脑出血。④急性深静脉血栓（DVT）：发病在 2 周以内,证实血栓栓塞部位在腘静脉以上。

（2）禁忌证：①存在活动性出血；②高血压（＞180/100mmHg）；③血小板减少（＜50×10⁹/L）；④有严重的肝、肾、心功能不全；⑤近期（2个月内）有外科手术/创伤、侵润性操作和溃疡病出血史；⑥半年内有脑卒中、中枢神经损伤和肿瘤史。

2. 常用剂量　①UK 100万U加入生理盐水，静滴2小时；②SK 100万U加入生理盐水，静滴1小时；③rt-PA 50mg，加入生理盐水，静滴2小时；④其他制剂按药物说明书执行。

3. 联合用药　指溶血栓药与抗血栓药（抗血小板药和抗凝药）的联合应用。其目的是为了提高栓塞的再通率和减少出血并发症，加快再通速度和减少再阻塞，减少再灌注损伤和保护器官功能。

（1）溶栓药与抗血小板药的联合应用：无论是否溶栓或是就诊的早晚，都应给予口服ASA。我国推荐ASA最初150~300mg/d，连用3天，随后改为75~150mg/d维持；也可应用氯吡格雷首次300mg，随后75mg/d维持；或按上述剂量联合使用ASA与氯吡格雷。

（2）溶栓药与抗凝药的联合应用：对应用UK溶栓治疗的患者，随后用UFH，务必调节APTT的靶值在50~70秒，维持48小时；另一种方法是uFH 12 500U，每12小时一次，维持48小时；或应用LMWH（依诺肝素），首次5000U静脉推注，随后5000U皮下注射，每12小时一次，维持4天；对应用rt-PA溶栓治疗的患者，联合应用UFH，首剂负荷剂量为4000U，随后每次12U/kg（最大不超过1000U/h）调节APTT的靶值为50~75秒，维持48小时。

（3）出血是联合用药的最大不良反应：尤其颅内出血常与下列因素密切相关：①老年（年龄＞75岁）的女性患者；②合并消瘦（体重＜65kg）、高血压、既往有一过性脑缺血发作（TIA）或脑血管事件的患者；③溶栓药和抗凝药联合用药的剂量不当或过大等。

4. 联合用药的实验室监测　①提示溶栓药物可能会发生出血的实验指标：开始治疗的数小时后血浆纤维蛋白原（Fg）＜1.0g/L、治疗3天后血小板计数（BPC）＜50×10⁹/L、APTT延长是正常对照值/正常均值的2倍以上；②提示溶栓治疗有效的指标：血浆Fg含量处于1.2~1.5g/L、TT延长是正常对照值/正常均值的1.5~2.5倍、纤维蛋白原降解产物（FDP）达300~400mg/L、D-二聚体（D-D）明显升高后很快逐渐降低和α₂-抗纤溶酶（α₂-AP）降至参考值的＜30%。

（四）不良反应

1. 变态反应　在应用SK、SaK时，需注意变态反应并作好抗过敏急救的准备。

2. 出血　是溶栓治疗最多和最重要的不良反应。特别重视致命性出血（脑出血）。溶栓治疗出血并发症常与年龄（＞70岁）、病人体质、用药种类、用药剂量和用药时间有关，且必须做临床观察和实验监测（TT、Fg、FDP/D-D），避免发生致命性出血。

（王鸿利）

参考文献

1. 王振义，李家增，阮长耿，等. 血栓与止血基础理论与临床. 3版. 上海：上海科学技术出版社，2004.

2. 李家增，王鸿利，贺石林. 现代出血性疾病. 上海：上海科学技术出版社，2004.

3. 张之南，郝玉书，赵永强，等. 血液病学. 2版. 北京：人民卫生出版社，2011.

4. Hillger CD, Silberstein LE, Ness PM, et al. Blood BanKing and Transfusion Medicine. Basic Principles & practice, 2nd ed. Philadelphia: Churchill Livingstone, 2006.

5. 陈竺,陈赛娟,译. 威廉姆斯血液学. 8版. 北京:人民卫生出版社,2011.

6. 中华医学会心血管病学分会,中华心血管病杂志编辑委员会. 抗血小板治疗中国专家共识. 中华心血管病杂志,2013,41(3):183-190.

7. 范溢洋,高旭光. 新型抗血小板药物的进展. 中华内科杂志,2011,50(9):794-797.

8. 吕晓川,郝卫军. 血小板ADP-P2Y12受体拮抗剂研究进展. 中国心血管病研究,2010,8(7):546-548.

9. 王燕慧,张灏. 抗血小板治疗中血小板聚集功能检测的现状. 国际检验医学杂志,2011,32(17):1976-1978.

10. 李攀,周玉颉. 新型抗血小板药物对缺血性卒中的防治作用. 中国现代神经疾病杂志,2013,13(4):273-278.

11. 王晓峰,陈乃宏,王文. 抗血小板聚集药物的机制研究进展. 中国康复理论与实践,2010,16(10):954-957.

12. 陈航,闫亚非. 抗血小板药物新进展. 心血管病学进展,2009,30(1):105-109.

13. 包承鑫. 抗血小板治疗及其检测. 中华内科杂志,2011,17(2):92-96.

14. 罗祠君,徐秀英. 口服抗凝药的研究进展. 中国新药与临床杂志,2009,12:886-890.

15. 熊长明. 新型抗凝药的研究进展和临床应用. 中国新药杂志,2009,17:1618-1622.

16. 吴庆华. 重视新型口服抗凝药在静脉血栓防治中的应用. 中华医学杂志,2013,93(21):1601-1603.

17. 刘泽霖. 如何面对长期抗凝治疗的挑战. 血栓与止血学杂志,2012,18(2):53-57.

18. 刘泽霖. 抗血小板药与抗凝药联合应用的效益和危险. 血栓与止血学杂志,2011,17(6):284-286.

19. 沈毓,王龙,陈彬,等. 深静脉血栓形成的实验室检查现状与进展. 诊断学理论与实践,2011,10(2):172-174.

20. 中华医学会外科学分会血管外科学组. 深静脉血栓形成的诊断和治疗指南. 2版. 中华普通外科杂志,2012,27(7):605-607.

21. 刘泽霖. 静脉血栓栓塞症的抗栓治疗. 血栓与止血学,2011,17(1):42-48.

22. 施仲伟. 回眸2009年抗凝药物治疗中的进展与争鸣. 中华内科杂志,2010,6:460-462.

23. 张沈阳,韩丽娟,叶丹,等. 脑静脉血栓形成的诊断和处理·美国心脏协会/美国卒中协会对医疗专业人员的声明. 国际脑血管病杂志,2011,19(10):724-757.

24. 重组织型纤溶酶原激活剂治疗缺血性卒中共识专家组. 临床应用重组组织型纤溶酶原激活剂静脉溶栓治疗缺血性卒中中国专家共识(2012版). 中华内科杂志,2012,51(12):1006-1010.

25. 王贵鑫. 溶血栓药物的药理学研究进展. 血栓与止血学杂志,2011,17(5):234-235.

26. 卢组能. 急性缺血性卒中早期管理:AHA/ASA2013年新指南简介. 卒中与神经疾病,2013,20(2):127-129.

27. 潘曙明,刘佳福. 急性缺血性脑卒中的溶栓治疗:急诊医学的新机遇. 内科理论与实践,2012,7(1):21-22.

第六章

出血性疾病

第一节 概　　述

出血性疾病（简称出血病）是由于遗传性或获得性的原因，导致患者的止血、凝血功能降低或体内存在抗凝物质、纤维溶解（简称纤溶）功能增强等所致的一大类疾病。临床上以自发性或轻微损伤后止血难为特征。该类疾病约占血液病的1/3。

一、出血病的分类

出血病可分为遗传性和获得性两大类，目前常以血管壁异常、血小板数量异常、血小板功能缺陷、凝血因子缺乏、纤溶活性亢进、体内存在抗凝物质，以及复合因素所致出血进行分类。

（一）血管壁异常所致出血病

1. 遗传性／先天性出血病　常见于遗传性出血性毛细血管扩张症、埃勒斯 - 当洛（Ehlers-Danlos）综合征、先天性成骨不全、马方综合征、弹性黄色瘤、巨大海绵状血管瘤和家族性单纯性紫癜等。

2. 获得性出血病　又称血管性紫癜，常见于①感染性：如败血症、化脓性脑膜炎、亚急性感染性心内膜炎、肾综合征出血热、钩端螺旋体病；又如结核病、麻疹、风疹、水痘、伤寒等。②营养不良：如维生素 C 和芦丁（维生素 P）缺乏症等。③过敏性：如过敏性紫癜、自身红细胞致敏性紫癜、自身脱氧核糖核酸致敏性紫癜、药物过敏性紫癜等。④毛细血管抵抗力降低：如单纯性紫癜、老年性紫癜等。⑤代谢、内分泌障碍：如皮质醇增多症（库欣病）、糖尿病、异常球蛋白血症等。⑥心血管病变：如高血压、动脉硬化症、免疫性血管炎等。⑦结缔组织病：如系统性红斑狼疮、结节性多动脉炎等。⑧物理性、生物因素：如机械性紫癜、体位性紫癜、毛细血管阻塞性紫癜、毒蛇咬伤等。⑨异常蛋白血症伴紫癜：如冷球蛋白血症、多发性骨髓瘤、良性高丙种球蛋白血症、淀粉样变性、巨球蛋白血症等。⑩其他：如恶病质性紫癜、色素沉着性紫癜等。

（二）血小板数量异常所致出血病

1. 血小板数量减少

（1）血小板生成不足：见于①遗传性：极为罕见，多数患者同时伴有血小板功能异常。先天性再生障碍性贫血（再障）有范可尼综合征（先天性再障伴先天畸形）、Estren-Dameshek 综合征（先天性再障不伴先天畸形）、Fanconi-Zinsser 综合征（Fanconi 综合征合并先天性角化不良）、Shwachman 综合征（先天性再障伴胰腺功能不全）、Halt-Oram 综合征（先天性再障伴先天性心脏畸形和伴有骨骼异常）及先天性血小板生成素（thrombopoietin, TPO）缺乏症等。

②获得性：常见的有原发性/继发性再生障碍性贫血、纯巨核细胞再生障碍、放射性巨核细胞再生障碍、药物性巨核细胞再生障碍、感染性巨核细胞再生障碍、周期性血小板减少症等；其他有白血病、淋巴瘤、阵发性睡眠性血红蛋白尿症（PNH）、骨髓纤维化、恶性贫血等。

（2）血小板破坏消耗增多：见于①非免疫性破坏增多：血栓性血小板减少症（TTP，继发性 TTP 体内存在抗 ADAMTS13 自身抗体，属免疫性）、溶血尿毒症综合征（HUS）、DIC、肝素诱导的血小板减少症（HIT，Ⅱ型与免疫有关）、先兆子痫和子痫、巨大海绵状血管瘤等；其他如血液被稀释、体外循环、低温、大出血后、脾功能亢进症、感染、药物的直接破坏作用等。②免疫性破坏增多：原发性免疫性血小板减少症（ITP）、系统性红斑狼疮（SLE）、同种免疫性血小板减少症、Evans 综合征（自身免疫性血小板减少合并自身免疫性溶血性贫血）、药物所致免疫性血小板减少症等；其他如输血后同种免疫性血小板减少症等。

（3）血小板分布异常，如脾功能亢进、低温麻醉等。

2. 血小板数量增多

（1）原发性血小板增多症　血小板数量增多为其主要表现。

（2）获得性血小板增多症见于：①骨髓增殖性疾病：如真性红细胞增多症、慢性髓细胞白血病早期、骨髓纤维化；②造血旺盛：如急性失血、急性溶血性贫血；③无脾状态：如切脾后、脾发育不全和萎缩、肺静脉血栓；④感染和炎症性：如某些急性感染、慢性感染、骨髓炎、结核病、溃疡性结肠炎、局限性肠炎、类风湿关节炎、急性风湿热、结节病、韦格纳（Wegner）肉芽肿病；⑤恶性肿瘤：如癌、霍奇金病，及其他淋巴细胞病；⑥其他：如创伤、手术后、骨质疏松、肾病综合征、肾囊肿、库欣病、糖原贮积病等。

（三）血小板功能缺陷所致出血病

1. 遗传性（或先天性）血小板功能缺陷性疾病

（1）血小板黏附功能缺陷性疾病：包括巨血小板综合征（GPⅠb-Ⅸ-Ⅴ异常）、血管性血友病（vWD）、对胶原反应异常（GPⅠa-Ⅱb、Ⅳ或Ⅵ异常）、血小板型 vWD（GPⅠb）异常。

（2）血小板聚集功能缺陷性疾病：包括血小板无力症（GPⅡb/Ⅲa异常）、低（无）纤维蛋白原血症。

（3）血小板释放缺陷性疾病：包括储存池病（α-颗粒缺陷、灰色血小板病）、花生四烯酸代谢异常（环氧化酶缺乏、TXA_2 合成酶缺乏）、钙转运异常（钙动员缺陷）。

（4）血小板促凝血活性缺陷性疾病：包括血小板因子3（PF3）缺乏症等。

2. 获得性血小板功能异常性疾病　常见有肝脏疾病、尿毒症、白血病、巨球蛋白血症、糖原贮积病Ⅰ、多发性骨髓瘤、淀粉样变，及药物（如抗血小板药等）、化学物质、食物、X 线等所致血小板功能障碍；其他如恶性贫血、先天性心脏病、再生障碍性贫血、各种感染性疾病、恶性肿瘤、血管内溶血、手术、休克、体外循环、坏血病、SLE 等。

（四）凝血因子缺乏所致出血病

1. 遗传性　多为单一性凝血因子缺陷症，常见的有血友病 A（FⅧ缺陷）、血友病 B（FⅨ缺陷）、血管性血友病（vWF 量或质的缺陷）、FⅪ缺陷症；少见有 FⅫ、FⅩ、FⅦ、FⅤ、FⅡ、FⅩⅢ缺陷症、低（无）纤维蛋白原血症以及激肽释放酶原（PK）缺陷症、高相对分子质量激肽原（HMWK）缺陷症等。

2. 获得性　多为复合性凝血因子缺乏，常见的有 DIC、依赖维生素 K 的凝血因子缺乏（如维生素 K 缺乏症）、获得性 FⅧ缺乏（如获得性血友病）、获得性 FⅤ缺乏（如急性白血病、输大量库存血）、获得性 FⅩⅢ缺乏（如肝病、胶原病、淋巴瘤等）、严重肝脏病（如重型肝炎、肝硬化、肝移植)、药物所致凝血因子缺乏(如肝素或口服抗凝剂过量)、产科出血、输血性凝血病、体外循环所致凝血异常等。

（五）纤溶活性亢进所致出血病

1. 原发性纤溶　由纤溶酶原激活剂增强或纤溶抑制剂减低所致,如创伤、手术、挤压综合征、重症肝病、淀粉样变性、器官移植和急性白血病等。

2. 继发性纤溶　见于各种原因所致的 DIC 继发性纤溶期,动、静脉和微血管血栓形成,溶栓药物[链激酶(SK)、尿激酶(UK)、重组组织型纤溶酶原激活物(rt-PA)]治疗等。

（六）体内存在抗凝物质所致出血病

1. 凝血因子Ⅷ抑制物　血友病 A 抑制物和获得性血友病 A。

2. 凝血因子Ⅸ抑制物　血友病 B 抑制物和获得性血友病 B。

3. 其他凝血因子抑制物　如 FⅪ、FⅫ、FⅩⅢ、FⅦ、FⅩ、FⅤ、FⅡ和纤维蛋白原(Fg)抑制物等。

4. 肝素样抗凝物　见于肝脏病、SLE、DIC 和肝脏手术以及肝素治疗过程中等。

5. 狼疮抗凝物　见于 SLE 和抗磷脂综合征(APS)等,可出现狼疮抗凝物(LA)、抗心磷脂抗体(ACA)和抗 β_2- 糖蛋白Ⅰ(β_2-GPⅠ)抗体,临床多见血栓形成和习惯性流产。

（七）复合因素所致出血病

1. 遗传性　如家族性复合性凝血因子缺乏症,同时缺乏 FⅧ和 FⅤ,组织因子(TF)和FⅨ,FⅡ、FⅦ、FⅨ和 FⅩ,FⅦ和 FⅧ,FⅧ、FⅨ和 FⅪ,FⅨ和 FⅪ等;又如低(无)纤维蛋白原伴异常凝血酶原血症等。甚为罕见。

2. 获得性　常见于 DIC、维生素 K 缺乏症、体外循环、药物、免疫性疾病、肝病出血、恶性肿瘤、手术／创伤、器官移植、原发性纤溶亢进症和急性白血病等。

二、出血病的诊断

诊断主要从出血病史、临床表现和实验室检查等 3 方面着手。

（一）出血病史

1. 出血与年龄

（1）出生后即有出血:如脐带断端出血和婴幼儿出血常为遗传性出血病,见于凝血因子Ⅷ缺陷症(如重型血友病)、无纤维蛋白原血症和其他凝血因子缺陷症;产后数小时出现紫癜、瘀斑伴血小板减少,多考虑先天性同种免疫性血小板减少症。

（2）儿童和年轻人出血:自发性或轻微外伤后出血,多由获得性因素所致如多数为过敏性紫癜、免疫性血小板减少症,少数为轻型血友病等凝血因子缺乏。

（3）成人和老年人出血:多与血小板或血管壁有关,少数与肝病、肿瘤和病理性抗凝物质有关。

（4）随年龄增长而出血改善:多见于遗传性血管性血友病(vWD)和血小板功能缺陷症(血小板无力症)等。

2. 出血与性别

（1）血友病 A/B:几乎均见于男性,女性极为罕见。

（2）原发性或免疫性血小板减少症和抗磷脂抗体综合征:以年轻女性多见,男性其次。

（3）vWD 和其他凝血因子缺陷症:多为常染色体遗传,男女均可罹患,也均可遗传。

3. 出血与药物　多种药物可致出血不良反应(表 6-1-1)。

表 6-1-1 不同药物所致出血类型

所致出血类型	常见药物
药物过敏性紫癜	青霉素类、链霉素类、磺胺药、异烟肼
药物免疫性血小板减少症	水杨酸类解热镇痛药、多种抗生素、植物碱类、奎尼丁、催眠药、磺胺衍化物、氢氯喹嗪、洋地黄类、金盐、甲氰咪胍(西咪替丁)等
药物性血小板减少	抗肿瘤药、氢氯噻嗪、雌激素
影响血小板功能	阿司匹林、双嘧达莫(潘生丁)、肝素、抗纤溶剂、β-内酰胺类抗生素产生凝血因子抗体素。低分子右旋糖酐
产生凝血因子抗体	青霉素、链霉素、磺胺药、异烟肼
其他	广谱抗生素引起肠道菌群失调导致维生素 K 缺乏、抗凝药(肝素、口服抗凝剂)、溶栓药(SK、UK、rt-PA)、过敏性紫癜史

4. 出血与手术、创伤

(1)微外伤或小手术渗血不止遗传性出血病、血小板量或质异常,延迟性出血见凝血因子(尤其是 FⅧ、FⅩⅢ)缺乏。

(2)无诱因或原发病的异常出血多见血友病 A/B 和 DIC。

(3)大手术或重度创伤出血难止多见于 DIC。

(4)腺体组织器官手术或创伤出血难止可能有原发性纤溶症。

(5)小伤口或注射部位渗血不止常提示血小板减少、DIC 或复合因素所致凝血功能障碍。

5. 出血与既往史

(1)既往曾因出血而就诊和既往止凝血实验室检查异常史。

(2)既往有因出血而行输血史。

(3)既往曾患易出血的疾病史,如重症肝病史、肾功能不全史、原发性血小板减少/增多史、恶性肿瘤史、自身免疫病史、高血压史、糖尿病史等。

6. 出血与妊娠、分娩

(1)妊娠合并原发性血小板减少症常有分娩或剖宫产出血。

(2)妊娠合并 TTP、HUS、妊娠-肝酶升高-溶血-血小板减少(HELLP)综合征。

(3)产科意外并发 DIC。

(4)急性脂肪肝等。

7. 出血与家族史、近亲婚配史　遗传性出血病必须详细询问家族遗传史,并作家系调查。

(1)常染色体显性遗传,如 vWD、遗传性出血性毛细血管扩张症、巨血小板综合征、储存池病、异常纤维蛋白原血症等。

(2)常染色体隐性遗传,如血小板无力症和多种遗传性凝血因子缺陷症等。

(3)性连锁隐性遗传,如血友病 A/B 携带者等。

8. 出血与营养、食物

(1)维生素 K 缺乏症,可致依赖维生素 K 凝血因子缺乏症(FⅡ、FⅦ、FⅨ和 FⅩ 缺乏)。

(2)维生素 C 和维生素 P 缺乏症可致维生素 C 缺乏症和糙皮病等。

(3)食物过敏可致过敏性紫癜等。

（二）临床出血表现

出血是出血病的特征性临床表现，主要表现如下。

1. 一期止血缺陷或称毛细血管血小板型止血缺陷（表 6-1-2）。临床常见皮肤出血点、紫癜、瘀斑以及黏膜血疱、鼻出血、牙龈出血，甚至内脏出血。

表 6-1-2 一期止血缺陷与二期止血缺陷的比较

鉴别点	一期止血缺陷	二期止血缺陷
家族史	较少	多有
性别	女＞男	男＞女
出血诱因	多为自发性	多为外伤后
出血发作	即刻	迟发
瘀斑、出血点	多见，广泛，小	少见，片状，大
深部血肿	少见	特征性表现
内脏出血	较少见	较多见
关节出血	罕见	特征性表现
肌肉出血	罕见	特征性表现
延迟性出血	罕见	特征性表现
表面创伤后出血	常见，出血多，持续	出血少

（1）出血表现：包括①以皮肤出血点、紫癜和瘀斑为主，分布广泛，尤以下肢和负重部位为多见，是重度血小板减少、单纯性紫癜、过敏性紫癜和凝血障碍的表现；②黏膜出血，见于口腔血疱、鼻出血、牙龈出血和女性月经过多等，常见于急性血小板减少、遗传性出血性毛细血管扩张症和血管性血友病等。

（2）出血特点：包括①外伤后创面局部即刻发生渗血难止，持续时间一般不长；②压迫止血有效，止血后不易复发；③输血或血浆制品效果欠佳。

2. 二期止血缺陷 或称凝血障碍 - 抗凝物质型止血缺陷（表 6-1-2）。临床常见肌肉血肿、关节出血、浆膜腔出血以及内脏出血（消化道、呼吸道、泌尿生殖道、颅内出血）等。

（1）出血表现：以深部组织出血为主要表现，如肌肉血肿、关节腔出血、浆膜腔出血、眼底出血，以及呼吸道、消化道、泌尿道、生殖器出血，严重者可有颅内出血等。也可伴皮肤、黏膜出血。

（2）出血特点：包括①创伤当时出血可能不明显，但延迟性出血严重；②出血持续时间较长，局部压迫和药物止血效果欠佳，输血和输针对性血制品效佳；③常见于血友病 A/B、肝病出血、维生素 K 缺乏和凝血因子抑制物等。

3. 纤溶功能亢进出血

（1）出血表现：多呈皮肤瘀斑，可逐渐融合成大片状或地图样，深紫色，触之质硬，甚至有微痛感，也可伴内脏出血（如血尿、阴道流血、胃肠出血等）。

（2）出血特点：包括①多由腺体组织手术、创伤或挤压而触发；②注射部位或创面渗血难止；③凝血块易溶解；④常见于原发性纤溶症和 DIC 等。

4. 与出血相关症状　出血速度的快慢和出血量的多少可导致不同的症状和体征。

（1）出血速度：出血越快，症状出现越早，越严重；慢性出血时，症状出现较晚，也较轻。

（2）出血量：急性失血 300~500ml，可不出现症状和体征；失血 500~800ml，可出现轻度心悸、呼吸加快；失血 800~1000ml 有明显心悸、呼吸加快、血压下降；失血 1000ml 以上，可有休克、面色灰白、冷汗、呼吸急促和器官功能不全。

（3）慢性出血：血红蛋白（Hb）> 90g/L，可无症状；血红蛋白 90~60g/L 可出现头晕、乏力、活动后心悸等表现；血红蛋白 60~30g/L，可出现轻度器官功能不全；血红蛋白 < 30g/L，则可出现严重多器官功能不全。

（三）实验室检查

1. 筛查试验

（1）一期止血缺陷的筛查：一期止血缺陷是指血管壁和血小板缺陷所致的出血病。选用血小板计数（PLT）和出血时间（BT）作为筛查试验，根据筛查试验的结果，大致可分为以下 4 种情况：① BT 和 PLT 都正常：除正常人外，多数是由单纯血管壁通透性和（或）脆性增加所致的血管性紫癜所致；临床上常见于过敏性紫癜、单纯性紫癜和其他血管性紫癜等。② BT 延长，PLT 减少：多数是由血小板数量减少所致的血小板减少症；临床上多见于原发性和继发性血小板减少症。③ BT 延长，PLT 增多：多数是由血小板数量增多所致的血小板增多症；临床上多见于原发性和反应性血小板增多症。④ BT 延长，PLT 正常：多数是由血小板功能异常或某些凝血因子严重缺乏所致的出血病，如血小板无力症、储存池病以及低（无）纤维蛋白原血症、vWD 等。

（2）二期止血缺陷的筛查：二期止血缺陷是指凝血因子缺陷或病理性抗凝物质存在所致的出血病。选用活化部分凝血活酶时间（APTT）和凝血酶原时间（PT）作为筛查试验，大致可分为以下 4 种情况：① APTT 和 PT 都正常：除正常人外，多见于遗传性和获得性 FⅧ缺陷症。获得性者常由严重肝病、肝脏肿瘤、白血病、FⅧ抗体、自身免疫性溶血性贫血和淋巴细胞增殖性疾病所引起。② APTT 延长，PT 正常：多数是由内源性凝血途径缺陷所引起的出血病如血友病 A、血友病 B、FⅪ缺陷症、血液循环中有凝血因子（如 FⅧ）抗体存在以及 DIC 等。③ APTT 正常，PT 延长：多数是由外源性凝血途径缺陷所引起的出血病，如遗传性和获得性 FⅦ缺陷症。④ APTT 和 PT 都延长：多数是由共同凝血途径缺陷所引起的出血病，如遗传性和获得性 FⅩ、FⅤ、凝血酶原（FⅡ）和纤维蛋白原（FⅠ）缺陷症。

此外，临床应用肝素治疗时，APTT 可也相应延长；应用口服抗凝剂治疗时，PT 也相应延长。

（3）纤溶活性亢进所致出血的筛查：指纤维蛋白（原）和某些凝血因子被活性过强的纤溶酶降解所引起的出血。可选用纤维蛋白（原）降解产物 FDP 和 D- 二聚体作为筛查试验，大致有以下 4 种情况：① FDP 和 D- 二聚体均正常：表示纤溶活性正常，临床的出血症状可能与纤溶活性无关。② FDP 阳性，D- 二聚体阴性：理论上只见于纤维蛋白原被降解，而纤维蛋白未被降解，即原发性纤溶；实际上这种情况多数属于 FDP 的假阳性，见于肝病、手术、创伤、重型 DIC、纤溶初期、剧烈运动后、类风湿关节炎、抗 Rh（D）抗体存在等。③ FDP 阴性，D- 二聚体阳性：理论上只见于纤维蛋白被降解，而纤维蛋白原未被降解，即继发性纤溶；实际上这种情况多数属于 FDP 的假阴性，见于 DIC、静脉血栓、动脉血栓和溶血栓治疗等。④ FDP 和 D- 二聚体都阳性：表示纤维蛋白原和纤维蛋白同时被降解，见于继发性纤溶症，如 DIC 和溶血栓治疗后。这种情况临床最为多见。

2. 确诊试验

（1）血管壁检测：包括①血管性血友病因子抗原（von Willebrand factor antigen，vWF：Ag）测定；②血浆 vWF 瑞斯托霉素辅因子（vWF ristocetin cofactor，vWF：Rcof）测定；③血浆 6- 酮 - 前列腺素 F1α（6-keto-prostaglandin F1α，6-keto-PGF1α）测定；④去甲基 -6 酮 - 前列腺素 F1α（DM-6-keto-prostaglandin F 1α，DM-6-keto-PGF 1α）测定；⑤血浆凝血酶调节蛋白抗原（thrombomodulin antigen，TM：Ag）测定；⑥血浆内皮缩血管肽（endothelin-1，ET-1）测定；⑦可溶性血管内皮细胞蛋白 C 受体（soluble endothelium protein C receptor，sEPCR）测定等。

（2）血小板检测：包括①血小板相关免疫球蛋白（platelet-associated immunoglobulin，PAIg）和血小板相关补体（platelet-associated complement，C）测定；②血小板黏附试验（platelet adhesion test，PAdT）；③血小板聚集试验（platelet aggregation test，PAgT）；④血浆 β- 血小板球蛋白（β-thromboglobulin，β-TG）和血小板因子 4（platelet factor 4，PF4）测定；⑤血小板 P 选择素（P-selectin）测定；⑥血小板促凝活性（platelet proagulant activity，PPA）测定；⑦血浆血栓素 B_2（thromboxane B_2，TXB_2）测定；⑧去二甲基 - 血栓素 B_2（DM-TXB_2）和 11- 去氢 - 血栓烷 B_2（11 dehydro-thromboxane B_2，11-DH-TXB_2）测定；⑨血小板质膜 / 颗粒膜糖蛋白（glycoprotein，GP）测定；⑩血小板微颗粒（platelet microparticle，PMP）测定等。

（3）凝血因子检测：包括①血浆 FⅧ、Ⅸ、Ⅺ 和Ⅻ促凝活性 [FⅧ、FⅨ、F Ⅺ、F Ⅻ促凝活性（procoagulant activity），即 FⅧ：C、FⅨ：C、F Ⅺ：C、F Ⅻ：C] 测定；②血浆因子Ⅱ、Ⅴ、Ⅶ和Ⅹ促凝活性（即 FⅡ：C、FⅤ：C、FⅦ：C 和 FⅩ：C）测定；③血浆因子ⅩⅢ定性试验（FⅩⅢ qualitative test）；④血浆因子ⅩⅢ亚基抗原（FⅩⅢ A：Ag 和 FⅩⅢ B：Ag）测定；⑤血浆组织因子活性（tissue factor activity，TF：A）测定；⑥血浆凝血酶原片段 1+2（prothrombin fragment 1+2，F1+2）测定；⑦血浆纤维蛋白肽 A（fibrin peptideA，FPA）测定；⑧可溶性纤维蛋白单体复合物（soluble fibrin monomer complex，sFMC）测定等。

（4）生理性抗凝因子检测：包括① ProC Global 试验（Proc Global test）；②血浆抗凝血酶活性（antithrombin activity，AT：A）测定；③血浆抗凝血酶抗原（antithrombin antigen，AT：Ag）测定；④血浆蛋白 C 活性 / 抗原（protein C activity/antigen，PC：A/PC：Ag）测定；⑤血浆游离蛋白 S（free Protein S，FPS）和总蛋白 S（total protein S，TPS）测定；⑥血浆凝血酶 - 抗凝血酶复合物（thrombin-antithrombin complex，TAT）测定；⑦组织因子途径抑制物活性（tissue factor pathway inhibitor activiw，TFPI：A）测定等。

（5）病理性抗凝物质检测包括：①血浆游离肝素时间（free heparin time）或甲苯胺蓝纠正试验；②血浆普通肝素定量（heparin quantitative）测定；③血浆因子Ⅹa 抑制试验（FⅩa inhibitory test）；④狼疮抗凝物质（lupus anticoagulants，LA）测定；⑤抗心磷脂抗体（anti-cardiolipin antibody，ACA）测定；⑥ $β_2$ 糖蛋 I（$β_2$-glucoprotein Ⅰ，$β_2$-GP Ⅰ）测定；⑦凝血因子抑制物（coagulant factor inhibitor）测定等。

（6）纤溶活性亢进检测：包括①血浆组织型纤溶酶原激活物活性（tissue type plasminogen activator activity，t-PA：A）测定；②血浆尿激酶型纤溶酶原激活物活性（urokinase plasminogen activator activity，u-PA：A）测定；③血浆纤溶酶原活性（plasminogen activity，PLG：A）测定；④血浆纤溶酶原激活抑制物 -1 活性（plasminogen activator inhibitor-1 activity，PAI-1：A）测定；⑤血浆 $α_2$- 抗纤溶酶活性（$α_2$-antiplasmin activity，$α_2$-AP：A）测定；⑥凝血酶激活的纤溶抑制物活性（thrombin activable fibrinolysis inhibitor activity，TAFI：A）测定；⑦血浆纤溶酶 -

抗纤溶酶复合物（plasmin-antiplasmin complex，PAP）测定；⑧血浆 D- 二聚体（D-dimer，D-D）和 FDP 测定等。

3. 实验诊断　实验诊断程序可按图 6-1-1 和图 6-1-2 进行。

（1）一期止血缺陷实验诊断程序见图 6-1-1。

（2）二期止血缺陷实验诊断程序见图 6-1-2。

三、出血病的防治原则

（一）一般处理

患者处于活动性出血期，可采取休息、冷敷、压迫、抬高等措施；非活动性出血期，可酌情增加活动但应避免外伤和手术，并加强自我保护和自我休养的意识。

（二）病因治疗

1. 治疗原发病　继发性或获得性出血病，在治疗出血的同时必须治疗引起出血的原发病。只有原发病被解除，出血才会终止。

2. 治疗病因　遗传性出血病和原发性出血病，由于病因未明，故缺乏根治方法。基因治疗是根治遗传性出血病的方向，寻找和治疗原发性出血病的病因有望得到良好的疗效。

3. 停止与有害物质接触（避免用影响止血与凝血药物）　必须指出，多数出血病患者都应避免接触能引起出血的药物，如阿司匹林、双嘧达莫、肝素和口服抗凝剂等；也必须解除与有害物质的接触，以免加重出血。

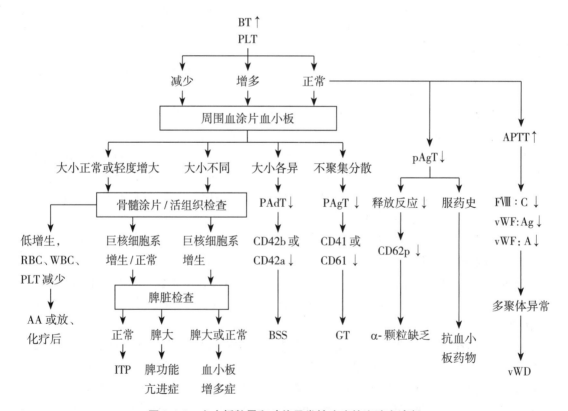

图 6-1-1　血小板数量和功能异常性疾病的实验室诊断

BT：出血时间；AA：再生障碍性贫血；ITP：原发性血小板减少症；PAdT：血小板黏附试验；PAgT：血小板聚集试验；BSS：巨血小板无力症；vWD：血管性血友病

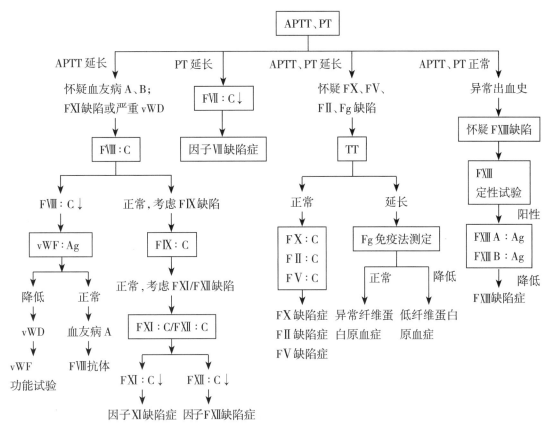

图 6-1-2 遗传性凝血因子缺陷诊断

（APTT：活化部分凝血活酶时间；PT：凝血酶原时间；TT：凝血酶时间；Fg：
纤维蛋白原含量；FXⅢ A：Ag/FXⅢ B：Ag：凝血因子ⅩⅢ A/ⅩⅢ B 亚基抗原）

（三）替代补充治疗

1. 补充所缺乏的凝血因子　对于凝血因子缺乏、输注含有所缺乏凝血因子的全血、血浆或血浆制品是有效的治疗方法之一。由于 FV、FⅧ在储存时不稳定，故需输注新鲜全血、新鲜血浆或新鲜冷冻血浆（FFP）才有效。在严重出血或手术前，应迅速提高所缺凝血因子血浆浓度，需输注凝血因子浓缩制剂（表 6-1-3）。

2. 补充维生素 K　维生素 K 是肝脏合成依赖维生素 K 凝血因子（Ⅱ、Ⅶ、Ⅸ、Ⅹ）所必需的物质，通过注射途径补充维生素 K，可以提高依赖维生素 K 凝血因子的合成。

3. 输注血小板悬液　血小板输注适应于血小板计数 $< 20 \times 10^9/L$ 且有重度出血倾向、施行外科手术和分娩的患者；也可用于血小板功能异常伴出血的患者。由于价格昂贵、产生抗体和有输血所致传染病等缺点，故应严格掌握输注指征。

（四）止血药物应用

1. 糖皮质激素　常用醋酸泼尼松、地塞米松磷酸钠或甲泼尼龙等。对免疫性出血病有一定效果，如原发性和继发性免疫性血小板减少症等。

2. 抗纤溶药物　常用氨基己酸（EACA）、氨甲苯酸（PAMBA）、氨甲环酸（止血环酸，AMCHA）等。对原发性纤溶症、继发性纤溶症（DIC）和血友病等止血有效，但对肾衰竭患者慎用，尤其禁与 PCC 合用。

表 6-1-3 常用凝血因子的剂量和方法

凝血因子	以正常止血水平（正常%）血浆浓度		治疗用制剂	U/kg（体重）*		半衰期（h）		输入后回收率（%）	附注
	轻度自发出血	重度出血		首剂	维持后	弥散	代谢		
纤维蛋白质	0.5~1g/L	2g/L	血浆 纤维蛋白质	25 60~100mg	5~10U 16~30mg	12~34	96~145	60 60	可用冷沉淀
凝血酶	10~15	20~40	血浆 PPSB**	20 40	15~20, bid 16~20	9	50~80	60~80 60~80	
因子 V	5~15	25	新鲜血浆	16~20	16~20	8	12~24	60~80	
因子 VII	5~10	10~20	血浆 PPSB	5~10 5~10	6q6h	0.5	4~6	70~80	
因子 VIII C	16~20	26~40	血浆 因子 VIII 制剂	30 40	16 20	4~5	8~12	60~80	因子 VIII 制剂包括中、高纯度制品
vWF	25	25	血浆 冷沉淀	10 10	10 10	4~8	24~36	60~80	
因子 IX	10~15	20~25	血浆 PPSB	40~60 40~60	5~10, bid 5~10	2~3	18~24	20~50	
因子 X	6~10	15~20	血浆 PPSB	10~16 10~16	10	2~9	25~60	75~100	
因子 XI	5~15	15~25	血浆	10~20	5	2~9	60~80	90~100	
因子 XII	<10	<10	血浆	10	6	?	52~60	?	
因子 XIII	1	5	血浆	2~3	不需要	2~9	144~210	50~100	

*表示 1 单位相当于 1ml 正常血浆所含凝血因子；**表示 PCC 为凝血酶原复合物［引自 Williams（1983），略修改］

3. 增强毛细血管抗力药物　常用大剂量维生素 C、维生素 P、卡巴克洛(安特诺新)、醋酸泼尼松和酚磺乙胺(止血敏)等。它们对改善毛细血管通透性、脆性和增加毛细血管抵抗力有作用。可以作为出血病的辅助用药。

4. 收缩血管药物　如垂体后叶素、麻黄碱、肾上腺素等,辅以收缩血管制止出血。

(五)局部止血措施

浅表部位的出血常用压迫止血法,如加压包扎止血、鼻腔填塞止血和伤口缝合止血等。此外,局部使用止血药物,如凝血酶溶液、凝血酶明胶、明胶海绵和消毒中药止血粉等均有效。

(六)脾切除术和手术治疗

1. 脾切除术　脾切除术适用于下列出血病:ITP、脾功能亢进、伊文思(Evans)综合征、TTP 等。脾切除后可使部分患者的血小板数升高,血小板寿命延长,但也有无效者。

2. 外科手术　出血病患者是否可行外科手术应视具体情况而定,一般在经过充分准备和补足所缺乏的凝血因子后可行各种外科手术。

(七)其他治疗

1. 鱼精蛋白注射液　常用于普通肝素、低相对分子质量肝素(LMWH)过量和类肝素物质存在时,1mg 的鱼精蛋白可中和 120~130U 的普通肝素。

2. 血浆置换　常用于血浆抗体效价较高的免疫性出血病(如获得性血友病等)和急性中毒患者,对暂时降低血浆抗体浓度效果较佳。

3. 静脉注射丙种球蛋白制剂　主要用于免疫缺陷病如获得性血友病和严重出血的 ITP 患者,可在短期内(2~3 天)抑制抗体的产生和使血小板数增高。

4. 基因重组活化凝血因子Ⅶa(rFⅦa)制剂　对各种严重凝血因子缺乏(如重型血友病 A/B、获得性血友病等)、血小板减少,以及其他严重出血等均有良好的止血效果,但价格昂贵限制临床广泛应用。

5. 其他　巴曲酶(立止血)、TPO、免疫抑制剂、1- 去氨基 -8-D- 精氨酸加压素(DDAVP)等也可酌情应用于相应的出血病。

第二节　凝血异常

血友病 A(hemophilia A)亦称凝血因子Ⅷ(FⅧ)缺乏症,是由于 FⅧ缺乏和(或)功能缺陷所引起的 X 连锁隐性遗传性出血性疾病,患者血浆中 FⅧ水平有不同程度的下降。血友病 A 是临床最常见的遗传性出血性疾病。血友病 A 的发病率各国报道不一。一般认为发病率仅为男性的 1/5000~10 000,据世界卫生组织(WHO)和世界血友病联盟(WFH)1990 年的联合会议报道,全球血友病的发病率为 15~20/10^5(人口),其中血友病 A 占 85%。血友病 A 的发病没有地域与种族间的差异,欧美国家血友病的发病率平均约为 5~10/10^5(人口)。我国缺乏血友病的全面统计。据邵宗鸿等的综合报道,血友病的发病率为 2.27/10^5~2.84/10^5(人口),其中血友病 A 为 1.95/10^5~2.40/10^5(人口),约占 85%。另据中国血友病协作组统计(截至 2014 年 12 月 29 日),全国共登记的血友病患者 10 652 例,其中血友病 A 7447 例,占 69.91%。近年来,随着筛选试验和检测方法的迅速发展,对轻型血友病患者,尤其是致病基因携带者的发现增多,发病率有上升的趋势。

一、遗传方式和发病机制

（一）遗传方式

血友病 A 是典型的性染色体（X 染色体）隐性遗传性疾病，病变基因位于 X 染色体上（Xq28），而男性仅有一条 X 染色体，所以当 $FⅧ$ 基因发生突变时，基因缺陷不能被掩盖，患者呈表现型。患者的儿子都正常，而患者的女儿在接受父亲一方含有 $FⅧ$ 突变基因的 X 染色体的同时，从母亲一方也获得一条正常的 X 染色体，在临床上大多无出血症状，即女性携带者（carrier）。根据血友病的遗传规律可以有四种情况（图 6-2-1）：①患病男性与正常女性所生男孩均为正常，所生女孩均为携带者。②女性携带者与正常男性所生男孩有 50% 的概率为血友病患者，所生女孩有 50% 的概率会成为成为致病基因携带者。③女性携带者和男性患者所生男孩有 50% 的概率是血友病患者，所生女孩要么是致病基因携带者，否则就是血友病患者。这种可能性只有 1/100 万。④女性患者和男性患者结婚，其子女均为血友病 A 患者。这种可能性更少。

需要指出的是，在上述第①种情况中，一个女性致病基因携带者所生数个儿子都为血友病患者，此种情况并非罕见。

判断女性致病基因携带者的方法有三种：

1. 肯定携带者 ①血友病 A 患者的女儿。②生育两个以上血友病 A 患者的母亲。③生育一个血友病患者的母亲，其家系中常有一个以上的血友病 A 患者。

2. 可能携带者 ①某女性的母系成员中有血友病 A 患者，而她自己所生的儿子中无血友病患者，或未生儿子。②血友病 A 患者的姊妹和她们所生的女儿（即患者的外甥女）。③血友病 A 患者的姨母和她们的女儿（即患者的姨表姊妹）。

3. 血友病 A 患者中，有近 1/3 为散发病例，其母系成员中无他人患者血友病 A，但应用现代分子生物学技术对其家系家系调查发现有携带者。此可能因致病基因呈隐匿状态，也可能因致病基因携带者下代男性较少，未表现出来。真正因新的基因突变引起血友病 A 者为数很少，约占 5%。

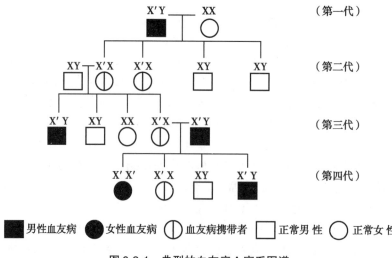

图 6-2-1 典型的血友病 A 家系图谱

（二）发病机制

1. FⅧ的结构和功能　FⅧ是血浆中的大分子糖蛋白，相对分子质量为 330 000，血浆含量为 0.1mg/L，是所有凝血因子中含量最低的。目前的研究认为，肝窦状隙内皮细胞是肝脏中 FⅧ的主要来源，肾脏内皮细胞是 FⅧ的另一来源。此外，FⅧ mRNA 还可见于很多肝、肾外组织，如脾和淋巴细胞等。

FⅧ由 2351 个氨基酸残基（aa）组成，其中包括由 19 个 aa 组成的信号肽。去除信号肽后的成熟肽链含有 2332 个 aa，分别构成三种不同的结构域（A、B、C 区），以 A1-A2-B-A3-C1-C2 的方式排列。其中，三个重复的 A 区（A1、A2、A3 区），每个区约含 350 个 aa，A 区之间有 30% 的同源性；B 区是由最大的外显子 14 所编码，高度糖基化，B 区缺失的 FⅧ仍具有完整的 FⅧ活性，因此，B 区与 FⅧ发挥活性无关，但能调节 FⅧ的分泌；两个 C 区（C1、C2 区）均含约 150 个 aa，有 37% 同源性。在内质网腔内，新合成的 FⅧ前体除去长 19 个 aa 的信号肽。相当一部分的 FⅧ与免疫球蛋白结合蛋白、钙连蛋白和钙网蛋白等内质网驻在蛋白相结合，这种结合可以调节 FⅧ的分泌量。免疫球蛋白结合蛋白的含量与 FⅧ的分泌效率成反比，而过多的 FⅧ也可诱导及表达。B 区缺失的 FⅧ表达量可增高 5~10 倍，这可能是由于 B 区缺失导致与免疫球蛋白结合蛋白结合减少。此外，部分 FⅧ还直接由 Bip 转运到细胞质中降解。在 ATP 供能下，FⅧ与 Bip 解离，并由内质网高尔基体间隙蛋白 53（endoplasmic reticulum-Golgi intermediate compartment protein 53, ERGIC-53）转运至内质网 - 高尔基体间隙，这种转运与 B 区富含 N- 糖链有关，糖基化位点突变将导致分泌下降。另一方面，ERGIC-53 蛋白缺失将导致发生遗传性 FV/FⅧ联合缺乏症。在高尔基体内，FⅧ将完成糖基化、二硫键形成、酪氨酸残基硫酸化和蛋白折叠等翻译后加工工序。酪氨酸残基（364、718、719、721、1664 和 1680）硫酸化修饰对于凝血酶活化 FⅧ以及 FⅧ/vWF 结合具有重要意义。Tyr346Cys 突变将导致凝血酶活化 FⅧ延迟，患者出现轻度血友病表型。多数的 FⅧ将在 B 区第 1648aa 处被裂解，形成一条相对分子质量为 800×10^3 的轻链，剩余的肽段则在 B 区的第 1313aa 处或其他多个位点被裂解，形成相对分子质量为（90~200）$\times 10^3$ 不等的重链，因此血浆中的 FⅧ主要为由 1 条重链 [A1（1~336）-A2（373~719）-B（741~1648）] 和 1 条轻链 [A3（1690~2019）-C1（2020~2172）-C2（2173~2332）] 通过亚铜离子联系成的异二聚体。定点突变实验表明，FⅧ与铜离子结合位点位于 A1 区，该区域 Cys 310Ser 突变将导致 FⅧ分泌下降，且分泌后因重链和轻链无法聚合而失去活性。

FⅧ分泌入血后，在血液中与血管性血友病因子（vWF）结合，以 FⅧ/vWF 复合物形式存在，后者可以稳定因子Ⅷ，防止其过早降解。在凝血过程中，凝血酶作用于 FⅧ重链的 Arg740，产生相对分子质量为 90×10^3 的多肽，接着又作用于该多肽链上的 Arg372，形成相对分子质量为 50×10^3（A1 区）和相对分子质量为 43×10^3（A2 区）两条多肽链。同时，凝血酶还可作用于轻链的 Arg1689，使 FⅧ从 FⅧ/vWF 复合物中释放出来，并产生相对分子质量为 73×10^3 的多肽链（A3-C1-C2 区）。在 Arg372 和 Arg1689 处的裂解将导致 FⅧ活性明显提高，这两个位点任一突变，患者都将出现血友病表型。Glu321 由于空间上靠近 Arg372 凝血酶作用位点，其突变也将影响凝血酶的活化。FXa 也可在 FⅧ Arg219、Arg490、Arg372、Arg740 和 Arg1689 作用并激活 FⅧ，但其所产生的 FⅧa 活性低于凝血酶激活产物。抗体及合成肽抑制实验表明，FXa 通过与 FⅧ C2 区（2253~2270）相互作用后，再激活 FⅧ。FⅧ活化后就从 FⅧ/vWF 复合物中解离出去，形成由 A1 区、A2 区和 A3-C1-C2 区构成的三聚体。其中 A1 和 A3-C1-C2 之间仍然通过亚铜离子相互联接，而 A2 区只是以弱的静电作用与

A1/A3-C1-C2 二聚体相互作用,因此结合力较弱,容易自行解离并导致 FⅧa 失活(图 6-2-2)。

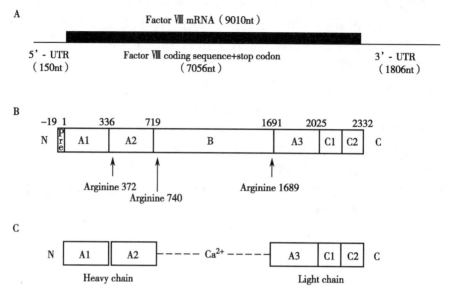

图 6-2-2 正常 FⅧ mRNA 与蛋白质结构

A:FⅧ mRNA 结构;B:新合成的 FⅧ蛋白(共 2351 个氨基酸,其中包括 19 个氨基酸的信号肽和
2332 个氨基酸的成熟蛋白);C:活化的 FⅧ是由重链和轻链组成的二聚体,其间以 Ca^{2+} 相连接

血友病 A 患者中 FⅧ活性(FⅧ:C)降低的原因可能是 FⅧ蛋白合成量减少、功能异常,或二者兼有之。作为凝血因子Ⅸ(FⅨ)的辅因子,FⅧ必须首先被凝血酶裂解,在 Ca^{2+} 的参与下形成包含 A1、A2、A3、C1、C2 区的异源三聚体。活化的 FⅧ(FⅧa)和活化的 FⅨ(FⅨa)在激活的血小板表面形成凝血酶原酶。FⅧa 的存在使 FⅨa 激活因子 X 的效率显著提高。在血友病患者中凝血块的形成由于凝血酶产生的减少而显著延迟,而且即使形成的凝血块也极易崩解和脱落,从而造成大量的出血与创面愈合不良。

2. FⅧ的分子发病机制   迄今的研究表明,血友病 A 发病实质上是 *FⅧ*基因(*F8*)缺陷所致。

(1)FⅧ的基因结构:*F8* 位于 X 染色体长臂的最远端(Xq28)。对 Xq28 的基因组学的研究发现 *F8* 与葡萄糖 -6- 磷酸脱氢酶(G6PD)基因的位点和转录方向如下所示:Xcen-G6PD-3′ F8-5F8-Xqter。*F8* 到 Xq 端粒的距离约为 1 个百万碱基(Mb)。

F8 全长 186kb(约占 X 染色体 DNA 的 0.1%),共含有 26 个外显子和 25 个内含子(图 6-2-3)。在 *FⅧ*基因中还存在有一些如 IVS22(32kb)在内的大的干扰序列。

正常 FⅧ的 mRNA 长约 9kb,其中编码区长 7053bp。在内含子 22 中的 CpG 岛与其他两个转录产物有关,其中长 1.8kb 的转录产物在多种细胞中有丰富的表达,其转录方向与 FⅧ相反并且不含内含子,被称为 FⅧ相关基因 A(F8A)在小鼠中也存在它的保守序列。另外一个长 2.5kb 的转录产物 FⅧ相关基因 B(F8B)的转录方向与 FⅧ相同,其转录的区域包括一个编码 8 个氨基酸的外显子和 FⅧ的 23~26 号外显子。F8A 与 F8B 的转录启始位点相距 122bp,在 X 染色体 *F8* 远端约 400kb 处还存在有两个与 F8A 与 F8B 相同的序列。这些转录产物的对应蛋白以及其可能的功能目前都还不清楚。

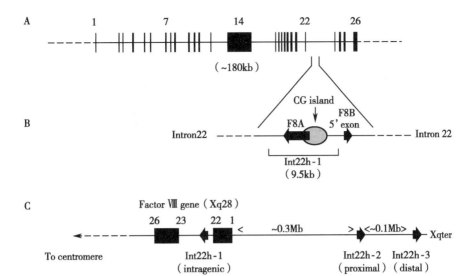

图 6-2-3 因子Ⅷ基因结构

A：正常因子Ⅷ基因组成；B：22 号内含子及其内部所含的 *F8A* 与

F8B 基因；C：在 X 染色体上与 22 号内含子中序列同源的区域

（2）*F8* 缺陷：血友病 A 可能由于 *F8* 的点突变、片段或全部缺失、倒位、插入等引起。截至 2010 年底，*F8* 基因（http://www.factorviii-db.org/）有 2015 种突变，涉及 5480 个病例，其中点突变占 1341 种，占 66.55%。重型血友病 A 中，42% 为内含子 22 倒位，其余的有大片段缺失、无义突变、错义突变导致阅读框架移位等。中型和轻型血友病中，86% 为错义突变，多数这些突变的发病机制尚不完全清楚。遍布于人类基因组的 CpG 二联体由于 C 容易甲基化而脱氨基形成 T，因此是个突变热点。*F8* 基因点突变也不例外，其近一半的点突变发生在 CpG 二联体上。又由于 Arg 的 4 个密码子都含有 CpG 二联体，因此 Arg 成为最容易受突变影响的残基。

1）FⅧ内含子倒位：20 世纪 90 年代初，研究发现近一半的重型血友病 A 患者无法检测到基因突变，对这些患者实施跨越外显子 22 和 23 的反转录聚合酶链反应（RT-PCR）无法得到结果，因此怀疑这部分患者 *F8* 基因的内含子 22 存在结构缺陷。进一步的研究发现，内含子 22（IVS22）中的 FⅧ相关基因 A（*FⅧA*）与其上游 500bp 处的 2 个具有高度同源性的 FⅧA 之一发生了染色体内的同源重组，即内含子 22 倒位。于是导致 *F8* 基因断裂，DNA 的转录受阻，FⅧ的蛋白质不能合成。这是迄今为止发现的导致血友病 A 的一个重要发病机制（图 6-2-4）。对 2093 例重型血友病 A 患者基因突变的研究发现 890 例患者含有 22 号内含子倒位，占所有病例的 43%，其中 1 型占 83%，2 型占 16%，3 型仅占 1%；国内张宇舟、陈云弟等也证实 *F8* 基因内含子倒位是中国人群重型甲型血友病的主要分子缺陷。因此，这一突变具有重要的临床意义。

F8 的第 1 号内含子内有一段 1041bp 的序列（int1h-1），在 *F8* 基因上游约 140kb 处，存在与 int1h-1 方向完全相反的同源序列（int1h-2），同源性高达 99.9%。两序列间可发生同源重组，从而导致 *F8* 基因在内含子 1 处发生断裂和倒位（图 6-2-5）。该倒位约占所有重型 HA 病例的 2%~5%。由于 int1h 区域的长度仅是 int22h 区域的约 1/9（1041bp/9503bp），且 int1h 只有一个基因外的同源区域，而 int22h 有两个基因外的同源区域，所以第 1 内含子倒位的发

生率低于第 22 内含子倒位发生率。Brinke 等建立了检测内含子 1 倒位的双管多重 PCR 的方法。

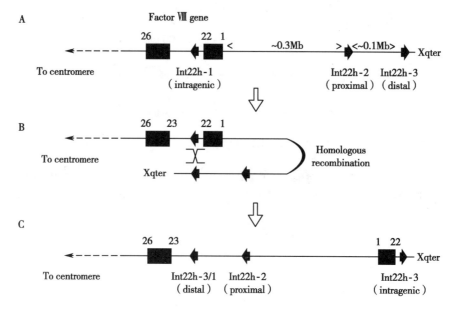

图 6-2-4　22 号内含子倒位导致的 *FVIII* 基因突变

A. 正常情况下 22 号内含子与其同源序列在染色体上的排列；B. 远端或近端(此处显示为远端)的同源序列发生同源重组；C. 同源重组后导致 1-22 号外显子的方向颠倒,与正常方向相反

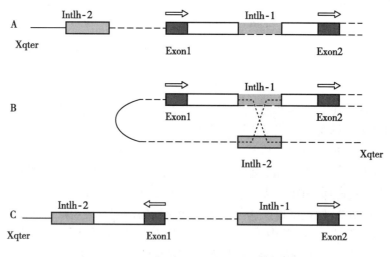

图 6-2-5　1 号内含子倒位导致的 *FVIII* 基因突变

A. 正常情况下 1 号内含子与其同源序列在染色体上的排列；B. 同源序列发生同源重组；C. 同源重组后导致 1 号外显子的方向颠倒,与正常方向相反

2)片段缺失、无义突变、剪接位点突变及基因片段重排：截至 2010 年底,已经发现有 468 种缺失,其中大片段缺失(＞ 200bp)有 116 种。尽管只有少数病例缺失的原因得到了研究,但推测多与非同源重组、重复序列有关。van de Water 等对一长片段(20.7kb)缺失的

家系进行了深入的研究,发现是由于重复序列 Line-1 插入内含子 20,并与内含子 14 中的 Line-1 侧翼序列发生同源重组,从而导致外显子 14~20 都缺失。Nakaya 等则发现了另一个由位于内含子 23 和 24 之间的 Alu 序列发生染色体内或染色体间不等同源重组引发的两序列之间的基因(包括外显子 24)大片段缺失。同其他凝血因子相比较,FⅧ含有更多的 Alu 序列,因此 Alu 介导的重组事件可能是导致 FⅧ大片段缺失的部分原因。几乎所有的大片段缺失都导致重型血友病 A,但有报道 22 号、23 号和 24 号外显子的缺失导致中型血友病 A,其机制可能与 mRNA 剪切后 21 号与 25 号外显子或 22 号与 25 号外显子之间在读码框中的连接形成缺失 52 和 98 个氨基酸的蛋白有关。

小片段插入 / 缺失(< 200bp)目前共有 332 种,其中以单碱基缺失 / 插入最常见,几乎均匀分布于所有外显子中。在 FⅧ cDNA 中,存在 12 个 A6、3 个 T6 和 1 个 G6。复制过程中,DNA 聚合酶在这些单碱基连续的地方容易滑动,因而导致插入 / 缺失事件发生,其中又以 A 连续的地方发生最多,如 1191~1194、1439~1441 和 1588~1590。插入 / 缺失突变多造成严重的血友病表型,但也有些表型可能并不如预期的那么严重,如一家族外显子 14 的 A8TA2 区段 T 碱基缺失,却只表现为较轻微的出血症状。分析发现,突变的 FⅧ中的一部分可能在 DNA 复制 / 转录或者 RNA 翻译过程中出现错误或核糖体框移导致阅读编码框恢复,从而仍可能合成少量具有活性的蛋白,使其临床表型较预期轻。

目前共发现了 216 种无义突变,基本上都导致重度表型。无义突变的 mRNA 主要通过无义介导的 mRNA 衰变(nonsense-mediated decay)机制被降解,以防止异常蛋白在细胞内堆积,避免对正常的等位基因起到显性负调作用。如前所述,过半数的无义突变也发生在 Arg 残基上。

目前共有 149 种剪接位点突变的报道,其中有的累及已有的内含子 GT 剪接供位和 AG 受位,有些是由于突变引入了新的剪接位点。后者中多数都影响到外显子 11,如 Tavassoli 等报道内含子 10 G → T 突变,引入了一个新的剪接受位,导致外显子 11 3′ 端 34bp 缺失,但患者症状较轻。另有报道 2 例英国患者在内含子 1 间发生了 A → G 的突变,产生了一新的剪接供位,致其上游一潜在的受位被活化,由此在剪接过程中产生一个新的外显子并出现提前终止突变,2 例患者的 FⅧ活性分别为 2% 和低于 1%。在剪接过程中,有时这些异常剪接位点可能并不都起作用,因此仍将可能产生部分正常的 mRNA,使得有些患者的症状不如预测那么严重。

两条染色单体的不等交换可导致基因重排(duplication)。由于不能产生正常的 mRNA,使合成的 FⅧ蛋白无活性。由于外显子水平重复,可产生无效剪切使正常的翻译水平下降或产生不稳定的 FⅧ蛋白。如发生在外显子 23~25 的重排则引起外显 23~25 的丢失。目前已经发现有 97 种基因片段重排。

3)错义突变:目前共发现了血友病 A 中 977 种错义突变,是最常见的一个突变类型,几乎可见于 *F8* 的各个区域。突变的效应与突变所累及的位置有密切关系。许多突变只影响到 FⅧ的功能而导致所谓交叉反应物质(CRM)阳性的血友病患者;某些突变影响到凝血酶对 FⅧ的裂解位点。如体外研究发现,*R372H*、*R372C* 和 *S373D* 突变取消了对重链的切割位点,*S373P* 突变似乎也起到了相同的作用,但是尚没有直接的证据。*R1689C* 和 *R1689H* 突变取消了凝血酶对轻链的切割位点。这些突变都导致了 CRM 阳性的血友病患者。另外在与 vWF 高亲和力的位点发生的突变 Y1680F 也导致了中型的 CRM 减低的血友病患者。引起 CRM 阳性重型血友病的点突变 *I566T* 和 *M1772T* 分别在 N564(NQI-NQT)和 N1770(NIM-

NIT）引入两个新的 *N-* 糖基化位点，具有这两种突变的患者血浆中 FⅧ的含量正常，但是却全无功能，但是在去糖基化后，因子 FⅧ的活性有相当程度的恢复。

上述各种 *FⅧ*基因突变可以导致 FⅧ蛋白合成、加工和分泌缺陷或与 vWF 结合能力下降或影响凝血酶的活化或其稳定性下降或与磷脂结合位点改变或影响其与 FⅨa 的结合等机制致血友病 A。

上海交通大学医学院附属瑞金医院、上海血液学研究所应用 DNA Southern 印迹法，检测 73 例血友病 A 患者，发现 23 例有 *FⅧ*基因内含子 22 的倒位（33.3%），并发现有倒位重组的患者均为重型，占 46.8%。这表明由倒位机制引起的重型血友病 A 在中国人群中发病是较高的。此外，该院用双步 PCR 法对 328 例中国血友病 A 患者进行 *FⅧ*基因内含子 1 倒位的检测，发现有 9 例内含子 1 倒位导致的血友病 A，临床表型均为重型。*FⅧ*基因内含子 1 倒位在重型血友病 A 患者中的检出率为 2.94%。此外，该院还用直接核苷酸测序法检测基因突变。其中点突变 37 种，其他突变 54 种（无义突变 9 种、错义突变 25 种、剪接位点突变 3 种、小缺失 / 插入 16 例、大缺失 1 例），均为重型血友病 A 患者。这些突变中有 15 种点突变和 11 例缺失突变为国际新发现。

女性血友病 A 非常少见，尽管一个男性患者和女性携带者的女性后代可患病。X 染色体异常的女性可发生血友病 A，如 Turner 综合征、X 染色体嵌合状态及其他 X 染色体缺陷时。如果一个女性携带者的另一条正常的 X 染色体出现不平衡失活（"不平衡 X 失活"），则其 FⅧ水平可以很低，引起出血表现。通常情况下症状很轻微，但有时在外科手术期间或严重损伤时表现得很严重。上海交通大学医学院附属瑞金医院、上海血液学研究所诊断了 3 例女性血友病 A 患者，其中例 1 女性为 *de novo 3637-8 insA* 和 *Leu975Pro* 双杂合突变例 2 为 intron22 倒位伴 X 染色体非随机灭活，例 3 为 intron1 倒位伴 X 染色体非随机灭活。

但是，值得注意的是并不是所有的血友病 A 都是由于 *F8* 突变所引起的，约有 2%~10% 的患者 *F8* 中不存在致病缺陷。因此，可能在 *F8* 之外存在有影响 FⅧ表达、分泌或灭活的修饰基因，发生在这些基因的突变也可能是造成血友病 A 的原因。

（三）临床表现和实验室检查

1. 临床表现 典型的血友病 A 患者的临床表现为可发生在全身各部位的出血，其中软组织血肿和关节出血是其典型特征。出血的特点是延迟、持续和缓慢的渗血，急性大出血甚为少见。一般认为 FⅧ的血浆浓度越低，则出血越严重。血友病 A 的出血诱因 2/3 为轻度外伤、小手术或肌内注射等，1/3 为自发性出血。出血症状可在出生时即可发生，也可迟至成年后发病。出血症状发生越早，表明病情越严重。通常可按照临床出血的程度分为轻型、中型和重型，与分型对应的 FⅧ活性（FⅧ：C）范围见表 6-2-1，但是在各型表现之间存在有交叉。偶尔会有某些病人的 FⅧ活性非常低但是临床表现却不是十分明显，但是这种情况非常少见。

重型患者的 FⅧ活性极低（< 1%），可能在不易察觉的创伤后发生严重的出血。患者开始学习走路时是关节出血最易发生的时期。在没有有效治疗的情况下，青少年期发生的反复关节腔出血可导致慢性血友病性关节病变，这是重型患者的典型特征之一。同时重型的患者中发生的出血还可穿透组织层，从而使重要脏器的功能受损。所幸的是，出血不是持续性，某些患者可能数周、甚至数月都不会发生出血，并且除颅内出血外，由出血而导致的猝死是非常少见的。

表 6-2-1 血友病 A 患者临床分型和临床出血症状严重型的关系

FⅧ：C水平		临床分型	出血严重程度
活动度（%）	含量（U/ml）		
>25~<45	0.25~0.5	亚临床型	大手术或重度外伤可有出血
>5~<25	0.05~0.25	轻型	手术或轻度外伤可致严重大出血
>1~<5	0.01~0.05	中型	小手术后可严重出血，偶有自发出血
<1	<0.01	重型	肌肉或关节自发性出血，血肿

中型患者人往往在创伤后发生出血或是关节出血。这些患者的 FⅧ 活性为正常的 1%~5%。虽然中型的患者也有关节出血，但是发生关节病变而致残的相对重型患者为少。

轻型患者 FⅧ 的活性为正常的 5%~25%，仅偶尔发生出血，有的甚至是在手术、创伤或进行剧烈运动后发生出血才被诊断。还有部分患者 FⅧ：C 水平为 25%~45%，表现为亚临床型，易被漏诊，只有在大手术或发生中度出血，经实验室检测证实，才被发现。

绝大多数的血友病 A 携带者的 FⅧ 的活性约为正常的 50%，多数情况下不会发生出血，即使手术时也不会因凝血障碍而发生大出血，但是如果 FⅧ 的活性低于 50% 则可能在创伤（如分娩或手术）时发生较严重的出血，因此，对所有携带者都应该进行 FⅧ 的活性测定。

常见的血友病 A 出血有以下一些临床表现

（1）血肿：血肿是凝血因子缺乏出血的特征性表现之一。在有或无明确创伤情况下，都可以在皮下组织或肌肉组织中发生血肿。在中型和重型血友病 A 患者中，血肿可能逐渐扩大并且向各个方向穿透。现在已经知道腹膜后血肿可以穿透膈肌到达胸腔、颈部的软组织，从而对呼吸道产生压迫。血肿还可能造成泌尿道堵塞，进而对肾脏的功能产生影响。

若血肿从局部扩张，邻近的器官、血管和神经会产生压迫。结肠穿孔及出血是腹部血肿的一种罕见的同时也是致命的并发症。皮下的血肿也可以扩散到肌肉中去。咽喉部及其咽后壁的血肿，有时同时伴有普通的病毒性咽炎，可引起呼吸道梗阻，这些部位的血肿有可能是致命性的，需要急诊输注 FⅧ 制剂进行抢救。

肌肉群出血形成血肿是血友病 A 的特有症状之一，发生率约为 75%。出血部位常以负重肌肉群为主，易发生肌肉血肿的部位依次为：腓肠肌、大腿、臀部以及前臂。肌肉血肿会造成肌肉痉挛、神经麻痹及肌肉萎缩。肢体浅表肌群出血，局部常有红、肿、痛、热，活动受限。深部肌群，特别是腰大肌血肿可引起肌痉挛，表现为腰背部和下腹部疼痛，疼痛向腹股沟放射，迫使患者大腿向髋部弯曲。血肿若压迫股神经，可致膝关节以上部位的感觉异常。舌及舌系带出血在年幼的儿童中非常常见，多与创伤有关。大血肿可引起全身症状如发热、白细胞增多、严重疼痛、贫血以及由于红细胞的降解而致高胆红素血症。

周围神经压迫，特别是末梢神经压迫，是肌肉血肿的常见并发症。由于髂腰肌血肿对股神经的压迫，可以导致大腿前外侧感觉丧失，股四头肌无力、萎缩，髌骨反射消失。尺神经是另外一个非常容易受累的神经，前臂肌群出血可导致正中神经或尺神经瘫痪，即 Volkman 血性挛缩。腓肠肌出血可以导致跟腱挛缩，损伤踝关节引起马蹄形内翻足，或引起腓神经或其他神经的麻痹。出血也可以发生于其他任何的肌肉，并且导致永久的神经肌肉损伤。

（2）关节腔出血：为血友病 A 的特有症状之一，其发生率为 70%~80%。各关节均可受累，常受损害的关节依次为：膝、肘、踝、肩、髋和腕关节，其中以膝关节的受损最为常见。关节出血通常由明显外伤引起，而脊椎出血极为罕见；出血主要见于中、重型血友病 A 患者，在轻型血友病 A 患者甚为少见，而发生永久性功能障碍者更为少见。

依据病程可将血友病 A 关节出血分为急性关节炎期、慢性关节炎气与关节畸形期。

1）急性关节炎期：首次急性关节腔出血常可见于开始学走路血友病患儿中。患者可感到关节不适、刺痛、神志不安或焦虑，2~3 小时后，出现关节疼痛、红肿，表面温度升高、肌肉痉挛、活动受限、关节多处于屈曲位置。当出血停止后，受累关节腔中积血可有不同程度的吸收，经过数天至数周，关节活动可改善或恢复。

2）慢性关节炎期：反复关节腔出血，可致慢性关节炎。由于关节出血不能被吸收而刺激滑膜引起滑膜炎，导致持续性关节肿胀和功能障碍。临床上可以不出现关节疼痛，但关节周围皮温有轻度升高。替代治疗并不能改善上述情况。慢性关节炎的发生取决于血友病 A 的严重程度。研究表明，FⅧ水平超过 20% 时，不论有无关节出血史，通常都不会发生血友病型关节炎；而 FⅧ水平 6%~20% 者，则有近 1/3 的患者发生慢性关节炎。

3）关节畸形期：晚期血友病性关节病，表现为关节囊纤维增生或类风湿关节炎样改变。关节纤维化、畸形、肿胀、关节周围肌群萎缩，使关节呈球块状突出。这种关节病变系由软骨破坏、关节骨性增生所致。关节活动严重受限，常见纤维化骨质增生所致关节强直现象，而关节出血则可减少。

（3）假瘤：假瘤是出现在软组织或骨骼上的血囊肿（图 6-2-6）。它们是血友病 A 少见但很危险的并发症。假瘤可分三种类型。一种是简单囊肿，在肌肉的筋膜内，由肌腱固定并局限；第二种起初由软组织如肌腱中的简单囊肿发展而来，但干扰了周围骨及骨膜的血液供应，导致骨质吸收与囊性区域形成；第三种类型是由于骨膜下出血导致骨膜从皮质分离。骨膜剥离的范围受到腱膜和肌腱附着位点的限制。

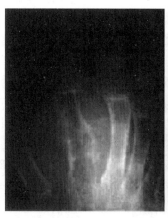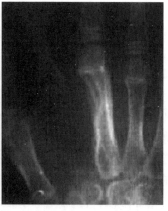

图 6-2-6　血友病假瘤

假瘤通常发生在躯体的下半部，如大腿、臀部和骨盆，但是也可以发生在包括颞骨在内的机体其他任何部位，手及足部的小骨头最常受累。CT 或 MRI 对诊断很有用。由于可能造成感染与出血，对假瘤进行细针活检应可能避免。唯一可行的处理方法就是手术切除完整的病变，除非把假瘤清除干净，否则可能复发。

（4）血尿：20% 的轻型患者及 50% 的中型患者曾有血尿史，而几乎所有的重型血友病 A

的患者都曾有过血尿病史。发作时,由于出血速度不同,尿色呈棕色或红色。多数的出血都发生在单侧的肾盂,但偶尔也有双侧出血。虽然在肾出血时首先考虑的是有无组织结构的损伤,但是除了血凝块形成的充盈缺损外,静脉肾盂造影和超声检查往往探察不到病灶。如果血尿的颜色随着排尿过程而逐渐变淡,则要考虑是否存在下尿路内的出血。当出现由于凝血块堵塞输尿管而引起的剧烈肾绞痛或尿流分叉现象,应与泌尿系结石相鉴别。

(5)神经系统出血颅内出血是血友病出血中最为凶险的一种类型,发生率约为2.5%~7.8%,最高达25%~35%,是血友病致死的重要原因之一。

中枢神经系统内的出血可以是自发的,但是大多数情况下,都是由于轻微的创伤所引起的。通常在创伤后很快就出现相关的症状,但是有时出血会在创伤后延迟数天甚至数周才出现。如果血友病患者出现头痛,特别是剧烈的头痛,都应考虑到是否出现了颅内或者硬膜下出血。当怀疑有颅内出血时,应立即给予FⅧ制剂输注。CT、MRI等诊断性措施应当在治疗已经开始后再实施。只有当FⅧ的水平提升到正常活性的50%以上时,才可以考虑进行腰椎穿刺。

椎管内出血是一种非常罕见的血友病神经系统并发症,可导致截瘫。出血可以发生在脊髓内,但更多的是由于硬脊膜外出血对脊髓的压迫。

(6)皮肤、黏膜和其他部位出血:皮肤、黏膜出血在血友病病人中非常常见,为最常见的临床表现,其发生率约占90%左右,但并非本病的出血特征。皮下、牙龈、舌、口腔和鼻黏膜为出血多发部位,幼儿多见额部出血、血肿。由于患者毛细血管和血小板的止血功能均正常,故自发性皮肤紫癜、瘀斑并不多见,轻度创伤引起皮肤、黏膜出血亦并不十分严重,但可呈持续而顽固的渗血,可持续数小时、数日,甚至数周。

有20%的患者可发生胃肠道出血,其中多数常伴有胃、十二指肠溃疡。临床上表现为呕血、便血或黑便。腹腔内出血者常有腹痛及腹肌强直等出血性腹膜炎症状。在成年血友病患者中发生消化性溃疡的发病率要比正常同龄男性高5倍。减轻血友病性关节疼痛的抗炎药物是致上消化道出血的常见原因,当寻找这类出血的原因时,过去有服用阿司匹林和其他抗炎药物的患者尤其值得注意。

(7)手术出血:未经治疗的血友病患者在手术后会在手术部位发生严重的出血。出血可能持续几小时,甚至会持续几天。由于凝血块形成不良而导致伤口愈合延迟也是血友病患者手术的特点之一。持续的出血和伤口血肿继发性感染会进一步妨碍伤口的愈合。给予合适的FⅧ这类可有效防止术中和术后出血。

拔牙是在血友病患者中最常实施的手术,自行脱落的乳牙很少造成严重的出血,但是拔除恒牙往往会导致严重的出血,如未进行有效的治疗,可间断持续数日或数周。对未经治疗的重型血友病患者,拔牙、甚至局部麻醉都可能导致危及生命的咽部和(或)舌下血肿。

2. 实验室检查

(1)筛选实验:在血友病实验室检查中常用 APTT 和 S-CT 作为检查血友病的筛选试验。由于普通试管法凝血时间(CT)不敏感,不能作为血友病的筛选试验。

1)APTT:参考值是 31~43 秒,以超过正常对照值 10 秒以上为异常。APTT 仅能检出 FⅧ、FⅨ水平 < 25% 的血友病患者。

2)S-CT:参考值为 15~32 秒。可检出 FⅧ、FⅨ水平 < 45% 的亚临床血友病患者,故更为敏感,但不及 APTT 简便。

(2)纠正试验:简易凝血活酶生成试验(STGT)和 Bigg 凝血活酶生成试验(B-TGT)常被

用作检查血友病的纠正试验。

1）STGT：参考值为10~14秒，＞15秒为延长。延长的STGT如被正常新鲜血浆和新鲜吸附血浆所纠正，而不能被血清所纠正，提示缺乏FⅧ。延长的STGT如被正常新鲜血浆和血清所纠正，而不被新鲜吸附血浆所纠正，提示缺乏FIX。

2）B-TGT：参考值为9~11秒，＞5秒以上为异常；若以凝血活酶标准曲线表示，FⅧ、FIX活动度应＞60%，＜60%为异常。采用正常新鲜血浆、吸附血浆和正常血清纠正的结果同STGT。

以上试验的可靠性均不及FⅧ：C定量测定。

（3）确诊实验：FⅧ的促凝活性（FⅧ：C）（常用一期法）和FⅧ（FⅧ：Ag）抗原含量（免疫火箭电泳法或ELISA法）进行测定是血友病A的确诊实验。

1）FⅧ：C测定：FⅧ促凝活性（FⅧ：C），正常人FⅧ：C水平为103%±25.7%。根据FⅧ：C水平的高低，将血友病A分成为重型（＜1%），中型（1%~5%），轻型（6%~25%）及亚临床型（26%~45%）。

2）FⅧ：Ag测定：正常为96.1%±28.3%。根据FⅧ：C和FⅧ：Ag的检测结果可将血友病A分成交叉反应物质阳性（CRM+，即FⅧ：C降低但FⅧ：Ag正常）和阴性（CRM-，FⅧ：C、FⅧ：Ag均下降）两类。CRM+患者可能为FⅧ基因发生点突变，CRM-表示患者可能为FⅧ合成量的减少所致。

（4）FⅧ抑制物测定

1）筛选试验：取正常人混合血浆和患者血浆1：1混合后分别测定即刻和37℃温育0.5小时、1小时、1.5小时及2小时后的APTT和FⅧ：C水平。

2）改良Bethesda法（Nijmegen法）：用正常人混合血浆与缺乏FⅧ血浆1：1混合作为标准管。将患者血浆用咪唑缓冲液按1：1、1：2、1：4…1：256倍比稀释。在上述各管中分别加入等量的正常人混合血浆，与标准管同时置37℃水浴准确温育2小时后取出，置冰浴。以标准管中所测剩余FⅧ：C为100%进行FⅧ：C定标，建立FⅧ：C标准曲线。用该标准曲线测定原倍管和1：1、1：2、1：4…1：256各管剩余FⅧ：C。以剩余FⅧ：C（%）为Y轴，血浆稀释度的对数为X轴，绘制FⅧ：C与稀释度的关系曲线。根据FⅧ抗体FⅧ：C（FⅧAb）单位的定义：能灭活正常血浆中50%FⅧ：C的抗体效价为1个Bethesda单位（1BU）。取FⅧ：C最接近50%的稀释管FⅧ：C，以X轴（%）表示剩余的FⅧ：C百分率，Y轴（BU）表示FⅧ抑制物效价，通过公式：$Y=\log2(100/X)$计算得出抗体效价（BU）。

（5）*FⅧ*基因检查：近年来，随着分子生物学技术的发展，基因诊断为研究血友病A的发病机制、携带者和产前诊断提供了精确、有效的方法。

1）直接基因诊断：上海交通大学医学院附属瑞金医院采用长距离PCR（LD-PCR），取代以往的Southern印迹法检测内含子22倒位；双步PCR法对血友病A患者进行FⅧ基因内含子1倒位检测。这些给临床检测带来极大的方便。除倒位外，其他患者的分子生物学异常多为点突变，采用直接测序的方法可以给绝大多数患者家庭提供遗传咨询。

2）间接基因诊断：包括：①限制性内切酶片段长度多态性（RFLP）：主要包括内含子18中的Bcl I，由于信息量有限，仅在其他位点无法得到足够信息时使用。②可变数目串联重复序列（VNTR）：DXS52（ST14）是位于*F8*基因外与*F8*基因紧密连锁的VNTR。目前可用PCR方法检测不同长度片段的复等位基因，因其呈高度多态性，因此可以用于产前诊断及携带者的诊断。③短串联重复序列（STR）：*F8*内有2个STR，分别位于内含子13及内含子

22 中，可利用 PCR 的方法联合对这两个多态标记进行检测。间接诊断的方法必须有先证者的 DNA，患者的母亲必须是该分析位点的杂合子。瑞金医院开发了用于血友病 A 基因诊断的 *F8* 内、外新 STR 位点，得到满意效果。2 组 4 重荧光 PCR 法进行多态性遗传连锁分析：包括 5 个距 *F8* 基因 1.5Mb 内的 STR 位点（*DXS15*、*DXS9901*、*G6PD*、*DXS1073* 和 *DXS1108*）和 2 个 *F8* 内的 STR 位点（FⅧCivs13 及 CA22）。自 2010 年起自行研发了第三代的 STR（图 5-9），包括：*F8* 上游 2 个（*F8Up226*、*F8Up146*），内 2 个（*F8Int13*，*F8Int25*），下游 2 个（*F8Down48*、*DXS1073*）。与第二代 STR 相比，第三代 STR 信息量大，重组率极低。产前诊断加用的性别位点为牙釉蛋白基因（amelogenin gene，Amelo）。

瑞金医院目前已经建立起比较完善的血友病 A 基因诊断体系，对于血友病 A 家系的遗传咨询，一般首先进行直接诊断，即检测内含子 22 倒位和 1 倒位，若结果呈阳性则诊断可以成立；对内含子 22 倒位和 1 倒位阴性的家系，对 FⅧ进行直接测序，发现基因缺陷可以进行诊断。若上述直接诊断方法无法得到信息，则可以进一步利用基因内、外多个位点结合家系遗传连锁分析采取间接诊断。对直接诊断、间接诊断均无信息的少数家系，采取 PCR 扩增后全基因测序寻找突变。

在某些携带者诊断没有任何信息的情况下，可以同时检测 FⅧ：C 与 vWF：Ag 的比值来判定，若 FⅧ：C/vWF：Ag < 0.50，则受检女性是血友病 A 携带者的概率为 91%~99%。若致病基因携带者的产前诊断没有信息，而胎儿又是男孩的情况下，可以尝试脐静脉采血检测 FⅧ：C，但此项检查技术要求高，流产的发生率为 1%~6%，操作中要尽量避免污染母血。

迄今为止，瑞金医院对 1000 余个血友病家系进行了携带者与产前诊断，诊断率达到 100%，胎儿出生后随访结果的准确率达到 100%。

3）受精卵着床前基因诊断：为辅助生殖技术与遗传学诊断技术结合产生的一种新的基因诊断手段，若生育夫妇之一为血友病 A 患者或致病基因的携带者，通过试管婴儿技术使精卵结合，人工培养，在受精卵分裂为 4~6 个卵裂球时，取其中之一进行基因检测，若其不携带致病基因，则可以将受精卵植入母体子宫内，反之则丢弃不再植入。这项措施为遗传高危人群提供尽可能大的选择，既避免了患儿的出生，也可以防止新的携带者出现，因而从根本上阻断了单基因遗传病的发生，此外还避免了治疗性流产造成的孕妇身心创伤。由于试管婴儿技术已经成熟，这种诊断措施的技术关键在于单细胞的基因诊断工作。国际是在血友病及其他单基因疾病的预防中成功采用项技术，已使多个健康婴儿诞生。国内这项工作目前已经在瑞金医院起步。

4）基因诊断的注意事项：遗传连锁分析进行血友病携带着及产前诊断时，要考虑到同源重组的发生可能导致误诊。在应用间接诊断进行血友病 A 家系携带者及产前诊断时，不能仅使用单一的位点进行诊断。基因外 *ST14*（*DXS52*）位点在遗传图谱上距 *F8* 基因的相对距离为 2cM，是一个具有多个等位基因的 VNTR 位点，虽然具有较高的杂合率，但与 FⅧ基因间同存在 2% 重组的可能，单独应用该位点可能会导致误诊（图 6-2-7）。

图 6-2-8 显示的 Ⅱ5 在瑞金医院要求进行产前诊断。先证者存在 *F8* 基因内含子 1 倒位，内含子 22 倒位阴性；先证者妹妹为 *F8* 基因内含子 1 倒位携带者。同时，联合多个多态性位点对该家系进行遗传连锁分析，发现先证者妹妹存在染色体同源重组现象，即 *ST14*、*DXS15*、*DXS9901*、*G6PD* 与 *DXS1073*、FⅧ*Civs13*、*CA22*、*DXS1108* 间发生染色体的同源重组，导致先证者妹妹携带该家系遗传的血友病 A 致病基因。该家系的 ST14 位点共有 A、B、C、D 4 种多态性。

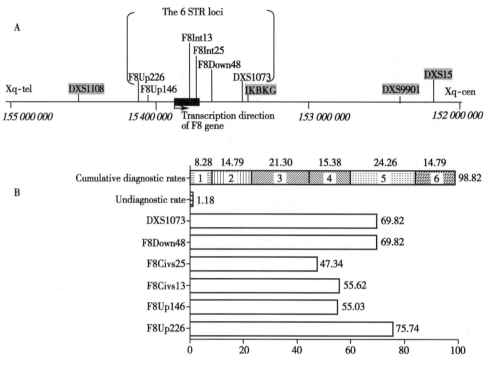

图 6-2-7　瑞金医院用于血友病 A 间接基因诊断的第三代 STR 位点

　　由于先证者（基因型为 B）的多态性片段与致病基因连锁，先证者的母亲（基因型为C/B）为致病基因的携带者，而先证者妹妹（基因型为 C/A）以 ST14 进行遗传连锁分析提示她未携带与先证者相同的致病基因染色体。结果与内含子 1 倒位检测结果不符。7 个 STR 位点中，*DXS15*、*DX89901*、*G6PD* 提示的信息与 *ST14* 提示信息一致，即先证者妹妹未携带致病基因；而 *DXS1073*、*FⅧ Civs13*、*CA22*、*DXS1108* 位点提示的信息符合 FⅧ 内含子 1 倒位的检测结果。因此，可以推断先证者妹妹在 *ST14*、*DXS15*、*DXS9901*、*G6PD* 与 *DXS1073*、*FⅧ Civs13*、*CA22*、*DXS1108* 间发生染色体的同源重组，且最终导致其携带该家系遗传的血友病A 致病基因染色体。由此可见，对血友病 A 携带者的间接诊断存在同源重组导致的误诊、漏诊可能性，在应用间接诊断进行血友病 A 家系携带者及产前诊断时，不能仅使用单一的位点，必须联合应用多个与 FⅧ 相关的位点来进行遗传连锁分析，尤其是 FⅧ 基因内的多态性位点。在中国人群中应该开发更多的 FⅧ 和 F 分子内大信息量的多态性位点以提高血友病携带者及产前诊断的诊断率及准确率。

　　（四）诊断和鉴别诊断

　　1. 诊断

　　（1）血友病 A 诊断标准

　　1）临床表现：①男性患者，有或无家族史。有家族史者符合性连锁隐性遗传规律。女性纯合子型可发生，极少见。②关节、肌肉、深部组织出血，可自发。一般有行走过久、活动用力过强、手术（包括拔牙等小手术）史。关节反复出血引起关节畸形，深部组织反复出血引起假肿瘤（血囊肿）。

　　2）实验室检查：①凝血时间（试管法）重型延长，中型可正常，轻型、亚临床型正常。②活化部分凝血活酶时间（APTT），重型明显延长，能被正常新鲜及吸附血浆纠正，轻型稍

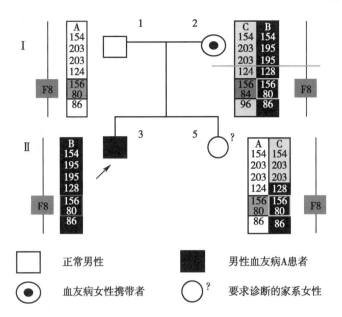

图 6-2-8　血友病 A 家系基因重组

黑色柱形图代表突变等位基因；灰色和白色柱形图代表正常等位基因；柱形图
代表微卫星位点依次为 *DXS15*、*DXS9901*、*G6PD*、*DXS1073*、*F8 Civs13*、*CA22*、
DXS1108；A、B、C、D 代表 *DXS52*（ST14）位点多态性，箭头示重组位置

延长或正常，亚临床型正常。③血小板计数、出血时间、血块收缩正常。④凝血酶原时间
（PT）正常。⑤FⅧ促凝活性（FⅧ：C）减少或极少。⑥血管性血友病因子抗原（vWF：Ag）
正常，FⅧ：C/vWF：Ag 明显降低。

3）严重程度分型（表 6-2-2）。

表 6-2-2　血友病 A 分型

分型	FⅧ：C（%）	临床出血特点
重型	＜1	关节、肌肉、深部组织出血、关节畸形，假肿瘤
中型	2~5	可有关节、肌肉、深部组织出血，关节畸形，但较轻
轻型	6~25	关节、肌肉出血少见，无关节畸形
亚临床型	26~45	仅在严重创伤或手术后出血

4）排除 FⅧ抗体所致获得性血友病 A（获得性 FⅧ缺乏）。

（2）遗传学诊断

1）家系调查：血友病 A 为性连锁隐性遗传性疾病，一般规律是男性患病，女性传递。约
有 2/3 的血友病 A 患者有阳性的家族出血史，一般需追溯三代以上，必要时可进行患者家族
成员调查。典型的家系可见模式图 6-2-9。

2）携带者的诊断：血友病 A 致病基因携带者的诊断有重大的遗传学意义，对临床优生
有指导价值。现代诊断包括遗传表型分析和基因型分析法，后者更为准确。然而有的携带
状态经家系分析即可明确，如患病男性与正常女性所生儿子均为正常，所生女儿均为携带
者；女性携带者与正常男性所生的儿子有 50% 概率为血有病患者，所生的女儿有 50% 概

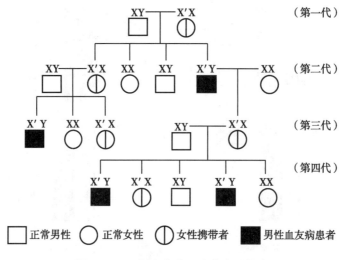

图 6-2-9　一例血友病 A 患者家系调查

率成为致病基因携带者;女性携带者和男性患者所生的儿子有 50% 概率是血友病患者,所生的女儿要么是致病基因携带者,否则就是血友病患者;男性患者与女性患者所生的儿子和女儿都是患者,幸运的是这种概率极为罕见。虽然也有血友病患者与血友病携带者的女儿罹患血友病的报道,但是女性血友病患者非常罕见。某些 X 染色体异常的女性患者,如 Turner 综合征,X 杂合及其他 X 染色体缺陷等,也可能伴有血友病。如果携带者的正常 X 染色体被不成比例的抑制(非平衡 X 失活),则其也可表现出血友病的症状。

判断女性致病基因携带者的方法有三种:

肯定携带者:血友病 A 患者的女儿;生育 2 个以上血友病患者的母亲;生育一个血友病患者的母亲,其家系中尚有一个或一个以上的血友病 A 患者。

可能携带者:某女性的母亲成员中有血友病 A 患者,而她自己所生的儿子中无血友病患者,或未生儿子;血友病 A 患者的姊妹和他们所生的女儿(即患者的外甥女);血友病 A 患者的姨母和他们的女儿(即患者的姨表妹)。

很可能携带者:血友病 A 患者中,有近 1/3 为散发病例,其母亲家系中无他人患血友病 A,但应用现代分子生物学技术对其家系进行调查发现确有携带者。此可能是因为致病基因呈隐匿状态,也可能是因为致病基因携带者的下代男性较少,未表现出来。真正因新的基因突变引起血友病 A 者为数很少。

(3)产前诊断:血友病 A 的产前诊断可在妊娠第 13~16 周进行羊水穿刺,确定胎儿性别;然后确定胎儿基因是否属血友病的胎儿 DNA,还可以通过妊娠早期(9~12 周)绒毛膜活检取得。以上两种方法均有 0.5% 的流产率。如上述检查提示胎儿为男性,但基因诊断失败,可考虑在超声波或胎儿镜下取脐带静脉血,测定 FⅧ抗原和活性进行诊断。胎儿血可在妊娠 18~20 周获得,流产率为 1%。胎儿性别有超声波和染色体检查决定。

通过胎儿 DNA 基因型分析或胎儿血的遗传表型分析可诊断胎儿血友病。胎儿 DNA 可通过羊水穿刺物或脐带血提取,用 RFLP 分析。

近年提出在体外对受精卵进行单细胞 PCR 检查作为产前诊断的一种方法,即单细胞植入前诊断。该方法是将从单细胞获得的遗传物质特定区域进行 PCR 扩增分析。应负责对接受检查的妇女进行遗传咨询,内容包括遗传风险、携带状态的确定和产前诊断。

总之，血友病 A 的携带者检测与产前诊断可先进行内含子 22 倒位的检测，若结果为阳性即可作出诊断；若内含子 22 倒位的检测结果为阴性，则可利用 F*Ⅷ*基因内、外的多个位点多态性结果进行遗传连锁分析以及直接测序作出最终的诊断。

2. 鉴别诊断　血友病 A 需与血友病 B、vWD、F Ⅺ缺陷症和 F Ⅻ缺陷症鉴别及获得性 FⅧ缺乏相鉴别。

（1）与血友病 B、F Ⅺ缺陷症和 F Ⅻ缺陷症鉴别：只有 FⅧ与 FⅨ缺乏的患者表现有 X 连锁遗传的特点，并且也只有这两种因子缺乏会累及关节，造成残疾。男性或女性都可发生 F Ⅺ缺乏，而且与经典的血友病相比，出血较轻。凝血激酶生成及纠正试验可区别上述因子缺陷，最可靠的鉴别诊断还是各因子的免疫学检测以及各因子的活性检测。F Ⅺ缺陷症呈常染色体隐性遗传，两性均可发病，杂合子可无出血倾向，自发性出血少见，患者 FXI：C 降低。由于 F Ⅻ的缺陷不会造成临床出血的表现，因此很容易与经典的血友病相鉴别。

（2）与获得性血友病 A（获得性 FⅧ缺乏）鉴别：多由于血液中有抗 FⅧ抗体存在所致，其出血的临床表现与血友病 A 基本相同，但出血程度往往较重，且常为软组织出血。本病可发生于以往健康者、女性（尤其妊娠期）、老年人以及某些免疫性疾病患者。实验室检查方面，APTT 和 S-CT 延长，且等量正常血浆不能纠正 STGT 或 BTGT 的缺陷，检测抑制物效价和抗 FⅧ抗体水平，对鉴别更为准确。

（3）与血管性血友病（von Willebrand Disease，vWD）相鉴别：vWD 为常染色体显性或隐性遗传，一般为杂合子，两性均可发病，出血以鼻、牙龈、子宫、胃肠道及泌尿道为主，很少累及关节及肌肉。患者出血时间延长，阿司匹林耐量试验阳性，瑞斯托霉素诱导血小板聚集（RIPA）减低，vWF：Ag 降低，vWF 辅因子活性（vWF：cof）减低，血浆和血小板 vWF 多聚体结构缺失或正常，血浆中 FⅧ：C 和Ⅷ：Ag 减低或正常，FⅧ：C/FⅧ：Ag 的比值增高或正常。而血友病 A 除 FⅧ：C/FⅧ：Ag 的比值降低外，其他检查正常。但不典型的 vWD 男性患者与轻型血友病 A 有出血时间延长者有时较难鉴别，动态观察 vWD 的实验室指标可能有助于鉴别。2N 型 vWD 只有通过 FⅧ与 vWF 结合试验才能鉴别。

血友病 A 导致的出血及血肿等症状在诊断未明确时还可能与其他一些疾病相混淆，如将深部血肿误认为化脓性病灶而施行切开引流；髂腰肌出血误为阑尾炎；将腹膜后血肿误诊为阑尾脓肿；将血友病 A 关节出血误为结核、关节炎和肉瘤等。将血友病引起的出血或血肿误为肾肿瘤、肺部疾患、消化道溃疡、腹腔内出血当作溃疡穿孔、肠梗阻等均有报道。

（五）治疗和预防

1. 治疗

（1）一般治疗：血友病总的治疗原则是避免服用阿司匹林、非甾体类抗炎药物及其他可能干扰血小板聚集的药物，同时应该告知其应避免服用含上述成分的非处方（OTC）镇痛药。原则上应避免肌内注射。在没有预防治疗的情况下，应尽早处理血友病患者的出血，以避免并发症的发生。对血友病患者进行手术时，应尽量安排在一周的前半段，以避免所谓"周末危机"的发生。在药房或者血库中应该备有充足的 FⅧ制剂，以供急诊使用。所有的血友病患者都应当获得血友病诊断与治疗中心进行的定期的诊断和院外治疗。所有重型血友病 A 患者均应考虑给予预防性治疗。

（2）替代治疗：血友病 A 是由于 FⅧ凝血活性缺乏所致，故临床上血友病 A 患者出血原则上采取输注 FⅧ制剂来进行治疗。

1）适用于血友病 A 治疗的血浆制品有：

冷沉淀物所含 FⅧ：C 是新鲜血浆的 5~10 倍，国外可浓缩至 100~400 倍以上，适用于轻型及中型患者。其主要优点是制备及应用简单，价值低廉；其不足之处在于冷沉淀中含有少量红细胞及红细胞碎片，这些物质易引起抗原 - 抗体反应，约 12% 的患者经冷沉淀治疗后生成血型抗体，因此，可引起接受治疗的 HA 患者的溶血性贫血。此外，由于工艺上的缺陷，冷沉淀中病毒未被灭活，使接受治疗者有感染病毒性疾病的危险。

中纯度及高纯度 FⅧ制剂：冷沉淀是中纯度及高纯度 FⅧ制剂的原料。首先用甘油 - 乙醇 - 枸橼酸缓冲液洗涤以除去污染的蛋白质，随后将其重新溶解并吸附于氢氧化铝以去除维生素 K 依赖的凝血因子。中纯度 FⅧ制剂每毫升含 FⅧ 15~40U（0.5~0.9U/mg），适用于中型或重型患者或获得性血友病。早期的高纯度 FⅧ制剂进一步采用甘氨酸 - 乙醇 - 聚乙烯乙二醇沉淀，产品每毫升含 FⅧ 20~400U（1~2.5U/mg），适用于重型、获得性患者或特殊需要。通过对中纯度 FⅧ制剂进行离子交换、亲和层析和凝胶过滤，可使 FⅧ制剂的含量达 50~200U/mg。在美国市场上有用单克隆抗体从人血浆进行免疫亲和纯化而得到的纯化 FⅧ浓缩物，内无完整的 vWF 蛋白，FⅧ含量＞ 3000U/mg。

重组 FⅧ制剂：目前国内、外市场上已经有第 3 代基因工程产生的重组 FⅧ制剂。这些制剂无论在生物化学、临床特征还是药代动力学方面，与血浆来源的 FⅧ均非常相似，其活性＞ 4000U/mg。这些产品具有安全和有效的双重特点，无病毒污染，能有效地预防和治疗 HA 患者的出血倾向。但目前价格较高，无法为一般患者接受。输注后有可能使血友病 A 患者产生抗体。目前，在美国市场已有获得 FDA 批准、用于治疗成人和儿童血友病、半衰期延长的重组 FⅧ / 重组 FIX 制剂。有望减少注射次数的同时，获得同样的疗效。国内也有厂家正在进行基因重组 FⅧ制剂的 Ⅰ 期临床研究。

商品化的猪 FⅧ制剂：此前在国外的市场上已经有商品化的猪及牛的 FⅧ制剂出售。但 2005 年在美国市场上猪来源的 FⅧ制剂不再有供应。由于动物来源的 FⅧ制剂不仅可以安全地输注给血友病 A 患者，在大手术时亦可提供满意的止血作用，更重要的是，抗人 FⅧ抗体与猪 FⅧ没有交叉反应，可以使抗体的效价下降，因此被用于血友病 A 患者伴抗体形成的治疗。然而，动物蛋白质具有抗原性，在输注 10~12 天以后，由于抗体产生使疗效下降。此外，这些制剂中因含有血小板凝集素及动物的 vWF，可以直接作用于人类血小板，输注后可以引起血小板减少。

重组人活化的凝血因子Ⅶ（rhFⅦa）制剂（诺其）：在血友病患者中，由于 FⅧ或 FIX 缺乏，在血小板表面不能够形成 FX 激活复合物，无法大量产生凝血酶。高剂量的 FⅦa 可能通过两条机制纠正出血。一是在足够的剂量时，FⅦa 直接与活化血小板表面带负电的磷脂结合，进而活化 FX。在血小板表面，FXa 催化产生足量的凝血酶，促进纤维蛋白形成。另外一条可能的机制是高剂量的 FⅦa 可以与来自患者的 FⅦ酶原有效竞争，这意味着局部会有更多的 FⅦa/TF 复合物形成，使该处凝血酶得以大量产生（图 6-2-10）。

高剂量 FⅦa 用于血友病治疗的机制：FⅦa 微弱地与血小板结合，并且在血小板表面激活 FX，从而产生血小板来源的 FXa

新鲜血浆和冰冻血浆：两者都曾经大量应用于临床。为了维持即使是低水平的 FⅧ活性而必须大量输注，对严重出血或手术患者不易奏效，而且心、肺功能不全者往往不能耐受大量血浆输注，这是应用血浆输注的缺点之一。其次是即使使用了大体积的血浆，患者体内的 FⅧ活性最多仅可升高至正常人的 20% 左右，无法发挥有效的止血作用。

2）治疗时 FⅧ剂量的选择：血友病 A 患者所需输注 FⅧ的剂量可有以下因素确定：

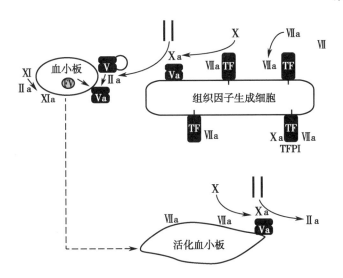

图 6-2-10 高剂量 rFⅦa 用于血友病治疗的机制

①患者 FⅧ：C 的基础水平；②损伤的严重程度及外科手术的范围；③出血的部位；④抑制物的存在与否；⑤其他止血机制的完善与否；⑥患者的血浆容量；⑦所用的 FⅧ制剂的效价；⑧FⅧ生物半衰期。

可通过以下方法计算：如果每毫升血浆中 1 单位 FⅧ相当于正常水平的 100%，那么将血浆 FⅧ升高到所需水平需要输注的 FⅧ的量就取决于病人血浆的容量（大约为体重的 5%）及所希望的 FⅧ水平。如一个体重为 70kg 的成年人的血浆容量大约为 3500ml（5%×70kg=3.5kg，等于 3500ml），欲达到正常 FⅧ水平（1U/ml，正常水平的 100%），则应给予 3500U 的 FⅧ。在给予初始剂量的 FⅧ后，后续治疗中所要给予的 FⅧ的量则要根据 FⅧ的半衰期（8~12 小时）来计算。因此，在输注 3500U 的 FⅧ后，应在 12 小时内继续给予 1750U。但是在临床实际应用中，计算 FⅧ的剂量可按以下方法推算，每千克体重输注 1U FⅧ可以提高循环中的 FⅧ 0.02U/ml，也就是说如果要将 FⅧ水平低于 1% 的血友病病人的 FⅧ水平升高到正常水平的 100%，也就是 1U/ml，所需要输注的 FⅧ的量为 50U/kg 体重。

表 6-2-3 及表 6-2-4 分别列举了国内血友病诊断与治疗中国专家共识（2017 年版）中在凝血因子供应充足与否时不同类型的出血 FⅧ输注的推荐剂量。这些剂量的决定是人为的，不同的治疗中心可能推荐的剂量不同，考虑到 FⅧ制剂价格昂贵，有些医生倾向于应用较低的剂量。

rhFⅦa 制剂（诺其）应用剂量以 80~90μg/kg 计算，静脉注射，每 2 小时重复 1 次。对血友病 A 或血友病 B 有效率：出血为 80%~89%，手术出血为 91%~94%，腹腔出血为 78%，脑出血为 85%，家庭治疗为 88%。该药也是治疗抗 FⅧ抗体的有效制剂。

由于血浆来源的凝血因子和基因工程获得的凝血因子在不同个体内有不同的药物代谢动力学，所以，世界卫生组织、世界血友病联盟和国际血栓与止血联合会要求凝血因子的应用应该个体化以达最佳剂量，并以药代动力学参数如血浆浓度时间曲线下面积（AUC）、最高血浆浓度（C_{max}）、药物清除率（CL）、平均滞留时间（MRT）、分布容积（Vd）、清除半衰期（$t_{1/2}$）等作为计算所需剂量的基础，调整治疗过程中各种凝血因子的剂量。

3）轻、中度出血的治疗：浅表的切伤或擦伤可用局部止血措施（如局部加压），并不一定需要用 FⅧ制剂输注。这种类型的表面出血应用凝血酶通常无效，也不推荐局部烧灼治疗,因为当灼痂皮脱落时又会重新引起出血。若发生自发性鼻出血,则血浆 FⅧ 的水平应当达到约 0.5U/ml(50%)。血友病患者进行内镜检查前,必须补充 FⅧ,使血浆 FⅧ 的水平至少提高到 0.5U/ml(50%)以上,如果无意外发生,可只输注 1 次 FⅧ 制剂。如果内镜检查有严重的擦伤、伴活组织检查或穿孔,则 FⅧ 的替代治疗需维持至伤口愈合。对逐渐增大的软组织血肿,FⅧ 制剂的输注应立即开始并维持到血肿被吸收。在急性关节出血发生时,应立即输注 FⅧ 制剂,以减少广泛性关节退行性变、畸形及肌肉萎缩的发生。慢性滑膜炎和反复的单一关节出血,可能需要输注 FⅧ 制剂 6~8 周。对于肾出血的病人,应指导病人大量饮水,如果血尿时无疼痛,且无其他并发症,可不进行 FⅧ 替代治疗;大量或持续的血尿需要进行 FⅧ 替代治疗。

表 6-2-3　血友病患者获取凝血因子不受限制时的替代治疗方案

出血部位及手术	血友病A
关节	FⅧ:C 40%~60%,疗程 1~2d,反应不充分可延长
表层肌(除髂腰肌)、无神经血管损伤	FⅧ:C 40%~60%,疗程 2~3d,反应不充分可延长
髂腰肌和深层肌,有神经血管损伤或大量失血	FⅧ:C 第 1~2d 80%~100%,第 3~5d 30%~60%(物理治疗期间可延长)
中枢神经系统/头部	FⅧ:C 第 1~7d 80%~100%,第 8~21d 不低于 50%
喉部和颈部	FⅧ:C 第 1~7d 80%~100%,第 8~14d 不低于 50%
胃肠道	FⅧ:C 80%~100%,7~14d;维持疗程视情况而定,不低于 50%
肾脏	FⅧ:C 不低于 50%,疗程 3~5d
深部裂伤	FⅧ:C 不低于 50%,疗程 5~7d
大手术	FⅧ:C 术前 80%~100%,术后第 1~3d 60%~80%,第 4~6d 40%~60%,第 7~14d 30%~50%
小手术	FⅧ:C 术前 50%~80%,术后第 1~5d(依手术类型而定) 30%~80%

注:FⅧ:C:凝血因子Ⅷ活性

表 6-2-4　血友病患者获取凝血因子受限制时的替代治疗方案

出血部位及手术	血友病A
关节	FⅧ:C 10%~20%,疗程 1~2d,反应不充分可延长
表层肌(除髂腰肌)、无神经血管损伤	FⅧ:C 10%~20%,疗程 2~3d,反应不充分可延长
髂腰肌和深层肌,有神经血管损伤或大量失血	FⅧ:C 第 1~2d 20%~40%,第 3~5d 10%~20%(物理治疗期间可延长)
中枢神经系统/头部	FⅧ:C 第 1~3d 50%~80%,第 4~7d 30%~50%,第 8~14d 20%~40%
喉部和颈部	FⅧ:C 第 1~3d 30%~50%,第 4~7d 10%~20%
胃肠道	FⅧ:C 第 1~3d 30%~50%,第 4~7d 10%~20%

出血部位及手术	血友病A
肾脏	FⅧ：C 20%~40%，疗程 3~5d
深部裂伤	FⅧ：C 20%~40%，疗程 5~7d
大手术	FⅧ：C 术前 60%~80%，术后第 1~3d 30%~40%，第 4~6d 20%~30%，第 7~14d 10%~20%
小手术	FⅧ：C 术前 40%~80%，术后第 1~5d（依手术类型而定）20%~50%

注：FⅧ：C 凝血因子Ⅷ活性

4）严重出血的治疗：血友病患者，任何程度的出血均可导致危及生命的严重出血，如咽部出血、腹膜后出血、中枢神经系统（颅内、硬膜下、蛛网膜下腔）出血等。咽部出血，此时常伴有咽喉部紧张、颈部疼痛、吞咽及呼吸困难，应立即给予患者足量的 FⅧ治疗，使 FⅧ水平迅速达到 0.5~1.0U/ml，并维持至出血停止、血肿吸收。腹膜后出血时，FⅧ的替代治疗应尽早开始并持续 7~10 天，否则出血将再次发生。血友病患者在有颅内出血症状或头部外伤时，应紧急给予足够剂量的 FⅧ输注，使 FⅧ水平迅速达到正常。随后的治疗应使 FⅧ维持在该水平并持续 7~10 天。即使血友病患者在头部外伤后没有颅内出血的症状，也应预防性地给予一次 FⅧ制剂的输注。尽管进行了积极治疗，中枢神经系统出血仍可导致很高的死亡率。

（3）药物辅助治疗

1）1-去氨基-8-D-精氨酸升压素（DDAVP）：为一种人工合成的升压素衍生物，有抗利尿及增加 FⅧ水平的作用。常用于轻型血友病和 FⅧ：C 较低的血友病 A 基因携带者。剂量为 0.3~0.5μg/kg，以 30ml 生理盐水后在 20 分钟中内静脉滴注完毕，12 小时后重复给药 1 次，每 1 个疗程共给药 2~5 次。除静脉给药外，DDAVP 还可以经鼻腔滴入，剂量约是静脉给药量的 10 倍。绝大多数患者经 DDAVP 治疗后 FⅧ：C 可增加 2~3 倍。若与抗纤溶药物同时合并应用，效果可以增加但反复用药可致 FⅧ反应下降，疗效减低。

2）达那唑（Danazol）：系一种人工合成的雄性激素。治疗出血时，剂量为 600mg/d，连服 14 天为一疗程，可使患者因子Ⅷ：C 明显增高，降低输注血液制品的需要量。可用于轻、中型血友病 A 患者的治疗。

3）抗纤溶药物：此类药物可用于轻型患者，亦可与替代疗法合并使用，以减少 FⅧ制品的用量。抗纤溶药物对口腔、舌、扁桃体、咽喉部的出血及拔牙引起的出血有效，对关节腔、深部肌肉和内脏出血疗效差。6-氨基己酸（EACA）的成人首次给药量为 4~5g，以后 1g/h。另外一种方法是 4g/4~6h，持续 2~8 天。抗纤溶治疗在血尿、休克、肾功能不全出现时一般不主张常规使用。

4）肾上腺皮质类固醇：适用于关节腔、肾脏、腹腔、咽喉部、脑内出血及拔牙等手术引起的出血，也适用于产生抗 FⅧ：C 抗体者。泼尼松的剂量为 30~40mg/d，连用 5~7 天。

5）肾上腺色腙片（安络血）：多关节腔、肌肉和创伤、手术出血有效，静脉滴注疗效更佳。但所形成的血块坚硬，吸收甚慢。对泌尿道及脑内出血者应慎用。

（4）手术时的替代治疗：施行外科手术，都必须做好充分的术前准备。术前必须明确血友病 A 的诊断,同时检测患者 FⅧ：C 水平和 APTT,并排除 FⅧ抗体的存在。

在对血友病病人进行较大的手术前,应将 FⅧ水平升高到正常水平并且维持 7~10 天或者伤口已开始愈合。替代治疗在手术前数小时开始、手术中继续维持。因为 FⅧ可能在手术当中消耗,所以有时可能要输注比预期剂量要多的 FⅧ。术后应该每天检测 FⅧ水平 1~2 次,以及时了解并调节 FⅧ的水平。

鉴于我国的实际情况,上海交通大学医学院附属瑞金医院经多年的实践探索,提出"在实验监测下的个体化用药"的方案:即根据患者欲达到的止血水平和检测患者 FⅧ：C/FⅨ：C 的实际水平,随时调节使用 FⅧ/FⅨ浓缩物的剂量,也可达到有效止血的目的。与按公式计算比较,可节省 1/3~1/2 的剂量(表 6-2-5)。

表 6-2-5　血友病 A 患者外科手术时的 FⅧ替代治疗

手术类型	FⅧ剂量(U/kg X次数)					备注
	手术前12h 和手术日	术后第1天	第2~3天	第4~7天	第8~14天	
大手术	(40~50) × 3	(40~50) × 3	(30~40) × 2	(20~30) × 2	(15~20) × 1	
中手术	(30~40) × 3	(30~40) × 3	(20~30) × 2	(15~20) × 1		以 FⅧ:C 或 APTT 测定结果作为调节剂量的参考
小手术	(40~50) × 3	(40~50) × 3	(40~50) × 2	(40~50) × 1		
实验监测	每天 2 次	每天 2 次	每天 1 次	每 2 天 1 次	每周 2 次	

注:重度出血 / 大型手术:如腰大肌、腹腔、血尿、中枢神经出血等或颅脑、开胸、剖腹、关节置换手术等;中度出血 / 中型手术:如关节、肌肉、胃肠道出血等或阑尾切除、血肿清除、关节矫形手术等;轻度出血 / 小型手术:如轻微损伤、表皮刀伤、牙龈出血、鼻出血等或施行拔牙、包皮环切术、关节抽血手术等

（5）并发症的治疗

1）FⅧ抑制物:10%~20% 的血友病病人在进行 FⅧ制剂输注后会产生 FⅧ抗体。抗体的产生与遗传因素(*FⅧ*基因突变类型、免疫反应表型、种族、家族史)及环境因素(第一次输注 FⅧ制剂时的患者年龄、FⅧ制剂的纯化方法和种类、疾病的严重程度、输注频率)等有关,而抗体的种类主要是 IgG4,识别的抗原表位主要是 FⅧ蛋白的 A2 区(484~509aa)、A3 区(1811~1818aa)和 C2 区(2181~2243aa、2248~2312aa、2315~2330aa)。根据 FⅧ抗体产生的特点可以将病人分为两类:低反应型,其抑制物效价即使反复输注因子Ⅷ也不会超过 10BethesdaU/ml;高反应性,当给予 FⅧ后,其效价水平即超过 10BethesdaU/ml。通常 FⅧ抑制物效价在 FⅧ输注后 5~8 天开始升高,8~15 天达到高峰。所有的血友病患者都应检查有无抑制物的产生,这一点对手术前的准备尤为重要。

A. 持续输注大剂量 FⅧ制品:价格昂贵,也可加用肾上腺皮质激素、环磷酰胺、静脉滴注丙种球蛋白治疗。

B. 猪 FⅧ浓缩制剂:猪 FⅧ在治疗中、高效价抗体(50BU)的血友病 A 时有效率为 80%~90%。其缺点是输注时会有变态反应、长期应用时会出现血小板减少、在 70% 病人中因快速对人和猪 FⅧ回忆反应而限制其疗效。但新近的报道表明连续输注此制品,发生变态反应和血小板减少的机会已明显减少,而且,猪 - 人 FⅧ杂交制剂(即大部分人免疫表位被猪蛋白序列取代)大大减低了回忆反应。

C. 凝血酶原复合物浓缩剂(PCC)和活化凝血酶原复合物浓缩剂(APCC):APCC 是

从 20 世纪 70 年代以来的主要治疗措施,剂量 70~75U/kg,每 8~12 小时一次,总有效率为 50%~60%。止血效果与抗 FⅧ抗体的效价无关,故尤其适用于高效价的抗 FⅧ抗体患者使用,合并肾上腺皮质激素可提高疗效。存在的缺点:半衰期短限制其疗效、大剂量使用时有潜在的致血栓和(或)DIC 危险、制剂中因残留 FⅧ抗原导致的回忆反应。今后需进一步研究以证明病毒安全性、在安全治疗窗内的最佳剂量、建立监测体系以评估止血效果以及对出血的长期预防作用。

D. rhFⅦa 制剂(诺其):为近年来治疗伴有抗体的血友病 A 的重要手段。剂量为 90μg/kg 1~3 次可以使 90% 抑制物患者的持续获得控制,其中 90% 的患者止血作用至少维持 24 小时。

E. 血浆置换:是一种有效的治疗方法。其缺点是在置换后 24 小时,由于血管外抗体弥散到血管内,使血浆中抗体效价不减低或反而增高,此时需连续作血浆置换才能获效。血浆置换后需输入蛋白溶液及新鲜冰冻血浆作为丢失体液的补充,应避免再输入 FⅧ制剂。

F. FⅨ浓缩物:有研究表明,在使用大剂量 FⅧ制品的同时,加用 FⅨ浓缩物治疗较高效价抗体的血友病患者,14/17 例抗 FⅧ:C 抗体消失,抗体消失的时间平均为 25 个月。

除上述措施以外,还可以应用葡萄球菌蛋白 A 琼脂糖凝胶柱进行体外免疫吸附对有高效价 FⅧ抗体的患者能暂时有效,降低抗体效价。对有抗体的患者可输注 FⅧ和环磷酰胺等方法,诱导免疫耐受,以清除体内抗 FⅧ抗体。

2)感染性并发症

A. 肝炎:乙型肝炎病毒与丙型肝炎病毒最常导致慢性肝脏疾病。有 40%~50% 经常使用血液制剂的血友病 A 患者发生肝功能异常。使用经 SD 处理的浓缩制剂、选用 PCR 法检测原料血浆及应用 α 干扰素是防治丙型肝炎的有效措施。

B. HIV:这是近年来普遍受到重视的一种严重并发症。研究表明,将血浆制品加热或 SD 处理可以杀灭该病毒,避免由于输注血浆制剂所引起的获得性免疫缺陷综合征(AIDS)。

目前所应用的 FⅧ制剂可以认为是相当安全与有效的,几乎无传播病毒性疾病的危险。但是,也有偶然的例外。如溶剂除菌抽提对无脂质包膜的病毒,如 A 型肝炎病毒、parvovirus 等不能灭活。只有一例应用除菌后丙型肝炎病毒感染的传播报道。

C. 免疫抑制血液制品:包括 FⅧ浓缩制剂的输注也可导致与 HIV 无关的免疫抑制。有证据表明在输注 FⅧ浓缩制剂的血友病病人中,细胞免疫功能下降;同时会出现 Th/Ts 细胞比率下降、NK 细胞数量下降。在多次输注后,病人可能出现对皮下给予的抗原产生免疫耐受。免疫耐受的程度似乎与输入产品的纯度有关。纯化技术的进展使新制备的制剂对机体免疫抑制作用减低。

3)溶血:FⅧ浓缩剂是从大量混合血浆中制备的,因此,不同程度上存在 IgM 和 IgG 型抗 A、B 同种凝集素。大量接受 FⅧ浓缩剂治疗的血友病患者,常发生溶血反应,其程度与剂量有关。血友病患者多次输血,血清中结合珠蛋白降低,这与患者体内存在的慢性亚临床型溶血有关。

4)其他并发症:可见发热和过敏,输注冷沉淀物时,较常见荨麻疹和气管痉挛。制剂中可含有凝集素(抗 -A 或抗 -B),当大剂量输注时,可引起溶血。上述患者需要输血时,应给予 O 型血。重度血友病 A 患者输注大量浓缩制剂,偶尔发生原发性肺动脉高压的报道。其机制尚不明,推测可能系免疫复合物沉积于肺所致。

(6)肝移植和基因治疗:将正常的肝脏移植给血友病病人从而达到治疗血友病的目的已

经有过成功的报道,但是正常肝脏的来源非常有限,因此这种治疗实施的仍然很少。随着GVHD 治疗的进步,肝脏移植治疗血友病渐增多。同济医科大学用脾细胞输注及脾组织移植治疗重型血友病 A 取得了一定疗效,出血减轻或消失,关节功能改善,未出现不良反应。该方法简单、安全,供脾来源广泛、不需 HLA 配型、不需长期使用免疫抑制剂等优点,但长期疗效较差。

现有的研究表明,只要对靶基因和载体操纵合理,腺相关病毒载体和逆转录病毒载体有潜力表达高水平的 FⅧ或 FⅨ,成为血友病基因治疗的强有力的候选载体。随着基因组编辑技术如锌指核酸酶、TALEN、CRISPR/Cas 9 不断完善,可以期待这些技术在未来血友病基因治疗中发挥极大的作用。有报道 AAV8 介导的锌指核酸酶表达体系纠正了血友病小鼠的基因异常并改善了出血倾向。Barzel 等应用重组的 AAV8 载体进行位点特异的基因组编辑同时并不表达核酸酶,FⅨ cDNA 成功整合进肝细胞,在 0.5% 的白蛋白等位基因位点上有 FⅨ cDNA 整合。AAV8-F9 载体注射进新生和成年小鼠,获得的血浆 FⅨ水平约为正常的7%~20%、FⅨ缺乏的小鼠其凝血时间正常、出血倾向得到纠正。采用 TALEN 技术可在细胞水平修复从血友病模型中获得的 iPS 基因组,而 CRISPR/Cas9 技术也可使内含子 22 与内含子 1 倒位恢复至正常状态。

虽然 *in vivo* 基因组编辑效率有待提高、从基因组编辑干细胞中获得高数量的、表达生理性凝血因子细胞的方法有待改善,但基础研究和临床试验的部分成功预示着完全治愈血友病已为时不远。

2. 预防治疗

(1)一般预防措施:血友病患者的出血与损伤密切有关,预防损伤是避免出血的重要措施之一。应向血友病患者及周围人员宣传有关血友病预防出血的知识,对有活动性出血的患者,应当限制其活动范围和强度;对非出血的患者,应积极鼓励其进行适当的活动,但需避免剧烈运动和重体力劳动。

1)局部止血:皮肤割破和擦伤可用局部止血,若伤口较深,则需要缝合止血。

2)口腔卫生:预防牙龈疾患,避免唇舌咬破伤,龋齿因及时填补。

3)疼痛的处理:严重的出血患者,疼痛是困扰其一生的症状。对关节、肌肉的急性出血所引起的疼痛,可在足够的替代治疗后予以适量的镇痛药物。而血友病性骨关节退行性病变引起的疼痛多为慢性持续性疼痛。此时可用抗炎镇痛药物,但须避免使用含有抗血小板作用的药物,尤其是阿司匹林,因其有引起威胁生命的严重出血的危险,故在血友病患者应禁止使用。二氢可待因、对乙酰氨基酚、喷他佐辛等药物对此类疼痛有效。经皮电神经刺激法是一种物理疗法,通过对疼痛部位以一定强度的电刺激而达到镇痛目的。据报道,此种方法可以缓解急、慢性疼痛及减少镇痛药、凝血因子的用量。如关节疼痛进行性加剧,上述各种治疗手段均无法控制,可考虑行关节置换术。剧痛时可暂时使用哌替啶(度冷丁)等药物镇痛,但不宜久用,以免成瘾。

(2)家庭治疗:目前,家庭治疗在我国并未得到广泛开展。由于血友病是伴随患者终身的慢性病,家庭中的预防治疗可以减少出血的概率,轻微出血后的及时治疗可以避免并发症的发生,因此良好的家庭治疗可以使患者的生活质量得到很大提高。国外在血友病中心的培训和指导后,绝大多数超过 3 岁的血友病患者都可在家接受治疗,6 岁以上的血友病患者就可进行自我治疗。血友病患者及其家属应接受有关本病的病理、生理、诊断和治疗知识的培训,家庭治疗开始阶段应在专业医师的指导下进行,血友病患者及其家属应掌握抗血友病球蛋白制品的止血原理及输注技术。当患者发生出血时,应尽早输注,这对预防大血肿形成及关节畸形、残疾有重要意义。一些患者在参加运动前自行输注 FⅧ,可以避免出血的发生。对于儿童患者,应在避免危险的前提下鼓励其适当运动,游泳既有助于肌肉的发育又不增加机体的负重,对血友病患儿十分有益。其中一种预防治疗的方案是每周进行三次 FⅧ输注,维持 FⅧ于正常水平的100%。

（3）康复/物理治疗:物理与运动疗法对改善和恢复血友病患者的关节、肌肉、肢体功能失常有重要作用,建议推广使用。

1）早期功能恢复

关节功能训练:在患者出血停止后可立即开始早期功能恢复锻炼。关节活动度训练:以主动活动或主动—辅助活动为主。开始时每日 2~3 组,每组活动 5~10 次,以后逐渐增加,直至关节活动恢复至正常或恢复至出血前状态。

肌肉功能训练:以肌肉等长收缩和轻柔的牵伸训练为主。分为等长收缩训练和牵伸训练。前者针对股四头肌、肱三头肌和伸髋肌等大肌群。基本方法为,训练肌群在可耐受的最大负荷下的等长收缩,持续 6 秒、休息 20 秒,再如前重复,1 组共 10 次,每日 1~2组。后者针对前臂肌群、腓肠肌和屈髋肌(髂腰肌)。基本方法为自我牵伸活动或辅助牵伸训练。

物理治疗:关节积血/肌肉血肿患者的早期可采用物理治疗,目的是促进关节积血和肌肉血肿的吸收。可采用低频率脉冲磁场、低频交变磁场、紫外线照射、水疗法等方法。

2）骨关节系统并发症的物理治疗

慢性滑膜炎:可采取低频率脉冲磁场、低频交变磁场、水疗等方法。此外,可进行个体化的肌力训练和本体感觉训练。

关节挛缩:可采用关节牵引,低负荷持续牵引效果优于高负荷牵引;系列石膏管对纠正中等度关节挛缩有一定效果,每周更换 1 次;关节活动度训练等。

血友病性关节炎:以滑膜增生和软骨破坏为特征。可采取如下措施:关节活动度训练;非负重状态下的抗阻训练和闭链式抗阻训练等;水疗;低/中频电疗和磁疗等。

（4）遗传咨询:鉴于 FⅧ基因已成功克隆且其分子结构已明确,通过现代分子生物学技术可以对血友病 A 患者和携带者进行正确的诊断,对其家系和下一代进行血友病 A 分子水平的诊断和产前诊断,减少血友病 A 患儿的出生,对优生优育有重要意义。

第三节　纤溶异常

纤溶系统的主要作用是溶解血管内沉积的纤维蛋白,使血管再通,维持血液的流动性。如果纤溶活性异常增强,导致纤维蛋白过早的溶解或者引起纤维蛋白原的降解消耗,将会导致出血的发生。

纤溶亢进一般可以分为原发性纤溶亢进及继发性纤溶亢进。原发性纤溶亢进又可称为纤维蛋白原溶解症,是指在无异常凝血情况下,纤溶活性异常增高,导致纤维蛋白原等血浆蛋白过度溶解。继发性纤溶亢进是指继发于血管内凝血的纤溶亢进。原发性纤溶亢进可以分为先天性及获得性,以后者为多。继发性纤溶亢进一般均为获得性,主要见于 DIC(将在另外章节介绍)。

一、与纤溶亢进相关疾病

（一）纤溶酶抑制剂缺乏

1. 天性 α_2 抗纤溶酶（α_2AP）缺乏　是种罕见的常染色体隐性遗传性出血性疾病。纯合子由于这种蛋白的缺如，丧失了对纤溶酶的抑制作用，因此可以出现严重的出血包括关节出血，但是杂合子由于存在部分蛋白，临床上仅有轻度出血。这种疾病出血多发生在外伤或手术后数小时，自发性出血罕见。有研究报道本病的基因突变大多发生在 10 号外显子，这是 α_2AP 的活性位点及纤溶酶原结合位置。

本病的实验室检查表现具有多样性，可以出现低纤维蛋白原血症及纤维蛋白凝块在尿素中的不稳定。大部分患者的 FDP 及血小板计数是正常的。使用荧光法多底物发光法测定 α_2AP 通常 < 10IU/dl。治疗上可以使用抗纤溶药物如氨甲环酸、氨基己酸，具有一定的止血作用。

2. 天性纤溶酶原活化抑制物 -1（PAI-1）缺乏　先天性 PAI-1 缺乏可以分为三型：① PAI-1 抗原水平正常但活性异常，即 CRM⁺。② PAI-1 抗原水平及活性均降低，即 CRM⁺。③血浆中 PAI-1 抗原及活性缺乏但是血小板中的水平正常或者部分缺乏。

本病目前全世界只有 10~20 例的报道，一般表现为中度出血。在一项对伴有多个患者的家系研究中发现，纯合子患者可以出现出血表现，而杂合子患者无出血表现并在这个家系中发现了 PAI-1 基因无义突变是导致 PAI-1 缺乏的原因。PAI-1 缺乏导致出血的原理与 α_2AP 缺乏相似，即纤溶酶原的过度激活导致了纤溶酶活性增强。

先天性 PAI-1 缺乏患者典型的出凝血筛选试验一般是正常的，优球蛋白溶解时间缩短。在诊断本病时建议同时检测血浆及血清中的 PAI-1 抗原及活性水平。

（二）肝脏疾病

严重肝脏疾病史纤溶亢进的常见病因。在体内，内源性的纤溶酶原激活剂是通过肝脏清除的，因此，在肝脏疾病，尤其是严重肝脏疾病时，上述物质的半衰期延长，可以导致纤溶系统慢性或者间断的激活。这也是促进肝脏疾病患者纤维蛋白原降低的一个原因。由于存在纤溶亢进，患者体内的 FDP 也是增高的，且清除半衰期延长，对于凝血系统及血小板功能也有损害。

在一项对肝硬化及非肝硬化病人的调查中发现，30% 肝硬化病人伴有纤溶亢进（优球蛋白溶解时间缩短）。严重肝脏疾病时，凝血酶激活纤溶抑制剂（TAFI）由于合成减少也是降低的，但是与纤溶亢进却无明显的关系。

当肝硬化患者出现严重出血时，不仅要考虑到肝脏合成功能下降导致的凝血因子减少，也需要考虑到纤溶亢进的现象。

（三）肿瘤

急性早幼粒细胞白血病（APL）、癌（尤其是胰腺癌及前列腺癌）等肿瘤细胞可以表达并且释放纤溶酶原激活物。可以产生大量的纤溶酶，导致原发性纤溶亢进。但是肿瘤细胞也可通过表达 TF 引起 DIC，导致继发性纤溶亢进。

虽然部分学者认为 APL 病人出血主要是 DIC 及继发性纤溶亢进导致，但是另外一些学者认为 APL 时没有确切的凝血酶生成及纤维蛋白大量消耗的证据，主要是原发性纤溶亢进导致的纤维蛋白原明显降低。其机制包括：① APL 细胞释放纤溶酶原激活物引起原发性纤溶亢进。②肿瘤细胞表达膜联蛋白 II（annexin II），由于其是纤溶酶原及 t-PA 在细胞表面的共同受体,其高表达使纤溶酶过度生成。③释放能灭活 α_2AP 的白细胞弹力蛋白酶,致使 α_2AP 降低,纤溶抑制作用减弱。

（四）手术和创伤

一些含有丰富 t-PA 的组织,如胰腺、肺、甲状腺、前列腺、卵巢、子宫及胎盘,在受到损伤后会通过释放 t-PA 而诱发纤溶。有些蛇毒可以直接激活纤溶系统,或者通过降解纤维蛋白原和降低 α_2AP 水平,改变纤溶系统活性,而导致出血。泌尿系、生殖道的 u-PA 可以在手术时进入循环导致原发性纤溶亢进。

（五）纤溶酶原激活物增多

遗传性纤溶酶原激活物增多症极为罕见,临床表现严重创伤及手术后出血。实验室检查特点为常规凝血检查正常、PAI 正常、t-PA 或 u-PA 增高。

临床应用的溶栓药物如尿激酶、rt-PA 等因过度激活纤溶酶原而引起纤溶亢进。

（六）其他

羊水具有促凝血及促纤溶作用。有研究指出 66% 的羊水栓塞病人发生 DIC,伴有显著的纤维蛋白溶解甚至纤维蛋白原的溶解。

体外循环可以引起纤溶亢进,可能的原理为体外循环过程中,F Ⅻ 接触到带负电荷的表面被激活为 F Ⅻ a,进而激活激肽释放酶原生成激肽释放酶。后者能够激活纤溶酶原。另外手术时 t-PA 的大量释放也是激活纤溶系统的重要原因之一。

淀粉样变形患者血浆中可以出现 PAI-1 抗体,导致 PAI-1 活性降低而引起纤溶亢进。

二、纤维蛋白溶解的实验室检查

实验室检查主要表现为纤维蛋白原含量下降、纤维蛋白降解产物增多（FDP、D- 二聚体）、优球蛋白溶解时间缩短。进一步检查可以发现纤溶酶原减少但活性增强,t-PA 或 u-PA 水平增高,纤溶酶抑制剂减少（PAI 或 α_2AP）。

三、纤溶亢进的治疗

除了遗传性因素导致的纤溶亢进外,其他纤溶亢进均有原发病及诱因存在,因此治疗原发病及消除诱因是十分重要的。

针对纤溶亢进的病理生理过程,可以使用抗纤溶药物来抑制纤溶酶活性,但是需要注意的是,在一些继发性纤溶亢进中应用抗纤溶药物可能会加重血栓形成。目前常用的抗纤溶药物有两种:氨基己酸（EACA）及氨甲环酸,二者作用机制相同,均是通过与纤溶酶原的赖氨酸结合位点结合,抑制纤溶酶对纤维蛋白（原）的结合与裂解。

抗纤溶药物的临床应用如下:

1. 遗传性原发性纤溶亢进患者有出血倾向时需要应用抗纤溶药物。

2. 创伤、大范围手术及局部纤溶亢进的部位手术可以在术前及输后应用抗纤溶药物,可以减少手术部位的出血。但是肾脏手术或损伤后应用抗纤溶药物可能会引起血栓梗阻泌尿系。

3. 血友病、血小板功能性疾病在纤溶活性较强的部位出血时可以全身性应用抗纤溶药物,起到减少凝血因子及血小板输注的作用。如血友病患者拔牙时可以静脉输注抗纤溶药物,女性患者月经周期前可以预防性口服上述药物以减少月经。

4. 对于局部纤溶亢进导致的出血,如鼻腔、口腔,可以局部应用抗纤溶药物。

　　5. 对于一些同时伴有凝血系统激活及纤溶亢进的疾病,如 DIC、肿瘤等,需要仔细评估患者病情后谨慎使用,因为纤溶活性的受抑可能会加重血栓形成。

　　6. 伴有上尿道出血时应避免使用,因为可能在泌尿道形成血凝块,导致尿路梗阻。

(周荣富　王鸿利　薛　峰　杨仁池)

参 考 文 献

1. 林果为,欧阳仁荣,陈珊珊,等. 现代临床血液学. 上海:复旦大学出版社,2013:1380-1388.

2. 王鸿利. 实验诊断学. 2版. 北京:人民卫生出版社,2010:104-131.

3. Berndt MC, Metharom P, Anderws RK. Primary haemostasis:newer insights. Haemophilia, 2014, 20(S4):15-22.

4. 黄定九. 内科理论与实践. 2版. 上海:上海科学技术出版社,2009:1381-1387.

5. McHugh J, Holt C, O'Keeffe D. An assessment of the utility of unselected coagulation screening in general hospital practice. Blood Coagul Fibrinolysis, 2011, 22(2):106-109.

6. Holfman R, Benz EJ, Silberstein LE, et al. Hematology:Basic Principles and Practice. 6th ed. Philadelphia, PA:Elsevier Churchill Livingstone;2013.

7. Kaushansky K, Lichtman M, Prchal J, et al. Williams Hematology. 9th Edition. New York:McGraw-Hill Education, 2015:1815-2328.

8. Bennett ST, Lehman CM, Rodgers GM. Laboratory Hemostasis:A Practical Guide for Pathologists. 2th ed. Switzerland:Springer International Publishing, 2015:83-198.

9. 王鸿利,高峰. 血浆和血浆蛋白制品的临床应用. 上海:上海科学技术文献出版社,2002:44-127.

10. 王振义,李家增,阮长耿,等. 血栓与止血基础理论与临床. 3版. 上海:上海科学技术出版社,2004:178-213.

11. 林果为,欧阳仁荣,陈珊珊,等. 现代临床血液学. 上海:复旦大学出版社,2013:1460-1474.

12. Kaushansky K, Lichtman M, Prchal J, et al. Williams Hematology. 9th ed. New York:McGraw-Hill Education, 2015:2113-2132.

13. 杨仁池,王鸿利. 血友病. 2版. 上海:上海科学技术出版社,2017:112-128.

14. Everett LA, Cleuren AC, Khoriaty RN, et al. Murine coagulation factor Ⅷ is synthesized in endothelial cells. Blood, 2014, 123(24):3697-3705.

15. 蔡晓红,王学锋,方怡,等. 女性血友病 A FⅧ基因的双重杂合突变 1 例基因分析. 血栓与止血学, 2005, 11(2):52-56.

16. 中华医学会血液学分会血栓与止血学组,中国血友病协作组. 血友病诊断与治疗中国专家共识(2017年版). 中华血液学杂志,2017,38(5):264-370.

17. Astermark J. FVⅢ inhibitors:pathogenesis and avoidance. Blood, 2015, 125(13):2045-2051.

18. Ohmori T, Mizukami H, Ozawa K, et al. New approaches to gene and cell therapy for hemophilia. J Thromb Haemost, 2015, 13(S1):S133-S142.

19. Park CY, Kim J, Kweon J, et al. Targeted inversion and reversion of the blood coagulation factor 8 gene in human iPS cells using TALENs. Proc Natl Acad Sci USA, 2014, 111(25):9253-9258.

20. Chul-Yong P, Duk HK, Jeong SS, et al. Functional correction of large factor Ⅷ gene chromosomal inversions in Hemophilia A patient-derived iPSCs using CRISPR-Cas9. Cell Stem Cell, 2015, 17(2):213-220.

21. Barzel A, Paulk NK, Shi Y, et al. Promoterless gene targeting without nucleases ameliorates haemophilia B in mice. Nature, 2015, 517(7534): 360-364.

22. 林果为, 欧阳仁荣, 陈珊珊, 等. 现代临床血液学. 上海: 复旦大学出版社, 2013: 1460-1474.

23. Lichtman MA, Beutler E, Kipp TJ, et al. Williams Hematology. 7th ed. McGraw-Hill companies, 2006.

24. 王鸿利. 实验诊断学. 2版. 北京: 人民卫生出版社, 2010: 104-131.

25. 王振义, 李家增, 阮长耿, 等. 血栓与止血基础理论与临床. 3版. 上海: 上海科学技术出版社, 2004.

26. 杨仁池, 王鸿利, 赵永强, 等. 血友病. 上海: 上海科学技术出版社, 2007: 84-92.

27. Everett LA, Cleuren AC, Khoriaty RN, et al. Murine coagulation factor Ⅷ is synthesized in endothelial cells. Blood, 2014, 123: 3697-3705.

28. http://www.factorviii-db.org/.

29. 蔡晓红, 王学锋, 方怡, 等. 女性血友病 A F Ⅷ基因的双重杂合突变—1例基因分析. 血栓与止血学, 2005, 11: 52-56.

30. 中华医学会血液学分会血栓与止血学组, 中国血友病协作组. 血友病诊断与治疗中国专家共识(2013年版). 中华血液学杂志, 2013, 34: 461-463.

31. 周荣富, 王鸿利. 凝血因子Ⅷ抗体研究进展. 国外医学. 输血及血液学分册, 2003, 26: 214-218.

32. Ohmori T, Mizukami H, Ozawa K, et al. New approaches to gene and cell therapy for hemophilia. J Thromb Haemost, 2015, 13(S1): S133-S142.

33. Park CY, Kim J, Kweon J, et al. Targeted inversion and reversion of the blood coagulation factor 8 gene in human iPS cells using TALENs. Proc Natl Acad Sci USA, 2014, 111: 9253-9258.

34. Chul-Yong P, Duk HK, Jeong SS, et al. Functional correction of Large factor Ⅷ gene chromosomal inversions in Hemophilia A patient-derived iPSCs using CRISPR-Cas9. Cell Stem Cell, 2015, 17: 213-220.

35. Barzel A, Paulk NK, Shi Y, et al. Promoterless gene targeting without nucleases ameliorates haemophilia B in mice. Nature, 2015, 517: 360-364.

36. 赵永强. 纤维蛋白溶解 // 张之南, 郝玉书, 赵永强, 等. 血液病学. 2版. 北京: 人民卫生出版社, 2011: 1371-1374.

37. 宋善俊, 方峻. 原发性纤维蛋白溶解亢进症 // 林果为, 欧阳仁荣, 陈珊珊, 等. 现代临床血液病学. 上海: 复旦大学出版社, 2013: 1536-1542.

38. Kaushansky K, Lichtman MA, Beutler E, et al. Williams Hematology. 8th ed. New York: McGraw-Hill, 2010

39. Greer JP, Foerster J, Rodgers GM Paraskevas F, et al. Wintrobe's Clinical Hematology. 12th ed. Philadelphia, PA: Lippincott Williams & Wilkins; 2009.

第七章

血栓性疾病的病因与发病机制

1846年德国病理学家 Virchow 提出血栓形成与血液流动、血管壁异常和血液成分改变有关。至今为止一直是指引着血栓形成研究的基本方向,随着相关理论的不断发展和研究技术的不断提高、改进,使血栓形成的基本理论得到了充实、发展和提高。血液成分的样本容易获取,使人们对血液成分参与血栓形成的作用较早被认识。近年来,随着研究方法和技术的不断提高,使人们对血液流动和血管壁在血栓形成中的作用取得了大量新的信息,对血栓形成的认识更加全面和深入。以下就血栓形成的病因和发病机制作一介绍。

第一节 血管与血栓

血管的管腔表面由内皮细胞覆盖,其总面积超过 $1000m^2$,内皮细胞调节着止血与血栓形成的平衡,其正常的生理功能是防止血栓形成,维持血液在血管内的正常流动;而在止血过程中,血管壁破裂处的胶原促进血小板黏附聚集形成初期止血栓子,随即凝血机制参与止血过程,有利于稳固止血栓子和伤口愈合。

一、引起血管损伤的原因

(一)机械因素

包括血液流动产生的切变应力、血管内压力以及机械性创伤。切变应力高于 40Pa（$400dyn/cm^2$）可损伤内皮细胞功能,或内皮细胞脱落,在管腔狭窄达 80% 时,壁切变率可增高 1~2 数量级。管腔内压力增高见于高血压、肺动脉高压。内皮细胞在高压作用下发生细胞外形变长、簇集及细胞内骨架重新排列现象。

(二)细菌和病毒感染

可导致血管炎症,内毒素使内皮细胞释放组织因子（tissue factor, TF）,纤溶酶原活化剂抑制物（plasminogen activator inhibitor, PAI）和内皮素（endothelin, ET）增高,而一氧化氮（nitric oxide, NO）形成减少,促进凝血。

(三)化学物和代谢产物

乙醇、CO、尼古丁能直接损伤内皮细胞。糖尿病时,血管发生退行性病变,胰岛素刺激 PAI-1 合成过多,葡萄糖使组织因子（TF）mRNA 增多,同型半胱氨酸损伤血管内皮细胞,动脉粥样斑块破溃,促进血小板黏附聚集和凝血,产生高切变应力及血管痉挛,有利于血栓形成。

(四)免疫因素

微生物、异性蛋白、药物、各种修饰的 LDL（如糖化 LDL、氧化 LDL、糖 - 氧化 LDL）,含有免疫复合物的脂蛋白（LDL-IC）。

二、血管壁在血栓形成中的作用

正常的血管内皮细胞具有抗栓特性,它通过表面负电荷,释放各种物质,如:ATP 酶、ADP 酶、t-PA、凝血酶调节蛋白(thrombomodulin, TM)、组织因子途径抑制物(tissue factor pathway inhibitor, TFPI)、EDRF、PGI_2 等物质,防止了血小板黏附、聚集,促进纤维蛋白溶解,抑制血液凝固过程,增强抗凝作用而达到保持血液流动性,防止血栓形成的作用。当内皮细胞受损,内皮细胞脱落而导致内皮下组织暴露,或各种先天性疾病中的内皮细胞功能缺陷时,血管壁丧失了这些抗栓作用。同时,血管壁中存在的潜在促血栓形成机制产生了有利于血栓形成的变化,如血管性血友病因子(von Willebrand factor, vWF)、TF 等。血管壁有利于血栓形成的变化可能通过下列机制发挥作用。

(一)促进血小板黏附与聚集

正常内皮细胞脱落后,内皮下组织即暴露于血液,血小板黏附是导致血栓形成的最早反应之一,血小板能迅速黏附于内皮下组织,其反应时间按创伤血管处流经血小板的速度与管壁厚度的理论上计算约为 2 毫秒。血小板黏附在内皮下的成分包括胶原、层素、微纤维以及 vWF。内皮细胞是血浆 vWF 的主要来源之一,它支持血小板与胶原的黏附作用,以及高切变应力下的血小板聚集作用。由 vWF 介导的血小板聚集可发生在动脉狭窄部位的高切变应力的流场中,这种血小板聚集中,血小板膜 GP I b- IX- V 与 GP II b/IIIa 同时参与。内皮细胞分泌在基底膜中的 vWF 是一种分子量异常巨大的 vWF(ULvWF),血小板能直接黏附于这种 ULvWF 分子。这种蛋白分子与 GP I b-IX- V 有较高的亲和性。近年来在 I 型血管性血友病(vWD)及血小板型 vWD 中证明了这两种疾病患者血浆存在着这种 ULvWF,在经受对正常人血小板不会发生聚集的切变应力作用条件下,可使患者血小板发生聚集。

近年的研究表明 ULvWF 在血栓性血小板减少性紫癜(TTP)发病中也是一种重要原因。在正常情况下,血浆中的 ULvWF 被一种金属蛋白酶 vWF 裂解酶(vWF-cleaving protease, vWF-CP)降解成小分子 vWF,避免了血栓形成。vWF-CP 是一种相对分子质量为 150×10^3 单链糖蛋白,属于金属蛋白酶 ADAMTST 家属成员,已命名为 ADAMTST-13,由 1427 个氨基酸组成,它通过切断 vWF 分子中 842 位酪氨酸 -843 位蛋氨酸之间的肽链而起到降解 ULvWF 的作用。vWF-CP 基因长 4.6~5.0kb,定位于第 9 号染色体 q34 上,由肝脏合成。该酶的活化需二价阳离子,高切应力可增强此酶活性,钙离子螯合剂可抑制此酶活性,但不受丝氨酸蛋白酶抑制。在 TTP 患者中由于缺乏 vWF-CP 而发病。缺乏的原因目前已认识到有两类,即先天性缺乏和存在免疫抑制物。在对 vWF-CP 的基因序列分析中,已发现有 12 种基因突变,其缺陷可能是常染色体遗传方式。有些学者发现非家族性 TTP 患者血浆中存在相当高的 vWF-CP 抑制物的发生率,在 Tsai 等报道的 24 例 TTP 中有 20 例,在 Furlan 等报道的 37 例中有 26 例。

硫酸乙酰肝素在血管表面形成强大的负电荷,它与内皮细胞表面的 ATP 酶、ADP 酶以及 PGI_2 是正常血管防止血小板黏附与聚集的另一机制。ATP 酶与 ADP 酶则促使内皮细胞损伤时及血细胞损伤时释放的 ADP 降解成 AMP,从而阻止了血小板聚集作用,这些功能在内皮细胞受损或脱落时下降。

(二)血管收缩与痉挛

内皮细胞能分泌具有强烈缩血管作用的物质 ET,能引起动脉、静脉血管收缩。ET 的缩血管作用较血管紧张素强 10 倍,且作用持久,正常人血浆 ET-1 浓度为 0.26~5ng/L,在急性心肌梗死、高血压、急性肾衰及内毒素性休克时,血浆 ET-1 浓度明显升高。内皮素的作用机制是活化钠通道而增加细胞外钙的流入和动员肌质网的钙释放,导致细胞质内 Ca^{2+} 浓度升高,引起血管强烈收缩。另一种血管收缩剂为血小板活化因子(platelet activating factor,PAF)是内皮细胞损伤时的一种产物,这种物质也是血小板聚集诱导剂,促使血小板在局部损伤处发生聚集。

血管内皮细胞分泌 PGl_2 及 NO,有舒张血管作用。在内皮细胞受损时,其释放量也下降,从而失去调节正常血管舒张的功能。

许多物质可以刺激内皮细胞生成前列环素(prostacyclin,PGI_2),如 ATP、ADP、PAF、白介素 -1(interleukin-1,IL-1)、干扰素(interferon,IFN)、凝血酶、ET 及 NO 等。PGI_2 通过扩张血管及抑制血小板聚集发挥抗栓作用,2nmol/L 浓度的 PGI_2 即能抑制血小板聚集、释放及外形改变,其抑制作用是通过刺激腺苷酸环化酶,使血小板环磷酸腺苷(cyclic adenosine monophosphate,cAMP)浓度升高,降低细胞质 Ca^{2+} 浓度。动脉血管壁合成 PGI_2 的能力大于静脉,而静脉又大于毛细血管,血管壁的内层大于中层,后者又大于外层,上肢血管大于下肢血管,这些差异也许与不同部位血栓形成的发生率不同有关。而 NO、成纤维生长因子、纤溶酶、FXa、吸烟等因素可抑制 PGl_2,有利于血栓形成。

内皮衍生松弛因子其本质为 NO,其抗栓作用与鸟苷酸环化酶活化有关。当 NO 进入邻近的平滑肌细胞或血小板时,与鸟苷酸环化酶结合使该酶活化,促使细胞内环鸟苷酸(cGMP)水平增高,因而导致血管平滑肌松弛、血管舒张、血压下降、血流量增加。在血小板中,则使细胞质内 Ca^{2+} 水平下降而使血小板聚集和黏附功能受抑。

已有报道,在高血压、心血管疾病、糖尿病中内皮细胞合成和释放 PGI_2 及 NO 减少。高血压中的 NO 合成减少可能与一氧化氮合成酶(eNOS)异常有关。而糖尿病时,NO 合成减少可能与还原型辅酶在葡萄糖转变成山梨醇时消耗过多有关。在慢性肾衰竭时,血液中不对称二甲基精氨酸过高,抑制了内皮细胞和巨噬细胞内 eNOS 活性,导致 NO 合成减少,有利于血栓形成。血浆脂质也影响着血管内皮细胞功能,LDL、Lp(a)和 HDL 可以激活内皮细胞,促使 PAI-1 释放,抑制 t-PA 释放和凝血酶 - 凝血酶调节蛋白(TM)复合物形成,从而影响蛋白 C 活化。此外,LDL 尚能抑制内皮细胞和血小板的 eNOS 活性,使 NO 生成减少,而有助于血小板聚集,血管收缩和血栓形成。

(三)纤溶活性

内皮细胞合成和分泌两种重要的生理性纤溶酶原活化剂,即组织型纤溶酶原活化剂(t-PA)和尿激酶型纤溶酶原活化剂(u-PA),以清除正常血液循环中形成的少量纤维蛋白,是体内重要的纤溶剂。

内皮细胞释放的 t-PA 约 95% 被过量的 PAI 快速结合而失去活性。t-PA 与 PAI 以 1:1 结合,在失去其活性时,也同时失去与纤维蛋白结合的能力。其原因是 t-PA 与 PAI-1 结合区正好与纤维蛋白结合区均在 K2 结构区有关。

许多因子可以在基因转录水平刺激内皮细胞合成 PAI-1,如 IL-1、肿瘤坏死因子(tumor necrosis factor,TNF)、凝血酶、内毒素、脂蛋白(a)、糖皮质激素。而胰岛素和胰岛素样生长因子则是通过基因转录后的调节,促使 PAI-1 生成。在血栓性疾病中,如在糖尿病患者中,患者血浆的 t-PA 活性下降,可能与 PAI-1 增高有关。患者易发生血栓形成是与胰岛素刺激内皮细胞增加 PAI-1 合成与释放有关。由于 PAI-1 合成与释放过多的先天性疾病中伴发血栓形成,表明 PAI-1 的水平降低是导致血栓形成的一个发病机制。PAI-1 是相对分子

质量 50×10^3 的糖蛋白，由内皮细胞等多种细胞合成，PAI-1 表达受多种因素调控，现已报道 PAI-1 基因转录起始端上游 -675bp 的一个鸟苷插入 / 缺失多态性（4G/5G），引起 PAI-1 活性改变，即 PAI-1 活性在 4G/4G 为 14.2（12.6~15.9）AU/ml，5G/5G 为 12.1（10.5~13.8）AU/ml。说明 PAI-1 活性与 PAI-1 基因型有关。

t-PA 与 u-PA 可使血浆纤溶酶原转变为纤溶酶，使纤维蛋白（原）溶解，u-PA 与纤维蛋白分子的亲和力低于 t-PA，因此其特异性也低于 t-PA。在纤维蛋白形成时，t-PA 与纤溶酶原均被结合在纤维蛋白上，t-PA 激活纤溶酶原在纤维蛋白表面上进行，产生局部的溶栓作用，使纤溶作用局限化。活化剂的合成与释放受许多生理因素影响，在病理状态下也发生改变。在昼夜的 t-PA 与 PAI 测定中，在晨间 t-PA 最低、PAI 最高，这与晨间心肌梗死发生率较高是一致的。t-PA 活性也存在着随着年龄增长而下降，吸烟、肥胖及糖尿病、心脑血管疾病中也发现 t-PA 释放减少。

（四）血管壁的促凝作用

正常血管壁参与止血作用是与其促凝作用有关，在病理状态下，这种作用则成为促成血栓形成的一个因素。促凝作用包括：①内皮细胞在受凝血酶，内毒素刺激后，细胞表面能表达组织因子（TF）。TF 为一种相对分子质量为 45×10^3 的跨膜糖蛋白，由 263 个氨基酸组成，其胞外区含 219 个氨基酸残基与 FVII 的相互作用，导致 FX 的活化，始动凝血过程。体外研究证明了血管紧张素 II（angiotensin II，AGT）（10^{-7}mol/L），凝血酶（25nmol/L），10% 小牛血清、TNF-α、IL-1β 和免疫复合物等刺激因子均可使内皮细胞生成 TF mRNA 增高 10~15 倍。②内皮细胞具有结合 FIXa 的功能，在 FVII 存在下，促使 FX 活化，后者与 FVa、Ca^{2+} 构成凝血酶原酶，促进凝血过程。③内皮细胞表面含有激活 FXII 的功能，促使 FXII 活化。

（五）血管壁的抗凝作用

在保护血管内血液流动状态中，血管内皮细胞的强大抗凝作用起重要作用。它们通过存在于血管内皮表面的蛋白多糖、TM、TFPI 等因子的抗凝作用，防止血管内凝血的发生。

硫酸乙酰肝素是葡糖胺多糖中最重要的一种，有浓集抗凝血酶（AT）于内皮细胞表面的作用，在内皮表面构成硫酸乙酰肝素 -AT 的抗凝系统，迅速灭活血管内活化的凝血因子。硫酸乙酰肝素是一种带强大负电荷的分子，它可防止血小板在内皮表面的黏附。在体外研究中，硫酸皮肤素与硫酸软骨素能抑制胶原诱导的血小板聚集。

存在于内皮细胞表面的 TM 是加速凝血酶活化蛋白 C（protein C，PC）的重要辅因子，在内皮细胞表面，TM 与凝血酶以 1:1 结合，形成复合物，在 Ca^{2+} 存在下，使酶原的 PC 变成活化的 PC（activated protein C，APC），APC 通过灭活 FVa 与 FVIIIa 而起到抗凝作用。此外，TM 也能增强 FXa 激活 PC 的作用，减少凝血酶形成，降低凝血酶促凝活性以及清除循环血液中凝血酶的作用。TM 缺陷在血栓形成中的意义尚在观察中，TM 有三个基因多态性，即编码区的 Ala455Val 和 Ala25Thr，以及在启动子附近的 -33G/A。有报道 Ala455Val 与心肌梗死有关，但未得到进一步的证实。1998 年 Carine 等在 104 例急性心肌梗死患者和 104 名对照中发现 2 例患者 TM 基因有点突变：G127 → A（丙氨酸 25 →苏氨酸），嗣后又对 560 例男性首次心肌梗死者检测，患者中 12 例（2.14%）TM 的丙氨酸 25 →苏氨酸，对照组 646 例中仅 7 例（1.08%），其等位基因分别为 1.07% 和 0.54%，所以，突变的血栓形成相对危险为 2.0，在年龄小于 50 岁患者中，有吸烟或代谢障碍性疾病存在时，其危险分别增加 9 倍或 4 倍，这种多态性在亚洲地区较为多见。TM 在血管内皮表达水平在糖尿病时明显下降，这是由于糖化产物下调了 TM 的表达，炎症因子 IL-1β，TNF-α 均可以在 TM 的 mRNA 水平抑制 TM 表达，而中性粒细胞弹性硬蛋白酶能降解血管内皮表面上的 TM，致使血管表面的 TM 减少，而血液中 TM 浓度增高。有报道指出，TM 水平与糖尿病时的并发症有关，在合并有血管病变、周围神经病变或酮症酸中毒时，血浆 TM 水平增高，而无并发症时并不增高。

内皮细胞蛋白 C 受体（EPCR）由 221 个氨基酸组成，基因长度为 1.3kb，为内皮细胞分泌的一种跨膜糖蛋白，参与凝血酶 - 凝血酶调节蛋白复合物与 PC 结合以及放大 PC 活化的作用。凝血酶和炎症细胞诱导的一些酶均可促使内皮细胞释放 EPCR，致使血液中血浆可溶性 EPCR 浓度升高，如在糖尿病、败血症和系统性红斑狼疮（SLE）中。

近年来对 TFPI 进行了广泛研究，TFPI 合成部位在内皮细胞及肝脏，相对分子质量 $36 \times 10^3 \sim 43 \times 10^3$，含 276 个氨基酸，基因定位在 2 号染色体，在体内以三种形式存在：脂蛋白池、血小板池和内皮葡聚糖胺池，但大部分的 TFPI 是与脂蛋白结合存在于血浆中。在体内主要功能是抑制外源性凝血途径，是 TF 的强大抑制剂。TFPI 活性需要有 FXa 活化点和完整的 γ 羧基谷氨酸决定簇的存在。TFPI 首先与 FXa 结合，形成 TFPI-FXa 复合物，这种结合反应竞争性地限制了 FXa 和 FIX 与 TF-FVIIa 复合物的结合，从而阻断了外源性凝血途径的活化过程。TFPI 的另一种抑制过程是与 FXa-FVIIa-TF 复合物结合而抑制凝血反应。ET、IL-1、TNF-α 等均可刺激内皮细胞合成和释放 TFPI，肝素也有类似的作用，被认为是低分子量肝素非抗凝血酶作用途径的可能机制之一。当内皮细胞损伤或脱落时，上述抗凝作用就明显降低或丢失，造成了有利于血液凝固的变化。*TFPI* 基因突变引起的 TFPI 功能缺陷会使凝血酶原复合物活性增强，促使凝血酶生成，导致静脉血栓形成。*TFPI* 基因有多个多态性，如 *-399C/T*、*-287C/T*、*-33C/T*、*Val264Met* 等，但这些多态性与缺血性心脏病尚无有力证据证明两者有联系。1999 年德国 Klessiek 等报道了 *TFPI* 基因外显子 7 的一个点突变：$563C \rightarrow T$（Pro151 → Leu）。在 5120 名献血员中杂合子发生率为 0.2%，而在 342 例血栓形成患者中有 4 例为本症杂合子，因此，TFPI Pro 151 Leu 的静脉血栓形成的相对危险增加 9.3 倍。但患者的 TFPI 含量和活性与对照组相比，并无明显差异。病例较少以及 TFPI 在血液中存在 3 个储存池，从而使血浆游离型 TFPI 水平受多因素的影响，这是患者与对照组结果未见差异的可能原因。

（六）其他

最近，Hill 等提出了循环内皮祖细胞是与心血管疾病危险相关，各种心血管的危险因子通过损伤血管内皮细胞及其功能而与动脉粥样硬化相关。来自骨髓的内皮祖细胞参与内皮修复和维持成熟血管的内皮功能，当内皮祖细胞缺乏或调节失控时，则造成内皮细胞功能不良，致使心血管疾病发生和发展。他们观察到血液中循环的内皮祖细胞数量与心血管病危险因子呈强烈的负相关；同时与肱动脉反应性（由于 NO 释放）呈正相关。骨髓内皮祖细胞转变成内皮细胞需历经三个阶段：①骨髓动员和释放内皮祖细胞；②细胞优化固着在组织受损部位；③内皮祖细胞结合于正在形成新血管和原受损伤部位发生延伸的血管部位。他汀类药物则能明显地增加循环的内皮祖细胞数量。

参与动脉粥样硬化斑块的平滑肌细胞的来源除血管壁外，最近美国 Mayo 医院的 Noel Caplice 等发现还可以来自骨髓，以祖细胞形式出现在血液循环中。他们在动物研究中发现骨髓平滑肌祖细胞能侵润动脉粥样硬化斑块，并在斑块内形成平滑肌细胞。因此，他们设想，如果阻止这些祖细胞在斑块上的"黏附"，或许可以减缓动脉粥样硬化的进展。

第二节　血流与血栓

血液流变学（hemorheology）是研究血液流动与血液成分和血管壁功能、形态、生化及基因功能表达相互影响、相互作用的学科。因此它研究的内容涉及不同血管中的切变应力、血管内皮细胞、红细胞聚集、红细胞可变形性、白细胞、白细胞黏度、血浆黏度、血小板、血浆蛋白、凝血和纤溶过程等。

血液流变学是生物流变学中最为重要的分支，以宏观、微观和亚微观层面上研究血液与血管的流变学的问题。宏观血液流变学是把血液看作为一种连续介质，研究血液和血浆的宏观流变特征，即剪切率、剪切应力与黏度的关系，以及血管壁上不同部位的切变应力分布等。微观血液流变学主要研究血液内部微观结构与血液流变学的关系，藉以寻找血液或血管中分子结构、胶体结构或细胞结构与流动和变形之间的关系。在微观血液流变学中又可细分为细胞流变学和分子流变学。而临床血液流变学主要是研究与血液流变相关的病因学、症状、诊断、以及疾病的预防和治疗。

血液流变学涉及学科的广泛性，意味着人体内的许多正常生理过程及某些病理过程与血液流变学密切相关。血液流变学的理论在解释血栓形成的发病机制及指导临床治疗方面具有明显的意义并取得了进展，并且正逐渐扩大到其他疾病中的研究。

一、血液流动对血液成分及血管壁的影响

血液流动特性是血液流变学的重要组成部分，此种特性是由比容、血浆黏度、红细胞聚集、变形性决定的。在正常人中，血液流变学的某些特征随切变应力或切变率的变化而改变，红细胞聚集在低切变应力的流动中起明显作用，而在高切变应力状况下主要取决于血浆黏度和比容，在正常情况下，白细胞和血小板对血液黏度的影响很小，但白细胞在微循环中或滤过试验测定中有较明显影响。血液流动特性是影响血液细胞和血管内皮细胞的重要因素，近年来已发展了血液流变细胞学，观察血液流变对各种细胞的影响。

（一）血小板

在流场中，切变应力或切变率对血小板的外形、功能及生化代谢的研究较红细胞和白细胞更为广泛和深入，这与血小板在血栓形成中的重要作用有关。

血小板向内皮下组织黏附是止血过程重要的第一步，也是体内动脉血栓形成的重要反应。血小板在内皮下组织的覆盖随切变应力增高而增加，因在流动状态下可使血小板与内皮下组织的碰撞频率及输送速度增强。在血小板黏附于内皮下组织时，血液流动的切变应力大小除从数量上影响血小板与内皮下组织的相互作用外，还影响到血小板表面的受体、功能和与血浆蛋白的反应性。血小板与内皮下的黏附作用，无论在高切变应力还是低切变应力的条件下，均需要 GPⅠb 参与，而 GPⅡb/Ⅲa 只是在高切变应力下才参与黏附作用。血浆 vWF 是 GPⅠb 与胶原黏附作用的桥梁分子。在血小板黏附反应中，有许多血浆蛋白与 GPⅠb 发生相互作用，但只有 vWF 是主要的配体蛋白；纤维连接蛋白（fibronectin, Fn）虽能与血小板 GPⅠb 黏附，但其亲和力较低，在切变率超过 500/s 时，就不能支持 Fn 与血小板的黏附作用。

血小板聚集在不加诱导剂的条件下，可以由切变应力的作用直接引起。血小板聚集速度随切变率的增加而增加，但血小板聚集程度仅在一定的切变率范围内二者呈正相关。红

细胞对血小板的黏附和聚集均有促进作用,它是通过红细胞释放的 ADP 和红细胞增加血小板碰撞频率的物理作用引起的。在切变应力作用下的血小板聚集存在着特殊的聚集机制,这种聚集不被阿司匹林抑制,表明这种聚集不依赖前列腺素代谢途径,而与 cAMP 及钙途径有关。在高切变应力下的血小板聚集是通过 GP I b 和 GP II b/III a 与血浆 vWF 联结产生的,而并不需要纤维蛋白原参与。其聚集过程是血浆 vWF 首先与 GP I b 相互作用,致使细胞外的钙离子流入细胞内,使血小板胞质内游离钙离子浓度升高。后者通过 GP II b/III a 上 vWF 受体的暴露,使 GP II b/III a 与 vWF 结合,从而引起血小板聚集。在这个反应中,发生了血小板表面 GP II b/III a 和 GP I b 受体分子数的改变。它不同于化学诱导剂的致聚机制。近年来的研究已证明了切变应力能影响血小板纤维蛋白原受体的功能表达。由于高切变应力诱导的血小板聚集与 cAMP 途径有关,提示了抗血小板药物应用和研究的一个重要方向。

血小板黏附和聚集中 vWF 是主要配体,现已证明,vWF 结构和功能也明显受着血液流动的影响。vWF 是由不同数量的单体组合而成的多聚体。当内皮细胞释放时,vWF 多聚体是富有超大分子的血管性血友病因子(ULvWF)形式的,这种 ULvWF 能自发地与 GP I b-IX-V 复合物结合使血小板聚集。这种促栓性 ULvWF 多聚体在血液中被金属蛋白酶 ADAMTS-13 裂解成分子较小而活性较低的 vWF。新近研究发现 ULvWF 的裂解也受切变应力的影响。切变应力对 ULvWF 的作用呈双重性,一方面,切变应力可增强 ULvWF 与血小板的结合,潜在地加强血小板聚集和血栓形成;另一方面,它有利于 ULvWF 的蛋白水解。在 ULvWF 的蛋白水解中,切变应力的主要作用是促成 ULvWF 成为 ADAMTS-13 的底物,使紧固的 ULvWF 分子构型得以被裂开,有几项结果支持这个观点:①在静息状态下 ADAMTS-13 裂解 vWF 则需要加入尿素类的变性剂,而在流动状态下的裂解 vWF 则不需要尿素;②在剪切应力作用下 ADAMTS-13 裂解紧固的 ULvWF 的速度较静息状态下快上千倍;③以往已用电镜证实了,在相当于动脉切变应力($35dyn/cm^2$)的作用下可以使直径 $0.2\sim0.3\mu m$ 松散盘卷的 vWF 多聚体延伸为 $1\sim3\mu m$ 的纤维状结构。这种变化对 ULvWF 的裂解极为重要。因为在正常状态下被夹在巨大的 A_1 和 A_3 决定簇之间的 A_2 决定簇不易暴露而为 ADAMTS13 所作用,而切变应力可使 A_2 决定簇暴露,这些改变则有利于酶 - 底物复合物的形成,加速 ADAMTS13 对 ULvWF 的裂解作用。

人们还发现,切变应力对血液中的 vWF 分子有共价聚集作用。在血小板的黏附作用中 vWF 多聚体的黏附活性是攸关重要的。vWF 与血小板发生黏附的这种活性强弱取决于 vWF 分子的大小。由活化的血管内皮细胞新分泌的 vWF 是分子量超大而具有高黏附活性的蛋白(ULvWF),能与血小板发生自发地联结。这种 ULvWF 在 ADAMTS13 作用下裂解成分子量较小的 vWF 多聚体出现在血液循环中,但血液循环中的 vWF 多聚体则缺乏 ULvWF 多聚体的高黏附活性,而只有暴露在高切变应力的条件下或受到某种介质(如瑞斯托霉素)的作用,才能使其与血小板黏附,显示出它的黏附活性。新近的研究证明了,在剪切应力的作用下,血液 vWF 分子通过侧向联结形成纤维状索,vWF 多聚体随切变应力增高而增长,共价地聚集 vWF 多聚体。聚集过程可以被 ADAMTS13 所阻断,但 ADAMTS13 并不裂解 vWF 多聚体,推测 ADAMTS13 的上述作用可能不依赖它的蛋白水解活性,而是通过 ADAMTS13 分子中一个非蛋白水解区的作用所致。该区能阻止血液 vWF 多聚体在高切变应力作用下 vWF 分子间产生侧向联结作用,从而也阻断了分子活化。

血液流动也影响着可溶性 P- 选择素介导的中性粒细胞在血小板上的黏附,黏附率与切变率呈负相关。在低切变率(50/s)时,黏附率为 92.7% ± 15.7%,当切变率为 150/s 时,黏附率为 38.5% ± 11.9%，切变率为 300/s，黏附率为 10.1% ± 8.4%。

切变应力也影响着血小板的凋亡。在锥板黏度计中观察到正常动脉的切变应力（10~44dyn/cm²）时，血小板不发生凋亡（Caspase 3 活化、线粒体跨膜电位去极化、磷脂酰丝氨酸暴露、血小板皱缩、血小板破碎成微粒）。而当切变应力上升至相当狭窄动脉中发生的范围时（117~388dyn/cm²），血小板发生上述凋亡过程。这表明病理性切变应力可导致血小板凋亡的发生。

（二）白细胞

白细胞是影响微循环血流流动的一个决定性因素。当白细胞（直径约 8μm）通过直径小于白细胞的毛细血管时必须进行变形。由于中性粒细胞的变性能力差（其刚性为红细胞的 2000 倍，在某些疾病时其刚性更高），即使在正常状态下，白细胞也需要几秒钟的时间才能通过毛细血管。在血栓形成部位存在一个低灌流区，易使白细胞被扣留在毛细血管内，导致血流紊乱，致使白细胞释放一些有碍血液流动的物质，如溶酶体、中性弹力酶、毒性氧代谢物、组胺、碱性磷酸酶和包括白三烯在内的其他花生四烯酸、5- 脂氧化酶代谢产物等。在脑血栓形成、心肌梗死及周围动脉疾病中的白细胞变形能力下降，而白细胞的黏附性增高。

鉴于白细胞较低的变形能力，在白细胞增多的白血病中，白细胞可以成为堵塞小血管的原因，此种现象称为白细胞淤滞或高白细胞综合征，它是白血病的死亡原因之一。急性白血病中，白细胞计数高于 100 × 10⁹/L，就可发生中枢神经系统和肺部的白细胞淤滞；在慢性髓性白血病时，白细胞数达（250~300）× 10⁹/L 才发生白细胞淤滞；而慢性淋巴细胞白血病时，白细胞数达到 800 × 10⁹/L 时也不发生白细胞淤滞。这表明白细胞淤滞的发生还与白细胞的质量变化有关。

白细胞与内皮细胞黏附是维持正常炎症反应所必需的，而白细胞黏附分子 CD11/CD18 比例失调时会发生白细胞黏附障碍综合征，而血管修复中则需要克服白细胞黏附、聚集和炎症反应，以避免再灌注造成的水肿和心衰。

（三）红细胞

红细胞的数量、变形性及聚集性是决定全血黏度的主要因素，而血流本身又是影响红细胞变形性和聚集性的一个重要因素。

在激光衍射仪中测得未受切变应力作用的红细胞的衍射图为圆形，变形指数 Di 为零。在受切变应力作用时，红细胞发生变形，变形程度越大，Di 值就越大。在流场中红细胞的取向也受切变应力的影响，某些贫血状态的红细胞在低切变应力条件下，红细胞沿垂直方向取向，而在高切变应力下却沿着流体流动方向取向，这表明红细胞的外形在流场中的取向受到切变应力影响。

正常状态下的红细胞不与内皮细胞黏附，而在糖尿病、恶性疟疾和镰状细胞贫血等疾病时可见到红细胞黏附于内皮细胞上。

（四）凝血因子活化

在既往的研究中，人们发现血液流动可以直接影响到凝血因子间的相互作用，促进凝血过程，加速凝血酶的形成。在体外实验中已经证明，将含有 F X 和 F Ⅷ的混合液流经一根内壁表面覆有磷脂和 TF 的玻管后，用发色底物法检测通过该玻管后流出液中 F Xa 含量发现 F Xa 的含量随切变应力提高而增加。人们也发现，血小板的促凝活性 -PF3（platelet factor 3）活性对流场切变应力的作用极为敏感，在 255mN/mm² 的切变应力作用 7 毫秒，即可引起

PF3 活性增高。此外，在一项以相同流速的血浆流经过相同管径（2mm）而不同长度（50cm 与 2cm）的管道后，在长管中流动后的血浆 PF3 活性较短者高 40%，表明了流动力可以通过血小板或直接对凝血因子作用而起促凝作用。而其作用大小也与作用时间和接触面积大小有关。

近期的研究表明，血液流动不仅通过对血液中凝血因子的直接作用影响血液凝固过程，同时也可以通过对基因的作用来影响凝血因子生成的调控。众所周知，TF 是启动凝血和调控细胞内信号传导的重要因子。在血管壁受损时 TF 在内皮细胞大量表达，进入血液循环中。近年来的研究显示血液流动产生的切变应力通过对 TF 基因转录因子的作用而影响 TF 的表达。已知受切变应力作用调控 TF 表达的转录因子有核因子 -κB（nuclear factor gene binding, NF-κB）；激活蛋白 -1（activator protein, AP-1）；早期生长反应蛋白（early growth response-1, Egr-1）；刺激性蛋白（stimulatory protein, Spl）。在静息状态下，转录因子 Spl 与 TF 基因启动子区 Spl/Egr-1 位点的 12bp 核心序列结合。而受切变应力作用时首先诱发 Egr-1 表达升高，强烈地进入 12bp 核心序列的核心靶点，替换了 Spl。当核心靶点为 Spl 时，TF 表达则处于静息状态，而当 Egr-1 成为核心靶点时，基因表达 TF 功能被激活，TF 得以大量表达。TF 异常表达与血栓性疾病，感染性休克，动脉粥样硬化和 DIC 的发病，发展密切相关。而切变应力可能是诱发内皮细胞分泌 TF 的一个始动因素。

（五）血管内皮细胞

不同部位的血管中，血液流速及壁切变率不同。血液流量在升主动脉中最大，达 100ml/s，在毛细血管中最小，仅为 $0.8\sim6\times10^{-8}$ml/s；但壁切变率相反，毛细血管中最高（370~2800/s），而升主动脉中较低（50~300/s）。这种生理性的流态是维持正常血管内皮细胞功能所必需的，如 t-PA、PGI$_2$、NO、血小板衍生生长因子（platelet derived growth factor, PDGF）及 PDGF mRNA 等。在血液流动条件下，血流的切变应力通过对内皮细胞分泌 vWF、NO、内皮素、t-PA 等因子的调节而影响血小板活性、血管运动和血栓溶解能力。而且切变应力也可抑制某些因素导致的内皮细胞凋亡，切变应力依赖性血管内皮细胞功能和凋亡是当前国际上研究的热点。

血管内皮细胞合成和释放上述物质的能力在流动中的反应性近年来已有研究。内皮细胞在经受 25mN/mm^2 时，其 t-PA 的释放量并无变化，当切变应力达 15mN/mm^2 和 25mN/mm^2 时 t-PA 的释放量分别增加 2 倍和 3 倍。PGI$_2$ 的释放量在切变应力由 0.9mN/mm^2 增加到 14mN/mm^2 时，则由 1.01ng/cm^2 增至 6.04ng/cm^2；PGI$_2$ 的增高主要在内皮细胞受到切变应力的头 1~2 分钟，呈现暴发性增高现象，随后则迅速下降。在人脐带静脉内皮细胞培养条件下，研究了切变应力对 PDGF A 链和 B 链 mRNA 的影响，发现 16mN/mm^2 的切变应力作用 1.5 小时后，脐静脉内皮细胞中 A 链及 B 链 mRNA 水平达高峰，4 小时回到原水平；峰值时 A 链 mRNA 水平较切变应力作用前的标本增加 10 倍，B 链 mRNA 增加 2~3 倍；采用不同切变应力时，测得的结果表明切变应力在 0~6mN/mm^2 时，mRNA 水平随切变应力增高而增加，但在 31mN/mm^2 时却逐渐下降，然而在 5lmN/mm^2 时，mRNA 水平再次升高。上述研究表明血管内皮细胞的释放产物受血液流动状态调节。

血液在血管内流动产生两种应力，即切变应力和牵张应力。切变应力作用于血管内皮细胞，而牵张应力为一种垂直作用血管壁的环形张力，作用血管壁的所有细胞，包括血管内膜的内皮细胞、中膜的平滑肌细胞（SMC）和外膜的成纤维细胞。这两种应力刺激或抑制 NO 和内皮素和许多其他生物活性物生成和释放，起到维持正常血液流动的调控作用。在血压长期增高的状态下,由于动脉血管内径扩大,血液流速迟缓,从而使切变应力下降。业已证实,在低切变应力条件下,内皮细胞释放 NO 减少,而摄取和合成低密度脂蛋白(LDL)的能力增强,活性氧化酶的活性增强从而加速 LDL 氧化应激,而内核因子 Kappa-B 的激活则启动了与炎症细胞浸润相关分子的表达增加。在动脉粥样硬化(AS)与血流动力学的关系研究中,最初人们认为这是由于局部的高切变应力损伤血管内皮细胞层导致血脂质沉积和血小板聚集、沉着所致。但能够损伤内皮细胞的切变应力约在 $400dyn/cm^2$,这就超过正常生理状态下血管内的切变应力($100dyn/cm^2$)。近年来的研究认为血脂质的沉积主要是通过管壁界面的质量扩散,而动脉粥样硬化损伤则发生在壁切变应力相对低($0~4dyn/cm^2$)的区域,而且强烈的交变脉动的切变应力是导致动脉粥样硬化发生和发展的另一个重要因素。所以,现在人们已认识到,低切变应力是与动脉粥硬化病变密切相关的因素。

壁切变应力在参与动脉粥样硬化的作用机制中主要是累及血管内皮细胞。血液流体动力学能明显影响内皮细胞的形态和细胞支架结构。在正常的切变应力下,原本自由取向而呈多边卵圆形细胞形成了与流向一致排列的细胞。在生理水平($15~70dyn/cm^2$)的壁切变应力作用下,能减少内皮细胞的翻转,增加内皮细胞排列的密度,而当壁切变应力降到 $0~4dyn/cm^2$ 时,内皮细胞翻转率增高,内皮细胞产生的漏隙形成了低密度脂蛋白穿过动脉壁的通道,并致使内皮细胞过氧化负离子含量、内皮细胞吸附能力、通透性和分子黏附性增高,使内皮细胞的增生、硬化增快。

壁牵张应力在血压升高者中是增高的。增高的牵张应力直接损伤内皮,促进中膜平滑肌细胞迁移,增殖,凋亡,分化和炎症过程。在体外研究中已证明高牵张应力可以直接激活平滑肌细胞内血小板衍生生长因子(PDGF)受体 -ras/rac-MAPKs 信号通路,引起细胞过度增殖以及激活平滑肌细胞内细胞迁移相关信号,致使平滑肌细胞迁移到内膜下层。诱导胚胎干细胞、骨髓干细胞及外膜中血管干细胞分化为平滑肌细胞和内皮细胞,参与 AS 斑块新生内膜形成以及平滑肌细胞的炎症反应等。在促进 AS 中,这两种应力起着重要的作用。

(六)血管狭窄及特殊流态

AS 的好发部位与血管狭窄,血管弯曲和分叉处形成的特殊流态有关。血管狭窄后方形成的涡流及血管弯曲和分叉处形成的驻点流,都具有改变流体动力学,促使细胞黏附,血栓形成作用。

1. 涡流发生在部分狭窄部位后　由于狭窄部位后面的管腔急骤扩大,在狭窄部位所发生的高切变应力出现急骤下降,形成低切变应力,从而导致狭窄后方形成涡流。血细胞在涡流处的流动具有以下特征:①血细胞沿涡流边缘向中心移动;②细胞在涡流处滞留时间较长;③碰撞频率高;④血小板浓度高,而红细胞浓度低;⑤切变应力低。血小板从高切变应力状态转入到低切变应力状态时易发生聚集,并易黏附在狭窄后方的管壁处。在瓣膜囊底部有一个从最初涡流衍生的小涡流,但旋转方向与初级涡流相反,呈逆时针方向,称次级涡流或第二涡流。在次级涡流中,流速及切变率与初级涡流相比更慢、更低,故而易导致红细胞聚集。有人认为该处可能是静脉血栓的始发部位。此外,在低切变应力条件下,促使 LDL 聚集和局部缺氧,促进 AS 的发生发展。而狭窄瓶颈部位的高切变应力不仅直接诱发血小板通过 GPⅠb-vWF-GPⅠb 方式产生聚集,而且易致使斑块的发展和破裂。在管腔狭窄瓶颈部位流体的切变率会成倍地增高,管腔直径缩小 80% 则可使切变应力增加 1~2 个数量级,不仅导致血小板聚集,而且会显著地增加血小板在血管表面的沉着,加速局部血栓形成和 AS 过程。

2. 点流发生在动脉分叉及弯曲处 如颈动脉窦或主动脉弓。在动脉分叉处，血液与分叉处的管壁碰撞后几乎以垂直的方向朝着血管分支的外侧壁上的一个固定点流去，而称为驻点流，该固定点又称再附着点。流向再附着点之后的血流，一部分沿血管分支外侧壁朝着主管道上游作逆向流动，然后再流向主流道，这样就形成一个再循环区；另一部分血流则以反问的螺旋形方式顺下游方向流动。在分支血管中，从外侧壁至内侧壁间存在一个速度梯度，在内侧壁形成一个高切变应力的流场，促进细胞 - 细胞、细胞 - 管壁间的相互作用增强。分叉管道的特殊流态也增强细胞与管壁的相互作用。人们发现，在血管的几何学形态有改变的实验动物中，在饲低胆固醇条件下，实验动物可以在不依赖血清胆固醇水平条件下导致动脉硬化病灶的发生、发展。尽管其精确的机制不清楚，但其结果显示了血流动力学参与了 AS 的发病过程。

二、微循环流变学及其临床意义

（一）微循环血液流变学

微血管的主要功能是调控周围组织的物质交换，大量的直径细小的血管所提供的巨大血管面积赋予了物质交换的结构基础，同时带来了对血液流动的阻力。在微血管内这种流体动力学上的阻力主要来自流动血液的表观黏度。表观黏度随着血管直径的减小而降低（Fathraeus-Lindqvist 效应）。当管径在 5~7μm 时，由于红细胞在管腔内流动时排成一线，Fathraeus-Lindqvist 效应最小。在微血管腔面上存在一层约 0.5μm 厚度的内皮表层，它们主要由血浆蛋白和 / 或透明质组成，它们也参与了流动时的阻力。

体内微血管构成的网都是许多短（0~400μm）的血管段所组成的，血管段的外形不整齐，相互间有许多分支连接，是影响血液流动和灌注的重要部位。在微血管网内存在着红细胞分布的差异，即压积差异。其原因是红细胞流通过血管分叉部位时产生相位分离效应（phase-separation effect）引起的。在血管网的独特分叉点，血液的颗粒特性导致了细胞和血浆流入至两个分叉管时产生不均一的分布，较大的分支血管流量较大，进入的血细胞容量就大，而小的分支血管内流入血液量少，血细胞就少，在流动分布不一的微血管内，小血管内甚至只能灌注血浆而灌注不了红细胞的血浆掠过（plasma skimming）现象。这就导致微血管网内不同血管内巨大的压积异质性，继而造成了氧分压功能参数及血流动力学（黏度、切变率）的异质性。这种异质性是微循环的典型特征，也是微血管具有功能的原因。所以在某些病理状态下，如创伤早期，肿瘤生长早期由于上述异质性的增加，在治疗中通过控制血管布局的机制方法似乎很少奏效。

（二）微血管疾病的发病机制

微血管疾病是由于微血管和微血流在形态、功能和代谢发生障碍时引起的组织器官损伤的一类疾病。急性微血管病包括血栓性微血管病引起的肾衰竭，休克和 DIC 等。慢性微血管病包括糖尿病、肾病、微血管性心绞痛、增殖性视网膜病、外周血管病、Susac 综合征。在慢性微血管病中以糖尿病的研究内容较为深入、广泛。糖尿病微血管病早期以微血管内皮细胞功能障碍为主，这是由于微血管内皮对病理刺激的反应性较大血管敏感之故，其中氧化应激对微血管内皮功能已有广泛深入的研究。在氧化应激时产生大量的氧自由基，能直接激活和损伤内皮细胞，或抑制内皮细胞胰岛素受体底物 IRS1/S2 和胰岛素信号途径上的 PI3K/AKt，间接地影响内皮细胞生成 NO，从而导致血管内皮依赖性的舒张功能障碍。除氧化应激外，血浆同型半胱氨酸升高，糖尿病时糖基化终末产物（AGEs），过氧化物酶体增

殖体激活受体 -γ（PPAR-γ）等均参与对微血管内皮的功能损伤。如 AGEs，它与内皮细胞或巨噬细胞表面的 AGE 的受体（AGER）结合后可促成氧化应激，致使核因子 -κB（NF-κB）激活而加强下游炎症因子表达。同时也增加内皮细胞和巨噬细胞的组织因子和黏附分子 VCAM-1 表达，促进血栓形成和白细胞在微血管内皮细胞上的黏附。AGEs 还能抑制 eNOS 的表达，减少 NO 生成。所以在诸如糖尿病的微血管疾病中，血浆中纤维蛋白原等大分子蛋白浓度增高引起血浆和血液黏度增高延长了凝血因子与血管内皮的接触时间，受损的内皮又激活凝血过程，促使凝血酶生成，纤维蛋白形成，血小板激活，最终导致血栓形成。上述过程也改变了正常的血液流动及血液黏度。

三、黏度

（一）影响血液及血浆黏度的因素

血液淤滞状态易导致血栓形成，这是与淤滞状态下凝血系统活化、纤溶活性和血管内皮抗栓功能降低有关。黏度增高是导致血流淤滞的重要原因。已知影响黏度的因素有：

1. 细胞　红细胞是决定全血黏度的主要因素，全血黏度随血细胞比容增大而增高，表明红细胞数量对全血黏度的改变是一个重要的因素。在比容相同的条件下，表观黏度随切变率增高而下降。除红细胞数量外，红细胞可变形性也明显地影响着全血黏度。红细胞可变形性取决于膜黏弹性、细胞内黏度和细胞外形。膜的黏弹性取决于膜分子结构和代谢状态，细胞膜的胆固醇沉积和 ATP 浓度降低均能导致可变形性降低，而细胞内黏度在正常红细胞内约为 $6mPa \cdot s$，主要取决于血红蛋白的理化性质。红细胞的变形性则随内黏度的增高而增高。当红细胞的可变形性下降时，明显地影响着高切变率下的全血黏度。红细胞变形性越差，全血黏度越高。红细胞的聚集对全血黏度的影响主要表现在低切变率时，红细胞聚集性越强全血黏度就越高。红细胞聚集主要受血浆大分子如纤维蛋白原、切变率及细胞表面静电排斥作用的影响。

在通常情况下，血小板及白细胞对黏度的影响微不足道，但在数量增多的情况下也可使黏度有所增高。白细胞及血小板的硬度大于红细胞，在白血病患者中，由于贫血的存在而掩盖了白细胞增多所带来的黏度增高。

2. 血浆大分子蛋白质和脂质　影响黏度的血浆蛋白和脂质成分主要为纤维蛋白原、血清球蛋白（如脂蛋白、免疫球蛋白、α_2- 巨球蛋白）以及白蛋白等。血浆黏度主要取决于这些蛋白质在血浆中的浓度、分子量大小及分子形态。链状结构的蛋白质分子对血浆黏度的影响要比球形蛋白分子的影响大。分子量越大，链越长，血浆黏度也越高。以相同浓度下产生的比黏度大小排序，则由大至小分别为胆固醇、纤维蛋白原、甘油三酯、β- 脂蛋白、IgG、IgA 和白蛋白。其中以纤维蛋白原的影响为最大，球蛋白次之，白蛋白较小。

在心脑血管病，周围动脉血管病和糖尿病中，血液黏度增高与血浆纤维蛋白原浓度升高同时存在，同时也可以观察到作为凝血酶生成的产物凝血酶原片段 1+2（F1+2）和凝血酶抗凝血酶复合物（TAT）增高，作为继发性纤溶活性增高的 D- 二聚体水平增高，表明血液黏度增高与凝血系统的活化存在密切关系。有可能在诸如动脉粥样硬化中，受损的血管内皮启动了凝血过程，而黏度的增高延缓了血液流动速度，延长了内皮激活凝血的过程，有利于凝血酶的生成。凝血酶的形成除促成纤维蛋白形成，也使血小板活化、聚集，促使血栓形成，进一步引起血液流变学的紊乱，血液流变行为与凝血过程活化在体内构成了复杂的互为因果关系。

（二）黏度改变的临床意义

在心脑血管血栓性疾病的流行病学调研中，主要的一些危险因素如吸烟、肥胖、血压升高因素均与全血黏度和（或）血浆黏度增高有关。吸烟引起血浆纤维蛋白原、α_2-巨球蛋白升高；血浆胆固醇和甘油三酯的升高与血浆黏度的升高存在着相关性；血压升高，主要是舒张压的升高与血浆黏度相一致；肥胖与血浆黏度也存在密切关系；黏度的随年龄升高可能与血浆纤维蛋白原浓度的升高有关。

全血黏度和（或）血浆黏度升高有利于血栓形成。在高黏度状态下，血小板和白细胞的黏附及聚集性增强，血管壁的切变应力增高，有利于富含血小板和白细胞的栓子形成。而在血管弯曲、狭窄及分叉处，由于分流而构成的特殊流态使局部区域形成低切变应力。这种区域血黏度增高，易促使凝血因子活化，致使红细胞纤维蛋白栓子的形成。

在临床上已发现，不稳定型心绞痛患者的黏度低于心肌梗死患者。在缺血性心脏病中，血液黏度较纤维蛋白原浓度可能更有预示的价值，而全血黏度较血浆黏度更有意义些，因为比容也有预示意义。当降低比容时会降低缺血性心脏病的发病率。在溶栓治疗中。其作用是通过溶解栓子及降低黏度（纤维蛋白原）而达到降低心肌梗死的死亡率及梗死面积。链激酶的再通作用虽不如组织型纤溶酶活化剂（t-PA）来得快，但其降低黏度的作用大于t-PA，所以在降低黏度作用方面，链激酶优于t-PA。在心肌梗死后，血浆黏度及纤维蛋白原仍是再梗死的一个有意义的预示性指标。

（三）与血液黏度改变相关的疾病

1. 血液黏度增高的疾病　由于一个或几个血液黏度因子增高而引起的疾病，如血浆黏度升高、全血黏度升高、红细胞刚性升高、红细胞聚集性升高、血小板黏附性和聚集性升高等。由此导致血液循环和微循环的障碍，引起缺血和缺氧。临床上见于肺源性心脏病、充血性心力衰竭、先天性心脏病、心绞痛、急性心肌梗死、缺血性脑卒中、血管闭塞性脉管炎、高脂血症、糖尿病、烧伤、创伤、肿瘤、感染、真性红细胞增多症、多发性骨髓瘤、巨球蛋白血症、高山病等。

2. 血液黏度降低的疾病　形成本类疾病的主要原因是血细胞比容下降所致。临床上见于出血、贫血、尿毒症、肝硬化腹水、肿瘤晚期、急性白血病、妊娠期及经期等。

3. 血液黏度改变也可应用于疾病的鉴别诊断　如红细胞变形能力降低用于心肌梗死和心绞痛的鉴别，血细胞比容、聚集性、黏度用于鉴别出血性休克、心源性休克与中毒性休克等。

4. 血液黏度改变可应用于病情或疾病的预测　糖尿病患者体外血栓重量高于健康人，糖尿病有无并发症时差异也明显。血细胞比容和全血黏度可判断真性红细胞增多症的疗效，有效者其两项指标均下降，趋向正常。在血细胞比容增高的患者中，可预示发生脑梗死的危险性增高，当血细胞比容在 0.36~0.45 时，脑梗死发病率为 18.3%；当血细胞比容在 0.46~0.50 时，脑梗死发生率达 43.6%。

在血液黏度检测中，目前常用指标为：血液黏度、血浆黏度、血细胞比容、血液还原黏度和纤维蛋白原含量。

血液黏度测定以旋转式黏度计为宜，应测量几个切变率时的黏度。高切变率（200/s）时测得的黏度反映红细胞变形时的血液黏度；中切变率（50/s）时测得的血液黏度反映红细胞解聚后又无多少变形时的血液黏度；低切变率（1/s）时测得的血液黏度反映红细胞聚集时的血液黏度。正常人血液黏度在高切变率时约为 4mPa·s；在 1/s 时约为 20mPa·s；在 10/s

时约为 10mPa·s。

血浆黏度测定以毛细管黏度计为宜，正常血浆在 37℃时的黏度约为 1.2mPa·s。

（四）血液黏度在临床上应用研究的一些前景

血液流变学的最新发展集中在细胞流变学、血液 - 血流 - 血管的相互作用以及血液流变学药物的研究与发展。如影响血液流变学的药物也已列入此项研究范围，包括改善血液宏观流变性、红细胞变形性与聚集性、调节白细胞流变性和黏附性、抗血小板黏附和聚集、降纤溶栓药物等。最近在血管内皮功能保护剂和调节剂也有了研究。由于切变诱导的血小板不被阿司匹林所抑制，而在心脑血管狭窄部位产生着高切变应力，在新的抗血小板药物研究中，则需要考虑到切变应力的因素。活血化瘀和血瘀证药物仍是指导血液流变学应用中药的主导。血液流变学与预防医学也存在密切关系，包括利用血液黏滞对心脑血管、肿瘤、血液病等诊断中的各项指标对疾病严重程度与治疗进程作出判断；并及早检出亚健康状态的人，并采用中西医结合防治亚健康的人。

第三节　血小板与血栓

血小板的基本功能是通过在破裂的血管处形成血小板栓子中止血液流失，达到初期止血作用。通过血小板的各种促凝血功能加速和增强凝血过程，参与凝血酶的形成，使液相的纤维蛋白原转变为固相的纤维蛋白的二期止血过程。在血小板栓子中的纤维蛋白加固止血栓子抗击血液流动的冲击力，使栓子稳固地系缚在裂口处，完成生理性的正常止血作用。但是，在病理状态下当血管内皮受损伤暴露出内皮下组织，或者动脉粥样斑块破裂暴露出致栓物质，或者在一些疾病中产生了病理产物或外源性进入体内的物质均可以直接作用于血小板，导致血小板黏附、聚集、活化，进而导致血栓形成。而在血管弯曲、狭窄处产生的特殊流场产生的高切变应力则可以通过 GPⅠb-vWF 特殊的联结方式，在不需要 ADP、肾上腺素、凝血酶等血小板诱导剂的条件下直接引起血小板聚集。上述不同的病理条件下形成的血栓，虽然在启动机制上有所不同，但均依赖着参与生理性止血的血小板各项基本功能，它们构成了目前临床上各种常见的获得性的血栓性疾病及病因。近年来的研究也发现在血小板参与血栓形成中，由于基因因素而使这类患者的血小板具有血栓形成倾向和较高的血栓形成的发生率。但遗传性因素在作为与血小板相关的整个动脉血栓疾病中比例较小。其中有些变异的临床意义仍在探索中。

一、血小板参与血栓形成的相关功能

（一）黏附作用

血小板膜中存在着与血小板黏附和聚集功能相关的多种糖蛋白。血小板黏附作用是血管受损后参与正常止血反应的第一步，也是病理性血栓形成的重要一步。参与血小板黏附作用的糖蛋白是 GPⅠb，在膜上，GPⅠb、GPⅨ和 GPⅤ形成复合物，每个血小板上约有 25 000 个 GPⅠb。GPⅠb 的相对分子质量约 160×10^3，它由两个亚单位 GPⅠbα（Mr 140×10^3）和 GPⅠbβ（Mr 25×10^3）以二硫键联结而成，含糖量占总分子量的 60%。分为跨膜段、膜外侧段及膜内侧三部，为 vWF 和凝血酶的血小板受体。GPⅠbα 通过 vWF 主要与内皮下组织中胶原纤维连接，参与血小板与内皮下组织的黏附，体外研究中表明，GPⅠb 尚能直接黏着在固相的 vWF、Fg、Fn、Vn 上。而在血流高切变应力作用下与血浆中的 vWF 连接，参与血小板的聚集。

除 GPⅠb 外，在血小板上还有其他的糖蛋白参与血小板黏附反应，如 GPⅠa/Ⅱa、GPⅥ，可能还有 CD36 和 CD31。它们是胶原受体，通过与胶原的相互作用而参与黏附作用，其中 GPⅥ和 GPⅠa/Ⅱa 则是最重要的。GPⅥ属于 Ig 超家属，是重要的信号传导分子，与信号传导的亚单位 Fcγ 链形成复合物，为相对分子质量为 61×10^3 的糖蛋白。在 GPⅥ分子上含有与胶原结合的决定簇，它由两个 IgC_2 环组成，在外侧 IgC_2 环上存在着单个 N 糖基化（glycosylation）。GPⅥ在参与血小板黏附中是通过 $\alpha_2\beta_1$ 活化，胶原与 GPⅥ的亲和性受胶原与血小板共同调节，血小板在通过 GPⅥ活化和信号传导中发生 GPⅥ分子簇集、磷脂酶 $C\gamma_2$ 活化、第二信使 IP_3 和甘油二酯释放，致使胞质 Ca^{2+} 水平升高和蛋白激酶 C 活化。对胶原的完整反应至少需要胶原与 GPⅥ和 $\alpha_2\beta_1$ 两个位点相互作用，而在胶原上的 GPⅥ结合位点可能是一个限制通道，在缺乏 $\alpha_2\beta_1$ 时胶原不引起 Ca^{2+} 信号传导。在胶原分子上含有 $\alpha_2\beta_1$、vWF 和 GPⅥ的结合位点，当 $\alpha_2\beta_1$ 缺乏时，胶原就不能使 GPⅥ分子簇集及与胶原结合，并且不能始动信号传导过程。所以，胶原诱导血小板聚集需要两个受体，只有 GPⅥ而没有 $\alpha_2\beta_1$ 是不会出现对胶原的 Ca^{2+} 反应和聚集。可能是与 GPⅥ结合的胶原通过激活血小板而上调 $\alpha_2\beta_1$ 所致。胶原诱导血小板聚集时出现的迟缓相可能反映了在与胶原结合中血小板受体的重新分布和骨架排列所需的时间。$\alpha_2\beta_1$ 即为 GPⅠa/Ⅱa，为非常迟缓表达抗原 -2（VLA-2），血小板上约有 2000 个结合位点，$\alpha_2\beta_1$ 黏附胶原存在着"两个阶段和两个位点"的学说。血小板通过 $\alpha_2\beta_1$ 与胶原黏附，随后通过第二个受体使血小板激活，$\alpha_2\beta_1$ 发生构型改变而形成胶原受体需要接受来自 GP Ⅵ 传导的信号。与胶原的结合部位可能位于 α_2 的 Ⅰ 决定簇上。

（二）聚集作用

血小板通过在破裂血管处的聚集体的形成，可中止血液流出，起到止血的作用。而在病理条件下，则导致了血栓形成的重要发病基础。血小板 GPⅡb/Ⅲa 是血小板参与聚集反应的主要成分。它由 GPⅡb 与 GPⅢa 两种糖蛋白以 1∶1 构成复合物方式存在膜上。在静息血小板中，复合物的分子数约为 50 000/ 血小板，在复合物解离时，其受体功能丧失。GPⅡb 相对分子质量约 145×10^3，由两个亚单位以二硫键联结而成。GPⅡbα 相对分子质量 110×10^3，GPⅡbβ 相对分子质量 23×10^3。跨膜段存在于 GPⅡbβ 端，GPⅡbβ 其余部分及 GPⅡα 链均在膜外侧。

GPⅢα 为单一肽链，相对分子质量为 90×10^3，由 762 个氨基酸组成。GPⅢα 为跨膜蛋白，膜外侧、跨膜区和膜内侧的氨基酸数分别为 692、29 和 41 个。

GPⅡb 与 GPⅢa 在复合物状态下能表达血小板多种受体功能，GPⅢa 存在联结纤维蛋白原、纤维连接蛋白（Fn）、外连接素（vitronectin, Vn）、vWF 等黏附蛋白分子配体的受体。当血小板受到刺激因素作用而活化时，血小板膜 GPⅢα 分子上的纤维蛋白原受体暴露，在钙离子存在下与纤维蛋白原连接，产生血小板聚集。在 GPⅢα 分子上还存在着其他的黏附分子受体，它们可以与 vWF、Fn 连接，在巩固血小板聚集体中起到重要作用。诱发血小板聚集可由二类不同机制引起，一类为各种化学诱导剂，例如 ADP、肾上腺素、胶原和凝血酶等，另一类为流动状态下的切变应力。在体内的血小板聚集反应中，可能会同时存在上述两种机制。

表 7-3-1　血小板的重要作用激动剂、配体和受体

血小板功能	激动剂、配体	受体
始动和巩固黏附作用	vWF	GPⅠb-V-Ⅸ
	TSP$_1$	GPⅠb-V-Ⅸ、CD36
	胶原	$\alpha_2\beta_1$、GPⅥ、CD36
	纤维蛋白原	αⅡbβ_3
	Fn	$\alpha_5\beta_1$
	Vn	$\alpha_5\beta_1$
	层素	$\alpha_6\beta_1$
	高切变应力	GPⅠb-V-Ⅸ
活化和放大	凝血酶	PAR$_1$、PAR$_4$、GPⅠb-V-Ⅸ
	ADP	P$_2$Y$_1$、P$_2$Y$_{12}$
	TXA$_2$	TPα、TPβ
	肾上腺素	α_2A
	5-HT	5-HT2A
	MMP-2、MMP-1	
	免疫复合物	FcγⅡa
	补体因子	C1q、C3a、C5a 受体
	胞质素	
	纤维蛋白	活化的 GPⅡb/Ⅲa
聚集放大和稳定	vWF	活化的 GPⅡb/Ⅲa、GPⅠb-V-Ⅸ
	TSP$_1$	活化的 GPⅡb/Ⅲa、CD36、IAP
	Fn	活化的 GPⅡb/Ⅲa
	SCD40L	活化的 GPⅡb/Ⅲa
	Gas6	Ax1
	SDF-1、TARC、MDC	CXCR4、CCR4

（三）释放产物

血小板受到生理刺激时，贮存在致密体、α颗粒或溶酶体内的许多物质即可排出细胞（释放反应）。存在于不同颗粒内的释放产物包括：

1. 密体　ADP、ATP、5-羟色胺（5-HT）、Ca^{2+}、抗胞质素、焦磷酸盐。

2. 颗粒　β-血小板球蛋白（β-TG）、血小板第 4 因子（PF4）、P-选择素、vWF、Fn、Vn、Fg、血小板衍生生长因子（PDGF）、转化生长因子-β（TFG-β）、胶原组织活化肽Ⅲ（CTAPⅢ）、血小板因子Ⅴ、凝血酶敏感蛋白（thrombospondin，TSP）、PAI-1、FⅩⅢ、蛋白S（PS）。

3. 酶体　酸性蛋白水解酶和组织水解酶。

上述这些释放产物通过对血管壁，血小板，凝血，抗凝和纤溶等多方面的作用，调控体内的止血和血栓形成。释放的 ADP、5-HT 在血小板聚集反应中起重要的放大作用，导致产生血小板不可逆的聚集反应。P-选择素参与了血小板与白细胞的连接，是构成血小板-单核细胞聚集体的桥联蛋白之一；血小板是 PAI-1 的一个重要来源，是抑制纤维蛋白溶解的主要生理性因子，在动脉血栓中可见到 PAI-1 增高而纤溶低下的病理变化。

在血小板释放反应中，有许多物质有促进血栓形成的作用：神经肽 Y（neuropeptide Y，

NPY）是一种含 36 个氨基酸残基的多肽，主要分布在交感神经末梢，近年来用免疫组织化学方法也发现巨核细胞及血小板中存在 NPY，在血小板聚集时释放 NPY。NPY、TXA_2、PAF_2 和 5-HT 均为血小板释放产物中的缩血管成分 NPY 具有强烈的平滑肌收缩作用，作用持久，尤其是对冠状动脉，并能增强去甲肾上腺素的效应和抑制交感神经末梢去甲肾上腺素的作用。血浆中的 NPY 主要来源于血小板。胶原、ADP 等血小板诱导剂能不同程度地刺激 NPY 的释放，NPY 在血小板膜上存在的结合位点为 Y-2 亚型受体，当受体受 NPY 刺激时，致使血小板发生聚集。血小板膜磷脂的许多代谢产物可以促使血小板聚集及血管收缩，例如环内过氧化物（PGG_2、PGH_2）、TXA_2 以及血小板活化因子（PAF）。近年来已报道 PAF 在诱发血小板与粒细胞相互作用及黏附于内皮细胞中起作用，当粒细胞存在时，PAF 能引起大量血小板黏附于内皮细胞，这种依赖粒细胞的血小板黏附于内皮细胞的机制与粒细胞释放氧自由基有关，血小板与粒细胞的相互作用在始发血栓形成、动脉粥样硬化以及炎症中有重要意义。

血小板释放产物可通过损伤内皮细胞起促血栓作用。5-HT 引起内皮细胞收缩，甚至脱落，ADP、阳离子蛋白、PGE_2 和组胺致使血管通透性增高，β-TG 可抑制动脉内皮细胞生成 PGI_2，TSP 具有巩固血小板聚集过程中纤维蛋白原桥梁的作用，血小板促生长因子具有刺激细胞的 DNA 合成和增殖，使静止状态的 G_0 期细胞变成有复制 DNA 能力的细胞，在促进动脉粥样硬化斑块中是攸关重要的因素。

（四）血小板在凝血反应中的作用

血小板主要通过磷脂和膜糖蛋白参与多种凝血反应。它包括：FIX 活化、FXI 活化、促使凝血酶原酶和 X 酶形成。从而加速内源性凝血过程，促进血液凝固。血小板在受到胶原、凝血酶刺激时，具有促凝活性的血小板膜内侧的磷脂酰乙醇胺、磷脂酰丝氨酸就翻转到膜表面，参与 X 酶和凝血酶原酶的组装和活化，促进凝血反应。活化的血小板又能通过不同机制使 FIX、FXI 和 FXII 活化，加强凝血过程。吸附和浓缩凝血因子是血小板参与凝血反应的又一项重要功能，如 FVIII：C 和 FXa 则分别通过血小板活化时释放在膜表面的 vWF 和 FVa 的吸附而使 FVIII：C 和 FXa，加速凝血反应。由活化血小板脱落的微颗粒，其表面含有血小板质膜上的多种成分，也具有促进凝血反应的作用。血小板黏附或受诱导剂刺激激活时在血小板表面能形成芽状突起的囊泡及伪足，脱落后的上述碎片存在循环血液中，称为血小板衍生的微粒（platelet microparticle，PMP），微粒的直径在 0.06~0.6μm，PMP 表面含有 GPIIb/IIIa、GPIb、P-选择素和磷脂酰丝氨酸，它们可以引起血小板、单核细胞和内皮细胞活化，延伸和扩大血小板活化和血栓形成。PMP 通过 PAF 和 Ca^{2+} 依赖性蛋白酶 Calpain 使血小板聚集；GPIb 与内皮下基质相互作用引起 PMP 黏附并激起内皮细胞与单核细胞活化，促使内皮细胞表达 ICAM-1（CD54）和 vWF；PMP 能激活单核细胞表达淋巴细胞功能相关抗原 1（CD11a/CD18），巨噬细胞抗原 1（CD11b/CD18）和 CD14，增强与内皮细胞的黏附，单核细胞活化时也引起 TNF、LT-1、胶原酶和蛋白水解酶的释放和对内皮细胞的损伤，刺激 TF 的生成与释放，促使凝血酶的生成；PMP 上的 P-选择素与表达 P-选择素糖蛋白配体 -1（P-selectin glycoprotein ligand-1，PSGL-1）的白细胞结合；而 PMP 表面的磷脂酰丝氨酸通过静电和疏水作用与血浆中的 FVa 和 FVIII 结合，加速凝血酶的形成；PMP 上的花生四烯酸（AA）通过三磷酸肌醇激酶（PI 3-Kinase）而使蛋白激酶 C、P38 激酶和应激活化的蛋白激酶 [stress-activated protein kinases，又称 c-Jun 氨基端激酶（JNK）] 激活，上调内皮细胞环氧化酶 -2（COX-2）而有利于 AA 的膜受体形成和血栓烷 A（TXA）的生成。ADP、TXA_2 和凝血酶进一步介导循环血小板与内皮下成分的黏着和促进血小板聚集。

在动脉血栓形成中，血小板黏附于受损血管部位，血小板黏附作用通过 GP Ⅰ b- Ⅸ 与 vWF、Fn 等黏附蛋白的相互作用。黏附在内皮下的血小板始动了血小板的活化过程：释放 ADP、5-HT，形成花生四烯酸代谢中的重要产物血栓烷 A_2（TXA_2），为血小板膜表面的凝血瀑布的进行提供反应场所，使凝血酶迅速形成。活化血小板胞质中的 Ca^{2+} 浓度升高后，血小板即具有促凝作用，这些作用包括：①磷脂酰丝氨酸（Ps）在血小板活化时通过磷脂翻转酶（phospholipid scramblase）的作用从膜内侧转移到膜表面，与 FX、FⅨa、FⅧa、FV 进行相互作用，在血小板表面形成 X 酶和凝血酶原酶，提供了在血小板表面进行凝血反应的重要场所。磷脂翻转酶的相对分子质量为 37×10^3，含 318 个氨基酸，作用是 Ca^{2+} 依赖性的，Ps 转移可以被磷脂转移酶所抑制。② GPⅢa 上的纤维蛋白原受体在静息血小板上是通过凝血酶原上的 RGD 而与凝血酶原结合，当血小板活化时，结合在 GP Ⅲ a 上的凝血酶原迅速被纤维蛋白原取代，随之与结合在血小板膜上的磷脂、FV 和 FXa 相互作用，快速地形成凝血酶。③活化的血小板表面存在效应细胞蛋白酶受体 -1（effector cell protease receptor-1），相对分子质量为 65×10^3，能与 FXa 结合，参与凝血反应。④活化血小板的 GP Ⅰ bα 能激活 F Ⅺ，并与 F Ⅺα 的 A 区 64 缬氨酸→ 77 异亮氨酸区段分子结合，血小板表面约有 500 个 F Ⅺα 分子结合位点。

（五）血小板信号传导与活化

1. 血小板信号传导　血小板的各项反应需通过一系列的信号分子传导至终末端的效应器才得以完成。在血小板内存在两类信号传导系统，即刺激性信号传导和抑制性信号传导。

（1）刺激性信号传导：刺激性的血小板信号传导作为受体配体和受体的交叉连接的一个结果而产生和释放几种细胞内的信号分子：Ca^{2+} 和磷脂酶 C（phospholipase C，PLC），后者介导着磷脂肌醇水解产物：甘油二酯、三磷酸肌醇（inositol triphosphate，IP_3）和血栓烷 A_2，（thromboxane A_2，TXA_2）。血小板诱导剂 ADP、TXA_2、肾上腺素、5-HT 和凝血酶与七次特异跨膜受体相互作用。这些受体与 G 蛋白结合的 GTP 偶联，始动几个信号传导途径。通过与 G 蛋白 Gq 家族偶联受体（PAR_1、PAR_4、TXA_2 受体、5-HT_2A 受体）的信号传导致使 PLC 活化。PLC 催化磷脂酰肌醇 -4,5- 二磷酸（PIP_2）水解成 IP_3，引起 Ca^{2+} 从致密管道释放到胞质（Ca^{2+} 动员），胞质内 Ca^{2+} 浓度升高则可以通过肌球蛋白轻链激酶的作用使肌球蛋白轻链磷酸化，这是外形改变的一个基本过程。此外，通过 Ga12/13 蛋白（PAR_1、PAR_4）的受体传导的信号也有助于外形改变。颗粒内容物的分泌是 Ca^{2+} 动员反应中的一个相当重要的过程，它导致致密颗粒释放 ADP，而释放的 ADP 则反馈地与 P2Y12 受体结合而放大了血小板活化作用。其他的通过活化增强血小板反应的途径是 TXA_2 的合成与释放。TXA_2 是通过磷脂酶 A_2 和依赖 Ca^{2+} 动员的条件下首先形成花生四烯酸，随后通过环氧化酶 -1 和 TXA_2 合成酶的作用下形成 TXA_2。分泌的 TXA_2 随之重新与膜上的 Gq 偶联的 TXA_2 受体结合，增强刺激反应。但此途径并不是 GP Ⅱ b/ Ⅲ a 活化、分泌和聚集的主要途径。所以，使用阿司匹林、TXA_2 受体阻断剂和 TXA_2 合成酶抑制剂时并不能完全抑制血小板活化原因就在于此。分泌的 ADP 通过 P_2Y_{12} 受体激活了 Gi 介导的信号传导途径，导致腺苷环化酶的抑制，阻断第二信使 cAMP 的作用，进一步降低血小板活化。Peoducins 为一种细胞渗透肽，是信号从受体传导致 G 蛋白的一种新型细胞内抑制剂。人们已发现肾上腺素信号通过 Gq 偶联的 α2a 受体的信号传导共同分享 P2Y12 受体信号传导的最终通道。肾上腺素的这种"旁路效应"解释了噻氯吡啶、氯吡格雷这些影响 P2Y12 受体的药物在缺血性动脉血管疾病的抗栓治疗中没有获得人们所期望的效果。

胶原、免疫球蛋白和 vWF 的信号传导是依赖非受体的酪氨酸激酶。在对胶原反应中，血小板的信号传导主要通过胶原受体 GP I a-II a 和 GPVI。GPVI 与 Fc 受体 γ 链联接，通过 GPVI 的信号传导是与 T 细胞和 B 细胞中抗原 - 抗体介导的信号传导相似的。由胶原配体引起的 GPVI /FcRγ 链的铰链通过 Src- 酪氨酸激酶 Lyn 和 Fyn 的作用导致 FcRγ 链免疫受体酪氨酸活化主体的磷酸化，后者随即与非受体酪氨酸激酶 Syk 结合，并使 Syk 激活。Syk 和接头分子 LAT，SLP76 共同参与磷脂酶 $Cγ_2$（$PLCγ_2$）的活化。脂质折叠的形成对主要信号传导复合物的整体可能是基本的，并致使 $PLCγ_2$ 的活化。$PLCγ_2$ 的活化则导致 IP_3 的形成，而随后的下游途径则与 Gq 偶联受体的反应过程是类似的。GP IIb/IIIa 受体活化则能与可溶性配体结合，随后使 Syk 活化（由外向内的信号传导），促使肌动蛋白聚合和血小板伸展。最近人们发现 GP I a-II a 也像 GPVI 一样可以与许多相同的细胞内信号分子偶联。所以，GPVI 和 GP I a-II a 的作用并非像人们以前想象的那样容易区别。

（2）抑制性信号传导：对调节和限制胶原引起的栓子形成来讲，血小板表达了血小板 - 内皮细胞黏附分子 -1（CD31）。后者是抑制性受体家族的一个成员，CD31 的交联引起免疫受体酪氨酸抑制主体（ITIMS）的磷酸化，从而抑制了 ITIMS 的作用。在无创伤的情况下，血小板的活化通过内皮细胞释放的 PGI_2 和 EDRF/NO 的信号传导而被抵消。两个血小板抑制剂分别通过腺苷酸环化酶（AC）和鸟苷酸环化酶（NO）的激活而引起上述第二信使 cAMP/cGMP 的增强，达到抑制作用。高浓度环单核苷酸可降低 IP_3 的合成和 Ca^{2+} 动员，从而降低血小板的活化。

2. 血小板活化时的信号传导　血小板聚集过程中在细胞存在着一系列的信号生成和传导。一类的信号传导始于血小板表面受体与配体结合，通过 G 蛋白将两者结合时的信号传导至下游的相应效应器产生第二信使。效应器包括有腺苷酸环化酶、磷脂酶 C 和磷脂酶 A_2。不同效应器通过其下游进一步产生致使血小板活化或抑制的第二信使：①三磷酸肌醇（IP_3）和 Ca^{2+}；②甘油二酯（DG）；③前列腺素和 TXA_2；④ cAMP；⑤ cGMP。不同受体偶联的 G 蛋白不相同，ADP P2Y12 受体与 Gαi 偶联，ADP P2Y1 受体、肾上腺素受体、凝血酶受体和 TXA_2 受体与 Gαq 偶联，前列腺素受体与 Gαs 偶联。当 Gαq 受刺激时，可使磷脂酶 Cβ 激活，后者可使磷脂酰肌醇二磷酸（PIP_2）降解为 IP_3 和 DG，这两种物质可使胞内 Ca^{2+} 浓度增高和蛋白激酶 C 活化，进而致使 GP IIb/IIIa 发生构形改变，暴露出纤维蛋白原受体，引起血小板聚集。这是配体与受体结合后信号由内向外（inside-out）传导过程。当 GP IIb/IIIa 与纤维蛋白原结合后，由 GPIIIa 上的酪氨酸发生磷酸化则会产生由外向内（outside-in）的另一类信号传导。后一类的信号传导也可发生在血小板黏着于模板上的 vWF 或纤维蛋白原时。由外向内的信号传导可引起血小板第二次活化，促进 α 颗粒和致密颗粒内容物的释放，TXA_2 形成，血小板膜磷脂的翻转增强血小板促凝活性，聚集反应和血块回缩。

3. 血小板活化时的酪氨酸蛋白磷酸化蛋白，酪氨酸激酶（PTK_s）在血小板信号传导中起着重要作用，参与了从配体与受体相互作用而引起的血小板外形改变、聚集、释放的系列过程，同时与多磷酸肌醇运转、花生四烯酸代谢、钙动员与内流、蛋白磷酸化过程密切相关。

用 SDS-PAGE 方法检测时，在静息血小板中主要有 5 个非受体酪氨酸激酶的 Src 家族成员（Src、Yes、Lyn、Fyn 及 Hck，其相对分子质量在 $54×10^3$~$62×10^3$ 范围）及一个未鉴定的 $120×10^3$ 蛋白呈现酪氨酸磷酸化，但配体与受体结合后产生了一些新的蛋白酪氨酸磷酸化，即酪氨酸磷酸化的"三重波"。

"第一波"是血小板受诱导剂作用时产生的酪氨酸磷酸化,不依赖 GPⅡb/Ⅲa。在此波中发生磷酸化的酪氨酸包括含 GAP 的酪氨酸蛋白(为小分子量 G 蛋白 p21^{ras} 的 GTP 酶活化蛋白)、MAP(mitogen 活化蛋白)激酶、Cortactic(与纤维状肌动蛋白相关的蛋白)、p72^{syk}(胞质 PTK)和一种未鉴定的 110×10^3 蛋白。这些酪氨酸蛋白的磷酸化出现在血小板活化早期阶段,相当于信号由内向外传导期间,提示它们可能参与血小板外形改变,GPⅡb/Ⅲa 构型改变及释放反应。

"第二波"为纤维蛋白原与 GPⅡb/Ⅲa 结合但尚未发生聚集时产生的酪氨酸蛋白的磷酸化,在此期产生磷酸化的酪氨酸蛋白有 p72^{syk} 和两种未鉴定的蛋白 p146 与 p50(相对分子质量为 50×10^3 与 68×10^3)。这些蛋白的酪氨酸磷酸化可能在整合素啮合后的黏附和(或)骨架蛋白重组中起作用。

"第三波"为相邻血小板 GPⅡb/Ⅲa 通过纤维蛋白原交联发生聚集时产生的,在此波中发生酪氨酸磷酸化的蛋白有以下三种:PTK p125^{FAK}、两种未鉴定的蛋白 95×10^3、97×10^3。这些蛋白的酪氨酸磷酸化依赖骨架蛋白的重组,蛋白激酶 C 活性和胞内 Ca^{2+} 浓度升高,随后通过钙依赖的蛋白激酶 Calpain 活化而促使花生四烯酸代谢,骨架蛋白重新排列和蛋白酪氨酸磷酸化。

（六）血小板-炎症-血栓网络

在上述的血栓性疾病中,血小板被活化,通过许多机制进而参与血栓形成。近年来已证明血小板 - 炎症 - 血栓网络系统是血小板参与血栓形成的一个重要途径和机制。

P- 选择素是血小板的一种黏附分子,相对分子质量为 14×10^3,在静息血小板中仅分布在 α- 颗粒膜上,血小板活化时才移位和融合到质膜上。P- 选择素具有促使活化血小板与中性粒细胞、单核细胞的作用,从而扩大血栓形成的作用。在此作用中,活化血小板表面的 P- 选择素与上述两种细胞表面碳水化合物配基唾液酸 Lewis X 结合。当 P- 选择素与单核细胞结合时,则可刺激单核细胞表面的 TF 表达,启动组织因子途径的凝血反应,而血小板的脂氧化酶途径的代谢产物 12- 羟花生四烯酸可增强 TF 表达。血小板与中性粒细胞存在相互激活作用。P- 选择素诱使血小板通过 P- 选择素与粒细胞上的配体 PSGL-1 结合而与中性粒细胞发生相互黏附。血小板与白细胞之间的相互作用除 PSGL-1 外,还有 CD40L-CD40,CD36-TSP-CD36,Mac1-Fg-GPⅡb/Ⅲa 参与。血小板与白细胞之间的相互作用所启动的血小板 - 炎症 - 血栓网络,使血小板表达参与血栓形成的许多物质,如 CD40L,IL-1,P- 选择素,血小板微粒,趋化因子,LIGHT,Toll 样受体(Toll-like receptors,TLRs)。血清 CD40L 升高是急性冠脉事件的一个危险标志物。血小板释放的 CD40L 诱发内皮的炎症反应,导致内皮细胞释放 IL-8,MCP-1。内皮细胞上 CD40 的活化则使细胞表面的黏附受体 E- 选择素,VCAM-1,ICAM 表达增高,从而加固了中性粒细胞,单核细胞和淋巴细胞的黏附作用。此外,血小板释放的 CD40L 也能诱发内皮细胞的组织因子(TF)表达,诱发基质金属蛋白酶(MMPs)(如尿激酶型纤溶酶原激活剂和 MMP9)的合成和释放。而 MMPs 进而能显著地促进炎症和发炎组织的蛋白降解和破坏。

活化血小板中形成的血小板活化因子(PAF)则可促进中性粒细胞的趋化作用及其聚集,而其脂氧化酶的产物则可促进中性粒细胞的白三烯 B_4 形成,而后者又能促使脂氧化酶产物的生成。白三烯是一类重要的炎性介质,它可引起白细胞的聚集和在内皮上的黏附,而活化的中性粒细胞则能通过释放组织蛋白酶 G(cathepsin G)而引起血小板活化,释放弹力酶也能增进血小板的聚集作用。血小板表面存在多种黏附分子、它们参与了细胞间及细胞与基质间相互作用，其中 GPIbα 和 GPIIb/IIIa 在参与血小板在内皮上滚动和黏附中起着重要作用。血小板活化标志物在预示血栓形成中具有一定意义，包括血浆中 β-TG、P- 选择素、血小板微粒、血小板 - 单核细胞聚合物、整合素 GPV、GPIb-GPIX 和 GPIIb/IIIa 等，但血小板聚集反应增强与血栓形成的关系尚未见明显的相关性。

（七）血小板栓子的形成

在血管受损时的血小板栓子形成通常是血管壁内的胶原和 vWF 暴露而始发的，血小板膜的胶原受体（GVI 和整合素 $\alpha_2\beta_1$）和 vWF 受体（GPIb-IX-V 复合物和整合素 GPIIb/IIIa 复合物）分别与上述配基结合，并由此始动血小板内的信号传导。GVI 和 GPIb-IX-V 复合物在血小板未活化状态即可与胶原和固定的 vWF 结合，GPIIb/IIIa 和 $\alpha_2\beta_1$ 则需要血小板处于活化状态下才能与胶原和 vWF 结合。这种结合使受损血管壁表面形成单层血小板，它支持随后的栓子生成。胶原与 GPVI 结合引起与 GPVI 连接的 γ 链发生簇集，通过 Src 家族中的酪氨酸激酶致使簇集的 γ 链发生磷酸化，创建了一个履带状的磷酸酪氨酸主体（motif），随后通过接头蛋白 SLP-76 的介导使磷脂酶 Cγ2 活化，磷脂酶 Cγ2 水解 PI-4,5-P2 产生 1,4,5-IP3 和 1,2-diacylglycerol，后者则致使血小板胞质内游离 Ca^{2+} 浓度升高和蛋白激酶 C 活化。上述反应可视为栓子形成的始动期。

在始动期形成的单层血小板上随后招募其他的血小板，形成血小板栓子的扩大和生长，称为栓子的延伸期。在此时相中，栓子得以扩大和成长的关键是可溶性诱导剂 ADP、TXA2 和血小板表面相应受体快速起反应。可溶性诱导剂的局部浓度升高致使流经过血小板单层上的血小板被招募，这使得在血小板单层基础上蓄积更多血小板，使栓子不断延伸扩大。血栓延伸需通过活化的 GPIIb/IIIa 产生由内向外的信号传导，以通过纤维蛋白原和 vWF 的桥联来稳固血小板之间的联接。由内向外的信号传导是通过 G 蛋白偶联受体超家族成员发挥作用。不同诱导剂的信号传导途径不相同。如，对凝血酶起反应的蛋白酶活化受体（PAR）和对 TXA2 起反应的 TP 受体是通过激活 Gq 而使胞质内 Ca^{2+} 浓度升高和水解磷酸肌醇；而与 G 蛋白偶联的另一些受体，如 ADP 的 P_2Y_{12} 受体和肾上腺素的 α_{2A} 肾上腺素能受体则是通过 Gi 家族成员 Gi2 和 Gz 而抑制腺苷酸环化酶而降低 cAMP 生成及激活磷脂酰肌醇 3 激酶（PI3K），从而引起血小板活化。Gi 偶联的受体活化时通过 Gi 效应器而启动下游的反应，引起肌动蛋白骨架重新排列。

血小板栓子形成的第三个时相是永恒期或稳固期，使栓子稳定，防止血小板的过早解聚，调节凝块的回缩。这一过程中存在着通过 GPIIb/IIIa 的由外向内的信号传导过程。在稳固血小板的连接上有两个重要的信号分子参与此过程，即 Eph 激酶与 ephrin 和 CD40 配体（CD40L 或 CD154）与 CD40 和 GPIIb/IIIa 的相互作用。Eph 激酶是细胞表面的受体酪氨酸激酶，其配基是 ephrins。Eph 激酶由人肝癌促红细胞生成刺激素克隆而成，是一类相对分子质量在 $100\times10^3 \sim 160\times10^3$ 的 I 型糖基化膜蛋白，分为 A 与 B 两类，已知人血小板上有两种 Eph 激酶，即 EphA4 和 EphB2。而 ephrin 在血小板表面上有 ephrinB1，可能还有 ephrinA3。一般来讲，EphA 家族成员与 ephrinA 家族成员结合，而 EphB 家族成员与 ephrinB 家族成员结合，但是 EphA4 与 ephrinA 与 B 家族成员均能结合。EphA2 和 EphA4 则能依赖磷酸化过程与 p^{85}PI3K 相互作用而启动下游活化。Eph 与 ephrin 的相互作用增强血小板间啮合作用，巩固血小板的聚集作用，增进血块回缩。CD40L 为 CD40 受体的配体，为相对分子质量 33×10^3 的穿膜蛋白，属于 TNF 的家族成员。在静息血小板上并不表达，在受凝血酶或胶原作用时，

由 α- 颗粒释放而短暂地表达在血小板膜上。由 CD40L 释放一个相对分子质量为 18×10^3 片段（可溶性 CD40L，sCD40L）进入血液中，它与存在于血小板上的 CD40L（结合型）均可通过 KGD 而与 CD40 和 GPⅡb/Ⅲa 结合，起到促进血小板栓子形成和稳定血小板聚集体的作用，也是 GPⅡb/Ⅲa 的一个配体。

人们认为，在血小板的栓子形成中存在着两次聚集过程。血小板 GPⅡb/Ⅲa 通过与纤维蛋白原联结形成初次聚集，相邻的活化血小板通过接触而使在血小板表面的黏附蛋白的相互联结，构成了使栓子成长，稳固的二次聚集。除了 CD40-CD40L，Eph/ephrin 外，还有信号淋巴细胞激活分子（Signaling Lymphocyte Activating Molecule，SLAM），PECAM-1，4D 和 Gas6。Gas6 是一种含 γ- 羧基谷氨酸的膜蛋白。在血小板膜上有三个受体：Tyro3，Ax1，Mer。Gas6 具有放大诱导剂对血小板的聚集和释放反应。在基因敲除或用抗 Gas6 抗体的小鼠则可预防致命性血栓形成，但不影响正常止血功能。此外，Gas6 能通过一个不依赖与整合素结合的机制引起 GPⅢa 酪氨酸磷酸化，因此人们认为通过抑制 Gas6-GPⅡb/Ⅲa 信号传导在治疗血栓形成中起调控作用。所以，血小板栓子形成中存在的二次聚集过程，不仅加深了对血小板聚集机制复杂性的进一步理解，同时使人们也认识到 CD40L 受体，Eph 激酶，Gas6 等第二聚集受体是抗血小板药物新靶点。人们期待新靶点的抗血小板药物研究和问世，以期取得更强大的抗栓作用。

（八）血栓性疾病中的血小板活化

血小板参与血栓形成中，血小板活化是重要的反应过程。导致血小板活化的原因如前所述基本有三点：①内皮损伤或内皮下组织暴露，动脉斑块破裂；②各种刺激物，包括药物、生物活性物、化学物以及免疫机制等；③特殊流场下导致血小板活化（参见本章第二节）。

在临床研究中已报道了导致血小板活化的各种病理刺激因子，它们通过 ADP，肾上腺素，凝血酶和 TXA_2 而引起血小板栓子的形成。

在冠心病中，血小板呈现不同程度的活化状态。表现有血小板外形由正常圆盘状变为刺激型（血小板伪足形成），血小板黏附性和血小板对各种聚集诱导剂（ADP、肾上腺素、胶原或花生四烯酸）的聚集反应增强，血浆中血小板释放产物（ADP、5-HT、β-TG、TXA_2 等）浓度增高，血小板 α 颗粒膜蛋白（P- 选择素）在血小板表面及血浆中浓度增强。释放的 TXA_2 引起血管痉挛和血小板聚集。动脉粥样硬化斑块导致管腔狭窄及产生系流，促进局部动脉硬化斑块的发生发展，细胞黏附和聚集。而病灶组织具有强烈的促血小板黏附特征，有利于血小板栓子形成，与栓塞共同构成了猝死的原因之一。

在高脂血症中，高浓度胆固醇使花生四烯酸代谢发生由脂氧化酶途径向环氧化酶途径倾斜，并加速膜磷脂释放花生四烯酸，致使血浆 TXA_2 浓度增高，促使血小板聚集和血管收缩。此外，血浆脂蛋白对血小板有激活作用。LDL、Lp（a）和 HDL_3 可以增强血小板对激动剂的敏感性。血浆脂蛋白能促进血小板黏附与聚集，LDL 能与血小板 GPⅡb/Ⅲa 结合而干扰纤维蛋白原受体功能，抑制 Na^+/H^+ 离子的反向运转，增强 Ca^{2+} 动员和 ADP 诱导的血小板聚集，降低血小板对 PGI_2 的抑制敏感性。LDL 尚能抑制血小板的 NO 合成酶活性。晚近，Relou 等报道了 LDL 激活血小板的机制。他们发现 LDL 激活血小板过程中需要先激活 apoB/E 受体上的一个决定簇——$p38^{MAPK}$，后者属于脯氨酸指向丝氨酸 / 苏氨酸激酶（proline directed serine/threonine kinases）家族成员。LDL 诱导 $p38^{MAPK}$ 活化是在活化瀑布的早期阶段，这种活化可以被 cAMP 所抑制，而激活后的 $p38^{MAPK}$ 则引起血小板蛋白磷酸化以及胞质中磷酸脂酶 A_2（PLA_2）活化，进而导致 TXA_2 形成和血小板功能的增强。

在肾炎中,肾小球毛细血管内常见有血小板聚集和纤维蛋白沉着,其原因是血管内皮损伤,补体系统和激肽系统激活,导致血小板活化。在肾炎患者中,有 30% 存在静脉血栓。

在系统性红斑狼疮(SLE)中,血小板活化与大量的免疫复合物、免疫球蛋白 G 聚合物、抗血小板抗体存在有关,部分 SLE 者的血小板对胶原和肾上腺素的聚集反应下降。

在 DIC、血栓性血小板减少性紫癜(TTP)、溶血尿毒症综合征(HUS)中发生微血栓形成,血小板和纤维蛋白原是微血栓的主要成分,在 TTP 中,微血栓形成与 PGI_2 合成和释放减少有关;在 HUS 中,微血栓的形成与免疫复合物损伤肾脏小血管内皮细胞,致使内皮下组织暴露有关。

血小板数增高也是增加血栓形成的一个病因,如原发性血小板增多症,在国外文献报道其并发血栓栓塞症的发生率(20%~40%)较高,国内报道为 13.3%。发生血栓形成的机制尚未阐明,血小板增多不是导致血栓形成的唯一原因,患者血小板常伴功能异常,自发性血小板聚集阳性发生率可高达 46%。

二、血小板遗传因素与血栓形成

(一)黏性血小板综合征(sticky Platelet syndrome,SPS)

SPS 是一种与动脉和静脉血栓栓塞征相关的常染色体显性遗传的血小板疾病。其实验室特征是血小板对 ADP/Adr 的聚集反应性增强,但对其他诱导剂的聚集反应正常。本综合征的实验室检测分为三型:Ⅰ型为两种诱导剂的聚集反应均增高;而对其中一种诱导剂聚集反应增高者分别称为Ⅱ型(肾上腺素反应增高)和Ⅲ型(ADP 反应增高)。一个家族中的表现均为同一个型。患者血浆 PF_4、β-TG 正常。SPS 见于急性心肌梗死、不稳定型心绞痛、一过性脑缺血、脑梗死、视网膜血栓、周围动脉血栓、静脉血栓患者中。低剂量(80~100mg/d)阿司匹林可使高聚集反应变为正常,但其缺陷的精确机制不清楚。本征于 1995 年为 Mammen 等首先报道。首例患者为 24 岁妊娠 7 个月,既往有急性心肌梗死史,但未发现确认的危险因子,其 18 岁胞弟有心绞痛,但也无可确认的冠心病证据,其父母和胞妹无临床症状,患者及其胞弟血小板用常规浓度的 ADP(2.34μmmol/L)和肾上腺素(11μmmol/L)时,其聚集程度达 100%,降低诱导剂浓度时,聚集程度仍高于正常人。

1998 年 Bick 等报道了 153 例无法解释的动脉血栓中,SPS 占 21%。最近,Andersen 等分析 195 例血栓形成患者中,SPS 者 56 例(28%),高同型半胱氨酸血症占 16%,PAI-1 过多症占 16%,F Ⅴ Leiden 占 15%。其中 18 例 SPS 同时存在着其他先天性缺陷。有人认为 SPS 是一种仅次于 F Ⅴ Leiden 的血栓形成的遗传性缺陷。

SPS 在我国也有报道。2007 年郭美琦等在 240 例住院的缺血性脑血管疾病患者中,发现Ⅰ型 1 例(9.1%),Ⅱ型 4 例(36.3%),Ⅲ型 6 例(54.6%),发病无明显性别差异,男女均可罹患,与国外资料相比,发病率较低。

(二)基因变异

在血小板表面尚含有特异性抗原 HPA-1 至 HPA-15,以及共同性抗原 HLA-A、B、C 及血型抗原等,其中 HPA-1a(Pl^{A1})和 HPA-1b(Pl^{A2})与心脑血管血栓疾病的关系最先出现在文献上,认为两者相关。

1. 血小板 HPA-1 多态性　HPA 为血小板特有的抗原,与新生儿同种免疫性血小板减少症和血小板输注耐受有关。HPA-1 抗原定位在血小板 GPⅢa 第 33 位上,第 33 位为亮氨酸者称 HPA-1a,为脯氨酸者称 HPA-1b,是 *GPⅢa* 基因外显子的 T156SC 核苷酸多态性的遗传表型。1996 年 Weiss 报道了在美国 Johns Hopkins 医学院组织的一项多学科的病例作对照研究(患者为 71 例急性心肌梗死或不稳定型心绞痛,对照组为 68 例无心脏病的住院患者)。结果显示,*GPⅢa* 基因的 HPA-1b 多态性与急性血栓形成之间相关,患者组 HPA-1b 发生率为对照组 3.6 倍。其预告意义大于糖尿病、高血压、高胆固醇血症和吸烟等已知的冠心病危险因子,引起各国关注。通过这几年来的大量观察,在临床上关于 HPA-1b 与冠状动脉疾病关系方面目前存在两种不同的结果,认为相关的和不相关的各占一半。在脑卒中方面的研究也获得类似的结果。由于目前的研究仅限于这种多态性与疾病关系,而对遗传表型与多态性和疾病关系,以及受体的遗传表型变异方面尚缺乏研究,基因型与各种遗传表型之间的关系尚未得以充分地阐明,所以,如果认为 33Pro 等位基因与缺血性心脏病或介入疗法后的并发症之间有联系的话,则也是相当小的。*GPⅢa* 基因的 HPA-1b 多态性与急性血栓形成之间在国内也有观察。在上海、天津、太原及乌鲁木齐等地研究的人群中,大多数为 *HPA-1a/HPA-1a* 基因型。与国外的结果存在较大差异,种族不同可能是这种差异的重要原因。所以,对我国人群来讲 *HPA-1a* 可能不是冠脉血栓性疾病的一个遗传性的发病原因。

HPA-1 多态性在血小板对诱导剂的反应性方面也有许多研究。1999 年 Feng 等报道了 *HPA-1b* 纯合子血小板对 ADP、Adr 聚集反应增强。Cooke 等观察到用阿司匹林抑制 50% 聚集作用时,HPA-1a/HPA-1a 需较高浓度阿司匹林(22.8μmol/L)才能抑制,而 HPA-1a/HPA-1b 在 2.3μmol/L 浓度时即有此抑制作用,显示出 HPA-1a/HPA-1a 基因型对阿司匹林的抗血小板作用具有"抵抗性"。Lasne 等报道,HPA-1a/HPA-1a 与 HPA-1b/HPA-1a 血小板的纤维蛋白原结合动力学是相似的。上述结果说明了不同基因型血小板在功能上,对药物反应性上可能存在某些反应上的差异,在解释与血栓形成的关系上仍需作更多的研究。

2. PⅠa 多态性　GPⅠa-Ⅱa($\alpha_2\beta_1$)为血小板的胶原受体,每个血小板约有 2000 个分子,正常人之间的水平可相差 10 倍,造成这种差异的原因已知是与受体密度和 α_2 基因多态性有关。血小板特异的同种抗原 HPA-5 位于 GPⅠa(Ⅰα_2)上,它与新生儿免疫性血小板减少症及血小板输注耐受有关。α_2 基因有两个多态性:807C/T 和 Lys505Gln。HPA-5b 和 HPA-5a 为 *1648GA* 基因多态性,从而产生在 GPⅠa 第 505 位赖氨酸(HPA-5a)和谷氨酸(HPA-5b)的两种同种异抗原。在 *HPA-5a* 等位基因上,核苷酸 807T/C 编码两个 *HPA-5a* 等位基因(1 和 2),它们与血小板表面 α_2 受体表达的密度有关。807C/T 多态性与遗传表型(受体密度)之间有明确的 C 仅为 1.28~1.42。血小板在胶原上沉着率与受体密度一致。此外,也发现 807T 多态性与急性缺血性冠脉综合征相关。在吸烟者中,807T 等位基因的心肌梗死危险增高,比值比为 9.1。有两个小组报道了 807C/T 多态性与早期脑卒中有关。但是,Lys505Gln 多态性与冠状动脉病变程度有关,而与心肌梗死无关。

3. Ⅰb 基因多态性　GPⅠb 由 GPⅠb$_\alpha$ 和 GPⅠb$_\beta$ 组成,GPⅠb 在血小板膜上与 GPⅨ 和 GPⅤ 构成 GPⅠb-Ⅸ-Ⅴ 复合物,参与血小板内皮下组织的黏附作用。当血小板栓固定和滚动在血管壁表面时,GPⅠb 活化,并上调 GPⅡb/Ⅲa 和 GPⅠa/Ⅱa 功能。目前已报道三种 GPⅠb$_\alpha$ 基因多态性为动脉血栓形成的危险因子。

(1)HPA-2(K$_0$)多态性:HPA-2 为血小板特异的同种异抗原,在 cDNA 上 C434T 的置换使 GPⅠb$_\alpha$ 分子上第 145 位产生蛋氨酸(HPA-2a)或苏氨酸(HPA-2b)(Met/Thr),它与新生儿免疫性血小板减少症和血小板输注耐受有关。与动脉血栓的关系也有些研究,但结果不一。

Murata 等发现 60 岁以下人群中，HPA-2a 等位基因与冠心病发病相关。国内张静华等，以及 Gonzalez-Conejero 等也报道类似结果。这种抗原定位在 GPIb$_\alpha$ 氨基端弹性蛋白酶敏感区，邻近 vWF 结合点，但不影响 Ristocetin 和 Botrocetin 诱导的血小板凝集反应。这类血小板在流场中的反应性如何，目前尚无报道。

最近乐嘉宜等报道了上海地区 103 例脑梗死与人类血小板 1~16 基因多态性的关系，发现 HPA-2b 和 HPA-15a 等位基因是脑梗死患者的遗传易感性标志。脑梗死患者的 HPA-2b 等位基因频率与正常对照组相比较存在差异（χ^2=4.7201，$P < 0.05$），脑梗死患者的 HPA-2b 等位基因相关 ab/bb 基因型 30 例（29.13%），高于正常对照组 29 例（17.58%），二组差异明显（χ^2=4.2780，$P < 0.05$）。脑梗死患者的 HPA-15a 等位基因频率与正常对照组相比较差异有统计学意义（χ^2=20.2370，$P < 0.01$），脑梗死患者的 HPA-15a 等位基因相关 aa/ab 基因型 94 例（91.26%），略高于正常对照组 134 例（81.21%），两组差异明显（χ^2=4.2838，$P < 0.05$）。这些结果显示了在脑梗死的病因上可能与 HPA-2b 和 HPA-15a 基因多态性相关。

（2）串联重复变异数（VNTR）多态性：相当于 cDNA 序列 1285~1323 位的 39 个碱基对编码丝氨酸 399- 苏氨酸 411 的 13 个氨基酸区段，由于 39 个碱基对串联重复不同数量，从而使编码的 GPIb$_\alpha$ 蛋白分子长度不同，构成了串联重复变异数（VNTR）多态性。目前已知 39 个碱基对重复数为 1~4 个不等。所以，分别以 A VNTR，B VNTR 等命名由多至少的 VNTR。A 等位基因最大，相当于第 399~450 位氨基酸，而 D 等位基因最小，仅相当于第 399~411 位氨基酸。1998 年，Murata 等在 41 例冠状动脉疾病和 86 名健康人中测定了 VNTR，发现 A VNTR 在患者中占 29.3%（12 例），健康人中占 10.5%（9 名），比值比为 3.54。故认为 A VNTR 的存在是冠状动脉疾病的一个独立危险因子。Kenny 等在白人群体的研究中未发现 VNTR 基因型与心肌梗死的发生相关。Mikkelssond 等发现 B VNTR 与青年人心肌梗死致猝死的原因相关，而 Feinbloom 等认为 BC VNTR 基因型是冠心病的危险因子。国内江雁等和马芳等也有相关研究的报道。马芳在 88 例冠心病，51 例脑梗死测得结果显示，脑梗死 VNTR 阳性纯合子 CC 基因型 24 例（47.1%）高于健康对照组（17.8%），其脑梗死危险度增加 4.12 倍（OR 4.12；95%CI 1.96~8.63；χ^2=14.97；$P < 0.001$）。冠心病 VNTR 阳性纯合子 CC 基因型 47 例（53.4%）高于健康对照组，其危险度增加 5.31 倍（OR 5.31；95%CI 2.77~10.16；χ^2=27.41；$P < 0.001$），而 C 等位基因高于对照组，危险度增加 1.79 倍。作者在蚌埠地区的测定中仅有 B 与 C 两种等位基因而未见 A 与 D。而在江雁等的报道中，四种基因型均存在，这种差异的原因是由于地域，样本较小，抑或测定技术，方法所致尚不清楚。

有报道指出 VNTR B/ 蛋氨酸 145 等位基因可能是动脉血栓形成的一个危险因子。Gonzalez-Conejero 等观察到它与急性缺血性冠状动脉综合征和急性脑血管疾病相关。在目前的研究中尚未见 VNTR 等位基因与脑梗死和静脉血栓相关。

（3）Kozak 多态性：为 GPIb$_\alpha$ 基因外显子 α 的非编码区起始密码子（ATG）5′ 端的一个核苷酸 T/C 置换。这种多态性，改变了 GPIb-IX-V 在血小板表面表达密度，并发现 Kozak 多态性中 -5C 等位基因者在 50 岁以下的早期心肌梗死中和有冠状动脉疾病的家系中有较高的发生率。但是在 Frank 等的研究中，则并未发现 -5C 等位基因使年轻女性的心肌梗死或脑卒中的危险增高。

第四节　凝血-抗凝系统与血栓

一、凝血因子缺乏

（一）先天性凝血因子Ⅻ缺乏症

本病由 Ramoff 等于 1955 年首先描述，并以该患者姓命名所缺乏的因子为 Hageman 因子，患者有 APTT 延长，但无出血，Hageman 先生后来死于肺栓塞而不是出血。

F Ⅻ缺乏症在有些地区人群中有较高发病率，1994 年澳大利亚的 300 名健康人从 APTT 和 F Ⅻ活性测定中，发现 7 例缺乏，发病率为 2.3%。在一组 107 例反复静脉血栓形成患者中，发现 11 例为先天性 F Ⅻ缺乏症杂合子，另有一篇报道 103 例中有 15 例患者。

本病为常染色体隐性遗传，分两型：Ⅰ型交叉反应物质阴性（CRM-），其 F Ⅻ含量与活性平行减少；Ⅱ型交叉反应物质阳性（CRM$^+$），为分子结构异常所致。在纯合子中 F Ⅻ活性低于 1%，抗原测不到，APTT 大于 120s；在杂合子中，F Ⅻ活性为 25%~50%，抗原含量为 35%~65%，而 APTT 延长 5%~20%。

因子Ⅻ缺乏导致血栓形成机制与内源性纤溶活性下降有关。

（二）激肽释放酶原缺乏症

在先天性激肽释放酶原缺乏症中，有血栓栓塞症的报道，在 35 例已报道的患者中，有 3 例（8.6%）发生血栓形成。

二、凝血因子水平增高

（一）纤维蛋白原增多

血栓性疾病中，存在着纤维蛋白原浓度增高。已发现高血压、动脉粥样硬化、缺血性心脏病等的发病与纤维蛋白原增高之间存在密切关系。1992 年 14 届欧洲心脏病学会议上有一篇报道指出，纤维蛋白原浓度增高是心肌梗死的危险因子，其意义不亚于高胆固醇血症。在这项 3000 例心绞痛患者的研究中，将血浆纤维蛋白原浓度分为 5 档，在最高档的患者，其 2 年内心肌梗死及其他心脏病的危险约 3 倍于最低档者。另据 NorthwickPark 心脏研究中心 10 年观察的一篇报道，发现血浆纤维蛋白原浓度高于正常人均值（2.9g/L）的一个标准差（约 0.6g/L），则有 84% 患者发生心肌梗死或猝死。

纤维蛋白原在静脉血栓中的意义经过近十余年观察已有巨大转变。1994 年 LETS 最初报道是发现血浆纤维蛋白原水平超 5g/L 时静脉血栓形成危险增加近 4 倍，因此将血浆纤维蛋白原浓度升高列为是静脉血栓的危险因子。但随后的研究中当调整其他已知的危险因素以及年龄分层后，未见升高的纤维蛋白原与静脉血栓形成有明显的相关性，也未发现血浆纤维蛋白原浓度的高低与血栓形成危险相关。目前认为，纤维蛋白原浓度的升高只是反映了其他危险因子的存在而言，而不是危险因子。血浆高纤维蛋白原水平与复发性静脉血栓之间的关系尚缺乏大量研究。

血浆纤维蛋白原浓度增高的原因尚不清楚，已发现许多相关的因素，如肥胖、糖尿病、吸烟、脂质增高、血压增高等。1993 年在芬兰 Kuopiu 地区对 2682 人的一项前瞻性调查中，发现某些社会经济指数与纤维蛋白原浓度增高有关，在营养低下者中纤维蛋白原水平最高；在纤维蛋白原基因型的研究中，随带 β_2B_2 基因型者的血浆纤维蛋白原浓度（3.69g/L ± 0.69g/L）

较随带 β_1B_1 基因型者（2.98g/L ± 0.58g/L）高些，在纤维蛋白原水平相似的人群中作 5 年冠心病危险性比较时，随带 β_2B_2 基因型的发病率增加 75%，这表明血浆纤维蛋白原浓度存在着基因调控。

纤维蛋白原浓度增高有利于血栓形成的机制，包括增高血浆和全血黏度，改变血液流动及增高对血管内皮的切变应力，与 LDL 结合有利于动脉粥样硬化，是凝血酶的底物和血小板聚集中的基本成分，为内皮细胞、成纤维细胞、平滑肌细胞等的趋化成分。1994 年美国 McDonagh 发现了纤维蛋白原浓度增高时，造成纤维蛋白溶解减少是由于纤溶酶原与纤维蛋白结合能力下降之故，当纤维蛋白原浓度增高时，由于凝血酶使纤维蛋白凝胶形成不完全，这种凝胶上结合的 t-PA 量并不减少，但纤溶酶原结合量从 35% 减少至 3%，从而导致了纤维蛋白凝胶表面生成的纤溶酶量下降，降低了纤维蛋白溶解作用。

（二）血型和FⅧ

1969 年 Jick 等在 Lancet 上报道了 ABO 血型与静脉血栓形成有关，在非 O 型血中的静脉血栓形成的危险增高 2~3.7 倍。在非 O 型血的人群中，观察到血浆 FⅧ和 vWF 水平最高，但这种增高并不是血栓形成的一种急性反应相。

血浆 FⅧ水平增高是血栓形成的一个危险因子，危险程度与 FⅧ水平呈正相关。将 FⅧ水平低于 100IU/dl 组与高于 150IU/dl 组相比较时，后一组的血栓形成危险较前一组增高 6 倍。若以 150IU/dl 为分组线作比较时，高于 150IU/dl 的危险增高 2.7 倍。在设立 FⅧ：C 高于 150% 为临界值时，高于临界值的健康人仅为 10% 而高于临界值的 DVT 患者则占 25%，明显地高于健康人。在无症状的 FⅧ：C 增高者（> 150%）中，其首次静脉血栓栓塞症绝对年发病率为 1.25%/年，首次动脉血管事件绝对年发病率为 1.04%，而 FⅧ：C 正常者（< 150%）的上述两种疾病年发病率分别为 0.23%/年和 0.23%/年。

vWF 为 FⅧ的载体蛋白，保护 FⅧ免受活化的蛋白 C（APC）的灭活，在 FⅧ：C 水平高于 150% 人群中，约有 75% 的人其 vWF 均大于 150%。

FⅧ水平增高常集中地出现在某些家族中，说明本病存在家族性，可能有一些基因成分或机体对外界刺激的反应过于激烈有关，确切的机制尚不清楚。

FⅧ增高以及导致血栓形成的确切机制目前仍不清楚，可能是凝血酶形成增多有关。有人认为 FⅧ：C 水平增高使其对活化的蛋白 C 灭活作用的敏感性下降，从而使凝血酶的生成增加。

（三）FⅦ活性增高

因子Ⅶ活性增高在血栓性疾病中的意义最初由英国的 Northwick Park 心脏研究中心提出的，他们发现因心肌梗死或肿瘤而死亡者的 FⅦ活性明显高于存活者（$P < 0.01$），糖尿病或微血管疾病患者的 FⅦ活性明显高于正常人（$P < 0.01$）。吸烟、饮酒、服避孕药均可使 FⅦ活性增高，在口服避孕药中尚有 FⅤ、FⅨ、FⅩ 等增高的报道。在国外报道的资料中，服避孕药者静脉血栓及肺栓塞发病率增高，但在中国尽管也见有凝血因子增高的作用，但尚未见有血栓形成的报道。年龄、种族和血型也与 FⅦ活性相关。在肾病综合征中纤维蛋白原，FⅤ、FⅦ、FⅧ均有增高的报道。FⅦ活性增高与静脉血栓的关系在 LITE 的观察中认为是相关的，但是在 LETS 研究中未得到类似的结果。所以，FⅦ活性增高与血栓形成的关系还有待进一步确定。

（四）FⅨ水平增高

2000 年 Van Hylckama Vlieg 等报道 FⅨ水平超过正常人 90% 位数值（> 129U/dl）其血

栓形成的危险较低于此临界值者增高 3 倍。血栓形成的危险与 F IX 水平增高呈线性相关。在 Austrian 研究中，人们发现 F IX 水平增高与血栓形成后的复发危险相关。Weltermann 等对 546 例首次血栓形成抗凝治疗后 3 年随访时发现，F IX 水平最高的 1/4（ > 138U/dl）者其静脉血栓复发的相对危险为 2.2。高水平的 F IX 可以使高水平的 F VIII 的血栓复发危险从 2.7 升至 6.6。F IX 水平随年龄升高而增高，雌性激素也可使 F IX 水平增高，但与基因关系尚不清楚。

三、凝血因子分子结构异常

（一）异常纤维蛋白原血症

目前至少已报道有 300 余例本症患者，本病为常染色体隐性遗传，在已报道的病例中，在临床上约 20% 患者有反复血栓栓塞症，25% 有出血，7% 同时发生出血和血栓形成，而半数患者无症状。纤维蛋白原功能缺陷包括下列四种：①纤维蛋白肽链释放异常；②纤维蛋白单体聚合或 F XIII a 介导的交联异常；③对纤溶酶降解交联的纤维蛋白作用不敏感；④与纤溶酶原结合能力降低。其中以纤维蛋白单体聚合功能异常和对纤溶酶降解作用不敏感的功能缺陷最为多见。在本症中，已报道有动脉或静脉发生血栓的，实验室检查可见凝血酶原时间（PT）和凝血酶时间（TT）延长，爬虫酶时间较凝血酶时间敏感，纤维蛋白原采用功能法测得的量较抗原法更低些。与血栓形成有关的异常纤维蛋白原，已报道有 NewYork 型、Baltimore 型、Barcelona 型、Buenos 型、Aires 型、Paris 型，Weisbaden 型、Caracas 型等。已发现，有些异常纤维蛋白原存在着分子缺陷，表现为凝血酶作用位点处的氨基酸残基被取代有关，例如纤维蛋白原 Barcelona II 型 α 链 A 肽 16 位精氨酸被组氨酸取代，表现为纤维蛋白肽 A 释放迟缓。

（二）F VIII 分子异常

1991 年有一篇文献报道瑞典一个 F VIII 缺陷伴易栓症的家族，患者 44 岁，男性，伴多发性血栓形成，19 岁首次发病，患者血浆用硫酸钡吸附法分离所得的蛋白 C 经凝血酶 -TM 活化后的洗脱液能使正常血浆 APTT 延长，但患者 F VIII 对 APC 的灭活作用不敏感。在其家族中，其兄及舅父二人也有血栓栓塞史，其缺陷原因可能与 F VIII 分子的点突变导致异常分子生成有关，产生一种对 APC 降解作用不敏感的 F VIII。

四、凝血因子活化

大手术、创伤时组织因子进入血液循环，促使凝血因子活化，血液凝固。严重血管内溶血，红细胞的磷脂成分起到促凝作用，例如在阵发性睡眠性血红蛋白尿、输血时血型不合。肿瘤和急性白血病，尤其在急性早幼粒细胞白血病细胞，可释放出直接激活 F X 或 F VII 的促凝物，人工瓣膜可激活 F XII，启动内源性凝血过程。输注过多的凝血酶原复合物可诱发血栓形成，因为该制剂内含 F Xa、IX a 和 VII a，血栓形成发生率为 5%~10%。

含有脂质的表面提供了促凝和抗凝的酶、辅因子或底物组装的平台以表达它们的活性。血浆中的脂质和脂蛋白可以有促凝和抗凝作用。促凝的脂质和脂蛋白包括有血浆中的富含甘油三酯的颗粒、氧化低密度脂蛋白（oxLDL），它们可以加速凝血酶原、F X 和 F VII 活化；抗凝的脂质和脂蛋白包括有磷脂酰乙醇胺、心磷脂、天然鞘脂糖、葡糖苷（脂）酰鞘氨醇（glycosphingolipid glucosylceramide）、Gb3 神经酰胺（CD77）和高密度脂蛋白（HDL）。但当上述脂质或脂蛋白在血浆中发生浓度改变时，则可以降低其抗凝作用，而与血栓形成相关，或成为血栓形成的一个危险因子。血浆脂质和脂蛋白异常与高凝状态和血栓形成之间存在联系。在高脂血症中,血脂和血管性疾病与蛋白 C 的活化呈现负相关。在高脂血症中由于脂蛋白脂酶作用于甘油三酯颗粒所释放出的游离脂肪酸具有强大的负电荷表面,致使 F Ⅻ 活化,随之使 F Ⅶ 活化为 F Ⅶa。近年来,使用他汀类降脂药降低了高脂血症患者的血栓形成危险,加速了人们对血脂对凝血反应影响的研究和认识。

（一）血浆脂蛋白对凝血酶原、F X 和 F Ⅶ 活化的影响

病因学的研究显示了所有的依赖维生素 K 的促凝因子水平的升高均与高甘油三酯血症有关。富含甘油三酯的脂蛋白能与依赖维生素 K 的促凝因子结合,促进凝血反应。已证实,VLDL 在 F Ⅴa 存在下通过 F Ⅹa 而增强凝血酶原活化,加速凝血酶的形成,具有潜在的促栓作用。在促凝血酶原活化反应中其作用强度为:oxLDL > VLDL > LDL > HDL,其中 oxLDL 的促凝作用较 LDL 强 10 倍。Saenko 等和 Kjalke 等已证明了脂蛋白在 F Ⅷa 存在下通过 F Ⅸa 使 F Ⅹ 活化,F Ⅹ 活化速率呈脂蛋白浓度依赖关系,活化反应在脂蛋白表面进行。脂蛋白可以在无组织因子条件下通过 F Ⅹa 使 F Ⅶ 活化,其作用强度也是与脂蛋白浓度呈依赖关系的。从病因学角度显示血液中 F Ⅶa 水平升高是与胆碱磷脂水平增高相关。

（二）血浆脂蛋白对灭活 F Ⅴa 的影响

血浆 Glycosylceramide（GlcCer）和 HDL 均具有增强 APC 灭活 F Ⅴa 的抗凝辅因子功能。HDL 的这种辅因子活性主要与 HDL 的密度和所含有的载脂蛋白 A 有关。用密度梯度离心分离 HDL 时,辅因子活性只存在于颗粒密度低而结构松散的 HDL（HDL_2）中,而不在密度较高的 HDL_3;载脂蛋白 A-1 是 HDL 的主要成分,用抗载脂蛋白 A-1 抗体 C-Ⅲ 则能阻断 HDL 的辅因子功能。当 HDL 含量降低时,则失去这种下调凝血酶和抗栓作用。此外,天然的糖基神经鞘脂（glycosphingolipid）通过掺入到磷脂酰丝氨酸/磷脂酰胆碱囊泡,也能增强 APC 和 PS 灭活 F Ⅴa 的作用。DVT 时血浆 GlcCer（4.89μg/ml）明显降低。

五、基因变异

（一）纤维蛋白原（Fg）

血浆 Fg 浓度增高是心脑血管血栓性疾病的危险因子。关于 Fg 基因多态性与疾病和遗传表型方面有了较多的研究报道,其中对 Fgβ 链的研究较多,如 -455G/A、-148C/T、Arg448 和 Bcll 与缺血性心脑血管血栓病及血浆 Fg 水平关系。现有的研究基本上已确定了 Fg 水平与疾病的发病有关,相对危险增高 2.09 倍。但 Fg 增高原因与单个核苷酸变异的关系有限,Simmonds 等认为这种变异能影响 Fg 的水平仅占 10%,由于 Fg 是一种急性相反应蛋白,它在血浆中的水平受着众多的环境因素的影响。在基因型与疾病的关系方面,-455G/A 与血栓性疾病的关系主要是在与缺血性心脏病中进行的。人们发现,具有这类多态性患者的血浆 Fg 水平增高,在部分报道中认为这种基因型与心肌梗死、冠心病和周围动脉血管疾病有关,Arg448Lys 和 -148C/T 与脑血管疾病的关系也有研究,但关系不肯定。

（二）凝血酶原基因 G20210A 突变

1996 年荷兰 Leiden 的 Poort 等对有静脉血栓形成家族史成员进行凝血酶原基因分析,通过直接测序发现凝血酶原基因 3' 端未翻译区 20210 位核苷酸 G → A 突变。他们在 28 例静脉血栓形成先证者中发现 5 例（18%）有 G20210A 突变,而 100 名正常人中仅 1 人（1%）有此种突变。随后,Brown 报道英国 504 例血栓栓塞症的 G20210A 发生率为 5%（健康人为 2.6%）,Crmming 等报道 219 例静脉血栓患者中 G20210A 发生率为 5.5%（健康人为 1.2%）。证明 G20210A 为静脉血栓形成的一个危险因子;血栓形成危险增高 5 倍。

G20210A 在脑静脉血栓形成中也使发病的危险增高。Martinelli 等报道增高 10.2 倍,而口服避孕药时则增高 150 倍;Reuner 等发现 8.9% 脑静脉血栓患者存在此种突变。

G20210A 突变与急性心肌梗死也相关。Rosendaul 等报道 79 例 18~44 岁首次发生急性心肌梗死女性患者中,G20210A 突变为 5%(健康组为 1.6%),如有其他危险因子(肥胖、高脂血症、高血压、糖尿病)同时存在时,血栓形成危险增高 34 倍。上述结果显示了凝血酶原 G20210A 突变是静脉,或许包括动脉血栓形成的一个危险因子。

本症为常染色体显性遗传,在 Poort 最初报道中曾观察到这种突变伴有血浆凝血酶原水平增高,嗣后发现这种关联并不强烈,所以这种突变基因致使血栓形成危险增高的确切机制仍不清楚。

G20210A 也存在着种族和地域分布上的差异,在白色人种中较高(6%),南欧较北欧高,而亚洲与非洲地区十分少见,我国报道的资料与此结果相似。

凝血酶原另一个单个核苷酸的多态性为 A19911G。2001 年 LETS 报道中描述了这种多态性伴有凝血酶原水平轻度升高。在纯合子 G 等位基因的凝血酶原水平达 8U/dl(0.08U/ml),高于 A 等位基因者。单独 A19911G 不影响静脉血栓形成的危险,在 G20210A 突变的杂合子中,如果同时存在 19911G,即发生复合基因突变时,其比值比则从单一 19911G 的 1.6 可增至 4.7。

凝血酶原 G20210A 影响血栓形成危险的机制除凝血酶原水平升高外,也发现携带者的活化的蛋白 C 耐受(activated protein C resistance,APCR)增加,凝血酶形成能力增强,APC 不依赖蛋白 S 的抗凝活性下降,并发现凝血酶原的增高可以改变所形成的纤维蛋白结构而增加了血栓形成的危险。

(三)FVII基因多态性

已知基因型 Arg353Gln 对血浆 FⅦ水平升高的遗传表型有影响,但基因型和遗传表型对冠心病和心肌梗死的影响从既往的大量研究的结果来看,仍是不能确定。人们认为这种影响如果是存在的话,则也不会是很大的。

(四)FXⅢ

FXⅢ的主要功能是通过 ε 赖氨酸交联而稳定纤维蛋白凝块。它由两个 A 亚单位和两个 B 亚单位构成四聚体,活性单位位于 A 亚单位,但血浆中并无活性。血浆中 FXⅢ水平在人群中相差可达 5 倍。FXⅢA 基因呈高度多态性,已描述的多态性位点有 34Leu、204Phe、546Leu、650Ile 和 651Gln 等。FXⅢ Val34Leu 是 FXⅢA 亚单位基因 2 号外显子 G→T 核苷酸置换所致,伴 FXⅢ活性增高,故而对心肌梗死和静脉血栓形成的发生具有保护作用。这种保护作用可能有以下两种机制:一种可能是 FXⅢ活化速度增快,易被凝血酶活化,其催化效应增加 2 倍,导致纤维蛋白无效交联,而所形成的纤维蛋白长度和多孔性降低;另一种可能是 FXⅢ的许多天然底物 α- 抗纤溶酶、vWF、FⅦ、胶原、Fn、TSP、Vn 和交联相关反应的动力学发生关键性改变,从而降低了血管危险。但有些学者未观察到 FXⅢ Val34Leu 对血栓形成有防护作用。34Leu 对脑卒中并无影响,在有或无 34Leu 情况下,脑卒中的发病率是一样的。

六、抗凝因子在血栓形成中的作用

(一)抗凝血酶(AT)减少或缺乏

1. 传性抗凝血酶缺陷症　1965 年 Egeberg 在挪威报道了第一个遗传性 AT 缺陷症家

族,患者 AT 水平降至正常值 50%,伴反复静脉血栓形成。在正常人群中,AT 缺陷症的发病率达 1/5000,大多数患者在 35 岁前发生血栓栓塞症。随着 AT 功能及抗原含量检测的广泛开展,已发现 100 多个 AT 缺陷家族。并根据 AT 功能与抗原含量测定,结合基因分析,将其分为 Ⅰ 型及 Ⅱ 型(a、b、c 三个亚型),基因异常是 Ⅱ 型及部分 Ⅰ 型 AT 缺乏症的发病原因,由于血浆中 AT 浓度或活性降低,导致血液凝固性升高,是导致血栓形成的原因。

2. 获得性 AT 缺乏症可由下列三种原因引起:

(1)AT 合成减少:主要见于各种肝脏疾病(肝炎肝硬化),口服避孕药,接受 L- 门冬酰胺酶治疗,服用左旋咪唑等。

(2)AT 丢失过多:主要见于消化道疾病和肾病,如急性肠道炎、溃疡性结肠炎时可见有血浆 AT 下降或深静脉血栓形成,其原因是消化道疾病时不能吸收蛋白质之故;在肾脏疾病时,AT 从尿中大量丢失,患者的 AT 丢失往往与血浆白蛋白丢失水平是相平行的。

(3)AT 消耗过多:见于肝素治疗和 DIC 患者。DIC 可见于各种疾病,如:创伤、感染、肿瘤、毒蛇咬伤等,它的特征是凝血系统活化而导致凝血因子大量消耗,在此过程中,AT 与活化的凝血因子如凝血酶、F X, 等形成复合物,在阻止凝血反应过程中而消耗,这些复合物随后被单核 - 吞噬细胞系统所清除。在肝脏功能受损的情况下,AT 合成的相应减少加重 AT 的缺乏。在革兰阴性细菌感染时,AT 的消耗增加不仅在于 DIC,同时也在于血管通透性增高,导致 AT 从血管内外漏。肝素治疗时需依赖血浆 AT 的存在,血浆 AT 浓度低于正常人的30% 时,肝素治疗就无效,肝素本身并无抗凝血酶作用,它与 AT 分子以 1:1 形成复合物,致使 AT- 发挥强大的抗丝氨酸蛋白酶的作用。

（二）肝素辅因子- Ⅱ（heparin cofactor- Ⅱ, HC- Ⅱ）缺乏症

两例因 HC- Ⅱ 缺乏而发生反复的静脉血栓形成或脑梗死的患者已于 1985 年分别由 Tran 等和 Sie 等报道,患者的 HC- Ⅱ 水平和活性平行下降为正常值的 47%~66%,先证者于 40 岁发生脑梗死,家族 5 个成员中,3 人有血栓形成病史,但 HC- Ⅱ 含量与活性平行下降,故认为是合成 HC- Ⅱ 能力下降所致。1987 年 Bertina 等又报道了一例伴静脉血栓形成和动脉血栓形成。本症为常染色体显性遗传,在血栓性疾病的发病率中低于 1%,在 5 篇总计 459 例遗传性抗凝蛋白缺陷症中,HC- Ⅱ 缺陷症仅 6 例。

获得性 HC- Ⅱ 缺乏症见于肝病、DIC、肾移植。降低的原因与消耗增多有关。

（三）蛋白C（PC）缺乏症

PC 作为天然抗凝蛋白以酶原形式存在血浆中,它的活化需通过凝血酶及内皮细胞表面结合的受体 -TM 的作用,APC 在其辅因子蛋白 S（PS）存在下可以快速地灭活 F Ⅶa 和 F Ⅱa。

1. 遗传性蛋白 C 缺陷症　APC 是 F Ⅴa 与 F Ⅷa 的天然抗凝剂,1981 年 Griffin 等首先报道了 PC 缺乏伴血栓栓塞症的患者,其 PC 抗原仅为正常值的 38%~49%,为杂合子型。本症患者有反复静脉血栓形成史,下肢深静脉血栓形成,肺栓塞较多见,在纯合子的新生儿,表现为暴发性紫癜,而华法林治疗,在这类病人中易发生血栓栓塞性皮肤坏死。根据 PC 活性与浓度测定结合基因分析,分为 Ⅰ 型与 Ⅱ 型,基因异常是导致本症的原因,常染色体显性遗传为本症的主要遗传方式,但也可能存在隐性遗传方式。

2. 获得性 PC 缺乏症　可由三种原因造成。

(1)肝脏合成减少:见于严重肝病、维生素 K 缺乏或服用抗维生素 K 药物,如华法林、双香豆素。

(2)消耗过多,如 DIC、大手术后、深部静脉血栓等。

（3）APC形成障碍：在成人呼吸窘迫综合征中，因TM减少而导致PC活化障碍。重度感染、血管内皮损伤等疾病。

（四）FV Leiden

本症是由于血浆因子V基因1691位核苷酸发生点突变（G→A），产生了一种Arg506→Gln置换的异常FV分子，使APC对该切点的敏感性降低而降解因子V的功能下降。FV Leiden在高加索人群中是静脉血栓形成已知原因中最常见的基因缺陷，发生率2%~15%。杂合子FV Leiden的血栓形成危险增高3~8倍，纯合子者则增加80倍左右。

FV Leiden在未选择的DVT中为20%，而经选择的家族性易栓症中，有50%以上的先证者为FV Leiden。

FV Leiden在正常人群中因不同地域，国家和种族而存在差异。在荷兰，FV Leiden在人群中发生率为4%，占全部血栓事件的22%。而瑞典则更高，但在亚洲地区，则非常低。

（五）蛋白S（PS）缺陷症

遗传性蛋白S缺陷症在1984年由Comp等首先报道，静脉血栓形成为本症主要特征，在血栓性疾病的发病率为5%~10%，均为杂合子型，根据PS活性及含量测定，临床上分为三型：在Ⅰ型中总PS含量可能略有下降，而游离型PS含量和活性平行下降（5%~43%），而Ⅱ型患者PS活性明显下降，Ⅲ型患者总S含量正常.

妊娠、口服避孕药、急性炎症及维生素K缺乏可导致继发性PS缺乏，其含量可降至20%。

（六）抗磷脂抗体

抗磷脂抗体包括狼疮抗凝物（lupus anticoagulant, LA）及抗心磷脂抗体（anticardiolipin antibody, ACA）两类。这两种抗体均能引起血栓形成、血小板减少，称抗磷脂血栓形成综合征。

在临床上主要表现为血栓形成、血小板减少、反复流产、肾脏损伤、神经系统及皮肤疾患。在临床上ACA常伴动脉和静脉血栓形成，包括深静脉血栓形成（DVT）、肺栓塞、冠状动脉、脑血管、视网膜血栓形成；而LA主要表现为静脉血栓，动脉血栓较为少见。两者发病率比例为（5~6）：1。

抗磷脂血栓形成综合征按其病因可分为原发性和继发性，后者包括SLE、结缔组织性疾病、感染、癌、风湿性心脏病、贝赫切特症、Sjögren综合征、黏液瘤及应用某些药物（氯丙嗪、普罗卡因胺）等。药物引起的LA患者中的血栓形成发生率<1%。24%SLE存在着凝血酶原时间延长，40%以上出现血小板减少。约10%SLE患者发生栓塞症，而有狼疮抗凝物的SLE中，25%~50%有栓塞症，在一些健康人中，6%~8%的血栓形成是由LA引起。原发性LA较继发性多见，后者见于自身免疫性疾病、感染、癌、炎症、药物等。

抗磷脂抗体综合征分为六型，分型及其临床特征如下：Ⅰ型为DVT和肺梗死；Ⅱ型为冠状动脉或周围动脉血栓形成；Ⅲ型为脑血管或视网膜血管血栓形成；Ⅳ型较少见，为上述三型的混合型；Ⅴ型与胎儿流产相关；伴有抗磷脂抗体；Ⅵ型者存在抗磷脂抗体而从无抗磷脂抗体综合征的表现。

抗磷脂抗体主要靶蛋白为β-2糖蛋白Ⅰ（β-2Glycoprotein Ⅰ，β-2GP Ⅰ）、强联蛋白V（Annexin V）和凝血酶原，其次有磷脂酰丝氨酸、磷脂酰乙醇胺、磷脂酰甘油、磷脂酰肌醇、磷脂酰胆碱和PC与PS等。最近，Nojima等发现在非SLE患者中抗蛋白S抗体是获得性APCR患者中DVT的主要危险因子。抗PS抗体与静脉血栓密切相关（比值比5.88；95%CI 1.96~17.7；$P < 0.002$）。

抗磷脂抗体具有结合磷脂的能力，与靶蛋白磷脂结合而干扰凝血因子或抗凝因子的活化，而影响凝血或抗凝功能。

ACA 免疫学分型为 IgG、IgA 与 IgM，它们可以单一或混合形式存在。两类抗磷脂抗体可以单独或同时存在于一个患者中。

抗磷脂抗体引起血栓形成的机制见本章第六节。

（七）高同型半胱氨酸血症（Hcy）

同型半胱氨酸为蛋氨酸转变为半胱氨酸过程中的中间代谢产物。依赖于维生素 B_6 的胱硫醚 β 合成酶和 γ- 胱硫醚酶；依赖于维生素 B_{12} 的同型半胱氨酸甲基转移酶（蛋氨酸合成酶）；依赖叶酸的甲基四氢叶酸还原酶参与同型半胱氨酸代谢过程。由于酶依赖的成分（叶酸、维生素 B_6、维生素 B_{12}）缺乏，则可导致获得性高同型半胱氨酸血症。本症还可以由于胱硫醚 β 合成酶缺陷（CBS）和甲基四氢叶酸还原酶（MTHER）缺陷所致的遗传性 Hcy。

CBS 为常染色体隐性遗传，发病率较低，纯合子频率为 1/20 000~200 000，杂合子频率为 1/(70~225)，常见突变部位为：G919A、T833C 和 C301T。发生突变的 CBS 与底物（同型半胱氨酸、丝氨酸、VB_6）的亲和性降低。杂合子型 CBS 酶活性低于正常的 50%。MTHFR 缺陷较多见，纯合子频率在日本、中东和欧洲高达 15%，但在美洲和非洲仅为 0~1.4%。杂合子频率为 30%~40%。常见突变部位为：C559T、G482A 和 C677T。其中以 C677T 突变具有明显的病理意义，产生不耐热的 MTHFR 而降低了酶的活性，引起同型半胱氨酸水平增高。

血浆同型半胱氨酸水平增高与血栓形成危险增高相关，在整个血栓事件中约 5%~10% 与 HCY 有关。这包括闭塞性周围动脉疾病、急性心肌梗死、脑梗死等。1999 年 Bots 报道了荷兰鹿特丹 7983 名居民的一项研究，发现急性心肌梗死和脑梗死随总同型半胱氨酸（tHcy）增高而增加，tHcy 增高 1μmol/L，危险增加 6%~7%。将 tHcy 水平分成 5 档，最高档大于 18.6μmol/L 者其危险增加，在急性心肌梗死为 2.43 倍，脑卒中为 2.53 倍。

Hcy 的致血栓机制与下列因素有关：①内皮中毒，动脉粥样硬化斑块形成；②激活血小板；③形成促血栓的内皮微环境。

第五节　纤溶系统与血栓

纤溶系统的主要成分是纤溶酶原、t-PA、u-PA、$α_2$- 纤溶酶抑制物，以及各种纤溶系统的抑制物，包括纤溶酶原活化剂抑制物（PAI-1，PAI-2）、富组氨酸糖蛋白（HRG）、u-PA 受体和凝血酶活化纤溶抑制物（TAFI）。血栓形成也与上述成分在遗传性或获得性异常有关。

一、异常纤溶酶原血症

由于纤溶酶原分子异常，在活化剂作用时转变成纤溶酶的量减少，而导致纤维蛋白（原）溶解能力下降，易发生血栓形成。本症在 1978 年由 Aoki 等首先报道，患者在 15 岁发生反复血栓栓塞症，患者血浆纤溶酶原水平正常，但活性下降，仅为正常人的 40%，表明纤溶酶原分子结构异常，为 II 型患者。本症为常染色体显性遗传，实验室检测中，纤溶酶原的抗原水平正常，而其活性低于正常值的 50%。本症主要缺陷是纤溶酶原功能及分子结构异常，目前已知有两种类型；I 型的纤溶酶原活性与抗原水平平行下降；如 14 号外显子 Ser572 → Pro（TCC → CCC）；II 型中又按活性中心、反应动力学改变和表面电荷改变而分三个亚型。如在 Aoki 报道的纤溶酶原分子结构异常的 II 型患者是第 601 位的丙氨酸为苏氨酸取代所致,由于该氨基酸邻近活性中心的组氨酸 602、天冬氨酸 645 及丝氨酸 740,所以,苏氨酸的被取代影响活性中心构型改变,致使酶的活性降低。Ⅱ型的功能异常表现为异常的纤溶酶原分子在活化剂作用时,其纤溶酶原转变成纤溶酶迟缓,如纤溶酶原 Chicago Ⅲ。

Ⅰ型杂合子与血栓形成的关系尚未确定。1992 年 Shigekiyo 等对 2 个家系 40 个成员调查中,发现Ⅰ型患者的血栓形成危险性尚不能确定。因为这 2 个家系中,Ⅰ型杂合子成员 21 人,仅有 3 人发生血栓形成。此发生率与正常人群中血栓形成发生率相比,按 Kaplan-Meier 法分析,2 组的发生率并无差异,表明Ⅰ型纤溶酶原缺乏症并不伴血栓形成发生率的增高。

2000 年,Shigekiyo 等再次报道了 10 个无关的杂合子型先天性纤溶酶原血症家系,其中本症患者共 25 个成员,有一人有血栓形成史;而另 41 个成员并无此症,有 2 人有血栓形成史,经 Kaplan-Meier 法分析,显示两组结果无差异。因此,作者再次提出Ⅰ型先天性异常纤溶酶原血症与血栓形成无关的结论。但是 Kawasaki 等报道 72 例 DVT 中,有 9 例(12.5%)为本症,并认为本症与血栓形成有关。可能在有血栓形成的Ⅰ型纤溶酶原缺陷症中尚存在着其他致栓因素。

二、纤溶酶原活化剂释放缺陷

1978 年 Johansson 等在瑞典首次报道了纤溶酶原活化剂(PA)释放障碍而发生反复性深静脉血栓形成的一个家族,该家族 59 个成员中 23 人发生血栓形成,23 人中 12 人在静脉滴注 1-去氨基 -8-D- 精氨酸升压素(DDAVP)或静脉阻滞,均不能使血液中 PA 增高,表明 PA 释放障碍。1983 年 Stead 等报道了另一个家族,在 2 代人中,5 例男性患有肠系膜静脉血栓形成伴肺栓塞,其中一例死于双侧肺栓塞和肠系膜静脉血栓形成,但均无下肢静脉血栓形成史,患者血浆中酪蛋白溶解试验测得的结果为 2.7 ± 1.3(1.0~4.5)酪蛋白单位 /ml,(正常参考值 18.9 酪蛋白单位 /ml),发色底物法结果为 0.044 ± 0.010 CTA 单位 /m1(正常参考值 0.200 ± 0.220CTA 单位 /ml)。

新近报道在 t-PA 基因外显子 8 和 9 之间的一个内含子 Alu 插入 / 缺失的多态性与心血管疾病的关系曾引起人的关注,但随后在 USPHS 和意大利的报道中未观察到这种多态性与冠心病相关,同时在与血浆 t-PA 水平之间也尚不能确定其联系。

三、纤溶酶原活化剂抑制物过多

自 1983 年 Nilsson 和 Tengborn 报道了先天性纤溶酶原活化剂抑制物过多症至 1993 年为止,在文献中已报道了 6 个家系,为常染色体显性遗传。在 1992 年 Patrassi 报道的一个家系中,先证者为 42 岁,男性,下肢反复深静脉血栓形成,PAl-1 水平和活性明显增高,分别为 12.3mg/ml 和 9.8ku/L(u/ml)(正常值为 9.2ng/ml ± 1.1ng/ml 和 5.2ng/ml~1.6u/ml),t-PA 和 u-PA 抗原含量正常,静脉阻滞试验时,t-PA 和 u-PA 抗原轻度增加而 PAI-1 明显增加。PAI-1 过多的原因尚不清楚,可能有 2 种机制:其一是参与蛋白合成中起调控作用的一些基因发生改变,而致使 PAI 合成过多;其二是基因缺陷改变了 PAI 的廓清机制和系统。

四、PAI-1 增多的获得性因素和基因多态性

(一)获得性纤溶酶原活化剂抑制物过多

本病并非少见,1985 年 Nilsson 等在分析 100 例血栓栓塞症患者中,发现 33 例患者静脉

阻滞试验时纤溶反应下降,而 PAI 含量增高者占 22 例。1987 年有一篇资料报道法国的 400 例血栓栓塞症患者中,纤溶障碍占 6.35%,但多为获得性,PAI 增高能降低内源性及外源性纤溶活性,增加血栓形成可能性。采用人 PAI-1 基因进行过度表达的转基因小鼠实验中,观察到小鼠发生血栓形成,而给予抗 PAI-1 活性的抗体或在人 PAI-1 缺乏症中则发生出血。在冠心病,尤其心肌梗死、不稳定型心绞痛、高血压、糖尿病、动脉粥样硬化以及在肥胖者中均见有 PAI-1 增高。PAI-1 为 t-PA 促使纤溶酶原转变为纤溶酶的抑制剂,而活化的蛋白 C 能与 PAI-1 构成复合物而抑制 PAI-1 的这种功能。目前已知,约 20% 的血栓形成患者中存在 PAI-1 水平增高。

PAI-1 升高在 DVT 和冠心病中的意义已被作了临床评估。在 DVT 方面,已发现髋关节置换术前后的 PAI-1 水平与 DVT 明显相关,但在腹部手术或原因不明的 DVT 中,与 PAI-1 增高并无相关性。而在冠心病中,常伴有 PAI-1 活性增高已被证实,这种升高可能是一个病程反应,是否是危险因子尚未确定。如在冠脉造影后并发再狭窄的研究中,术前二组血浆 PAI-1 水平无差异,术后发生再狭窄组的 PAI-1 水平增高,而未发生再狭窄组的 PAI-1 水平不增高。有人认为,PAI 抗原增高与心肌梗死发病增高相关,在研究血浆 PAI-1 水平与血管壁损伤严重度中,冠状动脉狭窄者的 PAI-1 高于不狭窄者;在糖尿病患者中,降血糖药物同时可使 PAI-1 降低,已发现胰岛素能刺激动脉而不是静脉的内皮细胞生成 PAI-1,胰岛素也可使肝细胞系 HepG$_2$ 细胞的 PAI-1 mRNA 表达增加,表明 PAI 过多在许多血栓性疾病中是血栓形成的一个重要发病机制。

（二）基因多态性

PAI-1 基因定位在 7 号染色体,已知 PAI-1 基因有 3 种多态性:Hind Ⅲ 限制性片段长度多态性;(C → A)$_n$ 双核苷酸重复多态性;单个核苷酸插入 / 丢失多态性(4G/5G)。其中在调节区第 675 位启示子区的 4G/5G 多态性研究较多。4G/4G 基因型具有较高的 PAI-1 转录速度和较高的 PAI-1 活性,等位基因 4G/4G 纯合子血浆的 PAI-1 水平较 5G/5G 者高 25%。胰岛素、白介素 -1、甘油三酯、VLDL、脂多糖、糖皮质激素能促进 PAI-1 生成释放。其中 LP(a)、高甘油三酯、VLDL 能在基因转录水平调节 PAI-1 生成。

4G/4G PAI-1 多态性与较高的 PAI-1 活性之间虽相关,但基因型与血栓形成的关系尚未确定。在早年的研究中,人们曾观察到 4G 等位基因与年轻人的心肌梗死有关,如 Eriksson 对 94 例在 45 岁前有心肌梗死的男性患者做了分析,发现 4G/4G 等位基因在患者中发生率高于正常人。但未作基因型、遗传表型和疾病之间的一致性观察,但随后的研究结果则并不支持 PAI-1 基因型在缺血性心脏病有重要意义的论点。在另两项报道,如"内科健康研究"未发现 4G/4G 等位基因在心肌梗死和静脉血栓形成中发生率增高。但如有额外的基因缺陷存在时,如 PS 缺陷存在时,PAI-1 基因型则可以代表静脉血栓形成的一个危险因子。在脑血管疾病中,有少数资料显示 4G 等位基因与缺血性脑卒中发病呈负相关。有些学者也发现脑卒中与 PAI-1 水平相关,但与基因型不相关。虽则 4G/5G 多态性与脑卒中的关系众说不一,但人们发现 4G 与 5G 纯合子相对比时,4G 的脑卒中死亡率是下降的。上述结果显示,PAI-1 水平增高与血栓形成关系较为明确,而基因型与疾病的关系目前尚不能确定。

五、凝血酶激活纤溶抑制物(thrombin activable fibrinolysis inhibitor, TAFI)

在 1989 年被发现,相对分子质量为 55×10^3,含 428 个氨基酸,由肝脏合成。DNA 长度为 48kb,基因定位于 13q14.11,有多个基因多态性,并与血浆 TAFI 浓度有关,血浆浓度为 4~15μg/ml。体内主要功能为抑制谷氨酸纤溶酶原转变为赖氨酸纤溶酶原，从而抑制纤溶酶的形成，抑制纤维蛋白溶解。目前认为，TAFI 升高是静脉血栓形成、不稳定型心绞痛和冠心病的危险因子。2000 年 Van Tilbuerg 等报道 TAFI 水平超过正常人 90% 位数的临界值（> 122U/dl）者，其静脉血栓形成的危险几乎增加 2 倍，但 TAFI 水平与危险无量效关系。高水平的 TAFI 与低水平相比，血栓形成复发危险增加 2 倍。高水平的 TAFI 常伴有 FⅧ、FⅨ和 FⅪ的水平升高。而以 TAFI 与 FⅧ水平升高同存的患者发生复发性血栓形成的危险性最高。TAFI 水平升高与心血管疾病的关系也有描述。Silveira 等发现不稳定型心绞痛患者的 TAFI 水平与健康对照相比较也明显升高（$P < 0.05$）。TAFI 水平升高与其基因多态性存在一定联系，解释了 60% 的 TAFI 升高。但基因多态性与血栓形成危险之间的联系仍不清楚。

六、尿激酶受体（UKR）缺陷

见于阵发性睡眠性血红蛋白尿，糖基磷酸酰肌醇（glycosylphosphatidylinositol，GPI）是尿激酶受体联结在膜上的联结部分，由于 GPⅠ的缺乏，导致细胞分泌的尿激酶受体不能结合于细胞表面而流入到血液中，与血浆尿激酶结合，而细胞表面的尿激酶受体由此而缺失。在阵发性睡眠性血红蛋白尿中，静脉血栓的发病率高达 38%~61%。

七、其他

近年来已认识到与纤溶系统相关的一些新的因子。

1. 血管紧张素Ⅱ（angiotensin-Ⅱ，ATG Ⅱ）　ATG Ⅱ使 PAI-1 水平增加，而缓激肽使 t-PA 水平下调。在使用 ATG Ⅱ转换酶抑制剂时则可以使 ATG Ⅱ减少而降低 PAI-1 水平，而抑制剂还能抑制缓激肽降解酶而使缓激肽水平升高，从而增加了 t-PA 水平，有利于纤溶作用。

2. 肥大细胞　可以产生诸多生物介质，如组胺、肝素、前列腺素 D_2 等，是组织中内源性纤溶的主要激活因子。其作用为：①肥大细胞可生成少量的 t-PA，这种 t-PA 可以直接激活纤溶酶原，而不需要纤维蛋白支架；②肥大细胞受干细胞因子刺激时可产生各种介质，并表达尿激酶型纤溶酶原活化剂受体（u-PAR），参与组织的修复和清除。

3. 间质金属蛋白酶系统　间质金属蛋白酶是一类间质的蛋白水解酶。其中有些酶如间溶素 -1（MMP-3）能水解 u-PA、下调纤溶酶原活性、与 α_2- 纤溶酶抑制物结合而使其失去灭活纤溶酶的作用，从而有利于局部的纤溶，此酶尚有灭活 PAI-1 的作用，有利于纤溶。

第六节　血栓性疾病的病理生理

血栓性疾病是一类多因素疾病，不同疾病导致的血栓形成存在着不同的病理生理变化。本节对临床上较为常见的和发生于不同部位的几种血栓疾病的病理过程作一简介。

一、动脉粥样硬化

（一）概况

动脉粥样硬化是一个慢性炎症过程的结果，与血脂异常、氧化应激、免疫调节、糖尿病和高同型半胱氨酸血症存在着密切关系，是冠状动脉、脑卒中和周围动脉血管疾病的共同病理基础。虽然不同部位的动脉粥样硬化病灶产生的临床表现各不相同,但动脉粥样硬化的发生,发展的病理生理过程基本相似。

（二）病理生理

内皮细胞功能紊乱是导致动脉粥样硬化发生的原因。高胆固醇血症、高血压、糖尿病、吸烟、高同型半胱氨酸、瘦素和遗传因素均可改变血管内皮的功能,促进炎症和动脉粥瘤（atheromas）的形成。LDL 增高的高胆固醇血症在动脉粥样硬化中起着关键的作用。氧化 LDL 在动脉粥样硬化发病起始阶段可能起着重要作用,它具有炎症特性。目前认为,炎症反应导致内皮功能紊乱,促使动脉粥瘤发生,慢性长期的炎症反应是导致动脉粥样硬化的重要原因。在动脉粥样硬化过程在发病中有几个重要的因素予以描述（黏附分子、趋化因子、NO 和单核细胞）。

发生动脉粥样硬化的起始阶段内皮细胞呈现黏附分子在细胞表面表达上调,从而促使单核细胞和 T 淋巴细胞在该地区的进入。血液流动方式变化和（或）在低切变应力区域改变内皮细胞表达黏附分子基因,增强黏附分子的表达。生成的 E- 和 P- 选择素驱使炎症细胞迁移到动脉内膜。选择素可使白细胞在血管内皮细胞表面上滚动,使白细胞与内皮发生紧密粘贴和相互作用,随后与内皮细胞分泌的黏附分子血管细胞黏附分子 -1（VCAM-1）和细胞黏附分子 -1（ICAM-1）结合。单核细胞和淋巴细胞表达的非常迟缓抗原 -1 或 $\alpha_4\beta$（VLA-4）是 VCAM-1 的配体,通过与 VCAM-1 的相互作用使炎症细胞通过内皮细胞而迁至血管内膜处。血小板除释放黏附配体 P- 选择素外,还释放炎性和促有丝分裂介质 CD40,IL-1β 改变内皮细胞的趋化性和黏附性。血小板因子 4 是血小板的趋化因子,诱导内皮细胞表达 E- 选择素。所以,在动脉粥瘤发病的最初阶段中,黏附分子起着重要的作用。黏附分子在体内的生成受到许多因素的影响,如 VCAM-1 可以通过核因子 -Kappa B（NF-κB）作用而上调,而 NF-κB 的表达则又受炎症因子和切变应力调节。

在黏附分子促使炎症细胞迁移到动脉内膜过程中,趋化因子（chemoattractants）起重要作用。已报道的趋化因子有单核细胞趋化蛋白 -1（monocyte cgemoattractant protein-1,MCP-1）、IL-8、修饰的 LDL 和干扰素 -γ（IFN-γ）,可诱发的化学因子（IP-10）。在动脉粥样硬化的患者和实验小鼠中均可见到这些趋化因子水平增高。在缺乏 MCP-1 功能的转基因小鼠中,病灶中单核细胞蓄积减少,脂质水平降低,形成的动脉粥样硬化病灶明显减小。这些趋化因子在促使单核细胞和淋巴细胞迁入到内膜的同时也增强细胞生成和释放细胞因子,加重炎症过程,延长炎症时间,如 INFα、IFN-γ 和 IL-1β 等。生成的 IFN-γ 又可诱发单核因子（monokines）和 IFN 可诱发的 T 细胞 α- 趋化因子（I-TAC）,反馈地起着扩大炎症的作用。

一氧化氮（NO）在内皮细胞功能紊乱和随后的动脉粥样硬化形成中起重要作用。NO 是松弛血管的主要介质,通过内皮细胞 NO 合成酶的作用合成。NO 除有舒张血管作用外,还具有抑制血小板聚集,降低血细胞黏附分子表达,血细胞和平滑肌细胞迁移,血管增生作用。NO 具有刺激 NF-κB 抑制剂 I-κB 生成的作用,通过 I-κB 抑制 NF-κB 功能,从而降低 VCAM-1 生成,抑制了炎症过程和细胞迁移。糖尿病时血糖水平的升高直接抑制 eNOS 合成 NO,降低 NO 的生物利用度,降低了血管松弛的调节功能。此外,人们还发现 NO 对修饰的 LDL 有强大的刺激作用,而后者能刺激细胞化学趋化物的生成,从而促进巨噬泡沫细胞形成。NO 在动脉粥样硬化过程中起着重要的,又是十分复杂的作用。LDL 的生成受到 AMP 激活的蛋白激酶（AMPK）调节,后者通过磷酸化修饰来降低 HMG-GoA 还原酶活性,减少脂蛋白和 LDL 生成。AMPK 具有使平滑肌细胞置留在静息状态的 G_0 期,抑制细胞增殖。高同型半胱氨酸除有激活血小板，促进平滑肌细胞增殖，同样具有损伤内皮细胞功能和刺激LDL氧化作用。

单核细胞在动脉粥样硬化过程中所起的作用很早就被认识。单核细胞迁移到内皮下间隙后就演化为巨噬细胞。巨噬细胞表达能清除修饰的脂蛋白，ox-LDL的受体，并摄取脂质而形成在早期动脉粥样化（atheromatous）病灶中所见到的典型的泡沫细胞。招募的巨噬细胞群在病灶中受到巨噬细胞集落刺激因子（M-CSF）和粒细胞 - 巨噬细胞集落刺激因子（GM-CSF）作用下发生活化。这些巨噬细胞生成各种细胞因子导致局部长期处于炎症状态，从而进一步促使平滑肌细胞的迁移和增殖。巨噬细胞活化后生成的 TNF-α 和 IL-1β 具有刺激内皮细胞生成血小板衍生的生长因子（PDGF），后者刺激平滑肌细胞生成细胞外基质，导致动脉粥样硬化病灶中的纤维斑块形成。在血管内皮生长因子（VEGF）的作用下，内皮细胞生成碱性成纤维细胞生长因子（bFGF）和转化生长因子 -β（TGF-β），这些因子促进平滑肌细胞的进一步招募，增殖和活化，促进动脉粥样瘤的发展。近年来的研究，发现过氧化物酶体增殖物激活受体（peroxisome proliferator-activated receptor，PPAR）激动剂格列酮类除有抑制内皮细胞表达黏附分子的作用外，能明显影响巨噬细胞活化和泡沫细胞形成，表明该受体参与动脉硬化病变。

在上述分子和细胞的相互作用下，促使能表达多种细胞因子的平滑肌细胞和泡沫样巨噬细胞大量云集在病灶中，形成了充满大量脂质 - 纤维的动脉粥样化病灶。病灶的斑块导致动脉堵塞和（或）血栓形成。斑块中心是脂质核，周围为平滑肌细胞，巨噬细胞和基质组成的小帽所包绕，脂质核含丰富的组织因子。动脉粥样硬化斑块内经历着反复多次的出血，凝血酶形成，纤维蛋白形成和血小板沉着的过程。血小板释放的 PDGF 和 TGF-β 进一步刺激平滑肌细胞迁移和增殖。斑块内反复出血致使斑块发生破裂，脂质核内 TF 与血液 FⅦ 相互作用，引起凝血活化、凝血酶的形成和血小板活化，快速地惹起血栓形成。形成的血栓致使下游组织或脏器发生缺血、缺氧，产生临床上的急性心肌梗死，缺血性脑卒中的发生，而在周围动脉疾病中，则出现原先症状的突然恶化加剧。不同部位的动脉粥样硬化呈现了不同的临床表现。

血小板基因组与动脉粥样硬化的关系现在在研究之中。在动脉血栓形成中，血小板起了重要作用（见本章第三节），并在参与血栓形成过程中产生了大量的分子标志物（可溶性血小板活化标记物 β-TG、PF4、TXB$_2$、11- 去氢 -TXB$_2$、5-HT、P- 选择素、Ca^{2+} 和非可溶性活化标记物 CD62p、CD63、LAMP-1、CD40L、GPⅡb/Ⅲa、GPⅥ、磷脂酰丝氨酸、血小板微粒和白细胞 - 单核细胞聚集体），对指导疾病的预防，治疗和预后均有一定的参考价值。

二、代谢综合征

（一）概况

1988 年 Reaven 注意到高胰岛素血症、糖耐量异常、高三酰甘油血症和高血压集于一人是心血管疾病的危险因子，命为"X 综合征"；1997 年 Zimet 等扩充一些危险因子而提出"代谢综合征"。最近美国成人高胆固醇血症第三次报告（ATPⅢ）确认该综合征中有 6 个因素与心血管疾病有关：腹部脂肪累积、脂蛋白代谢紊乱、高血压、胰岛素抵抗或不伴葡萄糖耐量异常升高、促炎状态和 PAI-1 以及 Fg 水平上调的促血栓形成状态。多种异常相互依存，在临床上十分常见，与急性冠状血管疾病，可能与静脉血栓栓塞症存在密切关系。

（二）病理生理

1. 血小板反应性　胰岛素具有抗血小板作用,在胰岛素抵抗患者的血小板对胰岛素的抑制作用敏感性下降,在胰岛素抵抗患者中出现的氯吡格雷抵抗可能与胰岛素抗血小板作用下降有关。除此之外,胞质 Ca^{2+} 升高,氧化应激增强致使花生四烯酸生成 isoprostane 产物,促进血小板活化。

脂蛋白代谢紊乱中,高甘油三酯和游离脂肪酸在体外证明有促进血小板聚集作用。

血浆瘦素（leptin）与体内脂肪堆积和胰岛素抵抗有着密切关系,但与血小板之间的关系尚不清楚。脂肪因子（adipokine）和脂肪连接素（adiponectin）在肥胖、2 型糖尿病和冠状动脉疾病患者虽则均是降低的,但对血小板的功能尚未见有何影响。

2. 凝固性　与无代谢综合征相比,本征患者的血凝块密度和僵硬度增加,这种增加随构成代谢综合征的因素增加和程度加重而增长。在一些回顾性的研究中已得到证实,它促使心血管疾病提前发病。

组织因子（TF）是凝血反应的始动因子,广泛表达在动脉粥样硬化斑块、巨噬细胞、平滑肌细胞和细胞外基质等部位上。血管内皮细胞和血小板脱落的微颗粒带有丰富的 TF,是血管损伤和血小板活化的一个敏感的分子标志物和促凝活性物的一个重要来源。血浆 TF 水平升高与代谢综合征相关。它可由代谢综合征时蓄积物质的刺激而升高,如 C 反应蛋白（CRP）氧化 LDL、肿瘤生长因子 β、血管紧张素 II 和高血糖等。其中以高胰岛素血症相关性最强。

依赖维生素 K 蛋白增高与脂质代谢紊乱和炎症相关,与肝脏 γ- 谷氨酰转位酶相关性最强。

纤维蛋白原和 FⅧ水平在本征中升高。它们是急性反应相蛋白,与本征中 IL-6 的升高相关。

脂代谢紊乱可以直接导致到凝血因子活化。在代谢综合征中生成过量的 VLDL 则通过 FXa/FVa 的作用促使 FⅦ活化。而 HDL 水平的下降减弱了组织因子的表达,通过蛋白 C 途径降低凝血酶生成。而代谢综合征中低 HDL 血症发生则有可能使凝血酶生成增高而导致血栓形成危险的增加。

3. 纤溶状态　代谢综合征的血块溶解时间延长,血浆 PAI-1 水平升高是代谢综合征纤溶活性降低的原因之一。PAI-1 浓度升高导致血管内清除血栓能力下降,加速动脉粥样硬化病灶发展,是心肌梗死以及 2 型糖尿病和代谢综合征发生的预告标志物。PAI-1 升高的上述预告作用需有腹部肥胖和胰岛素抵抗同时存在才有意义。PAI-1 水平升高与腹部肥胖相关,可能是存在腹部的异位脂肪组织和脂肪肝促进 PAI-1 的生成。PAI-1 过度表达可能是代谢性体内平衡失衡的恶化结果。从某种角度看,PAI-1 水平反映了脂肪的 - 种再分布,是异位脂肪存在的一个生物标志物。在有些体外实验中,人们发现减肥药和影响胰岛素水平药可以降低 PAI-1 水平。PAI-1 的过度表达可以抑制脂肪细胞的分化,损害脂肪组织的生长,同时也可以导致高胰岛素血症和高甘油三酯的发生。降低 PAI 有助于降低肥胖,改善胰岛素敏感性。因此,PAI-1 可能是本征治疗中的一个新的靶点。

4. 皮损伤在正常人体中,胰岛素促进葡萄糖的利用,刺激内皮细胞 NO 的生成。通过 NO 扩血管作用致使骨骼肌的血液增加,葡萄糖的摄取量可以从 25% 增至 40%。在胰岛素抵抗中,依赖磷脂酰肌醇 -3 激酶（IP_3 激酶）的信号传导途径受损,这种损伤导致了内皮细胞生成和释放 NO 和内皮素 -1 之间产生不平衡。从而使血流减少,加重了胰岛素抵抗。当药物阻断 IP$_3$ 激酶途径时,不仅使内皮细胞表达一氧化氮合成酶能力下降,并使血管内皮细胞表达血管细胞黏附分子 -1(VCAM-1)和 E- 选择素能力增高,单核细胞与内皮细胞滚动的相互作用增强。

与此同时,在肥胖中内皮细胞摄取促炎症因子中,VCAM-1、ICAM-1 和 E- 选择素表达增加,微颗粒释放、产物脱落和 vWF 合成和释放增加。在代谢综合征中,这些指标水平的升高与代谢综合征中各相关因素,和炎症参数均是 - 致的。内皮细胞这些参数异常在肥胖儿童中早期即可见到。

5. 血栓形成代谢综合征是急性心血管疾病的一个危险因子,同时也使患者有发生静脉血栓栓塞症(VTE)的倾向。在代谢综合征中,存在导致静脉血栓形成的许多因素:高甘油三酯、低 HDL 颗粒和 VLDL 颗粒的脂代谢紊乱。最近的一项 63 532 例代谢综合征的 β- 分析中,与对照相比,肥胖者的 VTE 危险为 2.33,糖尿病的 VTE 危险为 1.42。HDL 胆固醇与 VTE 呈良好的负相关,甘油三酯在 VTE 中平均值为 21mg/dl,明显高于对照。此外,在 1913 例的回顾性研究中,人们发现腰围大于 100cm 男子的 VTE 发生率明显高于腰围低于 100cm 者,调整相关因素后的危险为 3.92。在 VTE 复发的观察中,VTE 的复发与体重指数(body mass index),高腰 / 髋比值和高甘油三酯明显相关,在代谢综合征中有上述"三高"者为 35%,而对照组中仅 20%。

三、糖尿病

(一)概况

糖尿病是血糖水平增高的代谢性疾病,其病理生理机制是胰岛素分泌不足及胰岛素作用缺陷。其病变主要累及大、中动脉及微血管,导致心、脑、肾重要脏器病变以及视网膜血管病变,产生严重的临床事件。

(二)病理生理

糖尿病的血栓形成是多因性的,造成的损伤较广泛。

1. 血管内皮高血糖和游离脂肪酸直接或间接损伤内皮。血红蛋白与糖醛结合形成糖基血红蛋白致使组织缺氧;糖基化终末产 -AGEs 诱导内皮细胞凋亡;通过氧化应激诱发 NO 和 TNF-α 生成,AGEs 能趋化白细胞,释放自由基和蛋白酶等加重对内皮损伤;胰岛素分泌不足致使脂肪代谢亢进,产生大量脂肪酸被转化为酮体损伤内皮。因此,内皮损伤的标志物的血浆水平升高,如 ET-1、TM 和 vWF,而 PGI$_2$ 和 NO 降低。

2. 血小板在疾病早期,可发现血小板寿命缩短、破坏增多和数量减少。

血小板黏附性增高较为常见,并见血小板体积增大和 GPⅠb 增多。大多数患者的血小板聚集和释放反应增强。可能的原因为脂质代谢紊乱,LDL 升高和氧化 LDL 刺激 TXA$_2$ 生成,PGI$_2$ 生成减少,升高的胆固醇增强了血管和血小板对肾上腺素敏感性。血浆中 β-TG、PF4、P- 选择素、PDGF、TSP 和 5-HT 等随释放反应增强而增高,而血小板的促凝活性也会有提高。

3. 血液凝固性增高　在糖尿病中,血浆凝血因子、vWF：Ag、FⅧ、FⅩ和 Fg 水平升高或活性增强,抗凝因子 AT 活性降低,纤溶活性下降。人们认为 PAI-1 升高与葡萄糖、甘油三酯、VLDL 和胰岛素抵抗时促进内皮细胞 PAI-1 基因表达增强有关。其他纤溶抑制物,如 α$_2$-MG 也升高,从而抑制纤溶活性,促进血栓形成。

4. 血液流变学改变　高黏滞综合征是糖尿病的一个重要临床病理学的特征。血糖对红细胞膜和血红蛋白的影响,细胞变形性下降,刚性增加使红细胞流通过毛细血管流通速度变慢,发生淤滞。红细胞的聚集性增高,使红细胞连接成缗钱状,加重微循环的流动缓慢。而糖尿病时的血浆蛋白,尤其是结合珠蛋白水平的增高,使血浆黏度增高。患者的视网膜和结膜血管呈现扩张状态,甲床毛细血管形态改变,可能是微循环功能障碍时的保护反应,并致使组织供氧减少。然其结果则是血浆外逸,黏度反而增高,血液流动减慢,提供血液易凝固的环境和条件,有利血栓形成。

四、抗磷脂抗体综合征(antiphospholipid antibody syndrome,APS)

(一)概况

APS 是最常见的获得性易栓症的病因之一,为自身免疫性疾病。由两类抗磷脂抗体(APA)所致:一类抗体作用于磷脂;另一类抗体作用于与磷脂结合的蛋白,通过干扰依赖磷脂的各种凝血或抗凝因子的功能而导致血栓形成。狼疮性抗凝物(LA)和抗心磷脂抗体(ACA)均属于 APA。识别的靶抗原有 β_2GPI、凝血酶原、强联蛋白 V 以及近年来发现的蛋白 C、蛋白 S、低相对分子质量激肽原、FXII、补体因子 H、磷脂酰丝氨酸、磷脂酰乙醇胺、磷脂酰甘油和磷脂酰胆碱等靶蛋白,产生不同亚型抗体。

(二)病理生理

抗磷脂抗体促进血栓形成通过以下两种方式:其一是抗体通过与相应蛋白的结合使该蛋白失去原先的抗栓功能;其二是抗体与相应蛋白结合后形成了具有促栓作用的复合物促进血栓形成。

1. 主要的抗体

(1)抗 β_2GPI 抗体与 β_2GPI:β_2GPI 是肝细胞分泌的一种糖蛋白,参与乳糜颗粒、高密度脂蛋白、低密度脂蛋白和极低密度脂蛋白的组成。在脂肪代谢与运转中起一定作用,故又称其为载脂蛋白 H(apoH)。能与磷脂结合,干扰凝血功能。β_2GPI 是体内的天然抗凝剂,在体外 β_2GPI 能抑制 FVII 活性,直接与 FXI 结合并抑制其激活,抑制 F XII 激活而抑制凝血酶生成。β_2GPI 参与蛋白 C 激活起抗凝作用。β_2GPI 与 vWF 结合抑制血小板黏附与聚集作用及与纤溶酶原结合阻碍纤溶酶原活化剂对纤溶酶原的激活。抗 β_2GPI 抗体与 β_2GPI 结合促进 β_2GPI 与细胞膜上与磷脂结合的稳定性,明显影响依赖磷脂的蛋白 C 抗凝作用,促进血栓形成。抗 β_2GPI 抗体能促使 β_2GPI 分别与血管内皮细胞类 Toll 受体、单核细胞 annexin A_2 受体和血小板 apo ER_2 受体结合促进组织因子表达。抗 β_2GPI 抗体也可以直接激活血小板,诱发 TXA_2 生成,促进血栓形成。

(2)狼疮性抗凝物(LA)发现于 1952 年。在体外,这种抗凝物通过与磷脂的结合而直接影响依赖磷脂的凝血反应和抗凝反应。在体内则作用于靶蛋白促进血栓形成。如 LA 与凝血酶原结合而促使凝血酶原与内皮细胞表面磷脂结合,使凝血酶原激活;LA 与 β_2GPI 结合可诱发内皮细胞和单核细胞表达 TF,激起凝血反应。

(3)抗强联蛋白抗体与强联蛋白:强联蛋白共有 20 余种,参与细胞信号传导,细胞结构组成与分化,影响酶的活性,调控炎症反应。其中强联蛋白 -2 和 -5 影响血液凝血和纤溶。强联蛋白 -2 与纤溶酶原和 t-PA 结合,起 t-PA 激活纤溶酶原的辅因子作用。强联蛋白 -5 有很强抗凝作用,通过与凝血因子竞争细胞表面磷脂的结合阻碍凝血反应,而起抗凝血作用。当强联蛋白 -5 被抗强联蛋白 -5 抗体结合后,滋养层表面表达强联蛋白 -5 就减少。

(4)抗心磷脂抗体与磷脂结合时有 β_2GPI 参与,所形成的复合物干扰依赖磷脂的凝血和抗凝反应。ACA 通过抑制 TM 而阻碍蛋白 C 活化，并能激活血小板，使 TXA_2 增加。

（5）抗凝血酶原抗体（Antiprothrombin antibody, a-PT）具有 LA 的抗凝活性。抗体与凝血酶原结合后促使凝血酶原与磷脂结合，有利于凝血酶形成，促进血栓形成。由于与凝血酶原的依赖维生素 K 蛋白在结构上存在同源性。因此，a-PT 抗体也能与蛋白 C，蛋白 S 等依赖维生素 K 蛋白相互作用，降低抗凝作用而促进血栓形成。

2. 血栓形成的机制

（1）对血管内皮细胞影响：促进内皮细胞表达 TF，E- 选择素，血管内皮细胞黏附分子（VCAM-1），细胞内黏附分子（ICAM-1），刺激内皮细胞和单核细胞 TF mRNA 表达，激活核因子 KB，增强 P38MAPK 磷酸化途径，破坏强联蛋白 -5 的抗凝屏障，降低 PGI_2 生成和释放，干扰内皮细胞释放 t-PA，降低纤溶活性，与氧化低密度脂蛋白共同作用激活巨噬细胞，促进炎症反应。

（2）对血小板的影响：促进血小板活化，增强 TXA_2 形成。近年来发现抗 β_2GPI 抗体与 β_2GPI 复合物通过与血小板 Apo ER_2 受体结合促使血小板在胶原上黏附。

（3）对抗凝和纤溶系统的影响：抗 β_2GPI 抗体与 β_2GPI：复合物通过干扰蛋白 C 与磷脂结合而起抗凝作用。抗磷脂抗体也可以通过与氧化的细胞膜磷脂结合而抑制蛋白 C 活化，干扰抗凝作用。抗体与内皮细胞表面硫酸乙酰肝素结合而降低内皮抗肝素功能，致使其抗凝血酶的能力丧失，增加了血液凝固活性。通过干扰内皮细胞生成释放 t-PA，促进 PAI-1 生成而降低纤溶能力，最终导致血栓形成。

五、静脉血栓栓塞

（一）概况

静脉血栓是一类多因素的疾病，导致静脉血栓形成的常见疾病包括大手术、整形手术、创伤、卧床、恶性肿瘤、败血症、肾病综合征、充血性心力衰竭、静脉曲张、静脉炎后综合征、化疗、肥胖、妊娠、口服避孕药、雌激素、黄体酮、老年人、抗磷脂抗体血栓形成综合征、胶原 - 血管疾病、骨髓增生性疾病、原发性血小板增多症、血栓性血小板减少性紫癜、高同型半胱氨酸血症、血液透析和药物等。肿瘤和抗磷脂抗体血栓形成综合征的静脉血栓栓塞症（VTE）检出率分别达 20% 和 30%~40%，是常见的获得性病因。在静脉血栓栓塞（VTE）中，深部静脉血栓（DVT）在临床上具有重要意义，因为在 DVT 的患者中可以并发致命的肺栓塞。其发病率在文献中报道不一，有些报道高达 50%，其中 15% 可发展为肺梗死，1/3 为致死性的。在肺栓塞或肺梗死者来讲，80% 患者的发病源于静脉血栓形成后的血栓栓子脱落所致。

（二）病理生理

静脉血栓通常在血液流动紊乱或缓慢部位形成，起初在腓静脉或股静脉瓣膜囊或受损伤部位发生微小的纤维沉着。预示静脉血栓形成的主要因素是凝血因子活化和静脉血液流动淤滞。与动脉血栓形成不同，血小板在静脉血栓形成的作用不是主要的。由于发生静脉血栓病因的多样化，其病理机制有所差异。凝血活化可由于抗凝与纤溶活性下降或凝血因子的活性，水平升高所致。不同疾病的病理变化可能是上述病理改变中的一种或许多种。

1. 脉血管壁和内皮细胞受损　各种刺激性物质（化疗药物，抗生素），穿刺管和塑料管长期置留，创伤或手术等原因所致。引起内皮细胞功能紊乱，致使 vWF、TF 等促凝活性增高，内皮的抗栓活性下降，纤溶活性随 t-PA 释放减少而 PAI-1 增加而降低。

2. 脉血液流动异常　血液流动缓慢是静脉血栓形成的重要原因。在静脉曲张、心力衰竭、卧床和老年人等疾病中，由于血流淤滞导致内皮细胞缺氧、损伤。缺氧刺激内皮细胞和白细胞的黏附分子表达，凝血因子活化和抗凝因子消耗，而易于血栓形成。

3. 血液成分改变

（1）凝血活性增强：见于凝血因子水平升高或活性增强的疾病，如血浆 FⅧ和 FⅨ水平升高。

（2）抗凝活性降低：见于肝病、DIC、肾病综合征、化疗、感染，急性血栓形成，药物（华法林、雌激素、L-门冬酰胺酶和肝素）。患者的 AT、PS、PC 活性和（或）含量下降。

（3）纤溶活性降低：由于纤溶活性物 t-PA 含量减少或活性下降，纤溶抑制物含量增高或活性增强，以及纤溶酶原异常等原因所致。

遗传性易栓症的临床主要表现是静脉血栓，患者的 AT、PS、PC 活性和（或）含量下降，血浆 FⅧ和 FⅨ水平升高，纤溶抑制物含量增高。

在肿瘤疾病中，其血栓形成与肿瘤细胞存在特殊的促凝机制有关。

1）肿瘤细胞的促凝活性：主要有组织因子和癌促凝物两类。后者可不依赖 FⅦ而直接激活 FX。在急性早幼粒细胞白血病、肺癌、乳腺癌、宫颈癌、肝癌、结肠癌和黑色素瘤等癌瘤中均存在这类促凝物。

2）抗凝和纤溶活性的改变：肿瘤患者中常见获得性抗活化的蛋白 C 症。许多肿瘤细胞可表达纤溶系统的蛋白成分。它们干扰体内纤溶系统功能平衡，在一些白血病的出血原因则可能与此相关。

3）肿瘤细胞产生的细胞因子：肿瘤细胞可产生影响内皮细胞抗凝活性的炎性细胞因子 INF-α、IL-1β 以及脂多糖，引起内皮细胞表达组织因子和 PAI-1。

4）肿瘤细胞与血细胞的相互作用：肿瘤细胞可与内皮细胞，血小板和单核细胞巨噬细胞相互作用。肿瘤细胞与内皮细胞相互作用使内皮细胞表达血管细胞黏附分子 -1（VCAM-1）、细胞间黏附分子 1 和 2（ICAM-1 和 ICAM-2）以及 E- 选择素。肿瘤细胞可分泌黏液素，它能与选择素相互作用，参与肿瘤细胞转移。肿瘤细胞可直接激活血小板，引起血小板聚集。肿瘤细胞可刺激单核细胞表达组织因子。

六、遗传性易栓症

（一）概况

遗传性易栓症是凝血、纤溶等基因变异而导致血栓形成的一组疾病。其临床表现的基本特点：①以静脉血栓为主，累及男女两性而有 VTE 家族史；②在 50 岁以前可能或也许无 VTE；③反复 VTE 发作，罕见部位的血栓形成（大脑窦、肠系膜静脉、门静脉）；④反复流产、先兆子痫；⑤维生素 K 拮抗剂诱发的皮肤坏死、新生儿暴发性紫癜（纯合子蛋白 C 或蛋白 S 缺陷）；⑥临床可分 I 型（活性与含量平行下降）和 II 型（活性下降，含量不下降）；⑦对治疗的抵抗（抗凝血酶缺陷）。

遗传性易栓症的病因：抗凝血酶缺陷、蛋白 C 缺陷、蛋白 S 缺陷、FⅧ水平升高（基因背景有待确定）、高同型半胱氨酸血症、F V Leiden（APCR 阳性）、凝血酶原 G20210A、异常纤维蛋白原血症（十分少见）。未确定是否为遗传性的易栓症：① FⅨ水平升高；② F XI 水平升高；③纤溶酶原缺陷；④纤溶活性低下；⑤ TAFI 增高；⑥凝血酶调节蛋白（TM）突变；⑦ F V 基因（HR2 单倍体、F V Cambridge 等）突变；⑧内皮细胞蛋白 C 受体基因突变。

（二）病理生理

1. 凝血酶缺陷　正常状况下，抗凝血酶中和血液中约 2/3 的凝血酶活性，是体内主要的生理性抗凝剂。抗凝血酶基因缺陷引起在血液中表达的抗凝血酶（AT）水平和（或）活性下降致使血栓形成。由于抗凝血酶缺陷发生在不同的基因部位，而导致表达的抗凝血酶出现在水平和（或）活性缺乏的不同表现，从而分为 Ⅰ 型（水平和活性平行下降）和 Ⅱ 型（活性下降而水平正常）。是常染色体显性遗传，临床大多数患者是杂合子。中国正常人群 AT 缺陷症流行病学调查于 2006 年在 3493 名健康人（男 1734 名、女 1759 名，年龄 17~83 岁）进行。结果显示，AT 缺陷症发生率为 2.26%。这些结果与亚洲其他国家相似，而高于高加索人种。而在静脉血栓栓塞症患者易栓症发生率的另一篇国内报道中，其单纯 AT 缺陷症发生率为 5.3%，而与蛋白 C 和（或）蛋白 S 两种或三种缺陷联合存在者，即复合基因缺陷发生率为 17.0%，表明 AT 缺陷症不仅在我国存在，且显示有较高的复合基因缺陷的发生率。

2. 蛋白 C 缺乏症　蛋白 C 基因缺陷引起在血液中表达的蛋白 C（PC）含量和（或）活性下降致使血栓形成的疾病。在体内蛋白 C 的生理功能是在辅因子蛋白 S 作用下通过灭活 FⅤa 和 FⅧa 起到抗凝作用。此外，蛋白 C 能阻碍 FⅩa 与血小板结合，而降低 FⅩa 活性；同时能刺激 t-PA 释放而灭活 PAI-1，增强纤溶作用。与抗凝血酶缺陷症相同，临床上可分为 Ⅰ 型和 Ⅱ 型。常染色体显性方式遗传，但也有隐性遗传，70% 患者为 Ⅰ 型杂合子。

在 2006 年国内 PC 缺陷症调查中，发现 PC 缺陷症发生率为 1.06%。这些结果与亚洲国家相似，而高于高加索人种。而在静脉血栓栓塞症的遗传性易栓症发生率的国内另一篇流行病学调查中，单纯 PC 缺陷症发生率为 13.8%，而与蛋白 S 和（或）AT 两种或三种缺陷联合存在者，即复合性基因缺陷的发生率为 18.1%，显示单纯 PC 缺陷症和与 PC 缺乏相关的复合性基因缺陷有较高的发生率。与 AT 和 PS 二者缺陷症的发生率相比，表明 PC 缺陷症在静栓血栓栓塞症中，可能是我国遗传性易栓症中最主要的疾病。

3. 蛋白 S 缺乏症　蛋白 S 基因缺陷引起在血液中表达的蛋白 S（PS）水平和（或）活性下降致使血栓形成的疾病。PS 与 PC 一样，均为维生素 K 依赖的糖蛋白。PS 增强 APC 灭活 FⅤa，是一种 APC 的辅因子，是一种抗凝蛋白。主要功能是 APC 灭活 FⅤa 和 FⅧa 时的辅因子，增强 APC 的灭活作用。PS 的作用是增强 APC 与磷脂的亲和力，而使 APC 能有力地灭活 FⅤa、FⅧa。除此之外，PS 有抑制 Ⅹ 酶（Ⅸa-Ⅷa）活性和凝血酶原酶（Ⅹa-Ⅴa）活性（不依赖 APC）起到抗凝因子作用。PS 尚有调节细胞增殖作用，通过与酪氨酸激酶受体，Rse/Tyro3 及结合血管平滑肌细胞特殊受体结合而起 APC 辅因子作用。血浆中的 PS 存在两种形式，约 40% 的 PS 以游离形式存在，他们具有 PC 灭活 FⅤa 和 FⅧa 的辅因子功能，余下 60% 的 PS 与血浆中 C4b 结合蛋白（C4bp）构成结合型 PS，后者无辅因子功能。PS 缺陷症为常染色体显性遗传性疾病，临床上分为三型（Ⅰ、Ⅱ、Ⅲ），以 Ⅰ 型杂合子型为多见。在 2006 年国内 PS 缺陷症调查中，发现单纯 PS 缺陷症发生率为 1.2%。这些结果与亚洲国家相似，而高于高加索人种。而在静脉血栓栓塞症的遗传性易栓症发生率的国内另一篇流行病学调查中，单纯 PS 缺陷症发生率为 5.3%，而与蛋白 C 和（或）AT 两种或三种缺陷联合存在者，即复合性基因缺陷的发生率为 9.6%，显示缺陷联合存在者较单 - 存在者更常见。

4. 活化的蛋白 C 症和 FⅤ Leiden 抗活化的蛋白 C（activated protein C resistance, APCR）　是指 APTT 试验中标本加入与未加入活化蛋白 C（APC）相比，加入活化蛋白 C（APC）血浆标本的 APTT 不延长或不明显延长的现象。FⅤ 分子 506 位 Arg 被 Gln 置换是导致上述现象的主要原因（90%）。由于发现这种基因突变的城市是在荷兰 Leiden，故命名为 FⅤ Leiden。但非 F V Leiden 者也可以出现 APCR 阳性，而 APCR 阳性者与静脉血栓形成也存在密切关系。F V Leiden 导致血栓形成的可能机制有以下四方面：

（1）凝血酶生成增加：F V 的 Arg506 是 APC 灭活 F V a 的作用位点，但 APC 对突变后的 Gln506 位点作用不敏感，从而使 APC 灭活 F V a 的功能降低，而这种突变后的 F V a 的凝血功能不受影响。突变的 F V 参与血小板表面凝血酶原酶的形成，致使凝血酶生成增加，此类患者血浆中的 F_{1+2} 水平增高。

（2）F V 的 APC 辅因子活性丢失：突变的 F V 使 APC 降解 F Ⅷ a 能力下降，在 X 酶中，F Ⅸ a 保护 F Ⅷ a 免受 APC 灭活，单独的 PS 对 X 酶中的 F Ⅷ a 不能有效地灭活，需有 F V 同时存在时才能使 F Ⅷ a 灭活，而突变的 F V 其 APC 辅因子活性作用下降，因为 F V 分子上的 PS 和 APC 结合位点只在 F V 切断后才暴露，形成 F V、APC 和 PS 的三维分子复合物，才能抑制 X 酶中的 F Ⅷ a。

（3）磷脂结合能力下降：切断 Arg506 位的 F V 与磷脂结合的速度较 Arg306 位和 Arg679 位切断时快 10 倍，发生突变的 F V 中的 Gln506 位被 APC 切断速度降低 10 倍，故而使 F V 与磷脂结合速度明显降低。

（4）凝血酶活化的纤溶活性抑制物（TAFI）生成增加，降低了纤溶活性。

本病以常染色体显性方式遗传，我国在 1996 年的 5 篇报道的汇总资料中，374 名正常人的 APCR 阳性率 5.1%（4.0%~6.7%），100 例血栓性疾病患者的 APCR 阳性率 12.0%（9.1%~33.3%），未检出 F V Leiden。随后报道的零星资料仅数例 APCR 阳性为杂合子型 F V Leiden。根据现有资料表明，F V Leiden 可能不是我国，或许也包括东南亚地区的静脉血栓栓塞症的一个重要病因。

5. 易栓症诊断中的注意点 检测这类疾病中选择的指标应考虑两个方面：其一是根据疾病的病理特征选择相关的血浆因子指标，即针对性，而不是分子标志物。如在抗凝血酶缺陷症中，患者血浆抗凝血酶水平和（或）活性下降是其发生血栓的主要原因，因此在此类患者进行检测时，只需测定血浆中抗凝血酶的活性和水平即可，检测指标具有明确的针对性。其二是在遗传性易栓症中，基因突变是疾病发病的主要病理基础，因此在对血浆因子检测时要考虑针对性外，还要考虑到基因分析。如凝血酶原 G20210，血浆凝血酶原活性和含量可能无异常（遗传表型），单靠血液检测是确诊不了本病，而需要通过基因分析才能确定。血液中检测到的蛋白含量和活性的变化可以由遗传或获得原因所致。需根据病史或进一步检测予以确诊。

七、血栓性微血管病

（一）概况

血栓性微血管病（thrombotic microangiopathy，THA）包括血栓性血小板减少性紫癜（TTP）、溶血性尿毒症综合征（HUS）、恶性高血压、移植相关血栓性微血管病、妊娠相关肾病和硬皮病肾危象等。其基本的病理特征为：血管壁增厚伴肿胀，内皮细胞与基底膜分离、脱落，内皮下绒毛状物质沉积，血管腔内血小板栓塞。临床上基本特征为均有血小板减少，溶血性贫血和微血管血栓形成。已知的发病原因有：感染、化疗药物、器官移植、免疫功能紊乱、妊娠和遗传因素。

（二）病理生理

在 THA 中，TTP 的发病机制近年来已有报道，其原因是与裂解 vWF 的金属蛋白酶即

ADAMTS13 的活性降低或减少有关。

　　血管内皮细胞生成分子量巨大的 vWF(ULvWF)，这种 ULvWF 能直接与血小板 GPⅠbα 结合而使血小板聚集。在正常情况下，内皮细胞表面存在有 ADAMTS13，它具有裂解 ULvWF 的功能，使 LvWF 裂解成分子量较小的 vWF 进入血液循环。而后一种 vWF 在血液中并无 ULvWF 分子能直接与血小板 GPⅠbα 结合而使血小板发生聚集的作用。在 TTP 中，由于 ADAMTS13 活性或水平下降，导致未被裂解的 ULvWF 在内皮细胞释放后直接流入血液而引起血管内血小板聚集的发生，血小板栓子形成，血管栓塞。

（王学锋　包承鑫）

参 考 文 献

1. Zhang JN, Bergeronb AL, Yu Q, et al. Platelet aggregation and activation under complex patterns of shear stress. Thromb Haemost, 2002, 88: 817.

2. Dong JF. Cleavage of ultra-large von Willebrand factor by ADAMTS-13 under flow conditions. J Thromb Haemost, 2005, 8(3): 1710-1716.

3. Pries AR, Secomb TW. Rheology of the microcirculation. Clinical Hemorheology and Microciroculation, 2003, 29: 143-148.

4. 金惠铭. 加强微血管病发病机制的研究. 中国微循环, 2006, 10(2): 77-78.

5. Angelkort B, Amann B, Lawall H. Hemorheology and hemostasis in vascular disease. A pathophysiological review. Clinical Hemorheology and Microcirculation, 2002, 26: 145-154.

6. 翁维良. 血液流变学的临床意义与存在的问题. 中国微循环, 2002, 6(1): 5.

7. 廖福龙. 血液流变学的规范化与新进展. 中国微循环, 2002, 6(1): 133.

8. Phillips DR, Conley PB, Sinha U, et al. Therapeutic approaches in arterial thrombosis. J Thromb Heamost, 2005, 3: 1577-1589.

9. Lindemann S, Kramer, B, Seizer P, et al. Platelets, inflammation and atherosclerosis. J Thromb Haemost, 2007, 5(Suppl. 1): 203-211.

10. 郭美琦, 王爱平, 包承鑫, 等. 黏性血小板综合征与脑血栓性疾病的关系. 中华血液学杂志, 2007, 28(9): 630-631.

11. 王梅芳, 肖传实, 巩书文, 等. 血小板糖蛋白Ⅲa PlA2 多态性与冠心病的相关性研究. 血栓与止血学, 2007, 13(5): 203-205.

12. 乐嘉宜, 瞿益华, 吴建国, 等. 人类血小板 1~16 基因多态性与脑梗死相关性研究. 临床血液学杂志, 2009, 22(3): 141-146.

13. 马芳, 李玉云, 吴俊英, 等. 血小板膜糖蛋白Ⅰbα 基因 VNTR 多态性与血栓性疾病. 血栓与止血学, 2009, 15(2): 75-79.

14. Frank MB, Reiner AP, Schwartz SM, et al. The Kozak sequence polymorphism of platelet glycoprotein Ⅰbα and risk nonfatal myocardial infarction and nonfatal stroke in young women. Blood, 2001, 97(4): 875-879.

15. Nossent AY, Eikenboom JCJ, Bertina RM. Plasma coagulation factor levels in venous thrombosis. Semin Hematol, 2007, 44: 77-84.

16. Ross R. Atherosclerosis-an inflammatory disease. N Engl J Med, 1999, 340: 115-126.

17. Michiels JJ, Gawaz M. Platelet in inflammation and atherothrombosis. Semin Thromb Hemost, 2007, 33(6): 119-122.

18. Lindemann S, Krämer B, Seizer P, et al. Platelets, inflammation and atherosclerosis. J Thromb Haemost, 2007, 5(Suppl. 1): 203-211.

19. Ouwehand WH. Platelet genomics and the risk of atherothrombosis. J Thromb Haemost 2007, 5(Suppl. 1): 188-195.

20. Mane-Christine Alessi, Irène Juhan-Vague. Metabolic syndrome, haemostasis and thrombosis. Thromb Haemost, 2008, 99: 995-1000.

21. De Cristofaro R, Rocca R, Vitacolonna E, et al. Lipid and protein oxidation contribute to a prothrombotic state in patients with type-2 diabetes mellitus. J Thromb Haemost, 2003, 1(2): 250-256.

22. Rand JH. The antiphospholipid syndrome. Education and Scientific Program, 49th Annual Meeting, The American Society of Hematology, Hematology, 2007: 136-142.

23. Middeldorp S, Levi M. Thrombophilia: An update. Semin Thromb Hemost, 2007, 33(6): 563-572.

24. Simioni P, Tormene D, Spiezia L, et al. Inherited thrombophilia and venous thromboembolism. Semin Thromb Hemost, 2006, 32(7): 700-708.

25. Bauer KA. Management of thrombophilia. J Thromb Haemost, 2003, 1: 1429-1434.

26. Vandendries ER, Furie BC, Furie B. Role of p-selectin and PSGL-1 in coagulation and thrombosis. Thromb Haemost, 2004, 92(3): 459-466.

27. Sase T, Wada H, Yamaguchi M, et al. Haemostasis abnormalities and thrombotic abnormalities and thrombotic disorderes in malignant lymphoma. Thromb Haemost, 2005, 93: 153-162.

第八章

易 栓 症

易栓症(thrombophilia)不是单一的疾病,而是指机体存在高血栓形成倾向,系抗凝蛋白、凝血因子、纤溶蛋白等的遗传性或获得性缺陷或存在获得性危险因素所致。易栓症的血栓栓塞类型主要为静脉血栓栓塞。

第一节　易栓症分类

易栓症一般分为遗传性易栓症(inherited thrombophilia)和获得性易栓症(acquired thrombophilia)两类(表8-1-1)。常见的遗传性易栓症有蛋白C缺陷症、蛋白S缺陷症、抗凝血酶缺陷症、因子V Leiden和凝血酶原G20210A突变等,是基因缺陷导致相应的蛋白数量减少和(或)质量异常所致,可通过基因分析和(或)蛋白活性水平测定发现。获得性易栓症有些是容易引发血栓的疾病,如抗磷脂综合征、肿瘤,还有一些则是易发生血栓的危险状态,如长时间制动、创伤、手术等。实际上,大多所谓的获得性易栓症似乎改称为获得性血栓危险因素或获得性易栓状态更为恰当。

表8-1-1　易栓症的分类

一、遗传性易栓症	2. 组织型纤溶酶原活化物(t-PA)缺乏
(一)天然抗凝蛋白缺乏	3. 纤溶酶原活化抑制物-1(PAI-1)增多
1. 遗传性抗凝血酶缺陷症	(四)代谢缺陷
2. 遗传性蛋白C缺陷症	1. 高同型半胱氨酸血症
3. 遗传性蛋白S缺陷症	2. 富组氨酸糖蛋白增多症
4. 遗传性肝素辅因子-Ⅱ缺陷症	3. 高脂蛋白a血症
(二)凝血因子缺陷	(五)血型:非O血型
1. 遗传性抗活化的蛋白C症:	**二、获得性易栓症**
因子V Leiden等	(一)易栓疾病
2. 凝血酶原G20210A基因突变	1. 抗磷脂综合征
3. 异常纤维蛋白原血症	2. 恶性肿瘤(含隐匿性肿瘤)
4. 凝血因子Ⅻ缺陷症	3. 获得性凝血因子水平升高
(三)纤溶蛋白缺陷	4. 获得性抗凝蛋白缺乏
1. 异常纤溶酶原血症	5. 糖尿病

续表

6. 骨髓增殖性肿瘤	3. 长时间制动
7. 肾病综合征	4. 创伤及围术期
8. 阵发性睡眠性血红蛋白尿症	5. 妊娠和产褥期
9. 急性内科疾病（充血性心力衰竭、严重呼吸疾病等）	6. 口服避孕药及激素替代疗法
	7. D-二聚体水平升高
10. 炎性肠病	8. 肿瘤放、化疗
（二）易栓状态	9. 中心静脉插管
1. 年龄增加	10. 造血生长因子治疗
2. 血栓形成既往史	

第二节 常见易栓症概述

一、遗传性易栓症

（一）遗传性天然抗凝蛋白缺陷症

主要包括抗凝血酶（AT）、蛋白 C（PC）和蛋白 S（PS）的缺陷。首例遗传性 AT 缺陷症、PC 缺陷症和 PS 缺陷症分别报道于 1965 年、1981 年和 1984 年。这些天然抗凝蛋白缺陷的杂合子发生血栓的危险性比正常人高约 10 倍，其中以 AT 缺陷症的危险性最高。抗凝蛋白缺陷症的纯合子极为罕见，患者往往于出生后不久死于血栓形成。遗传性抗凝蛋白缺陷症是亚洲各国，包括中国（汉族）、日本、韩国、东南亚各国等，最常见的遗传性易栓症。2006年，北京协和医院、天津中国医学科学院血液学研究所、上海瑞金医院、苏州江苏省血液病研究所 4 家单位联合对近 3500 名健康汉族人进行筛查，这 3 种抗凝蛋白活性缺乏的检出率约为 4.5%，明显高于高加索人群（1%），但有趣的是，基因缺陷的检出率为 0.43%，与高加索人群非常接近。这提示以往国内关于抗凝蛋白活性缺乏的研究可能高估了中国汉族人群抗凝蛋白缺陷的发生率。究其原因，包括我们的此次研究，抗凝蛋白活性检测大多仅进行过一次，未能除外一过性、获得性抗凝蛋白缺乏，而且大多没有同步进行基因检测。在高加索人群深静脉血栓（DVT）患者中，抗凝蛋白缺陷的检出率约为 10%，以 AT 缺陷为主，而在汉族 DVT 患者中抗凝蛋白活性缺陷的检出率最高可达 50%，且以 PS 缺陷居多，与日本、韩国、泰国等亚洲国家的报道相似。

其他抗凝蛋白缺陷较为少见或鲜有报道。例如，凝血酶调节蛋白（TM）自 1995 年陆续已有 10 余例报道，国内尚未见报道。TFPI 是否为 VTE 的遗传性危险因素尚无定论。胡豫、杨林花等分析了 VTE 患者 TFPI 基因 C-399T 多态性，提出该多态性与 VTE 易感性有关，纯合突变基因型可能是 VTE 的重要危险因素。

（二）遗传性凝血因子缺陷症

常见的有抗活化的蛋白 C 症（APC-R）和凝血酶原 G20210A。APC-R 主要是由于 F V 基因的突变，生成凝血活性正常而对活化的蛋白 C（APC）的降解作用不敏感的变异型 F V。变异型 F V 不易被 APC 降解，故血浆中 F V a 水平升高，导致血栓危险性升高。最常见的 APC-R 基因缺陷为 F V Leiden，占所有 APC-R 的 90%。F V Leiden 最初报道于 1994 年，是 F V 基因第 1691 位的点突变（G → A），导致 F V 蛋白分子第 506 位的精氨酸被谷氨酰胺取代，表现出 APC-R。其杂合子者静脉血栓的危险性升高 3~8 倍，纯合子者升高 50~80 倍。FⅤ Leiden 是高加索人群中最常见的遗传性易栓缺陷，人群总检出率高达 5%，个别欧洲地区的检出率可达 15%，纯合子的检出率竟然达 1/5000，在静脉血栓患者中的检出率平均为 20%。相比之下，截至目前，FⅤ Leiden 在中国（汉族人群）、日本、韩国、泰国等亚洲国家的检出率几乎为零。是否亚洲人群中存在与 APC-R 相关的其他类型的 FⅤ基因突变？1998 年 Williamsson 等报道了与 APC-R 相关的一个新的 FⅤ突变（精 306 苏），命名为 FⅤ Cambridge。其后，中国香港的一篇报道称 43 例中国血栓患者中有 2 例为 FⅤ Cambridge，而 40 名健康对照者中也有 1 人存在 FⅤ Cambridge，而在其他亚洲国家未见相应报道，因此，FⅤ Cambridge 虽可导致 APC-R，但是否为血栓危险因素尚待证实。2010 年，我们报道了 1 例遗传性 APC-R 伴深静脉血栓形成的家系，并发现该家系中的 APC-R 者均存在 FⅤ基因 G2172 → C 突变，而 APC-R 阴性者则否，但该突变是否与汉族人群 APC-R 有关以及是否为血栓危险因素也需进一步证实。2013 年我们的进一步筛查研究仍未证实该突变与血栓肯定相关。

凝血酶原 G20210A（FⅡ G20210A）是凝血酶原第 20210 位的核苷酸发生突变（G → A），生成异常凝血酶原，1996 年由荷兰的 Poort 等首先报道。与 FⅤ Leiden 相同，FⅡ G20210A 突变在高加索人群中相当常见，检出率达 2%~6%，而在亚洲各国人群中，除个别报道外，检出率几乎为零。FⅡ G20210A 携带者血栓危险性升高约 3 倍，在西方静脉血栓患者中，检出率约为 6%。

具有高血栓倾向的遗传性凝血因子缺陷症还有异常纤维蛋白原血症。异常纤维蛋白原形成的纤维蛋白虽然与 t-PA 的结合正常，但纤维蛋白介导的纤溶酶原活化存在异常，故引起高血栓倾向。90% 以上的异常纤维蛋白原是由于点突变所致，目前报道的突变类型已逾 350 种。有静脉血栓史的患者中先天性异常纤维蛋白原血症的检出率约为 0.8%。目前还没有异常纤维蛋白原血症患者中确切的血栓发生率，估计高达 10%~20%。但许多学者认为，异常纤维蛋白原血症的携带者大多在合并其他遗传性或获得性易栓症下才发生血栓。

因子Ⅻ在体内无启动凝血的生理作用，其严重缺乏多为常染色体隐性遗传，纯合子缺乏者常伴有血栓倾向，尤其是静脉血栓栓塞，但往往需在合并妊娠、产后、手术、外伤、AT 缺乏等其他易栓因素时才发生。发生血栓的可能机制为纤溶活性降低。我们的临床实践提示，因子Ⅻ缺乏伴 APTT 延长，需与抗磷脂抗体综合征鉴别。

（三）遗传性纤溶蛋白缺陷症

主要涉及纤溶酶原、组织型纤溶酶原活化物（t-PA）和纤溶酶原活化物的抑制物（PAI）。纤溶酶原或 t-PA 的缺陷可降低纤维蛋白溶解，致高血栓倾向。在有静脉血栓栓塞的患者中纤溶酶原缺陷的检出率达 0.38%，几乎与抗凝血酶缺陷的检出率（0.47%）相当。但目前还没有遗传性 t-PA 缺乏与血栓形成相关的确切证据。PAI 与血栓的关系也存在争议。

（四）血型

1969 年 Jick 等首先报道 ABO 血型与静脉血栓形成有关，非 O 型者静脉血栓的危险性比 O 型者高 2~4 倍。非 O 型者 vWF 和 FⅧ水平升高，可能与静脉血栓危险性升高有关。Leiden 易栓症研究组（LETS）发现，以 OO 表型为参照，几乎所有非 OO 表型（包括 A1A1，A1A2，A1O1/A1O2，BB/BO1/BO2，A1B/A2B）的危险性均呈 2 倍升高。非 OO 表型者若同时为 FⅤ Leiden 携带者，血栓危险性比单纯非 OO 表型者高 23 倍（95%CI 9.1~59.3）。

（五）变异型亚甲基四氢叶酸还原酶

MTHFR 677T 是亚甲基四氢叶酸还原酶（MTHFR）基因变异型的一种，该基因携带者常有轻度同型半胱氨酸水平升高。在高加索人群中，MTHFR 677T 变异型很常见，纯合子携带者就占总人群的 10%，但同型半胱氨酸水平仅轻微升高，因此，对血栓危险性的影响很难估测。一项荟萃分析表明，MTHFR 677TT 表型者与 MTHFR 677CC 表型相比，静脉血栓的危险性升高 20%。

（六）脂蛋白a（Lp a）水平升高

Lp a 水平升高不仅是成人静脉血栓栓塞的独立危险因素，也使儿童的血栓危险性升高 7 倍左右。Lp a 可抑制纤溶酶原与细胞表面的结合，减少纤溶酶的生成，使凝块溶解受抑。它还灭活组织因子途径抑制物（TFPI），从而增强组织因子介导的凝血活性。

二、获得性血栓危险因素

（一）年龄

年龄是最大的获得性危险因素，老年人静脉血栓形成的危险性比儿童高近千倍。可能的原因包括老年人活动减少、肌张力减低、慢性病增多、静脉受损、凝血因子活性增高等。

（二）手术和创伤手术相关的静脉血栓形成

在国内已开始引起重视。如不采取预防血栓的措施，手术相关的静脉血栓发生率可达 50%，由于大多无症状或症状轻微，易被忽视。不同类型手术的静脉血栓发生率相差较大，以骨科和神经外科手术的发生率为最高。髋关节和膝关节矫形术的血栓发生率为 30%~50%，即使在预防性抗凝治疗下，仍在 1%~3%。腹部手术可达 30%，妇科和泌尿科手术也有较高的静脉血栓危险。严重创伤，尤其是头部创伤、脊髓损伤、骨盆骨折、下肢骨折，静脉血栓形成的危险性曾经高达 50%~60%。手术和外伤导致血栓形成的主要原因是组织因子的释放、血管内皮损伤及术后制动等。

（三）长时间制动

在瘫痪、久病和术后卧床、管形石膏、长距离司乘旅行等情况下，由于通过肢体肌肉活动，促进静脉回流的功能受到影响，导致血流淤滞，易发生静脉血栓。1954 年，英国希思罗机场的一项研究发现：机场到达大厅猝死的发生率远远高于出发大厅，首次报道了长时间飞行与静脉血栓形成可能有关。此后的研究发现飞行距离与静脉血栓形成的发生率呈正比，飞行距离超过 10 000 千米者的发生率是飞行距离在 2500 千米以下者的 50 倍。后来，长时间飞行后易发生静脉血栓的现象被称为"经济舱综合征"。2002 年 WHO 启动了一项名为 WRIGHT（WHO Research into Global Hazards of Trial）的研究，内容包括旅行相关静脉血栓形成的危险因素、机制和预防。其研究之一的 MEGA 研究将 1851 例初次发生深静脉血栓形成的患者与相匹配的同等例数对照者进行比较，证实旅行相关者的血栓危险性增加了 3 倍，F V Leiden、肥胖和口服避孕药的患者危险性更大。有资料表明，少数具有血栓危险因素的人，在机舱内轻微低氧状态下，会出现凝血系统的活化。德国的另一项研究表明，在 1000 名飞行超过 8 小时的人中，无症状血栓的发生率为 2.8%，对照者为 1%。

（四）恶性肿瘤

法国的 Armand Trousseau 教授于 1865 年首次报道静脉血栓与肿瘤之间存在联系。次年，他因肿瘤引起的深静脉血栓栓塞辞世。为纪念他，后人将他提出的肿瘤相关性血栓性静脉炎命名为 Trousseau 综合征。目前，Trousseau 综合征的定义已拓展为与肿瘤相关的血栓栓塞并发症,包括了静脉血栓栓塞、肝静脉闭塞性疾病、脑血管意外、心肌梗死、周围动脉闭塞、血栓性血小板减少性紫癜/溶血尿毒症综合征、多脏器功能不全综合征及DIC等。

恶性肿瘤患者中静脉血栓形成的发生率高达3%~18%。瑞典曾有一项研究显示,19%的静脉血栓患者在诊断的同时发现有恶性肿瘤,另有5%的患者在静脉血栓事件后1年内发现恶性肿瘤。有些患者可于肿瘤确诊前数年反复发生静脉血栓或血栓性静脉炎。一般认为,在各种恶性肿瘤中,以腺癌更易引发血栓。恶性肿瘤引起静脉血栓的机制有多方面,包括肿瘤组织释放组织凝血活酶样物质、肿瘤机械性阻塞静脉、患病后活动减少、手术、放化疗等。

(五)口服避孕药和激素替代疗法

口服避孕药(OCs)问世于1959年,但1961年即报道了因子宫内膜异位症口服避孕药而发生肺栓塞的首例病例,1962年报道了首例口服避孕药的患者发生缺血性卒中,1963报道了首例心肌梗死。研究证明,OCs,包括小剂量OCs,静脉血栓形成的危险性增加4~8倍。大多数OCs包含一种雌激素和一种孕激素。将雌激素炔雌醇的剂量从150μg减少到15~20μg似乎未降低危险性。孕激素成分亦有增加血栓形成的危险,第三代孕激素地索高诺酮和15-去氧高诺酮反而比第二代孕激素左炔诺孕酮引起静脉血栓的危险高2倍。另外,含有醋酸环丙孕酮的OCs比含第三代孕激素的OCs引起血栓的危险性还要大。

由于担心单用雌激素会增加子宫内膜癌的发生率,目前激素替代疗法(HRT)通常联合应用一种雌激素和一种孕激素。最近不少研究经表明HRT可使静脉血栓的危险增加2~4倍,是否增加动脉血栓的危险性,各家的研究结果不一。

OCs和HRT可使FⅦ、FⅨ、FⅩ、FⅫ和FⅩⅢ水平增加,多种抗凝蛋白水平降低,破坏了正常的止血平衡,从而导致血栓形成。

(六)妊娠和产褥期

据估计,年龄小于35岁的妇女妊娠期间急性深静脉血栓的发生率为0.6/1000,年龄大于35岁者为1.2/1000,是同龄非妊娠妇女的10倍。有非妊娠期静脉血栓既往史或有静脉血栓家族史的妇女,妊娠期静脉血栓的危险性较高。但有趣的是,以往妊娠有过一次静脉血栓的妇女再次怀孕时静脉血栓的危险性并不高,尤其是初次血栓事件为一过性危险因素所致者。产褥期发生静脉血栓的危险性亦增加,且比妊娠期危险性更高。妊娠期下肢静脉回流障碍、多种凝血因子活性增高、活动减少等是易栓倾向的原因。遗传性易栓症的孕妇,血栓的危险性更高。例如,遗传性抗凝蛋白缺陷症的妇女,妊娠期或产后静脉血栓的危险性比正常妇女增加约8倍,FⅤLeiden的妇女其妊娠期或产褥期的血栓危险性为1/(400~500)。

(七)抗磷脂抗体

抗磷脂抗体(APA)主要包括狼疮型抗凝物、抗心磷脂抗体和β2GP1。由抗磷脂抗体引起的一组相关的临床症候群称为抗磷脂综合征(APS),是较常见的获得性易栓症。抗磷脂抗体可出现于系统性红斑狼疮等免疫系统疾病,系统性红斑狼疮患者抗磷脂抗体阳性率约为50%。抗磷脂抗体也可独立存在。抗磷脂抗体患者血栓形成的发生率30%~40%。血栓既可发生于动脉也可发生于静脉,但以静脉为主,占70%左右。抗磷脂抗体阳性患者发生静脉血栓的危险性比正常人高约10倍。在一些抗磷脂抗体阳性患者的血清中发现了针对PC、PS或凝血酶调节蛋白等抗凝蛋白的抗体,这也许能部分解释患者的易栓倾向。抗磷脂抗体还可能通过影响血小板活性、凝血或抗凝机制和血管内皮功能而诱发血栓形成。习惯性流产、胎死宫内、早产和胎儿发育迟缓是抗磷脂抗体相关的常见并发症。引起流产和死胎的机制可能是胎盘血管的血栓形成和胎盘梗死。在年龄小于45岁的急性心肌梗死患者中20%有抗磷脂抗体，且有明显的再梗死危险。50岁以下的脑动脉缺血事件患者中有40%左右有抗磷脂抗体。

(八)骨髓增殖性肿瘤(MPN)

MPN特别是真性红细胞增多症(PV)和特发性血小板增多症(ET)常伴有动静脉血栓性疾病的发生。其中，PV和ET初诊时主要血栓事件的发病率分别为34%~39%和10%~29%，而随访期则分别为8%~19%和8%~31%。无论是PV还是ET，动脉血栓事件的发病率都要高于静脉血栓事件(70% vs 30%)。与其他类型的获得性易栓疾病相比，MPN患者的静脉血栓事件常发生于少见部位，特别是腹腔内静脉血栓形成，且常常可以成为MPN患者的首发表现。约半数的布-加综合征和1/3的门静脉血栓患者合并有MPN。荟萃分析研究显示，腹腔静脉血栓形成患者JAK2基因V617F突变检测的阳性率可达32.7%，其中仅半数患者存在有MPN的临床表现。因此，目前推荐在腹腔内静脉血栓形成患者进行JAK2基因突变的筛查，将有助于发现潜在的MPN疾病患者。MPN患者不仅仅发生有血细胞计数的改变，其各种血细胞成分常伴有功能异常，导致了患者高凝状态的发生。

(九)阵发性睡眠性血红蛋白尿症(PNH)

PNH显著增加患者静脉血栓疾病的发生率，而静脉血栓栓塞症是导致PNH死亡最为常见的原因。据报道，29%~44%的PNH患者在疾病过程中至少合并有1次血栓栓塞事件。少见部位静脉血栓形成常见于PHN患者，例如肝静脉血栓(布-加综合征)、颅内静脉窦血栓以及门静脉和下腔静脉血栓等。其中，布-加综合征为PNH患者最为常见的血栓部位，约见于7.5%~25%的PNH患者；而在9%~19%的布-加综合征患者可检测出PNH克隆。对于有溶血表现、存在血细胞减少或发生少见部位血栓的患者，应考虑行流式细胞仪检查除外有无PNH。PNH导致易栓状态的机制较为复杂，血小板活化、补体介导的溶血、一氧化氮耗竭、纤溶系统受抑以及炎症介质均可能参与其中。

(十)肾病综合征(NS)

NS患者血液存在高凝状态已成共识，膜性肾病和微小病变是肾病综合征并发高凝状态最常见的病理类型。高凝状态与多种因素导致的凝血、抗凝和纤溶功能失衡有关。凝血功能亢进的表现以纤维蛋白原(Fbg)升高最为常见和明显，因子V和Ⅷ的水平也有不同程度升高，常超过200%。长期应用肾上腺皮质激素和高脂血症可促进因子Ⅷ的活化。NS患者活动期血和尿中D-二聚体(D-Dimer)含量明显升高，体内补体系统活性增强，均提示凝血的活化。NS患者的抗凝活性常常降低，如血浆中AT水平降低、游离型PS缺乏。NS时常有血小板数量增高、黏附与聚集功能增强，纤溶活性多是减低的。以上改变均有助于血栓形成。NS患者血栓栓塞的发生率6%~44%，静脉血栓较动脉血栓常见。

(十一)高凝血因子水平

凝血因子活性的正常水平范围较大，一般在50%~150%。凝血因子水平在90%普通人群水平之上视为高水平。高水平的凝血酶原、FⅧ、FⅨ、FⅪ以及高水平的凝血酶激活的纤溶抑制物(TAFI)可使静脉血栓的危险性增加2~3倍。高水平凝血因子的原因不详，但从家庭聚集现象和有些凝血因子随年龄增长而增长来看，可能为遗传性和获得性因素综合所致。

（十二）高同型半胱氨酸血症

在高加索人群中，同型半胱氨酸水平轻度升高者占 5%~10%，中国汉族人群中的情况与之相似，接近 10%。升高的原因可以是前述的 *MTHFR 677T* 基因变异型，但大多是获得性因素所致，如叶酸或维生素 B$_6$ 或维生素 B$_{12}$ 摄入不足，胱硫醚 β- 合成酶缺乏者极为少见。

（十三）D-二聚体水平升高

最近认为血浆中 D- 二聚体水平持续升高是独立的静脉血栓栓塞危险因素。

第三节　易栓症的临床表现

易栓症的主要临床表现为血栓形成，血栓类型以静脉血栓为主，也可以有动脉血栓和微血栓形成，主要取决于由何种易栓症引起（表 8-3-1）。

在静脉血栓形成中以深静脉血栓形成（DVT）的危害较大。血栓脱落引起肺血栓栓塞（PTE）是 DVT 常见和严重的并发症，也是静脉血栓形成导致死亡的主要原因。由于 DVT 常发生 PTE，PTE 常源于 DVT，故目前将两者合称为静脉血栓栓塞症（venous thromboembolism，VTE），是易栓症最常见的血栓类型。

表 8-3-1　不同易栓症的血栓类型

以静脉血栓栓塞为主	静脉和（或）动脉血栓栓塞
杂合子因子 V Leiden	抗磷脂综合征
杂合子凝血酶原 G20210A	高同型半胱氨酸血症
杂合子抗凝血酶缺陷	阵发性睡眠性血红蛋白尿血症
杂合子蛋白 C 缺陷	骨髓增殖性肿瘤
杂合子蛋白 S 缺陷	纯合子遗传性易栓症
肿瘤	

每一种遗传性易栓症或获得性易栓因素诱发静脉血栓的危险度不尽相同（表 8-3-2）。通常情况下，仅存在一种血栓危险因素一般不引起 VTE，但多种血栓危险因素并存时，无论是遗传性易栓症与获得性易栓状态并存，还是几种遗传性易栓症或几种获得性易栓状态并存，VTE 的危险性大大增加。大多情况下，遗传性易栓症是在获得性易栓状态下发生血栓事件。

同时存在一种以上遗传性易栓症时血栓形成的相对危险性增高。单纯 F V Leiden 或单纯 PC 缺陷症时的血栓形成的发生率分别为 10% 和 36%，但两者并存时，则增高至 73%。在某些西方国家，这两者基因缺陷并存现象可达 1/3000~1/10 000。F V Leiden 与 F Ⅱ G20210A 或 F V Leiden 与 AT 缺陷并存时，首次血栓形成的年龄常提前，血栓事件也往往较严重。有些遗传异常，如 F V HR2 单倍体，只有同时存在其他遗传异常时静脉血栓的危险性才会增高。

遗传性易栓症与获得性易栓状态并存时血栓危险性增高，例如，F V Leiden 杂合子妇女的 VTE 的危险性升高 4~7 倍，口服避孕药的妇女 VTE 危险性增高 3 倍，而 F V Leiden 杂合子妇女口服避孕药时,VTE 的相对危险性升高约 34 倍。这可能是由于口服避孕药诱发了 APC-R,加重了 F V Leiden 引发的生化缺陷。再如,同为绝经后于 55 岁开始雌、孕激素替代,F V Leiden 妇女 VTE 的年危险性大约为 1%,非 F V Leiden 妇女仅为 0.1%,相差 10 倍。

尽管可以诱发动脉血栓栓塞,但常见的遗传性易栓症似乎并非动脉血栓的重要危险因素。

易栓症还可伴有其他临床表现。例如,产科并发症,尤其是反复自然流产或胎死宫内是抗磷脂抗体综合征的主要表现。各种遗传性易栓症的妇女可有流产和宫内发育延迟,其可能的机制是胎盘血管床微血管血栓形成导致胎盘功能不全。遗传性易栓症还可引起严重先兆子痫和 HELLP 综合征(溶血、肝酶升高、血小板减少综合征)等表现。

表 8-3-2 不同易栓症发生静脉血栓栓塞的相对危险度比较

易栓症	估计的相对危险度
抗凝血酶缺陷症	8~10
蛋白 C 缺陷症	7~10
蛋白 S 缺陷症	8~10
因子 V Leiden/抗活化蛋白 C 症	3~7
凝血酶原 G20210A 突变	3
因子Ⅷ：C 升高	2~11
因子Ⅸ：C 升高	2~3
因子Ⅺ：C 升高	2
轻度高同型半胱氨酸血症	2.5~2.6
抗心磷脂抗体	
所有患者	1.6
高效价患者	3.2
狼疮抗凝物	11

第四节 易栓症的诊断

一、要提高易栓症的诊断率,关键在于提高对易栓症的认识

遇到下列情况建议接受遗传性易栓症筛查:①发病年龄较轻(< 50 岁);②有明确 VTE 家族史;③复发性 VTE;④少见部位(如下腔静脉、肠系膜静脉、脑、肝、肾静脉等)的 VTE;⑤特发性 VTE(无诱因 VTE);⑥女性口服避孕药或绝经后接受雌激素替代治疗的 VTE;⑦复发性不良妊娠(流产、胎儿发育停滞、死胎等);⑧口服华法林抗凝治疗中发生双香豆素性皮肤坏死;⑨新生儿暴发性紫癜。

不建议健康人群常规进行遗传性易栓症的排查。鉴于遗传性易栓症的血栓类型主要为 VTE,也不建议动脉血栓患者常规进行遗传性易栓症排查。

对于已知存在遗传性易栓症的 VTE 患者的直系血亲是否进行相应遗传性易栓症的筛查存在争议。但毋庸置疑,直系血亲若接受了筛查,当其面临获得性易栓症,尤其是女性在拟妊娠或使用口服避孕药/激素替代治疗时,有利于判断发生血栓栓塞的风险度,并助其抉择。

二、易栓症筛查项目

遗传性易栓症筛查的检测项目至少应包括凝血 4 项(PT、APTT、TT 和纤维蛋白原)、AT 活性、PC 活性、PS 活性、空腹同型半胱氨酸水平。也可酌情检测因子Ⅷ、Ⅸ、Ⅺ和Ⅻ活性水平检测等。存在抗凝蛋白活性下降的个体,有条件时应进行相关抗原水平的测定,明确抗凝蛋白缺陷的分型。F Ⅴ Leiden 突变和 F Ⅱ G20210 突变在中国人群中甚为罕见(高加索血统的少数民族除外),不建议常规筛查。但对于有明确血栓家族史而无明确诱发因素的特发性 VTE 患者,如果抗凝蛋白检测未发现异常,可进行 APC-R 试验及 F Ⅴ Leiden 突变和 FⅡ G20210A 突变的基因检测。纤溶蛋白缺陷甚为罕见,仅于必要时检测。获得性易栓因素应包括抗磷脂抗体(狼疮抗凝物、抗心磷脂抗体、β_2GP1)、D- 二聚体。国外有学者建议对于特发性静脉血栓或血栓性静脉炎患者进行隐匿性恶性肿瘤筛查,筛查项目包括便潜血试验、盆腔检查、前列腺检查(男性)、痰细胞学、肿瘤标记物检测、腹部和盆腔超声波及 CT、乳腺超声检查或乳腺导管造影术(女性)、胃镜、结肠镜等。但筛查的费用较高,有些筛查存在一定危险,筛查结果假阳性可能会给患者造成精神负担。

对于血栓患者,易栓症筛查有助于预测血栓复发的危险性。例如:临床上无明显诱发因素的 VTE 患者,血栓的年复发率可达 7%~10%,其中大约半数左右的患者通过易栓症检测可发现至少存在一种易栓缺陷;证实为易栓症的静脉血栓患者,不同易栓因素的复发危险性不尽相同,以血浆 FⅧ水平持续升高和抗磷脂抗体阳性的危险性最高(表 8-4-1);具有多种易栓缺陷的静脉血栓患者,复发的危险性比仅具有一种缺陷的患者高;抗凝治疗中和治疗结束后 D- 二聚体浓度居高不下者,静脉血栓复发的危险性升高 2 倍。

表 8-4-1　不同易栓症患者初发静脉血栓栓塞后复发的相对危险度比较

易栓症	估计的相对危险度
抗凝血酶缺乏、蛋白 C 缺乏、蛋白 S 缺乏	2.5
因子Ⅴ Leiden 突变	1.4
凝血酶原 G20210A 突变	1.4
因子Ⅷ：C 升高	6~11
轻度高同型半胱氨酸血症	2.6~3.1
抗磷脂抗体	2~9

对于易栓症患者的亲属,尤其是无症状者,进行易栓症筛查是否有益尚存争议。西方国家 VTE 的年发病率为 2‰~3‰,而在易栓症患者家族中进行的前瞻性研究表明,VTE 初次发作的危险性在 AT 缺陷症患者的亲属中大约为每年 4.0%,在 PC 或 PS 缺陷症患者的亲属中大约为每年 1.5%。因此,如果患者的亲属被证实存在相同的易栓缺陷,当处于血栓高危情况时(例如妊娠期),预防性抗凝有可能避免发生静脉血栓。

三、遗传性易栓症检测的时机

遗传性抗凝蛋白活性的检测受到许多获得性因素（如消耗过多、生成减少和质量异常）的影响，例如：血栓急性期或弥散性血管内凝血时抗凝蛋白消耗增多，若此时测定抗凝蛋白，其结果不能用来诊断或排除任何一种遗传性抗凝蛋白缺陷；肝脏疾病，尤其是晚期肝病，由于抗凝蛋白合成减少，若诊断遗传性抗凝蛋白缺陷需慎重；PC 和 PS 的合成也依赖维生素 K，口服华法林的患者或者维生素 K 缺乏症的患者除了凝血因子水平降低，常常有 PC 和（或）PS 水平降低，不能作为遗传性缺陷的诊断凭据。

基于上述理由，对于 VTE 患者，遗传性抗凝蛋白缺陷症的筛查不宜在血栓急性期和抗凝状态下进行。如果已经开始口服华法林治疗，应在停用华法林至少 2 周后再行有关检测。对于非 VTE 者和非抗凝者，为排除抗凝蛋白活性水平受获得性因素影响出现一过性降低，一般不应仅凭一次实验室检测的结果确诊遗传性抗凝蛋白缺陷症。

如果有血栓栓塞的表现，应行相应的实验室检测和影像检查。

四、诊断 APS 的注意事项

APA 主要包括 LA、ACA 和 β2GP1，但尚有许多抗磷脂抗体未被知晓或不能常规检测，故 LA、ACA 和 β2GP1 阴性不能完全排除体内存在 APA；血浆标本中若含有血小板碎片，可引起 APA 假阴性，建议血浆标本在测定前最好先高速离心或过滤；仅凭一次 APA 阳性不能确诊抗磷脂综合征，需至少间隔 12 周重复检测一次，若仍阳性方可确诊；一过性 APA 阳性可见于健康人（检出率约为 5%）和使用了某些药物（如：普鲁卡因胺、奎尼丁、青霉素），无明显临床意义。

第五节　易栓症的血栓防治

一、易栓症的血栓预防

易栓症预防血栓形成重于血栓治疗。如前所述，若仅存在一种血栓危险性相对较低的易栓症，无论是遗传性还是获得性，一般不引发血栓。因此，避免几种易栓症并存，主要是避免获得性血栓危险因素，对于预防血栓形成至关重要，如避免长期制动、肥胖、口服避孕和绝经后激素替代疗法等。当获得性血栓危险因素不可避免时，或遇血栓危险性相对较高的获得性易栓状态时，如妊娠、外伤、血栓高危手术、具有血栓高风险的内科患者（如肿瘤、APS）等，应酌情给予预防性抗凝治疗。非抗凝的血栓治疗方法，如弹力袜，也可用于某些情况下的 VTE 预防，如长时间乘坐飞机、汽车等交通工具时。正常女性妊娠期和产褥期静脉血栓栓塞的危险性高于平时，若孕妇具有遗传性易栓症，危险性明显升高。既往无 VTE 史的孕妇，若有遗传性 AT 缺陷，一般建议妊娠期和产褥期进行血栓预防；若有遗传性 PC 缺陷、PS 缺乏等，可严密随访，也可给予预防剂量的低分子量肝素或小剂量未分组肝素。既往有过 VTE 史的遗传性易栓症孕妇，原则上都应给予预防剂量至治疗剂量的肝素抗凝治疗。

二、易栓症发生 VTE 的治疗

VTE 的治疗包括抗凝治疗、溶栓治疗、血栓去除术、静脉滤器等,其中抗凝治疗为主要的治疗方法。

VTE 急性期治疗的主要目的是控制 DVT 进展、防止发生 PE 和纠正血流动力学异常,主要采用抗凝治疗。有急性静脉性坏疽和大块 PE 伴血流动力学异常(血压下降)和低氧血症的患者可予溶栓治疗,此类患者仅约占 10%。有些情况下可考虑手术取栓。如果急性 DVT 有抗凝、溶栓的禁忌,可酌情安置下腔静脉滤网,防止致死性 PE 的发生。急性期后的治疗则以防止 DVT 和 PE 复发和避免并发症为主,应坚持按预期抗凝强度和疗程进行抗凝治疗。

（一）抗凝治疗

目前抗凝治疗一般分为初始抗凝治疗、长疗程抗凝治疗和延续抗凝治疗 3 个阶段（图 8-5-1）。

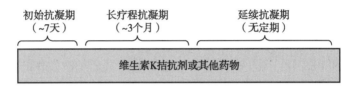

*未分组肝素、低分子量肝素、磺达肝素；#包括低分子量肝素、达比加群、利伐沙班

图 8-5-1　VTE 抗凝治疗分期

原则上讲,一旦疑诊急性 VTE,若没有抗凝禁忌,应立即开始初始抗凝治疗,切忌一味等待确诊 VTE 的检查结果而贻误治疗时机。但也有学者认为,应该对临床疑诊 VTE 的患者首先进行可能性分析,低度可能的患者可以酌情等待实验和影像检测结果,不急于给予抗凝治疗。根据药源、经济条件等,初始抗凝可采用未分组肝素（UFH）、低分子量肝素（LMWH）或磺达肝癸钠。鉴于 UFH 致 HIT 的风险相对较高,目前推荐尽量首选 LMWH 或磺达肝癸钠。初始抗凝一般持续 7 天,然后进入长疗程抗凝阶段。

所有接受初始抗凝治疗的急性 VTE 患者均建议接受长疗程抗凝。虽然长疗程抗凝可以继续使用肝素类药物,但肝素类药物需注射给药,长期使用不方便,故除了肿瘤为 VTE 触发因素外,推荐使用口服抗凝药。目前最常用的口服抗凝药仍是华法林。由于口服华法林起效慢,且给药后 PC 和 PS 水平的降低先于凝血因子水平的降低,造成给药初期一过性高凝状态,可出现血栓栓塞加重的现象,尤其是 PC 和 PS 缺陷症的患者,故华法林需要与 UFH 或 LMWH 重叠使用至少 5 日或待 PT 的国际正常化比值（INR）≥ 2.0 后再停用肝素类药物。目前推荐在开始初始治疗的当日即重叠使用华法林,可缩短住院天数。华法林的抗凝强度一般以 INR 维持在 2.0~3.0 为宜。2012 年的 ACCP 指南已将新型口服的凝血因子的直接抑制剂,如抗因子 Xa 的利伐沙班（rivaroxaban）和抗凝血酶的达比加群（dabigatran）列入长期抗凝的备选药物,而且可以取代肝素类药物,自初始抗凝治疗起即开始使用。此类药物具有起效快、不依赖抗凝血酶而直接抑制因子 Xa 或凝血酶、一般毋需监测、没有肝素诱导的血小板减少症（HIT）的风险等优点,有望成为今后长期抗凝治疗的主流药物。以往推荐长疗程抗凝的疗程至少 3~6 个月,但近年来的临床试验表明,急性 VTE 抗凝 3 个月的患者与抗凝大于 3 个月的患者相比,复发的危险度相似,故 2012 年 ACCP 指南推荐的疗程为 3 个月。

抗凝 3 个月后进入延续抗凝治疗阶段,主要目的是预防 VTE 再发,抗凝期限不定,需定期再评估停止抗凝后的血栓复发危险性和继续抗凝的出血危险性,决定抗凝的期限。

抗凝蛋白缺陷症患者的抗凝具有一定的特殊性。肝素是通过增强抗凝血酶的抗凝活性起抗凝作用的。由于肝素的抗凝机制是增加抗凝血酶的抗凝作用,故遗传性 AT 缺陷症的患者,肝素抗凝可能会出现耐药。肝素耐药的部分原因为用药数日后 AT 水平进一步减少,可减少约 30%。加大剂量可能会部分克服耐药。输注 AT 浓缩物对克服肝素耐药可能有效,但国内无 AT 制剂上市,可试用新鲜冰冻血浆,补充 AT。已知或疑似遗传性 PC 或 PS 缺陷症的患者,基于上述口服华法林初期可产生一过性高凝状态,华法林需在完全肝素化下开始给予,且应以相对低剂量开始,逐渐加量。

停止抗凝后血栓复发的危险性主要取决于血栓急性期抗凝疗程是否充分和患者自身的 VTE 复发危险因素。就后者而言,一般来说,VTE 触发因素为可逆性手术因素的患者,VTE 复发的危险性低于触发因素为可逆性非手术因素的患者,更低于找不到血栓触发因素的患者,这三种情况停止抗凝后 1 年后 VTE 累积复发的估测率依次为 1%、5% 和 10%,5 年后依次为 3%、15% 和 30%。其次,复发的危险性还取决于血栓的部位。下肢近端 DVT 的危险性高于远端 DVT 和 PE,第二次 VTE 或多次复发的 VTE 高于初次发作的 VTE。其他危险因素包括停药后 D- 二聚体水平居高不下、静脉血栓残留、男性等。经综合分析上述血栓复发的危险性,若存在下述情况,如无禁忌证,应接受延续抗凝治疗:①存在一种以上易栓因素;②遗传性抗凝蛋白缺陷;③获得性易栓症持续存在(如肿瘤、抗磷脂综合征);④少见部位的血栓形成;⑤复发性血栓形成;⑥超声检查发现 DVT 持久残留;⑦D- 二聚体水平持久升高;⑧并发 PE 相关慢性肺动脉高压。究竟延续抗凝多长时间,需定期(如每半年或 1 年)再评估血栓复发的危险性,决定是否终止抗凝。

抗凝 3 个月内的出血危险性可能相对较小,超过 3 个月出血危险性随时间而增加。抗凝治疗的出血危险因素包括年龄 > 65 岁、有出血既往史、近期接受过手术治疗、肿瘤、肾衰竭、肝功能衰竭、糖尿病等合并症、血小板减少、贫血、抗血小板治疗、抗凝过量、脑卒中既往史等。不具备上述任何因素者,抗凝治疗发生大出血的危险性低,具有一种危险因素者为大出血中度危险,具有两种或两种以上危险因素者则为高度危险。

(二)VTE 急性期的其他抗血栓治疗

1. 溶栓治疗　下肢急性近端 DVT 不主张常规行全身溶栓治疗或导管引导下溶栓治疗。但如果认为患者将来发生下肢血栓后综合征的风险极高,溶栓治疗有望避免其发生,且没有溶栓禁忌,可以考虑给予导管下溶栓治疗。若没有导管下溶栓的经验和条件,也可以行全身溶栓治疗。

急性 PE 不主张常规溶栓治疗。但若伴有低血压,且无出血高风险,建议尽早给予全身溶栓治疗。即使没有低血压,但临床上判断其将来发生肺动脉高压的可能性较大,也可考虑溶栓治疗。

2. 血栓去除术　下肢急性近端 DVT 不主张常规采用手术取栓。若实施了手术取栓,应续以与未接受手术的患者相同强度的抗凝治疗。如果急性 PE 伴有低血压但有溶栓禁忌,或溶栓失败,或在全身溶栓起效前患者就有可能因休克等原因导致死亡,可以请有经验的医师实施导管下血栓去除术或手术去除血栓。

3. 下腔静脉滤器　下肢急性 DVT 或急性 PE 均不主张常规安置下腔静脉滤器。但患者若有抗凝禁忌，可以考虑安放临时滤器，待出血风险消除后，取出滤器，给予常规抗凝。

4. 弹力袜　下肢急性症状性 DVT 应坚持穿戴弹力袜，推荐至少穿戴 2 年，以预防血栓后综合征。

（三）特殊情况下的抗凝治疗

1. 抗凝血酶（AT）缺陷症　肝素是通过增强抗凝血酶的抗凝活性起抗凝作用的。有些 AT 缺陷症的患者对肝素耐药，需用大剂量。肝素耐药的部分原因为用药数日后 AT 水平进一步减少，可减少约 30%。AT 浓缩物对克服肝素耐药有效。国内无 AT 制剂上市，遇肝素耐药时，可输注新鲜冰冻血浆，补充 AT。已知或疑似遗传性 PC 或 PS 缺陷症的患者，口服抗凝需在完全肝素化下开始，华法林应以相对低剂量开始，逐渐加量。

2. 恶性肿瘤　一旦出现 VTE，治疗往往较困难。一般不主张溶栓，因为有促进肿瘤转移的潜在可能。抗凝治疗的出血并发症高于非肿瘤患者，而且 VTE 复发率也较高。肿瘤患者予华法林治疗尤为困难，原因有多种：纳差和呕吐，使 INR 难以维持在治疗范围；慢性弥散性血管内凝血和广泛肝转移；华法林与化疗药或抗生素相互作用，影响抗凝效果；因血小板减少和有创操作（如胸腔穿刺和腹腔穿刺）而必须中止抗凝；需经常取血查 INR，而肿瘤患者静脉穿刺往往有困难。因此，有条件者可采用长期 LMWH 抗凝治疗。与华法林相比，LMWH 的优点为无需实验室监测，出血的危险性低，血栓复发率低。

临床试验表明，肿瘤患者发生 VTE 后长疗程抗凝的血栓复发率低于短疗程抗凝。目前提倡：只要肿瘤未控制或已转移，应持续给予抗凝治疗。病情稳定的肿瘤患者，至少抗凝 6 个月或直到化疗或激素替代疗法结束。

3. 抗磷脂综合征　无症状的单纯抗磷脂抗体阳性患者一般无需特殊治疗，可观察或给予小剂量阿司匹林。当接受较大手术时，应预防性给予肝素抗凝。继发于 SLE 等自身免疫性疾病的抗磷脂抗体阳性患者采用激素等免疫抑制剂治疗，常可使抗体减少或消失，是否预防性抗凝治疗尚无定论。

抗磷脂综合征患者一旦发生血栓栓塞并发症，停止抗凝治疗后血栓复发率高，一般主张除非患者怀孕，应长期口服抗凝，如为动脉血栓，还应加用血小板聚集抑制剂。口服华法林时，狼疮型抗凝物的存在可能会给 INR 值的调整带来困难，应该密切注意出血并发症或血栓复发。

初次怀孕的抗磷脂综合征妇女，如无血栓形成既往史，不一定行预防性抗凝。既往有过流产的抗磷脂综合征妇女再次妊娠时可酌情持续给予 UFH 或 LMWH，预防流产。

4. 围术期　高危手术，例如全髋或全膝置换术，手术前后应接受预防性抗凝治疗。预防性抗凝可采用肝素，尤其是 LMWH，一般抗凝至术后 7~10 天。但美国的一项回顾性多中心研究表明，19 586 例接受全髋和 24 059 例接受全膝置换术的患者术后 3 个月内 DVT 或 PTE 的发生率分别为 556 例（2.8%）和 508 例（2.1%），其中出院后诊断血栓栓塞的患者在全髋置换术后占 76%，在全膝置换术后占 47%，提示出院后仍需继续抗凝。但也有研究提示对于大多全髋或全膝置换的患者，术后预防性肝素抗凝超过 7 天并无益处。

术前已采用华法林抗凝的患者，于术前 4 天停用华法林一般可使国际正常化比值（INR）在手术日降至 1.5 或更低。术前一直采用肝素抗凝者一般于手术前一天晚上或手术当日停用肝素，但术前采用 LMWH 抗凝的患者手术麻醉时需注意：①脊髓穿刺应在停用 LMWH 后 18~24 小时以上进行；②单剂给药脊髓麻醉优于持续硬膜外麻醉；③接受持续麻醉的患者,硬膜外导管宜留置过夜,次日拔除;④术后恢复使用 LMWH 应在导管拔除后至少 2 小时。应密切观察脊髓压迫的早期体征,如进行性下肢麻木或无力、肠道或膀胱功能障碍,对于怀疑脊髓血肿的患者,必须尽快行诊断性造影和手术治疗以避免永久性瘫痪。

5. 妊娠和产褥期 虽然妊娠期和产褥期静脉血栓的危险性增加,但若无其他血栓高危因素无需预防性抗凝。既往无 VTE 史的孕妇,如果有 AT 缺乏,应积极进行血栓预防,而有其他血栓危险因素,如 PC 缺乏、PS 缺乏等,可严密随访,或给予预防剂量的 LWMH 或小剂量 UFH,并在分娩后给予治疗剂量的抗凝。既往有过 VTE 史的孕妇,原则上都应给予预防剂量至治疗剂量的肝素抗凝。

因为有其他获得性易栓危险因素或遗传性易栓症而接受抗凝治疗的妇女,若怀孕需注意以下问题:①华法林能通过胎盘,有致畸(华法林胚胎病)和引起胎儿出血的可能。华法林胚胎病特指因妊娠 6~12 周服用华法林引起的胎儿畸形,发生率可达 6.4%。胎儿的特征性异常包括鼻发育不良和(或)骨骺点状钙化。因此,口服抗凝的妇女出现计划外妊娠应立即停用华法林,改用肝素。UFH 或 LMWH 均不能通过胎盘,对胎儿是安全的。正在接受口服抗凝的妇女拟怀孕时,最好先改为肝素抗凝再受孕。②妊娠头 3 个月禁用华法林,妊娠的最后 1 个月也不宜使用,以防分娩时胎儿颅内出血和产妇出血过多。目前,一般推荐整个妊娠期间持续使用肝素,避免使用华法林。有研究表明,出生前接触过香豆素类的儿童可出现神经系统功能的轻微障碍,而且智商较低(IQ < 80)。但妊娠期持续使用肝素,孕妇存在出血、肝素诱导的血小板减少症(HIT)和骨质疏松等问题,后者使骨折的危险性增加。LMWH 比普通肝素引起 HIT 和骨质疏松的危险性低。③UFH 和 LMWH 不会分泌入乳汁,产后使用是安全的。华法林不会给母乳喂养的婴儿带来抗凝作用,也可用于产后抗凝。

6. 肾功能不全时 LMWH 的使用 LWMH 主要从肾脏排泄,此时需减量。必要时应根据 FXa 活性调整剂量。

7. 肥胖患者使用 LMWH 的注意事项 LMWH 一般按体重计算剂量。但体重过重者,尤其是超过 100kg 者,仍按体重计算会出现剂量不足或过量,宜根据 FXa 活性调量。

(赵永强 朱铁楠)

参 考 文 献

1. 朱铁楠,赵永强. 易栓症诊断中国专家共识. 中华血液学杂志,2012,33:982.

2. 朱铁楠,赵永强,丁秋兰,等. 汉族健康人群蛋白 C、蛋白 S 和抗凝血酶活性水平及活性缺乏发生率的研究. 中华血液学杂志. 2012,33:127-130.

3. 闫振宇,华宝来,赵永强,等. 672 例静脉血栓栓塞症相关危险因素分析. 中华血液学杂志,2007,20:579-582.

4. 宁亚,李文. 组织因子途径抑制物 -1 与深静脉血栓形成的研究进展. 中国老年学杂志,2010,30:1611-1613.

5. 刘秀娥,杨林花,侯丽虹,等. 静脉血栓栓塞症组织因子途径抑制物 C-399T 多态性的研究. 临床血液学杂志,2009,22(5):238-240.

6. 王兵, 张武臣, 张畔, 等. 中国汉族人血栓性疾病与抗活化蛋白 C 关系的系统评价. 中国微循环, 2007, 11: 154-157.

7. 储海燕, 江诸, 王鸿利, 等. 上海地区深静脉血栓形成患者抗活化的蛋白 C 及 F V Leiden 突变的初步调查. 中华血液学杂志, 1996, 17: 462-465.

8. 马艳, 张庆华. 新疆维吾尔族正常人群抗活化的蛋白 C 发生率的调查. 中华血液学杂志, 1996, 17: 468.

9. 张之南, 郝玉书, 赵永强, 等. 血液病学. 2 版. 北京: 人民卫生出版社, 2011: 1156-1166.

10. Cai H, Hua B, Zhao Y, et al. A Novel Mutation (G2172 → C) in the Factor V Gene in a Chinese Family with Hereditary Activated Protein C Resistance. Thrombosis Research, 2010, 125: 545-548.

11. Kearon C, Akl EA, Comerota AJ, et al. Antithrombotic Therapy for VTE Disease Antithrombotic Therapy and Prevention of Thrombosis, 9th ed: American College of Chest Physicians Evidence-Based Clinical Practice Guidelines, Chest, 2012, 141: e419S-e494S.

第九章

临床各科出血和血栓性疾病

第一节 感染性疾病与出血和血栓

细菌、病毒、真菌等各种致病微生物引起的感染性疾病都可能导致患者出凝血功能障碍，并最终导致各种出血或血栓并发症，例如弥散性血管内凝血（DIC）、溶血尿毒综合征（HUS）、血栓性血小板减少性紫癜（TTP），甚至包括血管炎的发生。当全身性感染导致凝血系统激活后，患者可无任何临床表现而仅发现有实验室指标的异常，也可以伴有临床显著的出血或血栓表现甚或两者并存。患者的临床症状与体征并无致病原特异性，而主要取决于感染的严重程度和机体的反应情况。本章将就不同致病微生物导致的出凝血功能障碍的机制进行分别的讨论，其中对革兰阴性菌感染所致脓毒症与 DIC 的发生机制以及相关治疗进展着重进行了阐述。

一、感染性疾病导致出凝血障碍的临床表现

感染性疾病常可导致患者出现血小板计数的改变。一些慢性感染性疾病如结核、骨髓炎、亚急性细菌性心内膜炎及霉菌、细菌感染恢复期患者常可继发血小板的增多，多为轻度到中度，血小板形态与功能一般正常，很少引起出血或血栓形成。多种感染性疾病可导致血小板减少症的发生，其中以病毒感染最为多见，但伴有显著出血表现的重度血小板减少并不常见。通常认为引起血小板减少的机制为免疫介导，其中包括血小板生成受抑、血小板破坏增多或两者合并存在。病毒与血小板的直接相互作用亦可导致血小板减少。此外，病毒感染导致的内皮细胞损伤可导致血小板的黏附和消耗增加。常见可以导致血小板减少的病毒感染包括腮腺炎、风疹、麻疹、水痘、播散性单纯疱疹、巨细胞病毒（CMV）感染、传染性单核细胞增多症、流行性出血热、登革热等。CMV 和 EBV 感染在部分患者可导致噬血细胞性组织细胞增多症（HLH）而引起重度血小板减少和出血表现。此外，严重细菌感染亦可能导致血小板减少的发生，特别是伴有 DIC 的患者，其发生机制主要与血小板消耗增多相关。

DIC 是感染性疾病导致出凝血功能障碍的典型例证，具有相当高的病死率。DIC 是指不同病因（包括感染性疾病以及非感染性疾病）导致的以失控的血管内凝血为特征的获得性临床病理综合征。DIC 可源于或导致微血管系统的损伤，严重时可造成患者的器官功能障碍。凝血系统激活、小或中等血管内的纤维蛋白广泛沉积及微血栓形成，是导致 DIC 患者发生多脏器功能障碍的重要原因。由于血小板和凝血因子的大量消耗以及继发性的纤溶亢进，导致患者亦可出现各种各样不同程度的出血表现，如动静脉穿刺部位出血、皮肤出血点、紫癜或瘀斑、深部血肿、咯血、尿血或消化道出血等。在包括脑膜炎双球菌、肺炎链球菌

在内的细菌或一些病毒感染患者还可观察到暴发性紫癜的发生。Waterhouse-Friderichsen 综合征即是脑膜炎球菌感染导致的一种严重并发症，以高热、皮肤紫癜和循环衰竭为其特点。深部脏器出血可无任何症状，但在某些重要脏器如肾上腺亦可能导致循环衰竭的发生。由于 DIC 患者常常血栓和出血表现同时存在，因此给临床治疗带来难题。关于不同疾病导致 DIC 的具体发病机制、临床表现及其治疗措施详见本书。

包括深静脉血栓形成和肺栓塞在内的血栓栓塞症亦可见于感染性疾病患者，特别是在长期卧床或合并有多种并发症的患者。在一项对感染性疾病的住院患者给予小剂量皮下肝素预防性抗凝治疗的研究中，预防性抗凝组与未预防组相比其血栓栓塞症的发生率有显著下降，但并未显示出血栓栓塞症相关病死率的差异。

TTP 和 HUS 均为血栓性微血管病的一种亚型，以血小板减少、微血管病性溶血性贫血、发热、肾功能损害和神经系统异常为特征。经典型 HUS 患者常有先期出血性腹泻的临床表现，其发病与产生志贺毒素的大肠杆菌 O157∶H7 的感染密切相关。2011 年德国爆发的 O104∶H4 型肠出血性大肠杆菌感染疫情，导致了数百例患者出现了 HUS 相关表现。

血管炎以局限性或广泛性血管损伤为特征，常因皮肤小血管腔内血栓形成引起缺血或局部组织损伤继发的出血而导致。结核杆菌以及多种病毒感染如乙型肝炎病毒、巨细胞病毒和单纯疱疹病毒等均可导致血管炎的发生。

二、血管内皮细胞与炎症中凝血系统激活

血管内皮细胞在炎症导致凝血系统活化过程中扮演了重要的角色。某些病毒感染可直接导致血管内皮的损伤，例如单纯疱疹病毒、腺病毒和副流感病毒等。在感染急性期，致病原可直接作用于血管内皮细胞或通过炎症介质间接发挥作用，导致血管内皮细胞的活化及其抗栓调节机制的失活。促炎细胞因子包括 IL-1、肿瘤坏死因子 -α（TNF-α）、IL-6 可促进血管内皮细胞组织因子（TF）和血管性血友病因子（vWF）的表达，同时使内皮细胞凝血酶调节蛋白（TM）和血管内皮细胞蛋白 C 受体（EPCR）的表达下调，生理性的抗凝机制（抗凝血酶Ⅲ、活化蛋白 C）及纤溶受抑。上述变化导致血管内皮细胞从抗凝转为促凝倾向。同时，血管内皮细胞在感染后其表面黏附分子表达增加，通过与中性粒细胞与血小板的相互作用而促进局部的炎症反应和凝血进程。此外，血管内皮细胞在损伤或活化后可释放出具有促凝活性的微颗粒（携带有 TF），而进一步参与炎症反应与凝血系统的调节。

三、各种病原体感染相关的出血 / 血栓性疾病

（一）革兰阴性菌感染

脓毒症（Sepsis）是指由感染或高度可疑感染灶引发的全身炎症反应综合征。常见导致脓毒症和感染性休克的革兰阴性菌主要为消化道和泌尿生殖系的机会性致病菌例如大肠杆菌、克雷伯杆菌、肠杆菌、变形杆菌，还包括奈瑟菌及铜绿假单胞菌等。

虽然近年来革兰阳性菌感染导致的脓毒症有显著增加，但多数针对感染和出凝血病理生理机制的研究主要集中于革兰阴性菌。内毒素，即革兰阴性菌细胞壁上的脂多糖（LPS）成分，是导致全身性感染临床综合征的主要原因。既往许多研究通过活细菌或纯化的 LPS 诱导的动物模型，对脓毒症的发病机制、细胞因子释放模式以及凝血及纤溶系统的改变等方面进行了广泛而深入的观察。

当革兰阴性菌或 LPS 进入血液循环后，LPS 与机体 LPS 结合蛋白相结合，然后进一步

与细胞表面或游离型的受体 CD14 结合形成复合物。LPS-CD14 复合物可激活 Toll 样受体（TLRs）特别是 TLR4，通过该信号通路来引发机体的免疫反应。其中单核巨噬细胞被激活后，可释放多种炎症调节细胞因子如 IL-1、IL-6、IL-8、TNF-α、干扰素 -β 和 IL-10 等，同时其细胞表面表达 TF 并产生 TF 微颗粒。感染后早期的促炎反应对于机体对抗各种感染至关重要；而在疾病的恢复期，各种抗炎的细胞因子则保护机体避免受到过度的炎症损伤。因此，机体各种促炎和抗炎反应的平衡对感染患者最终的临床结局起到了决定性的作用。

脓毒症早期的细胞因子风暴见于 LPS 暴露后的 30~90 分钟，随后的机体反应包括中性粒细胞活化、一氧化氮和进一步的细胞因子释放，激肽、补体产物和脂质介质的生成以及在感染局部的组织其细胞黏附分子表达增加。中性粒细胞作为重要的细胞介质，不仅可以释放蛋白水解酶，还可产生包括髓过氧化物酶（MPO）、中性粒细胞弹性蛋白酶和组织蛋白酶 G 在内的活性氧自由基。中性粒细胞产生的由 DNA 和颗粒蛋白构成的中性粒细胞胞外诱捕网结构除了具有杀灭病原体的功能外，还同时具有促凝活性。中性粒细胞胞外诱捕网可以活化血小板、促进凝血酶的生成，并通过增强活化蛋白 C 抵抗而对抗凝通路产生抑制作用。

高迁移率族蛋白 1（HMGB1）作为严重脓毒症（severe sepsis）重要的晚期炎症介质，在 LPS 作用后的 24 小时其水平升高。HMGB1 与脓毒症患者上皮细胞屏障受损和急性心脏骤停相关，而 TNF-α 则在感染性休克的发生中起到更为重要的作用，以肠道出血性坏死、肾脏和肺部炎症和肾上腺坏死等为其特征。

在健康志愿者或动物单次给予 2~4ng/kg 的 LPS，在机体产生症状性的炎症反应的同时即可引发促凝反应。在给予 LPS 后的 30~90 分钟内即可检测到 TNF-α 和 IL-6 的水平升高，与此同时血白细胞内 TF mRNA 迅速生成并表达 TF，因子 X 被激活转化为因子 Xa。随后，血浆中凝血酶原片段 1+2 和凝血酶 - 抗凝血酶Ⅲ复合物水平升高并在 4~6 小时后达峰，提示凝血酶有缓慢而持续地生成。静脉注射 LPS 后，机体的纤溶系统变化呈双相性，初期组织纤溶酶原激活物（t-PA）升高而导致纤溶系统活化，随后纤溶酶原激活物抑制物 -1（PAI-1）的产生增加而导致纤溶系统的受抑。在健康志愿者静脉注射 TNF 亦可观察到纤溶系统类似的变化。上述凝血和纤溶系统反应的最终结果导致了脓毒症患者 DIC 的发生。

归纳来说，感染性疾病导致 DIC 的发病机制主要涉及以下几个方面：①凝血系统活化：TF 表达增加，进而通过外源性凝血途径激活凝血系统而导致凝血酶的产生增加。其中，TF 主要来源于单核巨噬细胞以及血管内皮细胞；②生理性的抗凝机制受抑：血管内皮细胞 TM 和 EPCR 的表达下调，抗凝血酶Ⅲ（ATⅢ）、蛋白 C（PC）、蛋白 S（PS）等生理性抗凝蛋白水平以及活性下降，组织因子途径抑制物（TFPI）不能充分调控 TF 的活性；③纤溶系统受抑：尽管早期 t-PA 的生成增加，但 PAI-1 的持续生成及水平升高导致机体纤溶系统相对受抑；④炎症反应通路的激活：机体的炎症反应和凝血系统存在着重要的交互作用。一方面机体的炎症反应包括各种细胞因子和炎症介质的释放引发了凝血系统的激活，另一方面凝血酶和其他的活化的凝血蛋白酶可进一步活化血管内皮细胞，促进各种炎症细胞因子和生长因子的合成。上述炎症反应和凝血系统的相互作用形成恶性循环，最终导致了 DIC 的发生。

（二）革兰阳性菌感染

近年来在严重全身感染患者，革兰阳性菌感染的发生率显著增加。其中常见的病原菌包括金黄色葡萄球菌、肺炎链球菌和肠球菌等。革兰阳性菌与阴性菌的致病机制存在有显著不同，后者主要通过内毒素致病，而大多数革兰阳性菌的致病物质主要为外毒素。一些外毒素可杀灭附近的白细胞,而另外一些外毒素可通过降解结缔组织基质蛋白而促进病原体在机体组织内的播散。对于一些特殊性感染例如气性坏疽和抗生素相关性肠炎、白喉、食物中毒、炭疽等,其致病菌均可产生特异性的外毒素而产生相应的临床表现。而对于革兰阳性菌感染引起的感染性休克,则似乎不同类型的毒素均可能导致其发生。健康女性月经相关的葡萄球菌中毒性休克综合征的发生与中毒性休克综合征毒素-1(又称超抗原)相关。与一般抗原相比,该毒素具有超强激活 T 淋巴细胞的能力,可导致细胞因子大量而迅速地释放,并进而引起休克的发生。

葡萄球菌感染通常为限局性感染,例如引起皮肤脓肿或疖。如果扩展至皮下或黏膜下组织,则可以引起蜂窝织炎。如果机体免疫系统不能有效杀灭病原体,则可能在血管丰富的器官如骨、肺、肾脏等产生转移性脓肿。更为严重的葡萄球菌感染可以产生超抗原,而这些超抗原可导致患者出现暴发性紫癜或 DIC。葡萄球菌感染导致 TTP 或 HUS 仅有罕见的报道。

肺炎链球菌感染其主要的毒力因子为表面的荚膜多糖而非外毒素。肺炎链球菌感染主要表现为肺炎链球菌性肺炎,其中约 25% 患者可伴有菌血症,提示病情更为危重。目前仅有少数肺炎链球菌感染患者合并暴发性紫癜和 DIC 的病例报道。

(三)病毒感染

病毒感染可通过多种途径影响机体的凝血系统。某些病毒可直接感染血管内皮细胞,例如单纯疱疹病毒、腺病毒、副流感病毒、脊髓灰质炎病毒、埃可病毒、麻疹病毒、腮腺炎病毒、巨细胞病毒(CMV)和人类免疫缺陷病毒(HIV)。一些出血热病毒如登革、汉坦、埃博拉病毒等也可以直接感染血管内皮细胞,导致血管内皮细胞活化及通透性增加而引起患者的出血表现,特别是在伴有血小板减少时。

出血热患者可合并有严重的出凝血功能障碍,其中以登革出血热最为常见。登革热是登革病毒感染引起的以发热、头痛、肌痛及全身症状为主要表现的一种自限性疾病。登革出血热是登革病毒感染的一种特殊临床类型,以严重的毛细血管渗漏和血管通透性增加为其显著特征。登革出血热患者几乎均伴有血小板减少,同时常合并有血小板聚集功能障碍。毛细血管渗漏导致患者血浆凝血因子的水平降低,而血管内皮细胞在病毒感染后活化可释放 TF、PAI-1 和 TM。此外,登革病毒可直接激活纤溶酶原而导致纤溶系统的激活。上述机制的综合作用可能导致了登革出血热患者的出血表现。DIC 虽然不常见于病毒感染,但在轮状病毒、水痘病毒、风疹、麻疹和流感病毒感染的患者偶有报道。

HIV 感染可导致动脉和静脉血栓性疾病。流行病学研究显示,HIV 感染患者其静脉血栓性疾病的发生率为健康人群的 2~10 倍,其主要的危险因素包括疾病的严重程度以及蛋白酶抑制剂的应用。HIV 感染患者发生静脉血栓性疾病的机制可能与生理性抗凝蛋白如 AT III、PC 和 PS 的获得性缺乏相关。此外,HIV 感染可导致血管内皮细胞的活化和 TF 表达。血小板、血管内皮细胞和 CD4 淋巴细胞产生的微泡亦可能促发凝血系统的激活。在 HIV 感染患者亦有散发 DIC 的报道。HIV 感染患者可伴有血管炎综合征表现,例如结节性多动脉炎、过敏性紫癜、白细胞破碎性血管炎。此外,HIV 感染患者可导致血栓性微血管病(TTP 和 HUS)的发生。HIV 感染常可通过免疫机制导致血小板生成受抑和破坏增多,而治疗药物亦可能导致患者的血小板减少或功能异常。HIV 感染的患者常可检测到内皮细胞活化、凝血和纤溶激活的标志物升高而抗凝活性下降,并在抗病毒治疗后出现上述指标的改善。

　　CMV 感染常可导致患者出现血管炎的临床表现,如结肠炎(胃肠道感染)、脑梗死(中枢神经系统感染)和皮肤血管炎(瘀斑、丘疹性紫癜、局限性溃疡和弥漫性斑丘疹)。乙型和丙型肝炎病毒可引起多动脉炎样血管炎的表现。微小病毒 B19 与川崎病、结节性多动脉炎和韦格纳肉芽肿的发生相关。

　　急性汉坦病毒感染可导致患者出现从血小板减少到 DIC 在内的不同程度的出凝血障碍。汉坦病毒感染巨核细胞后可导致血小板的生成减少,并可导致血小板的功能异常。汉坦病毒感染血管内皮细胞后可诱导细胞因子和细胞黏附分子的产生,如 IL-8、IL-6、生长相关基因(GRO-β)和细胞间黏附分子 -1(ICAM-1)。汉坦病毒感染导致的流行性出血热(肾综合征出血热)以肾衰竭和严重出血表现为特征。研究显示在流行性出血热急性期,患者 D-二聚体和 vWF 水平可有数倍的升高,APTT 延长,凝血酶原片段 1+2 增多,同时 AT Ⅲ、PC 和 PS 水平下降,凝血酶时间缩短。上述表现均提示患者的凝血酶生成增加。流行性出血热患者血清纤维连结蛋白水平增加,并与疾病的严重程度相关。纤溶活性增加可能会部分代偿凝血系统的激活,并参与疾病的恢复过程。

（四）真菌与其他病原体感染

　　侵袭性真菌感染例如全身性念珠菌病、曲霉菌病是免疫缺陷患者常见的感染并发症,并可能导致 DIC 和多脏器功能衰竭的发生。在促炎和抗炎细胞因子复杂的交互作用下,真菌感染可导致患者凝血系统激活和 ATⅢ、PC、PS 以及组织因子途径抑制物(TFPI)在内的抗凝机制的受抑。血浆 PAI-1 水平升高和纤溶受抑可能最终导致 DIC 和多脏器功能衰竭的发生。继发性的血小板和凝血因子消耗可引起患者出现严重的出血表现。

　　DIC 可见于约 1% 的疟疾患者,在严重疟疾患者约占到 5%~10%。疟疾患者通常不伴有临床显著的出血表现。恶性疟原虫引发的脑型疟疾可有微血栓的形成。疟原虫感染的红细胞通过细胞表面分子黏附于脑内皮细胞,可间接激活体内的凝血系统,而组织因子表达是疟疾感染患者高凝状态发生的主要机制。血吸虫和锥虫感染患者亦有发生轻度 DIC 的报道。

　　钩端螺旋体病,特别是 Weil 综合征患者,可有咯血、鼻出血、便血、肾上腺出血、血尿或甚至蛛网膜下腔出血。其发生机制主要与凝血系统激活和弥漫性血管炎导致的出血或血管组织缺血相关。此外,Weil 综合征患者亦可发生以出血为主要表现的 TTP。

四、感染合并出凝血障碍的处理

　　对于严重感染合并出凝血功能障碍的患者,治疗的根本在于对其原发感染的控制,包括合理选择针对性的抗生素、去除感染病灶等。然而在许多情况下,器官功能支持亦十分必要。在部分患者,即使给予了针对性的治疗,其凝血功能障碍仍有可能持续或进展,此时应考虑对其出凝血功能障碍自身给予支持治疗或处理以改善患者预后。本文主要就感染合并 DIC 患者的处理给予重点阐述。

　　1. 替代治疗　血小板减少和凝血因子的消耗可增加患者出血的风险。然而,血小板和血浆的替代性输注不应仅仅依据化验结果。通常情况下,当患者存在活动性出血、需要进行有创性操作或存在出血性并发症的危险时,才应考虑给予血小板或凝血因子的补充。传统的观点认为,在 DIC 患者给予替代治疗有可能“火上浇油”而进一步加重凝血系统的激活,但事实上这一观点从未在临床研究或体外试验中得到证实。虽然目前大多数观点认为替代治疗在有显著出血临床表现或高出血风险的患者是合理的选择,但事实上血小板或血浆替代治疗的疗效同样没有在随机对照的试验中得到证实。为了纠正凝血功能障碍，常常需要大量的血浆输注，此时选用凝血因子浓缩物如凝血酶原复合物，有可能避免患者的容量过负荷而具有一定的优势。但值得注意的是，凝血酶原复合物中缺乏一些必要的凝血因子如因子Ⅴ。对于某些特异的凝血因子缺乏的患者，也可以考虑补充纯化的凝血因子浓缩物例如纤维蛋白原。

2. 抗凝治疗　动物试验证实肝素至少可部分抑制脓毒症导致的凝血系统活化。一项随机对照临床试验证实在严重脓毒症和多脏器功能衰竭患者，采用非组分或低分子量肝素治疗可使患者28天病死率有轻度的下降。对于已合并DIC的患者，肝素治疗的安全性仍存在有争论，尽管临床研究未显示肝素增加该类患者大出血的发生率。对于临床有显著血栓栓塞表现例如暴发性紫癜或肢体缺血的DIC患者，可考虑给予治疗剂量的肝素抗凝。在严重感染的危重患者给予预防性肝素抗凝，亦可能有助于预防血栓栓塞症的发生。理论上来说，DIC患者最合理的抗凝药物应可以直接抑制TF的活性。该类可直接抑制TF途径凝血系统激活的药物包括重组的组织因子途径抑制剂（TFPI）、活性位点被阻断的因子Ⅶa或重组线虫抗凝蛋白（NAPc2）。脓毒症患者重组TFPI的Ⅱ期临床试验取得了令人鼓舞的结果，但Ⅲ期临床试验中试验组并未显示出总生存的优势。随后在严重肺炎和脏器功能衰竭包括DIC的患者进行的研究中，重组TFPI亦未能使患者明显获益。

3. 生理性抗凝抑制物　由于脓毒症患者存在生理性的抗凝机制受抑，因此重建生理性抗凝可能成为合理的治疗策略。ATⅢ是最重要的生理性凝血抑制物之一，其临床前研究也取得了令人鼓舞的结果，因此对ATⅢ浓缩物治疗DIC患者的研究最为广泛。大部分相关随机对照研究纳入的人群为脓毒症或感染性休克患者。这些临床试验显示ATⅢ浓缩物具有一定的疗效，包括纠正异常的实验室指标，缩短DIC的持续时间，甚至可以使患者的脏器功能得到改善。一些小规模的临床研究显示ATⅢ浓缩物可能使患者的病死率有轻度的下降，但均未有统计学显著性差异。一项大规模多中心随机对照Ⅲ期临床试验显示，高剂量的ATⅢ浓缩物并不能显著降低脓毒症患者的病死率。但在合并DIC同时未应用肝素的患者，试验组与对照组相比其病死率有一定程度的下降。然而，该研究的结果仍需要进一步的前瞻性研究来加以验证。

由于蛋白C抗凝系统受抑是DIC发生的重要的病理生理机制之一，因此活化蛋白C（APC）的替代治疗可能具有一定的治疗价值。两项随机对照研究对重组人APC在严重感染患者中的疗效进行了观察。首先在剂量探索的临床研究中，共纳入了131例脓毒症患者，分别给予安慰剂或持续静脉输注重组人APC[12~30μg/（kg/h）]。根据血浆D-二聚体水平的变化，最后确定重组人APC的最佳给药剂量为24μg/（kg/h）。在高剂量组可观察到患者病死率有明显下降的趋势。与安慰剂组相比，APC治疗组患者其28天全因病死率的相对危险度下降了15%，但仍未达到统计学显著性差异。随后进行的Ⅲ期临床试验显示，APC治疗组患者其开始治疗后的28天全因病死率为24.7%，而对照组为30.8%（相对危险度下降19.4%）。治疗组患者其凝血指标异常得到改善，且脏器功能衰竭亦有好转。在符合国际血栓与止血协会（ISTH）的DIC诊断标准的患者，其疗效优势更为显著。在脓毒症合并DIC的患者，APC治疗组其病死风险相对下降了38%，而未合并DIC患者其病死风险相对下降18%。这些研究提示凝血功能异常与脓毒症的发生密切相关，而重建严重感染患者的生理性抗凝机制可能具有重要的治疗意义。然而，在一些严重感染患者进行的研究中并未观察到APC治疗的优势。近期的meta分析显示，即使在严重脓毒症或感染性休克患者，仍未有充分证据证明 APC 治疗可以使患者获益。此外，不同研究对 APC 治疗是否会增加严重感染患者的出血风险仍未得出一致的结论。在严重脓毒症患者进行的 III 期临床试验中，APC 治疗组患者在给药期间其大出血的发生率为 2.4%，而对照组为 1.0%（P=0.02）；在 28 天的研究观察期，APC 治疗组其大出血总的发生率为 3.5%，对照组为 2.0%（P=0.06）。在治疗组或对照组，消化道出血都是最常见的出血并发症。多数的出血事件与操作相关，或发生于凝血指标严重异常的患者（APTT ＞ 120 秒或国际标准化比值＞ 3.0）。然而，自发性出血并不常见。最近在严重脓毒症和感染性休克患者进行的一项对照研究（PROWESS-SHOCK 研究）由于在试验组未观察到疗效优势而提前中止，随后其生产厂商做出了将重组 APC 全球退市的决定。这也直接导致了国际 DIC 相关指南中对 DIC 治疗药物的有关推荐做出了修改。

另外一种可能有效的治疗药物为重组凝血酶调节蛋白（TM）。重组人可溶性 TM 与凝血酶结合形成的复合物可中和凝血酶的促凝活性，同时加速蛋白 C 的激活，因此有可能成为 DIC 患者潜在的治疗药物之一。在 DIC 患者进行的一项 III 期随机双盲临床试验中，与肝素治疗组相比，重组可溶性 TM 治疗组患者其出血表现和凝血指标均有显著改善。目前进一步的临床研究仍在进行中。

五、结论

感染性疾病常常伴有凝血系统的激活并引起相关的出凝血功能障碍。尽管病原体可直接作用于凝血系统自身，但细胞因子等各种炎性介质在感染或炎症导致止血或凝血功能异常的过程中发挥了重要的作用。无论是革兰阴性菌还是革兰阳性菌感染，机体凝血系统激活主要是通过组织因子凝血途径。严重感染继发凝血系统活化常同时伴有纤溶系统受损（早期激活而后期受抑），从而产生明显的促凝倾向，严重时可导致 DIC 的发生以及微小血管血栓栓塞和多脏器功能衰竭。

虽然目前对于感染导致机体出凝血障碍发病机制的了解主要来源于革兰阴性菌或内毒素相关的试验研究结果，但推测革兰阳性菌或某些病毒感染后机体止血和凝血系统亦可出现相似的病理生理变化。无论是细菌抑或病毒感染，血管内皮细胞均可能是其作用的主要靶位点。在各种病原体直接损伤（如病毒直接感染）或间接作用（细胞因子）下，血管内皮细胞生理性的抗栓机制受抑而转为促凝倾向，导致了凝血系统激活。

感染性疾病患者出血表现的发生常常与多种因素相关，例如血小板减少、凝血因子的消耗、纤溶亢进以及血管损伤和渗漏。此外，某些特殊感染的出血现象可能与其通过免疫机制介导的血管炎的发生相关。

毋庸置疑，对于感染性疾病特别是细菌感染继发的出凝血障碍，其治疗的根本仍在于对原发感染的控制。积极寻找或清除原发感染病灶，根据不同感染病原选择针对性的抗生素是首要的治疗措施。然而，对于感染性疾病继发的严重出凝血障碍例如 DIC，酌情采用包括血小板、血浆、凝血因子浓缩物在内的替代治疗（出血表现为主）或肝素抗凝治疗（血栓表现为主），对于改善患者预后亦具有重要的作用。未来针对感染性疾病与出血／血栓性疾病发生机制的研究的不断深入，将可能进一步推动其治疗措施和策略的进步。

（朱铁楠）

参 考 文 献

1. van Gorp EC, Suharti C, ten Cate H, et al. Infectious diseases and coag ulation disorders. J Infect Dis, 1999, 180:176-186.

2. Levi M. Current understanding of disseminated intravascular coagulation. Br J Haematol, 2004, 124:567-576.

3. Jong E, van Gorp EC, Levi M, et al. The crosstalk of inflammation and Coagulation in infectious disease and their roles in disseminated intravascular coagulation. Consultative Hemostasis and Thrombosis. 3rd ed. Saunders, 2013.

第二节　弥散性血管内凝血

弥散性血管内凝血(disseminated intravascular coagulation, DIC)的第一例临床病例早在19世纪就被报道。这种凝血的病理状态广泛存在于各种疾病。实际上,DIC不是一个独立的疾病,而是在某些严重疾病基础上由特定诱因引发的复杂病理过程,其主要基础疾病包括严重感染、恶性肿瘤、病理产科、手术及外伤等。DIC过程中,致病因素引起人体凝血系统激活、血小板活化、纤维蛋白沉积,导致弥散性血管内微血栓形成;继之消耗性降低多种凝血因子和血小板;在凝血系统激活的同时,纤溶系统亦可激活,或因凝血启动而致纤溶激活,导致纤溶亢进。DIC的临床表现因原发病不同而差异较大,但DIC病理生理过程相关的临床表现为:自发性出血、不易用原发病解释的休克或微循环衰竭、多发性微血管栓塞和微血管病性溶血。DIC必须存在基础疾病,结合临床表现和实验室检查才能作出正确诊断。DIC多病情凶险,进展迅速,不仅是危重症的严重并发症,而且是多器官功能障碍综合征(multiple organ dysfunction syndrome, MODS)的重要发病环节。国外学者把DIC看作死亡即将来临(death is coming)的代名词。

Muller-Berghdus(1995)曾述及DIC的定义:"DIC为一种获得性综合征,其特征为血管内凝血活化致使血管内纤维蛋白形成,此过程中可伴有继发性纤溶活化或纤溶受抑。"ISTH/SSC 2001年公布DIC定义为:"DIC是指不同病因导致局部损害而出现以血管内凝血为特征的一种继发性综合征,它既可由微血管体系受损而致,又可导致微血管体系损伤,严重损伤可导致多器官功能衰竭"。新的定义强调:①微血管体系在DIC发生中的地位;②DIC为各危重疾病的一个中间病理环节,DIC终末损害多为器官功能衰竭;③DIC的发病机制虽然复杂,但始终是以凝血酶的生成为中心关键环节,纤溶并非DIC的必要条件,因为DIC的纤溶属继发性,DIC早期多无纤溶现象。

值得注意的是新定义中将微血管体系作为一个独立的功能体系,由血液和接触血液的微血管结构组成。内皮细胞与血浆及血小板构成止血系统,保护巨大的微血管床,阻止其渗漏。当血管受损时,单核-巨噬细胞被激活,血管内皮功能紊乱,抗凝功能受损,凝血功能活化,出现血栓形成的止血过程。如损伤不严重,多数情况为微血管体系暂时失控,可逐步修复重新回到稳态。严重损伤(败血症、重度创伤等)则使微血管体系严重失控,血管内凝血从局限性进展为弥漫性,致DIC形成。

一、病因

易于发生 DIC 的基础疾病甚多，几乎遍及临床各科，其中以感染性疾病最为常见，其次为恶性肿瘤、严重创伤和病理产科，占 DIC 发病总数的 80% 以上。

（一）严重感染

严重感染是诱发 DIC 的主要病因之一。包括细菌感染：革兰阴性菌感染如脑膜炎球菌、大肠杆菌、铜绿假单胞菌感染等，革兰阳性菌如金黄色葡萄球菌感染等；病毒感染：流行性出血热、重症肝炎等。立克次体感染：斑疹伤寒等；其他感染：脑型疟疾、钩端螺旋体病、组织胞浆菌病等。

（二）恶性肿瘤

恶性肿瘤是诱发 DIC 的主要病因之一，近年来有上升趋势。常见者如急性白血病、淋巴瘤、前列腺癌、胰腺癌及其他实体瘤。在白血病中，DIC 最常见于急性早幼粒细胞性白血病（AML-M3）的患者。

（三）病理产科

见于羊水栓塞、感染性流产、死胎滞留、重度妊娠高血压综合征、子宫破裂、胎盘早剥、前置胎盘等。

（四）手术及创伤

富含组织因子的器官如脑、前列腺、胰腺、子宫及胎盘等，可因手术及创伤等释放组织因子，诱发 DIC。大面积烧伤、严重挤压伤、骨折也易致 DIC。

（五）其他

严重中毒或免疫反应也易致 DIC，如毒蛇咬伤、输血反应、移植排斥等。其他疾病如恶性高血压、巨大血管瘤、急性胰腺炎、重症肝炎、溶血性贫血、急进型肾炎、糖尿病酮症酸中毒、系统性红斑狼疮、中暑等也易导致 DIC 的发生。

二、发病机制

正常人体内有完整的凝血、抗凝及纤维蛋白溶解系统。凝血及抗凝，既对立又统一，保持着动态平衡。在正常人的血液中，如果有少量活性凝血中间产物形成，就迅速被单核-巨噬细胞系统清除，或被血液中的抗凝物质中和。纤溶系统能不断溶解在小血管破损处所形成的少量纤维蛋白。DIC 的发生是由于在各种致病因素的作用下，血液循环内出现了促动和激活凝血的过程，产生过量的凝血酶，破坏了体内凝血与抗凝的平衡。

不同疾病的 DIC 发病机制虽不相同，但一般认为是在内毒素、革兰阳性细菌感染、抗原抗体复合物、血管炎病变等致病因素作用下，激活机体单核-巨噬细胞和血管内皮细胞等表达释放组织因子（TF），启动外源性凝血系统；持续的凝血激活使得体内抗凝因子如抗凝血酶（AT）、蛋白 C 及蛋白 S 消耗，致使生理抗凝作用的减弱；纤溶活性的异常及细胞因子（促炎因子、抗炎因子、促炎因子抑制剂）的共同作用导致凝血功能失衡，凝血酶过度形成，从而在毛细血管和小血管内形成广泛的微血栓。与此同时，凝血过程消耗大量的凝血因子（包括纤维蛋白原）和血小板，并激活纤维蛋白溶解系统，引起继发性纤维蛋白溶解亢进，从而导致广泛出血、微循环障碍和休克等一系列临床表现。

凝血酶为 DIC 发病机制中的关键因素。它一方面直接使纤维蛋白原转化为纤维蛋白形成血栓，同时通过对凝血因子和血小板等强大的正性反馈作用进一步加速凝血过程；另一方面可直接激活纤溶系统,加重凝血紊乱。

凝血学说的现代概念确定了 TF 启动作用的重要性,TF 可通过双重途径激活凝血过程。凝血过程分为两个阶段,首先是启动阶段,这是通过组织因子途径(外在途径)实现的,由此生成少量凝血酶。然后是放大阶段,即少量凝血酶发挥正反馈:激活血小板,磷脂酰丝氨酸由膜内移向膜外发挥血小板因子 3(PF3)作用;激活凝血因子 V、凝血因子Ⅷ(FV、FⅧ);在磷脂与凝血酶原存在条件下激活 FⅪ(FⅪ作为组织因子途径与内在途径连接点),从而通过"截短的"内在途径生成足量凝血酶,以完成正常的凝血过程。人体许多组织、细胞,如血管内皮细胞、单核细胞等富含组织因子(TF),病理条件下,人体多种组织、细胞可异常表达 TF,如在急性白血病尤其是急性早幼粒细胞性白血病时,肿瘤细胞的 TF mRNA 表达增高。一些进入血流的外源性物质,具有与组织因子相同的活性和作用,也可成为 DIC 的"始动"因素。凝血过程见图 9-2-1。

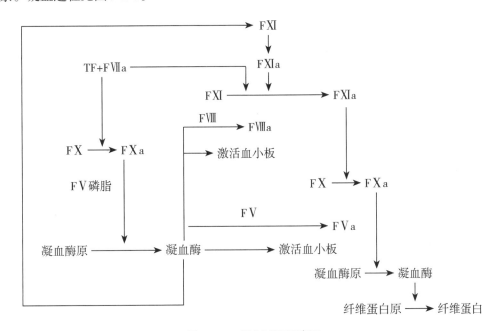

图 9-2-1　凝血过程示意图

在感染性 DIC 的发病机制中,内毒素导致的炎症因子的释放起到了至关重要的作用。内毒素可损伤血管内皮细胞,引起 TF 表达和释放增加,启动凝血系统。内毒素还可促进血小板聚集及活化。另外,病原体可以通过炎症因子网络直接与凝血系统作用,肿瘤坏死因子、血小板活化因子、IL-1、花生四烯酸代谢产物、IL-6、IL-8 等均参与作用,从而使得微血管内广泛血栓形成,导致休克及多器官功能衰竭。

恶性肿瘤中常发生组织损伤,促凝物质在局部起作用或释放到血液循环中。胶原本身或与蛋白多糖或其他结缔组织成分结合,可以激活因子Ⅻ(FⅫ),从而启动凝血过程。组织损伤释放 TF 可在因子Ⅶ存在下激活因子Ⅹ。急性早幼粒细胞白血病细胞含有组织凝血活酶,可导致 TF 的释放,癌症患者的单核细胞表达的组织因子活性比正常人高。

创伤和广泛的组织坏死,可使具有促凝血活性的物质进入血液循环,病理产科时的羊水栓塞,是因为羊水中有促凝物质,同样化疗时由于大量细胞被破坏,也产生促凝物质。

毒蛇咬伤可因毒蛇种类不同而出现不同情况。蝰蛇蛇毒含有类凝血活酶物质,它可直接作用于凝血酶原产生凝血酶,而蝮蛇蛇毒含有类凝血酶物质,它可直接凝固纤维蛋白原。

单核-吞噬细胞系统可以清除循环中活化的凝血因子,所以单核-吞噬细胞系统功能障碍也可促进 DIC 发生。主动脉瘤和巨大血管瘤是由于局部消耗纤维蛋白原和血小板,可出现全身 DIC。

三、病理及病理生理

(一)微血栓形成

微血栓形成是 DIC 的基本和特异性病理变化,由于各种原因所致凝血系统被激活,全身微血管内大量微血栓形成,其发生部位广泛,多见于肺、肾、脑、肝、心、肾上腺、胃肠道及皮肤、黏膜等部位。尸检常可见微血栓,典型的微血栓为纤维蛋白血栓,亦可为纤维蛋白血小板血栓。这些微血栓既可在局部形成,亦可来自别处。但有时患者虽有典型的临床表现,而病理检查却未见微血栓,其原因可能是继发性纤溶亢进使血栓溶解或纤维蛋白聚合不全。微血栓主要是阻塞局部的微循环,造成器官缺血、局灶性坏死,严重或持续时间较长可致受累脏器功能衰竭。同时,还可导致血流中红细胞机械性损伤及溶血。

(二)凝血功能异常

1. 高凝状态　为 DIC 的早期改变。各种病因导致凝血系统激活,凝血酶产生增多,血液凝固性异常增高,微循环中形成大量血栓。此时主要表现为血液的高凝状态。

2. 消耗性低凝状态　大量凝血酶的产生和微血栓形成,使凝血因子和血小板被大量消耗,同时可能继发性激活纤溶系统,使血液处于消耗性低凝状态。此时患者可有明显出血倾向,PT 显著延长,血小板及多种凝血因子水平低下。此期持续时间较长,常构成 DIC 的主要临床特点及实验检测异常。

3. 继发性纤溶亢进状态　DIC 时产生的大量凝血酶及 FⅫa 等激活了纤溶系统,产生大量纤溶酶,导致纤溶亢进和 FDP 形成。此期出血十分明显。多出现在 DIC 后期,但亦可出现在凝血激活的同时,甚至成为某些 DIC 的主要病理过程。

(三)微循环障碍——休克

毛细血管微血栓形成、血容量减少、血管舒缩功能失调、心功能受损等因素造成微循环障碍,最终导致动脉血压明显降低及严重的微循环障碍,促进休克的发生、发展,并进一步导致肺、肾、肝、脑、心等器官的功能衰竭。

1. 大量微血栓形成,阻塞微血管,可直接引起组织器官血液灌流不足及回心血量明显减少。临床上表现为中心静脉压、心输出量和动脉压明显下降。

2. 广泛出血可使血容量减少。

3. 心内微血栓形成造成心肌损伤,使心肌收缩力降低,心输出量减少。肺内微血栓形成可造成肺动脉高压,出现右心排血障碍。

4. FⅫ的激活可激活激肽系统、补体系统和纤溶系统,产生一些血管活性物质,如激肽、补体成分(C3a、C5a)。使毛细血管通透性增高,促进微血管的舒张和血液的外渗。这是急性 DIC 时动脉血压下降的重要因素。

四、临床表现

DIC 的临床特点是病理过程的体现,主要有以下表现。

（一）出血倾向

出血是 DIC 最常见的临床表现。DIC 出血常有以下特点：①不能用原发病解释的多部位、多脏器的自发性出血（一般有 2 个部位以上自发性出血），如同时出现皮肤和黏膜出血、咯血、呕血、血尿等；②早期可表现为注射、穿刺部位瘀斑或出血不止或试管内血不凝固；③严重者可致颅内出血，且常为 DIC 的致死病因。

（二）休克或微循环衰竭

为一过性或持续性血压下降，表现为肢体湿冷、少尿、呼吸困难、发绀及神志改变等。D1C 所致休克一般有以下特点：

1. 起病突然，早期常找不到明确病因。

2. 休克程度与出血量常不成比例。

3. 常早期即出现肾、肺、大脑等重要脏器功能衰竭。

4. 休克多很顽固，常规抗休克治疗效果不佳，是 DIC 病情严重、预后不良的征兆。

（三）微血管栓塞

DIC 的微血栓可能出现在各个器官，但常见的是肾、肺、肾上腺与皮肤，其次是胃肠道、肝、脑、胰与心脏等。但临床上较少出现局部坏死和溃疡，而由于深部器官微血管栓塞导致的器官功能衰竭在临床上却更为常见。对于各个具体病例而言，栓塞症状取决于受累器官与受累程度，皮肤黏膜微血栓表现为血栓性坏死；肺微血栓常表现为不明原因的呼吸浅快、低氧血症；肾微血栓表现为少尿、无尿；心脏微血栓表现为不明原因的心跳加快；脑组织受累可表现为神志模糊、嗜睡与昏迷等。感染性 DIC 时广泛的微血栓形成也是引起 MODS 的重要因素。

（四）微血管病性溶血

临床上表现为黄疸、腰痛、酱油色尿、少尿、无尿等症状，出现进行性贫血，贫血程度与出血量不成比例。症状的出现率不高，约低于 10%。但若以实验室检查来看，DIC 时血管内溶血三大表现（血浆结合珠蛋白减少、血浆游离血红蛋白升高、红细胞碎片与异常红细胞增多）的发生率可达 80%。

（五）原发病临床表现

DIC 是原发病基础上的特殊病理过程，原发病及 DIC 的临床表现会同时存在，增加了临床判断的难度。

因此，DIC 的临床表现可因原发病、DIC 的不同病理状态而有较大差异。DIC 原发病的复杂性决定了其临床表现多种多样，特别是在患者有严重基础疾病情况下，易忽视 DIC 早期表现，错失 DIC 抢救的黄金时机，因而临床医生应在下列症状出现时提高警惕：不明原因的呼吸浅快、低氧血症；少尿、无尿；不明原因的心率增快；皮肤黏膜坏死；注射、穿刺部位大片瘀斑或出血不止；产科倾倒性大出血等。DIC 时凝血酶与纤溶酶之间的平衡决定了临床表现是以血栓形成、器官缺血为主还是以明显的出血为主。

五、DIC 的分型

（一）病理分型

按病理过程分为血栓形成为主型、纤溶过程为主型，两者特征见表 9-2-1。

表 9-2-1　血栓形成为主型与纤溶过程为主型 DIC 的特点

类别	血栓形成为主型	纤溶过程为主型
病因	多见于感染型 DIC	多见于肿瘤型 DIC
发病时期	DIC 早、中期	DIC 后期
临床特征	皮肤、黏膜坏死脱落、休克、脏器功能衰竭为主	多发或迟发性出血为主
治疗原则	抗凝、血小板及凝血因子补充	抗纤溶治疗

（二）临床分型

按临床经过分为急性型、慢性型（表 9-2-2）。

表 9-2-2　急性型与慢性型 DIC 的不同特点

	急性型	慢性型
基础疾病	感染、手术、创伤、病理产科、医源性因素	肿瘤、变态反应、妊娠过程
临床表现	微循环障碍、脏器功能衰竭严重、多见，早期较轻，中后期严重而广泛	以轻、中出血为主要表现，可无微循环障碍及脏器功能衰竭
病程	7 天以内	14 天以上
实验室检查	多属失代偿型	多属代偿型或超代偿型
治疗及疗效	综合疗法、单独抗凝治疗可加重出血	抗凝与抗纤溶联合治疗有效
转归	较凶险	多数可纠正

近年 ISTH/SSC 将 DIC 仅分为两型：显性 DIC（overt-DIC）与非显性 DIC（non overt-DIC）。前者包含了既往分类、命名的急性 DIC 与失代偿性 DIC；而后者包含了慢性 DIC 与代偿性 DIC，甚或 DIC 前期（pre-DIC）亦纳入在内。此种分型的目的旨在解决因各处诊断条件不一，导致分类繁杂，无法达到全球化统一诊断标准的难题。

六、实验室检查

在原发病和临床表现存在的前提下，实验室检查对于 DIC 诊断有重要的支撑作用。由于 DIC 为复杂的病理过程，目前尚无单一指标能圆满解决患者的诊断。因此，DIC 的实验室检查包括两方面，一是反映凝血因子消耗的证据，包括凝血酶原时间（PT）、活化的部分凝血活酶时间（APTT）、纤维蛋白原浓度及血小板计数；二是反映纤溶系统活化的证据，包括纤维蛋白降解产物（FDP）、D- 二聚体、3P 试验。DIC 是一个动态的过程，检测结果只反映这一过程的某一瞬间，而且临床状况会影响检测结果，因此，密切结合临床的检测指标的动态观察有助于 DIC 的诊断。

（一）血小板计数

血小板计数减少或进行性下降是诊断 DIC 敏感但非特异的指标。血小板计数低与凝血酶生成密切相关，因血小板消耗是由凝血酶诱导的血小板聚集所致。但单次血小板计数对诊断帮助不大，因为其可能在正常范围，而血小板计数进行性下降对诊断 DIC 更有价值。值得注意的是，血小板计数减少还可见于未合并 DIC 的急性白血病或败血症。

（二）PT和APTT

由于凝血因子的消耗与合成的减少（肝功能异常、维生素 K 的缺乏、合成蛋白的减少、大量出血），DIC 患者可在疾病的某一阶段存在 PT 和 APTT 的延长。然而也可能出现 PT 和 APTT 正常或缩短，这是由于活化的凝血因子（如凝血酶或因子 Xa）所致。因此，PT 和 APTT 正常并不能排除凝血系统的激活，必须进行动态监测。

（三）纤维蛋白原（Fbg）

Fbg 测定对 DIC 的诊断帮助不大，因 Fbg 属急性期反应蛋白，尽管持续消耗，但在血浆中的水平仍可在正常范围。在临床上，低 Fbg 的敏感性在 DIC 中不高，并且仅在极为严重的 DIC 患者存在低 Fbg 血症。Fbg 水平在部分 DIC 患者处于正常水平。

（四）纤维蛋白降解产物及D-二聚体

反映继发性纤维蛋白溶解亢进的指标中，临床最常用者为纤维蛋白降解产物（FDP）和 D- 二聚体测定。FDP 是纤维蛋白原和交联纤维蛋白单体的降解产物，而 D- 二聚体仅为交联纤维蛋白被纤溶酶降解的产物，故后者对诊断 DIC 更有特异性。但由于在外伤、近期手术或静脉血栓栓塞时 FDP 和 D- 二聚体均会升高；且 FDP 可经肝脏代谢与肾脏分泌，肝肾功能异常可干扰 FDP 的水平，因此这两项指标不宜作为单独诊断 DIC 的标准，必须结合血小板计数与凝血时间的改变才能作出正确判断。

（五）血浆鱼精蛋白副凝固试验（简称3P试验）

3P 试验是反映血浆内可溶性纤维蛋白复合体的一种试验。当血管内凝血时，FDP 与纤维蛋白单体结合形成可溶性复合物，不能被凝血酶凝固。鱼精蛋白可使复合物分离，重新析出纤维蛋白单体。纤维蛋白单体发生自我聚合，形成肉眼可见的絮状沉淀，称为副凝固试验。3P 试验简单易行，但可有假阳性或假阴性结果，应结合其他的纤溶指标如 FDP 和 D- 二聚体综合分析，以判断纤溶系统的活化状态。

（六）凝血、纤溶、血小板活化分子标记物测定

随着对 DIC 发病机制以及凝血 - 纤溶系统的研究逐步深入，发现了许多新的血栓与止血分子标志物可用于诊断 DIC。然而，尽管分子标志物的检测较常规实验诊断指标敏感性及特异性都有了进一步提高，但都不是诊断 DIC 的特异性指标，尚需结合临床考虑，在实际工作中，可根据实际情况，选取合适的分子标志物进行检测。

1. 反映血管内皮细胞损伤的分子标志物

（1）内皮素 -1（ET-1）：ET-1 是由血管内皮细胞合成和分泌的内皮素，由 21 个氨基酸（aa）组成，为目前最强的缩血管物质，亦是一个重要的促凝、抗纤溶因子。ET-1 与 DIC 的发生、发展密切相关。在临床上，血浆 ET-1 水平可用于估计 DIC 的预后。

（2）血栓调节蛋白（TM）：Esmon 和 Owen 于 1981 年发现 TM 是存在于血管内皮细胞膜表面糖蛋白，是凝血酶的受体。内皮细胞受损后 TM 释放入血，是内皮细胞受损的特异性分子标志。血浆 TM 水平能反映 DIC 预后。Pre-DIC 时，TM 明显升高，与正常对照及仅有 DIC 基础疾病而无 DIC 发生倾向者比较有显著性差异，提示其对 Pre-DIC 诊断可能有重要意义。

2. 反映血小板激活的分子标志物 GMP-140 为选择素超家族的成员之一，称为 P- 选择素，位于静止血小板 α 颗粒膜上，亦存在于血小板致密体膜及内皮细胞 Weibel-Palade 小体膜上，是一个富含半胱氨酸的糖蛋白。DIC 时 GMP-140 增高。由于其单抗不与静止血小板反应. 故是反映血小板活化的特异性分子标志物。

3. 反映凝血系统活化的分子标志物

（1）凝血酶原片段 1+2（F1+2）：凝血酶原在因子 Xa 复合物的作用下，氨基端 273 位精氨酸和 274 位苏氨酸之间肽键断裂，生成片段 F1+2 和前凝血酶原 2。F1+2 由 273 个 aa 组成，MW 35kD，可抑制 Xa 复合物激活凝血酶原，抗凝活性为肝素的 1/5，是反映凝血酶生成及高凝状态的特异性、敏感性分子标志物，在抗凝治疗中比 PT 等更能反映真正的抗凝程度，可指导抗凝治疗。DIC 时血浆 F1+2 水平明显升高。血浆 F1+2 水平在儿童与成人之间无明显差异，但成年人随年龄增大 F1+2 水平亦升高，呈正相关。

（2）纤维蛋白肽 A（FPA）：纤维蛋白原在凝血酶作用下，α 链氨基端 16 位精氨酸和 17 位甘氨酸之间肽键断裂释放出 FPA。FPA 是一个小分子多肽，由 16 个 aa 组成，MW 1535Da，由肾脏排出，是反映凝血酶生成的标志物。DIC 时血浆 FPA 明显升高，与国外报道相似。由于 FPA 在尿中稳定性好，故可测尿 FPA 浓度，尿 FPA 浓度在 DIC 时明显升高，并对监测其病情变化及评估疗效、预后有价值。

（3）可溶性纤维蛋白单体（SFM）：研究发现 SFM 水平在 DIC 组明显增高，在亚临床 DIC 及高凝状态组较非 DIC 组明显升高，认为其对诊断 DIC 的敏感性和特异性均 > 90%，反映了疑诊 DIC 临床阶段及微血栓形成。在 DIC、Per-DIC 时明显高于非 DIC 者，SFM 水平仅依赖于纤维蛋白形成，与基础疾病无关，DIC 治疗后血浆 SFM 水平在预后好的患者明显下降。SFM 水平被认为是诊断 DIC 和 Pre-DIC 最有价值的标志物之一。

4. 反映抗凝系统活化的分子标志物

（1）凝血酶 - 抗凝血酶Ⅲ复合物（TAT）：抗凝血酶（AT）是人体血浆最重要的一种生理性抗凝物质，MW 约 80kD。当凝血酶生成增多时即与之以 1：1 摩尔结合形成 TAT，可灭活 80% 的凝血酶，TAT 直接反映凝血酶产生及抗凝物 AT 的消耗。在 DIC、Pre-DIC 时明显升高，有重要诊断价值。其值随 DIC 基础疾病不同而异。

（2）组织因子途径抑制物（TFPI）：TFPI 是外源性凝血途径的特异性抑制物，主要由血管内皮细胞产生，是体内存在的一种天然抗凝物。它首先与少量因子 Xa 结合形成 TFPI-Xa 复合物，在 Ca^{2+} 存在条件下，该复合物与Ⅶa/TF 结合形成 Xa-TFPI- Ⅶa-TF 四聚体，抑制Ⅶa-TF 的活性，从而抑制外源性凝血途径。DIC 时，组血浆 TFPI 升高，且血浆 TFPI 水平高者预后较好。

5. 反映纤溶及抗纤溶系统活化的分子标志物

（1）组织型纤溶酶原激活物（t-PA）、纤溶酶原激活物抑制物 -1（PAI-1）：t-PA 及 PAI-1 由血管内皮细胞合成和分泌，PAI-1 可能还由活化的血小板释放，两者是纤溶系统的关键物质。t-PA 是一种丝氨酸蛋白酶，由 527 个 aa 组成，MW 72kD。两者水平在 DIC 组明显升高，其水平随 DIC 好转而下降，故对 DIC 有预后价值。活化的 PAI（纤溶酶原激活物抑制剂）及 t-PA/PAI 复合物在 NHL、脓毒症及一些急性白血病并发 DIC 者显著升高，且在有 MODS 的 DIC 患者较无 MODS 者明显升高，而在大多数 APL 并发 DIC 者升高不明显。

（2）纤溶酶 -α_2- 抗纤溶酶复合物（PAP）：$α_2$- 抗纤溶酶（$α_2$-AP）是血浆中最重要的纤溶酶抑制物，与纤溶酶 1：1 比例结合形成 PAP，并使其灭活。血浆 PAP 水平反映机体纤溶活性，是纤溶酶产生的直接证据。DIC 时 PAP 水平显著升高，DIC 改善后 PAP 水平下降，对 DIC 早期阶段或 Pre-DIC 有诊断价值。PAP 水平与 DIC 基础疾病有关，在 APL 及休克者值最高，在脓毒症者最低。

概而言之，多数研究及临床应用结果表明，无单一试验能完全明确 DIC 的诊断。许多常规的凝血、纤溶指标均存在多种因素干扰；有些新的较可靠的分子标记物如可溶性纤维蛋白单体复合物(SFMC),血浆中定量的方法尚不够理想。因此,联合应用多个实验指标可能明显提高 DIC 的诊断率。

七、诊断标准

(一)国际血栓止血学会(ISTH/SSC)制定的DIC诊断积分系统(2001)

该积分系统为国际血栓与止血学会 DIC 科学标准分会综合 17 篇建议稿与 3 次会议形成。由来自美国、英国、日本、荷兰 4 个国家的 5 位专家撰写稿中所公布的 DIC 计分诊断标准。与专家评估的 DIC 相比,该积分的敏感性为91%、特异性为97%,并且适用范围广,可用于急性或慢性 DIC、感染或非感染因素所致 DIC 的诊断,对诊断典型 DIC 有较高的价值。

国际血栓止血学会(ISTH)制定的 DIC 诊断积分系统

显性 DIC 计分诊断法:

1. 风险评估 病人有无与典型 DIC 发病有关的潜在疾病。包括:①败血症 / 严重感染(任何微生物);②创伤(多发性创伤、神经损伤、脂肪栓塞);③器官损坏(重症胰腺炎);④恶性肿瘤(实体瘤、骨髓增殖 / 淋巴增殖恶性疾病);⑤产科意外(羊水栓塞、胎盘早剥);⑥血管异常(大血管动脉瘤、Kasabach-Merritt 综合征);⑦严重肝功能衰竭;⑧严重中毒或免疫反应(毒蛇咬伤、输血反应、移植排斥)。

若有其中任何一项,则进入到下述程序;若无则不进入下述程序。

2. 进行全面的凝血指标检测 包括血小板计数、凝血酶原时间、纤维蛋白原浓度、可溶性纤维蛋白单体或纤维蛋白降解产物。

3. 积分凝血试验结果 血小板计数(> 100=0, < 100=1, < 50=2);纤维蛋白相关标志(包括 D- 二聚体、纤维蛋白降解产物、可溶性纤维蛋白单体)(无增加 =0, 中度增加 =2, 显著增加 =3);凝血酶原时间延长(< 3 秒 =0, > 3 秒但< 6 秒 =1, > 6 秒 =2);纤维蛋白原浓度(> 1.0g/L=0, < 1.0g/L=1)。

4. 将"3"项中的各分数相加。

5. 结果判定 如积分≥ 5,符合典型 DIC;每天重复积分。如积分< 5,提示非典型DIC,其后 1~2 天重复积分。

该积分系统通过 5 个步骤、应用简单易行的检测项目(包括血小板计数、凝血酶原时间、纤维蛋白原浓度及纤维蛋白相关标记物)对 DIC 进行评分。存在引起 DIC 的潜在疾病是应用该积分系统的前提。

注:非显性 DIC 诊断标准亦为计分评判模式,但对于非显性 DIC 的概念与诊断尚不够确切。

(二)中国DIC诊断标准

上述 ISTH/SSC 提出的 DIC 诊断标准具有规范、标准和科学性强的优点,但由于该法评分及判断相对烦琐,而我国多数基层医院实验室检查水平有限,因此,从临床角度看,并不适用。我国血栓与止血专业组制定了针对我国具体情况的 DIC 诊断标准。

DIC诊断标准修订方案
（弥散性血管内凝血诊断与治疗中国专家共识，中华血液学杂志，2012年）

DIC必须存在基础疾病，结合临床表现和实验室检查才能作出正确诊断。DIC是一个复杂和动态的病理变化过程，不能仅依靠单一的实验室检测指标及一次检查结果作出结论，需强调综合分析和动态监测。一般诊断标准：

1. 临床表现

（1）存在易引起DIC的基础疾病。

（2）有下列一项以上临床表现：①多发性出血倾向；②不易用原发病解释的微循环衰竭或休克；③多发性微血管栓塞的症状、体征。

2. 实验检查指标同时有下列三项以上异常

（1）血小板计数 $< 100 \times 10^9/L$ 或进行性下降。

（2）血浆纤维蛋白原含量 $< 1.5g/L$ 或进行性下降，或 $> 4g/L$。

（3）血浆 FDP $> 20mg/L$，或 D-二聚体水平升高或阳性，或3P试验阳性。

（4）PT缩短或延长3秒以上，或APTT缩短或延长10秒以上

2012年修订的《弥散性血管内凝血诊断与治疗中国专家共识》在全国各家医疗机构广泛应用，推进了DIC临床诊治水平的不断提高，但仍存在不能精确定量等缺陷。欧美和日本专家制定出多指标的DIC积分诊断系统，包括：国际血栓与止血协会标准（ISTH）、日本卫生福利部标准（JMHW）、日本急诊医学学会标准（JAAM），对于这三个标准诊断的准确性和实用性仍存在广泛争议。上述三大积分系统目前在国内临床使用较为混乱，尚未有关中国人群对上述三大积分系统验证的结论，为进一步推进中国DIC诊断的科学化、规范化，统一诊断标准，中华医学会血液学分会血栓与止血学组于2014年起通过多中心、大样本的回顾性与前瞻性研究，建立了中国弥散性血管内凝血诊断积分系统（Chinese DIC Scoring System，CDSS）（表9-2-3），此诊断积分系统已写入《弥散性血管内凝血诊断中国专家共识（2017年版）》并发表于中华血液学杂志。

该系统突出基础疾病和临床表现的重要性，强化动态监测原则，简单易行、易于推广，使得有关DIC诊断标准更加符合我国国情。此外，DIC是一个动态的病理过程，检测结果只反映这一过程的某一瞬间，利用该积分系统动态评分将更有利于DIC的诊断。

表9-2-3 中国弥散性血管内凝血诊断积分系统（CDSS）

积分项	分数
基础疾病	
存在导致DIC的原发病	2
临床表现	
不能用原发病解释的严重或多发出血倾向	1
不能用原发病解释的微循环障碍或休克	1
广泛性皮肤、黏膜栓塞，灶性缺血性坏死、脱落及溃疡形成，或不明原因的肺、肾、脑等脏器功能衰竭	1

积分项	分数
实验室指标	
血小板计数	
非恶性血液病	
≥ 100×10^9/L	0
80~100×10^9/L	1
< 80×10^9/L	2
24h 内下降≥ 50%	1
恶性血液病	
< 50×10^9/L	1
24h 内下降≥ 50%	1
D- 二聚体	
< 5mg/L	0
5~9mg/L	2
≥ 9mg/L	3
PT 及 APTT 延长	
PT 延长 < 3s 且 APTT 延长 < 10s	0
PT 延长 ≥ 3s 或 APTT 延长 ≥ 10s	1
PT 延长 ≥ 6s	2
纤维蛋白原	
≥ 1.0g/L	0
< 1.0g/L	1

注: 非恶性血液病: 每日计分 1 次, ≥ 7 分时可诊断为 DIC; 恶性血液病: 临床表现第一项不参与评分, 每日计分 1 次, ≥ 6 分时可诊断为 DIC

八、鉴别诊断

DIC 鉴别诊断的重点是与原发性纤溶亢进, 严重肝病, 原发性抗磷脂综合征, 微血管病性溶血性疾病(血栓性血小板减少性紫癜, 溶血性尿毒症综合征等)鉴别。鉴别诊断有赖于病史、临床症状和实验室依据的综合判断。

(一)原发性纤溶亢进症

原发性纤溶亢进症(primary fibrinolysis)是指在某些原发病的病理生理过程中, 纤溶酶原激活物(t-PA、u-PA)、激肽释放酶、活化因子Ⅻ(F Ⅻ a)增多或纤溶系统抑制物(PAl、a_2-AP、TAFI)减少, 引起纤维蛋白溶解活性亢进的一种出血综合征。胰腺、前列腺、卵巢手术、产科意外或过度挤压等使纤溶酶原激活物(t-PA、u-PA)活性增高; 严重肝病、恶性肿瘤、感染、中暑、冻伤引起纤溶抑制物(PAI)活性减低, 导致纤溶活性亢进, 纤溶酶降解 Fg, Fg 减少, 其降解产物 FgDP 明显增加, 引起临床广泛、严重出血, 但无血栓栓塞和微循环衰竭表现。原发性纤溶亢进时血小板正常,D-二聚体正常或轻度增高,与 DIC 鉴别见表 9-2-4。

表 9-2-4　继发性纤溶亢进(DIC)与原发性纤溶亢进症的鉴别要点

项目	DIC	原发性纤溶亢进症
血小板	↓	N
APTT	↑/N	↑
PT	↑	↑
TT	↑/N	↑
纤维蛋白原	↓/N	↓↓
FDP	↑±	↑↑↑
D-di	↑↑	↑
ELT	↓±	↓↓
t-PA/u-PA		↑
PAI		↓
3P 试验		N

(二)严重肝病

由于有出血倾向、血纤维蛋白原浓度、多种凝血因子浓度下降,血小板减少,PT 延长以及肝脏对 FDP 及蛋白酶抑制物清除降低,这些表现与 DIC 类似,鉴别诊断常常困难。但严重肝病者多有肝病病史,黄疸、肝功能损害症状较为突出,血小板减少程度较轻、较少,F Ⅷ:C 活性正常或升高,纤溶亢进与微血管病性溶血表现较少等可作为鉴别诊断参考(表 9-2-5)。但需注意严重肝病合并 DIC 的情况。

表 9-2-5　DIC 与严重肝病的鉴别要点

	DIC	重症肝炎
微循环衰竭	早、多见	晚、少见
黄疸	轻、少见	重、极常见
肾功能损伤	早、多见	晚、少见
红细胞破坏	多见(50%~90%)	罕见
F Ⅷ:C	降低	正常
D-二聚体	增加	正常或轻度增加

(三)慢性DIC与抗磷脂综合征(APS)

APS 是一组以反复发生动脉、静脉血栓和(或)习惯性流产为临床表现,伴持续性 APA 或抗 β₂-GPI 抗体阳性,且多系统受累的非炎症性自身免疫性疾病,是获得性血栓的主要原因。APS 为一种以反复动脉或者静脉血栓,流产,同时伴有抗心磷脂或者狼疮抗凝物实验持续阳性的疾患。抗心磷脂抗体与磷脂酰丝氨酸的交叉反应使之与血小板结合并激活血小板,并诱导血栓形成。APS的特点:①临床表现有血栓形成、习惯性流产、神经症状(脑卒中发作、癫痫、偏头痛、舞蹈症)、肺高压症、皮肤表现(网状皮斑、下肢溃疡、皮肤坏死、肢端坏疽)等;②实验室检查:抗心磷脂抗体(ACA)阳性;狼疮抗凝物质(LA)阳性;或抗 β_2GPI 抗体阳性。

(四)微血管病性溶血性疾病

微血管病性溶血性疾病代表了一组疾病,如血栓性血小板减少性紫癜(TTP)、溶血性尿毒综合征(HUS)、化疗导致的微血管病性溶血性贫血、恶性高血压以及 HELLP 综合征等。其主要病理特征为血管内皮损伤,导致血小板黏附与聚集,进而有凝血酶形或与纤溶受损。虽然这些病变可导致小型、甚或中型的血栓性梗死致 MODS 而酷似 DIC,但事实上并非 DIC,而属于另一组疾病。

如 TTP,以血小板减少和微血管性溶血为突出表现,可伴随发热、神经系统症状、肾脏损害,但缺乏凝血因子消耗性降低及纤溶亢进等依据,可资鉴别(表9-2-6)。

表9-2-6　DIC与血栓性血小板减少性紫癜的鉴别要点

	DIC	TTP
起病及病程	多数急骤、病程短	可急可缓、病程长
微循环衰竭	多见	少见
黄疸	轻、少见	极常见,较重
FⅧ:C	降低	正常
vWF 裂解酶	多为正常	多为显著降低
血栓性质	纤维蛋白血栓为主	血小板血栓为主

HELLP 综合征(hemolysis elevated liver enzymes low platelet syndrome)主要发生在先兆子痫或子痫病人中,其特征除子痫外,还伴有溶血、肝酶升高与血小板减少。HELLP 与先兆子痫的病理改变相似,即在肝组织中见到肝细胞坏死与门静脉周围窦状隙有 Fb 沉积。HELLP 综合征的发病机制主要是小血管痉挛导致血管病性溶血性贫血,凝血系统的活化为继发性。本症与 DIC 有明显的区别,但亦可同时并发 DIC,使临床征象呈现复杂化。

九、治疗

(一)DIC治疗原则

原发病的治疗是终止 DIC 病理过程的最为关键和根本的治疗措施。在某些情况下,凡是病因能迅速去除或控制的 DIC 患者,凝血功能紊乱往往能自行纠正。但多数情况下,相应的支持治疗,特别是纠正凝血功能紊乱的治疗是缓解疾病的重要措施。

(二)DIC的主要治疗措施

DIC 的主要治疗措施为:去除产生 DIC 的基础疾病的诱因;阻断血管内凝血过程;恢复正常血小板和血浆凝血因子水平;抗纤溶治疗;对症和支持治疗。

既往多主张以上治疗措施可酌情同时进行,但由于 DIC 是一种处于不断发展变化中的病理过程,治疗方法即使是对同一病例,亦必须根据 DIC 不同型、期及其变化,有针对性地采取不同治疗措施。故近年来关于 DIC 的治疗倾向于在治疗原发病基础上进一步采取分层治疗原则,即根据 DIC 病理进程即分期采取相应干预,根据不同分期采取不同的措施综合治疗。同时这一系列措施均可阻止或纠正 DIC 凝血异常状态,减轻微血管体系损伤,并为治疗原发病争取时间。

1. 治疗原发病、消除诱因 大量证据表明,凡是病因能迅速去除或者控制的 DIC 患者,其治疗较易获得疗效。如感染,特别是细菌感染导致的败血症,是 DIC 最常见病因,重症感染诱发的 DIC 患者,主张 "重锤出击" 的抗感染策略,抗生素应用宜早期、广谱、足量,经验性用药则应采取 "降阶梯" 原则,尽早减轻感染对微血管系统损害;又如在胎盘早剥等病理产科导致 DIC 的患者,终止妊娠往往能有效扭转病情。相反,如原发病不予去除或难以控制者,则 DIC 虽经积极治疗,仍难控制其病情发展或易于复发。感染、休克、酸中毒及缺氧状态等是导致或促发 DIC 的重要因素,积极消除这些诱发因素,可以预防或阻止 DIC 发生、发展,为人体正常凝血 - 抗凝血平衡恢复创造条件。

2. 干预 DIC 病理生理过程的治疗措施 DIC 治疗宜采取分期治疗原则。需要指出的是,临床所见 DIC 患者分期多存在一定重叠,故在治疗上需紧密结合患者临床过程及实验室改变进行判断,采取综合措施。

(1)通过简单易行的实验室检测对 DIC 的临床分期进行判断:不同时期的 DIC 相关实验室检查具有不同的特点(表 9-2-7)。

表 9-2-7 DIC 分期的判定

项目	早期	中期	后期
血小板计数	正常或升高	降低(进行性)	降低(非进行性)
纤维蛋白原	正常或升高	降低(进行性)	降低(非进行性)
PT	正常或缩短	延长(进行性)	延长(非进行性)
D- 二聚体	正常	中度升高	显著升高

(2)DIC 的严重度评估:关于 DIC 严重程度,目前尚无满意的判断标准。一般认为严重度的判断应主要根据血浆纤维蛋白原含量、血小板计数与症状体征情况进行。中度与重度 DIC 通常伴有不同程度活动性出血或栓塞表现,轻度 DIC 可无明显临床表现(表 9-2-8)。

表 9-2-8 DIC 严重程度判断指标

	Fbg(g/L)	血小板计数($\times 10^9$/L)
轻度	> 1.0	> 50
中度	0.5~1.0	20~50
重度	< 0.5	< 20

(3)根据 DIC 临床分期的进行分层治疗

1)DIC 早期(弥散性微血栓形成期):以微血栓形成为主,此期治疗目的在于抑制广泛性微血栓形成,防止血小板及各种凝血因子进一步消耗,因此治疗以抗凝为主,未进行充分抗凝治疗的 DIC 患者,不宜单纯补充血小板和凝血因子。无明显继发性纤溶亢进者,不论是否已进行肝素或其他抗凝治疗,不宜应用抗纤维蛋白溶解药物。

肝素治疗是 DIC 的主要抗凝措施,肝素可与体内 AT 协同产生抗凝作用,诱导内皮细胞释放 TF 抑制物,抑制 TF 的释放,控制 DIC 的病理进程。其治疗的关键在于治疗时机的把握、剂量的选择和疗效的监测。

肝素使用的适应证:DIC 早期(高凝期);血小板及凝血因子呈进行性下降,微血管栓塞表现(如器官功能衰竭)明显者;消耗性低凝期但病因短期内不能去除者,在补充凝血因子情况下使用;除外原发病因素,顽固性休克不能纠正者。

肝素使用的禁忌证:手术后或损伤创面未经良好止血者;近期有严重的活动性出血;蛇毒所致 DIC;严重凝血因子缺乏及明显纤溶亢进者。目前,临床上使用的肝素分为沿用已久的标准肝素亦称"普通肝素"和低分子量肝素(LMWH)。

低分子量肝素(low molecular weight heparin, LMWH)为一组由标准肝素裂解或分离出的低分子碎片,分子量在 3000~6000Da。与普通肝素相比,LMWH 具有抗凝血因子 Xa 作用强、抗凝血因子 Ⅱa 作用弱、生物利用度高、血浆半衰期长、较低的出血倾向及较少的血小板减少症发生等优点,还有轻微抗凝活性,且无剂量依赖性,对 APTT 延长不明显,并且有促纤溶作用,可促进血管内皮细胞释放纤维蛋白溶解酶原激活剂和缩短优球蛋白溶解时间,故抗栓作用强;增强血管内皮细胞抗血栓作用而不干扰血管内皮细胞其他功能,故对出血和血小板功能无明显影响。有资料表明,在治疗和预防深度静脉血栓并以出血为主的 DIC 患者时,应用 LMWH 比普通肝素和普通的抗凝血剂更有效。鉴于 LMWH 的诸多优点,在防治 DIC 中,正日趋取代普通肝素。但有学者认为在急性 DIC 时 LMWH 不能替代普通肝素。

小剂量肝素足以发挥抗凝效果,不但能够阻断 DIC 的发展,而且有一定抗炎症作用,同时可以避免肝素剂量过大导致的出血并发症。使用方法为:普通肝素:一般不超过 12 500U/d,每 6 小时用量不超过 2500U,静脉或皮下注射,根据病情决定疗程,一般连用 3~5 天;低分子量肝素:剂量为 3000~5000U/d,皮下注射,根据病情决定疗程,一般连用 3~5 天。普通肝素使用的血液学监测最常用者为 APTT,肝素治疗使其延长为正常值的 1.5~2.0 倍时即为合适剂量。普通肝素过量可用鱼精蛋白中和,鱼精蛋白 1mg 可中和肝素 100U。低分子肝素常规剂量下无需严格血液学监测,如用量过大或疑有用药相关性出血,可抗 Xa 活性试验进行监测,使其维持在 0.4~0.7IU/ml 为最佳治疗剂量。

2)DIC 中期(消耗性低凝血期):此期微血栓形成仍在进行,抗凝治疗仍然必不可少,但因凝血因子进行性消耗,临床中引发出血情况,故在充分抗凝基础上,应进行补充血小板和凝血因子的替代治疗。目前推荐的替代治疗制剂包括输注血浆(包括新鲜血浆、新鲜冷冻血浆、冷沉淀、凝血酶原复合物)和血小板等。各类替代治疗制剂输入后疗效主要观察出血症状改善情况,实验室检测仅作为参考。

替代治疗的适应证:DIC 患者血小板和凝血因子的补充,应在充分抗凝治疗基础上进行。DIC 时,尤其是在早期,如未行抗凝治疗而单纯补充血小板及凝血因子,往往可加重病情。

新鲜血浆:新鲜血浆所含凝血因子与新鲜全血相似,并可减少输入液体总量、避免红细胞破坏产生膜磷脂等促凝因子进入患者体内,是 DIC 患者较理想的凝血因子的补充制剂。同时血浆输入还有助于纠正休克和微循环。

纤维蛋白原:适用于急性 DIC 有明显低纤维蛋白原血症或出血极为严重者。首剂

2~4g，静脉滴注，以后根据血浆纤维蛋白原含量而补充，以使血浆纤维蛋白原含量达到 1.0g/L 以上为度。由于纤维蛋白原半衰期达 96~144 小时，在纤维蛋白原血浆浓度恢复到 1.0g/L 以上或无明显纤溶亢进的患者，24 小时后一般不需要重复使用。

血小板悬液：未出血的患者血小板计数低于（10~20）×10^9/L，或者存在活动性出血且血小板计数低于 50×10^9/L 的 DIC 患者，需紧急输入血小板悬液。血小板输注要求足量。

其他凝血因子制剂：从理论上讲，DIC 的中、晚期，可出现多种凝血因子的缺乏，故在病情需要和条件许可的情况下，可酌用下列凝血因子制剂：①凝血酶原复合物（PCC）：剂量为 20~40U/kg，每次以 5% 葡萄糖液 50ml 稀释，要求在 30 分钟内静脉滴注完毕，每日 1~2 次；PCC 具有容量小的优点，但缺少因子V，而且有可能加重凝血功能紊乱，发生血栓栓塞，故应谨慎使用。②因子Ⅷ浓缩剂：剂量为每次 20~40U/kg，使用时以缓冲液稀释，20 分钟内静脉输注完毕，1 次 / 日。③维生素 K：在急性 DIC 时的应用价值有限，但是在亚急性和慢性型 DIC 患者，作为一种辅助性凝血因子补充剂仍有一定价值。

3）DIC 晚期（继发性纤溶亢进期）：此期微血栓形成已基本停止，继发性纤溶亢进为主要矛盾。若临床确认纤溶亢进是出血首要原因，则可适量应用抗纤溶药物；同时由于凝血因子和血小板消耗，也应积极补充。鉴于抗纤溶制剂作为止血药物已在临床上广泛使用，因此有必要强调，对于有出血倾向而没有排除 DIC，或怀疑为 DIC 所致患者，不宜将抗纤溶制剂作为首选止血药物单独予以使用，以免诱发或加重 DIC 发展。少数以原发或继发性纤溶亢进占优势的疾病，如急性早幼粒细胞白血病（AML-M3）或某些继发于恶性肿瘤的 DIC 可考虑使用抗纤溶药物。但需要注意的是，AML-M3 的标准诱导分化治疗（全反式维 A 酸）可增加血栓形成的风险，因此在以上患者使用氨甲环酸应特别谨慎。

纤溶抑制物主要适应证：DIC 的病因及诱发因素已经去除或基本控制，已行有效抗凝治疗和补充血小板、凝血因子，出血仍难控制；纤溶亢进为主型 DIC；DIC 后期，纤溶亢进已成为 DIC 主要病理过程和再发性出血或出血加重的主要原因；DIC 时，纤溶实验指标证实有明显继发性纤溶亢进。

氨基己酸（EACA）：DIC 治疗一般用注射剂，每次 4~10g，以 5% 葡萄糖或生理盐水 100ml 稀释，维持剂量 1g/h；小剂量为每日 5g 以下，中等剂量为每日 10g 以下，大剂量为每日可达 20g。本品快速静脉注射可引起血压下降，休克者慎用。

氨甲苯酸（抗血纤溶芳酸，PAMBA）：每次 200~500mg 加于葡萄糖液 20ml 中，静脉注射，每日 1~2 次，或加于液体静脉滴注，每小时维持量 100mg。

氨甲环酸（止血环酸）：DIC 时多用注射剂，用量为氨基己酸的 1/10，1~2 次 / 日，或静脉滴注，每小时维持量 0.1g；小剂量为 0.5g/d，中等剂量为 1.0g/d 以下，大剂量可达 2.0g/d。

抑肽酶（aprotinin）：抑肽酶系兼有抑制纤溶酶和因子 FX 等激活的作用，产生纤溶、凝血双相阻断，在理论上最适合于 DIC 的治疗。常用剂量每日 8 万 ~10 万 U，分 2~3 次使用；或首剂 5 万 U，随后每小时 1 万 U，缓慢静脉注射。

3. DIC 其他治疗手段。

（1）支持对症治疗

1）抗休克治疗，纠正缺氧、酸中毒及水电解质平衡紊乱。

2）糖皮质激素治疗不作常规应用，但下列情况可予以考虑：基础疾病需糖皮质激素治疗者；感染中毒性休克合并 DIC 已经有效抗感染治疗者；并发肾上腺皮质功能不全者。

（2）新的抗凝药物处于研究的不同阶段，如活化的蛋白 C、AT、TFPI，但目前仍存在较多争议,临床治疗的有效性尚待确证。

十、本节小结

1. DIC 不是一个独立的疾病,而是在某些严重疾病基础上由特定诱因引发的复杂病理过程。

2. DIC 的临床表现可因原发病、DIC 的不同病理状态而有较大差异。其病理生理过程相关的临床表现为:自发性出血,不易用原发病解释的休克或微循环衰竭,多发性微血管栓塞和微血管病性溶血。

3. DIC 必须存在基础疾病,结合临床表现和实验室的动态检测才能作出正确诊断。

4. 由于导致 DIC 的病理机制不甚一致,诱发 DIC 的原发疾病各有特点,因此,治疗 DIC 需应用分层治疗原则,根据 DIC 的不同病理分期,结合临床表现和实验室指标综合考虑。

（胡　豫　洪　梅　王华芳）

参 考 文 献

1. 宋善俊,王鸿利,李家增. 弥散性血管内凝血. 2 版. 上海:上海科学技术出版社,2001.

2. 王振义,李家增,阮长耿,等. 血栓与止血基础理论与临床. 3 版. 上海:上海科学技术出版社,2004.

3. 刘泽霖,贺石林,李家增. 血栓性疾病的诊断与治疗. 2 版. 北京:人民卫生出版社,2006.

4. 中华医学会血液学分会血栓与止血学组. 弥散性血管内凝血诊断中国专家共识(2017 年版). 中华血液学杂志,2017,38(5):361-363.

5. 王建枝,殷莲华,吴立玲,等. 病理生理学. 8 版. 北京:人民卫生出版社,2013.

6. 王鸿利,张利伟,丁秋兰,等. 原发性纤溶症的诊断和鉴别诊断. 实验与检验医学,2008,26(1): 2-4,91.

7. Levi M, Meijers JC. DIC:Which laboratory tests are most useful. Blood Rev, 2011, 25(1): 33-37.

8. Levi M, Toh CH, Thachil J, et al. Guidelines for the diagnosis and management of disseminated intravascular coagulation. British Committee for Standards in Haematology. Br J Haematol, 2009, 145(1): 24-33.

9. Wada H, Asakura H, Okamoto K, et al. Expert consensus for the treatment of disseminated intravascular coagulation in Japan. Throm Res, 2010, 125(1): 6-11.

第三节　肝脏疾病与出血和血栓性疾病

一、概述

凝血系统包括凝血和抗凝,两者的动态平衡是正常机体维持体内血液流动状态的关键。机体的正常止血功能,主要依赖于完整的血管壁结构和功能、有效的血小板质量和数量和正常的血浆凝血因子活性。由于多数凝血因子、抗凝血蛋白及纤维蛋白溶解系统所需的蛋白质和酶均在肝脏合成,同时作为解毒器官,肝脏可清除已激活的凝血因子和纤溶激活物,肝脏在维持凝血功能的动态平衡中起着极其重要的作用。当各种病因损害肝脏后,肝细胞合成和解毒等功能减退,引发各种类型、不同程度的凝血异常,例如,肝衰竭、慢性胆汁淤积均可伴凝血功能异常;肝硬化伴随门静脉高压形成,由于血流速度减慢,湍流的形成,门静脉血栓的发生率明显增加。因此，阐明肝脏疾病时凝血功能异常机制，对临床医生作出正确判断、确立诊疗方案有重要意义。

（一）肝脏疾病引起的凝血功能障碍的病理生理基础

肝脏疾病时因其病因不同、致病机制各异，可出现多种止血、凝血障碍。其主要的病理生理基础为凝血因子和抗凝物质合成减少、纤维蛋白溶解亢进、弥散性血管内凝血和血小板数量及功能障碍。

1. 凝血因子和抗凝物质合成减少

（1）凝血因子的合成减少和异常：肝脏是多种凝血因子合成的重要场所，当各种病因严重损害肝细胞后可引起凝血因子合成障碍，导致以凝血功能异常，其中依赖维生素 K 的凝血因子合成减少尤为突出。

肝脏受损常伴随消化吸收功能减退，患者摄入量下降，胆汁淤积，长期大剂量使用抗生素抑制消化道的细菌生长，分别通过影响维生素 K 的摄入、吸收和合成，导致合成凝血因子的重要原料维生素 K 缺乏。肝脏合成凝血酶原（因子 II），因子 VII、IX 和 X 因子时，维生素 K 参与其前体的羧基化，当体内缺乏维生素 K 时，肝脏只能合成一种无 γ 羧基谷氨酸的异常依赖维生素 K 的凝血因子，其分子结构中缺乏 Ca^{2+} 的结合位点，不能与 Ca^{2+} 结合，也不能通过 Ca^{2+} 与磷脂表面结合，而使凝血活性减低。此外，当严重肝细胞受损肝脏可过早释放未经羧基化的凝血酶原前体或因羧基化酶缺乏而致合成减少影响凝血功能，虽无维生素 K 缺乏，也出现因子 II、VII、IX、X 的活性降低，特别是因子 VII 生物半衰期较短，故肝病时因子 VII 活性常首先降低，可较敏感地反映肝功能损害的程度。

肝脏除合成上述依赖维生素 K 的凝血因子，也合成其他重要的凝血因子，如：纤维蛋白原（I）、血浆凝血激酶前质（XI）、接触因子（XII）和纤维蛋白稳定因子（XIII），严重肝细胞受损，肝脏合成上述凝血因子功能同时削弱。接触因子（XII）是启动内源性凝血系统重要凝血因子，肝功能减退接触因子合成减少，影响正常凝血过程的启动。纤维蛋白原作为凝血酶的作用底物，肝功能减退合成减少，当内外源凝血途径被激活后，无法形成足够纤维蛋白单体，同时缺乏纤维蛋白稳定因子，XIII 促使可溶性纤维蛋白单体复合物发生交联，不能形成不溶于水的交联纤维蛋白多聚体凝块。

因此，临床上测定维生素 K 依赖性凝血因子的血浆水平，能较敏感地反映肝细胞损害的严重性和残存细胞的代偿功能；血浆纤维蛋白原浓度降低，可作为重型肝炎和失代偿性肝硬化判断肝病严重程度和预后指标。

（2）抗凝物质合成减少：肝功能减退导致抗凝血酶和蛋白 C 系统合成减少或异常，体内抗凝作用明显异常。

抗凝血酶 III（AT）主要由肝脏和内皮细胞合成，是最重要的抗凝因子，其抗凝作用占生理抗凝作用的 70%~80%，AT 与肝素结合，通过抗凝血酶分子中精氨酸残基与凝血酶等凝血因子活性部位丝氨酸残基结合而使之灭活，起到抗凝作用。严重肝病时肝细胞及内皮细胞都受损，其合成量减少，AT 活性明显降低。严重降低见于肝衰竭并发 DIC 时，因为除合成减少外，其消耗也增加，因此目前认为 AT 有重要的预后价值。当血浆 AT 活性低于 70%时，血栓形成的危险性增加。

蛋白 C 系统是人体重要抗凝系统，包括血浆蛋白 C、蛋白 S、活化蛋白 C 抑制物和血栓调节蛋白。其中蛋白 C 是体内重要的抗凝因子，其抗凝作用占生理抗凝作用的 20%~30%。蛋白 C 和蛋白 S 均在肝脏合成，需依赖维生素 K，当肝细胞损害和维生素 K 的摄入、吸收、利用和代谢发生障碍时，两者合成均减少。在生理情况下蛋白 C 被凝血酶和血栓调节蛋白的结合物激活成为有抗凝活性的活化蛋白 C，活化蛋白 C 在蛋白 S 的辅助下，通过蛋白水解作用灭活凝血因子Ⅷ a 及凝血因子 V 发挥抗凝作用。血栓调节蛋白是血管内皮细胞表面的跨膜糖蛋白，其存在于动脉、静脉、毛细血管和淋巴管的内皮细胞表面。有研究显示，在某些肿瘤和炎症性疾病导致内皮细胞发生浸润和炎症等病理过程后，血栓调节蛋白被释放入血，被认为是内皮细胞损伤的特异性分子标志物之一。肝窦内皮细胞（SEC）是肝窦壁的主要细胞，占肝脏非实质细胞的 40%。各种病因所致的肝脏损害均伴随肝细胞的变性和坏死，以及肝窦内皮细胞损害，导致血浆血栓调节蛋白水平的增高，强化蛋白 C 系统的抗凝作用。

抗凝血酶和蛋白 C 都是在肝脏合成，严重肝病时两者合成均减少，消耗量增加，同时肝脏合成其他凝血因子的能力也下降，两者维持在一个低水平的平衡，临床较少见到出血或血栓倾向。当合并严重感染或接受手术治疗后，由于内皮细胞的损害，干扰了机体凝血和抗凝系统之间的平衡，而诱发血栓性疾病如门静脉血栓的形成。

2. 纤维蛋白溶解亢进　肝脏疾病时可伴发原发性和继发性纤维蛋白溶解亢进。

原发性纤维蛋白溶解亢进：严重肝病时常伴随全身血管内皮的损害，导致内皮细胞合成 t-PA 和 u-PA 增多，或活性增强，也可因 PAI-1（纤溶酶原激活物抑制剂 -1）和 α_2 PI 的活性减低，使纤溶酶生成增多，促使纤维蛋白（原）水解、消耗。此外，肝功能减退时肝脏清除和灭活 t-PA 和 u-PA 减少，纤溶活性的增强，造成临床类似 DIC 时的出血表现。肝病时虽可出现纤溶亢进，但并不一定伴有出血倾向。但纤维蛋白（原）的降解产物（FDP）可使纤维蛋白单体的聚合发生障碍而出现凝血酶时间延长，FDP 还干扰血小板的聚集反应而加重止凝血缺陷，从而加重出血倾向。

3. 血小板数量及功能异常　肝病时可因血小板数量和功能障碍而引起出血。

（1）血小板数量减少：血小板由骨髓巨核细胞产生。严重肝病时，由于骨髓造血干细胞被病毒或免疫机制所抑制，造血原料（叶酸、维生素 B_{12} 等）缺乏，骨髓巨核细胞的增生程度逐渐减低，血小板产生减少。如并发 DIC，血小板被大量消耗，血小板更加减少。慢性肝病（肝硬化、慢性肝炎）患者血小板减少，是由于血小板在肿大的脾脏中滞留且破坏增加，骨髓中巨核细胞不能代偿性产生足够的血小板引起。另外，少数肝炎病人并发再生障碍性贫血（肝炎后再障）而有极严重的血小板减少，病死率高，体外实验已证实肝炎病毒直接侵入骨髓，抑制红红系、淋巴系及粒系前体细胞的生长及克隆形成。

（2）血小板功能异常：血小板具有黏附、聚集、释放、参与凝血过程等功能。严重肝病可因血小板功能异常引起出血现象。长期酗酒可引起血小板功能异常，血小板过少、血栓烷下降、血小板膜胆固醇含量改变、纤维蛋白原异常、FDP 增加，均可引起血小板聚集功能障碍。近年来有研究表明，血小板膜蛋白 CD62P 水平在肝硬化门静脉高压症患者中升高，提示患者术前血小板数量虽然低下，但血小板活化比例升高，血小板的功能变化比数量改变在门静脉血栓形成中具有更重要的作用。

（二）肝病引起凝血功能障碍的临床表现及实验室检查

1. 临床表现

（1）肝病引起出血倾向的临床表现：主要包括皮肤瘀斑、瘀点、鼻出血、牙龈出血和月经过多等。胃肠道出血是严重肝病的常见症状，当肝硬化引起门静脉高压时可出现食管胃底静脉曲张，在一定诱因下（进食粗糙食物、便秘和腹内压力突然增高）可引起呕血、便血，由于肝功能减退凝血因子缺乏等因素，常常出现止血、凝血障碍而不易止血。急性肝衰竭伴发 DIC 时，出血倾向表现得更加严重和广泛。胆汁淤积性肝病可出现皮肤黏膜黄染，随着黄疸加深出血尿色深、粪色变浅，皮肤瘙痒是胆汁淤积的另一特征，此外因脂溶性维生素吸收障碍，出现皮肤粗糙和夜盲症（维生素 A 缺乏）、骨软化和骨质疏松（维生素 D 缺乏）、出血倾向（维生素 K 缺乏）等。

（2）肝病引起血栓性疾病的临床表现：慢性肝病常伴有出血倾向，但在肝脏肿瘤、部分肝硬化伴随门静脉高压可出现门静脉血栓形成，从而引发或加重门静脉高压症的相关表现，脾脏增大、腹水形成及食管静脉曲张等。

（3）肝病并发 DIC 的临床表现：肝病并发 DIC 多见于重症肝病（急性肝衰竭、失代偿期肝硬化和肝癌广泛转移）患者，由于病毒、免疫复合物致肝细胞坏死、水肿和变性，或者因严重肝病伴发内毒素血症，损害内皮细胞等机制，激活内、外源凝血系统引发 DIC。其发生率 8.8%~16% 临床表现主要为：①出血：急性 DIC 出血的发生率 84%~100%，主要发生在消耗性低凝期和继发性纤溶期，表现为严重广泛性出血。②休克：急性 DIC 时表现为一时性或者持久性血压下降，发生率 42%~83%。③栓塞：在重症肝病、失代偿期肝硬化和肝癌广泛转移患者因肝脏微血栓形成，病情加重出现肝衰竭，微血栓还可影响多个脏器，严重时导致多脏器衰竭。④溶血：DIC 时红细胞通过狭窄的纤维蛋白网，由于机械性损害，发生变性、破碎而溶血。

2. 肝病出血的实验室检查

（1）凝血酶原时间（PT）：凝血酶原时间是检测外源性凝血系统各凝血因子和血液循环中有无抗凝物质的常用筛选试验。肝病时可因维生素 K 摄入不足或蛋白质合成功能减退而使凝血因子Ⅶ、Ⅱ、Ⅸ、Ⅹ缺乏导致 PT 延长，如补充维生素 K 后，PT 仍延长提示肝脏合成蛋白质功能减退。急性肝炎时 PT 可正常或轻度延长，肝硬化、肝衰竭尤其在并发 DIC 时 PT 可显著延长。PT 愈延长，出血愈严重，病死率也愈高。

（2）凝血酶时间（TT）：其原理是在血浆中加入凝血酶稀释液，观察血浆凝固时间。较正常对照值延长 3 秒以上为延长。TT 延长提示抗凝物质如肝素类物质和 FDP 的增加或（及）纤维蛋白原减少，以及异常纤维蛋白原血症。

（3）活化的部分凝血活酶时间（APTT）：为内源性凝血系统的过筛试验，缺乏内源性凝血系统中任何一个因子或血液循环中有抗凝物质时，APTT 均可延长。较正常对照延长 10 秒以上为延长，提示因子Ⅻ、Ⅺ、Ⅸ、Ⅷ含量或活性减低；此外，因子Ⅹ、Ⅴ，凝血酶原（因子Ⅱ）和纤维蛋白原严重减少或血液循环中存在抗凝血活酶物质时也可延长。当 DIC 处于早期高凝状态时 APTT 可缩短。一般的肝病 APTT 常在正常范围，严重肝病或并发 DIC 时则会延长。

（4）出血时间：反映血小板和血管功能的试验。当血小板计数正常而出血时间延长，提示血小板可能有功能障碍，宜进一步检查血小板的黏附、聚集和释放功能。

（5）血小板计数（BPC）：血小板计数随着肝病的严重性而逐渐降低，常由于脾亢所致。严重肝病出现进行性血小板下降，伴 PT、APTT 延长，3P 试验阳性常提示 DIC 存在，病人有明显的出血倾向。

（6）抗凝血酶测定：肝病时抗凝血酶（AT）合成减少，肝病越严重 AT 越减少，在 AT 降至 35% 以下时，提示病情严重和预后不佳；在并发 DIC 时，AT 不仅合成减少，消耗也增加，但是在肝病中，本试验不能作为诊断 DIC 的可靠指标。胆汁淤积时 AT 正常或增加。

（7）肝病并发 DIC 的实验室检查：肝病合并 DIC 的实验室诊断标准：①血小板 $< 50 \times 10^9$/L 或有两项以上血小板活化产物升高（β-TG、PF4、TXB_2、P- 选择素）；②纤维蛋白原 < 1.0g/L；③血浆因子Ⅷ：C 活性 $< 50\%$；④凝血酶原时间延长 5 秒以上或呈动态性变化；⑤ 3P 试验阳性或血浆 FDP > 60mg/L 或 D- 二聚体水平升高。

（三）肝脏疾病合并出血和血栓性疾病的防治措施

肝病出血的根本原因是肝细胞的大量坏死和变性，因此防止肝细胞的坏死、促进肝细胞的再生和恢复止凝血机制，是防治出血的根本措施。肝病出血的防治措施应在积极治疗肝病的基础上进行，但肝细胞的修复在短期内难以奏效，故临床上以预防出血和对症治疗为主要措施。

1. 出血的预防

（1）肝病围术期的出血问题：晚期肝病病人手术出血的危险性增大。PT 是预测术中、术后出血的较可靠指标。影响晚期肝病患者手术治疗生存率的重要影响因子：感染、低蛋白血症及 PT 延长。PT 延长者病死率达 47%，而正常者为 8%。

（2）肝活体组织检查：是确诊肝病的重要手段，有时严重肝病病人也需要进行此项检查。经皮肝穿刺活检有潜在的不可控制的出血危险性。有文献报道引起出血的危险因素有 PT、APTT 延长，血小板计数低于 100×10^9/L 以及伴腹水或过去有出血病史的肝病患者。一般认为 PT 延长超过正常对照 3 秒以上或血小板低于 80×10^9/L 应避免肝穿刺活检。当有出血倾向的病人必须进行肝组织活检时，应根据病情给新鲜冰冻血浆及（或）血小板。

（3）腹穿等其他操作：对肝病患者而言，腹穿、骨髓穿刺、胸穿、导尿、中心静脉压和动脉插管等侵入性检查或治疗措施，因为出血的可能性很小，较手术和肝穿刺安全，依据 2009 年 AASID 关于肝硬化腹水治疗的更新指南要点，不推荐在腹穿之前预防性应用新鲜冰冻血浆或血小板。但医师需要严格掌握适应证，防止损伤及感染。轻度凝血象异常，如 PT 略为延长或血小板计数 $> 50 \times 10^9$/L 而无出血倾向者，不必给予治疗，必要时给予维生素 K 注射，可使部分病人得到一定程度的改善；有严重凝血象异常时须先输新鲜血浆等予以纠正。

（4）避免使用抗血小板聚集等药物：抗血小板聚集药物如阿司匹林、吲哚美辛（消炎痛）和氯吡格雷等因其干扰血小板聚集形成血小板血栓，应尽量避免使用。肾上腺皮质激素减弱单核 - 吞噬细胞系统的吞噬功能，影响肝脏对已激活的凝血因子及纤溶酶原激活物的清除以及对肝素的灭活，又易诱发胃肠道黏膜病变而发生上消化道出血，故其应用需有严格适应证，并注意监测出血的发生。

（5）降低门脉高压：肝硬化食管胃底静脉曲张伴出血的肝硬化病人，上消化道出血常与食管胃底静脉曲张和胃黏膜糜烂有关，均系门静脉高压所致，对于肝硬化轻度静脉曲张者，若出血风险较大（Child-Pugh B、C 级或红色征阳性），推荐使用非选择性 β 受体阻滞剂预防首次静脉曲张出血。出血风险不大时，使用非选择性 β 受体阻滞剂的长期益处并未得到证实。肝硬化伴中、重度静脉曲张但从未出血者，若出血风险较大（Child-Pugh B、C 级或红色征阳性），推荐使用非选择性 β 受体阻滞剂或行内镜下套扎治疗预防首次静脉曲张出血，依据一项临床研究证实非选择性 β 受体阻滞剂与内镜下曲张静脉套扎术（endoscopic variceal ligation，EVL）相比，预防效果相当。若出血风险不大（Child-Pugh A 级或红色征阴性），推荐使用非选择性 β 受体阻滞剂而不行内镜下治疗。

2. 出血的治疗

（1）一般出血的治疗：重症肝病者出血的主要原因是由于肝细胞广泛坏死，凝血因子合成严重降低,如有出血的症状发生,则需紧急输血或输入血浆等制品。应根据凝血障碍的不同类型和程度、出血的紧急与否而作不同处理。止血措施主要是血液制品及维生素 K 等药物的应用。

1)补充凝血因子和血小板

输注新鲜全血和(或)新鲜冷冻血浆:可以补充所缺乏的凝血因子和血小板,同时也补充了白蛋白和免疫球蛋白,还可扩充血容量和改善微循环,有利于肝细胞的再生和治疗出血。血浆中所含纤维结合蛋白具有调理素的作用,能改善单核 - 吞噬细胞系统的吞噬功能。一般适用于:①PT 显著延长,在正常对照一倍以上者;②凝血象异常伴活动性出血者;③手术或有出血危险的操作前;④并发严重感染者。输入新鲜冰冻血浆 12~20ml/kg,可使 PT 保持在较正常对照延长 3 秒以内。

输注凝血酶原复合物:凝血酶原复合物含凝血因子 Ⅱ、Ⅶ、Ⅸ、Ⅹ 及少量肝素,不仅可以补充这些因子的缺乏,而且可以预防 DIC 的发生。但凝血酶原复合物含有少量已激活的凝血因子,Ⅺa、Ⅹa,有发生血栓的危险性。因此,仅用于肝病伴发广泛出血患者。

输注纤维蛋白原制剂:当病人血浆纤维蛋白原含量明显减少伴出血时,输新鲜血浆效果不明显时可以输注纤维蛋白原制剂,使血浆纤维蛋白原的含量达 1.5~2.0g/L 时可以停止输注。

输注血小板:血小板浓缩制剂可用于血小板减少而导致的出血,当血小板计数 $> 50 \times 10^9/L$ 即可达到止血的目的。由于血小板在肝、脾内淤滞且消耗过多,血小板输入效果常不理想。

2)止血药物的应用:维生素 K 为合成 Ⅱ、Ⅶ、Ⅸ、Ⅹ 因子以及蛋白 C、蛋白 S 所必需。如无外源性摄入,维生素 K 在体内储存仅约 7 天。在禁食或胆汁淤积性黄疸病人应常规补充维生素 K,其疗效较佳;在无上述情况时,注射维生素 K 效果较差。

3)1- 去氨基 -8-*D*- 精氨酸升压素(1-deamino-8-*D*-arginine vasopressin, DDAVP):是合成的多肽,在肝硬化病人可提高 vWF 而使出血时间缩短,还可暂时升高因子 Ⅶ、Ⅷ、Ⅸ、Ⅹ、Ⅻ 的水平,有文献报道可改善 PT 及 APTT,因副作用小,在肝病出血病人,其他措施无效时可短期应用。

4)原发性纤溶的治疗:对完全排除 DIC,确实符合原发性纤溶的病人,可以应用抗纤溶药物,如氨基己酸、氨甲环酸(止血环酸)或氨甲苯酸(对羧基苄胺)等,剂量不宜过大,以防止副作用的发生。但肝病患者合并纤溶亢进者少见,且晚期肝病者往往有肾和肺功能不全,故应用抗纤溶药物应慎重。

(2)上消化道出血的治疗:食管胃底静脉曲张破裂伴出血是肝硬化最常见的并发症,对中等量及大量出血的早期治疗措施主要是纠正低血容量性休克、止血、防止胃肠道出血相关并发症、监测生命体征和尿量。

1)恢复血容量:根据出血程度确定扩容量及液体性质,以维持血流动力学稳定并使血红蛋白水平维持在 60g/L 以上。血容量充足的指征:①收缩压 90~120mmHg;②脉率 < 100 次 / 分;③尿量 > 40ml/h,血 Na^+ < 140mmol/L;④神志清楚或好转、无明显脱水貌。可输注浓缩红细胞,必要时应及时补充血浆、血小板等。

2)应用降低门静脉压力药物和其他药物:药物治疗是静脉曲张出血的首选治疗手段。①血管升压素及其类似物:包括垂体后叶素、血管升压素、三甘氨酰赖氨酸血管升压素等。特利升压素是合成的血管升压素类似物,可持久有效地降低 HVPG、减少门静脉血流量,且对全身血流动力学影响较小。②生长抑素及其类似物：包括十四肽生长抑素、八肽生长抑素类似物，可有效地降低 HVPG、减少门静脉血流量，特别对能有效降低内镜治疗后的 HVPG 升高，提高内镜治疗的成功率。③H_2受体拮抗剂和质子泵抑制剂：H_2受体拮抗剂和质子泵抑制剂能提高胃内 pH，促进血小板聚集和纤维蛋白凝块的形成，避免血凝块过早溶解，有利于止血和预防再出血。④抗生素的应用：活动性出血时常存在胃黏膜和食管黏膜炎性水肿，预防性使用抗生素有助于止血，并可减少早期再出血及预防感染。

3）气囊压迫止血：气囊压迫可使出血得到有效控制，但出血复发率高。目前只用于药物治疗无效的病例或作为内镜下治疗前的过渡疗法，以等待内镜止血的时机。

4）内镜下治疗措施：内镜治疗的目的是控制急性食管静脉曲张出血，并尽可能使静脉曲张消失或减轻，以防止其再出血。内镜治疗包括内镜下曲张静脉套扎术、硬化剂或组织黏合剂注射治疗。药物联合内镜治疗是目前治疗急性静脉曲张出血的主要方法之一，可提高止血成功率。自膨式覆膜食管金属支架（self-expandable esophageal metallic stent，SEMS）用于治疗经过药物或常规内镜套扎或硬化剂治疗后，仍有 15%~20% 患者反复出血或活动性出血不能有效控制（称为难治性静脉曲张出血），而其他挽救治疗措施（如 TIPS、外科手术）不可及或没有时机，患者生命受到严重威胁时，内镜下覆膜食管支架挽救治疗具有一定的效果，可作为患者获得其他治疗机会的桥梁，但国内迄今尚无临床应用的经验。

5）经颈静脉肝内门 - 体静脉支架分流术（TIPS）：能在短期内明显降低门静脉压，因此推荐用于治疗食管胃静脉曲张破裂出血。TIPS 的适应证还包括难治性腹水、肝性胸腔积液、肝肾综合征及肝肺综合征。其术后的治疗：卧床休息 24 小时，穿刺处加压包扎及沙袋压迫，检测生命体征，保肝治疗，口服乳果糖预防肝性脑病及预防性使用抗生素；应给予抗凝治疗，防止出现支架植入处血栓形成，具体方案：术后第 2 天开始低分子肝素，5000U，每日 2 次，皮下注射，连续 5~7 天，同时口服阿司匹林，300mg/d，1 个月后减为 200mg/d，3 个月后减为 100mg/d，长期服用。服用阿司匹林期间应严密观察是否合并消化道出血，必要时予以质子泵抑制剂口服。

6）外科手术治疗肝硬化门静脉高压曲张静脉破裂出血：尽管有以上多种治疗措施，仍有约 20% 的患者出血不能控制或出血一度停止后 24 小时内复发出血。HVPG > 20mmHg（出血 24 小时内测量）但 Child-Pugh A 级者行急诊分流手术有可能可挽救患者生命；Child-Pugh B 级者多考虑实施急诊断流手术；Child-Pugh C 级者决定手术应极为慎重（死亡率 ≥ 50%）。

3. 肝脏疾病血栓性疾病的防治措施　肝脏既是多种凝血因子合成的重要场所，也是抗凝物质合成的主要脏器。因此，当肝功能受损，促凝因子和抗凝因子的合成功能均有下降，从促凝和抗凝的平衡关系来看，肝硬化患者出血风险并无增加。但当门静脉高压形成后由于门静脉系统血流速度减缓、淤积，形成湍流引起门静脉血管内皮细胞损伤，特别当患者感染、接受硬化或腹部手术治疗导致血管受损，激发凝血机制，引起血栓形成，导致门静脉血栓形成（portal vein thrombosis，PVT），最常见的血栓形成部位为门静脉主干，也可见于其属支肠系膜上静脉；此外，原发性肝癌或胆囊癌等肿瘤细胞侵润也可引起门静脉血栓形成。门静脉血栓形成临床分型包括：急性门静脉血栓形成、慢性门静脉血栓形成和特殊类型门静脉血栓形成。急性门静脉血栓形成可以伴有腹痛、消化不良、发热；慢性门静脉血栓常无特殊临床表现。确立诊断常需要影像学的证实，例如腹部超声多普勒成像、腹部计算机断层扫描（CT）扫描或者腹部磁共振（MRI），其中腹部超声多普勒为最常用的检查手段。

门静脉血栓形成的治疗策略有抗凝治疗，二线方案为手术取栓术。

（1）抗凝治疗：在 2009 年美国肝病学会和美国胃肠病学会联合发布关于肝脏血管疾病的诊治指南中治疗方案如下：

1）急性门静脉血栓形成的治疗方案：①急性门静脉血栓形成患者应接受至少 3 个月的抗凝治疗，首选低分子肝素尽快达到抗凝作用；对不计划进行有创治疗者，病情稳定改为口服抗凝药物治疗；②对急性门静脉血栓形成患者伴有长期存在的血栓形成危险因素且无法纠正者，应当长期抗凝治疗；③在无禁忌证的情况下，对急性门静脉血栓形成且血栓范围累及肠系膜静脉远端者，应长期抗凝治疗；④对有任何感染证据者，应当尽早使用抗生素。

2）慢性门静脉血栓形成的治疗方案：①明确是否存在食管胃底静脉曲张，并根据有关指南对食管胃底静脉曲张活动性出血进行治疗，或者进行一级或二级预防；②对于长期存在难以纠正的血栓形成倾向的慢性门静脉血栓形成者，在采取预防食管胃底静脉曲张破裂出血的措施后予以抗凝治疗。

3）门静脉血栓形成长期抗凝治疗的指征：①长期、难以纠正的血栓形成倾向；②目前或既往有肠系膜静脉血栓病史，同时进行胃肠道出血的一、二级预防。

（2）介入治疗：介入治疗应在抗凝治疗失败或因某些因素无法行抗凝治疗的情况下进行，介入治疗途径有经肠系膜上动脉、经皮肝穿刺及经颈静脉溶栓 3 种方式。介入治疗可有效使栓塞门静脉再通，但介入治疗的安全性却有很大争议。

（3）手术治疗：手术治疗门静脉血栓需慎重考虑其适应证，因为手术难度和手术死亡率均显著高于抗凝治疗和介入治疗。

二、肝脏疾病与出血和血栓性疾病

（一）肝硬化

肝硬化（hepatic cirrhosis）是一种有多种病因导致的肝脏进行性、弥漫性、纤维化病变，以假小叶形成为特征的慢性肝病。起病隐匿，病程发展缓慢，晚期以肝功能减退和门静脉高压为主要表现，常出现多种严重并发症，其中食管胃底静脉曲张破裂出血患者死亡率约 30%。肝硬化是常见病，每年发病率约 17/10 万，发病高峰年龄在 35~50 岁，男性多见。50~60 岁城市男性肝硬化患者的病死率高达 112/10 万。

1. 病因及发病机制

（1）肝硬化病因

1）病毒性肝炎：在我国是肝硬化的主要病因，目前中国慢性乙型肝炎病人约 2000 万，其中近 25%~30% 慢性乙肝病人可发展为肝硬化，丙型和丁型肝炎病毒感染也可导致肝硬化，甲型和戊型病毒感染罕见发展为肝硬化。

2）慢性酒精中毒：在我国肝硬化病因中仅次于病毒性肝炎。长期大量饮酒（常为每日摄入酒精 80g 达 5 年以上），可引起酒精性肝炎，继而可发展为肝硬化。

3）胆汁淤积：如原发性胆汁性肝硬化（primary biliary cirrhosis，PBC）、原发性硬化性胆管炎（primary sclerosing cholangitis，PSC）等疾病，高浓度胆酸和胆红素持续肝内淤积可损伤肝细胞，进而可发展为肝硬化。

4）肝静脉回流受阻：肝脏长期淤血缺氧可致肝硬化，如：慢性充血性心力衰竭、缩窄性心包炎、肝静脉阻塞综合征（Budd-Chiari 综合征）、肝小静脉闭塞病等。

5）遗传代谢性疾病：先天性酶缺陷疾病，致使某些物质不能被正常代谢而沉积在肝脏，如血色病(铁沉积)、肝豆状核变性(铜沉积)、α_1-抗胰蛋白酶缺乏症等。

6)工业毒物或药物:长期接触四氯化碳、磷、砷等或服用双醋酚汀、甲基多巴、异烟肼、甲氨蝶呤等可引起肝硬化。

7)自身免疫性肝炎:最终可演变为肝硬化。

8)血吸虫病:虫卵沉积于汇管区,引起纤维组织增生,导致门脉高压及肝硬化。

9)隐源性肝硬化:病因仍不明者占5%~10%,部分非酒精性脂肪性肝炎可发展为肝硬化。

(2)发病机制:大量肝细胞在致病因素的作用下发生变性、坏死、肝小叶的纤维支架塌陷变形;同时在肝脏受损过程中产生的多种细胞因子可激活肝星状细胞,产生大量以胶原为主的细胞外基质,导致肝纤维化。增生的纤维组织包绕残存的、再生的肝细胞形成不规则的结节状肝细胞团(再生结节);在汇管区-汇管区或自汇管区-肝小叶中央静脉之间形成纤维间隔;继续发展则包绕再生结节或将残留肝小叶重新分割,形成假小叶。形成假小叶是肝硬化的典型表现。

肝硬化引起的门脉高压是窦性的。肝纤维化过程中胶原可沉积在 Disse 间隙,形成肝窦内皮细胞下的基底膜,并且肝脏内多种细胞释放的自由基、多种细胞因子、花生四烯酸衍生物等对内皮细胞的刺激,导致肝窦内皮细胞上窗孔的数量和大小减少,甚至消失,形成弥漫的连续性屏障,类似于连续性毛细血管,称为肝窦毛细血管化(sinusoid capillarization)。肝窦毛细血管化导致肝窦内外物质交换受阻,肝窦变窄,肝窦血流受阻,从而扰乱肝细胞功能,在门脉高压的发生、发展中起着重要作用。

在肝纤维化过程中肝内血管因受压而发生扭曲、缩小或闭塞。在修复过程中,新血管形成,包围了残存的肝细胞结节,并把肝动脉、门静脉与肝小静脉连接起来。流向结节的紊乱血流和再生结节对血管的压迫,会导致门脉高压,加重肝细胞缺血缺氧,加速了肝硬化的进程。肝硬化时其他器官亦可有相应病理改变。食管、胃底和直肠黏膜下层静脉曲张,黏膜充血、水肿,胃肠道黏膜屏障受损,肠道细菌菌群失调,产生大量内毒素吸收入血,内毒素血症可加重肝脏解毒的负担甚至导致肝细胞的损害。

早期的肝纤维化是可逆的,到后期假小叶形成时是不可逆的。

2. 病理生理　肝硬化发展可导致肝功能减退(失代偿)和门静脉高压两大后果,多脏器、多系统受累,进一步发展可产生一系列并发症。

门静脉压随门静脉血流量和门静脉阻力增加而升高。肝纤维化及再生结节对肝窦及肝静脉的压迫导致门静脉阻力升高。肝硬化时因肝功能减退及各种因素导致体内多种血管活性因子失调,形成心输出量增加、低外周血管阻力的高动力循环状态,内脏充血,进而导致门静脉血流量增加是维持和加重门静脉高压的重要因素。肝硬化引起的门脉高压是窦性的。门静脉高压造成的后果包括:

(1)侧支循环开放:门静脉系统与腔静脉之间存在许多交通支,门静脉高压时门静脉回流受阻导致这些交通支开放。主要有三条侧支循环:①食管和胃底静脉曲张,为门静脉系的胃左、胃短静脉与腔静脉系的奇静脉之间胃底和食管黏膜下静脉开放。此侧支循环开放是引起消化道出血的主要原因。②腹壁静脉曲张,门静脉高压时脐静脉重新开放,通过腹壁静脉进入腔静脉。③痔静脉扩张,为门静脉系的直肠上静脉与下腔静脉系的直肠中、下静脉交通,痔静脉扩张可形成痔核。此外,肝与膈、脾与肾韧带、腹部器官与腹膜后组织间的静脉,也可形成侧支相互连接从而形成临床上少见的异位静脉曲张。侧支循环开放不仅可引起消化道出血,还可因肠内吸收的有毒物质不经肝脏解毒进入体循环,诱发肝性脑病。

（2）脾大:脾脏因长期淤血而肿大,可发生脾功能亢进,表现为外周血白细胞、红细胞和血小板减少。其中血小板减少可加重肝硬化出血倾向。

（3）腹水形成:肝硬化腹水形成为肝硬化肝功能失代偿时最突出的临床表现,涉及多种因素,主要包括:

1）门静脉压力升高:门脉压力增高超过 300mmH$_2$O 时,腹腔内脏血管床静水压增高,组织液可因回吸收减少漏入腹腔形成腹水。

2）腹水的形成与淋巴液产生过度与引流不足有关。肝硬化时的再生结节可引起窦后性肝静脉阻塞,肝淋巴排泄障碍,淋巴管内压力增高,致使淋巴液漏出增加,部分进入腹腔而引起腹水。肝静脉回流受阻时,血将自肝窦壁渗透至窦旁间隙,生成淋巴液每日增多约4~10L,超过胸导管引流的能力,淋巴液自肝包膜和肝门淋巴管渗透至腹腔。

3）血浆胶体渗透压下降:肝脏合成白蛋白能力下降而引发低蛋白血症,血浆胶体渗透压下降,液体由血管内进入组织间隙,在腹腔可形成腹水。

4）有效血容量不足:如前所述,肝硬化时形成高动力循环状态,内脏动脉扩张,大量血液滞留于扩张的血管内,导致有效循环血容量下降,从而激活交感神经系统、肾素 - 血管紧张素 - 醛固酮系统等,导致肾小球滤过率下降,水钠重吸收增加,发生水钠潴留。尿肽(atrial natriuretic peptide, ANP)、抗利尿素等分泌失调可能与水钠潴留有关。

5）其他因素:心房钠等因素。

3. 临床表现　肝硬化起病隐匿,病程发展需数年至 10 年以上,早期肝硬化症状轻,缺乏特异性,可有乏力、食欲减退、腹胀不适等。患者营养状况一般,可触及肿大的肝脏、质偏硬,脾可肿大。肝功能检查正常或仅有轻度异常。偶有急性肝损害后数月发展为肝硬化。当出现腹水或并发症时,临床上称之为失代偿期肝硬化。

（1）症状

1）全身症状:随病情进展而出现乏力、体重下降。偶有不规则低热,夜盲及水肿。

2）消化道症状:因门脉高压时胃肠道水肿,肠蠕动功能下降,消化吸收功能减退及肠道菌群失调等原因,常见食欲减退,进食后即感上腹饱胀不适,恶心、呕吐。对脂肪和蛋白质耐受性差,进油腻肉食不易消化引起腹泻。部分患者可有肝区隐痛。胃肠积气常见,加上腹水引起明显腹胀,严重影响生活质量。

3）出血倾向:临床可表现为牙龈、鼻腔出血,皮肤紫癜,女性月经量增加等。与肝脏合成凝血因子减少、脾亢所致血小板减少及毛细血管脆性增加有关。

4）内分泌紊乱:女性可发生闭经、不孕,男性可有性功能减退、乳房发育胀痛感。肝硬化患者糖尿病发病率增加。肝糖原转化功能严重减退易出现低血糖。

（2）体征:面色晦暗无光泽,呈肝病病容,可伴有黄疸,多消瘦。因脾亢、营养不良或胃肠道失血引起贫血而出现皮肤黏膜苍白。由于肝脏对雌激素等物质灭活功能减退,导致皮肤毛细血管扩张,面部及颈部多见,可形成蜘蛛痣、肝掌、男性毛发脱落及乳房发育。腹壁静脉曲张,外观呈水母头状,严重者可听见静脉杂音。失代偿期肝硬化常有腹水、下肢水肿,部分患者可伴肝性胸腔积液,多见于右侧。

肝脏早期肿大可触及,质硬而边缘钝;后期缩小,肋下不能触及。半数患者可触及肿大的脾脏。

4. 并发症

（1）上消化道出血：如食管胃底静脉曲张破裂出血，为最常见并发症，病死率高。可因粗糙食物、化学性刺激及腹内压增高等因素引起。出血量多较大，表现为呕血、黑便或暗红色血便，引起出血性休克，可诱发肝性脑病。由肝硬化门脉高压引起的胃黏膜非炎症性病变，出现淤血、水肿和糜烂，呈马赛克或蛇皮样改变叫门脉高压性胃病，也是上消化道出血的常见病因。

（2）自发性细菌性腹膜炎（spontaneous bacterial peritonitis, SBP）：肝硬化时机体抗感染能力下降，胃肠道黏膜水肿，肠道屏障功能减退等原因易并发感染。病原菌多为来自肠道的革兰阴性杆菌。临床表现为腹痛、发热、腹水难以消退或短期内腹水迅速增加，对利尿剂无反应。部分患者表现为肝功能迅速恶化，发生中毒性休克。查体可有全腹压痛及反跳痛。腹水培养阳性率很低，比重常介于漏出液和渗出液之间。如腹水培养阳性且中多形核白细胞计数 $\geq 250 \times 10^6$/L，腹腔内无感染源可诊断。

（3）肝性脑病（hepatic encephalopathy, HE）：过去称为肝昏迷（hepatic coma），是由严重肝病引起的、以代谢紊乱为基础、中枢神经系统功能失调的综合征，其主要临床表现是意识障碍、行为失常和昏迷。对于有门静脉高压、门静脉与腔静脉间有侧支循环形成，存在大量分流者，又称为门体分流性脑病（porto-systemic encephalopathy, PSE）。

1）发病机制：肝性脑病的发病机制不明，目前主要有如下假说。

神经毒素：氨是促发肝性脑病最主要的神经毒素。游离的 NH_3 有毒性，且能透过血脑屏障。肝性脑病患者动脉血氨明显升高；降低血氨的措施对部分肝性脑病患者有效。

肠道氨来源于①谷氨酰胺在肠上皮细胞代谢后产生；②肠道细菌对含氮物质的分解。氨以非离子型氨（NH_3）和离子型氨（NH_4^+）两种形式存在，两者受肠道 pH 影响可互相转化（$NH_3+H^+NH_4^+$）。当结肠内 pH > 6 时，NH_3 大量生成弥散入血；pH < 6 时，NH_3 则可从血液转至肠腔，随粪排泄。肝脏可将门静脉输入的来源于肠道的 NH_3 转变为尿素和谷氨酰胺，使进入体循环 NH_3 明显减少。肝硬化时肝脏对氨的代谢能力明显减退；肝内新生的交通吻合支及门体侧支循环开放，使肠道的氨不经肝脏代谢而直接进入体循环。氨通过多方面干扰脑功能：①干扰脑细胞三羧酸循环，使大脑细胞的能量供应不足；②增加了脑对中性氨基酸如酪氨酸、色氨酸、苯丙氨酸的摄取，这些物质对脑功能具抑制作用；③脑星形胶质细胞含有谷氨酰胺合成酶，可促进氨与谷氨酸合成为谷氨酰胺，当脑内氨浓度增加，星形胶质细胞合成的谷氨酰胺增加。谷氨酰胺是一种很强的细胞内渗透剂，其增加可导致星形胶质细胞及神经元细胞肿胀，促使脑水肿的发生；④氨还可直接干扰神经的电活动。

细菌感染与炎性反应：肠道细菌氨基酸代谢产物——硫醇与苯酚产生的内源性苯二氮䓬类物质，细菌色氨酸的代谢产物吲哚及羟吲哚等，损伤星形胶质细胞功能及影响 γ- 氨基丁酸（γ-aminobutyric acid）神经递质的传递。肝性脑病患者的炎性标志物水平明显增加，肿瘤坏死因子刺激星形胶质细胞释放白细胞介素（IL）-1、IL-6 等细胞因子，而肿瘤坏死因子、IL-1 及 IL-6 都能影响血 - 脑屏障的完整性，因此有学者认为可采用监测 IL-6 水平，预测轻微肝性脑病的存在。

神经递质的变化：

γ- 氨基丁酸 / 苯二氮䓬（GABA/BZ）神经递质：近年的大量实验表明，在氨的作用下，脑星形胶质细胞：BZ 受体表达上调。使得大脑 γ- 氨基丁酸 / 苯二氮䓬（GABA/BZ）复合体易被激活而使神经传导被抑制。临床上肝衰竭患者对苯二氮䓬类镇静药及巴比妥类安眠药极为敏感,而 BZ 拮抗剂如氟马西尼对部分肝性脑病患者具有苏醒作用,支持这一假说。

假性神经递质:神经递质分兴奋和抑制两类,正常时两者保持生理平衡。兴奋性神经递质有多巴胺、去甲肾上腺素、乙酰胆碱、门冬氨酸和谷氨酸等。食物中的芳香族氨基酸如苯丙氨酸、酪氨酸等经肠菌脱羧酶的作用分别转变为苯乙胺和酪胺。若肝对苯乙胺和酪胺的清除发生障碍,此两种胺可进入脑组织,在脑内经 β 羟化酶的作用分别形成苯乙醇胺和 β 羟酪胺。后两者的化学结构与正常的神经递质去甲肾上腺素相似,但不能传递神经冲动或作用很弱,因此称为假性神经递质。当假性神经递质被脑细胞摄取并取代了突触中的正常递质,则神经传导发生障碍。

色氨酸正常情况下与白蛋白结合不易通过血脑屏障,肝病时白蛋白合成降低,游离的色氨酸增多,可通过血脑屏障,在大脑中代谢生成 5- 羟色胺(5-HT)、5- 羟吲哚乙酸(5-HITT)两种抑制性神经递质,参与肝性脑病的发生,与早期睡眠方式及日夜节律改变有关。

锰中毒:肝硬化患者锰经胆管排泄减慢,导致血锰水平升高及脑中锰聚集增加。锰中毒时自由基增多,可引起脑细胞成分发生不可逆的损害。锰还可以损伤神经细胞线粒体,阻断钙离子通道抑制神经突触传导。

其他:肠源性神经毒素,如甲基硫醇、二甲亚砜、短链脂肪酸等与氨具有协同作用。

2)临床表现:可概括为四期。一期(前驱期),焦虑、欣快激动、淡漠、健忘、睡眠倒错等轻度精神异常,可引出扑翼样震颤(flapping tremor)。二期(昏迷前期),嗜睡、行为异常(如衣冠不整或随地排尿便)、言语不清、书写障碍及定向力障碍。有腱反射亢进、肌张力增高、踝阵挛及 Babinski 征阳性等神经体征,有扑翼样震颤。三期(昏睡期),昏睡状态,尚可唤醒,各种神经体征持续或加重,有扑翼样震颤,肌张力高,腱反射亢进,锥体束征常阳性。四期(昏迷期),昏迷,不能唤醒。浅昏迷时,腱反射和肌张力仍亢进;深昏迷时,各种反射消失,肌张力降低。亚临床性肝性脑病又称轻微肝性脑病(minimal hepatic encephalopathy),是指临床上患者虽无上述症状和体征,可从事日常生活和工作,但用精细的智力测验和(或)电生理检测可发现异常。

(4)电解质和酸碱平衡紊乱

1)低钠血症:肝硬化患者进食较差,长期钠摄入不足、长期利尿或大量放腹水导致钠丢失、抗利尿激素增多致水潴留超过钠潴留(稀释性低钠)。

2)低钾低氯血症:钾的摄入不足、呕吐腹泻、长期应用利尿剂或高渗葡萄糖液、继发性醛固酮增多等,均可导致低钾和低氯血症,继之产生代谢性碱中毒,并诱发肝性脑病。

3)酸碱平衡紊乱:肝硬化时可发生各种酸碱平衡紊乱,其中最常见的是呼吸性碱中毒、代谢性碱中毒,其次是呼吸性碱中毒合并代谢性碱中毒。

(5)原发性肝癌:肝硬化发生肝癌的概率明显高于正常人群。如患者短期内出现肝脏增大、肝区疼痛、肝脏触及肿块、血性腹水或 AFP 升高等,应进一步检查。

(6)肝肾综合征(hepatorenal syndrome, HRS):是严重肝功能障碍引起的功能性肾衰竭。发病机制主要是内脏小动脉扩张,心输出量相对不足和有效血容量不足,肾素 - 血管紧张素 - 醛固酮系统、交感神经系统和抗利尿激素系统被激活,最终导致肾皮质血管强烈收缩、肾小球滤过率下降。临床表现为自发性少尿或无尿,氮质血症和血肌酐升高,稀释性低钠血症。但肾组织检查缺乏重要的病理改变。尿常规一般正常,尿比重正常或偏高。

1)肝肾综合征的诊断标准:2007 年美国肝病学会推荐肝硬化基础上 HRS 诊断的新标准如下:①肝硬化合并腹水;②血肌酐大于 133μmol/L(1.5mg/dl);③无休克;④停用利尿剂

并且使用白蛋白 [1g/（kg·d）直到最大量 100g/d]，扩容＞2 天后，肾功能无持续性改善（血清肌酐＞133μmol/L）；目前或近期无肾毒性药物使用史；无肾实质疾病（蛋白尿＜500mg/d，无镜下血尿（红细胞＞50/ 高倍视野）和（或）超声检查发现肾脏异常。

2）肝肾综合征的临床分型：依据临床表现不同，可将 HRS 分为 1 型和 2 型。1 型 HRS 是一种急进性肾衰竭，血清肌酐在 2 周内超过原有水平的 2 倍至 2.5mg/dl（226μmol/L）以上，常继发于上消化道大出血、大量放腹水、过度利尿以及自发性细菌性腹膜炎等诱因。2 型 HRS 肾衰竭多进展缓慢，表现为轻至中度的肾功能异常（血清肌酐 133~226μmol/L），多发生于顽固性腹水患者。

（7）肝肺综合征（hepatopulmonary syndrome，HPS）：包括基础肝脏病、肺血管扩张及严重低氧血症三方面。特征性的临床表现有直立位型呼吸困难、低氧血症、发绀，可有杵状指。

1）肝肺综合征目前的诊断依据：①急、慢性肝脏疾病（肝硬化、慢性肝炎等）；②无原发性心肺疾病，胸片正常，或有间质结节状阴影；③肺气体交换异常，有或无低氧血症，肺泡 - 动脉氧梯度 $[P_{(A-a)}O_2] \geq 15mmHg$（老年人≥ 20mmHg）、$PaO_2 < 70mmHg$，提示动脉低氧血症，对判断 HPS 有指导意义，但 PaO_2 没有 $P_{(A-a)}O_2$ 敏感，肺泡 - 动脉氧梯度是诊断肝硬化患者中 HPS 最有价值的指标；④特殊影像学检查（超声心动图气泡造影、肺扫描及肺血管造影）提示肺内动静脉血管扩张；⑤直立位缺氧、气短、发绀，肺骨关节病。

2）肝肺综合征的分级：2004 年欧洲呼吸病学会对 HPS 制定了分级标准（表 9-3-1）。

表 9-3-1　肝肺综合征的分级标准（2004，欧洲呼吸病学会）

分级	$P_{(A-a)}O_2$（mmHg）	PaO_2（mmHg）
轻度	≥ 15	≥ 80
中度	≥ 15	< 80~ ≥ 60
重度	≥ 15	< 60~ ≥ 50
极重度	≥ 15	< 50（当患者吸 100% 氧气时，$PaO_2 < 30mmHg$）

本症预后较差。需与肝病患者并发成人呼吸窘迫综合征、大量胸腔积液或慢性阻塞性肺病等可致低氧血症的疾病相鉴别。

（8）门静脉血栓形成：发生率较低。门静脉血栓的形成与内脏静脉的高凝状态有关。病情发展缓慢时可无明显的临床症状。如发生门静脉急性完全阻塞，可出现剧烈腹痛、腹胀、血便、休克，脾脏迅速增大和腹水迅速增加。

5. 实验室和辅助检查

（1）实验室检查

1）血常规：脾功能亢进时白细胞、红细胞和血小板计数减少。因营养不良、吸收障碍可致不同程度的贫血。

2）尿常规：有黄疸时可出现胆红素，并有尿胆原增加。乙肝肝硬化合并乙肝相关性肾炎时可有尿蛋白阳性。

3）粪常规：粪隐血试验可明确有无消化道出血，但要排除进食含血制品食物后造成假阳性结果的情况。

4）肝功能试验：肝脏受损时，大量肝细胞内的 ALT、AST 释放入血，导致血清中浓度升高。酒精性肝硬化时以 AST 升高为主。凝血酶原时间不同程度延长，且不能为注射维生素 K 纠正。肝脏是合成白蛋白的唯一场所，血清白蛋白下降提示肝功能减退。胆红素代谢：肝储备功能明显下降时出现总胆红素升高，结合胆红素及非结合胆红素均升高，以结合胆红素升高为主。肝脏是脂质代谢的重要场所，肝细胞受损时胆固醇酯可下降。总胆汁酸由肝脏合成和分解，肝硬化失代偿期，即使其他酶学指标正常，总胆汁酸仍可维持较高水平。

5）其他

反映肝纤维化的血清学指标包括Ⅳ型胶原、透明质酸、层粘连蛋白、Ⅲ型前胶原氨基末端肽（PⅢP）等指标升高。

失代偿期可见总胆固醇特别是胆固醇酯下降。

定量肝功能试验：包括吲哚菁试验、利多卡因代谢产物生成试验，可定量评价肝储备功能，主要用于对手术风险的评估。

6）凝血功能：肝脏是机体代谢的重要器官，也是合成几乎所有凝血物质的场所，并能合成和灭活纤维蛋白的溶解物与抗纤溶物质，在凝血、抗凝系统保持动态平衡中起调节作用。肝硬化时由于肝功能受损致使蛋白质合成降低，导致凝血因子（Ⅱ、Ⅴ、Ⅶ等）合成减少，清除组织凝血活酶和被酶激活的纤溶因子的能力降低；维生素 K 吸收障碍使维生素 K 依赖性凝血因子（Ⅱ、Ⅶ、Ⅸ、Ⅹ）的前体不能变成有效的凝血因子；肝素酶合成降低，肝素灭活能力降低，血浆肝素含量增高。上述因素引起 PT、APTT 延长和 FIB 降低，提示凝血功能下降。体内存在病原体和（或）抗体复合物易致血管内皮受损，易造成微血栓形成，继而引起纤溶亢进，D- 二聚体水平增高。脾功能亢进等都将导致患者血小板数量减少和功能抑制加重了凝血功能障碍。

7）血清免疫学检查：在活动性肝病时 AFP 亦可升高，但往往伴有转氨酶明显升高，且随转氨酶水平下降而下降，明显升高提示合并原发性肝细胞癌。部分肝硬化患者可检出非特异性自身抗体，如抗核抗体、抗线粒体抗体、抗平滑肌抗体等。病毒性肝炎血清标记有助于分析肝硬化病因。

8）腹水检查：对于首次发现的腹水患者或腹水迅速增加原因未明者及疑似合并自发性细菌性腹膜炎者应作腹水常规检查、腺苷脱氨酶（ADA）测定、细菌培养及细胞病理学检查。肝硬化腹水为漏出液，血清 - 腹水白蛋白梯度（SAAG）＞ 11g/L；合并 SBP 时则为渗出液或中间型；腹水呈血性应高度怀疑癌变；合并结核性腹膜炎时，以淋巴细胞为主，ADA 明显升高。

9）其他：肝性脑病多有血氨水平升高，急性肝性脑病患者血氨可以正常。如脑电图、诱发电位、心理智能测验等有助于肝性脑病的诊断。

（2）辅助检查

1）上消化道钡餐造影：显示食管虫蚀样或串珠状充盈缺损，纵行黏膜皱襞增宽，胃底菊花瓣样充盈缺损可提示有食管胃底静脉曲张。

2）腹部超声检查：肝脏表面不光滑、肝叶比例失调（右叶萎缩、左叶及尾叶增大）、肝实质回声不均等提示肝硬化，脾大、门静脉主干内径＞ 13mm，脾静脉＞ 8mm 等提示门静脉高压，还可发现腹水。也可用于原发性肝癌的初筛检查。

3）腹部 CT：对肝硬化合并原发性肝癌的诊断价值则高于超声。

4）腹部磁共振：慢性肝性脑病患者则可发现有不同程度的脑萎缩。肝性脑病、轻微肝性脑病甚至一般的肝硬化患者可有某种程度的改变。

5）其他：如放射性核素显像、磁共振血管造影可用于门脉血管的评估。

6）内镜检查：可确定有无食管胃底静脉曲张。食管胃底静脉曲张是诊断门静脉高压的最可靠指标。门脉高压性胃病内镜下可见胃黏膜出现细小的粉红色斑点或"猩红热"疹，在条纹状外观的皱襞表面上出现的浅表红斑或"蛇皮"征或镶嵌样病变，重者表现为散在樱桃红斑点或弥漫性出血改变。

7）肝穿刺活组织检查：发现假小叶具确诊价值，尤适用于代偿期肝硬化的早期诊断。

8）腹腔镜检查：可直接观察肝、脾等腹腔脏器及组织，并取活检，对诊断有困难者有价值。

6. 诊断和鉴别诊断

（1）诊断标准

1）有病毒性肝炎、饮酒史、药物史、家族遗传性疾病史等有关病史。

2）有肝功能减退和门静脉高压的症状体征。

3）肝功能试验有血清白蛋白水平下降、血清胆红素水平升高及凝血酶原时间延长等指标提示肝功能失代偿。

4）B 超或 CT 提示肝硬化以及脾大，内镜发现食管胃底静脉曲张。

5）肝组织活检有假小叶形成是诊断本病的金标准。

肝硬化诊断应包括病因、病期、病理和并发症，如"乙型病毒性肝炎肝硬化（失代偿期），大结节性，合并食管静脉曲张破裂出血"的诊断。肝脏储备功能的好坏有助于评价预后，对指导治疗也具有重要意义，临床常用 Child-Pugh 分级来评估（表 9-3-2）。

表 9-3-2　肝硬化患者 Child-Pugh 分级标准

临床或生化指标	分数		
	1	2	3
肝性脑病（级）	无	1~2	3~4
腹水	无	轻度	中重度
总胆红素（μmol/L）★	< 34	34~51	> 51
白蛋白（g/L）	≥ 35	28~35	≤ 28
凝血酶原时间延长（秒）	1~3	4~6	> 6

注：★PBC 或 PSC：总胆红素 < 68μmol/L，积 1 分；68~170μmol/L，积 2 分；> 170μmol/L，积 3 分。总分：A 级 ≤ 6 分，B 级 7~9 分，C 级 ≥ 10 分

（2）鉴别诊断

1）肝脾大的疾病：如血液病、代谢性疾病引起的肝脾大，必要时可作肝穿刺活检。

2）腹水：腹水有多种病因，如结核性腹膜炎、缩窄性心包炎、慢性肾小球肾炎等。

3）肝硬化并发症的鉴别诊断

上消化道出血：过去病史、症状与体征可为出血的病因诊断提供重要线索。如慢性、周期性、节律性上腹痛多提示出血来自消化性溃疡，尤其在出血前疼痛加剧，出血后减轻或缓解，更有助于消化性溃疡的诊断。大量饮酒或应激状态、有服用非甾类抗炎药等损伤胃黏膜的药物者，可能为急性糜烂出血性胃炎。对中老年患者，近期出现上腹痛，伴有厌食、消

瘦者,应警惕胃癌的可能性。存在食管胃底静脉曲张的病人中亦有 1/3 为消化道其他原因出血。确诊出血的原因与部位需靠胃镜等检查。

肝性脑病:了解其肝病史及检测肝功能等应作为排除 HE 的常规。HE 还应与可引起昏迷的其他疾病,如糖尿病、低血糖、尿毒症、脑血管意外、脑部感染和镇静药过量等相鉴别。

7. 治疗　本病目前无特效治疗,关键在于早期诊断,针对病因给予相应处理,阻止肝硬化进一步发展,后期积极防治并发症,终末期则只能有赖于肝移植。

(1)一般治疗

1)休息:代偿期患者宜适当减少活动、避免劳累;失代偿期尤其当出现并发症时患者需卧床休息。

2)饮食:以高热量、高蛋白(肝性脑病时限制或禁食蛋白质)和维生素丰富而易消化的食物为宜。有腹水时应限盐限水。禁酒,忌用对肝有损害药物。有食管静脉曲张者避免进食粗糙、坚硬食物。

3)支持疗法:病情重、进食少、营养状况差的患者,适当给予肠外营养,纠正水电解质紊乱,酌情输注白蛋白或血浆。

(2)抗纤维化治疗:目前尚无有肯定作用的药物。去除肝硬化病因可在一定程度上起到防止肝纤维化发展的作用。对病毒复制活跃的病毒性肝炎肝硬化患者可予抗病毒治疗。抗病毒治疗只能延缓疾病进展,但本身不能改变终末期肝硬化的最终结局。

中医药治疗肝硬化历史悠久,一般常以活血化瘀药为主,按病情辨证施治。

(3)腹水的治疗

1)限制钠和水的摄入:限钠饮食和卧床休息是腹水的基础治疗,部分患者经此治疗可发生自发性利尿,腹水消退。钠摄入量限制在 88mmol/d(相当于食盐 2g/d)。同时限制水摄入,摄入水量在 500~1000ml/d。对于腹水完全吸收的患者仍应坚持控制钠和水的摄入。2009 年 AASID 关于肝硬化腹水治疗指南提出除非血钠浓度在 120~125mmol/L 以下,必须限水。

2)利尿剂:可选择潴钾利尿剂如螺内酯,联合呋塞米或氢氯噻嗪等排钾利尿剂,联合用药具有协同作用,又可减少电解质紊乱。先用螺内酯 40~80mg/d,间断加用呋塞米 20~40mg/d或氢氯噻嗪 25~50mg/d。根据利尿效果逐步加大剂量。理想的利尿效果为每天体重减轻0.5kg 为宜。如利尿效果不佳,不应单纯靠加大利尿剂剂量,需考虑低蛋白血症、难治性腹水可能,注意大剂量利尿会导致水电解质紊乱,严重者诱发肝性脑病和肝肾综合征。

3)提高血浆胶体渗透压:对低蛋白血症患者,除加强肠内外营养外,定期输注白蛋白或血浆,提高胶体渗透压可促进腹水消退。

4)难治性腹水的治疗:难治性腹水(refractory ascites)定义为使用最大剂量利尿剂(螺内酯 400mg/d,呋塞米 160mg/d,氢氯噻嗪 100mg/d)而腹水仍无减退。对于利尿剂使用虽未达最大剂量,腹水无减退且反复诱发肝性脑病、低钠血症、高钾血症或高氮质血症者亦被视为难治性腹水。这表明患者对利尿剂反应差或不耐受,需辅以其他方法治疗。治疗应首先分析导致难治性腹水的诱因并予以纠正,如水钠摄入限制不够、严重的水电解质紊乱(如低钾、低钠血症)、肾毒性药物的使用、未经治疗的活动性肝病、SBP、原发性肝癌、门静脉血栓形成等。难治性腹水患者发生 HRS 危险性很高,应予积极治疗。还可选择下列方法:

腹水加输注白蛋白:如果一次放腹水量小于 4~5L,可以不用腹腔穿刺术后输注白蛋白,如大量放腹水可同时输注白蛋白 6~8g/L 腹水,可继续给予适量利尿剂。禁用于有严重凝血障碍、肝性脑病、上消化道出血等情况的患者。

自身腹水浓缩回输：将腹水抽出，经特殊装置清除腹水中水分及小分子毒性物质，保留蛋白，再经静脉回输。此方法较廉价，但注意，有严重心肺功能不全、近期上消化道出血、凝血障碍、感染性或癌性腹水不宜选择。此方法可能诱发感染。

经颈静脉肝内门体分流术（TIPS）：是一种以血管介入的方法在肝内的门静脉分支与肝静脉分支间建立分流通道。该法能有效降低门静脉压，可用于治疗门静脉压增高明显的难治性腹水。

肝移植：难治性腹水易并发 SBP 和肝肾综合征、预后差，是肝移植的适应证。

（4）并发症的治疗

1）上消化道出血：急救措施包括禁食、防治失血性休克、积极的止血措施、预防感染和肝性脑病等。在第一次出血后，常表现为周期性出血，应采取措施预防再出血。如在内镜下对曲张静脉进行套扎或硬化剂注射以及采用药物如普萘洛尔或者卡维地洛预防再出血。服用普萘洛尔应使静息心率降低基础心率的 25% 以上才能有效降低门静脉压力，且需保证心率不低于 55 次 / 分，但非选择性 β 受体阻滞剂可增加 Child-Pugh C 级患者的病死率，因此，该类药物适用于 Child-Pugh A 或 B 级肝硬化并发食道胃底静脉曲张　出血患者。对中重度静脉曲张伴有红色征的患者，出血可能性大，也应考虑采取药物或内镜下治疗加以预防。凝血功能明显减退的患者应给予新鲜冰冻血浆、凝血因子复合物或冷沉淀加以纠正。血小板数量明显减少，$< 50 \times 10^9/L$，可给予单采血小板预防出血。

2）自发性细菌性腹膜炎：合并 SBP 常迅速加重肝损害、诱发 HRS、肝性脑病等严重并发症，故应立足于早诊、早治。抗生素治疗应选择对肠道革兰阴性菌有效、腹水浓度高、肾毒性小的广谱抗生素，首选第三代头孢菌素如头孢噻肟 2g，每 8 小时一次。对于没有使用过喹诺酮类药物，没有休克、呕吐、Ⅱ级以上肝性脑病或血清肌酐 > 30mg/L 患者，可口服氧氟沙星 400mg，每日两次。如腹水中多形核白细胞计数 $< 250 \times 10^6/L$，但有腹痛、发热等感染的症状、体征，应给予第三代头孢菌素经验性抗感染治疗。如已确诊或高度怀疑 SBP 患者，同时存在血清肌酐 > 10mg/L、血尿素氮 > 300mg/L 或血总胆红素 > 40mg/L，应在发现 6 小时内输注白蛋白 1.5g/kg（体重），第 3 天后 1.0g/kg（体重）。急性曲张静脉出血或腹水蛋白 < 1g/L 为发生 SBP 高危因素，宜予喹诺酮类药物预防性用药。

3）肝性脑病：去除诱因、保护肝脏免受进一步损伤、降低血氨及调节神经递质是治疗 HE 的主要措施。

去除 HE 发作的诱因：慎用镇静药及损伤肝功能的药物。纠正电解质和酸碱平衡紊乱。如出现上消化道出血在止血的同时积极清除肠道积血，上消化道出血是肝性脑病的重要诱因之一。清除肠道积血可采取以下措施：乳果糖、乳梨醇或 25% 硫酸镁口服或鼻饲导泻，生理盐水或弱酸液（如稀醋酸溶液）清洁灌肠。预防感染，一旦发现感染应积极控制感染，选用对肝损害小的广谱抗生素静脉给药。注意防治便秘。警惕低血糖并及时纠正。

减少肠内氮源性毒物的生成与吸收：限制蛋白质饮食，起病数日内禁食蛋白质（Ⅰ~Ⅱ期肝性脑病可限制在 20g/d 以内），神志清楚后从蛋白质 20g/d 开始逐渐增加至 1g/(kg·d)。保持排便通畅，特别适用于上消化道出血或便秘患者。口服乳果糖或乳梨醇降低肠道的 pH。某些不产尿素酶的有益菌可抑制有害菌的生长，对减少氨的生成可能有一定作用。目前也有主张口服抗生素，可抑制肠道产尿素酶的细菌，减少氨的生成。

促进体内氨的代谢：门冬氨酸 - 鸟氨酸（*L*-omithine-*L*-aspartate，LOLA）：LOLA 可增加氨

基甲酰磷酸合成酶及鸟氨酸氨基甲酰转移酶的活性,促进脑、肝、肾利用氨合成尿素和谷氨酰胺,从而降低血氨。谷氨酸盐只能暂时降低血氨,不能透过血-脑屏障,不能降低脑组织中的氨水平,且可诱发代谢性碱中毒,可能反而加重肝性脑病,国际主流指南目前均不推荐本药用于治疗肝性脑病。精氨酸是肝脏合成尿素的鸟氨酸循环中的中间代谢产物,可促进尿素的合成以降低血氨水平。

调节神经递质:GABA/BZ 复合受体拮抗剂氟马西尼(flumazenil),可以拮抗内源性苯二氮䓬所致的神经抑制。支链氨基酸竞争性抑制芳香族氨基酸进入大脑,减少假神经递质的形成。

其他:人工肝对肝性脑病有暂时的、一定程度的疗效,有可能赢取时间为肝移植作准备。严重和顽固性的肝性脑病是肝移植的指征。

4)肝肾综合征:①早期预防消除 HRS 的诱发因素如:感染、上消化道出血、水电解质紊乱、大剂量利尿剂等和避免使用肾毒性药物;②扩容的基础上应用利尿剂;③纠正水、电解质紊乱及酸碱失衡;④血管活性药物:特利加压素加输注白蛋白,用法为特利加压素 0.5~1mg/ 次、每隔 4~6 小时 1 次,无效时可每 2 天加倍量至最大量 12mg/d;⑤及早输注足量白蛋白可降低 HRS 发生率及提高生存率,白蛋白第 1 天 1g/kg(体重),后续 20~40g/d(若血清白蛋白 > 45g/L 或出现肺水肿则停用)。肝移植是唯一能使患者长期存活的疗法。

5)肝肺综合征:本症目前无有效内科治疗,肝移植为唯一治疗选择。

(5)门静脉高压症的手术治疗:可降低门静脉压力、减少曲张静脉的血流和消除脾亢。有各种断流、分流术和脾切除术等,手术预后与术前 Child-Pugh 分级有相关性,Child A 级患者的平均生存期长于 Child B 级患者,因此术前对患者的选择及对肝功能的调整就显得相当重要,应尽量避免急诊手术。

(6)肝移植:是对晚期肝硬化治疗的最佳选择,掌握手术时机及尽可能充分做好术前准备可提高手术存活率。

8. 预后 肝硬化的预后与病因、肝功能代偿程度及并发症有关。酒精性肝硬化、胆汁性肝硬化、肝淤血等引起的肝硬化,病因如能在肝硬化未进展至失代偿期前予以消除,则预后较好,失代偿期肝硬化病人 5 年存活率不到 20%。Child-Pugh 分级与预后密切相关,A 级最好、C 级最差。死亡原因常为肝性脑病、肝肾综合征、食管胃底静脉曲张破裂出血等并发症。肝移植的开展已明显改善了肝硬化患者的预后。

9. 预防 中医认为,"郁""怒"伤肝,故需指导患者保持情绪稳定。人体卧位与站立时,肝脏血流量有明显差异,前者比后者多得 40% 以上。适量活动可增加胃肠蠕动,有利于食物的消化吸收,因而需合理的休息和适当活动。肝硬化患者应养成良好的进食习惯,避免进粗硬、辛辣食品,多食蔬菜水果,少量多餐,进食时细嚼慢咽,合理摄取营养,以高热量、高维生素为原则。预防或及时控制感染,避免剧咳、打喷嚏等使腹压骤增的因素。保持大便通畅。遵医嘱用药,积极治疗原发病,避免服用肝损害药物。定期随访。

(二)左侧门脉高压症

左侧门脉高压症,也被称为"区域性门脉高压症"(regional portal hypertension,RPH),占肝外型门脉高压症的 5%,是唯一可治愈的门脉高压症。常为多种原因引起的单纯性脾静脉梗阻,致门静脉脾胃区压力增高超过正常。它除了可引起脾脏淤血肿大外,还可形成孤立性胃底静脉曲张,而门静脉、肠系膜静脉及食管静脉则较少受影响。

1. 病理生理 门静脉由脾静脉和肠系膜上静脉两个主要属支汇合形成,门静脉循环实质上可区分为两个流域,即脾胃血流区域和肠系膜血流区域,形成一定的分区现象。脾动脉携带的血液为门静脉总血流量的 20% 左右,通过脾静脉、胃网膜左静脉、胃短静脉、胃左静脉回流至门静脉,这个循环系统亦称之为门静脉系统的小循环,其中脾静脉是血液回流的主要通道。脾静脉阻塞时,脾静脉的属支如胃网膜左静脉、胃短静脉等可转为脾脏血流的流出道,它们与呈相对低压的门静脉近肝门段或奇静脉属枝间的侧支循环也逐渐开放。这些侧支循环有:①通过胃短静脉经胃底流向胃冠状静脉及胃右静脉至门静脉;②通过胃网膜左静脉至胃网膜右静脉回至肠系膜上静脉及门静脉;③较少的经胃网膜左静脉至大网膜静脉至肠系膜下静脉;④经膈血管至肋间血管。上述侧支循环中,以胃底贲门区黏膜下曲张静脉和胃网膜左静脉最为重要,为区域性门脉高压的主要病理特征。

2. 病因学　脾静脉阻塞是区域性门脉高压症的根本原因,其病因有内源性和外源性。它包括①胰腺疾病,如胰腺炎症,包括慢性胰腺炎,急性胰腺炎,遗传性胰腺炎和胰腺脓肿等;胰腺肿瘤,如各种类型的胰腺癌、胰腺假性肿瘤、胰岛细胞瘤等;慢性胰腺炎中 7%~23.4% 伴发左侧门脉高压症,其机制包括胰腺水肿或胰腺假性囊肿压迫脾静脉,炎症直接侵蚀脾静脉导致血管内皮受损,管壁增厚,管腔狭窄,脾静脉血栓形成。②先天性血管畸形,如先天性脾动脉狭窄和闭塞、先天性胰腺动静脉瘘和脾动静脉瘘。③反复的腹腔感染引起的脾静脉炎或静脉血栓形成。④医源性,如肝硬化行脾肾静脉远端分流术后吻合口血栓形成及其他腹部手术病史。⑤其他原因,如脐静脉插管、创伤、淋巴瘤或肉瘤、腹膜后纤维化、遗传性血小板增多症等。最近亦有报道原位肝移植后也可引起孤立性脾静脉栓塞。

上述多种病因,文献均有报道。据 1900—1968 年英国文献,孤立性脾静脉阻塞的病因,肿瘤占 35%,胰腺炎占 17%。另有英国文献分析了 209 例孤立性脾静脉阻塞患者,由胰腺炎引起者占 65%,胰腺新生物引起者占 18%。Moossa 等总结报道了慢性、急性、创伤性和遗传性胰腺炎伴或不伴假性囊肿引起脾静脉栓塞占 56%,胰腺肿瘤占 9%。在文献报道中 18 例脾静脉栓塞患者中,17 例由胰腺疾病引起。值得一提的是胰腺体尾部囊肿合并有脾动脉假性动脉瘤时,由于脾动脉与脾静脉的伴行关系,常同时合并有脾静脉栓塞。另外有 10% 的假性胰腺囊肿合并有脾动脉假性动脉瘤,大多数病人伴有区域性门脉高压。以上报道各种病因的差别可能与胰腺炎病例不断增多、诊断方法的增加以及诊断技术的改进等有关。

3. 临床表现　区域性门脉高压症的临床特征主要有:①常有慢性上腹痛及腰背部疼痛等胰腺疾病的表现。近年来国际上及我国报道均以胰腺疾病引起区域性门脉高压所占比例为高,所以这部分病人会有胰腺的原发病表现。②脾大。脾大由于胃脾区局部高压状态所致,占 42%~100%,即使查体时未触及肿大脾脏,术中亦可发现。③孤立性胃底静脉曲张,伴或不伴上消化道出血史。消化道出血多是由胃底静脉曲张破裂引起,常常比较严重,表现为呕血或黑便,并有贫血,偶有食管下端静脉曲张。文献报道:胰源性 RPH 患者静脉曲张发生率可达 76.3%,上消化道出血率可达 68.2%,亦有结肠静脉曲张破裂出血的。④肝功能正常。因本病无引起肝内型门脉高压症的原因,故肝功能正常。只有同时合并有肝脏疾患或有其他原因所致者(例如肝继发性胰腺恶性肿瘤或伴发酒精性肝病者),肝功能才会出现异常。⑤其他常见的临床表现还有上腹部隐痛、腹泻、贫血等,罕见腹水。

4. 辅助检查

(1)钡餐检查:14% 的患者可显示有特征性的胃底隆起包块,但 78% 仅见异常增厚的黏膜皱襞,其可由静脉曲张或其他情况(癌、淋巴瘤、多发性息肉)所致。气钡双重造影约 80%

患者可见胃底静脉曲张。

（2）内镜检查：由于胃体壁厚实、皱襞粗大，可掩盖曲张静脉的形态和颜色，没有食管静脉曲张的典型改变，故内镜检查时，若不仔细观察，亦可能将黏膜下静脉曲张误认为是粗大的胃黏膜皱襞。所以通过内镜可区分食管和胃底静脉曲张，但诊断胃底静脉曲张有一定困难。因此在内镜下差别不清时切忌盲目活检。超声胃镜的引入则可能解决问题，有报道诊断准确性可达 91%。若能在内镜下正确判别静脉曲张，则对与肝病性静脉曲张鉴别有利，肝性静脉曲张以食管区为主，胃底为辅，RPH 则相反，同时也有利于提示胰腺疾病的发现。

（3）腹部超声检查可观察肝脏、脾脏的大小及其内部回声，对于明显者，可见曲张的胃底或胃左静脉团；彩色多普勒超声既能发现原发病，又能进行血流检查。脾静脉栓塞在多普勒超声下主要表现为脾静脉腔内可见实性块影且不存在静脉杂音声影和持续静脉血流。

1）左侧门静脉高压症的超声常见表现：①肝脏回声正常；②胰腺、腹膜后占位、炎症等原发病变；③存在胃底静脉曲张、胃左静脉扩张伴向肝方向血流信号；④脾大，厚度 > 4cm，长度 > 12cm，脾静脉内径 > 1cm；⑤腹水。

2）需要除外的改变：①肝硬化图像；②门静脉内径大于 1.4cm，或有反向血流信号，胃左静脉扩张伴离肝血流信号；③布 - 加综合征的超声表现；④门静脉血栓、门静脉海绵样变性。

（4）腹部 CT：对于节段性脾静脉栓塞，CT 表现为由正常脾实质包绕的短的（1~2cm）线状透明区，亦可见脾静脉缺失或不寻常狭窄，动态增强 CT 扫描可检测出更小的脾内静脉栓子，敏感性为 71%，但无肝性门脉高压症 CT 表现。

（5）腹部磁共振：MRA 显示的门静脉完整、清楚，曲张静脉更易发现，病变诊断更加准确可靠。对于胰腺炎患者，B 超和 CT 发现了更多的脾静脉主干闭塞，但其诊断脾静脉阻塞的敏感性仍不高。

（6）血管造影：金标准是带有静脉期的血管造影，在诊断脾静脉阻塞时，脾门静脉造影是最确实且最广泛应用的方法，亦可行经皮经肝门静脉造影。然而上述方法有一定的危险性，近年多选择门静脉期间接造影来观察脾静脉情况，在静脉期可显示脾 - 胃区的血管异常，脾静脉阻塞不显影；脾大；胃及胃底黏膜下静脉曲张；网膜静脉及胃冠状静脉扩张，血流通向门静脉。

5. 诊断 当有食管胃底静脉曲张，尤其是孤立性胃底静脉曲张，且有出血、脾大，而无肝病史，肝功能检查正常时，应该想到区域性门脉高压症的诊断。

诊断标准：

（1）具有门静脉高压症临床表现，如脾脏肿大、脾功能亢进、侧支循环形成等。

（2）除外导致门脉高压症的其他原因，如肝硬化、血液系统疾病等。

（3）存在胰腺相关疾病，如慢性胰腺炎、胰体尾占位等。

6. 治疗

（1）手术治疗：手术治疗包括针对原发病及针对门脉高压症的治疗。单纯对于门脉高压症，手术治疗效果是肯定的，但总的预后则决定于原发病。应有内、外科医师的协同，掌握指征和时机，特别强调要注意鉴别诊断。治疗需切除脾脏，可以减少曲张静脉及其他侧支的血流，降低侧支压力。胰源性区域性门脉高压患者，对于慢性胰腺炎的基础病变，如主胰管的梗阻及扩张、胰腺体尾部的假性囊肿等，也必须予以处理。手术方案的确定应当在充分解决胰腺本身病变的同时，再解决其并发症——胰源性门脉高压症。在慢性胰腺炎、假性胰腺囊肿、胰腺周围纤维化等情况下，单纯切除脾脏在外科技术上有时非常困难，多数作者主张行联合胰腺体尾部的脾切除术。关于无胃肠道出血的区域性门脉高压症患者是否行预防性脾切除术仍有争议，有少数病例随着原发病的改善脾静脉阻塞可消失。

（2）其他治疗方法

1）介入治疗：对于癌性左侧门脉高压症或不能接受手术治疗，伴有脾亢、重度食管静脉曲张者可行介入治疗主要包括3个方面：①选择性脾动脉插管栓塞或经皮脾动脉栓塞术，但脾动脉栓塞术后的并发症值得考虑；②曲张静脉内镜下套扎术、硬化术；③经颈静脉脾静脉再通术，对于脾静脉血栓形成的患者可以考虑。

2）药物治疗可使用针对原发病和降低门脉压力的药物。

（三）门静脉海绵样变性

门静脉海绵样变性（cavernous transformation of the portal vein, CTPV）是指门静脉主干和（或）其分支完全或部分阻塞后，其周围形成大量侧支静脉，或阻塞后再通，是肝脏为保证血流量和肝功能正常的一种代偿性病变，是一种肝外型门脉高压。CTPV在临床上非常少见，但随着超声及CT等影像技术的发展，近年来对该病的报道日益增多。

1. 病因　门静脉海绵样变根据病因可分为原发性和继发性。

（1）原发性门静脉海绵样变：儿童CTPV多属原发性，主要是门静脉管腔及其分支先天发育异常，可表现为狭窄或闭锁。主要有下列情况可以导致儿童CTPV。

1）门静脉先天畸形门静脉先天畸形，在静脉导管闭塞后出现肠系膜-肝静脉之间的静脉丛异常增生，以代替闭塞的门静脉。

2）门静脉感染门静脉血栓的结局，新生儿的败血症、脐部感染及腹腔感染。炎症病变累及门静脉系统，最终导致门静脉闭塞和门静脉周围侧支静脉形成。

（2）继发性门静脉海绵样变：成人门静脉海绵样变多属继发性，其特点是原有正常的门静脉系统的管腔结构，由于门静脉炎、肝门周围纤维组织炎、脐静脉炎、阑尾炎、血栓形成、凝血疾病（先天性蛋白C缺乏、过多应用Ⅶ因子、红细胞计数增多）、肿瘤侵犯、胰腺炎等导致门静脉血流受阻、血液淤滞或血流量增加，压力增高，为减轻压力，门静脉周围建立侧支循环再通。门静脉增宽呈实性改变，门静脉周围见细小迂曲的血管。已报道患者大多伴有肝硬化、肝癌。手术也是导致门静脉海绵样变重要原因（肝移植、门腔静脉分流、脾切除、胆囊切除等）。Xing Wang在研究中国南部肝硬化病因及并发症是发现门静脉海绵样变性作为肝硬化的并发症，其发生率为3.1%（250/8080），以男性为主（3.4%，229/6719）。

2. 临床表现　无门静脉高压时，原发性CTPV患者可无任何不适。继发性CTPV患者主要是原发病的表现，伴随门静脉高压症时可出现下列临床表现。

（1）上消化道出血：上消化道出血是门静脉海绵样变性的最常见症状，临床上常见的是食管胃底静脉曲张破裂出血。呕血多为首发症状，患者可反复、大量的呕血，黑便，出血量大时出现失血性休克。但当门静脉侧支循环仅为腹膜后与门静脉的通路时，不产生食管胃底静脉曲张。

（2）脾大及脾功能亢进：脾脏可因长期的阻塞性淤血而轻至中度肿大。出现血细胞减少，骨髓代偿增生等脾功能亢进表现。初期时，血细胞减少以白细胞和血小板减少为主。晚期严重时可出现三系血细胞减少。

（3）腹水：此类病人肝功能正常，少数患者可出现腹水，其机制为门脉高压形成后，门静脉系统毛细血管滤过压增加最终导致腹水形成。

（4）侧支循环形成：门静脉海绵样变性可在门静脉和胆管周围形成大量侧支循环，压迫胆总管，而且门静脉血栓能引发胆管周围炎症，致使胆管周围纤维化。这些外部压迫引起胆管狭窄，产生胆汁淤积性黄疸。海绵样变性还可在胆管内形成大量曲张小静脉，使胆管壁出现瘤样增厚，称"假胆管癌征"。门静脉海绵样变性也可出现胰管萎缩、增生不全和狭窄，这可能是代偿性侧支循环压迫了胰管和胰静脉所致。患者可出现食欲不振、腹痛、腹胀、恶心、消瘦和腹泻症状。胰腺功能不全可导致儿童的营养不良和生长发育迟缓。

3. 实验室检查

（1）血常规：红细胞计数减少，常有贫血，如伴发脾功能亢进时，白细胞和血小板显著减少。

（2）肝功能异常少见，如有肝硬化时白蛋白减少；若累及胆总管时结合胆红素、碱性磷酸酶及谷氨酰胺转肽酶水平增高，当胆总管阻塞严重时，可有持续性黄疸。

（3）血淀粉酶可增高。

4. 辅助检查

（1）腹部超声：彩色多普勒在诊断门静脉海绵样变性方面敏感性很高，具有方便、无创、可反复进行等特点，已成为检查 CTPV 的首选方法。可以测定门静脉系统血流的速度和方向，对肝内外、胆囊、胰腺、胃等门静脉周围组织的曲张静脉进行观察，并可与门静脉周围其他病变进行鉴别，避免了侵入性检查。

彩色多普勒显示肝门部正常门静脉、胆管结构消失，门静脉结果紊乱，显示不清，在门静脉主干及其分支呈现蜂窝状、网格状、多条迂曲、形态不一的管状结构和红蓝相间的异常血流区。脉冲多普勒在病变区可见门静脉样低速、连续、单向静脉血流谱。如门静脉闭塞则为条索状强回声、门静脉管腔狭窄壁增厚、其内可见栓块，如门静脉完全梗阻则在其远端出现血液倒流。如病变在门静脉主干上述表现可延伸至肠系膜上静脉或脾静脉。如伴随门静脉高压症还有脾大、脾静脉及肠系膜上静脉增宽。肝脏回声细，光点均匀，非肝硬化表现。Ueno 依据彩色多普勒显像表现将 CTPV 分为 3 型：Ⅰ 型表现为门静脉正常结构不清，仅显示门静脉区呈蜂窝状结构，原发性 CTPV 均属此型；Ⅱ 型表现为门静脉主干可以显示，但内部被栓塞物填塞，在其周围可见侧支静脉；Ⅲ 型表现为门静脉附近存在肿块回声，门静脉受压致侧支静脉形成。Ⅱ、Ⅲ 型属继发性 CTPV 表现。

（2）腹部 CT：CT 检查不仅可了解门静脉的肝门区结构改变、栓塞程度、侧支循环网形成，而且可以发现肝实质灌注异常、胆管系统异常、准确判断原发疾病情况及门脉高压的存在。

门静脉走行区结构紊乱正常门静脉系统结构消失，在门静脉走行方向上可见由缠绕在一起的侧支静脉形成的类似团块状软组织网状结构，相互之间分界不清，血流方向部规则。增强扫描后在动脉期，造影剂在肝实质周边部聚集，形成高密度带状影，有时并可见到其近端扩张的动脉影，而在门静脉期整个肝脏呈均匀等密度影。门静脉明显强化交织成网、窦隙样或管样软组织结构，在肝门部可见延向肝内门静脉周围细条状密度增高影。

伴门静脉高压患者可在心脏静脉、脐旁静脉、腹膜后腔、肝胃十二指肠韧带及胃底食管连接区见到迂曲扩张呈匍形走行的侧支循环血管，严重者迂曲呈团块状，增强扫描在门静脉期示有明显强化。

（3）腹部磁共振：腹部磁共振检查具有多平面重建、多参数成像、无创性等特点，腹部磁共振可观察肝内外门静脉分支的形态、走行及异常等优点，能较准确地反映侧支循环情况，其成像优于螺旋 CT 门静脉成像,是 CTPV 的一种理想的检查方法。

腹部磁共振平扫可见门静脉闭塞,其周可见侧支静脉形成的团块、网状异常的软组织信号影。闭塞或阻塞的门静脉走行区可见海绵样的侧支代偿性增生的血管影,其内血流方向不一致。腹部磁共振门静脉其及延迟扫描,其强化程度与相连血管一致。此外还可见到肝动脉及其分支增粗,动脉期肝脏一过性灌注所导致的一过性片状异常强化,门静脉期迅速消失。还可见到"假胆管癌征",是因 CTPV 压迫胆管系统所致。

(4)血管造影术(DSA):DSA 检查可直接显示阻塞的门静脉主干不显影,代之形成与正常门静脉不成比例迂曲、呈瘤样扩张的海绵样血管团,表现为向肝内延伸的肝性侧支循环血管影及迂曲扩张,还可显示胃底及食管静脉的长度,及其侧支循环的起源部位。但 DSA 操作复杂,是一种侵入性检查,不适宜多次反复的检查,应作为 CTPV 的鉴别诊断方法。

(5)上消化道造影:发现食管胃底静脉曲张或不规则结节状胃皱襞。

(6)胃镜检查:可见食管胃底曲张静脉。

5. 诊断及鉴别诊断 目前虽然对于门静脉海绵样变性诊断无公认的标准,但普遍认为临床上有侧支循环建立、脾大、腹水等门静脉高压表现以及影像学上有门静脉侧支循环形成和门静脉海绵样变性征象的支持,可临床诊断为门静脉海绵样变性。

本病应与肝硬变性门静脉高压症和特发性门静脉高压症相鉴别。

6. 治疗 主要是针对门静脉高压和继发食管胃底静脉曲张破裂出血及门静脉高压性胃病进行治疗。以外科手术治疗为主,药物治疗仅起辅助作用。

(1)药物治疗:应用降低门静脉压力的药物,使门静脉系及其侧支循环的阻力减低,内脏血管收缩,降低门静脉及其侧支的血流量和压力,使出血处血流减少,达到止血效果。常用的药物生长抑素及其类似物和特利加压素。

1)生长抑素:生长抑素使用方法为:首剂负荷量 250μg 快速静脉内滴注后,持续进行 250μg/h 静脉滴注。奥曲肽是人工合成的八肽生长抑素类似物,它保留了生长抑素的大多数效应,且半衰期更长。荟萃分析及对照研究显示,奥曲肽是控制急性出血安全有效的药物,其用法通常为:起始静脉滴注 50μg,之后 50μg/h 静脉滴注,首次控制出血率为 85%~90%,无明显不良反应,使用 5 天或更长时间。

2)特利加压素:特利加压素是合成的血管升压素类似物,可持久有效地降低 HVPG、减少门静脉血流量,且对全身血流动力学影响较小。特利加压素的推荐起始剂量为每 4 小时 2mg,出血停止后可改为每日 2 次,每次 1mg。一般维持 5 天,以预防早期再出血。

(2)内镜治疗:内镜治疗主要包括食管曲张静脉硬化术和套扎术。

1)内镜下食管曲张静脉下注射硬化剂:该法可用于门静脉海绵样变性所致的急诊食管静脉曲张出血。本法侵袭性小,不直接影响全肝的血流灌注或全部肝功能,可达到急诊止血和预防再出血的目的。同时硬化治疗亦具有明显不足,此法只针对食管曲张静脉未能顾及胃底曲张静脉,是一种不完全性治疗。门静脉海绵样变性时,高压的内脏静脉血经大量侧支静脉流向低压的肝窦,硬化剂注射可导致延及多处内脏静脉血栓形成,使病人丧失日后行分流手术的条件,并造成严重后果,值得警惕。而且硬化治疗还可出现食管溃疡、食管狭窄、缺血穿孔、异位栓塞等严重并发症,且术后曲张静脉容易复发,大多数学者认为硬化治疗不能作为预防首次出血的首选手段。

2)内镜下食管曲张静脉套扎术:该法近年来受到推崇,是治疗及预防食管静脉曲张再出血较理想的手段。缺点是细小突出不显著的曲张静脉无法结扎。国内刘勇阍等分析了

15 例经内镜下曲张静脉套扎术（EVL）治疗的门静脉海绵样变性引起食管静脉曲张出血的临床资料，发现急诊止血率达 93.3%，1 年内静脉曲张复发率为 38.5%，认为 EVL 治疗是一种安全有效、简单易行的方法，可以起到急诊止血、消除曲张静脉和预防再出血的作用。

（3）手术治疗

1）食管静脉曲张出血的手术治疗主要依靠门静脉系统的断流术和分流术。

断流术：断流术以其不影响肝脏的门静脉血供、直接作用于出血部位的优点，已被广泛首选用于治疗门脉高压症并发上消化道出血。又因手术范围不大，创伤较小，止血作用确切的贲门周围血管离断术为最常用的术式。但断流术未能彻底解决门静脉系的高压淤血状态，术后门静脉血流量（PVF）与术前无显著差异，术后再出血率高达 85%，断流术适用于对病变波及整个门静脉系统的严重的 CTPV 者，仅做食管胃底血管断流及脾切除，以缓解急性上消化道出血和贫血症状。

分流术：目前国内较常用脾切除、脾 - 肾静脉分流加断流术。此术式能有效控制食管胃底曲张静脉出血，消除脾功能亢进，又不加重肝功能损害，如不选择肝移植该术式可作为门静脉高压症出血治疗的替代术式。对于小儿门静脉海绵样变性患者是否采用分流有争议，主要是认为 12 岁以下的患儿血管细小，分流术后易导致吻合口阻塞，如脾静脉直径在 1cm 以上，需分流也应选择脾 - 肾静脉分流。对于经过硬化治疗，门静脉系广泛血栓形成，不能行常规分流术者有效的肠腔分流联合断流术是一个不错的选择。

联合分流加断流术：联合分流和断流术是一种理想的术式，既能彻底切断造成食管胃底静脉曲张的门奇静脉间反常血流侧支，又能有效降低门静脉压力，缓解门静脉系统高动力循环状态，同时可以保持足够的门静脉向肝灌注。有研究分别对门脉高压患者行断流联合分流术（40 例患者）和单纯性断流术（30 例患者），术后比较发现行断流联合分流术组近期无一例出血，远期再出血率为 5.9%，明显低于单纯性断流术组。

2）肝移植：对于有严重临床表现的患者，或者 CTPV 并发肝脏有严重的结构或功能损害者（例如肝硬化并门静脉海绵样变）。Zhang 等报道 3 例严重门静脉高压症实施活体肝移植手术，预后良好。亲体肝移植术具有供肝质量好、缺血时间短和免疫排斥反应轻微等优点，不但能消除门静脉阻塞、恢复门静脉通畅，还能长期有效降低门静脉系统压力、恢复正常肝脏功能、改善患者的营养状况，为 CTPV 的治疗提供新的治疗思路。但是对肝移植的远期效果和并发症，尚需进一步积累病例和随访研究加以评价。

CTPV 的治疗必需严格掌握手术指征，选择适当的手术方法。对于部分患者尽管有门静脉海绵样变性，但并没有临床表现，对这部分患者暂毋需治疗或采用保守治疗。大部分有临床症状的 CTPV 患者，须手术治疗，最好是采用断流 + 分流二者结合。

（四）特发性门脉高压症

特发性门脉高压症（idiopathic portal hypertension，IPH）临床少见，病因不明，是导致门脉高压的第二大原因，主要表现为门脉高压、显著脾大伴脾功能亢进及贫血，肝功能基本正常。病理改变主要表现为门静脉纤维化，肝内门静脉终末支破坏，以及肝实质萎缩，但无肝硬化改变。血流动力学改变为肝内窦前性门脉高压，即肝门静脉压力显著升高而肝静脉楔压基本正常，脾静脉及门静脉血流量增加。治疗基本与肝硬化所致门脉高压相同，预后主要取决于上消化道静脉曲张的严重程度及其处理。

1. 流行病学 印度与日本发病率较高，西方国家很低。整个印度次大陆都有报道，约占因门脉高压而就诊患者的 1/6~1/4，男女之比为（2~4）：1，发病年龄多于 30~35 岁。日本 IPH 发病率为 0.75/10 000，约占因门脉高压而来就诊患者的 1/3，男女之比为 1∶3，发病年龄 44~55 岁。在美国和英国 IPH 患者占因门脉高压来就诊患者的 3%~4%，性别差异不显著。各地 IPH 患者在性别和年龄分布上的差异原因尚不清楚，可能与社会经济状态、生活卫生条件及种族不同有关。我国近年也有报道，但例数较少，可能是因为缺乏对本症的认识。

2. 病因及发病机制　病因和发病机制至今仍不清楚。最初怀疑接触有毒物质是引起 IPH 的重要原因。可能与下列几点有关。

（1）中毒因素：砷的慢性摄入可引起不同程度的肝脏损害，常见的是肝内门静脉纤维化，发生率可高达 91.3%。进而出现窦前性门脉高压症，无肝硬化表现。铜中毒及长期接触氯乙烯原料也可能导致 IPH。6- 巯基嘌呤、硫唑嘌呤等免疫抑制剂在肾移植后的应用可能是肾移植后 IPH 的原因。但也有不少学者发现没有毒物接触史的 IPH 患者，故可能还有其他原因通过共同机制导致 IPH。

（2）腹腔感染：腹腔内感染引起的门静脉炎症可能是 IPH 的发病原因之一。研究人员将灭活的大肠杆菌反复注射入兔或狗的门静脉内，结果在短期内出现门静脉纤维化，门静脉压力升高。腹腔内感染所致无症状的慢性门静脉内毒素血症可激活相关细胞因子，引起凝血功能异常，导致门脉内 DIC，进而导致门脉纤维化，引起 IPH。

（3）凝血因子异常：凝血因子Ⅴ的突变可能与 IPH 发病有关。有学者发现了 1 例伴凝血因子Ⅴ突变的 IPH 患者。现已知道这种突变可引起各处静脉内血栓形成，而门静脉内血栓形成足以引起门脉高压，且难以发现。但日本学者对此提出异议，Okudaira 等提出下列依据不支持血栓致 IPH：① IPH 为隐袭发病，病前无任何肝内血管血栓征兆；②脾大并非继发于充血，因为脾静脉血流量在 IPH 患者中是增加的；③ IPH 患者中血液未见高凝状态；④对 136 例 IPH 患者行肝活检，仅发现 3 例有血栓形成；⑤对早期 IPH 患者行经肝门静脉造影术，未发现血栓；⑥一些 IPH 尸检病例并未发现肝内血栓。有研究认为蛋白 C 缺乏症与 IPH 的发生发展有关。

（4）免疫因素：免疫因素在 IPH 发病机制上越来越受到重视。临床上观察到 IPH 与其他免疫性疾病如系统性红斑狼疮等疾病同时存在，且同时存在多种自身抗体，除了这些自身抗体外，在 IPH 患者中还发现了许多免疫异常，如自身混合淋巴细胞反应，以及异常的 T- 细胞基因库。Kathavat 等采用兔的脾提取物反复致敏兔，得到非硬化性门脉纤维化的兔模型。这个动物模型表现为巨脾，门脉压力持续升高，但肝实质未见损害，与人非硬化性门静脉纤维化（non-cirrhotic portal fibrosis，NCPF）非常类似，提示反复免疫刺激可能在 NCPF 中起重要作用。

3. 病理改变　IPH 的病理改变为不同程度的门静脉纤维化以及门静脉硬化。然而，IPH 的病理改变并无特异性，很可能是持续门脉血流灌流不足之后，肝细胞凋亡，肝实质损害、萎缩、纤维化。因而，IPH 的肝脏病理改变依据分期不同，差异很大。

（1）大体病理：IPH 患者肝实质常发生萎缩，重量一般比正常肝脏小。Nakanuma 等依据 IPH 患者肝脏大体及切片外观，提出如下分期系统：第一期：整个肝脏无萎缩，切面见肝包膜下也无实质萎缩；第二期：肝脏无萎缩，肝包膜下实质可见萎缩；第三期：肝脏萎缩，肝包膜下实质也见萎缩；第四期：门静脉内出现阻塞性血栓。

（2）组织学改变：IPH 肝脏没有特异的组织学改变。组织学检查发现不仅在不同时期有差异，在同一肝脏的不同位置也有不同。Okudaira 等总结了以下几点：

1）门静脉主干及其肝内大分支有显著的血管周围纤维化改变，这些血管内膜增厚，并伴中层平滑肌过度增生，多数门静脉管腔正常，甚至扩张，偶见狭窄。门静脉末梢支观察到有2种纤维化形式，一种是IPH的特征改变，即门脉末梢支管壁纤维化伴显著管腔狭窄；另一种是形成钉状纤维突起，向肝实质延伸，一些甚至连接到另一门脉末梢支和中央静脉。尸检病例中门静脉主干内常可见到血栓形成，末梢支内极少见到血栓形成。肝内门脉末梢支大小及数量都有减少，门脉分支常消失或被破坏，取而代之的是弹性纤维样变。围绕胆管周围常可见同心板层状纤维化，以及大量胶原纤维及弹性纤维增生。

2）中晚期病例常可见被膜下区肝实质塌陷。肝小叶内结构常可保存，但门脉区及中央区结构紊乱。肝内假小叶少见。

3）在肝实质明显萎缩处可见肝静脉血管硬化及狭窄，这可能是因为长期门静脉血流异常的结果。

（3）免疫组化改变：采用免疫组化方法检测IPH肝脏血管细胞黏附分子（VCAM-1）及弹力蛋白，可见（VCAM-1）及弹力蛋白在正常肝组织很少表达，在IPH的门脉周围有表达，肝窦内皮细胞也有表达。

4. 血流动力学改变　脾静脉及门静脉压力显著增加，但无肝内门体分流形成，肝静脉楔压（wedged hepatic vein pressure，WHVP）基本正常或轻度升高，但显著低于门静脉压力（pressure of portal vein，PPV），也比肝硬化患者低得多。门脉系统内血流受阻的病理解剖位置有两处，一个在窦前，压力梯度存在于脾（脾内门脉系统压力）与肝（肝内门脉压力），另一个在窦周，压力梯度存在于肝内门脉压力与WHVP之间。曲张静脉内压力则与肝硬化门脉高压患者相近。血流受阻是由于门静脉中小分支增厚和阻塞，以及迪氏腔内胶原形成。脾及门静脉明显扩张，血流量显著增加，门脉系统内血流循环呈高动力状态，肝内可有门体静脉间侧副管形成，这些侧副管的形成降低了患者曲张静脉出血的风险。

5. 临床表现　临床表现：自然病程缓慢，对出血的耐受性好，男性多见。因食管和（或）胃底静脉曲张破裂引起上消化道出血，脾脏肿大和（或）脾功能亢进是IPH常见的临床表现，但患者罕见黄疸、肝掌、蜘蛛痣等慢性肝病的体征；肝功能正常或接近正常；无肝硬化的组织学改变。

6. 诊断和鉴别诊断

（1）诊断要点：2002年日本IPH研究委员会制定了IPH的诊断要点。

1）不明原因的脾大、贫血、门脉高压，可除外肝硬化、血液疾病、肝胆系统的寄生虫病、肝静脉及门静脉阻塞以及先天性肝纤维化等。

2）一种以上血液成分减少。

3）肝功能试验正常或接近正常。

4）B超、CT或脾脏发射性核素检查有门静脉及脾静脉扩张，血流量增加，脾大。肝表面光滑，质地均匀，无萎缩，不提示有肝硬化。

5）内镜或X线证实有上消化道静脉曲张。

6）肝静脉插管检查显示肝静脉开放，WHVP正常或轻度升高，直接门静脉测压＞20mmHg。

7）腹腔镜提示肝表面无肝硬化表现；肝活检显示门脉纤维化，但无肝硬化。并非必须具备以上每一条标准才能诊断，但是必须确有门脉高压并且可绝对排除肝硬化和其他原因引起的非肝硬化性门脉高压才可诊断。

（2）鉴别诊断：此病应与下列疾病鉴别：

1）肝硬化：肝硬化患者在 Child A 级时临床症状可与 IPH 类似，但肝功能、病毒学及组织学（肝小叶结构紊乱，假小叶形成）的检查易于将二者区分。另外由于 IPH 肝脏外周门静脉血流灌注相对内部更少，而肝硬化则无此特点，CT 检查中 IPH 患者在肝动脉造影时肝脏外周相对内部增强，而肝硬化则内外一致，这也有助于二者区别。

2）肝外门静脉梗阻（extrahepatic portal vein obstruction，EHPVO）：肝外门静脉梗阻可通过检查门脾静脉内有无梗阻（超声、CT、造影）而与 IPH 轻易区分，但在门静脉主干内同时出现血栓的情况下则不易诊断。IPH 大多发病隐匿，而 EHPVO 多发病急骤，可出现曲张静脉直径突然增大，上消化道突然出血，腹痛及腹水。IPH 患者部分凝血活酶时间（partial thromboplastin time，PTT）及血中纤维蛋白原降解物水平均正常，而 EHPVO 患者二者都升高。

3）肝窦阻塞综合征：肝窦阻塞综合征是由于肝窦内皮细胞受损引起肝内窦性门脉高压症。临床以门脉高压，伴疼痛性肝脏肿大及高胆红素血症为特征。病理改变为肝窦扩张、淤血，肝细胞萎缩，变性、坏死；肝细胞内外淤胆；中央静脉或小静脉腔狭窄，管壁显著增厚伴纤维组织增生。

IPH 还可能引起一些并发症。肝硬化门脉高压患者并发的舒张期心功能障碍，同样也可发生于 IPH，原因不明，可能与门脉高压，血浆肾素活性等有关。肝肺综合征（hepatopulmonary syndrome，HPS）在 IPH 患者中发生率约为 13.3%，可使患者更易出现呼吸困难，半卧位呼吸，杵状指等。

7. 治疗　正确及时地处理胃肠道出血及脾功能亢进是治疗 IPH 的关键。

（1）急性出血病例，内镜下曲张静脉套扎术（endoscopicvaricealligation，EVL）及内镜下硬化剂治疗（endoscopicsclerotherapy，EST）非常有效，控制急性出血成功率 > 95%。治疗后曲张静脉复发率约为 20%，但再出血发生率很少，约为 3%。仅有不到 5% 的患者才必须行急诊分流手术。

（2）非急性出血病例，口服 β 受体阻滞剂预防 IPH 所致出血与 EVL 术的疗效相当。

（3）经颈静脉肝内门体分流术（transjugular intrahepatic ponosystemic shunt，TIPS）。其适应证包括：急性或难以控制的消化道出血、反复出血、难治性腹水及肝硬化部分并发症，如肝肾综合征。TIPS 除常规在肝静脉及门静脉之间建立分离通道外，也可在下腔静脉和门静脉之间建立分流通道，达到降低门静脉压，改善症状目的。

（4）对于无肝衰竭者手术治疗是有效的治疗方法，可进行门奇静脉断流术会门体分流术，是除内镜治疗外的有效选择，尤其是内镜治疗无效、脾功能亢进伴自发性出血、严重贫血需要反复输血以及反复脾梗死者。但远期疗效不佳，不宜作为首选。

8. 预后　IPH 患者存活曲线几乎与相同年龄及同性别的普通人类似。急性出血后死亡率明显低于肝硬化患者，在成功处理胃食管静脉曲张后，2 年及 5 年存活率接近 100%，如果选择外科分流术，分流道阻塞和分流术后肝性脑病会引起一些患者死亡，但控制蛋白质摄入可以在很大程度上改善症状。IPH 女性患者可妊娠及生育。怀孕后最常见的并发症是曲张静脉破裂出血，可通过内镜下硬化治疗有效地处理，对母婴均很安全。部分患者在接受以上治疗 3~10 年后可能会出现进行性肝衰竭，此时原位肝移植术将是唯一选择。

（五）胆汁淤积性肝病

胆汁淤积性肝病（cholestatic liver diseases）是由多种原因所致的胆汁形成、分泌和（或）

排泄异常引起的肝脏病变。临床表现为黄疸、瘙痒、尿色深、粪色变浅和黄斑瘤等。

1. 分类 根据病因可分为三类：肝细胞性胆汁淤积、胆管性胆汁淤积及混合性胆汁淤积。成人胆汁淤积性肝病的常见原因：

（1）肝细胞性胆汁淤积：导致肝细胞性胆汁淤积的常见病因有病毒性肝炎、酒精及药物性肝损害、脓毒血症、肝硬化、遗传性疾病（Wilson病）、恶性浸润性疾病（淀粉样变、转移癌）。

（2）胆管细胞性胆汁淤积：胆管细胞性胆汁淤积的常见病因有原发性胆汁性肝硬化（PBC），原发性硬化性胆管炎（PSC），妊娠期肝内胆汁淤积，家族性胆汁淤积综合征，急性、慢性移植物抗宿主病，急性、慢性移植排斥，肝内胆管消失综合征。

（3）混合性胆汁淤积：例如：药物性肝损害常表现为肝细胞及胆管损害同时并存，导致混合性胆汁淤积。

2. 发病机制 各种原因引起的胆汁形成、分泌和排泄障碍均可导致胆汁淤积。肝细胞和胆小管细胞都具有摄取、分泌胆汁成分的功能，依靠细胞膜上某些蛋白分子行使功能。胆汁分泌形成胆汁流分为肝细胞水平和胆管水平两部分，各自通过相应的转运体完成。胆汁淤积可以由肝细胞内胆汁形成的功能性缺陷导致（即肝细胞性胆汁淤积），也可由于小胆管或胆管内胆汁分泌或流动的障碍导致（即胆管性胆汁淤积）。

（1）肝窦基侧膜和毛细胆管膜的改变：肝细胞膜是由液态双层磷脂镶嵌蛋白质组成，这种液态对载体移动及 Na^+、K^+-ATP 酶（钠泵）的活性至关重要。雌激素可增加肝脏低密度脂蛋白受体的表达，导致细胞膜胆固醇增多，会使膜流动性、钠泵活性降低，胆汁酸的转运功能障碍；缺氧（如低血压、休克）、内毒素、TNF-α、IL-6、IL-1 也抑制钠泵活性，细菌感染减低胆汁流量，引起胆汁淤积。某些药物也抑制钠泵活性，引起胆汁淤积。

（2）细胞旁紧密连接的损伤：紧密连接的完整性破坏，使细胞旁的通透性增加，导致胆汁反流入血液，被认为是继发性胆汁淤积，继发于微丝的崩解。

（3）肝细胞骨架的改变：包括微管系统、肌动蛋白微丝网络的损伤，以及角蛋白中间丝的增加。微管的损伤可导致胆汁分泌障碍。例如秋水仙碱和长春碱抑制微管运动，从而影响泡囊穿越细胞的往来移动，并减低胆盐依赖性胆汁流。微丝的功能失调影响毛细胆管蛋白收缩和使细胞旁间隙的通透性增加，形成淤胆。

3. 临床表现

（1）黄疸：可出现于疾病的早期或后期，除非同时有肝细胞功能减退，一般很少有异常乏力等全身情况减退的症状。巩膜黄疸的色泽为金黄色，但原发性胆汁性肝硬化例外，呈黄绿色。黄疸的深度和持续时间视病因不同而异，伴有血清碱性磷酸酶升高。

（2）瘙痒：胆汁淤积的主要特征，20%~50% 的黄疸患者，以及大部分原发性胆汁性肝硬化患者均可出现。引起皮肤瘙痒，有时在黄疸之前出现，到淤胆肝病的晚期可以消失，瘙痒一般在睡眠时加重，与晚间外周血内胆汁酸浓度高有关。

（3）黄斑瘤：扁平型分布于掌纹、乳下、颈、胸或背，小结节型多位于腕、肘、膝的伸侧面，也可累及周围神经，接触时有指、趾痛。皮肤黄斑瘤和血胆固醇成正比，血胆固醇 > $1.125 \times 10^5 \mu mol/L$ 超过 3 个月会出现黄斑瘤。

（4）尿色深、粪色变浅：无论肝内或肝外胆汁淤积均有胆红素尿，色深黄偏橘色；粪便颜色变化提示胆汁淤积有加重或减轻。

（5）其他：因长期肝内胆汁淤积导致分泌和排泄至肠腔的胆汁减少，影响脂肪的消化吸收,可有脂肪泻和脂溶性维生素吸收障碍,出现皮肤粗糙和夜盲症(维生素 A 缺乏)、骨软化和骨质疏松(维生素 D 缺乏)、出血倾向(维生素 K 缺乏)等。

4. 实验室检查和辅助检查

(1)实验室检查

1)血清碱性磷酸酶:血清碱性磷酸酶常大于正常值的 3 倍或以上,GGT、5′ 核苷酸酶均有不同程度升高。

2)血清胆红素:血清胆红素一般中度增高,以结合胆红素增高为主;ALT/AST 轻度或中度升高,慢性淤胆时可出现 AST > ALT。

3)血脂:慢性淤胆患者显著增高,特别是总胆固醇明显增加。而当肝病发展到晚期时,由于肝衰竭,肝脏合成胆固醇减少,胆固醇反而降低。

4)血清蛋白:急性淤胆时血清白蛋白和球蛋白正常,但当慢性淤胆如原发性胆汁性肝硬化(PBC)时,白蛋白浓度随着病情的进展而逐渐降低。

5)其他:病毒血清学、自身免疫性肝病相关抗体检查。

(2)辅助检查

1)腹部超声检查通常是用来了解肝内外胆管是否阻塞扩张的第一步。腹部 CT 对于胆管梗阻性病变有着一定的价值。

2)磁共振胰胆管造影(magnetic resonance cholangiopancreatography,MRCP)是显示胆管系统安全而又准确的检查。

3)内镜逆行胰胆管造影(endoscopic retrograde cholangio-pancreatography,ERCP),是诊断及治疗肝外胆管梗阻的金标准。

4)超声内镜(endoscopic ultrasonography,EUS):EUS 在检测胆管结石及引起肝外胆管梗阻的病变方面与 MRCP 相当。

5)肝组织学检查:对于 AMA 阴性患者或未能解释的肝内胆汁淤积可考虑肝活检。

5. 诊断　成人胆汁淤积性肝病的诊断流程详见图 9-3-1:详细询问病史,针对引起胆汁淤积的各种病因;体格检查;腹部超声、CT 检查,必要时可行超声内镜检查、磁共振胰胆管造影(MRCP)、内镜逆行胆胰管造影(ERCP),以除外肝外胆管阻塞;实验室检查:肝功能、筛查肝病自身抗体、病毒血清学检查等;对于 AMA 阴性患者或未能解释的肝内胆汁淤积可考虑肝活检。

6. 治疗

(1)病因治疗:根据导致胆汁淤积性肝病的不同原因进行有针对性的治疗。包括治疗自身免疫性肝病,停用引起胆汁淤积的药物,戒酒,病毒性肝炎感染者抗病毒治疗,细菌感染者抗菌治疗等。

(2)症状治疗

1)熊去氧胆酸(ursodeoxycholic acid,UDCA):熊去氧胆酸对本病的疗效已得到肯定。促进内源性胆酸排泄,改变胆汁酸的组成,增加亲水性胆酸的比例,保护肝细胞和胆管细胞不受毒性胆酸的损害,阻止疏水性胆酸对线粒体膜的干预,抑制肝细胞凋亡,改善血清肝功能的同时可以改善肝脏组织学,而且具有免疫调节作用。

2)S- 腺苷 L- 蛋氨酸(SAMe):SAMe 是一种存在于人体的天然生理活性分子,由 SAMe 合成酶催化蛋氨酸和 ATP 合成而成的。SAMe 在肝脏内通过转甲基作用增加膜磷脂的生物合成,有利于灭活儿茶酚胺和雌激素,进而减轻雌激素对胆汁、胆盐成分的不良影响,增加

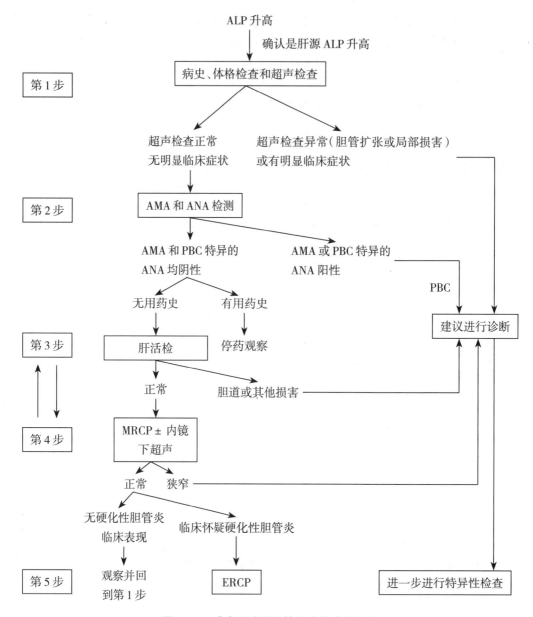

图 9-3-1 成人胆汁淤积性肝病的诊断流程

膜流动性并增强 Na^+, K^+-ATP 酶活性,加快胆酸转运;通过转巯基作用,使细胞内主要解毒剂谷胱甘肽、牛磺酸半胱氨酸等含硫化合物生成增加,增加肝细胞的解毒作用和对自由基的保护作用,而且生成的牛磺酸可与胆酸结合,增加其可溶性,可显著改善慢性肝病患者的胆汁淤积。

其他在研究且有前景的药物有奥贝胆酸和非诺贝特类药物。

3)糖皮质激素和其他:对于有免疫机制介导的胆汁淤积者可考虑应用肾上腺糖皮质激素和免疫抑制剂,凡拟应用者需充分权衡治疗收益和可能的不良反应。

4)胆汁淤积所致的凝血功能异常的治疗:胆汁淤积时肝脏分泌胆汁到小肠障碍,肠内胆盐减少,可出现脂溶性维生素缺乏和脂肪泻,因此需要适当补充脂溶性维生素。如凝血酶原时间延长，肌注维生素 K（8mg/d），直至正常。

（3）内镜治疗：应用治疗性 ERCP 部分解除胆管梗阻，可减轻继发性损害，常用方法包括球囊扩张、支架植入、Oddi 括约肌切开、网篮碎石取石术等。但目前仍缺乏临床随机对照研究评估内镜介入治疗的有效性。而且当镜下干预时其并发症的发生率升高。

（4）非生物型人工肝：非生物型人工肝方法治疗：出现重度黄疸或严重瘙痒经积极内科治疗无效时也可考虑应用非生物型人工肝方法治疗，主要包括血浆置换（PE）、胆红素吸附（PBA）、血浆滤过透析（PDF）和分子吸附再循环系统（MARS）等。

（5）肝移植术：肝移植是终末期患者首选方案，3 年生存率可达 75%~80% 以上。术后患者的临床症状如皮肤瘙痒等可迅速缓解。肝移植指征包括：药物和内镜无法控制的黄疸持续加重、肝硬化、肝性脑病、反复发作的细菌性胆管炎等。目前尚无有效措施防治肝脏移植后 PSC 的复发。虽然肝移植效果明显，但因其费用昂贵、供体缺乏等，在临床上应用受限。

（六）病毒性肝炎所致胆汁淤积性肝病

病毒性肝炎伴肝内胆汁淤滞，临床表现较为复杂，各型急、慢性肝炎，均可伴肝内胆汁淤滞。急性病毒性肝炎伴肝内胆汁淤滞约占病毒性肝炎的 3%，以 HBV、HEV 较为常见，较常见于年龄大的病人。慢性淤胆型肝炎是指在慢性肝炎或肝炎后肝硬化基础上出现胆汁淤积的表现，以 HBV、HEV 重叠感染多见。

1. 病因及发病机制　病因见于各种嗜肝病毒感染后均有可能引起病毒性肝炎伴随胆汁淤积。其发病机制：胆汁的形成和分泌是一个复杂的过程，有赖于肝细胞和胆管上皮细胞共同完成，两者结构和功能的完整性至关重要，如发生障碍会导致胆汁流通不畅，造成胆汁淤积。

病毒性肝炎出现肝内胆汁淤积主要是由于肝炎病变使肝内胆汁分泌器（高尔基体、溶酶体、毛细胆管）发生原发性、代谢性损害，使肝脏分泌胆汁出现功能性障碍及排泄降低或停滞。肝炎病毒感染后肝细胞出现炎症、坏死，肝细胞膜结构及膜的流动性发生改变，使其表面的 Na^+、K^+-ATP 酶活性下降，肝脏微循环障碍，同时毛细胆管的排泄功能障碍，甚至出现胆管迂曲，结合胆红素难以从胆管排泄而形成肝内淤胆，而在高胆红素血症时又会加重上述改变，使黄疸进行性加深和持久不退。

2. 临床表现

（1）急性病毒性肝炎伴肝内胆汁淤滞：多呈隐袭发病，起病缓慢，临床表现分为三期。

1）前驱期：表现除较轻的畏寒、发热、恶心呕吐不适外，常无明显的前驱症状。

2）肝实质损害期：乏力、食欲减退、上腹部饱胀及右上腹不适、隐痛等。

3）胆汁淤滞期：继上述不适症状后平均约 1 周左右出现黄疸，黄疸不断加深，并出现皮肤瘙痒、灰白便，消化道症状反见减轻，一般情况与黄疸深度不平行，长期黄疸可持续数月或 1 年以上，多数黄疸较深，胆红素可达 343~515μmol/L；其血清生化特点是丙氨酸氨基转移酶在病情早期明显升高，进入胆汁淤滞期后当结合胆红素和碱性磷酸酶迅速上升并持续升高时谷丙转氨酶反下降，胆汁酸含量升高次之，而胆固醇含量升高不明显。

（2）慢性肝炎伴肝内胆淤：均呈急性发作起病长时间重度黄疸不退，可导致继发性胆汁性肝硬化，甚至可因肝损伤加重而引起肝衰竭。

3. 诊断与鉴别诊断　病毒性肝炎合并胆汁淤积的临床表现复杂，应根据病史、临床症状和体征、实验室及影像学检查结果，并结合患者具体情况及动态变化进行综合分析，作好鉴别，然后根据肝炎病毒学检测结果做出病原学诊断。

由于病毒性肝炎合并胆汁淤积的临床表现与肝外梗阻性黄疸酷似,有时很难与之鉴别而造成误诊。该病起病时自觉症状常较轻,渐出现皮肤瘙痒,粪便灰白。血清结合胆红素、胆汁酸、γ-谷氨酰转肽酶(GGT)、碱性磷酸酶、胆固醇水平明显升高。凝血酶原活动度＞60%或应用维生素 K 肌注后 1 周可升至 60% 以上。通常黄疸持续 3 周以上,并除外其他原因引起的肝内外梗阻性黄疸者,可诊断为急性淤胆型肝炎。在慢性肝炎基础上发生上述临床表现者,可诊断为慢性淤胆型肝炎。急性淤胆型肝炎尚需与急性妊娠脂肪肝和重型肝炎慎重进行鉴别。急性妊娠脂肪肝为妊娠晚期女性,尿胆红素多阴性,尿胆原阳性,超声检查为明显脂肪肝。病毒性肝炎合并胆汁淤积者,若见"酶胆分离"现象,临床上易误为重型肝炎,重型肝炎黄疸加深常与肝功能损害平行发展,消化道症状也较明显,尤其是凝血酶原活动度进行性下降。

4. 治疗　首先强调病因治疗,在此基础上进行保肝、改善胆汁淤积治疗。慢性乙型和丙型病毒性肝炎的治疗关键是抗病毒治疗。慢性乙型肝炎应给予核苷(酸)类似物或干扰素治疗。慢性丙型肝炎给予干扰素联合利巴韦林、直接抗病毒药物(DAAs)蛋白酶抑制剂、聚合酶抑制剂等药物治疗。急性病毒性肝炎部分患者可以自愈,无需特殊药物治疗,患者只需适当休息,平衡饮食。有些患者出现明显肝功能异常甚至出现黄疸,可给予适当的药物治疗。胆汁淤积明显者可选用 UDCA 和(或)SAMe。

5. 预后　急性病毒性肝炎伴肝内胆淤预后好。重症肝炎及坏死后肝硬化伴肝内胆淤预后更为凶险,多数患者于短期内死亡。

(七)原发性胆汁性肝硬化

原发性胆汁性肝硬化(primary biliary cirrhosis,PBC)是一种病因未明的慢性进行性胆汁淤积性肝脏疾病。主要累及中年女性。病理上表现为肝内细小胆管的慢性非化脓性破坏、汇管区炎症、慢性胆汁淤积、肝纤维化,最终发展为肝硬化和肝衰竭。

1. 流行病学　本病呈世界性分布,患病率为(19~240)/100 万,有区域性聚集现象。主要发生于女性,男性病例仅占 10%。80% 以上患者的年龄在 40 岁以上。有家族史者发病率明显升高。本病患者的第一代后代发病率比一般人群高 570 倍。

2. 发病机制　确切病因尚不清楚,一般认为本病是一种自身免疫性疾病。

(1)细胞免疫异常:大多数患者胆管上皮细胞表面有 HLA 异常表达;胆管破坏区和门脉周围炎症区内有淋巴细胞存在,基因分型属 CD4 和 CD8,激活的 $CD4^+$ 和 $CD8^+$ T 淋巴细胞持续损伤胆小管。

(2)体液免疫异常:主要表现为抗线粒体抗体及其相关抗原的出现,90% 以上的原发性胆汁性肝硬化患者抗线粒体抗体阳性,此抗体识别的抗原主要分布在线粒体内膜上,是 2-酮酸脱氢酶复合体成分。在原发性胆汁性肝硬化患者抗线粒体抗体和肝内浸润的 T 细胞针对的主要抗原是 PDC-E2。

(3)遗传易感性:PBC 患者一级亲属的患病率明显增加,提示该病可能具有遗传易感性。据报道 PBC 与 HLA-DR8 的抗原之间有相关性。

3. 临床表现　起病隐匿、缓慢,约 25% 的 PBC 患者在接受常规检查时仅发现,血清碱性磷酸酶(ALP)升高,伴或不伴转氨酶水平升高,AMA 常阳性。有的病例仅有 AMA 阳性,而肝功能试验正常。最终出现症状,多在 2~4 年内,早期症状较轻,乏力和皮肤瘙痒为本病最常见的首发症状,有时疾病虽然进展,但瘙痒反而减轻。黄疸出现后尿色深黄、粪色变浅、皮肤渐有色素沉着。疾病后期,可发生一系列并发症,包括门脉高压所致的并发症,如静脉曲张破裂出血、腹水、脾大和肝性脑病。以及胆汁淤积相关的并发症：骨质疏松和骨软化（维生素 D 缺乏）、皮肤粗糙和夜盲症（维生素 A 缺乏）、出血倾向（维生素 K 缺乏）、脂肪泻等。

此外，还可伴干燥综合征、类风湿关节炎、甲状腺炎等自身免疫性疾病的临床表现。

4. 实验室检查　血清 ALP 水平升高是本病最突出的生化异常，一般较正常水平高 3~4 倍，但少数病例升高不明显。虽然 ALP 水平可作为判断治疗反应的参考指标，但该酶升高幅度与疾病预后无直接联系。肝转氨酶可以轻度增高。血清胆固醇早期升高，晚期可降低。胆汁酸升高。凝血酶原时间、结合胆红素及血清白蛋白的改变仅在晚期患者中才能观察到。

90% 以上患者血清 AMA 可检测到，PBC 患者中 AMA 特异性高于 95%，效价 ≥ 1/40 为阳性。抗 AMA-M2（PDC-E2 抗体）的阳性特异性更高。除 AMA 外，ANA 也是一个重要抗体，在 PBC 患者中的阳性率为 50%，尤其是当 AMA 阴性时可作为 PBC 诊断的一个重要指标。近来，越来越多学者认为 ANA 与 PBC 严重程度相关，可成为判断预后的指标。核心蛋白 gp-210 抗体、核心蛋白 p62 抗体及核纤层蛋白 β 受体抗体具有一定特异性。

95% 的 PBC 患者 IgM 水平可升高，但少部分患者亦可正常。

5. 诊断和鉴别诊断　中年以上妇女，出现不明原因瘙痒、肝脏和（或）脾脏大，血清 ALP、IgM 升高，AMA 阳性，应考虑本病的可能。

（1）诊断标准：美国肝病学会（AASLD）推荐的诊断标准，满足以下三条标准中的两条时应该诊断 PBC：①存在胆汁淤积症的生化学证据，主要是碱性磷酸酶（ALP）升高；② AMA 阳性；③组织学上存在非化脓性破坏性胆管炎以及小叶间胆管破坏的表现。成年患者，有病因不清的 ALP 升高、抗线粒体抗体（AMA ≥ 1：40）和（或）M2 型 AMA 阳性，诊断为 PBC 的可靠性较大，肝活检并非必须，但其可评价疾病活动程度和分期。如果缺乏 PBC 特异性抗体，则需要肝活检。当血清氨基转移酶和（或）血清 IgG 不均衡升高时，也需要肝活检。

（2）鉴别诊断：排除肝内外胆管阻塞引起的继发性胆汁性肝硬化、药物性肝内胆汁淤积、原发性硬化性胆管炎、肝炎后肝硬化以及其他类型肝硬化等鉴别。

6. 治疗　本病主要的治疗策略是免疫调节，抑制炎症和纤维化、延缓疾病的发展具有重要的作用。此后，由于病程甚长，胆汁淤积和肝硬化的并发症往往是困扰患者的突出问题，因此，对症处理占据相当重要的地位。肝移植可消除免疫性破坏的靶目标，为最后治疗措施，具有根治意义。

熊去氧胆酸（UDCA）是目前唯一被认为对 PBC 具肯定疗效的药物。长期研究显示，UDCA 13~15mg/（kg·d）是 PBC 患者的治疗选择，标准治疗超过 10~20 年的 PBC 患者在提高长期生存率方面取得了良好效果。对熊去氧胆酸无效病例，可联合使用免疫抑制性药物如糖皮质激素、硫唑嘌呤、甲氨蝶呤、环孢素等，但这些药物疗效均未肯定。对于疾病晚期（血清胆红素超过 103μmol/L），肝硬化失代偿期生活质量极差，出现严重并发症如反复发作性静脉曲张出血、肝性脑病、难治性腹水、自发性细菌性腹膜炎，或肝细胞癌而预期寿命不超过 1 年者，建议肝移植。

7. 预后　PBC 预后差异很大，有症状患者存活时间显著短于有症状者。常见的死亡原因为肝硬化晚期并发症。肝移植可提高患者的生存率和改善生活质量。

（八）原发性硬化性胆管炎

原发性硬化性胆管炎（primary sclerosing cholangitis, PSC）是一种以胆管的进行性炎症、纤维化和多发性狭窄为主要病理特征的慢性胆汁淤积性肝病。80%以上的 PSC 患者伴发炎症性肠病（inflammatory bowel disease，IBD），主要为溃疡性结肠炎（ulcerative colitis，UC）。PSC 可以没有症状，也可以表现为反复发作的胆管炎，主要是右上腹痛、发热和黄疸。曾经认为 PSC 是一种罕见的疾病。但随着影像技术的进步，尤其是逆行性胰胆管造影的应用，本病的诊断率明显增高。

1. 发病机制 PSC 病因至今未明，可能的病因包括遗传因素、免疫调节异常、细菌感染和毒素，以及缺血性血管损伤等。

（1）遗传因素：PSC 在家族成员集中发病现象与 HLA 密切相关。与 PSC 有关的 HLA 等位基因较多，它们在 PSC 发生、发展中可能起着不同作用。HLA-DR4 的存在是病情迅速恶化的标志，HLA-DRB1 和 DRw52a 可能决定了 PSC 的遗传易感性。基质金属蛋白酶（MMP-3）的多态性可能同时影响本病的易感性和疾病的发展。

（2）免疫调节异常：PSC 患者出现以下的免疫异常：有抗中性粒细胞胞质抗体（ANCA）和抗结肠上皮细胞的自身抗体；高丙种球蛋白血症，特别是出现不相称的 IgM 增高；胆管有淋巴细胞浸润和破坏；循环免疫复合物；补体 C3 的代谢增快；经典补体系统的激活。在细胞免疫方面，发现肝门管区及胆管周围浸润的炎症细胞均以 T 淋巴细胞为主，门管区很多是具有免疫辅助诱导功能的 T 淋巴细胞亚型 CD4，胆管周围主要是聚集具有抑制免疫和细胞毒性的另一亚型 $CD8^+$ 细胞。

（3）感染因素：PSC 常伴发炎性肠病，其中以溃疡性结肠炎（UC）最多见，克罗恩病较少，认为细菌及其毒素和毒性胆酸通过炎性病变肠壁经门静脉至胆管周围而发病。动物实验也证实：对家兔门脉注射灭活的大肠埃希菌可复制出类似于 PSC 的组织学损伤，但 PSC 患者门静脉炎并不明显，且 PSC 的发生发展与 UC 活动性不成正相关，甚至有结肠切除多年后发生 PSC 的情况。

2. 临床表现 PSC 发病初期，绝大多数患者无症状，往往在化验肝功能时异常而引起注意，特别是 γ-谷氨酰转肽酶（GGT）和 ALP 增高，最终需通过胆管造影和肝活检得以确诊。常见症状包括：皮肤瘙痒、黄疸、乏力、右上腹不适、体重下降等。最典型的表现是间歇性皮肤瘙痒、黄疸伴右上腹痛及发热。PSC 最常见的体征是黄疸和肝脾大。

3. 实验室检查 血清 ALP 升高，通常为正常水平的 3~5 倍，但仍有约 6% 的患者 ALP 正常。胆红素水平通常呈波动性，大部分患者诊断时胆红素正常。约 60% 患者血清 IgG 水平呈中度升高。自身抗体可表现为阳性但无特异性，包括抗平滑肌抗体（SMA）、抗内皮细胞抗体、抗中性粒细胞胞质抗体、抗核抗体（ANA）、抗心磷脂抗体等。ANCA 阳性通常提示伴有结肠病变。

4. 诊断 诊断标准：尚无统一的诊断标准。目前 PSC 的诊断主要包括三方面：

（1）典型胆汁淤积的生化表现，ALP、GGT 升高。

（2）MRCP 或 ERCP 显示特征性的胆管改变，包括多发狭窄和节段性扩张。

（3）除外可引起硬化性胆管炎的继发因素，包括长期胆管梗阻、感染、IgG4 相关性硬化性胆管炎等。

PSC 患者肝脏组织病理学检查的典型表现为洋葱皮样胆管纤维化，但肝穿刺活检的获取率仅 10% 左右。当临床表现、生化指标及组织病理学特点均符合 PSC，但胆系影像学检查正常者，可诊断为小胆管 PSC。已诊断为 PSC 但未发现 IBD 的患者，应进行全结肠镜检查和活检，合并结肠炎的 PSC 患者应从被诊断为 PSC 开始，每年定期复查全结肠镜。

5. 治疗

（1）药物治疗：目前没有针对 PSC 确切有效的治疗药物，熊去氧胆酸可用于 PSC 的临床姑息治疗，还有一些免疫抑制剂和抗炎药用于治疗 PSC，但没有一种药物可改变 PSC 的自然病程。熊去氧胆酸（UDCA）是一种亲水性胆汁酸，是目前 PSC 治疗药物中应用最多的一种，也是唯一一种能改善胆汁淤积的药物。研究显示其虽然可以改善血清肝功能检测指标，但无法改善症状，更不能改善 PSC 的预后。大剂量应用时熊去氧胆酸还可增加死亡和肝移植的风险。2010 年美国肝病协会制定的《PSC 诊治指南》，不建议将 UDCA 应用于 PSC 的治疗中。糖皮质激素和其他免疫抑制剂未显示出对疾病的活动性或 PSC 的结局起到改善作用，但当 PSC-AIH（自身免疫性肝炎）重叠或 PSC 合并 AIP（自身免疫性胰腺炎）时，可考虑使用。

（2）内镜治疗：内镜介入治疗的主要目的是缓解 PSC 患者的胆管梗阻症状，目前仍无证据表明外科手术能够改变 PSC 的自然病程和疾病进展。对于有症状的患者可以反复进行主要胆管的内镜下扩张治疗。但对位于肝内胆管的弥漫性狭窄性病变，内镜介入治疗不但无法获益，还可能导致经内镜逆行胰胆管造影（ERCP）相关性胆管炎等严重并发症。

（3）手术治疗：肝移植是目前治疗 PSC 最有效的方法，也是终末期 PSC 患者唯一可行的治疗方法，可以治愈进展性疾病。术后患者的临床症状如皮肤瘙痒等可迅速缓解，免疫状况显著改善，生活质量明显提高。肝移植后 PSC 患者的 5 年生存率接近 70%。

（九）酒精性肝病合并胆汁淤积

酒精性肝病（alcoholic liver disease，ALD）是由长期大量饮酒导致的中毒性肝损伤，初期为酒精性脂肪肝，进而发展为酒精性肝炎、肝纤维化，最终导致酒精性肝硬化。酒精性肝病的各阶段均可发生临床或组织学胆汁淤积。急性酒精性胆汁淤积罕见，酒精性脂肪肝患者也极少发生严重胆汁淤积。而大约 25% 慢性酒精性肝病合并肝内胆汁淤积，且往往提示预后不良。

1. 发病机制　酒精对胆汁分泌的影响至今尚无定论，可由摄入酒精的浓度和时间不同而分别表现为胆汁分泌增加或减少。酒精相关性胆汁淤积可能与肝细胞肿胀、肝内胆汁基团（intrahepatic biliary radicals）受压或胆小管通透性增加有关。近来研究发现，酒精通过抑制肝细胞膜 Na^+，K^+-ATP 酶活性及改变质膜的组成和流动性，从而影响跨膜离子梯度和电位差，导致肝细胞 Na^+ 依赖型胆盐摄取过程受损，进而破坏胆汁的正常分泌。

多数研究显示酒精性肝硬化患者血清和胆汁中次级胆汁酸浓度明显下降，这可能与肠道菌群 7α- 脱羟酶活性降低有关。胆汁淤积时高浓度的内源性胆汁酸，尤其是鹅去氧胆酸等二羟胆酸对肝脏有毒性作用，而熊去氧胆酸则可减轻其肝毒性，并可改善患者预后。

2. 临床表现　临床上，脂肪肝、肝炎和肝硬化等各种酒精性肝病均可发生胆汁淤积。

（1）酒精性脂肪肝与胆汁淤积：单纯酒精性脂肪肝（alcoholic fatty liver，AFL）在酒精性肝病各型中较少见，多数脂肪肝同时伴有其他型酒精性肝病的病理改变。酒精性脂肪肝患者极少合并严重胆汁淤积。美国一项酒精性肝病大规模协作研究显示，仅 19% 的酒精性脂肪肝患者有组织学胆汁淤积的表现，而黄疸的发生率却高达 31%，且组织学胆汁淤积与酒精性脂肪肝是否发生肝硬化无关。

（2）酒精性肝炎与胆汁淤积：酒精性肝炎（alcoholic hepatitis，AH）是慢性酒精性肝病的活动期表现，发生于慢性嗜酒者，发病前多有近期大量饮酒史。酒精性肝炎患者常见肝内胆汁淤积。胆红素和碱性磷酸酶明显增高，胆红素可达 68.4~102.6μmol/L，有时可达

171μmol/L,但转氨酶仅轻度增高。美国经肝活检证实的 217 例酒精性肝炎中,25% 病例伴有组织学胆汁淤积。另有研究认为,胆汁淤积与酒精性肝炎的严重程度和预后密切相关,合并胆汁淤积者比无胆汁淤积者更易出现腹水、肝性脑病和营养不良等并发症,并且胆汁淤积患者往往伴有更严重的纤维化、门管区炎症、实质坏死等病理改变。

(3)酒精性肝纤维化、肝硬化与胆汁淤积:酒精性肝纤维化(alcoholic fibrosis,AF)和酒精性肝硬化(alcoholic liver cirrhosis,AC)较为多见,主要见于重度嗜酒者(饮酒史 ≥ 10 年,酒精量 ≥ 100g/d)。黄疸是上述阶段酒精性肝病的常见体征。

(4)急性酒精性胆汁淤积:急性酒精性胆汁淤积罕见,系指临床上出现酒精相关性黄疸,肝活检显示重度胆汁淤积但无显著肝细胞脂肪变性和炎症细胞浸润,微胆管炎可能与胆汁淤积有关。

3. 诊断与鉴别诊断

(1)诊断标准:结合长期大量的饮酒史(一般饮酒时间超过 5 年,乙醇摄入量男性 ≥ 40g/d,女性 ≥ 20g/d,或 2 周内有大量饮酒史,乙醇摄入量 > 80g/d),临床表现包括右上腹胀痛、食欲不振、乏力、体重减轻、黄疸等,实验室检查包括血清 AST、ALT、GGT、TBIL、PT、MCV 升高,AST/ALT > 2 等,和影像学检查结果并排除病毒性肝炎、药物和中毒性肝损伤,常可明确酒精性肝病患者胆汁淤积的诊断及其病因。肝活组织学检查仅用于少数疑难病例,旨在探明病因、判断预后和指导治疗。如果怀疑存在肝外胆管梗阻,则需进一步作逆行胰胆管造影(ERCP)和(或)经皮肝穿刺胆管造影(PTC)及磁共振胰胆管成像(MRCP)等检查。

(2)鉴别诊断:酒精性肝病合并胆汁淤积,需要与下列情况鉴别。

1)部分为肝外胆管梗阻而非真性"胆汁淤积"。

2)慢性酒精性胰腺炎常伴有黄疸,其原因主要为胰头水肿压迫胆总管或与胆总管胰内段纤维化和瘢痕有关,胰腺炎症反复发作则引起复发性黄疸。

3)酒精性肝病患者的胆石症发生率增高,导致胆管梗阻。研究发现,酒精可抑制实验动物的 Oddi 括约肌运动,促进胆石形成。

4. 治疗　酒精性肝病的治疗原则是戒酒和营养支持,减轻酒精性肝病的严重程度,改善已存在的继发性营养不良和对症治疗酒精性肝硬化及其并发症。戒酒是酒精性肝病最主要的治疗措施,同时应重视营养支持治疗。酒精性肝病中研究最广泛的是激素使用,但要排除胰腺炎、消化道出血、肾衰竭或活动性感染患者。对于合并胆汁淤积的重症病例,推荐使用肾上腺皮质激素治疗,如果使用激素 7 天内黄疸无消退,提示无应答,应停用激素,避免不良反应发生。美国肝病研究学会(AASLD)的酒精性肝病诊疗指南中推荐的预后评估方法是 Maddrey 辨别函数(Maddrey discriminant function,MDF),MDF=4.6×(患者凝血酶原时间 - 对照凝血酶原时间)+ 总胆红素(mg/dl)。激素使用的阈值(MDF 评分 ≥ 32 定义为高风险病死率患者)可能存在一个最大限度,超过这个阈值,以减少炎症级联反应的内科治疗可能弊大于利。当 MDF 评分 > 54 的患者使用激素较非使用患者有更高的病死率。AASLD 指南建议应用激素治疗的剂量和疗程 40mg/d,4 周,后减量维持 2~4 周或停药观察。应用激素同时给予 UDCA 和 / 或 SAMe 治疗。

5. 预后　慢性酒精性肝病合并肝内胆汁淤积往往提示预后不良。

(十)布-加综合征

布 - 加综合征(Budd-Chiari syndrome, BCS),又称巴德 - 吉亚利综合征,由肝静脉流出道阻塞所引起,阻塞可发生于从小肝静脉(hepatic veins,HV)至肝后段下腔静脉(inferior vena cava, IVC)入右心房口处的任何部位,但要除外由心脏疾病引起的肝静脉流出道阻塞及肝窦阻塞综合征(sinusoid obstruction syndrome,SOS)。

1842 年 Lambron 首次报道了肝静脉流出道阻塞所致肝淤血和门脉高压的病例。1898 年奥地利病理学家 Hans Chiari 结合 George Budd 的病例系统总结了肝静脉血栓形成的病理改变及临床表现,并且发现这些病例的共同特点是由感染引起肝静脉内膜炎后导致肝静脉血栓形成。1946 年正式命名为 Budd-Chiari syndrome,其含义已从单纯肝静脉血栓性阻塞的狭义概念扩展为泛指肝静脉流出道(从肝小叶静脉到下腔静脉入右心房口处)任何部位、任何性质的阻塞。

1. 流行病学　在西方国家其发病率较低,每年约为 1/2 500 000。目前我国见于文献报道的病例已逾 5000 多例,但具体发病率不详,有学者报道我国的患病率约为 0.0065%,男女之比为 1.2∶1~2∶1,年龄 2.5~75 岁,以 20~40 岁最为多。我国的黄河,淮河下游流域,如山东、安徽、河南等省份为高发地区。

2. 病因及发病机制　近年研究发现布 - 加综合征的病因及发病机制非常复杂。目前认为与下列因素有关。

(1)血栓形成学说:大量临床资料说明,本病与血液的高凝状态有关,常继发于如真性红细胞增多症,阵发性睡眠血红蛋白尿,各种疾病产生的内毒素及外源性毒素(如含生物碱的植物及重金属)中毒等疾病及妊娠晚期孕妇。在西方国家的病因研究中,认为该病发生在静脉系统,静脉血栓形成是由于血液高凝和淤血。血液高凝状态目前也被称为易栓症,其原因可谓原发性和继发性。2005 年深入研究发现在慢性骨髓增生性肿瘤疾病中高突变率的点突变:即 JAK2V617F,它的突变导致 JAK2 蛋白第 617 位氨基酸苯丙氨酸替代缬氨酸,改变其空间构象,失去其应有抑制作用,导致激酶活性增强。JAK2V617F 突变导致其独立或高敏感与生长因子受体,持续不断的产生激活信号,最终导致血液障碍表现为血液失调综合征。在原发性布 - 加综合征患者中 JAK2V617F 突变率 37%~45%,继发性布 - 加综合征多继发于慢性骨髓增生性疾病,真性红细胞增多症与原发性血小板增多症中 *JAK2V617F* 突变率为 50%~80%。然而我国研究者对江苏北部地区 65 例布 - 加综合征患者 *JAK2V617F* 等基因突变率进行研究,经等位基因特异性 PCR,病例组有 9 例存在 *JAK2V617F* 突变,突变率 13.85%(9/65),其突变率明显低于西方国家。且山东学者检测了 128 例下腔静脉隔膜型布 - 加综合征病人的凝血功能,发现其凝血酶原时间(PT)、凝血酶原时间国际标准化比值(PT-INR)、活化部分凝血酶原时间(APTT)、纤维蛋白原时间(Fbg-time)数值明显增高,抗凝血酶Ⅲ活性(AT-Ⅲ)也明显增高,D 二聚体与正常组无差异,提示所检测的布 - 加综合征患者体内不存在凝血功能异常。

显而易见,布 - 加综合征的机制在东西方不同民族、地域之间有所差异。流行病学证实亚洲患者中大部分为下腔静脉膜性梗阻或同时伴有肝静脉入下腔静脉口处的膜性梗阻,这种机制的差别可能与疾病病理类型有关。

(2)隔膜形成学说:在中国、日本和尼泊尔等亚洲国家多见下腔静脉膜性梗阻或肝后段下腔静脉闭塞导致的肝静脉流出道障碍。隔膜形成的机制多数学者认为其病理基础是纤维结缔组织隔膜阻塞、血栓形成和继发改变。是由血栓机化而来。部分学者认为病变隔膜发生部位固定,组织学结构与下腔静脉壁相似等可能是胚胎发育异常所致。但多数学者认为此等发育异常只是血栓形成的参与因素。

（3）其他因素

1）非血栓性阻塞：下腔静脉的原发性肿瘤，外伤及介入性检查损伤或异物等。

2）外压性因素：肝脏肿瘤、脓肿、腹膜后肿瘤等压迫肝静脉或肝段下腔静脉，亦可引起 BCS。

3）罕见因素：某些胶原性疾病，化学、放射性损伤，过敏性血管炎，特发性坏死性肉芽肿性血管炎，贝赫切特综合征等也可引起布 - 加综合征。

3. 病理

（1）阻塞病变的性质

1）纤维隔膜型：隔膜多为周边厚中心菲薄，厚度 1~5mm 不等，多呈天幕状或僧帽状，有的中央有孔，呈沙漏或筛状，隔膜与血管壁相延续，全部隔膜符合血管瓣膜样结构。肝段下腔静脉的隔膜一般极薄，1~2mm 厚，位于离下腔静脉在右心房的开口处 3~4cm。光学显微镜下观察病变隔膜组织由粗大的均质胶原纤维及成纤维细胞构成，胶原排列紊乱，部分胶原纤维呈透明变性，多数隔膜边缘表面衬有内皮、平滑肌纤维等，部分向下附有延续的机化血栓，隔膜组织可见炎症细胞浸润等，有时隔膜下可有新的血栓形成。在下腔静脉隔膜、狭窄或闭锁畸形，肝静脉可无开口，开口为血栓所堵，或开口通畅。即使肝静脉开口通畅，肝静脉血液回流可因近端的下腔静脉阻塞而受障碍。

2）血栓型：血栓大小不一，形态各异，可分辨出头体尾部。头部为白血栓，顶部被覆盖隔膜，体尾部无明显界限，但尾部多为经血栓，亦有完全机化成为纤维条索者，或游离于下腔静脉内或附着于下腔脉壁，表面可由内皮细胞覆盖。

3）纤维瘢痕型：下腔静脉被机化血栓所充填，下腔静脉增厚，其管腔狭窄几近闭塞。

（2）肝脏病理变化

1）隔膜型：病变多伴有部分肝静脉开放，临床上多呈慢性经过。肝脏逐渐硬化，尾状叶增大为其特征之一。肝表面可呈现紫红色，至晚期肝硬化期，右叶可出现萎缩，镜下可见小叶中央区纤维变性，而左叶特别是尾叶呈代偿性肥大，脾脏轻度或中度肿大，巨脾则少见，少量腹水。

2）血栓型：当血栓形成导致肝静脉完全性阻塞或伴有肝段下腔静脉节段性阻塞者，肝脏急剧肿大，表现光滑，边缘变钝，呈紫色或紫黑色，伴有血浆流入肝淋巴间隙，再经肝包膜涌入腹腔形成大量腹水，组织学检查可见肝窦扩张，淤血，中央型肝细胞萎缩，坏死，出血，淋巴管及肝小叶静脉扩张，血细胞进入 Disse 间隙。

（3）侧支循环

1）肝内侧支循环：急性期肝内很少侧支循环，慢性期各静脉引流区可形成侧支循环。当肝静脉血液流出受阻后，汇管区肝静脉与门静脉形成短路，门静脉可成为肝脏静脉血液的流出道；部分肝静脉血流可经肝被膜血管流入心包膈静脉，再经上腔静脉注入心脏。

2）肝外侧支循环：肝静脉阻塞致肝内血流流出道受阻，门静脉系统压力升高，出现门 - 奇静脉及门 - 体静脉及其他吻合处出现"自然分流"。当下腔静脉受阻后，其血流可经肾静脉 - 肾上腺静脉 - 腰升静脉流入奇静脉和半奇静脉而入上腔静脉，胸腹壁怒张的深，浅静脉也成为下腔静脉血液流入上腔静脉的通道。

（4）阻塞类型：依据阻塞病变的性质，部位，范围和程度的不同，BCS 有不的分类（表 9-3-3）。

表 9-3-3　BCS 常见的病理类型

类型	病变特点
Ⅰa	IVC 膜性阻塞，主要肝静脉至少一支通畅，膜下无血栓形成
Ⅰb	IVC 膜性阻塞，主要肝静脉至少一支通畅，膜下有血栓形成
Ⅱ	IVC 节段狭窄，主要肝静脉阻塞
Ⅲa	IVC 节段闭塞（＜2cm），主要肝静脉部分阻塞
Ⅲb	IVC 节段闭塞（≥2cm）主要肝静脉完全阻塞
Ⅳ	以上任何一类型伴上腔静脉受累者

4. 临床表现　本病男女之比为 1.2：1~2：1，年龄以 20~40 岁最为多见。临床表现依血管受累数量，程度和阻塞的病理性质而不同。根据发病时间，临床表现等，又可分为急性型、亚急性型和慢性型。

（1）急性型：多为肝静脉完全阻塞引起，阻塞始于肝静脉开口部，病变多为血栓形成。起病急骤，突发上腹部胀痛，伴恶心，呕吐，腹胀，腹泻；肝脏进行性肿大，压痛，多数有黄疸，脾大少见，腹水增长迅速，同时可有胸腔积液。严重者可迅速出现肝性脑病，黄疸进行性加重，出现少尿或无尿，多数迅速死亡。

（2）亚急性型：多为肝静脉和下腔静脉同时或者相继受累，顽固性腹水，肝大，下肢肿胀多同时存在，继而出现腹壁，腰背部及胸部浅表静脉曲张，其血流方向向上，为布 - 加综合征的重要特征。黄疸，脾大仅见于 1/3 的患者，且为轻度或中度。不少患者腹水形成急剧而持久，严重时出现少尿，无尿。

（3）慢性型：病程在一年以上，多见于隔膜型阻塞。虽病情较轻，但常有明显体征，肝大以左半肝明显，脾大多为中等程度。可见胸腹壁粗大，蜿蜒的怒张静脉，下肢大隐静脉曲张、活动后足踝部肿胀、下肢色素沉着、慢性溃疡。此外，精索静脉曲张和痔也常见，腹水量比较稳定，晚期由于蛋白丢失，腹水增多和营养不良，呈典型的"蜘蛛人"体态，可见巨大的腹股沟疝、脐疝。病变累及肝静脉或以上平面，则可有下腔静脉高压、门静脉高压（包括肝脾大、腹水、食管静脉曲张和上消化道出血等）。如果病变累及肾静脉或以上平面，则导致肾静脉高压、肾血流量减少、肾功能障碍。表现为腰痛，肾脏肿大，并可有蛋白尿、血尿，严重时因长期蛋白尿、全身水肿、血胆固醇增高等。

5. 实验室检查和辅助检查

（1）实验室检查

1）血常规：急性期病例可有血细胞比容和血红蛋白增高等多血征表现，血常规检查可有白细胞增高，但不具特征性。慢性型的晚期病例，若有上消化道出血或脾大、脾功能亢进者，可有贫血或血小板、白细胞减少。

2）肝功检查，急性型者可有血清胆红素增加，ALT、AST、ALP 升高，凝血酶原时间延长和血清白蛋白减少，慢性型病例，肝功能检查多无明显变化。

3）腹水检查，若不伴有自发性细菌性腹膜炎，蛋白浓度常低于 30g/L，细胞数亦不显示增加。

4）免疫学检查，血清 IgA、IgM、IgG、IgE 和 C3 等无明显特征性变化。

（2）辅助检查

1)超声波检查:腹部彩色多普勒超声为主要的筛查方法,多数情况下可在膈面顶部、第二肝门处探测肝静脉及下腔静脉阻塞的程度、范围和血流方向等,以确定是否隔膜型,明确肝静脉的闭塞情况,肝脾大及有无腹水等。此检查是无创伤性和最经济的检查,诊断准确率达90%以上。

A. 布 - 加综合征直接征象:二维表现:肝静脉阻塞可为一支或多支,可为局部或全程,腔内为实性低回声团块充填。累及全程可见条样低回声,阻塞部位远端静脉可迂曲、扩张,与邻近未阻塞肝静脉属支或门静脉交通。下腔静脉内完整性或不完整性阻塞,多位于横膈水平,可见阻塞部位呈团块状中等偏高回声,或呈隔膜样结构。如阻塞部位位于肝静脉汇入处水平以下,在阻塞水平上方的下腔静脉局部扩张,肝静脉内径可无明显扩张;如阻塞在肝静脉汇入口的上方,则肝静脉内径增宽。肝段下腔静脉及近心端受压变窄,肝静脉出口处狭窄或闭塞,远端扩张。CDFI表现为下腔静脉完全阻塞段未见明显血流信号,不完全阻塞段呈单向高速湍流,不随呼吸变化而变化。

B. 布 - 加综合征间接征象:肝大,形态失常,以尾状叶增大明显,是本病的特征;实质回声可正常,也可细密增强,尾状叶静脉扩张,侧支循环建立,肝静脉间形成侧支循环。

C. 急性布 - 加综合征时肝脏肿大和腹水多是突出的表现。

2)CT扫描:CT对明确病变有帮助,受主观因素影响小,可以提供客观的影像检查,一般在超声诊断困难或拟行介入或外科手术治疗时作进一步检查。在布 - 加综合征急性期,CT平扫的特点是肝脏呈弥漫性低密度肿大且伴有大量腹水;慢性期则以肝脏尾叶增大为其特点。还有一个明显的特征就是肝实质内密度的不均匀,在CT平扫时肝外周的密度低而尾叶、左叶的中央部密度增高;增强扫描对其诊断具有重要意义,注射造影剂后30秒,可见肝门附近出现斑点状增强(中心性斑点区),肝脏周围区域增强不明显,表现中央部较外周部增强明显的"中心性增强"特征,继而发生逆转现象,门静脉广泛显影。同时增强扫描还可以直接的显示出狭窄的、受压的静脉段、静脉内血栓等。

3)磁共振(MRI)显像:布 - 加综合征时MRI可显示肝实质的低强度信号,提示肝脏淤血,组织内自由水增加,MRI可清晰显示肝静脉和下腔静脉的开放状态,甚至可将血管内的新鲜血栓与机化血栓或瘤栓区分开来;MRI还可显示肝内侧支循环呈现的蛛网样变化,同时对肝外侧支循环亦可显示,因此可将MRI作为布 - 加综合征的非创伤性检查方法之一。

4)血管造影:DSA对肝静脉及下腔静脉阻塞病变有较高的诊断价值,已成为诊断BCS的金标准,可清楚地显示病变的部位、梗阻的程度、类型及范围,并针对不同的类型选择不同的治疗方法。一般采用下腔静脉造影,采用Seldinger技术穿刺股静脉,经导丝将导管引至下腔静脉肝后段,测定下静脉压力(IVCP),再进入肝静脉开口,经导管注入造影剂而后摄片,可显示下腔静脉及肝静脉阻塞(或狭窄)的部位,程度及侧支循环情况。DSA检查禁忌的患者,如凝血功能障碍、肾功能不全、出血,或对比剂过敏者。

A. 不同分型布 - 加综合征的DSA表现:静脉阻塞隔膜型(Ⅰ型):膜性完全阻塞型:表现为下腔静脉局限性阻塞,阻塞段长度多＜5mm,下腔静脉侧支循环建立,血流经粗大的奇静脉、副奇静脉及椎旁静脉等体循环异常引流。隔膜有孔型:表现为多见腔内有充盈缺损或见对比剂经膜孔喷射呈"萝卜根样改变"。

B. 腔静脉节段型(Ⅱ型):闭塞型:表现为下腔静脉节段性闭塞,阻塞段多＞5mm,内可形成血栓,下腔静脉侧支循环建立,多为左肾静脉、脊柱左侧静脉丛及左膈静脉等明显粗大有迂曲。狭窄型:表现为下腔静脉受压变细,对比剂通过受阻,多由于肝脏增大压迫或肝脏肿瘤增大压迫所致。

C. 肝静脉型（Ⅲ型）：该型可再分为无副肝静脉和有副肝静脉型，DSA 表现为肝静脉膜性或多发性狭窄或闭塞，伴有或不伴有副肝静脉出现。出现副肝静脉及肝静脉内广泛的沟通连接，肝静脉扩张。

D. 混合型（Ⅳ型）：表现为上述类型混合存在，肝内静脉不显影伴下腔静脉阻塞，肝静脉补显影伴下腔静脉阻塞同时副肝静脉代偿显影或肝静脉部分显影伴下腔静脉阻塞。

E. 内镜检查：腹腔镜检查可直接观察肝脏大小，表面色泽有无淤血，有无结节，硬化萎缩情况，同时可取活组织做病理检查，以确立诊断。胃镜及食管钡餐检查可明确食管胃底静脉曲张的严重程度，间接反映门静脉压力。

F. 肝穿刺活组织检查：单纯肝静脉血栓形成急性期，肝小叶中央静脉、肝窦和淋巴管扩张，肝窦淤血，肝弥漫性出血。血细胞从肝窦漏入窦周间隙，与肝板的细胞混在一起。中央静脉周围有肝细胞坏死。晚期肝小叶中央区坏死的肝细胞被纤维组织替代，形成肝硬化，其余部位肝细胞再生，肝静脉和肝窦均扩张。

6. 诊断及鉴别诊断　急性布 - 加综合征多以右上腹痛、大量腹水和肝脏肿大为突出症状；慢性病例多以肝脏肿大，门 - 体侧支循环形成和持续存在的腹水为特征。无创的实时超声和多普勒超声及 CT 扫描可对 95% 以上的病例提示布 - 加综合征的临床诊断，但布 - 加综合征的诊断还有赖于下腔静脉、肝静脉造影和肝组织活检而最后确立。

（1）诊断标准：重症布 - 加综合征的诊断标准：经临床和影像检查确立为任何类型的布 - 加综合征的急性或慢性病例，凡出现以下情况之一者，均视为重症布 - 加综合征。

1）顽固性腹水，腹内压 ≥ 2.7kPa。

2）少尿（尿量 < 400ml/d）或无尿（尿量 < 100ml/d）。

3）肝功能损害明显，PT 延长 50% 以上，白蛋白 / 球蛋白倒置，血清胆红素 > 34.2mmol/L。

4）并发（或曾发生过）肝性脑病。

5）并发（或曾发生过）上消化道出血。

本病应与急性肝炎，肝硬化及肝小静脉闭塞病等进行鉴别。

（2）鉴别诊断

1）急性型布 - 加综合征须与急性肝炎区别：

A. 急性布 - 加综合征腹痛剧烈，肝脏肿大和压痛均非常明显，暴发型布 - 加综合征肝脏也不缩小或缩小不明显，并伴有脾脏的迅速增大，且颈静脉充盈，肝颈回流征阴性。

B. 腹水的出现和增长速度以及下肢水肿与肝功能变化不成比例。

C. ALT、AST 和血清胆红素水平均明显升高，没有酶疸分离现象。

D. 患者没有病毒性肝炎或肝毒性药物或毒物接触史，病毒性肝炎的病原学检查大多阴性。

E. 肝活检不是气球样变嗜酸性变和点状坏死，而是小叶中央带的出血性坏死伴肝窦明显扩张，各级肝静脉血栓形成。

F. 血管造影可将二者明确区别开来。

2）肝硬化：亚急性或慢性布 - 加综合征常伴有肝硬化，肝硬化病人也可伴有布 - 加综合征。因此，确定病人是否有 BCS 存在对治疗方法的选择至关重要。鉴别点：

A. 布 - 加综合征大多没有急性肝炎病史，即使病程中曾有黄疸也大多伴有腹水。

B. 体格检查是鉴别肝硬化和布 - 加综合征的重要方法，肝硬化时，腹壁静脉以脐部为中心呈离心性排列,引流方向也呈离心性,布 - 加综合征时,在下胸部、两肋和腰背部出现静脉曲张,血流方向由下向上,单纯肝静脉阻塞时血流方向由上向下,下肢水肿伴有溃疡形成,色素沉着或静脉曲张者。

C. 静脉和(或)下腔静脉造影和肝活检可以明确诊断。

3)肝小静脉闭塞病:肝小静脉闭塞病的特点:

A. 其主要病因为含服毒性生物碱如土三七。

B. 缺少躯干静脉曲张、下肢水肿等下腔静脉阻塞的表现。

C. 肝静脉及下腔静脉血管造影无异常。

D. 肝组织活检可见肝小叶中央静脉内血栓,肝小静脉内膜下增厚、水肿、管壁狭窄,肝静脉窦淤血。

7. 治疗　2009 年 5 月美国肝病研究协会更新了布 - 加综合征的治疗指南,2010 年中华医学会放射学会介入组出台布 - 加综合征介入诊治规范的专家共识,建议如下:

(1)保守治疗:对于所有诊断为布 - 加综合征的患者首先开始内科保守治疗,包括祛除病因、低盐饮食、利尿、营养支持、症状性门脉高压治疗等。对于起病 1 周内单纯血栓形成的急性期患者,可以用抗凝剂治疗(如果没有抗凝禁忌证),但大多数病例于血栓形成后几周或几个月才获确诊,此外,各型布 - 加综合征的患者,术后均应进行严格的抗凝治疗。对于大多数病例,保守治疗虽可以赢得侧支循环形成的时间,但患者最后仍需手术治疗。对于晚期患者,常有顽固性腹水、严重营养不良。作为手术前的支持疗法,内科治疗可以改善患者全身情况,减少手术死亡率,有利于患者术后康复。

(2)介入治疗:慢性期可以手术解除下腔静脉和肝静脉的阻塞。解除肝静脉回流障碍比解除下腔静脉回流障碍更为重要,因肝静脉回流障碍引起的门静脉高压可导致肝功能的进行性损害、顽固性腹水和食管静脉曲张出血,对病者的生命威胁更大。外科治疗视病变是单纯肝静脉阻塞还是肝段下腔静脉阻塞而异。介入治疗目前已成为布 - 加综合征治疗的重要方法。

1)介入治疗的适应证和禁忌证

A. 适应证:①肝静脉开口处膜性或节段性阻塞;②下腔静脉膜性或节段性阻塞;③肝静脉和下腔静脉成形术后再狭窄;④下腔静脉和门静脉肝外分流术后分流道阻塞;⑤下腔静脉和肝静脉阻塞远端合并陈旧性附壁血栓。

B. 禁忌证:

绝对禁忌证:严重心、肝、肾功能不全;凝血机制障碍;大量腹水为经皮经肝穿刺禁忌证。

相对禁忌证:肝静脉和下腔静脉阻塞远端存在新鲜、无附壁血栓为相对禁忌证,待血栓清除后仍然可以行介入治疗。

2)各种术式及其适应证和禁忌证

A. 经皮穿刺下腔静脉球囊扩张术

适应证:下腔静脉膜性或节段性阻塞;下腔静脉球囊扩张或血管内支架植入后出现再狭窄;外科分流术后分流道阻塞;下腔静脉膜性或节段性阻塞合并血栓形成,并排除血栓发生脱落的可能性。

禁忌证:下腔静脉阻塞合并血栓形成,且无法排除血栓可能发生脱落时;严重心、肝、肾功能不全;凝血功能障碍。

B. 下腔静脉血管内支架植入术

适应证：下腔静脉节段性闭塞，球囊扩张后弹性回缩＞50%；下腔静脉闭塞合并血栓形成，难以明确血栓是否脱落；下腔静脉膜性闭塞球囊多次扩张后仍出现急性或慢性再狭窄。

禁忌证：下腔静脉因肝脏肿大压迫所致狭窄，即"假性狭窄"；下腔静脉隔膜至右心房下缘距离＜1cm；下腔静脉隔膜厚度＜10mm；下腔静脉阻塞端下方血管直径＞3cm；覆膜支架和非Z型支架跨越肝静脉开口。

C. 下腔静脉阻塞合并血栓形成的介入治疗

适应证：下腔静脉膜性或节段性阻塞合并血栓形成。

禁忌证：严重心、肝、肾功能不全；凝血功能障碍。

D. 肝静脉阻塞介入治疗：肝静脉开口处阻塞可以通过球囊扩张与血管内支架植入而实现再通，肝静脉阻塞合并副肝静脉阻塞者，开通副肝静脉具有和开通肝静脉同等的价值与临床效果。

适应证：肝静脉开口处膜性和节段性阻塞；副肝静脉开口处膜性阻塞；肝静脉开口处膜性或节段性闭塞球囊扩张和血管内支架植入后出现再狭窄；下腔静脉支架植入后引起的肝静脉开口处阻塞；肝静脉阻塞合并血栓形成。

禁忌证：心、肝、肾功能不全；凝血功能障碍；肝静脉主干全程闭塞呈条索状或肝静脉管腔完全萎陷变细甚至消失。

E. 经颈静脉肝内门体分流术（TIPS）：肝静脉广泛闭塞，不能进行血管再通治疗者，为了降低门静脉压力，只能经下腔静脉直接穿刺门静脉行 TIPS，TIPS 建立于门静脉和下腔静脉之间。

适应证：肝静脉广泛性狭窄或闭塞；肝静脉阻塞开通后门静脉高压不能缓解且消化道仍然出血者；肝移植前过渡性等待供体。

禁忌证：心、肝、肾功能不全者；凝血功能障碍者。

3）对 TIPS 治疗失败的患者，最终可行肝移植治疗。

（王　琦　杨林花）

参 考 文 献

1. 梁扩寰. 肝脏病学. 2版. 北京：人民卫生出版社，1995.

2. 肝硬化门静脉高压食管胃静脉曲张出血的防治共识. 中华内科杂志，2016，55（1）：57-72.

3. 刘福全，岳振东，赵洪伟，等. 经颈静脉肝内门体静脉分流术操作技术与围手术期安全性分析. 中华消化杂志，2013，33（5）：331-335.

4. Deleve LD, Valla DC, Garcia-Tsao G. American Association for the Study Liver Diseases, Vascular disorder of the liver. Hepatology，2009，49（5）：1729-1764.

5. 杨林花. 出血性及凝血性疾病诊疗临床实践. 北京：北京科学技术文献出版社，2013.

6. Holster IL, Kuipers EJ, van Buuren HR, et al. Self-expand-able metal stents as definitive treatment for esophageal variceal bleeding. Endoscopy，2013，45（6）：485-488.

7. 刘熙瑞，刘连新. 肝硬化门静脉高压症脾切除术后门静脉血栓形成的研究进展. 中华消化外科杂志，2015，14（2）：170-172.

8. Schulthei M, Bettinger D, Thimme R. Nonsurgical therapeutic options in portal vein thrombosis. Viszeralmedizin, 2014, 30: 388-392.

9. Prelipcean CC, Fierbinteanu-Braticevici C, Drug VL, et al. Liver cirrhosis procoagulant stasis. Rev Med Chir Soc Med Nat Iasi, 2011, 115(3): 678-685.

10. Delahousse B, Labat-Debelleix V, Decalonne L, et al. Comparative study of coagulation and thrombin generation in the portal and jugular plasma of patients with cirrhosis. Thromb Haemost, 2010, 104(4): 741-749.

11. Senzolo M, Sartori MT, Lisman T. Should we give thromboprophylaxis to patients with liver cirrhosis and coagulopathy. HPB(oxford), 2009, 11(6): 459-464.

12. Ginès P, Angeli P, Lenz K, et al. EASL clinical practice guidelines on the management of ascites, spontaneous bacterial peritonitis, and hepatorenal syndrome in cirrhosis. Hepatol, 2010, 53(3): 397-417.

13. Mohanty A, Garcia-Tsao G. Hyponatremia and Hepatorenal Syndrome. J Gastroenterol Hepatol(NY), 2015, 11(4): 220-229.

14. Nadim MK, Kellum JA, Davenporc A, et al. Hepatorenal syndrome: the 8th International Consensus Conference of the Acute Dialysis Quality Initiative(ADQI)Group. Crit Care, 2012, 16(1): R23.

15. 胡志坚, 柏立山, 柴新群. 肝肺综合征的诊治现状. 国际外科学杂志, 2012, 39(1): 34-39.

16. 黄志强. 现代腹部外科学. 长沙: 湖南科学技术出版社, 1994.

17. 章春来. 左侧门静脉高压的超声诊断价值, 中华消化杂志, 2011, 31(5): 335-336.

18. Vida Perez L, Gonzalez Galilea A, Fraga Rivas E. Bleeding from gastric varices as the initial manifestation of primary pancreatic lymphoma. Gastroenterol Hepatol, 2010, 33(3): 165-170.

19. Ozaki K, Sanada J, Gabata T, et al. Severe intestinal bleeding due to sinistral portal hypertension after pylorus-preserving pancreatoduodenctomy. Abdom Imaging, 2010, 35(6): 643-645.

20. Spaander MC, Darwish Murad S, van Buuren HR, et al. Endoscopic treatment of esophagogastric variceal bleeding in patients with noncirrhotic extrahepatic portal vein thrombosis: a long-term follow-up study. Gastrointest Endosc, 2008, 67(6): 821-827.

21. Xing Wang, Shang-Xiong Lin, Jin Tao, et al. Study of liver cirrhosis over ten consecutive years in Southern China. World J Gastroenterol, 2014, 20(37): 13546-13555.

22. 曹轶峥, 刘志聪. 彩色多普勒超声对门静脉海绵样变性的诊断价值. 中国医学影像杂志, 2015, 25(12): 2285-228.

23. 施健, 施小平, 王强, 等. 64 排螺旋 CT 诊断成人门静脉海绵样变性的影像学表现及价值. 中国 CT 和 MRI 杂志, 2012, 10(6): 65-67.

24. 牛磊, 朱蒙蒙, 王明皓, 等. MRI 对门静脉海绵样变性的诊断价值. 中国医学影像学杂志, 2012, 20(3): 191-193.

25. Horai Y, Miyamura T, Hirata A, et al. Idiopathic portal hypertension in a patient with mixed connective tissue disease and protein C deficiency. Inter Med, 2010, 49(18): 2013-2016.

26. Maruyama H, Kondo T, Sekimoto T, et al. Differential clinical impact of ascites in cirrhosis and idiopathic portal hypertension. Medicine(Baltimore), 2015, 94(26): e1056.

27. Sato Y, Ren XS, Harada K, et al. Induction of elastin expression in vascular endothelial cells relates to hepatoportal sclerosis in idiopathic portal hypertension: possible link to serum anti-endothelial cell antibodies. Clin Exp Immunol, 2012, 167(3): 532-542.

28. 兰孟东, 王笑梅, 石晓燕, 等. 特发性门脉高压症的临床病理学特点. 胃肠病学和肝病学杂志, 2008, 17

（1）：65-68.

29. EASL. Clinical Practice Guide lines：management of cholestatic liver diseases. Hepatol, 2009, 51：237-267.

30. Zeng M，Li Y，Chen W，et al. Guidelines for the diagnosis and treatment of alcoholic liver disease. J Digest Dis, 2008, 9（2）：113-116.

31. 胆汁淤积性肝病诊断和治疗共识（2015）. 中华肝脏病杂志, 2015, 23（12）：924-933.

32. 丙型肝炎防治指南（2015 更新版）. 中华传染病杂志, 2015, 33（12）：705-724.

33. 慢性乙型肝炎防治指南（2015 更新版）. 中华传染病杂志, 2015, 33（11）：641-662.

34. O'Shea RS，Dasarathy S，McCullough AJ，et al. Practice parameters committee of the merican College of Gastroenterology. Hepatology, 2010, 5l（1）：307-328.

35. 李胜利，祖茂衡，陆召军. 布 - 加综合征研究进展. 中华流行病学杂志, 2010, 31（8）：1192-1195.

36. Dang XW，Xu PQ，Ma XX，et al. Surgical treatment of Budd-Chiari syndrome：analysis of 221 cases. Hepatobiliary Pancreat Dis Int. 2011, 10：435-438.

37. 李爽，吕维富，朱先海，等. 228 例布 - 加综合征血管造影表现. 罕见疾病杂志, 2013, 2（8）：9-12.

38. 布 - 加综合征介入诊治规范的专家共识. 中华放射学杂志, 2010, 44（4）：345-349.

第四节　恶性肿瘤与出血和血栓

恶性肿瘤导致止凝血异常及临床凶险预后是近年来被人们接受并共识的一组疾病。以严重出血或血栓形成为表现形式，肿瘤细胞直接或间接地紊乱体内止凝血、纤溶等系统生理功能，并可成为改变肿瘤细胞表型和活性、肿瘤局部增殖、侵润甚至远处转移的一种方式。

一、流行病学

1865 年，由 Trousseau 首次报道了一例游走性血栓性静脉炎伴有胃肠症状的患者，该患者半年后被确诊为胃癌，由此提出静脉血栓可能出现在肿瘤症状出现之前，肿瘤导致游走性静脉炎而伴孤立性血栓的特点，该现象被称为 "Trousseau 综合征"。肿瘤性孤立性血栓易出现在下肢深静脉、浅静脉、上臂和胸腔等部位，部分患者被诊断原发性静脉血栓后 6 个月内或数年才发现恶性肿瘤。肿瘤患者在疾病早期或病程中存在凝血过度激活现象，尸体解剖寻找死因时常可找到癌症患者伴有血栓栓塞的病理依据。因此，血栓形成可作为癌症的首发症状。

其后，因肿瘤而伴发的血栓形成被称为 "获得性易栓症"，使人们认识到血栓形成是恶性实体肿瘤最常见的合并症之一。15%~30% 的肿瘤患者并发血栓形成，尸检时阳性发现高达 50%，以胰腺癌、支气管肺癌、胃癌、卵巢癌、前列腺癌、恶性淋巴瘤、多发性骨髓瘤、卵巢癌和中枢神经系统恶性肿瘤等发生血栓的危险性最高。转移癌患者约 90% 伴发血栓形成，比原发性肿瘤者更高。

肿瘤合并出血性并发症较早被临床广泛认识，据报道大约 50% 的肿瘤患者存在实验室止凝血指标异常，血小板功能异常和数量减少是其重要因素，但多数肿瘤患者并无明显出血现象。癌症患者病程中或疾病晚期伴有出血症状，以局部血肿形成、皮肤瘀斑、黏膜和消化道出血、DIC 为特征，DIC 常作为恶性肿瘤出血的常见症状，多见于胆管（约 11.5%）、泌尿系（约 8%）、胰腺（约 7.4%）、胃（约 4.7%）,肺脏（约 4.3%）、肠（约 2.9%）、肝脏（约 2.3%）、食管(约 1.8%)等肿瘤疾病,近年来人们发现慢性或亚急性 DIC 以及血栓并发症在急性早幼粒白血病(M3)、多发性骨髓瘤(MM)有所上升,并成为该类疾病重要并发症之一。

在肿瘤患者的死亡原因中,血栓及其相关并发症仅次于肿瘤本身。恶性肿瘤患者的血栓与出血并发症,影响疾病的治疗效果,与临床严重预后密切相关,直接影响到患者的生存率。早期发现、早期诊治和早期治疗肿瘤相关血栓形成对患者的肿瘤治疗及疾病恢复意义重大。

二、病因及发病机制

(一)恶性肿瘤性血栓形成的相关危险因素

导致肿瘤患者易栓状态的直接因素主要是肿瘤细胞对血管内皮的直接损伤。由于肿瘤细胞聚集在内皮细胞周围,能进入内皮细胞连接处的间隙,可诱导血小板聚集包绕形成血栓。肿瘤细胞释放促凝物质,如组织因子(TF)、癌性促凝物质(CP),以及巨噬细胞释放某些细胞因子,激活凝血系统,使机体处于血栓前状态。有些肿瘤细胞产生半胱氨酸蛋白酶,直接活化凝血因子促进凝血。采用放化疗方法治疗肿瘤以及中心静脉置管(PICC)、肿瘤患者活动减少或长期卧床致血流减慢、肿瘤瘤体对血管的长期压迫使血液黏滞、合并感染、手术、输血、激素应用等因素均成为肿瘤血栓形成的间接因素。肿瘤患者体内由肿瘤细胞形成的癌性血栓,常加剧肿瘤本身的生长、发展和迁徙性转移,肿瘤性血栓成为导致肿瘤患者非肿瘤本身因素死亡的第一位原因。

1. **血液高凝状态**　恶性肿瘤通过合成释放组织因子促凝物质(TF)、癌促凝物质(CP)、黏液蛋白、因子 V 突变(F V Leiden)等直接或间接激活凝血系统产生凝血酶,使血浆中抗凝血酶(AT)及抗凝系统重要辅因子蛋白 C(PC)、蛋白 S(PS)、血栓调节蛋白(TM)水平明显下降。PC 是抗凝系统中重要的组成部分,其可被凝血酶裂解而成为活化蛋白 C(APC),APC通过灭活 V a 和Ⅷ因子发挥抗凝活性,故 PC 缺乏可导致血栓形成。PS 作为 PC 的辅因子,可提高 APC 的活性,亦可导致血栓形成。

恶性肿瘤产生和释放二磷酸腺苷 ADP、胞质囊泡、组织蛋白酶 B、血管性血友病因子(vWF)、血小板膜糖蛋白(GP)与类似物等引起血小板聚集和黏附。高水平的 1 型纤溶酶原激活剂抑制物(PM-1)等纤溶抑制物存在,降低了恶性肿瘤体内纤溶活性,促进血栓形成。

肿瘤细胞和单核 - 巨噬细胞相互作用活化血小板、X 因子、Ⅶ因子,形成凝血活酶,进一步促进凝血过程,导致肿瘤性血栓。肿瘤细胞分泌的黏蛋白,可直接激活 X 因子,肿瘤细胞还可表达 V 因子受体,从而激活 V 因子参与凝血过程。肿瘤细胞表达的蛋白酶激活受体 -1(PAR-1)有利于促进血液凝固。

2. **血管壁损伤**　肿瘤生长直接侵润破坏血管壁或压迫血管、炎症、化疗药物均可使内皮下胶原暴露,造成血管内皮细胞损伤并释放促凝物质,激活血小板和凝血系统。肿瘤细胞通过免疫细胞产生抗体,形成免疫复合物,或本身直接分泌炎性细胞因子,如 C 反应蛋白(CRP)、肿瘤坏死因子(TNF)、白介素 -6(IL-6)、白介素 -8(IL-8)等,刺激单核细胞、巨噬细胞或内皮细胞活化,直接损伤血管内皮细胞,导致细胞脱落,粗糙的血管内表面为血栓形成提供了条件。

肿瘤细胞对内皮细胞的激活,促使血管内皮生长因子(VEGF)高表达,进一步参与血管内皮细胞增殖、肿瘤血管新生以及促进肿瘤生长,释放促血栓物质等。肿瘤细胞通过与血管内皮黏附,释放细胞因子损伤血管内皮,促进组织因子、促凝物质等释放。肿瘤组织慢性缺氧、手术、放化疗、介入治疗,以及继发性细菌感染对血管内皮的毒性作用,均可造成血管壁损伤,促进患者机体血栓形成。

肿瘤细胞膜可产生少量凝血酶,促使血小板黏附、聚集,并沉积于血管内皮,损伤内皮细胞。肿瘤细胞分泌血管通透因子,使微血管通透性增加。肿瘤细胞表达黏附因子使其自身能黏附到血管内皮细胞上,并诱导和加强 IL-1β、TNF-α 上调血管内皮细胞黏附因子受体的表达。黏附于血管的肿瘤细胞通过释放细胞因子、俘获血小板和单核细胞等途径激活局部凝血过程,该过程有利于肿瘤的生长和转移。

3. 血流淤滞 晚期恶性肿瘤患者因恶病质状态需长期卧床、局部肿瘤生长压迫或侵润血管,从而导致血管狭窄,血流淤滞,促进静脉血栓栓塞(VTE)的发生。肿瘤本身及肿大淋巴结对血管压迫引起血流淤滞肿瘤本身及肿大淋巴结对血管压迫引起血流变慢及涡流形成、长期卧床、失用性肢体肌肉松弛等所致血流淤滞,使血液中已活化的凝血因子清除减缓,内皮细胞缺氧受损,血小板活化而聚集。某些肿瘤如真性红细胞增多症、多发性骨髓瘤可因其疾病本身的高黏血症引起血液黏度增加,成为易于静脉血栓形成的病理基础。

4. 血小板活化因素 肿瘤细胞可直接或间接介导触发血小板黏附、聚集和释放反应,从而形成血小板血栓,促进凝血过程。其产生机制包括:①肿瘤细胞合成释放富含唾液酸的胞质囊泡,直接引起血小板聚集;②肿瘤细胞通过黏附因子与血小板相互黏附,诱导血小板活化;③肿瘤细胞通过释放炎性细胞因子促进血小板活化;④肿瘤细胞通过花生四烯酸途径引起血小板激活;⑤肿瘤细胞通过促进纤溶激活而影响纤溶系统功能,由于肿瘤患者肝脏本身合成抗凝血酶、蛋白 C、蛋白 S 等抗凝物质减少,使抗凝活性减低。

5. 其他因素 肿瘤内科治疗如应用环磷酰胺等可使血浆蛋白 C、蛋白 S 活性水平下降、血管内皮细胞受损;放疗及化疗药物所致消化道黏膜反应、食纳差、血容量相对减少、血液黏度增高;肿瘤内分泌治疗采用如甲地孕酮用于抗雌激素治疗、雄激素剥夺去势疗法治疗,以及促红细胞生成素(EPO)治疗肿瘤性贫血等方法均能促进血液高凝,导致血栓形成。此外,予以中心导管植入、静脉穿刺置管术如 PICC 置管等亦增加了血栓形成机会。

(二)恶性肿瘤的出血原因

1. 血小板异常 血小板异常是引起恶性肿瘤患者出血最常见的原因,包括血小板数量的生成减少、血小板黏附和聚集改变等。肿瘤细胞骨髓浸润以及放疗、化疗,均可使骨髓造血功能受到抑制。在淋巴细胞增殖性肿瘤、肺癌、乳腺癌和睾丸癌患者还可因合并自身免疫性血小板减少症导致血小板减少。

2. 弥散性血管内凝血 恶性肿瘤患者常诱发亚急性或慢性弥散性血管内凝血(DIC)发生,大量的血小板和凝血物质被消耗,造成严重出血。

凝血因子合成减少肿瘤侵犯肝脏,或放、化疗损害了肝功能,使得凝血因子在肝脏的合成减少,导致出血的发生。

3. 纤溶亢进 肿瘤细胞高表达膜联蛋白,促进纤溶酶生成,导致纤溶亢进,引起严重出血事件。

4. 血管因素 肿瘤组织侵润性生长,其新生血管呈芽状生长,并侵犯肿瘤周围组织的毛细血管使其血管破裂出血。

5. 化疗药物因素 肿瘤患者进行化疗治疗,化疗药物可引起凝血功能异常,导致出血,如门冬酰胺酶引起纤维蛋白原降低。或者由于化疗导致肿瘤内部快速坏死、肿瘤内部丰富的血管破裂导致大出血。

6. 其他原因　如肿瘤组织由于生长过度，血供不足，营养不良，发生自身坏死溃破而出血。或纤溶亢进、循环中存在抗凝物质、无效凝血因子合成等也是造成肿瘤出血的常见原因。

三、临床表现

肿瘤引起血栓与其他原因所致血栓的临床表现有所不同，后者一般以相应的病变部位为主，而肿瘤多呈游走性孤立性的静脉血栓，常累及浅、深静脉及一些少见部位（如上臂和胸部）。部分癌症患者中，静脉血栓可表现为首发症状，在与肿瘤诊断的 6 个月到数年，随着肿瘤诊断后数年血栓发病率逐年降低。微血管血栓形成造成肢端末梢小血管的阻塞，伴发指或趾的缺血性坏死、DIC，也可引起微血管病性溶血。血小板和纤维蛋白形成的赘生物可引起非细菌性血栓性心内膜炎。此外，肝、脾、肾或肢体也可发生血栓。肿瘤较少见动脉血栓，主要见于骨髓增生性疾病，多表现为脑卒中或急性周围动脉阻塞。

（一）静脉血栓栓塞症（venous thrombolism, VTE）

这是一种极易发生突然死亡的危险疾病，是易出现在许多疾病康复期或严重疾病过程中的重危病理现象，是各种栓子阻塞肺动脉系统为发病原因的一组疾病或临床综合征的总称，肺栓塞（PE）和深静脉血栓形成（DVT）是 VTE 的两种主要临床表现。新发的静脉血栓患者中，恶性肿瘤患者占比为 15%~20%，与一般人群相比较，恶性肿瘤发生静脉血栓的危险性将提高 4~6 倍。全身多部位均可发生血栓形成，以 DVT 较为常见症状，肿瘤生长的直接结果、血液淤滞、血管壁损伤以及肿瘤治疗等因素均促进血栓形成。恶性肿瘤患者合并血栓并发症，是导致恶性肿瘤的第二位死因。

1. 肺栓塞（PE）　形成 PE 的病因包括遗传性和获得性。遗传性多见于 PC、PS、AT 缺乏、F V Leiden 以及凝血酶原 G20210A 突变等。获得性因素包括恶性肿瘤和肿瘤插管治疗、骨髓增生性疾病，以及抗磷脂抗体、高代谢综合征（肥胖、糖尿病、高血压、高血脂）、颈动脉和冠状动脉病变、充血性心力不全、起搏器植入及使用植入型心律转复除颤器、静脉瓣功能不全合并的静脉曲张、妊娠及产褥期、长期卧床、口服避孕药、激素替代疗法、PNH、病态限制性活动（脑卒中、因近期手术而制动 3 天以上）、腹部中大手术、骨科手术、创伤、中心静脉置管、急性感染、既往有血栓形成史、SLE、RA、雷诺综合征、年龄增加和寒冷环境等。由血小板异常活化介导、血流淤滞、血液成分改变、血管内皮细胞功能损伤、先天性凝血因子异常、抗凝和纤溶系统系统功能异常均参与形成 VTE 病理过程。

PE 是猝死的重要原因，属于灾难性并发症，其流行病学特点是：累及多学科和多系统疾病、可多部位血栓形成诱发 PE。由于治疗不规范、临床症状不典型而未获及时诊断、在肿瘤原发病的基础上继发 PE，成为突然发生而不可预见性的临床死亡"杀手"，是医疗纠纷和"事故"的重要起因，这些突然死亡者经尸检多鉴定为肺栓塞所致。

PE 的临床表现取决于栓子的大小、数量、栓塞的部位，以及患者是否存在心、肺等器官的基础疾病。其症状多种多样，缺乏特异性，易与患者的基础疾病症状相混淆，常导致患者突然死亡，给 PE 诊断带来困难。较大栓子栓塞后最常见的临床症状为呼吸困难、胸痛、咯血，其次为心悸和晕厥、咳嗽、下肢肿痛等。

（1）呼吸困难及气促：约 80%~90% 患者出现呼吸困难，其程度与栓塞面积有关，是肺栓塞最常见的症状。

（2）胸痛：呈胸膜炎性胸痛和心绞痛样胸痛。40%~70% 患者发生胸膜炎性胸痛，与栓塞部位靠近肺外周有关;4%~12% 患者发生心绞痛样胸痛,表现为体循环低血压、冠状动脉痉挛使冠状动脉血流减少,右心室张力增高,低氧血症和心肌耗氧量增加等因素导致心绞痛样胸痛,严重者可出现心肌梗死。

(3)咯血:栓塞后 24 小时内出现局部肺泡血性渗出,早期呈鲜红色,数小时后为暗红色。

(4)晕厥:是 PE 唯一的首发症状,由于心输出量突然下降造成的一过性脑供血不足,伴有呼吸困难和气促,大块栓子栓塞导致死亡率高达 40%,以猝死为重要临床表现。

(5)惊恐和濒死感:约 55% 的患者因呼吸困难和剧烈胸痛出现烦躁不安,大面积 PE 患者可血压下降,甚至休克或突然死亡;其次以发热、咳嗽、心动过速、下肢水肿、下肢深静脉血栓形成等症状常伴随 PE 过程。而较小栓子栓塞可以无任何临床症状。

肺栓塞的临床症状虽然缺乏特异性,但患者常常伴有突发性、加重性的临床表现,尤其存在肿瘤和高危因素的患者,出现不能以基础病解释的症状,提示应考虑肺栓塞的诊断。出现呼吸困难、胸痛及咯血等症状通常被称为"肺梗死三联征",被认为是最典型的肺栓塞症状,但临床同时出现上述三联征的概率不到 30%。

2. 深静脉血栓形成(DVT) 恶性肿瘤常常诱导炎性介质白细胞介素 -6(IL-6)释放,诱导急性炎症因子 C 反应蛋白(CRP)产生,导致血清中 CRP 水平升高。当原发肿瘤难以去除时,血清中 CRP 浓度将长期维持在高水平,是肿瘤患者诱发血栓形成、DVT 发生率高、治疗效果差的最危险因素之一。约 30% 的 DVT 患者发生有症状性 PE,加上无症状性 PE,50%~60% 的 DVT 患者可伴发 PE,使 DVT 成为易发生肺栓塞的重要标志(marker)。DVT 临床表现以下肢肿胀(91.3%)和疼痛(58.3%)最常见。DVT 最常起源于腓肠肌静脉,累及股静脉最多见,其次为腘静脉、胫后静脉,和髂静脉,这些部位的血栓脱落后由下腔静脉血流进入体循环并发 PE,其中以股静脉血栓形成最易并发 PE,位居第一。因此,除非病情所需,应尽可能避免做股静脉穿刺。同时肿瘤微环境中的炎症细胞如肿瘤相关巨噬细胞(TAM)、IL-6、树突状细胞和淋巴细胞是肿瘤细胞侵袭转移中的重要参与者,它们黏附肿瘤细胞团块随血液流动而形成肿瘤性血栓促进肿瘤的播散,使炎症因子在肿瘤转移和血栓形成过程中起重要作用。

DVT 最常见肢体肿胀、疼痛等临床表现。急性期疼痛剧烈,炎症反应明显,腘静脉堵塞可引起小腿肿胀,髂外或髂总静脉堵塞可引起整个下肢肿胀。慢性期时下肢肌肉僵硬,浅静脉代偿性扩张,皮肤色素沉着,甚至溃烂水肿,常出现在下肢的一侧,或为双下肢非对称性水肿。约 50% 下肢静脉血栓形成患者物理检查正常,腓肠肌部位周径差 ≥ 2cm 可作为 DVT 的重要体征,两下肢周径相差 1.0cm 以上即有诊断意义。

(二)弥散性血管内凝血(DIC)

DIC 指在某些致病因子作用下凝血因子或血小板被激活,大量促凝物质入血,从而引起一个以凝血功能失常为主要特征的病理过程。主要临床表现为出血、休克、器官功能障碍和溶血性贫血,是许多疾病发展过程中出现的一种严重病理状态,是一种获得性出血性综合征。

1. 根据血管内凝血发病快慢和病程长短,可分为 3 型。

(1)急性型 其特点为:①突发性起病,一般持续数小时或数天;②病情凶险,可呈暴发型;③出血倾向严重;④常伴有休克;⑤常见于暴发型流脑、流行性出血热、病理产科、败血症等。

（2）亚急性型 其特点为：①急性起病，在数天或数周内发病；②进展较缓慢，常见于恶性疾病，如急性白血病（特别是早幼粒细胞性白血病），肿瘤转移，死胎滞留及局部血栓形成。

（3）慢性型 临床上少见：①起病缓慢；②病程可达数月或数年；③高凝期明显，出血不重，可仅有瘀点或瘀斑。

2. 根据血液凝固性出血和纤溶，DIC 可分 3 期。

（1）高凝血期：仅在抽血时凝固性增高，多见慢性型，也可见于亚急性型，急性型不明显。

（2）消耗性低凝血期：由于血浆凝血因子和血小板大量被消耗，血液凝固性降低，出血症状明显。

（3）继发性纤溶期：由于血管内凝血，纤溶系统被激活，造成继发性纤维蛋白溶解，出血症状更明显。

3. DIC 的发病原因 虽然不同，但其临床表现均相似，除原发病的征象外，主要有出血、休克、栓塞及溶血四方面的表现。

DIC 分急性、亚急性和慢性三种，其中急性占大多数，常见于革兰阴性杆菌感染、败血症、流行性出血热、产科意外、急性溶血、输血血型不合、毒蛇咬伤、广泛大手术、体外循环、重度挤压伤及复合创伤，病势凶险。亚急性 DIC 见于白血病、各种癌肿及癌转移或死胎滞留，病情较缓和。慢性者少见，临床表现可为原发性疾病所掩盖，容易漏诊或误诊，常在尸检中发现，多见于系统性红斑狼疮、卵巢癌肿、巨大血管瘤、晚期糖尿病等。

（1）出血：出血是急性 DIC 中最常见的临床表现之一。其特点是突发的多部位大量出血，仅少数为隐匿性。出血的发生率为 80%~90%，是本病诊断的重要依据之一。出血部位视原发病变而异，最常见于皮肤，呈一处或多处大片瘀斑及血肿。产科意外时有大量阴道流血，手术时则伤口渗血不止或血液不凝固，局部注射可有持续的针孔渗血。急性 DIC 也可伴有严重的胃肠道、肺或泌尿道等出血。根据国内一组病例报道，出血部位中皮肤占 85.1%，牙龈出血、鼻出血、伤口及注射部位出血占 60.1%，消化道出血占 46.8%、呼吸道出血占 23.4%，泌尿道出血占 19.1%，颅内出血占 13.8%，阴道出血占 6.4%，多部位出血占 62.8%。血液可完全不凝。暴发性紫癜病例的出血以两下肢及臀部为主，且伴有皮肤坏死及下肢坏疽。慢性 DIC 的出血不如急性的严重，常表现为反复发作的瘀斑或血肿，用一般的止血药无效。少数轻型或早期的 DIC 可无出血。

出血的机制是：①血管内广泛凝血后消耗大量血小板及凝血因子，引起凝血障碍；②纤维蛋白大量降解；③纤维蛋白原及纤维蛋白降解产物有多方面的抗凝作用；④休克、栓塞、缺氧、酸中毒等使毛细血管受损，通透性增高。

（2）微血管栓塞症状：在少数急性病例中，微血管栓塞可为突出的表现，但多数在较晚期发生。慢性的可有反复发作。如微血管内有广泛血栓时，血液循环发生障碍，导致组织器官的缺血性损伤、缺氧、代谢功能障碍，甚至器官功能衰竭。临床表现根据受累部位的不同而异。表浅部位的皮肤栓塞引起干性坏死，出现指、足趾、鼻、颊及耳部发绀。内脏栓塞以肺及肾脏最为常见。肾小球循环内有广泛血栓时，可出现急性肾衰竭，表现为腰痛、少尿、蛋白尿、血尿、管型尿、甚至无尿及尿毒症。肺内微循环栓塞可引起急性呼吸功能衰竭，表现为突然发作的呼吸困难、胸闷、发绀等呼吸窘迫综合征。胃肠道黏膜缺血、坏死引起消化道出血。肝呈灶性坏死。脑栓塞者可有头痛、抽搐、昏迷、瞳孔大小不等等。脑垂体、肾上腺皮质栓塞形成,则发生功能减退。

(3)低血压及休克:多见于急性型,休克的程度不一,与出血量不成比例。常发生于血管内皮损伤所引起的DIC,以革兰阴性杆菌败血症最常见。国内几组报道发生率达50%。休克常突然发生,病情迅速恶化,出现昏迷,肾、呼吸及循环功能衰竭。组织损伤及白血病等引起的很少发生休克。休克的发生机制主要由于肝、肺等内脏及周围小血管栓塞后,导致肺动脉及门静脉压力升高,回心血量减少,以致心排血量和组织血流灌注量减少。此外,内源性凝血系统促动时,激活因子Ⅻ,激肽释放酶原转变为激肽释放酶,后者使缓激肽原转变为缓激肽,引起血管扩张,也是血压下降的原因。一旦发生休克,又会加重DIC,形成恶性循环。

(4)溶血:DIC引起的溶血性贫血常较轻微,早期往往不易察觉。并发微血管病理改变时,因红细胞强行通过血管网状蛋白结构,受到机械损伤,可出现明显的溶血症状。急性发作时表现为寒战、高热、黄疸、血红蛋白尿,红细胞计数下降,网织红细胞计数增高,周围血内有大量红细胞碎片及盔形、三角形、多角形或球形等各种畸形红细胞。

原发病的症状可与DIC相混淆,上述四类表现可同时或相继出现。急性者常有上述任何的两种临床表现。在DIC发病早期时,以休克及微血栓引起的脏器功能障碍为主;而在晚期,则以出血为突出的症状。亚急性及慢性DIC的主要表现为出血,而休克及脏器功能障碍较少见。

(三)血小板减少

恶性肿瘤患者常常伴有血小板数目的异常,也是肿瘤患者出血最常见的原因,包括血小板数量的生成减少、血小板的破坏增多、血小板的消耗过多等。肿瘤细胞骨髓侵润以及放疗、化疗,均可使骨髓造血功能受到抑制,从而导致血小板的生成减少。在淋巴细胞增殖性肿瘤、肺癌、乳腺癌和睾丸癌患者还可因合并自身免疫性血小板减少症导致血小板减少。肿瘤形成瘤栓,通常消耗过多的血小板,从而导致血小板数量减少。此外,恶性肿瘤还改变血小板的黏附和聚集功能。比如多发性骨髓瘤肿瘤细胞通过分泌某种不明蛋白,附着在正常血小板表面,干扰正常血小板的活化,从而影响血小板的聚集功能。

恶性肿瘤根据其肿瘤生长的位置不同,表现出不同的出血症状。如肺癌病人有咯血;鼻咽癌病人涕中带血;胃癌病人有呕血和黑便;直肠癌病人则便血,血色鲜红;膀胱癌病人有血尿;子宫和子宫颈癌阴道出血,或者白带中带血;血液肿瘤病人常表现为皮肤瘀点、瘀斑、牙龈出血,严重者可出现全身多部位脏器出血。当胃肠道肿瘤等侵犯到较大的血管,或者肝癌后期食管下端和胃底静脉曲张,破溃等原因,可以造成大量出血,甚至引起失血性休克,危及病人的生命。

(四)抗磷脂综合征

抗磷脂综合征(anti-phospholipid syndrome,APS)是一种非炎症性自身免疫病,临床上以动脉、静脉血栓形成、习惯性流产和血小板减少等症状为表现,血清中存在抗磷脂抗体(APL),上述症状可以单独或多个共同存在。其基本病理改变为血管内血栓形成,各级动/静脉血管血栓可引起相应症状,胎盘小血栓可引起流产,因此血栓是APS最突出的临床表现,故亦称为抗磷脂抗体血栓综合征。APS可单独存在(原发性),也可继发于多种自身免疫性疾病或肿瘤(继发性)。

1. 发病机制

(1)APL对血管内皮的影响

1）直接造成血管内皮免疫损伤。即损伤的内皮细胞因其抗原性改变，而刺激患者体内产生抗内皮细胞自身抗体，此抗体在损伤内皮处形成免疫复合物吸引补体及炎症细胞，而加剧其局部的炎症与损伤。

2）诱导血管内皮或单核细胞表达促凝物质。APA可诱导产生组织因子（TF）mRNA、血管性血友病因子（vWF）及血小板活化因子如 E- 选择素（E-selection），并可上调血管内皮细胞黏附分子（VCAM-1，ICAM-1）的表达，从而激活血小板和内外凝血途径。

3）促进血栓形成。抗内皮细胞（EC）抗体可抑制 EC 清除凋亡的促凝细胞；同时，局部凝血酶生成增加巨噬细胞吞噬作用增强，包裹抗体的颗粒被巨噬细胞摄入后导致细胞炎症反应和高凝状态，三者共同作用，促进血栓形成。

4）抑制内皮细胞前列环素合成：内皮细胞的结构和功能受损后，一方面磷脂酶 A_2 诱导的花生四烯酸释放减少，导致前列腺环素（PGI_2）合成降低，另一方面可选择性抑制凝血酶介导的内皮细胞释放 PGI_2，由于 PGI_2 是重要的血小板聚集抑制剂和具有较强的扩血管作用，因此，PGI_2 的合成及释放减少可使血管收缩，血流缓慢，抗血小板聚集的功能减弱，导致血栓形成。

（2）APA可抑制激肽释放酶原的激活和白陶土诱导的纤溶激活，干扰内皮细胞释放抗组织纤溶酶原激活物（t-PA），促进纤溶酶原抑制物（PAI）释放，使 t-PA 水平增高，PAI 减少，导致纤维蛋白聚集，有利于血栓形成。

（3）APA可诱导人脐静脉内皮细胞表达 TF，而 ACL-IgG 片段可诱导单核细胞 TF 表达，激活外源凝血途径。

（4）抗原 - 抗体结合后，激活补体系统产生的 C5b29 膜攻击复合物（MAC）或 C5a 等，同样可产生类似的级联效应。APA通过经典途径激活补体系统（Fc2 及 C4 依赖），产生的 C3a、C5a 作用于多种效应细胞表面受体，释放的效应因子，包括 TF、肿瘤坏死因子（TNF-α）等，引起炎症细胞募集，进一步诱发局部的补体旁路活化途径，促进 C3 活化、沉积，从而产生更多的 C3a、C5a，如此循环，不断吸引炎症细胞的聚集及炎症介质的释放，导致组织血管损伤。

2. 主要表现

（1）动、静脉血栓形成：APS 血栓形成的临床表现取决于受累血管的种类、部位和大小，可以表现为单一或多个血管累及。APS 的静脉血栓形成比动脉血栓形成多见。静脉血栓以下肢深静脉血栓最常见，此外，还可见于肾脏、肝脏和视网膜。动脉血栓多见于脑部及上肢，相关脑动脉血栓以大脑中动脉受累为主，还可累及肾脏、肠系膜及冠状动脉等部位。肢体静脉血栓形成可致局部水肿，肢体动脉血栓会引起缺血性坏疽，年轻人发生脑卒中或心肌梗死，应排除 APS 的可能。

（2）产科：近 50% 女性 APS 患者出现病态妊娠。胎盘血管的血栓导致胎盘功能不全，可引起习惯性流产、胎儿宫内窘迫、宫内发育迟滞或死胎。典型的 APS 流产常发生于妊娠 10 周以后，但亦可发生得更早，这与抗心磷脂抗体（APA）的效价无关。APS 孕妇可发生严重的并发症，早期可发生先兆子痫，亦可伴有溶血、肝酶升高及血小板减少，即 HELLP（hemolysis elevated liver enzymes and low platelets）综合征。

（3）血小板减少：血小板减少是 APS 的另一重要表现。有文献报道高达 30% 以上的 APS 患者出现血小板减少。抗磷脂抗体通过与血小板膜磷脂的结合，引起单核 - 吞噬细胞系统对血小板的扣留，血小板破坏增加。也可认为是抗磷脂抗体激活血小板，因此患者既可发生血栓,又可引起血小板减少。

(4)其他:80% 的病人有网状青斑,心脏瓣膜病变是后出现的临床表现,严重的需要做瓣膜置换术。此外可伴有神经精神症状,包括偏头痛、舞蹈病、癫痫、吉兰 - 巴雷综合征、一过性延髓麻痹等,缺血性骨坏死极少见。

四、实验室检查

1. 血小板检测　大部分伴有出血的肿瘤患者血小板计数降低,常在$(20{\sim}30)\times10^9$/L。可同时伴有血小板活化,血小板聚集、黏附功能改变。

2. 常规凝血系统指标　可表现为 PT、APTT、TT 延长,血浆中纤维蛋白原和因子 V、Ⅶ、Ⅷ、Ⅸ、Ⅺ增高。当 DIC 发生时,抗凝血酶、蛋白 C、蛋白 S 水平下降。

3. 特异性凝血激活标志　多数肿瘤患者组织因子(TF)、组织因子途径抑制物(TFPI)、凝血酶 - 抗凝血酶复合物(TAT)、纤维蛋白肽 A(FPA)以及纤维蛋白降解产物(FDP)增加,均提示存在高凝状态或消耗性凝血过程。

4. 纤溶系统指标　纤溶酶、组织型纤溶酶原激活物(t-PA)水平降低,尿激酶型纤溶酶原激活物(u-PA)、尿激酶型纤溶酶原激活物受体(u-PAR)、纤溶酶原激活物抑制物 -1(PAI-1)增高。

5. 狼疮抗凝物(LA)　LA 是一种 IgG/IgM 型免疫球蛋白,作用于凝血酶原复合物(Xa、Va、Ca^{2+} 及磷脂)以及 Tenase 复合体(因子Ⅸa、Ⅷa、Ca^{2+} 及磷脂),在体外能延长磷脂依赖的凝血试验的时间。因此检测 LA 是一种功能试验,有凝血酶原时间(PT)、激活的部分凝血活酶时间(APTT)、白陶土凝集时间(KCT)和蛇毒试验(dRVVT)。其中以 KCT 和 dRVVT 较敏感。

6. 抗心磷脂抗体(aCL)　目前标准化的检测是用酶联免疫吸附(ELISA)法,持续中高效价的 IgG/IgM 型 aCL 与血栓密切相关,IgG 型 aCL 与中晚期流产相关。aCL 分为两类,一类是非 β_2-GP Ⅰ 依赖性抗体,多见于感染性疾病;另外一类是 β_2-GP Ⅰ 依赖性抗体,多见于自身免疫病。

7. 抗 β_2-GP Ⅰ抗体　抗 β2-GP Ⅰ 抗体具有 LA 活性,用 ELISA 法检测,与血栓的相关性比抗心磷脂抗体强,假阳性低,诊断 APS 的敏感性与抗心磷脂抗体相仿。

8. 其他　彩色多普勒、静脉造影、核素显像、CT 或 MRI 等影像学检查有助于血栓诊断。怀疑肿瘤时应详细体检,并进行常规实验室检查,包括胸部 X 线、腹部 B 超、肿瘤标志物、大便隐血、外周血涂片、骨髓穿刺等检查。

五、诊断与鉴别诊断

恶性肿瘤患者在临床合并出血症状者,需注意判断是否并发 DIC,是否处于 DIC 早期。DIC 的诊断应参考中华医学会血液学分会制定的诊断标准(参考本书 DIC 一章)。

血栓的诊断主要依靠多普勒超声、血管造影、CT 或 MRI 等影像学方法,特殊部位静脉血栓有时需要应用放射性碘(^{125}I)标记的纤维蛋白原等定位。

六、治疗

恶性肿瘤并发出血或血栓的最根本治疗是抗肿瘤治疗,若抗肿瘤治疗疗效不佳,则并发出血或血栓者治疗效果也不佳,预后不良。

（一）肿瘤并发出血的治疗

1. 血小板输注 血小板质、量异常是肿瘤患者出血最常见的原因，血小板计数<$20×10^9$/L、合并出血时，可适当输注血小板，血小板计数>$50×10^9$/L 时可达止血要求。

2. 纠正 DIC 治疗并发 DIC 的肿瘤患者，不终止恶性肿瘤促发 DIC 的进程，通常难以纠正；一般仅对症抢救休克、改善微循环、补充血小板以及凝血因子，酌情抗凝治疗，可使用普通肝素、低分子肝素、重组水蛭素、加贝酯等抗凝药物，纠正 APTT 标准值 1.5 倍以内；发生纤溶时可给予抗纤溶药物，如 6- 氨基己酸、氨甲苯酸等。值得一提的是，在初诊 APL 患者发生 DIC 时，建议使用重组人可溶性血栓调节蛋白（recombinant human soluble thrombomodulin, rTM）结合化疗诱导缓解，显著改善患者的出血倾向。

3. 局部止血 某些部位血管破裂等造成出血者，可采用压迫、冷冻、电凝、放射、介入、手术等方法止血。

（二）肿瘤并发血栓的治疗

美国临床肿瘤学会（ASCO）、美国胸科医师学院（ACCP）和美国国家综合癌症网近年来相继公布了恶性肿瘤相关静脉血栓栓塞的预防及治疗指南。

对于已确诊的肿瘤伴有血栓患者，无禁忌者抗凝治疗最初 5~10 天优先选用低分子肝素（LMWH）或肝素。口服抗凝剂华法林开始应与肝素重叠应用 2~3 天，国际标准化比值（INR）应达 2~3，持续 6 个月。6 个月后，对于特定的进展期患者（如有转移瘤）和接受化疗者应考虑长期抗凝治疗，对有抗凝治疗禁忌证和长期 LMWH 充分治疗后静脉血栓仍复发的患者建议安置静脉滤器。

抗凝治疗需防止出血并发症。肝素治疗可能发生血小板减少，应定期检测血小板。低分子肝素使用中不需检测血小板，但需定期监测抗因子 Xa 活性。

七、预防

在诊断及治疗过程中，有必要监测血小板计数、纤维蛋白原、纤维蛋白降解产物等止凝血指标，以便及时采取治疗措施。

既往无血栓史的肿瘤患者，一般不主张预防性抗凝治疗，但恶性肿瘤患者住院治疗必须预防性抗凝治疗。①所有确诊或疑诊恶性肿瘤的成人住院患者（内科或外科）均需预防血栓；②所有接受大手术的患者都应接受围术期静脉血栓预防；③接受沙利度胺、来那度胺或地塞米松治疗的患者是血栓高危患者，应进行预防；④长期卧床、感染、化疗中或中心静脉插管的患者血栓风险增加，也建议预防性抗凝治疗；⑤已确诊的静脉血栓栓塞的肿瘤患者需预防血栓复发。可给予华法林、低分子肝素、达肝素、依诺肝素、磺达肝素、预防，如有抗凝药物使用禁忌证，可采用机械性预防方法如弹力袜、下肢序贯气压治疗等。

（孙 梅 顾 建）

参 考 文 献

1. Lyman GH, Khorana AA, Falanga A, et al. American Society of Clinical Oncology guideline: Recommendations for venous thromboembolism prophylaxis and treatment in patients with cancer. J Clin Oncol, 2007, 25: 5490-5505.

2. Geerts WH, Bergqvist D, Pineo GF, et al. Prevention of venous thromboembolism: American College of Chest Physicians Evidence-Based Clinical Practice Guidelines (8th ed). Chest, 2008, 133: 381-453.

3. Mandal M, Falanga A, Roila F, et al. Management of venous thromboembolism in cancer patients: ESMO clinical recommendations. Ann Oncol, 2008, 19: 126-127.

4. 刘泽霖, 贺石林, 李家增. 血栓性疾病的诊断与治疗. 2版. 北京: 人民卫生出版社, 2006.

5. 张之南, 郝玉书, 赵永强, 等. 血液病学. 2版. 北京: 人民卫生出版社, 2011.

6. 龚帅, 豆金平, 樊青霞, 等. 恶性肿瘤相关血栓形成的研究进展. 世界临床药物, 2011, 32(10): 624-627.

7. Young A, Chapman O, Connor C, et al. Thrombosis and cancer. Nat Rev Clin Oncol, 2012, 9(8): 437-449.

8. Xu C, Fu X. The changes of blood coagulation in surgical patients with lung cancer. 中国肺癌杂志, 2010, 13(2): 136-139.

9. Rollins KE, Peters CJ, Safranek PM, et al. Venous thromboembolism in oesophago-gastric carcinoma: incidence of symptomatic and asymptomatic events following chemotherapy and surgery. Eur J Surg Oncol, 2011, 37(12): 1072-1077.

10. Falanga A, Marchetti M, Russo L. Venous thromboembolism in the hematologic malignancies. Curr Opin Oncol, 2012, 24(6): 702-710.

11. Rupa-Matysek J, Gil L, Komarnicki M. Thrombotic complications following the treatment of multiple myeloma with new agents. Pol Merkur Lekarski, 2011, 31(186): 372-377.

12. Hahn SJ, Oh JY, Kim JS, et al. A case of acute aortic thrombosis after cisplatin-based chemotherapy. Int J Clin Oncol, 2011, 16(6): 732-736.

13. Moore RA, Adel N, Riedel E, et al. High incidence of thromboembolic events in patients treated with cisplatin-based chemotherapy: a large retrospective analysis. J Clin Oncol, 2011, 29(25): 3466-3473.

14. Verhage RJ, van der Horst S, van der Sluis PC, et al. Risk of thromboembolic events after perioperative chemotherapy versus surgery alone for esophageal adenocarcinoma. Surg Oncol, 2012, 19(2): 684-692.

15. Ahmed S, Shahid RK, Bhatt H, et al. Chemotherapy-related thrombocytosis: does it increase the risk of thromboembolism. Oncology, 2012, 82(6): 327-332.

16. Batra S, Doval DC, Batra U, et al. Gallbladder cancer with tumor thrombus in the superior vena cava. Hepatobiliary Panereat Dis Int, 2010, 9(3): 325-328.

17. Choueiri TK, Sehutz FA, Je Y, et al. Risk of arterial thromboembolic events with sunitinib and sorafenib: A systematic review and meta-analysis of clinical trials. J Clin Oncol, 2010, 28(13): 2280-2285.

18. Hurwitz HI, Saltz LB, Van Cutsem E, et al. Venous thromboembolic events with chemotherapy plus bevacizumab: a pooled analysis of patients in randomized phase II and III studies. J Clin Oncol, 2011, 29(13): 1757-1764.

19. Trappenburg MC, van Schilfgaarde M, Bredewold EO, et al. Elevated numbers and altered subsets of procoagulant microparticles in breast cancer patients using endocrine therapy. Thromb Res, 2011, 127(4): 363-369.

20. Coss CC, Jones A, Parke DN, et al. Preclinical characterization of a novel Diphenyl benzamide selective Era agonist for hormone therapy in prostate cancer. Endocrinology, 2012, 153(3): 1070-1081.

21. Al Diab AI. Cancer-related venous thromboembolism: insight into underestimated risk factor. Hematol Oncol Stem Cell Ther, 2010, 3(4): 191-195.

22. Farge D, Durant C, Villiers S, et al. Lessons from French National Guidelines On the treatment of venous

thrombosis and central venous catheter thrombosis in cancer patients. Thromb Res, 2010, 125 Suppl 2: S108-116.

23. Schinzel H. Prophylaxis of venous thromboembolism in patients With cancer. MMW Fortschr Med, 2012, 154 (14): 50-52.

24. Bachmeyer C, Pelleu JC. Thromboprophylaxis in patients receiving chemotherapy. N Engl J Med, 2012, 366 (19): 1839-1840.

25. Liang H, Yang CX, Li H, et al. The effects of preloading infusion with hydroxyethyl starch 200/0. 5 or 130/0.4 solution on hypercoagulability and excessive platelet activation of patients with colon cancer. Blood Coagul Fibrinolysis, 2010, 21(5): 406-413.

26. Gras J. Semuloparin for the prevention of venous thromboembolic events in cancer patients. Drugs Today (Barc), 2012, 48(7): 451-457.

27. Agnelli G, Georg DJ, Kakkar AK, et al. Semuloparin for thromboprophylaxis in patients receiving chemotherapy for cancer. N Engl J Med, 2012, 366(7): 601-609.

28. Agnelli G, Verso M. Management of venous thromboembolism in patients with cancer. J Thromb Haemost, 2011, 9(1): 316-324.

29. 张志国, 韩磊, 赵丽波. 恶性肿瘤与血栓栓塞性疾病. 实用肿瘤杂志, 2010, 25(3): 346-347.

30. Mantovani A. Molecular pathways linking inflammation and cancer. Curr Mol Med, 2010, 10: 369-373.

31. 徐凌, 毕红霞, 蔡柏蔷, 等. 深静脉血栓形成103例临床分析. 中华内科杂志, 2000, 39(8): 513-516.

32. 赵永强. 提高对获得性易栓症的认识. 中华内科杂志, 2004, 43(2): 81-83.

33. 李萍, 王杰军. 炎症与肿瘤转移的研究进展. 第二军医大学学报, 2011, 32(1): 84-87.

34. La Fianza A, Cassani C, Ori Belometti G. Intralesional hemorrhage in Krukenberg tumor: a case report and review of the literature. J Ultrasound, 2013, 16(2): 89-91.

35. Ono M, Ito T, Kanai T, et al. Rapid tumor necrosis and massive hemorrhage induced by bevacizumab and paclitaxel combination therapy in a case of advanced breast cancer. Onco Targets Ther, 2013, 6: 1393-1398.

36. Yan L, He-Long ZH, Ye ZH, et al. Digestive tract hemorrhage due to complications with gastrointestinal stromal tumor treated with sunitinib: A case report. Oncol Lett, 2013, 5(2): 699-701.

37. Toh CH, Alhamdi Y. Current consideration and management of disseminated intravascular coagulation. Hematology Am Soc Hematol Educ Program, 2013, 2013: 286-291.

38. Ikezoe T. Pathogenesis of disseminated intravascular coagulation in patients with acute promyelocytic leukemia, and its treatment using recombinant human soluble thrombomodulin. Int J Hematol, 2014, 100(1): 27-37.

39. Regunath H, Shortridge J, Raza S, et al. Occult pulmonary mucosa-associated lymphoid tissue lymphoma presenting as catastrophic antiphospholipidantibody syndrome. Oncol Lett, 2013, 6(5): 1261-1264.

第五节　免疫系统异常与出血和血栓(包括风湿性疾病)

　　因为免疫功能紊乱所致患者常伴出血和(或)血栓形成,亦可为免疫性疾病的首发表现。出血、血栓栓塞或易栓症常常同时并存,相互影响,加重病情。由于免疫功能紊乱、血管炎、血小板数减少或功能障碍、凝血因子降低或缺乏、微血管病性栓塞等因素是诱发免疫性出血和易栓症的重要原因。

一、原发免疫性血小板减少症

(一)流行病学

原发免疫性血小板减少症(primary immune thrombocytopenia, ITP)是一种获得性自身免疫性出血性疾病,也是临床上最常见的血小板减少症,约占出血性疾病总数的1/3,成人发病率为5~10/10万人口,60岁以上老年是该病的高发群体。男女发病率相近,育龄期女性发病率较同龄男性为高。临床以皮肤黏膜出血为主,严重者可有内脏甚至颅内出血。出血风险随年龄增高而增加。部分患者仅有血小板减少,没有出血症状。患者可有明显的乏力症状。

(二)病因与发病机制

ITP是一种免疫介导的血小板过度破坏所致的出血性疾病。以广泛皮肤黏膜及内脏出血、血小板减少、骨髓巨核细胞发育成熟障碍、血小板生存时间缩短及血小板膜糖蛋白特异性自身抗体出现等为特征。临床可分为急性型和慢性型,急性多发于儿童,慢性多见于成人。

ITP的发病机制目前认为:①体液和细胞免疫介导的血小板过度破坏;②体液和细胞免疫介导的巨核细胞数量和质量异常,导致血小板生成不足。

其病因尚未完全明了,可能与以下因素相关:

1. 感染　细菌或病毒感染与ITP的发病有密切关系:①急性ITP患者,在发病前2周左右常有上呼吸道感染史;②慢性ITP患者,常因感染而致病情加重。

2. 免疫因素　50%~70%的ITP患者血浆和血小板表面可检测到血小板膜糖蛋白特异性自身抗体。目前认为自身抗体致敏的血小板被单核巨噬细胞系统过度吞噬破坏是ITP发病的主要机制。

3. 脾是自身抗体产生的主要部位,也是血小板破坏的重要场所。

4. 其他　鉴于ITP在40岁以前女性多见,提示本病发病可能与雌激素有关。且研究表明雌激素可能有抑制血小板生成和(或)增强单核-巨噬细胞系统对与抗体结合之血小板吞噬的作用。

(三)临床表现

1. 急性ITP

(1)儿童多发。发病前多有上呼吸道等感染,尤其是病毒感染。起病急骤,部分患者可有畏寒、寒战、发热等症状。

(2)出血表现

1)皮肤、黏膜出血:全身皮肤瘀点、瘀斑、紫癜,严重者可有血疱及血肿形成。鼻出血、牙龈出血、口腔黏膜及舌出血常见,损伤及注射部位可渗血不止或形成瘀斑。

2)内脏出血:当血小板低于$20×10^9/L$时,可出现内脏出血,如呕血、咯血、尿血、阴道出血等。颅内出血可致剧烈头痛、意识障碍、瘫痪及抽搐,是本病致死的主要原因。

3)其他:出血量过大,可出现程度不等的贫血、血压降低甚至失血性休克。

2. 慢性型

(1)成人多见,起病隐匿,多在体检时偶然发现。

(2)出血倾向多较轻而局限,但易反复发生。可表现为皮肤、黏膜出血、鼻出血、牙龈出血等,女性多有月经过多。严重内脏出血较少见。患者病情可因感染等导致病情加重,出现严重的皮肤黏膜及内脏出血。

（3）女性长期月经过多可引起失血性贫血。

（四）实验室检查

1. 血小板

（1）血小板计数减少，但血小板的功能一般正常。

（2）血小板平均体积偏大。

（3）出血时间延长。

（4）血块收缩不良。

2. 骨髓象

（1）急性型骨髓巨核细胞数量轻度增加或正常，慢性型骨髓象中巨核细胞显著增加。

（2）巨核细胞发育成熟障碍，急性型者尤为明显，表现为巨核细胞体积变小，胞质内颗粒减少，幼稚巨核细胞增加（图9-5-1）（见文末彩图）。

（3）有血小板形成的巨核细胞显著减少（＜30%）。

（4）红系及粒、单核系正常。

3. 血小板生存时间　90%以上的患者血小板生存时间明显缩短。

4. 其他　可有程度不等的正常细胞或小细胞低色素性贫血。少数可有自身免疫性溶血。

（五）诊断与鉴别诊断

1. 诊断要点

（1）广泛出血累及皮肤、黏膜及内脏。

（2）至少2次实验室检查血小板计数减少，血细胞形态无异常。

（3）脾不大。

（4）骨髓巨核细胞增多或正常，有成熟障碍。

（5）泼尼松或脾切除治疗有效。

（6）排除其他继发性血小板减少症。

2. 鉴别诊断　本病的确诊需排除继发性血小板减少症，如自身免疫性疾病、甲状腺疾病、药物诱导的血小板减少、同种免疫性血小板减少、淋巴系统增殖性疾病、再生障碍性贫血、骨髓增生异常综合征、恶性血液病、慢性肝病脾功能亢进、血小板消耗性减少、妊娠血小板减少、感染等所致的继发性血小板减少；以及假性血小板减少以及先天性血小板减少等。

（六）治疗

1. 治疗原则　诊断及治疗流程见图（9-5-2）。

血小板计数＞$30 \times 10^9/L$、无出血表现且不从事增加出血危险的工作或活动的成人ITP患者发生出血的危险性比较小，可予观察和随访。

2. 一般治疗　出血严重者应注意休息。血小板计数＜$20 \times 10^9/L$者，应严格卧床，避免外伤。止血药的应用及局部止血。

3. 糖皮质激素仍为首选治疗，近期有效率约80%。

（1）作用机制：减少自身抗体生成及减轻抗原抗体反应；抑制单核-巨噬细胞系统对血小板的破坏；改善毛细血管通透性；刺激骨髓造血及血小板向外周血的释放。

（2）剂量与用法常用泼尼松 $1mg/(kg \cdot d)$，分次或顿服，病情严重者用等效量地塞米松或甲泼尼龙静脉滴注，好转后改口服。待血小板升至正常或接近正常后，逐步减量，最后以5~10mg/d维持治疗，持续3~6个月。

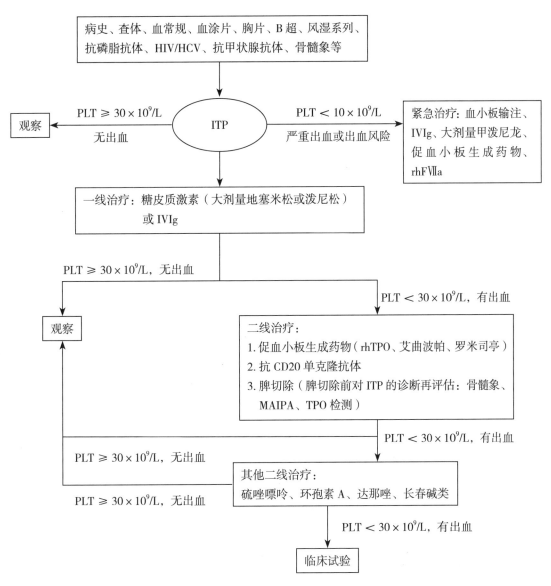

图 9-5-2 成人原发免疫性血小板减少症（ITP）诊治流程图

[成人原发免疫性血小板减少症诊断与治疗中国专家共识（2016 年版）]

注：IVIg：静脉丙种球蛋白；rhFⅦa：重组人活化因子Ⅶ；MAIPA：单克隆抗体俘
获血小板抗原技术；TPO：血小板生成素；rhTPO：重组人血小板生成素

4. 脾切除

（1）适应证：①正规糖皮质激素治疗无效，病程迁延 3~6 个月；②糖皮质激素维持量需 > 30mg/d；③有糖皮质激素使用禁忌证；④ ^{51}Cr 扫描脾区放射指数增高。

（2）禁忌证：①年龄小于 2 岁；②妊娠期；③因其他疾病不能耐受手术。脾切除治疗的有效率为 70%~90%，无效者对糖皮质激素的需要量亦可减少。

5. 免疫抑制剂治疗

（1）适应证：①糖皮质激素或脾切除疗效不佳者；②有使用糖皮质激素或脾切除禁忌证；③与糖皮质激素合用以提高疗效及减少糖皮质激素的用量。

（2）主要药物

1）长春新碱：为最常用者。除具免疫抑制作用外，还可能有促进血小板生成及释放的作用。每次 1mg，每周 1 次，静脉注射，4~6 周为 1 疗程。

2）环磷酰胺：50~100mg/d，口服，3~6 周为 1 疗程，出现疗效后渐减量，维持 4~6 周，或 400~600mg/d 静脉注射，每 3~4 周 1 次。

3）硫唑嘌呤：100~200mg/d，口服，3~6 周为一疗程，随后以 25~50mg/d 维持 8~12 周。可致粒细胞缺乏，宜注意。

4）环孢素：主要用于难治性 ITP 的治疗。250~500mg/d，口服，维持量 50~100mg/d，可持续半年以上。

5）霉酚酸酯（MMF，骁悉）：难治性 ITP 可试用，0.5~1.0g/d，口服，要注意粒细胞减少的副作用。

6）利妥昔单克隆抗体（rituximab）：抗 CD20 的人鼠嵌合抗体，375mg/m^2 静注，可有效清除体内 B 淋巴细胞，减少自身抗体生成，有人认为可替代脾切除。

6. 其他

（1）达那唑为合成的雄性激素，300~600mg/d，口服，与糖皮质激素有协同作用。作用机制与免疫调节及抗雌激素有关。

（2）氨肽素 1g/d，分次口服。有报道其有效率可达 40%。

7. 急症的处理

（1）适应证：①血小板低于 20×10^9/L 者；②出血严重、广泛者；③疑有或已发生颅内出血者；④近期将实施手术或分娩者。

（2）处理方案：

1）血小板输注：成人按 10~20 单位 / 次给予，根据病情可重复使用（从 200ml 全血分离所得的血小板为 1 单位）。有条件的地方尽量使用单采血小板。

2）静脉注射免疫球蛋白 0.4g/kg，静脉滴注，4~5 日为一疗程。1 个月后可重复。作用机制与单核 - 巨噬细胞 Fc 受体封闭、抗体中和及免疫调节等有关。

3）大剂量甲泼尼龙 1g/d，静脉注射，3~5 次为一疗程，可通过抑制单核 - 巨噬细胞系统而发挥治疗作用。

4）血浆置换 3~5 日内，连续 3 次以上，每次置换 3000ml 血浆，也有一定的疗效。

8. 疗效判断

（1）完全反应（CR）：治疗后血小板计数 $\geqslant 100 \times 10^9$/L（至少检测 2 次、至少间隔 7 天），无出血症状。

（2）有效（R）：治疗后血小板计数 $> 30 \times 10^9$/L、至少比基础血小板计数增加 2 倍（至少检测 2 次、至少间隔 7 天），无出血症状。

（3）无效（NR）：治疗后血小板计数 $< 30 \times 10^9$/L 者血小板计数增加不到基础值的 2 倍或者有出血症状。

二、血栓性血小板减少性紫癜

血栓性血小板减少性紫癜（thrombotic thrombocytopenic purpura，TTP）是一种较少见的弥散性微血管血栓 - 出血综合征。临床以血小板减少性紫癜、微血管病性溶血、神经精神症状、肾损害和发热典型五联征表现为特征。

（一）流行病学

TTP可发生于任何年龄，多为15~50岁，以女性患者为多。

（二）病因与发病机制

大多数获得性TTP病因尚不明确。

TTP的主要发病机制涉及血管性血友病因子（vWF）裂解蛋白酶（ADAMTS13）活性缺乏、血管内皮细胞vWF异常释放、血小板异常活化等方面。vWF因子裂解酶（a disintegrin and metalloproteinase with thrombospondin type repeats 13），属金属蛋白酶家族，基因位于染色体9q34，肝细胞合成后分别存在于血浆和内皮细胞表面ADAMTS13裂解vWF因子单体酪氨酸与蛋氨酸之间的肽键，阻止vWF因子单体形成多聚体获得性TTP患者体内产生一过性抗ADAMTS13多克隆自身抗体（IgG、IgA、IgM型），抑制和降低ADAMTS13活性，形成大分子vWF多聚体，促进病理性血小板聚集，导致血小板血栓。

TTP分为遗传性和获得性两种，后者根据有无原发病分为特发性和继发性。遗传性TTP系ADAMTS13基因突变导致酶活性降低或缺乏所致，常在感染、应激或妊娠等诱发因素作用下发病。特发性TTP多因患者体内存在抗ADAMTS13自身抗体（抑制物）或存在抗CD36自身抗体，导致ADAMTS13活性降低或缺乏，不能正常降解超大分子vWF（ULvWF），聚集的ULvWF促进血小板黏附与聚集，在微血管内形成血小板血栓，血小板消耗性减少，继发出血，微血管管腔狭窄，红细胞破坏，受累组织器官损伤或功能障碍。继发性TTP系因感染、药物、肿瘤、自身免疫性疾病、造血干细胞移植等因素引发，发病机制复杂，预后差。

（三）临床表现

1. 出血 以皮肤、黏膜为主，严重者可有内脏或颅内出血。

2. 微血管病性溶血性贫血 多为轻中度贫血，可伴黄疸，反复发作者可有脾大。

3. 神经精神症状 表现为意识紊乱、头痛、失语、惊厥、视力障碍、谵妄、偏瘫以及局灶性感觉或运动障碍等，以发作性、多变性为特点。

4. 肾脏损害 可出现蛋白尿、血尿、管型尿，血尿素氮及肌酐升高。严重者可发生急性肾衰竭。

5. 发热。

其中40%的病人具有五联征，70%的病人具有贫血、血小板减少、神经系统症状三联征。非特异性症状包括不适、虚弱、神经症状和出血症状。

（四）实验室检查

1. 血象 可有不同程度贫血，网织红细胞计数升高，破碎红细胞大于2%（图9-5-3，见文末彩图）；血小板计数 $< 50 \times 10^9$/L。

2. 血生化检查 血清游离血红蛋白和非结合胆红素升高，血清结合珠蛋白下降，血清乳酸脱氢酶明显升高，尿胆原阳性。血尿素氮及肌酐不同程度升高。肌钙蛋白T水平升高者见于心肌受损。

3. 出凝血检查 出血时间延长，血块退缩不良，束臂试验阳性。APTT、PT及纤维蛋白原检测多正常，偶有纤维蛋白降解产物轻度升高。

4. 血浆ADAMTS13活性及ADAMTS13抑制物检查 采用残余胶原结合试验或vWF荧光底物试验方法。遗传性TTP患者ADAMTS13活性缺乏（活性 < 5%）；特发性TTP患者ADAMTS13活性多缺乏且抑制物阳性；继发性TTP患者ADAMTS13活性多无明显变化。

5. Coombs试验阴性。

（五）诊断与鉴别诊断

1. 诊断要点

（1）临床表现：微血管病性溶血性贫血、血小板减少、神经精神症状"三联征"，或具备"五联征"。

（2）贫血、血小板计数显著降低，尤其是外周血涂片中红细胞碎片明显增多；血清游离血红蛋白水平增高，血清乳酸脱氢酶水平明显升高。凝血功能基本正常。

（3）血浆 ADAMTS13 活性显著降低，特发性 TTP 患者常检出 ADAMTS13 抑制物。

（4）排除溶血尿毒综合征、DIC、HELLP 综合征、Evans 综合征等疾病。

2. 鉴别诊断

（1）溶血尿毒综合征（hemolytic uremic syndromes，HUS）：HUS 是一种主要累及肾脏的微血管病，儿童发病率高，常有前驱感染史，神经精神症状少见。

（2）DIC。

（3）Evans 综合征。

（4）SLE。

（5）PNH。

（6）妊娠期高血压综合征。

（六）治疗

1. 治疗原则　本病病情凶险，病死率高。在诊断明确或高度怀疑本病时，不论轻型或重型都应尽快开始积极治疗。首选血浆置换治疗，其次输注新鲜血浆和药物治疗。仅在出现危及生命的严重出血时才考虑输注血小板。

2. 血浆置换和输注新鲜冷冻血浆　采用新鲜血浆、新鲜冰冻血浆；血浆置换量推荐为每次 2000ml（或为 40~60ml/kg），每日 1~2 次，直至症状缓解、PLT 及 LDH 恢复正常，以后可逐渐延长置换间隔。对暂时无条件行血浆置换或遗传性 TTP 患者，可输注新鲜血浆或新鲜冰冻血浆，推荐剂量为 20~40ml/（kg·d）。

3. 免疫抑制治疗　发作期 TTP 患者可使用甲泼尼龙（200mg/d）或地塞米松（10~15mg/d）静脉输注 3~5 天，后过渡至泼尼松 [1mg/（kg·d）]，病情缓解后减量至停用。也可加用长春新碱或其他免疫抑制剂，减少自身抗体产生。

4. 复发难治性 TTP 患者可用抗 CD20 单克隆抗体。利妥昔单抗：清除产生 ADAMTS13 抑制性抗体的 B 细胞抗体，用法：375mg/m^2，静脉滴注，1/周×4 次。使用利妥昔单抗后，外周血 B 细胞数明显减少持续 6 个月，9~12 个月恢复，少数引起血液和肺毒性。

5. 其他　静脉滴注免疫球蛋白；贫血症状严重者可以输注浓缩红细胞；抗血小板药物。

（七）预后

80% 以上 TTP 患者通过血浆置换治疗可以长期存活。TTP 复发是指在完全缓解 30 天后再发生 TTP 临床表现，TTP 复发率约为 30%，多出现在疾病首次发作后的 1 年内。遗传性 TTP 及抑制物阳性的特发性 TTP 患者易复发。定期检测 PLT 和 ADAMTS13 活性有助于预后判断，对抑制物检测持续阳性者需注意疾病复发。

三、系统性红斑狼疮性血小板减少性紫癜

（一）流行病学

系统性红斑狼疮是一种多器官损害的自身免疫性疾病。SLE 总患病率为 70.41/10 万

人,而且有增加的趋势,发病的高峰年龄在 15~25 岁,平均年龄为 30 岁,其中 90% 为女性。在儿童和老年患者,男、女间的差异小。约 80% SLE 患者有贫血,血小板减少,约 1/4 患者有全血细胞减少,患者可并发出血倾向。SLE 相关免疫性血小板减少症发生率 7%~30%。

（二）发病机制

SLE 合并 ITP 可有皮肤、黏膜、胃肠道或泌尿生殖道出血。皮肤出血常呈片状分布的紫癜,四肢多见,多对称分布,边界清楚,持久存在,也可有较重的渗出性炎症和紫癜上发生糜烂。但多见为牙龈出血、鼻腔出血、月经过多,中枢神经系统出血较为罕见。出血涉及血管、血小板、凝血与抗凝多种因素。其发病机制可能有:

1. 血管因素 SLE 属自身免疫性疾病,各种血管均可受损,既可累及动脉,又可累及静脉。除大动脉炎外,多累及中、小血管和毛细血管。引起血管病变的机制主要是由于各种自身抗体或抗原-抗体复合物在小血管内膜下沉积,激活补体,引起炎症反应,从而使血管壁受损,导致出血,致使相应的组织与器官也发生炎性反应,血供障碍,组织坏死,引起一系列临床症状。病理特征为小血管和毛细血管的坏死性炎症。10%~30% 患者表现为血管炎性皮肤病变:可触性紫癜,可发生中心性坏死,引起指（趾）大疱或溃疡;10% 发生网状青斑,此由于真皮小动脉痉挛,使皮肤浅层小静脉血流增加,造成皮肤特征性网状紫红色斑点,面部毛细血管扩张。

冷球蛋白血症由于冷球蛋白在血管壁沉着,引起血管通透性增加。冷球蛋白指温度低于 37℃ 时,蛋白成凝胶或出现沉淀。根据抗原性特点,冷球蛋白可分为三个基本类型:①单株系型:以 7 秒冷 IgG 及 19 秒冷 IgM 多见。②多株系型:成分为不均一的多株系免疫球蛋白。③混合型:由两种或两种以上免疫球蛋白组成,一种为单株免疫球蛋白,以 IgM 最多见,另一种为多株系免疫球蛋白,以 IgG 为多,最多见的为 IgG-IgM 混合型,IgA-IgM 也有报道,但很少见。在 SLE 时,冷球蛋白的冷沉淀性与 C1q 的存在有关,如将其血加热至 56℃ 则冷沉淀消失,加入纯的 C1q 后,冷沉淀又出现。冷球蛋白尚可有抗核活性,有时在其冷沉淀物中证明有 DNA 存在。

此类患者四肢或身体表面遇冷后皮肤出现可触性紫癜,可呈荨麻疹样。特点为下肢间歇发作性出血性皮肤损害,严重时可出现皮肤溃疡、肢端坏疽、网状青斑、视网膜出血等,与冷球蛋白沉着于血管壁、血管通透性增加有关。

此外,由于长期服用激素,蛋白质分解增高,血管脆性增加,常致下肢或易碰撞部位出现瘀斑。

2. 血小板因素

（1）破坏增加:20%~40% 的 SLE 患者血小板减少在 100×10^9/L 以下,少数低于 50×10^9/L。引起血小板减少的机制有:①血小板抗体阳性,血小板抗体可导致血小板破坏加快,存活时间缩短而数量减少。抗血小板抗体（PAIg）主要为 IgG,少数为 IgM,约 90%SLE 患者 PAIgG 明显升高,25%~50%SLE 患者合并轻、中度血小板减少,5%~10% 重度减少,免疫机制引起的血小板减少是主要原因,且与病情活动有关。②循环中免疫复合物与血小板非特异性结合,血小板容易被单核-巨噬细胞吞噬破坏,^{51}Cr 标记的血小板寿命缩短。③血小板参与血栓形成而消耗。④脾脏与肝脏也是破坏结合了抗体的血小板的场所。⑤自身抗体还可作用于巨核细胞,致使巨核细胞成熟障碍,血小板生成减少。

有的患者以血小板减少性紫癜为首发症状,早期可无其他系统损害和症状,用肾上腺皮质激素可使症状得以缓解,停药后又重现症状,以后才出现 SLE 的各种典型症状,多在随后的 6 个月 ~2 年出现肾脏损害及其他脏器损害表现时方被确诊，免疫学检查可见 CH50、C3、C4 降低，IgG、IgA、IgM 有不同程度的升高，抗 ds-DNA 抗体阳性，抗 SM 抗体阳性，抗核抗体（ANA）阳性。因此年轻女性，若患原因不明的血小板减少性紫癜，则应提高警惕，密切观察和定期复查 SLE 的有关指标。

多种自身抗体不仅针对血小板，同时还可破坏红细胞，引起免疫性血小板减少与溶血性贫血，即 Evans 综合征。少数 SLE 患者发生血栓性血小板减少性紫癜（TTP），由于微循环广泛微血栓形成，血小板消耗性减少。

（2）生成减少：抗血小板抗体与巨核细胞有交叉免疫反应，影响巨核细胞产生血小板的能力。少数患者可产生抗巨核细胞抗体，造成骨髓巨核细胞生成不良性血小板减少。

（3）分布异常：10%~20%SLE 患者肝脾大，血小板在肝脏或脾脏被破坏。

（4）功能异常：自身抗血小板抗体针对血小板膜糖蛋白 Ⅱb/Ⅲa（GPⅡb/Ⅲa）、GPⅠb 抗原，影响血小板黏附，聚集功能。最近陈俊伟利用流式细胞仪测定了 51 例 SLE 患者血小板 GPⅡb/Ⅲa，发现表达水平明显低于正常，可能是出血的原因之一。抗血小板抗体与免疫复合物结合，抑制血小板激活。血小板膜表面 GMP-140 表达水平增高，提示血小板活化，参与炎症反应，加重血管出血。狼疮肾炎尿毒症期患者血小板功能异常。药物如阿司匹林可引起血小板聚集功能降低而出血。亦有研究报道，在 21 例 SLE 患者中，12 例患者的血小板对胶原和肾上腺素诱导的聚集反应降低；又发现循环血小板内 5- 羟色胺含量降低，提示患者循环血液中的血小板被抗原 - 抗体复合物等免疫有关物质激活，血小板持续地被活化是血小板功能缺陷的原因之一。

3. 凝血因素　SLE 患者伴 ACA 阳性，引起抗磷脂抗体综合征（APS）时抗凝血酶原抗体引起低凝血酶原血症，又称"狼疮抗凝物质 - 低凝血酶原血症综合征（lupus anticoagulangt-hypoprothrombinaemia syndrome，LAHS）"。1960 年由 Rapaport 等首次报道，为 1 例严重出血的 11 岁女孩，后证实凝血酶原功能低下，继发于 SLE，实验室检查全血凝固时间和 PT 延长。约 50% 的 LA 阳性患者血浆中可测得抗凝血酶原抗体，在体内抑制凝血酶原生成。由于凝血酶原 - 抗体复合物清除增加，故造成低凝血酶原血症，少数患者发生出血。1983 年 Bajaj 等首次在 LAHS 患者血清中分离出高亲和力的抗凝血酶原抗体，其与凝血酶原结合后，导致患者出现低凝血酶原血症和出血症状。已有 SLE 患者存在自身抗体引起凝血酶原极度减少的 LAHS 的报道。实验室检查特点为凝血酶原时间延长或白陶土凝血时间延长。这种"LA-低凝血酶原血症综合征"用达那唑或精制丙种球蛋白治疗有效。SLE 肝脏损害可引起多种凝血因子生成障碍导致缺乏。此外，还有伴 FⅧ缺乏的报道。

4. 抗凝物质　10%~30%SLE 患者血液循环中存在抗凝物质，如抗 FⅧ、FⅨ、FⅪ抗体，抗 vWF 抗体，抗磷脂抗体（APA），肝素样抗凝物质等，特异性抑制或灭活上述凝血因子活性，可引起严重出血。SLE 患者偶见缺乏凝血酶原，这些患者大多合并 LA 阳性。凝血酶原减少者，临床上常有明显出血倾向。SLE 合并血栓或 APS 时进行抗凝治疗，如应用华法林、肝素时也可引起出血。

（三）临床表现

一般起病隐匿，以免疫性血小板减少为 SLE 首发症状的约占 2/3，患者数年后才出现 SLE 其他症状。也有学者报道，Evans 综合征可能是 SLE 的首发症状。少数 SLE 患者也可出现 TTP 的临床表现，数年后发展成为 SLE。主要表现皮肤出血点、紫癜、鼻出血、牙龈出血、口腔黏膜或舌血疱、结膜下出血、女性月经过多，胃肠道、泌尿道生殖道出血。血小板<

$10 \times 10^9/L$ 者常出血严重,严重者有颅内出血,表现为烦躁不安、神志不清、抽搐、偏瘫、昏迷,病死率很高。

注意个别患者出血程度与血小板数量不相称,有时血小板计数 $< 10 \times 10^9/L$ 者无出血点,而 $> 30 \times 10^9/L$ 却出血明显。

（四）实验室检查

1. 血常规　主要为血小板计数减少,血红蛋白、白细胞计数正常。严重出血者有贫血,呈小细胞低色素贫血。

2. 出凝血检查　出血时间延长,毛细血管脆性试验阳性,血块收缩不良,血小板黏附聚集功能低下,凝血酶原消耗不良。

3. 骨髓象　骨髓有核细胞增生,巨核细胞正常或增多,有成熟障碍,血小板减少,无病态造血。

4. 血小板抗体　主要为 PAIgG,其次是 PAIgM、PAIgA 增高。抗血小板 GP Ⅱ b/ Ⅲ a 抗体阳性。

（五）诊断及鉴别诊断

1. 诊断标准

（1）有 SLE 的临床表现和实验室检查特征。

（2）临床有 / 无出血表现,血小板减少。骨髓象巨核细胞正常或增高,有成熟障碍,抗血小板抗体阳性（主要为 PAIgG,抗血小板 GPⅡb/Ⅲa 抗体阳）。

（3）除外其他风湿性疾病伴发的血小板减少症。

2. 鉴别诊断

（1）其他血小板减少症（如 Evans 综合征、再生障碍性贫血、免疫性全血细胞减少症、骨髓增生异常综合征及骨髓纤维化等）。

（2）风湿病伴发其他血小板减少症。如血小板和血栓栓塞表现的风湿病相关性血栓性微血管病（TMA）和风湿病相关性抗磷脂综合征（APS）及弥散性血管内凝血（DIC）相鉴别。

（六）治疗

以治疗原发病 SLE 为主。积极控制 SLE 的症状,特别是急性症状的进展,使病情缓解。治疗中要强调的是,不能只强调药物,同时要尽力避免曝晒,不要过劳,预防感冒,慎重用药,调动机体发挥本身的免疫自身调节功能是至关重要的。

1. 首选糖皮质激素治疗。糖皮质激素是治疗 SLE 最主要的药物,药物作用机制是减少血小板抗体产生,减少脾脏对血小板和抗体结合物的贮留,具有很强的抗炎症和免疫抑制作用。轻型患者泼尼松 0.5mg/（kg · d）,口服 1~2 周;有脏器损害者 1.0mg/（kg · d）,用 4~6 周。重型如急性肾炎、狼疮性脑病、严重血小板减少或溶血性贫血时可采用大剂量激素冲击疗法:甲泼尼龙 500~1000mg/d,静脉滴注,连用 3 天为一疗程;如激素应用无效,可考虑脾切除或应用免疫抑制剂;病情控制后可逐渐减量。

2. 免疫球蛋白（IVIG）0.4g/kg,静脉滴注,连用 5 天,亦可 1g/kg、连用 2 天。

3. 免疫抑制治疗　减轻免疫反应造成的各种组织与脏器的损伤,可应用各种免疫抑制剂或血浆置换等。环磷酰胺（CTX）8~20mg/kg,静脉滴注,每 3~4 周 1 次,或 l~2.5mg/（kg · d）,口服;硫唑嘌呤（AZA）1~3mg/（kg · d）,口服;甲氨蝶呤（MTX）每周 7.5~15mg,口服;环孢素 A（CSA）3~5mg/（kg · d）,口服。

4. 血浆置换　凝血因子缺乏，特别是少数存在循环抗凝血因子抗体者，有明显出血时，可考虑血浆置换法，通过血浆置换以去除循环中高水平的免疫复合物、抗体和其他有害因素。补充血浆因子和白蛋白。重症患者通过血浆置换，可使症状缓解，但作用短暂，可有感染肝炎机会，耗资也大，故仍需配合激素及免疫抑制剂治疗。

5. 雷公藤多苷　10~20mg，每天 3 次，对缓解关节痛、肌痛、蛋白尿有一定效果。

6. 细胞因子　重组 IL-11 每日 25mg/kg 或重组促血小板生成素（rhTPO）0.3~7μg/（kg·d），皮下注射，连用 3~7 天，可促使巨核细胞前体细胞增殖、分化和成熟，增加血小板生成。

7. 对难治病例可用抗 CD20 单抗 375mg/m²，静脉滴注，每周 1 次，共 4 次。有的 ITP 与幽门螺杆菌感染有关，消灭该菌后，血小板可恢复正常。对风湿病相关 ITP 可检测幽门螺杆菌，阳性者可用阿莫西林、奥美拉唑等。

四、系统性红斑狼疮性易栓症

SLE 合并血栓多由于抗磷脂抗体（anti-phospholipid antibody，APA 或 APL）引起，APA 包括抗心磷脂抗体（anticardiolipin antibody，ACA 或 ACL）、狼疮抗凝物（lupus anticoagulant，LA）、抗 $β_2$ 糖蛋白 I（抗 $β_2$GP I），是 SLE 常见的自身抗体。

（一）流行病学

SLE 是一种免疫调节异常和自身抗体过量产生所致的自身免疫性疾病，以 T、B 细胞功能紊乱和病理性细胞因子及自身抗体过量产生为特征。有害抗体对血管内壁和内皮下胶原的损伤，使机体处于血栓易发状态，加重机体多系统的损害。现愈来愈多的研究发现 SLE 的多数临床表现与血栓形成密切有关，而血栓形成与 LA、ACA、循环免疫复合物、抗 DNA 抗体等有密切关系。Kaiser 等报道，40% APA 阳性的 SLE 患者都曾发生过血栓、且阳性患者发生血栓的概率是阴性的 3 倍。

（二）病因及发病机制

多数研究证实抗心磷脂抗体（ACA）增高与 SLE 血栓发生的关系，活动性 SLE 多器官受累及 ACAIgG2 增高患者血栓危险性较高。一项回顾性研究发现，约 50% 选择性有血栓史的 SLE 者 ACA 阳性，SLE 伴 ACA 阳性者血栓发生率高。近年认识到狼疮抗凝物质（LA）与血栓的关系比 ACA 更密切。SLE 发生血栓的确切机制尚未完全清楚，可能与如下因素有关。

1. 抗磷脂抗体（APA）　ACA 引起血栓的机制包括：①对血管内皮的影响：ACA 与血管内皮细胞膜磷脂结合，引起内皮细胞受损，造成花生四烯酸代谢异常，使前列环素（PGI_2）生成减少，激活血小板和内外凝血途径、促进血栓形成。②对血小板的影响：ACA 与血小板膜磷脂结合，激活血小板，释放血小板活性物质，使血栓素 A_2（TXA_2）产生增加，TXA_2/PGI_2 比值增高，引起血管收缩，促进血栓形成。③对蛋白 C（PC）途径的影响：ACA 阳性与 PC、PS（蛋白 S）活性负相关，ACA 亦是引起获得性抗活化蛋白 C（APCR）的原因之一。ACA 通过其抗原特异性与不同磷脂 - 蛋白复合物结合，干扰各种蛋白的正常功能，抑制蛋白 C 途径，使 PC、PS 活性降低；并可与活化蛋白 C（APC）竞争反应膜上的磷脂、干扰依赖磷脂的 APC 活性或抑制激活 PC 必不可少的血栓调节蛋白（TM）/凝血酶 -TM 复合物，影响 APC 抗凝活性，改变体内凝血 - 抗凝生理平衡，引发血栓。周志中等人通过对 50 例 SLE 患者活化蛋白 C 抵抗（APCR）与 LA、ACA 测定发现，APCR 在中国 SLE 患者中有较高的发生率，且与 LA 有明显相关性，提示 APCR 可能是 SLE 患者诱发血栓的主要原因。④ ACA 抑制蛋白激酶 C 在内皮细胞膜上激活，从而引起凝血因子 Ⅴ a、Ⅷ a 灭活障碍，凝血亢进，血栓形成。

LA 是一种针对负电荷磷脂的自身抗体，在体外有抗凝作用；但在体内能与磷脂相互作用，导致 PC 系统获得性缺陷，产生促凝效应。亦可诱导血管内皮细胞及血液单核细胞过多表达组织因子、黏附分子，而抑制 PGI₂ 释放、纤溶系统和抗凝血酶活性，促进血栓形成。

2. 组织因子（TF）　Zhou 研究证明，APA 阳性 SLE 患者血浆中组织因子（TF）水平明显高于阴性患者，并可显著增加患者形成血栓的风险；从 SLE 患者体内分离出的 APA 在体外能上调 TF 的表达和促进凝血酶原的激活。这一现象表明，APA 在上调 TF 水平中起重要作用。Forastiero 研究发现，APA 阳性患者与正常对照相比具有更高效价的组织因子途径抑制物（TFPI），且患者体内的抗组织因子途径抑制物抗体 IgG 也反应性被激活，表明 TF 诱导的凝血酶原激活与 TFPI 的活性相关，并证实抗 TFPI 抗体结合到磷脂表面阻碍 TFPI∶FXα∶TF∶FⅦα 之间的相互作用，促进 SLE 血栓形成。

3. 血小板与内皮细胞活化　SLE 患者体内血小板激活物与血栓素代谢产物均有量的增加，其激活血小板作用的增强与 SLE 血栓形成有关。研究证实，近 87.5% 的 SLE 患者体内血小板功能增强，提示血小板功能亢进在 SLE 血栓形成中占重要地位。β₂ 糖蛋白 Ⅰ（β₂GPⅠ）能与血小板结合，使磷脂带负电荷，从而降低 FXα、FVα、Ca²⁺ 与凝血酶原结合位点的结合能力或凝血酶原结合血小板的能力；也可特异性结合血小板膜，通过调节腺苷酸环化酶活性来抑制二磷酸腺苷介导的血小板聚集，抑制内源性凝血旁路的激活，而 SLE 患者体内有抗 β₂GPⅠ 抗体的产生、抗 β₂GPⅠ 抗体及 β₂GPⅠ 复合物与血小板结合，通过血小板受体 LRP-8（低密度脂蛋白家族成员）诱导血小板活化，引起富血小板血栓形成。内皮细胞具有调节血管紧张、细胞黏附和抑制炎症反应及维持凝血平衡等功能。SLE 体内的有害因子损伤并激活内皮细胞，使血管的完整性受损及基质组织因子表达增加，且活化内皮细胞表面亦可表达组织因子，这些组织因子与因子Ⅶα结合，启动外源性凝血过程；同时，活化内皮细胞可激活补体，引起补体连锁激活启动凝血途径导致广泛血栓形成。此外，内皮细胞活化后可引起一系列病理改变，其表面抗凝分子减少或丢失，使内皮细胞由抗凝变为促凝，引起血小板活化聚集，最终形成血栓。

4. 炎症黏附因子　细胞因子、抗内皮细胞抗体（AECA）、中性粒细胞抗体等炎症介质在 SLE 血栓形成中同样发挥重要作用。SLE 患者 T、B 细胞因子表达增加，并与内皮细胞分泌的 CD40 相互作用，上调血管 / 细胞间黏附分子（V/ICAM）水平，加重血管炎性反应。血清中 IFN-γ、IL-17 等炎症因子分泌增加，致机体微环境异常，激活补体系统，并使内皮细胞活化和中性粒细胞游走并黏附堆积，导致免疫炎性血管损伤，激活内、外凝血途径，促进血栓形成。

5. 冷球蛋白血症　SLE 常并发冷球蛋白血症，目前认为是由于病毒对血管的直接损害及免疫复合物沉积于血管，激活补体引起的一系列炎症反应。多数冷球蛋白为免疫复合物，主要成分为免疫球蛋白（IgG、IgM、IgA，也可多克隆、混合克隆型），其引起的皮肤微小血管或肾小球基底膜炎症是主要病理基础。血液中出现的冷球蛋白沉积在血管壁，激活补体，导致血管炎症及其远端缺血性损害，产生临床症状。此外，冷球蛋白血症引起血液黏稠度增高，导致高黏滞综合征，血流速度减慢，可发生红细胞凝聚和血细胞在小血管中淤滞。单株系型冷球蛋白血症可产生典型的肢端动脉痉挛现象（雷诺现象）、皮肤溃疡性脉管炎和脑血栓等。

（三）临床表现

1. 坏死性血管炎　由于真皮下小血管血栓形成，好发于四肢伸侧压迫部位。如踝关节、小腿前侧、肘、腕部以及甲周，先出现红肿块或血疱紫癜，随着局部皮肤坏死变黑，焦痂脱落或溃疡，基底呈颗粒状，表面有少许脓液，边缘潮红侵润，圆形或椭圆形，大小不一（1~10cm），经久不愈，严重者可出现皮肤溃疡、肢端坏疽、网状青斑，这是坏死性血管炎。有人认为出现坏死性血管炎者预后不佳，可能会出现其他脏器如脑、肾的坏死性血管炎，并发卒中则称为Sneddon综合征。其实质为血栓性血管炎，认为其发生与免疫复合物有关。

2. 雷诺现象　由于肢端血管内冷球蛋白沉积产生炎症或堵塞，使血管壁发生缺血性坏死或痉挛。

3. 血栓性静脉炎　约10%患者发生，表现四肢水肿、麻木、发凉，表面有扩张的毛细血管或出血点，动静脉血栓形成，受累脏器功能受损。静脉血栓以下肢静脉、肾静脉、肝静脉、门静脉、下腔静脉多见。动脉血栓主要见于脑动脉、冠状动脉、肺动脉、视网膜动脉及四肢动脉。可发生心肌梗死。

4. 产科并发症　血栓还可发生在妊娠期的胎盘，导致胎盘梗死、流产与死胎。

5. 抗磷脂综合征（APS）　是一种非炎症性自身免疫性疾病，临床以动静脉血栓、病态妊娠（妊娠早期流产和中晚期死胎）、血小板减少和（或）伴有神经精神系统、皮肤网状青斑等症状为表现，血清中APA阳性，以上症状可1种或多种同时出现。2007年孟晓梅等报道成人APS 72例，其中继发于SLE的APS 41例；2010年陈晓微等报道了174例APS，继发于SLE的APS 138例，年龄最小14岁。APS临床表现可为静脉血栓（60%）、动脉血栓（32%）、小血管血栓（6%）、动静脉混合血栓（2%），最常见的静脉血栓是下肢深静脉血栓，其次是大脑静脉窦血栓；最常见的动脉血栓是缺血性脑卒中。脑血管疾病包括静脉窦血栓和缺血性脑卒中。此外，还有一种少见的恶性APS（catastrophic APS，CAPS），表现为短期内进行性广泛血栓形成，造成多器官功能衰竭甚至死亡。因此，对于APS患者任何感染，需要给予合理有效的抗生素治疗；若APS行外科手术，需给予全身抗凝治疗，防止发生CAPS。

6. TTP　SLE合并TTP占1%~3%，APA往往是发病机制。以微血管性溶血性贫血、血小板减少、发热、中枢神经系统和肾脏受累为特征，又称微血管血栓-出血综合征。微血管血栓引起重要脏器损伤，如不及时治疗，病死率很高。病因尚未完全清楚，发病机制为：①免疫学说：免疫损伤引起全身广泛血管炎。病理改变特点是全身各器官的终末小动脉和前毛细血管广泛形成由纤维蛋白原、血小板、红细胞、白细胞组成的透明血栓，血小板消耗性减少。免疫荧光法证实血管内皮细胞表面有IgG结合；微血管内有抗血管内皮抗体、抗GP Ⅳ（CD36）自身抗体。血清PAIgG增高，补体降低。骨髓巨核细胞成熟障碍，提示可能同时有血小板破坏增加。②内皮细胞受损，PGI_2合成减少、降解增加，内皮细胞激活，促凝活性增加，导致血小板聚集；内皮素释放增加，血管收缩，局部血流减少，促进血栓形成。③vWF裂解蛋白酶缺乏：近年发现患者血浆中缺乏vWF裂解蛋白酶（vWF-CP，ADAMTS13）是TTP发病的关键因素。生理情况下，ADAMTS13将大分子vWF多聚体（ULvWF）分解成大小不同的vWF多聚体而参与止血；同时识别与清除血小板上的vWF多聚体，限制血栓的生长。病理情况下，ADAMTS13缺乏或活性减弱，不能将血管损伤后释放到血液中的ULvWF分解成正常的vWF而参与止血。由于ULvWF具有高黏附性，使其与胶原、血小板膜受体结合位点增多，结合力增强，引起难以控制的血小板聚集，广泛微血管内血栓形成过程中血小板消耗性减少。先天性TTP由于ADAMTS13基因突变使其结构与功能变化，活性降低。获得性 TTP 可由于 SLE、APS 等自身免疫性疾病诱导自身抗体抑制 ADAMTS13 活性。近年发现继发性 TTP 患者血清中存在抗 ADAMTS13 自身抗体。

7. 冠状动脉炎和心肌梗死 SLE 病人心血管疾病，如心肌梗死和脑栓塞发生率升高。有报道 4 例伴心绞痛的 SLE 女患者，2 例出现急性心肌梗死，经造影及尸检证实为冠状动脉炎闭塞性梗死，尸检见患者冠状动脉严重动脉硬化，血管内膜及肌层有急性炎症和坏死，外膜有急性炎症和出血灶，故认为是血管炎促进血管栓塞。亦有文献报道儿童 SLE 并发急性心肌梗死。

SLE 冠状动脉炎和动脉硬化发生率增高的原因可能与以下因素有关：①由于肾上腺皮质激素治疗引起胆固醇脂蛋白升高。②有报道 SLE 患者有甘油三酯过高症，推测可能患者存在与肝素结合的免疫复合物，抑制血浆肝素脂解活力的缘故。③与 ACA 有关。④疾病导致心脏冠状动脉进行性变性。

8. 神经系统症状 SLE 可侵犯脑、脊髓及周围神经，而以脑病变多见。可以是初发症状，但更常见于病情发展一段时间之后或在晚期，继发于心、肾严重病变之后，一般预后不良，主要是 SLE 病变直接引起的损害，病理变化为小血管炎，血管内皮细胞肿胀，外膜细胞增生，管腔变窄，血栓形成，导致血管闭塞等，也有尸检发现脑动脉有纤维蛋白性栓塞，而未见典型的血管炎改变。临床表现较复杂，可有癫痫样抽搐、瘫痪、颅内压增高、脑神经损害、脑膜炎或脑膜脑炎等表现。

9. 缺血性骨坏死 SLE 患者无菌性骨坏死的发生率约为 5%。Klipper 等报道了 23 例，从诊断 SLE 到发生缺血性骨坏死，最短 7 个月，最长 16 年，平均 3~4 年。缺血性骨坏死最常侵犯股骨头，其次为肱骨头。最早和主要症状为疼痛，股骨头坏死的早期，常诉大腿痛或髋关节痛，活动时更痛，负重或行走尤甚，严重者关节活动受限制，特别外旋、外展发生困难，少数关节半脱位或完全脱位，不能行走。X 线检查和放射性核素闪烁法检查，有助早期发现。缺血性骨坏死除与应用皮质激素有关外，与 SLE 引起的血凝亢进、血管壁病变有关。

10. 其他 尸检发现肾小动脉有纤维蛋白性栓塞，肝门周围窦状小管纤维蛋白沉积伴实质性坏死，肝门静脉纤维蛋白栓塞而扩张。患者临床表现为急腹痛伴反跳痛。患者有高效价的 IgG、IgM 和 APA，故认为血栓可能与 APA 有关。

（四）治疗

1. 治疗原发病 按 SLE 治疗。

2. 抗凝治疗 已证实糖皮质激素、免疫抑制剂并不能预防血栓的发生。因此，对于已发生血栓或反复发生者应长期抗凝治疗。常用方法为肝素治疗，定期做凝血时间，凝血时间（试管法）保证在正常的一倍左右，即 16~24 分钟。目前多主张用低分子肝素，其抗凝效果高而出血的反应小。肝素结合于抗凝血酶的赖氨酸残基，使其构象发生改变，并使其精氨酸反应部位与各种丝氨酸蛋白酶结合，其中主要是因子 Xa、IIa，其次是 IXa、XIa、XIIa，使它们失去活性，从而防止纤维蛋白沉积和小血管栓塞，并可增高血浆中 C3 的浓度，抑制抗体作用等。

五、抗磷脂综合征

抗磷脂综合征（antiphospholipid syndrome，APS）亦称抗磷脂抗体综合征（antiphospholipid antibody syndrome，APAS）、抗磷脂 - 血栓形成综合征（antiphospholipid thrombosis syndrome，APL-TS）和 Hughes 综合征。抗磷脂抗体（antiphospholipid antibody syndrome，APA）主要是狼

疮抗凝物（lupus anticoagulant，LA）和抗心磷脂抗体（anticardiolipin antibody，ACA）干扰凝血过程形成致凝血障碍，使磷脂依赖性凝血试验，如凝血酶原时间（PT）、活化部分凝血活酶时间（APTT）和蝰蛇毒凝血时间（RVVT）延长。临床表现为三联征：①动、静脉血栓形成及栓塞；②血小板减少；③习惯性流产或死胎。

（一）流行病学

正常人5%~9%有低效价IgG-ACA阳性，SLE、RA、干燥综合征（SS）、混合性结缔组织病和贝赫切特病均可有继发性APS，其中SLE > 50%APA阳性，但发生APS 10%~25%。ITP/AIHA患者APA阳性可达30%~40%。

（二）病因与发病机制

APS血小板减少和血栓形成机制复杂，为多因素所致，主要有：① APA免疫损伤及免疫性血管炎直接损伤血管内皮，使其合成与释放能抑制血小板聚集和扩张血管的前列环素（PGI_2）减少，增加血小板的黏附与聚集，释放纤溶酶原活化素减少，使纤溶酶原转化为纤溶酶减少，纤维蛋白溶解活性减低，增加纤溶酶原活化抑制物释放，总的效应使血液处于高凝低纤溶状态；② APA介导内容细胞上黏附分子受体和组织因子表达，与血小板膜磷脂相互作用，增加血栓烷（thromboxan，TX）的合成，促使血小板聚集，血管收缩血流变慢；③ APA影响内皮血栓调节蛋白（thrombomoduline，TM）活性，干扰抗凝蛋白C和蛋白S的激活，抑制活化的蛋白C裂解活化的凝血因子Ⅴa和Ⅷa，血液处于高凝状态；④ APA促使内皮细胞释放血管性血友病因子（von Willebrand factor，vWF）增多，促使血栓形成；⑤ APA使细胞膜脂质过氧化，使巨噬细胞表达TF，通过外源性凝血途径激活因子Ⅹ及其下游一连串反应，导致血栓形成；⑥ APA还有抗凝血酶活性，干扰肝素 - 抗凝血酶复合物形成，使肝素抗凝活性减低；⑦ APA直接或通过蛋白 - 磷脂复合物相互作用使胎盘抗凝蛋白Ⅴ不能与阴离子磷脂结合，使更多阴离子磷脂与凝血因子形成复合物加快凝血；⑧ APA与血小板膜磷脂结合激活血小板，使其聚集解体并促使单核 - 巨噬细胞捕捉血小板，增加破坏，使血小板减少。

（三）临床表现

风湿性疾病相关性APS临床表现与原发性APS相似：①动静脉血栓形成与栓塞；②血小板减少；③习惯性流产或死胎。

1. 血栓形成与栓塞　静脉血栓有上下肢深部静脉血栓（deep vein thrombosis，DVT）、肺栓塞（pulmonary embolism，PE）、颅内静脉血栓、下腔静脉血栓、肝静脉血栓（Budd-Chiari 综合征）、门静脉血栓。肾静脉及视网膜静脉血栓。动脉血栓可累及冠状动脉、颈动脉、脑动脉、锁骨下动脉、腋动脉、远近端主动脉、视网膜动脉。可有二尖瓣或主动脉瓣增厚造成狭窄与关闭不全。有的有疣状心内膜炎（Libman-Sach 心内膜炎）。少数双耳血栓形成耳肿大、疼痛、硬实、黑红色，称Hughe耳。LA与ACA在血栓形成和栓塞患者的检出率分别为42%和40%。

2. 皮肤表现　网状青斑、坏死性紫癜、淤血性溃疡（踝部多见）、甲床溃疡和外周（指、趾）坏疽。

3. 神经症状　可出现短暂脑缺血发作、脑卒中综合征、偏头痛、舞蹈病、吉兰 - 巴雷综合征等。

4. 习惯性流产和死胎　由于血管炎、坏死性蜕膜血管梗死及绒毛间血栓形成，胎盘功能异常可导致妊娠早期习惯性流产，中、晚期宫内死胎。孕妇血小板计数减少，其胎儿

50%~70%血小板计数也减少。分娩后 2~10 天可发生产后综合征,表现为发热、胸痛、胸膜渗出、呼吸困难、斑点状肺侵润、心肌病及室性心律失常,可自行恢复,发病机制不清。

5. 血小板计数减少的特征　可重度减少,多急性和周期性发作。一般无出血,如伴有凝血酶原血症可有出血。如突然发生广泛多发小血管血栓形成,于数日至数周内,发生多脏器功能衰竭,预后极差,称为灾难性 APS。

（四）实验室检查

血象以血小板计数减少为特征,如伴 AIHA 者有贫血,白细胞一般正常或稍高。磷脂依赖性凝血检查 PT、APTT、RVVT 延长,加正常血浆不能纠正,加磷脂可纠正,肯定有 LA。ACA 检查需用酶联免疫吸附或放射免疫法,患者可只有 LA 或 ACA。ACA 阳性 SLE 中45%LA 阳性,LA 阳性 SLE 中、59%ACA 阳性,LA 和 ACA 有共同磷脂集团结构,常有交叉反应。

3% 患者 Coombs 试验阳性。3% 患者有抗辅因子 β_2-GPⅠ 抗体阳性而 APA 阴性。≤ 30% 梅毒血清试验假阳性。66%~75%SLE LA 阳性者有选择性凝血酶原减低,可能有抗凝血酶原抗体与凝血酶原结合成复合物后加快清除,抗体不中和其凝血活性。

（五）诊断与鉴别诊断

免疫性疾病患者有血小板计数减少,血栓栓塞,女性患者有习惯性流产或宫内死胎史应检查 APA,阳性即可诊断为免疫相关性 APS。如无 APS 三联征或二联征（血小板减少和血栓栓塞）,仅有 APA 阳性,不能诊断为 APS,应密切随访有无血栓栓塞,ITP 可高达30%~40%APA 阳性,AIHA 也常有 APA 阳性,应注意鉴别。

SLE 患者有神经精神症状而 APA 阴性为 SLE 脑病。

此外还应与血栓性微血管病和相关性 DIC 相鉴别。

（六）治疗

积极治疗风湿病。对 APA 阳性无血栓形成是否要预防性抗凝治疗,一般主张暂时不用,一旦有血栓栓塞或血栓形成危险因素时（如手术、感染、口服避孕药、妊娠等）应酌情抗凝治疗。

1. 抗凝治疗　血栓栓塞表现为 DVT、PE 或动脉血栓者,单用华法林有效率为 35%,宜与普通肝素或低分子肝素合用,华法林每日 1~2mg,口服,肝素 5000~7500U、皮下注射,或低分子肝素 20~40mg、皮下注射,每日 1~2 次,有视网膜血栓者加己酮可可碱 400mg,每日3 次。有习惯性流产或死胎史合并妊娠者,泼尼松 40mg/d,每 4 周减 10mg 至维持量,每日5mg 直至分娩。阿司匹林 75mg/d 整个妊娠期至分娩后数日停用,或加肝素（≤ 12 500U/d 或低分子肝素 20~40mg/d）三药合用。抗凝治疗应持续至 APA 转阴 4~6 个月后停药。停药过早,2 年复发率 50%,8 年复发率 78%。一般不用溶栓药物。

2. 肾上腺皮质激素　尤其适用于血小板计数 < 20×10^9/L 和有低凝血酶原血症者,泼尼松每日 0.5~1mg/kg,必要时可静脉滴注地塞米松每日 20~40mg 或每日甲泼尼龙 500mg,连用 4~5 天。然后改口服泼尼松。随病情好转逐渐减量（5~10mg/d）,APA 转阴后持续 4~6 个月后停药。加达那唑对血小板回升有增效作用。

3. 抗氧化药物　因磷脂过氧化对血栓形成有一定作用,可加抗氧化维生素。维生素 E每日 600~900mg,维生素 C 每日 100~200mg,维生素 B₂ 每日 30~40mg,连用 4 周。

4. IVIG　对皮质激素治疗效果不佳者,每日 0.4g/kg,连用 4~5 天。

5. 灾难性 APS　除抗凝治疗用大剂量皮质激素静脉滴注外,血浆置换、IVIG、细胞毒药物如环磷酰胺，以血浆置换和 IVIG 可使 70% 患者缓解。环磷酰胺 500~750mg/m^2，每周静脉滴注 1 次，可防止血浆置换和 IVIG 后 APA 反弹。

六、免疫相关性血栓性微血管病

血栓性微血管病（thrombus microangiopathy，TMA）是一组毛细血管和小动脉被富含血小板的血栓阻塞引起的多脏器功能受损的临床综合征。100% 患者有微血管病性溶血性贫血（MAHA）和血小板减少，免疫相关性 TMA 可表现为血栓性血小板减少性紫癜（TTP）或溶血尿毒征（HUS），SLE 可伴发该病，患病率 0.5%~25%。在 RA、SS、成人型 Still 病的病程中也可见到。

（一）病因与发病机制

TAM 发病与免疫紊乱有关，其发生与血管内皮和血小板相互作用关系密切。

1. 血管内皮细胞损伤　正常内皮细胞能合成与释放抗凝因子，以维持血液为液体状态，如 PGI$_2$、组织纤溶酶原活化素（tissue plasminogen activator，t-PA）、血栓调节蛋白（thrombomoduline，TM）等具有扩张血管、抑制血小板聚集、溶解血栓，能灭活激活的凝血因子Ⅴa 和Ⅷa。免疫性或其自身抗体和免疫复合物损伤血管内皮使其表达组织因子，抗凝物质减少，纤维蛋白溶解活性减低，纤溶酶原活化抑制物 1（plasminogen activation inhibin，PAI-1）增高，使血管内皮抗血栓活性减低或丧失，导致血栓形成。

内皮细胞能合成与释放一氧化氮（NO），超生理浓度的 NO 可损伤内皮，增强内皮对内毒素和 TNF-α 反应，并能促使炎症细胞释放 TNF-α、IL-1，激活白细胞释放氧自由基等损伤内皮细胞。

2. 超大血管性血友病因子（ULvWF）　ULvWF 多聚体降解酶缺陷可促血小板聚集，血浆中 vWF 多聚体主要由内皮细胞和巨噬细胞产生的 ULvWF 多聚体降解而来。正常血浆中有降解 vWF 金属酶，vWF 裂解蛋白（ADMTS13）降解 ULvWF 成正常血浆中小的 vWF 多聚体，无聚集血小板活性。因此，正常血浆无 ULvWF 和大的 vWF 多聚体，血小板不会在血液循环中聚集。当损伤的内皮细胞释出过多的 ULvWF 超过酶降解的能力或自身抗体有抗ADAMTS13，使酶活性减低。血流中即使有少量 ULvWF 附于血小板上也可引起血小板血栓的形成。

3. 血小板活化　正常人血中有血小板活化因子（platelet activating factor，PAF）及其抑制物（PAF inhibitor，PAFI）A 和 B，PAF 能特异性与血小板 GPIV 结合介导内皮细胞损伤和内皮细胞 - 血小板相互作用。内皮细胞还可释出半胱氨酸蛋白酶与血小板 GPⅠb-Ⅳ-Ⅴ复合物、GPⅡb-Ⅲa、GPⅣ及血小板微粒结合促使血小板聚集。内皮细胞损伤凋亡暴露出内皮下组织也能激活血小板。

（二）临床表现

免疫相关性 TMA，多发生在风湿免疫性疾病活动期。

1. MAHA 网织红细胞增高，黄疸，血片中破碎红细胞增多，有幼红幼粒细胞。

2. 血小板减少性紫癜。

3. 多变性反复性一过性神经症状，有头痛、头昏、局灶性神经症状、抽搐、精神变化、意识障碍、昏迷。

4. 肾功能异常有血尿、蛋白尿、肾功能不全、肌酐升高，甚至肾衰竭。

5. 发热多为低、中度热。

40%~75%有典型五联征,74%~100%有前三项所谓TTP三联征,100%有前两项。TMA-HUS则有三联征:①MAHA;②血小板减少性紫癜;③肾功能异常尤其是急性肾衰竭。

（三）实验室检查

1. 外周血　特征性血象为MAHA和血小板计数减少。外周血涂片中破碎红细胞大于2%,有的大于10%。白细胞数一般正常或增高,分类以中性粒细胞增多,可出现有核红细胞和幼稚粒细胞。

2. 骨髓　骨髓象呈增生性贫血,巨核细胞数正常或增多,可伴成熟障碍。

3. 血生化检查　有高胆红素血症,未结合型为主,高乳酸脱氢酶血症,结合珠蛋白减低或缺如,PAIgG阳性者88%,PAF阳性者59%,免疫复合物阳性者39%~73%,ULvWF多聚体阳性,11% ADAMTS13活性减低。尿素氮、肌酐升高尤以TMA-HUS显著。

4. 凝血检查　D-二聚体和纤维蛋白降解产物（FDP）不增高,血浆鱼精蛋白副凝试验（3P）阴性。

（四）诊断与鉴别诊断

凡有血小板计数减少,有MAHA特征者可初步考虑TTP,加上有神经症状、肾脏损伤等确诊不难。

SLE活动期可有发热、溶血性贫血、血小板计数减少、肾脏损伤和神经症状、酷似TTP/HUS,免疫相关性APS也有血小板减少、血栓栓塞、神经症状和肾脏损害等,与TTP/HUS相似,鉴别困难。虽MAHA为TTP/HUS特征之一,但有重叠。牙龈活检50% TTP有微血管透明样白色血栓,由血小板聚集所致,含大量vWF和少量纤维蛋白,栓塞局部可有坏死,无炎症细胞侵润和炎症反应为其病理特征。免疫相关弥散性血管内凝血（DIC）有出血、血小板减少、血栓栓塞、多脏器功能异常等,也与TTP/HUS相似,但DIC有D-二聚体阳性、PT和APTT延长、纤维蛋白原减低、3P试验阳性等,可与TTP/HUS鉴别。

（五）治疗

免疫相关性TMA病情较重,要及时诊治。与特发性TTP一样,首选血浆置换和大剂量皮质激素。

1. 血浆置换　每日置换2~3L（20~30ml/kg）,交换至完全缓解（神经状态正常、血红蛋白上升、血小板恢复正常、乳酸脱氢酶正常）。血浆置换疗效机制:①抑制并清除内皮细胞释放的ULvWF,恢复血中vWF正常组分;②抑制内皮细胞凋亡;③减少氧自由基;④恢复PGI_2;⑤清除PAF;⑥补充ADAMTS13,以降解ULvWF,并去除抗此酶的自身抗体。若无条件做血浆置换,应输新鲜冰冻血浆,每日8ml/kg,直至缓解。

2. 肾上腺皮质激素　每日泼尼松100mg,或静脉滴注地塞米松20~40mg或每日甲泼尼龙500mg,连续4~5天。

3. IVIG　每日IVIG 400mg/kg,连用5天。

4. 其他　长春新碱2mg,静脉滴注,每周1次,环磷酰胺750mg静脉滴注、每周1次或每日200mg,连用7天,间隔2~3周,硫唑嘌呤（每日100mg）可抑制自身免疫并促使ULvWF多聚体自血液循环中消失,用至缓解。每日CsA 10mg/kg,分两次口服,治疗难治性病例可缓解。CsA可诱发TTP。达那唑800mg/d可抑制P450细胞色素酶对CsA分解,增加CsA血药浓度,合用可减少CsA剂量。

5. 有学者采用利妥昔单抗治疗经皮质激素、长春新碱、脾切除、血浆置换治疗后复发的TTP患者,取得了缓解。利妥昔单抗375mg/m²,每周1次,共8次,缓解持续15个月。

ADAMTS13 水平增加但抗此酶的抗体不能清除。

6. 血小板输注 血小板计数 $< 20 \times 10^9/L$ 有严重出血应输注血小板悬液。应用血浆置换，大剂量皮质激素治疗同时输血小板。单输血小板悬液可加重血小板聚集微血管血栓，加重病情。

七、免疫相关性弥散性血管内凝血

免疫相关性弥散性血管内凝血（disseminated intravascular coagulation，DIC）：多继发于风湿免疫性疾病（如 SLE、RA 等），免疫系统异常致病因素损伤微血管体系、凝血活化、全身微血管血栓形成、凝血因子大量消耗，并继发纤溶亢进，引起以出血及微循环衰竭为特征的临床综合征。

（一）病因与发病机制

DIC 常有血管炎性内皮细胞损伤，释放大量组织因子（TF）。还可通过自身抗体和免疫复合物激活中性粒细胞、淋巴细胞、单核细胞分泌细胞因子 IL-1、TNF-α、血小板活化因子，使血小板聚集，这样可通过外源性凝血途径（TF、因子Ⅶ、Ⅴ、Ⅹ）和内源性凝血途径（因子Ⅻ、Ⅺ、Ⅸ、ⅩⅢ、Ⅴ、Ⅹ），促使凝血酶原转化为凝血酶，再使纤维蛋白原转化为纤维蛋白凝血块。

凝血酶可结合血小板膜上凝血酶抗体激活血小板，促使其聚集，释放出血小板凝血物质（主要为磷脂）参与血液凝固，组织缺血功能障碍。凝血酶与内皮细胞上受体结合介导释放 t-PA，使纤溶酶原活化为纤溶酶，引起继发性纤维蛋白溶解，纤溶酶还可降解凝血因子，使血小板和凝血因子耗竭引发 DIC，出现出血和血栓栓塞表现。

内皮损伤后暴露出内皮下基质，引起血小板黏附聚集解体，同时内皮损伤后 PGI_2 减少，TXA_2 增多，使血小板聚集。

（二）临床表现

免疫相关性 DIC 临床表现与非风湿病 DIC 一样，以出血为主，占 70%~100%。

1. 出血 为自发性、多部位出血，常见于皮肤、黏膜、伤口及穿刺部位，严重者可发生失血性休克。

2. 休克或微循环衰竭 无法用原发病解释，且休克不易被纠正，早期即可出现肾、肺、大脑等多器官功能不全。

3. 微血管栓塞 可发生在浅层的皮肤、消化道黏膜的微血管，但较少出现局部坏死和溃疡。发生于器官的微血管栓塞其临床表现各异，可表现为顽固性的休克、呼吸衰竭、意识障碍、颅内高压、功能衰竭等，严重者可导致多器官功能衰竭。

4. 微血管病性溶血 较少发生，贫血程度与出血量不成比例，偶见皮肤、巩膜黄染。

风湿病相关性 DIC 的临床表现易误诊为风湿病活动，应引起注意。

（三）实验室检测

1. 血分析和凝血分析 PLT $< 100 \times 10^9/L$ 或进行性下降。PT 缩短或延长 3 秒以上，或 APTT 缩短或延长 10 秒以上。

2. 显示凝血酶生成 D- 二聚体增高、3P 试验阳性、乙醇胶试验阳性、纤维蛋白肽 A 增高。

3. 血浆纤维蛋白原含量 $< 1.5/L$ 或进行性下降，或 $> 4g/L$。

4. 外周血涂片 显示破碎细胞增多 $> 2\%$。

5. 根据血小板计数和纤维蛋白原水平将 DIC 分为轻、中、重三度(轻度:血小板计数 > 50×10^9/L,纤维蛋白原 > 1g/L;中度:血小板计数 20~30 $\times 10^9$/L,纤维蛋白原 0.5~1g/L;重度:血小板计数 < 10×10^9/L,纤维蛋白原 < 0.5g/L。

(四)诊断与鉴别诊断

诊断 DIC 应结合临床和实验室结果全面考虑,一般应具备:①临床上有多发出血倾向,血液难以凝固;②多发性微血管栓塞表现,器官功能障碍;③血小板计数减低或进行性减低;④纤维蛋白原减低或进行性减低;⑤ 3P 试验阳性;⑥ D- 二聚体增高;⑦ PT、APTT 延长;⑧外周血红细胞碎片 > 2%。

风湿病相关性 DIC 应与风湿病活动、风湿病相关性 ITP、Evans 综合征、TTP/HUS、APS 等鉴别。

(五)治疗

对于本病的治疗,以治疗风湿病为根本,根据病情采用皮质激素、免疫抑制剂控制风湿病活动,并支持治疗以阻断 DIC 启动因素。

1. **抗凝治疗** 抗凝治疗是终止 DIC 病理生理过程,减轻器官功能损害的重要措施,可减少机体本身及输入的血小板和凝血因子进一步消耗。肝素是 DIC 抗凝治疗中主要药物,剂量随 DIC 发生的轻重缓急而定。一般发生急危重症应用 50~100mg 静脉滴注、12 小时 1 次,或 24 小时持续静脉滴注。病情发生较慢、病情轻用 25~50mg 静脉滴注、1~2 次 / 日,亦可用低分子肝素。应用肝素要用到异常凝血试验恢复正常,再继续用 2~4 天,以免停肝素后 DIC 反弹。应用肝素要注意其不良反应:①肝素过量可用鱼精蛋白 1:1 对抗;②肝素相关性血小板减少血栓综合征一般发生于用肝素 3 天内,一过性血小板减少,不发生血栓为 I 型;已用肝素 5~15 天,发生迟发性免疫介导血小板减少时,注射部位红斑坏死、DVT、PE、脑血窦静脉血栓亦可发生动脉血栓为 II 型。应停用肝素,改用其他抗凝药物。

其他抗凝药物:复方丹参注射液 20~40mg,3~5 日或更长。低分子右旋糖酐每日 500ml,缓慢静脉滴注。重组用水蛭素每日 0.05mg/kg 静脉滴注,连用 4~10 天。脉酸酯每日 1000~2000mg 静脉滴注,连用 7~10 天。

2. **替代治疗** 以控制出血风险和临床活动性出血为目的。适用于有明显血小板或凝血因子减少证据且已进行病因及抗凝治疗、DIC 未能得到良好控制、有明显出血表现者。

(1)新鲜冷冻血浆等血液制品:每次 10~15ml/kg,也可使用冷沉淀。纤维蛋白原水平较低时,可输入纤维蛋白原:首次剂量 2.0~4.0g,静脉滴注。24 小时内给予 8.0~12.0g,可使血浆纤维蛋白原升至 1.0g/L。

(2)输注血小板:未出血的患者 PLT < 20×10^9/L,或者存在活动性出血且血小板计数 < 50×10^9/L 的 DIC 患者,需紧急输注血小板悬液。

(3)FⅧ及凝血酶原复合物:偶在严重肝病合并 DIC 时考虑应用。

3. **抗纤溶治疗** 一般在纤维蛋白溶解为主要出血原因时用。由于 DIC 高凝血栓形成与继发性纤维蛋白溶解重叠,不能截然分开,故多与抗凝治疗合用。常用药物有: 6- 氨基己酸 6~20g,分次或持续静脉滴注,止血环酸 0.2~2g/ 分次静脉滴注,对羧基苄胺 0.2~2g/ 分次静脉滴注。

4. **溶栓治疗** DIC 发生时,机体同时启动纤维蛋白溶解机制,故一般不用溶栓治疗。在 DIC 终止仍有明显血栓栓塞临床和实验室依据或器官功能恢复缓解,可酌情使用。尿激酶（UK）4000U/kg，静脉注射，以后 4000U/h，持续静脉滴注，连用 2~3 日。t-PA 70 万 ~150 万 U 静脉滴注 30~60 分钟或 5000U/kg，持续静脉滴注。

八、获得性血友病 A

（一）流行病学

获得性血友病 A（acquired hemophilia，AHA）是非遗传性血友病患者由于体内产生凝血因子Ⅷ的自身抗体所引起的获得性出血性疾病。国外报道获得性血友病 A 发病率为 0.2/10 万 ~1.0/10 万，平均年龄在 60 岁以上，男女比例大致相同；另一发病高峰为 20~30 岁的产后女性。

（二）病因与发病机制

现认为获得性血友病 A 绝大多数与免疫系统紊乱有关。免疫异常造成循环中出现凝血因子Ⅷ抗体，干扰或中和因子Ⅷ活性，致使凝血因子Ⅷ被其灭活而丧失凝血功能。获得性凝血因子Ⅷ抑制物可以发生在遗传性血友病患者输血治疗后，也可在非遗传性凝血因子缺乏症人群中发生。凝血因子Ⅷ抑制物绝大多数是多克隆 IgG，少数为 IgM 或 IgA，或同时与 IgG 并存。

（三）临床表现

出血倾向的程度由抗因子Ⅷ抗体在血液循环中对因子Ⅷ的不可逆灭活程度决定，严重者可出现典型血友病样出血症状，如自发性出血、深部软组织血肿、伤后出血不止等。

（四）实验室检查

出血时间（BT）正常，PT 正常，凝血酶时间（TT）正常，APTT 延长，加正常血浆不能纠正，因子Ⅷ减低。以患者血浆和等量正常血浆混合，于 0、60 分钟和 120 分钟测因子Ⅷ、Ⅸ、Ⅻ，如仅有因子Ⅷ减少，可以肯定有特异性抗因子Ⅷ抗体。

（五）诊断与鉴别诊断

1. 多见于中老年及产后女性。
2. 无遗传性或家族性出血病史。
3. 自发性出血或手术后出血不止。
4. 凝血时间延长，APTT 明显延长，FⅧ：C 水平降低，FⅧ抑制物测定阳性。
5. 无其他凝血因子缺陷，血小板计数及功能正常。
6. 除外其他凝血异常疾病，如 DIC 等。

（六）治疗

1. 治疗原发病。
2. 控制出血 应卧床，少活动，局部压迫，输用止血药物，禁用阿司匹林等非甾体类抗炎药。
3. 补充凝血因子，提升循环中 FⅧ水平。
4. 消除抗因子Ⅷ抗体。消除抗体可用 IVIG（每日 1g/kg，连用 2 日），同时给泼尼松（每日 1mg/kg）、环磷酰胺（每日 200mg/d）连用 3~5 天，抗体效价下降，一般用 4 周，抗体效价可下降超过 50%，如无明显下降则停用。可输注因子Ⅷ 75U/kg 或人因子Ⅷ 50~100U/kg，随后每日泼尼松 100mg、连用 5 天，环磷酰胺 500mg/m² 静脉滴注。第 1 日，长春新碱 2mg 静脉滴注，每 3~4 周重复 1 次，2~3 疗程可使 92% 患者抗因子Ⅷ抗体消失，维持疗效 2~5 年。如 3 个疗程仍不能使抗体效价下降，可试用 CsA、IFN-α。有人用利妥昔单抗 375mg/m² 静脉滴注,每周1次,共4次,可取得较好疗效。

（林传明　顾　健）

参 考 文 献

1. 考杉斯基主编,陈竺等译. 威廉姆斯血液学,北京:人民卫生出版社,2011.

2. 张之南,郝玉书,赵永强,等. 血液病学,2版. 北京:人民卫生出版社,2011.

3. 王振义,李家增,阮长耿,等. 血栓与止血基础理论与临床. 上海:上海科学技术出版社,2004.

4. 葛均波,徐永健,内科学,8版. 北京:人民卫生出版社,2013.

5. 陈灏珠,林果为. 实用内科学,13版. 北京:人民卫生出版社,2009.

6. 中华医学会血液学分会血栓与止血学组. 成人原发免疫性血小板减少症诊断与治疗中国专家共识(2016年版). 中华血液学杂志,2016,37(2):89-93.

7. 中华医学会血液学分会血栓与止血学组. 血栓性血小板减少性紫癜诊断与治疗中国专家共识(2012年版). 中华血液学杂志,2012,33(11):983-984.

8. 中华医学会血液学分会血栓与止血学组,中国血友病协作组. 获得性血友病A诊断与治疗中国专家共识. 中华血液学杂志,2014,35(6):575-576.

9. 中华医学会风湿病学分会. 抗磷脂综合征诊断与治疗指南. 中华风湿病学杂志,2011:15(6):407-410.

10. 林传明,顾健. 间充质干细胞对系统性红斑狼疮血栓易发状态的免疫调节和修复机制研究新进展. 中国实验血液学杂志,2011,19(4):1092-1096.

11. 中华医学会风湿病学分会. 2010系统性红斑狼疮诊断与治疗指南. 中华风湿病学杂志,2010,14(5):342-346.

12. Caroline Gordon et al, The British Society for Rheumatology guideline for the management of systemic lupus erythematosus in adults. Rheumatology . Oxford:England,2018,57(1):1-45.

13. Sakamoto K, Nakasone H, Tsurumi S, et al. Prednisone versus high-dose dexamethasone for untreated primary immune thrombocytopenia. A retrospective study of the Japan Hematology & Oncology Clinical Study Group. J Thromb Thrombolysis. 2013 May 18. [Epub ahead of print].

14. Hallam S, Provan D, Newland AC. Immune thrombocytopenia--what are the new treatment options? Expert Opin Biol Ther, 2013, 13(8):1173-1185.

15. Crawley JT, Scully MA. Thrombotic thrombocytopenic purpura:basic pathophysiology and therapeutic strategies. Hematology Am Soc Hematol Educ Program, 2013, 20(13):292-299.

16. Shah N, Rutherford C, Matevosyan K, et al. Role of ADAMTS13 in the management of thrombotic microangiopathies including thrombotic thrombocytopenic purpura (TTP). Br J Haematol, 2013, 163(4):514-519.

17. Shovman O, Langevitz P, Gilburd B, et al. Coincidence of granulomatosis and polyangiitis with atypical clinical manifestation and antiphospholipid syndrome. Lupus, 2013, 22(3):320-323.

18. Comarmond C, Cacoub P. Antiphospholipid syndrome:from pathogenesis to novel immunomodulatory therapies. Autoimmun Rev, 2013, 12(7):752-757.

19. Meri S. Complement activation in diseases presenting with thrombotic microangiopathy. Eur J Intern Med, 2013, 24(6):496-502.

20. Nakamura Y, Mitani N, Ishii A, et al. Idiopathic pneumonia syndrome with thrombotic microangiopathy-related changes after allogeneic hematopoietic stem cell transplantation. Int J Hematol, 2013, 98(4): 496-498.

21. Patrick T, Carlan SJ, Najera JE, et al. Management of Thrombotic Thrombocytopenic Purpura with Autoantibodies to ADAMTS-13 and Concurrent Preeclampsia in Pregnancy: Multidisciplinary Team Approach. AJP Rep, 2012, 2(1): 37-38.

22. Toh CH, Alhamdi Y. Current consideration and management of disseminated intravascular coagulation. Hematology Am Soc Hematol Educ Program, 2013, 20(13): 286-291.

23. Fink MP. Recombinant soluble thrombomodulin as an adjunctive treatment for sepsis and disseminated intravascular coagulation: relatively safe and possibly effective. Crit Care Med, 2013, 41(9): 2221-2223.

24. Seki Y, Wada H, Kawasugi K, et al. A prospective analysis of disseminated intravascular coagulation in patients with infections. Intern Med, 2013, 52(17): 1893-1898.

25. Levi M. Another step in improving the diagnosis of disseminated intravascular coagulation in sepsis. Crit Care, 2013, 22; 17(4): 448.

26. Gando S, Saitoh D, Ishikura H, et al. A randomized, controlled, multicenter trial of the effects of antithrombin on disseminated intravascular coagulation in patients with sepsis. Crit Care, 2013, 17(6): 297.

27. Chiba T, Tsuji G, Mitoma H, T et al. Acquired haemophilia treated successfully with rituximab in a patient with pemphigus vulgaris. Haemophilia, 2013, 19(2): 98-99.

28. Oh J, Lim Y, Jang MJ, et al. Characterization of anti-factor Ⅷ antibody in a patient with acquired hemophilia A. Blood Res, 2013, 48(1): 58-62.

29. Tha MH, Tien SL. Acquired factor XIII deficiency: still a clinical challenge in the era of novel therapy. Haemophilia, 2014, 20(1): 104-105.

30. Drobiecki A, Pasiarski M, Hus I, et al. Acquired hemophilia in the patient suffering from rheumatoid arthritis: case report. Blood Coagul Fibrinolysis, 2013, 24(8): 874-880.

第六节 心血管疾病与出血和血栓

一、急性冠脉综合征与抗栓治疗

急性冠脉综合征(acute coronary syndrome, ACS)是以冠状动脉粥样硬化斑块破裂或糜烂,继发完全或不完全闭塞性血栓形成为病理基础的一组临床综合征,包括不稳定型心绞痛(unstable angina pectoris, UAP)、ST 段抬高型心肌梗死(ST-elevation myocardial infarction, STEMI)和非 ST 段抬高型心肌梗死(non-ST-elevation myocardial infarction, NSTEMI)。

（一）动脉血栓形成与急性冠脉综合征

动脉粥样硬化斑块破裂,引起血小板黏附、聚集,凝血因子激活和血栓形成,从而导致冠状动脉完全或不完全阻塞,是从稳定型冠心病转变为危及生命的 ACS 的主要病理基础。濒临破裂、进而发生血栓的斑块称为易损斑块(vulnerable plaque),其病理学特征为:脂核较大,巨噬细胞吞噬过氧化脂质,引起基质金属蛋白酶表达增高,该酶抑制物减少,促使平滑肌细胞凋亡,影响其合成细胞外基质和组织修复,纤维帽变薄。易损斑块中含大量中性粒细胞和炎症细胞,部分斑块内还可能存在出血。在斑块破裂过程中,内皮细胞失去抗血栓形成的屏障作用,并通过细胞黏附分子的过度表达,使淋巴细胞在斑块内积聚,参与炎症反应。ACS患者的血小板激活和凝血因子活性增强、纤维蛋白形成、血清中C反应蛋白和淀粉样物质A等细胞因子增高,导致易损血液状态(vulnerable blood)。动脉粥样硬化斑块病变处一氧化氮形成障碍,使其抗凝和抗痉挛的保护作用减低。以上病理情况再加上吸烟、高血压、糖尿病、肺炎衣原体或巨细胞病毒感染、同型半胱氨酸水平增高等高危因素,均可促进易损斑块破裂和血栓形成,引起ACS和心脏性猝死的高危状态,即易损患者(vulnerable patient)。血管内超声显像发现,约75%ACS患者有多处斑块破裂,提示存在局部和总体炎症过程之间的相互作用。约5%冠脉血栓形成与斑块钙化有关。图9-6-1显示血小板和凝血系统在ACS患者血栓形成过程中的协同作用。

动脉血栓主要由聚集的血小板和少量纤维蛋白组成。血小板在动脉粥样硬化血栓形成过程中发挥重要的作用。血小板不仅是动脉血栓的主要成分,而且参与动脉粥样硬化的整个过程;活化的血小板促进在其表面凝血以及炎症介质的表达并促进平滑肌细胞的增殖。动脉粥样硬化斑块破裂后,血小板黏附于暴露的内皮下基质成分,特别是胶原和血管性血友病因子(von Willebrand factor, vWF)(图9-6-1)。血栓素(thromboxane, TX)A$_2$和二磷酸腺苷(adenosine diphosphate, ADP)可激活黏附的血小板,并募集更多的血小板。血小板活化引起糖蛋白(glycoprotein, GP)Ⅱb-Ⅲa的构象发生改变,构象变化活化的GPⅡb/Ⅲa通过与纤维蛋白原或在高剪切力情况下与vWF结合,致使相邻的血小板发生交联,从而导致血小板的聚集。另外,血小板可通过血小板源性受体、黏附分子、细胞因子如CD40L、P-选择素等发挥强大的促炎效应,上述分子与其他细胞表面的受体相互作用,最终导致白细胞的募集,进而释放炎症介质,通过炎症-凝血网络促进血栓的形成。

血管壁损伤后,表达组织因子(tissue factor, TF)的细胞暴露。动脉粥样斑块的脂质核心中富含脂质的巨噬细胞表达TF特别丰富,因此,斑块破裂处易于形成血栓。TF可激活凝血系统,促进凝血酶的形成。凝血酶是一种强大的血小板激活剂,可促使血小板聚集到损伤部位,同时促进纤维蛋白原转化为纤维蛋白,后者也可促进血小板聚集,从而形成血小板-纤维蛋白血栓(图9-6-1)。在ACS患者,流量改变血凝块的进展具有明显的特征,需要一系列事件的整合,涉及含TF的血凝块、血小板和凝血酶,导致血栓的形成,冠脉内血栓形成后必将影响冠脉血流。

(二)ACS的分类

ACS根据心电图表现分为ST段抬高型和非ST段抬高型,其中非ST段抬高型又分为不稳定型心绞痛和非ST段抬高心肌梗死,而ST段抬高型主要是指急性心肌梗死。两者在病理生理上的差异可能在于:非ST段抬高型的病理生理基础为血栓不完全堵塞动脉或微栓塞,而ST段抬高型则为血栓完全阻塞动脉血管。虽然两者病理生理过程相似,但两者在临床表现和治疗策略上有着较大区别。

(三)抗栓治疗

血管内血栓形成是ACS的重要的病理生

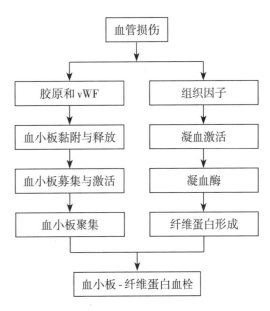

图9-6-1 血小板和凝血系统在血栓形成过程中的协同作用

理过程,因此,抗栓治疗是 ACS 治疗的重要组成部分,包括溶栓治疗、抗血小板治疗和抗凝治疗。

1. 溶栓治疗 凝血级联反应的最后一步是稳定的纤维蛋白交联形成,后者构成血栓的骨架。动脉粥样硬化斑块破裂形成富含纤维蛋白的血栓,发生在冠状动脉,导致 STEMI 的发生。溶栓治疗是 STEMI 再灌注治疗的重要措施之一。目前国内常用的溶栓药物有链激酶(streptokinase, SK)、尿激酶(urokinase, UK)和重组组织型纤溶酶原激活剂(recombinant tissue plasminogen activator, rt-PA),如阿替普酶(alteplase)、瑞替普酶(reteplase)、替奈普酶(tenecteplase)(表 9-6-1)。

表 9-6-1 不同溶栓药物特征的比较

溶栓药物	剂量	负荷量	抗原性及变态反应	纤维蛋白原消耗	90min再通率(%)	TIMI3级血流(%)
链激酶	150万 U, 30~60min	否	有	明显	≈ 50%	32%
尿激酶	150万 U, 30min	否	无	明显	未知	未知
阿替普酶	100mg, 90min	否	无	轻度	≈ 75%	54%
瑞替普酶	10U/次, > 2min, 两次(间隔 30min)	是	无	中度	≈ 75%	60%
替奈普酶	体重 60kg, 30mg;每增加 10kg,增加 5mg,最大剂量为 50mg	是	无	极小	≈ 75%	63%

(1)适应证与禁忌证:TIMI-Ⅲ、BISIS-2、GISSI-1 等试验均证明 UAP/NSTEMI 时使用溶栓疗法不能明显获益,相反会增加心肌梗死的危险,因此不主张在 UAP/NSTEMI 时使用药物溶栓。溶栓治疗的获益取决于开始溶栓的时间。心肌梗死发生后,血管开通时间越早,能挽救的心肌就越多。因此,患者一旦确诊,在救护车上进行溶栓治疗(院前溶栓,30 分钟内开始)能挽救更多的生命。但院前溶栓需要具备以下条件:①急救车上有内科医生;②良好的医疗急救系统,配备有传送心电图的设备,能够解读心电图的全天候一线医务人员;③有能负责远程医疗指挥的负责医生。

1)适应证:一般来说,STEMI 症状出现 12 小时内,心电图相邻两个胸前导联 ST 段抬高 0.2mV 或肢体导联 ST 段抬高 0.1mV 或新出现的或可能新出现的左束支传导阻滞的患者,是溶栓治疗的适应证。在直接 PCI 治疗熟练的中心,有直接经皮冠状动脉介入治疗(percutaneous coronary intervention, PCI)适应证的患者,直接 PCI 治疗可使患者明显的获益。对于症状发作 3 小时以内的患者,不能进行介入治疗如导管室不能使用、血管穿刺困难、PCI 治疗不熟练的中心,或介入治疗延迟如转运延迟、门-球时间-门-针时间超过 1 小时、门-球时间超过 90 分钟,此时,可首选溶栓治疗。此外,研究发现发病 12~24 小时后溶栓不降低死亡率,即使患者发病 12 小时以上但症状持续和 ST 段抬高,溶栓治疗仍是合理的。在发病 12 小时以上的老年患者,溶栓治疗增加心脏破裂的风险,因此,发病 12 小时且有持续缺血症状,特别是大面积前壁心肌梗死者,溶栓治疗仅限于年龄 < 65 岁的患者。

2）禁忌证：①颅内出血病史；②脑血管结构异常（如动静脉畸形等）；③颅内恶性肿瘤（原发或转移）；④3个月内缺血性卒中（不包括3小时内的缺血性卒中）；⑤可疑主动脉夹层；⑥活动性出血，或者出血体质（不包括月经来潮）；⑦3个月内的严重头部闭合性创伤或面部创伤。

3）相对禁忌证：①慢性、严重、控制不良的高血压；或目前血压严重控制不良（收缩压＞180mmHg或舒张压＞110mmHg）；②缺血性卒中超过3个月，痴呆或者已知的其他颅内病变；③创伤或者心肺复苏持续超过10分钟，或者3周内进行过大手术；④2~4周内内脏出血；⑤血管穿刺后不能压迫止血者；⑥5天前曾应用过链激酶，或者既往有链激酶过敏史；⑦妊娠；⑧活动性消化性溃疡；⑨目前正应用抗凝剂：国际标准化比值（INR）水平越高，出血风险越大。

（2）评估：溶栓开始后60~180分钟应当评估临床症状、心电图ST抬高程度及演变和心律。血管再通的指标包括症状缓解、评价冠状动脉和心肌血流及（或）心电图。临床主要的间接判定指标包括：症状缓解、再灌注心律失常、心肌酶学峰值前移、心电图。①最为简便的方法是治疗后60~90分钟抬高的ST段至少降低50%；②心肌损伤标志物的峰值前移，血清心肌型肌酸激酶同工酶酶峰提前到发病12~18小时内，肌钙蛋白峰值提前到12小时内；③患者在溶栓治疗后2小时内胸痛症状明显缓解；④溶栓治疗后的2~3小时内出现再灌注心律失常，如加速性室性自主心律、房室传导阻滞或束支传导阻滞突然改善或消失或者下壁心肌梗死患者出现一过性窦性心动过缓、窦房传导阻滞伴有或不伴有低血压。冠状动脉造影TIMI 2或3级血流是评估冠状动脉血流灌注的"金标准"，但临床中并非常规用于评价是否溶栓成功。

（3）出血并发症及其处理：溶栓治疗的并发症主要是出血，尤其是颅内出血，致死率很高。降低出血并发症的关键是除外有严重出血倾向的患者。一旦患者在开始治疗后24小时内出现神经系统状态变化，应怀疑颅内出血，并应：①停止溶栓、抗血小板和抗凝治疗；②立即进行影像学检查排除ICH；③请神经科和（或）神经外科和血液学专家会诊；根据临床情况，颅内出血患者应当输注新鲜冰冻血浆、鱼精蛋白、血小板或冷沉淀，一旦明确脑实质出血或脑室内出血或蛛网膜下出血或硬膜下血肿或硬膜外血肿，新鲜冰冻血浆可以提供多种凝血因子（尤其是V因子和Ⅷ因子），并能增加血容量。使用普通肝素的患者，用药4小时内可给予鱼精蛋白（1mg鱼精蛋白对抗100U普通肝素）；如果出血时间异常，可输入1~2U的机采血小板。同时控制血压和血糖；使用甘露醇、气管内插管和高通气降低颅内压力；考虑外科抽吸血肿治疗。

2. 抗血小板治疗

（1）阿司匹林：阿司匹林（aspirin）能够不可逆性地乙酰化环氧化酶（cyclooxygenase，COX）（又称前列腺素H合成酶），催化位点的丝氨酸残基（人COX-1的Ser529和人COX-2的Ser516），使COX失活，阻止底物AA进入催化位点，抑制前列腺素（prostaglandin，PG）H_2的合成，后者又是PGD_2、PGE_2、PGF_2、PGI_2以及TXA_2的前体（TXA_2主要由COX-1通路产生，而PGI_2主要由COX-2通路产生），因此，阿司匹林可抑制TXA_2的产生，从而发挥抗血小板聚集的作用（图9-6-2见文末彩图）。

COX通道的疏水性使乙酰化的丝氨酸残基不会被水解，能维持其稳定性，因而，每日小剂量的阿司匹林即可抑制COX-1依赖性的血小板功能，而要抑制COX-2依赖性的病理生理过程（疼痛、炎症），则需较大剂量的阿司匹林，而且应缩短给药间隔的时间。阿司匹林口服后 80%~90% 经胃肠道吸收，一般 2 小时内达血浆峰浓度。肠溶片延缓阿司匹林的吸收，达峰时间延长 3~4 倍。虽然其血浆半衰期仅为 15~20 分钟，但对 COX 的抑制效可维持血小板的整个生命周期（7 天 ±2 天）。

所有疑诊为 ACS 的患者均应考虑给予阿司匹林治疗，除非患者有严重变态反应、近期严重胃肠道出血或疑有颅内出血。应尽早口服阿司匹林 160~325mg。国际心肌梗死生存研究（International Studies of Infarct Survival, ISIS-2）证实了阿司匹林的临床益处。使用肠溶阿司匹林 162.5mg 治疗 1 个月（首剂嚼服）可明显降低 5 周内血管死亡率（9.4% 对 11.8%，OR 23%，95%CI 15%~30%；$P < 0.000\ 01$）。对包括 ISIS-2 的 15 个研究进行荟萃分析，结果显示疑诊为急性心肌梗死患者抗血小板治疗（主要为阿司匹林）可使风险比下降 30%，治疗 1 个月，严重血管病变减少 38‰（复发性心肌梗死减少 13‰，非致死性脑卒中减少 2‰，血管性死亡减少 23‰）（$P < 0.0001$），总死亡率减少 24‰（$P < 0.000\ 01$）。抗血小板治疗试验协作组（Antiplatelet Trialists' Collaboration）对 287 个临床试验进行荟萃分析发现，在包括 ACS 的高危患者，抗血小板治疗（主要是阿司匹林）可使血管性死亡、全因死亡、非致死性心肌梗死、非致死性心肌梗死或冠心病死亡以及脑卒中的相对风险降低 15%，主要的颅外出血相对风险增加 60%，致死性出血的增加与非致死性出血相似。3 项临床试验比较了阿司匹林 ≥ 75mg/d（2 项试验剂量为 75~325mg/d，1 项为 500~1500mg/d）与 < 75mg/d 的效果，结果显示血管事件无显著性差异。但低于 75mg/d 的阿司匹林并不像 75~150mg/d 的阿司匹林得到广泛的评价，因此，低于 75mg/d 的阿司匹林是否与 ≥ 75mg/d 的阿司匹林同样有效，目前并不明确。在较高剂量的阿司匹林与不用阿司匹林的临床试验中，无特别的阿司匹林剂量范围在预防严重血管事件方面更优。500~1500mg/d 的阿司匹林减少血管事件 19%，160~325mg/d 的阿司匹林减少血管事件 26%，75~150mg/d 的阿司匹林减少血管事件 32%，但低于 75mg/d 的阿司匹林似乎疗效稍低（相对风险降低 13%）。在氯吡格雷预防不稳定型心绞痛患者的复发事件（Clopidogrel in Unstable Angina to Prevent Recurrent Events, CURE）研究的后续分析中，患者分为 3 个不同阿司匹林剂量组：低于 100mg、101~199mg 和 200mg，心血管死亡、心肌梗死或脑卒中的发生率与阿司匹林剂量无关，但高剂量阿司匹林增加主要出血的发生，单用阿司匹林主要出血的发生率分别为 1.9%、2.8% 和 3.7%（$P=0.0001$），与氯吡格雷合用主要出血的发生率分别为 3.0%、3.4% 和 4.9%（$P=0.0009$）。因此，75~100mg/d 的阿司匹林用于治疗心血管疾病的长期治疗可能更好。在 ACS 的患者，为了快速起效、完全抑制 TXA_2 介导的血小板聚集，应给予 150~300mg 的负荷剂量。

（2）P2Y12 受体拮抗剂：ADP 从血小板内释出是其活化自身放大并导致血小板聚集的重要一环，ADP 主要通过 P2Y1 受体和 P2Y12 受体结合而激活血小板，其中 P2Y12 受体最为重要，P2Y12 受体的激活引起血小板的持续激活以及 cAMP 降低。ADP 受体拮抗剂通过拮抗 P2Y12 受体而发挥抗血小板作用，见图 9-6-3（见文末彩图）。

1）氯吡格雷：在体外，氯吡格雷（clopidogrel）不能发挥抑制 ADP 诱导的血小板聚集的作用。氯吡格雷经口服吸收后，85% 的药物均在酯酶的作用下形成无活性的羧酸衍生物，少数前体药物则在肝脏细胞色素（cytochrome, CY）P450 同工酶（主要是 CYP 3A4）的作用下转化为不稳定的活性形式 -- 硫醇衍生物，虽然其消除半衰期很短，但可与 P2Y12 受体的半胱氨酸残基结合，从而不可逆地抑制 ADP 依赖性的血小板活化与聚集。氯吡格雷起效相对缓慢，给予 3~7 天（75mg/d）后，其抑制血小板的作用才能维持稳定（抑制 ADP 诱导的血小板聚集 40%~60%）。给予 300~600mg 的负荷量可缩短起效时间。与阿司匹林一样，氯吡格雷的药效能持续血小板的整个生命周期，停药后约 5 天，循环中血小板功能才能恢复。给药 5 天内，经尿和粪分别排泄 50% 和 46%。

在 ACS 以及行 PCI 的患者，联合使用氯吡格雷和阿司匹林优于单用阿司匹林。CURE 试验发现，在非 ST 段抬高型 ACS 患者，300mg 负荷量 +75mg/d 维持量的氯吡格雷与阿司匹林（75~325mg/d）合用（3~12 个月）可较单用阿司匹林显著减少心血管死亡、非致死性心肌梗死或脑卒中一级复合终点以及再发心绞痛的发生，且与基线心肌梗死溶栓治疗（thrombolysis in myocardial infarction, TIMI）危险评分无关，给予负荷剂量 2 小时即可使患者获益，并一直持续到 12 个月的随访期。氯吡格雷增加出血的发生，危及生命的出血亦更常见，但无统计学意义。在急性 STEMI 患者，使用氯吡格雷同样可获益。

研究表明，氯吡格雷的抗血小板作用与其剂量相关。在健康人，分别给予氯吡格雷每日 25mg、50mg、100mg 或 150mg，在第 16 日所测得的 ADP 诱导的血小板聚集率分别为 55%、37%、39% 和 27%（安慰剂为 79%）。有两项试验进行了氯吡格雷的抗血小板的剂量研究，其中，一项在健康人中进行，另一项在动脉粥样硬化患者中进行，均与 250mg 的噻氯吡啶进行比较，结果发现，每日 75mg 和 100mg 的氯吡格雷对血小板抑制程度相似。由此推测每日 75mg 的氯吡格雷即可使其抗血小板作用达到平台。氯吡格雷本身无抗血小板活性，在体内可转化为活性形式——硫醇衍生物，氯吡格雷起效相对缓慢，给予 3~7 天（75mg/d）后，其抑制血小板的作用才能维持稳定，给予 300~600mg 的负荷量可缩短起效时间。氯吡格雷减少观察期间事件（Clopidogrel for the Reduction of Events During Observation, CREDO）试验发现至少应在行 PCI 术前 6 小时给予 300mg 的负荷量。ARMYDA- II 研究认为，600mg 负荷剂量氯吡格雷可以减少 PCI 围术期心肌梗死的发生，从而使患者更大程度获益。口服 600mg 的氯吡格雷，可提高体内活性代谢产物的浓度，抗血小板聚集作用更强，但进一步增加氯吡格雷的口服剂量（900mg），并不能进一步增加血浆活性代谢产物浓度及其抗血小板作用。同样地，给予双倍维持剂量的氯吡格雷 30 天后，ADP 诱导的血小板聚集率明显低于标准剂量的氯吡格雷，对血小板的抑制作用明显增强。CURRENT-OASIS 7（Clopidogrel and Aspirin Optimal Dose Usage to Reduce Recurrent Events-Seventh Organization to Assess Strategies in Ischemic Symptoms）研究比较了 ACS 患者分别接受低剂量（75~100mg）阿司匹林或高剂量（300~325mg）阿司匹林联合标准剂量氯吡格雷（300mg 负荷剂量，2~30 天 75mg/d）或双倍剂量氯吡格雷（600mg 负荷剂量，2~7 天 150mg/d，之后 75mg/d）的疗效。一级终点包括 30 天心血管死亡、心肌梗死或脑卒中。结果发现，高剂量阿司匹林与低剂量阿司匹林在减少一级终点事件方面无显著差异，在接受 PCI 治疗的患者，双倍剂量氯吡格雷减少一级终点事件 14%，明确的支架内血栓减少 46%，当然同时增加主要出血的发生。

2）普拉格雷、替格瑞洛和坎格瑞洛：氯吡格雷起效慢，对血小板功能的抑制不可逆而且不完全，患者的反应变异性较大，这些缺点促使研发其他 ADP 受体拮抗剂，如普拉格雷（prasugrel）和 ATP 衍生物如替格瑞洛（ticagrelor）和坎格瑞洛（cangrelor）。普拉格雷口服吸收后，经羧酸酯酶代谢并进一步转化为活性代谢产物（图 9-6-3 见文末彩图）。与氯吡格雷比较，普拉格雷起效较快，抑制 ADP 诱导的血小板聚集作用更强，反应变异性较小，这与普拉格雷吸收较好、易于转化为活性代谢产物有关。替格瑞洛在体内可转化为活性代谢产物，但后者并不是其抗血小板作用所必需，原型药即可直接抑制 P2Y12 受体，而发挥其主要的抗血小板作用（图 9-6-3 见文末彩图）。替格瑞洛起效迅速，口服 2 小时后，即可近乎完全抑制血小板的聚集，其作用强，替格瑞洛和氯吡格雷对血小板聚集抑制的平台水平分别为 90%~95% 和 60%，但替格瑞洛对血小板的抑制作用是可逆的。坎格瑞洛的消除半衰期为 3~6 分钟，静脉注射负荷量后，迅速发挥抑制血小板作用，停用 1 小时后血小板功能恢复正常。

TRITON-TIMI 38（Trial to Assess Improvement in Therapeutic Outcomes by Optimizing Platelet Inhibition with Prasugrel-Thrombolysis in Myocardial Infarction 38）研究纳入拟行 PCI 的中高危 ACS 患者 13 608 例，分别接受普拉格雷（60mg 负荷量 +10mg/d）或氯吡格雷（300mg 负荷剂量，2~30 天 75mg/d）治疗 6~15 个月。一级终点为心血管死亡、非致死性心肌梗死或非致死性卒中。结果显示，普拉格雷减少一级终点 19%，并能明显降低心肌梗死、靶血管急诊再血管化治疗以及支架内血栓的发生，同时增加患者主要出血、危及生命以及致死性出血的发生。普拉格雷不降低总死亡率。在行 PCI 治疗的 ACS 患者，在给予 900mg 氯吡格雷负荷量后，维持普拉格雷（10mg/d）对血小板的抑制作用优于双倍剂量氯吡格雷（150mg/d）。在择期行 PCI 治疗的稳定型冠心病且对血小板高反应患者，普拉格雷（10mg/d）对血小板的抑制作用强于氯吡格雷（75mg/d）。与氯吡格雷比较，普拉格雷对以下患者无益或可能有害：年龄超过 75 岁、体重低于 60kg 或有脑血管事件（缺血性卒中或短暂脑缺血发作）病史的患者。

PLATO（PLATelet inhibition and patient Outcomes）研究证实了替格瑞洛（180mg 负荷量 + 90mg，2 次 / 日）减少 ACS 患者 12 个月的血管性死亡、心肌梗死或卒中的发生，且优于氯吡格雷（300~600mg 负荷量 +75mg/d），不增加全部主要出血的发生，但增加与冠状动脉旁路移植术无关的主要出血的发生。

CHAMPION（Cangrelor versus Standard Therapy to Achieve Optimal Management of Platelet Inhibition）研究发现 ACS 患者 PCI 术前 30 分钟静注坎格瑞洛 [30μg/kg 负荷量 +4μg/（kg·min）] 并维持至术后 2 小时，在 48 小时全因死亡、心肌梗死或缺血需再血管化治疗方面，坎格瑞洛并不优于术前口服负荷量的氯吡格雷（600mg）。在 NSTEMI 和 UAP 患者，PCI 围术期在使用负荷量的氯吡格雷（600mg）前静注坎格瑞洛，并不进一步减少上述一级终点的发生，但减少支架内血栓和死亡等二级终点的发生。

（3）GPⅡb-Ⅲa 受体拮抗剂：多种通路均可引起血小板聚集，阿司匹林、噻氯匹定以及氯吡格雷仅能分别抑制 TXA_2 或 ADP 诱导的血小板聚集，而对其他激活血小板的通路无作用，因此，三者均只能发挥部分抗血小板作用。研究发现，任何血小板活化剂均需血小板表面具有功能活性的 GPⅡb/Ⅲa 受体的表达才能引起血小板的聚集，这是血小板活化的共同通路。GPⅡb/Ⅲa 受体拮抗剂可抑制纤维蛋白原与活化血小板表面的 GPⅡb-Ⅲa 受体结合，从而抑制血小板聚集。GPⅡb/Ⅲa 受体拮抗剂作用较强、特异性高、几乎不影响血小板的黏附功能。目前，常用的 GPⅡb/Ⅲa 受体拮抗剂包括阿昔单抗（abciximab）、替罗非班（tirofiban）和埃替非巴肽（eptifibatide）。国内现仅有替罗非班（表 9-6-2）。

替罗非班是一种选择性地抑制 GPⅡb/Ⅲa 受体的非肽类衍生物。在行经皮腔内冠状动脉成形术（percutaneous transluminal coronary angioplasty，PTCA）的患者，在阿司匹林、肝素治疗的基础上，分别静脉注射替罗非班 5、10 或 15μg/kg 负荷量，继之维持静脉注射 0.05、0.10

表 9-6-2　GPⅡb/Ⅲa 受体拮抗剂的药理学特性

药物	ACS使用剂量	消除途径	半衰期	肾脏疾病时剂量调整
替罗非班	0.4μg/(kg·min)×30min，继之 0.1μg/(kg·min)×48~108h	肾(40%~70%)	1.4~1.8h	CrCl < 30ml/min：0.2μg/kg×30min，继之 0.05μg/(kg·min)
阿昔单抗	250μg/kg 负荷量，继之 0.125μg/(kg·min)×12h	脾：单核 - 吞噬细胞系统	30min*	不需要
埃替非巴肽	180μg/kg 负荷量，继之 2μg/(kg·min)，最多72h	肾(~50%)	2.5h	CrCl < 50ml/min：180μg/kg×30min，继之 1.0μg/(kg·min)

*与血小板结合的阿昔单抗可保留 10 天；ACS：急性冠脉综合征；CrCl：肌酐清除率（根据 Cockroft-Gault 等式计算）

或 0.15μg/(kg·min)，血小板抑制作用迅速，中、高剂量 5 分钟内分别可抑制 ADP 诱导的血小板聚集达 93% 和 96%，2 小时后低剂量出血时间为 19.5 分钟，中、高剂量均超过 30 分钟，注射结束时（16~24 小时），血小板聚集抑制率分别为 57%、87% 和 95%，停药 1.5 小时后，血小板聚集均恢复，停药 4 小时后，血小板抑制率低于 50%。替罗非班主要经肾和胆汁排泄，血浆半衰期约为 1.6 小时。当肾功能受损、肌酐清除率 < 30ml/min 时，血浆清除减少，半衰期延长超过 3 倍，此时，应调整用药剂量（表 9-6-1）。

荟萃分析结果显示，在 ACS 患者，GPⅡb/Ⅲa 受体拮抗剂可降低死亡或心肌梗死危险 9%（OR 0.91；95%CI 0.84~0.98），在行 PCI 的患者，其获益更多（OR 0.77；95%CI 0.64~0.92）。替罗非班亦是如此，与安慰剂比较，替罗非班可显著降低 30 天的死亡率（OR 0.68；95%CI 0.54~0.86）以及死亡或心肌梗死的发生（OR 0.69；95%CI 0.58~0.81），但同时也增加轻微出血或血小板减少症的发生（OR 1.42；95%CI 1.13~1.79）。替罗非班与阿昔单抗比较，虽然 30 天的死亡率无差别（OR 0.90；95%CI 0.53~1.54），但却有增加死亡或心肌梗死的复合事件发生的趋势（OR 1.18；95%CI 0.96~1.45），不过，该趋势不存在给予 25μg/kg 负荷剂量的研究。在 TACTICS 试验中，替罗非班联合介入治疗疗效优于单用替罗非班，但在低危患者，结果并非如此。因此，推荐用于中高危的患者。替罗非班仅批准用于 ACS。

（4）长期抗血小板治疗：未行 PCI 治疗的 ACS 患者，第 1 年给予双联抗血小板治疗，可使用替格瑞洛（90mg，每日 2 次）或氯吡格雷（75mg，每日 1 次）联合低剂量阿司匹林（75~100mg，每日 1 次）。对于行 PCI 治疗后的 ACS 患者，可使用替格瑞洛（90mg，每日 2 次）或氯吡格雷（75mg，每日 1 次）或普拉格雷（10mg，每日 1 次）联合低剂量阿司匹林（75~100mg，每日 1 次），但普拉格雷对年龄超过 75 岁、体重低于 60kg 或有缺血性卒中或短暂脑缺血发作病史的患者无益甚至可能有害。对于植入裸金属支架的患者，双联抗血小板治疗至少 3 个月，对于植入药物洗脱支架的患者，双联抗血小板治疗至少 12 个月。

（5）围术期抗血小板治疗：中断双联抗血小板治疗将增加复发事件的发生。在支架植入术后不久即中断双联抗血小板治疗增加亚急性支架内血栓的风险，亦将恶化患者的预后，1 个月的死亡率为 15%~45%。在未植入药物洗脱支架的 ACS 患者，1 个月后因手术治疗的需要，可考虑中断双联抗血小板治疗。某些情况下必须中断双联抗血小板治疗时，如急诊手术、局部治疗不能控制的大出血，尚没有疗效确切的替代治疗方法，提倡使用低分子量肝素,普通肝素、直接凝血酶抑制剂、GPⅡb-Ⅲa受体拮抗剂均可选用,但疗效均未得到证实。

　　一般来说,术前停止抗血小板治疗7~10天。但接受双联抗血小板治疗的患者术前的管理有赖于患者自身急诊情况的程度以及血栓和出血风险。多数手术可在双联抗血小板治疗或至少单用阿司匹林抗血小板的情况下实施,此时,其出血是可接受的。当然,最好根据患者的具体情况,多学科合作制订最佳的治疗方案,需平衡患者手术相关的出血风险和停药相关的缺血事件复发风险,综合考虑患者手术情况、缺血风险、冠心病的程度、急性事件的时间,对于接受PCI治疗的患者,还应考虑PCI的时间、是否植入药物洗脱支架以及支架内血栓的风险。对于低中度出血风险的患者,鼓励不中断双联抗血小板治疗。术前中度的P2Y12抑制是合适的,如ACS发生后早期行冠脉旁路移植术的患者。术前停用氯吡格雷5天是合理的,若血小板功能测定显示氯吡格雷反应较差,停药时间可缩短。普拉格雷应停药7天,替格瑞洛应停药5天。在行冠脉旁路移植术前,不建议停用阿司匹林。在支架植入术第1周内等很高危的患者,中断双联抗血小板治疗后,可考虑使用半衰期短、作用可逆的抗血小板药物,如替格瑞洛、GPⅡb-Ⅲa受体拮抗剂替罗非班、埃替非巴肽,但证据尚不充分。术后如情况允许,应尽早恢复双联抗血小板治疗。在植入裸金属支架的ACS患者,建议择期手术推迟至PCI术后6周以后,植入药物洗脱支架的患者,建议推迟至PCI术后6个月以后。在上述时间范围内需手术的患者,继续双联抗血小板治疗。在接受阿司匹林治疗且有中高度心血管事件风险的患者,非心脏手术前不停用阿司匹林治疗,但在低危患者,阿司匹林可停用7~10天。最新的资料显示使用血栓弹力图的“血小板图”确定治疗窗范围(如MA_{ADP}值)可提供有效的围术期保护。

　　(6)阿司匹林与氯吡格雷“抵抗”:抗血小板药物阿司匹林与氯吡格雷在ACS的治疗中有重要的作用,特别是在预防PCI后缺血并发症方面。然而,PCI术后,尽管接受双联抗血小板治疗(阿司匹林与氯吡格雷联用),仍有20%的患者发生亚急性支架内血栓形成和猝死等复发性心血管事件,后者可能与抗血小板药物“抵抗”有关。目前认为称之为抗血小板药物治疗失败或反应不良可能更为合理。各临床研究中阿司匹林“抵抗”的发生率变异性较大,可能与采用不同的检测方法有关。发生抗血小板药物“抵抗”的原因是多方面的,包括患者的依从性、药物的吸收、代谢的变异性、药物间相互作用、COX-1、CYP以及P2Y12的基因多态性以及患者的病理生理状态等。临床研究发现抗血小板药物“抵抗”与患者发生血栓并发症或心血管事件相关。增加抗血小板药物的剂量可能不能改善患者对药物的反应性。因此,应积极寻找发生“抵抗”的原因,并进行有针对性的处理。改用或增加其他抗血小板以抑制血小板活化的其他途径可能使患者获益。

　　3. 抗凝治疗　抗血小板治疗特别是双联抗血小板治疗显著降低了ACS患者缺血事件和血栓事件的发生,然而,残余缺血并发症的风险仍持续存在。凝血系统激活参与了ACS病理生理过程(图9-6-2,见文末彩图),为减少缺血并发症的发生,在抗血小板治疗的基础上,抗凝治疗是住院期间抗栓治疗的策略之一。目前的抗凝药物包括肝素(如普通肝素和低分子量肝素)、间接FⅩa抑制剂(如磺达肝癸)、直接FⅩa抑制剂(如利伐沙班、阿哌沙班)、直接凝血酶抑制剂(如水蛭素、阿加曲班、比伐卢定、达比加群)等(图9-6-2,见文末彩图)。抗凝治疗的禁忌证详见表9-6-3。

表 9-6-3　抗凝治疗禁忌证

绝对禁忌证

　　活动性出血

　　严重出血体质

　　严重血小板减少

　　近期神经外科手术、眼部手术（白内障手术除外）或颅内出血

相对禁忌证

　　中度血小板减少

　　出血体质

　　脑部转移瘤

　　近期严重创伤

　　近期腹部大手术（＜1~2 天）

　　14 天内胃肠道或泌尿生殖系统出血

　　心内膜炎

　　严重高血压

　　就诊时收缩压＞200mmHg 和（或）舒张压＞120mmHg

（1）肝素

1）普通肝素：普通肝素（unfractionated heparin，UFH）的抗凝作用主要是由抗凝血酶（antithrombin，AT）介导的。AT 是丝氨酸蛋白水解酶的抑制物，能使以丝氨酸为活性中心的凝血因子（凝血酶、FXa、$FIXa$、$FXIa$ 和 $FXIIa$）失活，其中，对凝血酶的灭活作用最快，其次是 Xa，对 $FIXa$、$FXIa$、$FXIIa$ 的作用较慢。UFH 分子中的戊聚糖序列首先与 AT 上的赖氨酸残基结合后，其精氨酸反应中心的构象发生改变后，可与凝血酶活性中心结合而不可逆地抑制凝血酶的促凝活性。AT 抑制凝血酶的作用原本较缓慢，一旦与 UFH 结合后，可迅速发挥抗凝血酶作用，此后，UFH 还可与 AT 分离而继续发挥作用。UFH 还可阻止凝血酶对 $FXIII$、$FVIII$ 和 FV 的正常激活。另外，UFH 能抑制凝血酶介导的血小板聚集以及 vWF 介导的血小板的黏附。

UFH 可作为急性心肌梗死（acute myocardial infarction，AMI）溶栓治疗的辅助治疗。rt-PA 为选择性溶栓剂，如阿替普酶、阿尼普酶、瑞替普酶、替奈普酶，半衰期短，对全身纤维蛋白原影响较小，血栓溶解后仍有再次血栓形成的可能。故需与充分抗凝治疗相结合。UFH 皮下注射吸收差，溶栓时皮下注射大剂量的 UFH 无额外的益处。有研究发现，静脉注射 UFH 增加出血的发生，因此，建议根据体重调整 UFH 的剂量。一般溶栓前先静脉注射 UFH 60~70IU/kg（最大剂量 5000IU），继之 12~15IU/（kg·h）（最多 1000IU/h）维持 48 小时，根据活化部分凝血活酶时间（activated partial thromboplastin time，APTT）调整 UFH 的剂量，APTT 维持在 60~80 秒。在有体循环血栓或静脉血栓栓塞高度风险的患者，可继续使用 UFH。荟萃分析显示，在溶栓和使用阿司匹林基础上，静脉注射 UFH 不能进一步降低死亡率。

在 UAP 患者，荟萃分析显示短期静脉注射 UFH 可使死亡和心肌梗死的发生减少 33%。

在非 ST 段抬高 ACS 患者，UFH 联合阿司匹林似乎优于单用阿司匹林，但增加出血。停用 UFH 后，其抗凝作用仅维持数小时，停用 24 小时内，还可出现"反跳"现象，一过性地增加缺血事件的发生。这也可能是短期使用 UFH 的疗效难以持续的原因，除非患者在停用 UFH 前已行再血管化治疗。

患者接受 PCI 治疗时，静脉注射负荷量的 UFH，剂量或根据活化凝血时间（activated clotting time，ACT）（ACT 维持在 250~350 秒，联合 GPⅡb/Ⅲa 受体拮抗剂时，ACT 维持在 200~250 秒），或根据体重选择（70~100IU/kg，联合 GPⅡb/Ⅲa 受体拮抗剂时，50~60IU/kg）。根据 ACT 调整剂量为优，特别是在介入治疗时间延长需追加 UFH 时。患者在介入治疗前正静脉注射 UFH，应根据 ACT 及使用 GPⅡb/Ⅲa 受体拮抗剂情况选择 UFH 的负荷剂量。介入治疗后一般无需继续肝素化治疗。

2）低分子量肝素：UFH 是分子量、抗凝活性各异糖胺聚糖混合物，分子量为 3000~30 000，平均 15 000。UFH 中有抗凝活性的组分只占 1/3，其分子中含有特异的戊聚糖序列，对 AT 有高亲和力。低分子量肝素（low molecular weight heparins，LMWH）的分子量较低（2000~90 000），平均 4000~5000，含戊聚糖序列的分子较多，对 AT 的亲和力高。LMWH 也通过 AT 发挥抗凝作用。与 UFH 比较，LMWH 具有明显的优势（表 9-6-4）。目前常用的 LMWH 有依诺肝素（enoxaparin）、那屈肝素（nadroparin）和达肝素（dalteparin）。

表 9-6-4　普通肝素与低分子量肝素的药理学特性比较

	普通肝素	低分子量肝素
平均分子量	15 000	4000~5000
抗 FXa：抗 FⅡa 活性	1：1	（2~4）：1
组织因子途径抑制物释放	+	++
与血浆蛋白以及细胞结合	是	弱
血浆消除半衰期	剂量依赖性（0.5~4h）	非剂量依赖性（2~4h）
皮下注射的生物利用度	30%	90%
对血小板直接作用	++	+
肝素诱导的血小板减少	++	+
被血小板第 4 因子中和	++	+
被硫酸鱼精蛋白中和	++	+
被肝素酶中和	++	++
清除	低剂量：细胞摄取（饱和性）肾（非饱和性） 高剂量：肾（非饱和性）	
增加血管通透性	++	+
致骨质疏松作用	++	+

诸多临床研究结果显示，在 ACS 患者，LMWH 的疗效与 UFH 相似，依诺肝素甚至优于 UFH。

在 ACS 患者使用 LMWH 时，理想的抗 Xa 活性水平尚不明确。当抗 Xa 活性水平＞

1.0IU/ml 时，出血增加。在 NSTEMI 患者，给予 1.25mg/kg 或 1.0mg/kg 的依诺肝素（2 次 / 日），抗 Xa 活性峰值分别为 1.5IU/ml 或 1.0IU/ml，14 天内主要出血的发生率分别为 6.5%、1.9%，发生主要出血患者的抗 Xa 活性为 1.8~2.0IU/ml。在 UAP 或 NSTEMI 患者，使用依诺肝素后，低抗 Xa 活性（＜ 0.5IU/ml）的患者的死亡率高于高抗 Xa 活性（0.5~1.2IU/ml）的患者，低抗 Xa 活性与患者 30 天的死亡独立相关。在接受 PCI 治疗的患者，抗 Xa 活性＞ 0.5IU/ml 与缺血事件和出血事件的发生率低相关。

LMWH 经肾消除，肾功能减退的患者增加出血风险，大多数禁用于肌酐清除率＜ 30ml/min 的患者，但依诺肝素仍可使用，但应减少剂量（1mg/kg，1 次 / 日）。一般情况下，LMWH 均需每 12 小时皮下注射 1 次。达肝素使用剂量为 120IU/kg，依诺肝素的剂量为 100IU/kg（1mg/kg）。一般使用 2~8 天。年龄＜ 75 岁、肾功能正常、接受溶栓治疗的 STEMI 患者，起始的负荷量为 30mg，静脉注射，年龄≥ 75 岁的患者，不给予负荷量，且剂量减少为 75IU/kg，每 12 小时 1 次。LMWH 用于 PCI 术中抗凝时，静脉注射依诺肝素 1mg/kg，静脉注射可迅速发挥抗凝作用，约可维持 2 小时；PCI 术前 8~12 小时已经皮下注射依诺肝素的患者，PCI 术前应静脉注射依诺肝素 0.3mg/kg；如 PCI 术前皮下注射依诺肝素的间隔时间＜ 8 小时，毋需追加剂量。

（2）间接 FXa 抑制剂：磺达肝癸（fondaparinux）是一种人工合成的戊聚糖，与 UFH 和 LMWH 一样，能与 AT 结合而抑制 FXa，但其与 AT 的亲和力增加约 300 倍。磺达肝癸发挥 FXa 抑制作用后，又能与 AT 分离继续与其他 AT 结合。磺达肝癸不能与凝血酶结合，因而不能灭活凝血酶，对血小板也没有作用。给予 2.5mg 的磺达肝癸不影响 APTT、ACT 以及 PT，也不影响纤溶活性以及出血时间。皮下注射磺达肝癸可迅速而完全地被吸收，血药浓度达峰时间约为 2 小时，消除半衰期为 17 小时，1 天 1 次给药即可。磺达肝癸主要（64%~77%）以原型形式经肾排泄，肌酐清除率＜ 20ml/min 时禁用。使用磺达肝癸时，毋需监测抗 Xa 活性，亦毋需调整剂量。在 ACS 患者，磺达肝癸的剂量为 2.5mg，1 日 1 次，皮下注射。

缺血综合征策略评价组织（Organization for the Assessment of Strategies for Ischemic Syndromes，OASIS）-5 研究和 OASIS-6 研究证实了磺达肝癸对治疗 ACS 的有效性，且至少不增加出血。OASIS-5 和 OASIS-6 的联合分析结果表明，除了行直接 PCI 的患者，在不同类型的 ACS 患者中，磺达肝癸在死亡、心肌梗死和卒中预防上都要优于普通肝素或依诺肝素，且能显著降低出血并发症。ACS 患者在 PCI 术前已经接受磺达肝癸治疗的患者，PCI 术时应给予标准剂量的 UFH，以减少导管血栓的发生。

（3）直接 FXa 抑制剂：利伐沙班（rivaroxaban）和阿哌沙班（apixaban）均为口服 FXa 抑制剂。利伐沙班可选择性、可逆性抑制 FXa。利伐沙班不仅可与游离的 FXa 结合，而且可与凝血酶原复合物结合的 FXa 结合。口服吸收迅速，口服生物利用度可高达 80%~100%，血浆蛋白结合率约为 90%~95%，血药浓度达峰时间为 2~4 小时，在健康老年患者，血浆半衰期约为 5~13 小时。对 FXa 的最大抑制率（5mg 约为 20%，60~80mg 约为 75%）在口服后 6 小时，可长达 12 小时。利伐沙班可延长 PT 和 APTT，动物实验发现其血浆浓度与 PT 水平相关。约 2/3 的药物经肾脏排泄，其余的经粪便排泄，43% 以原形排泄。肌酐清除率每降低 1ml/min，利伐沙班清除减少 0.3%。轻度肝功能受损对利伐沙班的药动学和药效学无明显影响，中度肝功能受损可中度降低利伐沙班的清除，增强对 FXa 的抑制作用，延长凝血酶原时间，但患者的耐受性较好。血清白蛋白每降低 0.1g/dl，利伐沙班的清除就减少 2.2%。阿哌沙班既可与游离的FXa结合，又可与凝血酶原复合物结合的FXa结合，但对结合的FXa有中度的选择性，并可抑制凝血酶的产生。阿哌沙班的口服生物利用度约为50%，口服后，血药浓度达峰时间约为1小时，半衰期为8~14小时。25%经肾排泄，25%经肠道排泄，其余由肝脏细胞色素P450（CYP3A4、3A5）代谢。

ATLAS ACS 2-TIMI 51研究纳入近期发生ACS患者15 526例，在抗血小板治疗的基础上，分别接受利伐沙班（2.5mg或5mg，每日2次）或安慰剂治疗。结果显示：利伐沙班显著减少一级终点（心血管死亡、心肌梗死或卒中的复合终点）的发生（8.9% vs 10.7%；HR 0.84；95%CI 0.74~0.96；$P=0.008$），两种剂量的利伐沙班均有效。低剂量利伐沙班（2.5mg，每日2次）显著降低心血管死亡（2.7%对4.1%；$P=0.002$）和任何原因导致的死亡（2.9%对4.5%；$P=0.002$），高剂量利伐沙班（5mg，每日2次）不改善生存。利伐沙班增加与冠状动脉旁路移植术无关的主要出血（2.1%对0.6%；$P < 0.001$）和颅内出血（0.6% vs 0.2%；$P=0.009$），但不增加致死性出血（0.3%对0.2%；$P=0.66$）或其他不良事件。在致死性出血方面，低剂量利伐沙班少于高剂量（0.1%对0.4%；$P=0.04$）。

另一个FXa抑制剂阿哌沙班的Ⅲ期临床试验APPRAISE-2出现了不同的结果。在标准抗血小板治疗的基础，阿哌沙班（5mg，每日2次）增加主要和致死性的出血，但不明显减少复发缺血事件。两个不同FXa抑制剂的临床试验结果不同的原因尚不清楚，当然不能排除药物本身的特异性因素。ATLAS ACS 2-TIMI 51研究与APPRAISE-2研究有所不同，排除了有卒中或短暂脑缺血发作而接受阿司匹林和噻氯吡啶类药物治疗的患者，这部分患者似乎并不能因增加抗栓治疗强度而获益。这可能是两个研究结果不同的原因之一。另一个原因可能与药物剂量的选择有关。在阿哌沙班预防心房颤动患者卒中的研究中，阿哌沙班剂量为5mg，每日2次。在利伐沙班预防心房颤动患者卒中或治疗静脉血栓形成的研究中，利伐沙班的剂量为20mg/d，但ATLAS ACS 2-TIMI 51研究选择利伐沙班的剂量仅为上述剂量的1/4或1/2，且仅低剂量的利伐沙班减少死亡。因此，在ACS患者，FXa抑制剂的治疗窗可能较窄，特别是在接受标准抗血小板治疗以及有高危出血风险的患者，选择低剂量的FXa抑制剂可能更为合适。

（4）直接凝血酶抑制剂：直接凝血酶抑制剂与凝血酶结合，可阻断凝血酶与其底物结合，从而抑制纤维蛋白的形成、凝血酶介导的FV、FⅧ、FⅩⅢ的激活以及凝血酶介导的血小板聚集。与UFH、LMWH有所不同，直接凝血酶抑制剂不仅可抑制纤维蛋白结合的凝血酶，还可抑制游离的凝血酶。因此，直接凝血酶抑制剂能有效抑制血栓增大。体内外研究发现直接凝血酶抑制剂具有强大的抗栓作用。一项纳入11项直接凝血酶抑制剂（包括水蛭素、比伐卢定、阿加曲班、依诺加群、依非加群）的随机对照临床试验的荟萃分析结果显示，与肝素比较，直接凝血酶抑制剂能显著降低ACS患者30天死亡或心肌梗死的风险，主要是降低心肌梗死的风险，亚组分析发现，直接凝血酶抑制剂可使ACS及行PCI治疗的患者均获益，仅有水蛭素和比伐卢定降低死亡或心肌梗死的发生率，但水蛭素增加主要器官的出血，比伐卢定出血发生率则较肝素为低。

1）水蛭素：水蛭素是一种由65个氨基酸残基组成的多肽，为二价直接凝血酶抑制剂，目前已经可通过DNA重组技术进行人工合成，如来匹卢定（lepirudin）和地西卢定（desirudin）。水蛭素可同时与凝血酶的活化中心和纤维蛋白结合位点结合，与凝血酶形成1：1的不可逆的复合物，直接抑制凝血酶，静脉内注射水蛭素，其血浆消除半衰期为60分钟，而皮下注射时，其半衰期为120分钟。水蛭素经肾脏清除，因此，不应用于肾功能不全的患者。比伐卢定（bivalirudin）是合成的水蛭素，为含 20 个氨基酸残基的多肽，作用与水蛭素相似，但不同的是，比伐卢定一旦与凝血酶结合，凝血酶能缓慢酶切比伐卢定而转变为较弱的单价凝血酶抑制剂。静脉注射比伐卢定的半衰期为 25 分钟，主要通过内源性肽酶降解，因而在肾功能受损时应用较为安全。

对重组水蛭素和比伐卢定治疗 ACS 的 8 个临床试验进行荟萃分析发现，水蛭素在临床疗效方面优于肝素。与肝素比较，水蛭素和比伐卢定可降低注射结束时的死亡或心肌梗死的发生率（水蛭素 4.4% 对 5.4%，OR 0.81；比伐卢定 3.5% 对 4.2%，OR 0.83），这主要得益于水蛭素和比伐卢定对心肌梗死发生率的降低（水蛭素 2.7% 对 3.5%，OR 0.77；比伐卢定 3.2% 对 3.9%，OR 0.82），在出血事件方面，水蛭素增加主要出血事件的发生率（1.7% 对 1.3%，OR 1.28），比伐卢定则降低主要出血事件的发生率（4.2% 对 9.0%，OR 0.44），均不增加颅内出血的发生率（水蛭素 0.14% 对 0.17%，OR 0.8；比伐卢定 0.04% 对 0.09%，OR 0.47）。

REPLACE-2（the Randomized Evaluation in PCI Linking Angiomax to Reduced Clinical Events-2）研究发现在 PCI 过程中，比伐卢定与临时合用 GPⅡb/Ⅲa 抑制剂在降低缺血事件方面并不劣于 UFH 与 GPⅡb/Ⅲa 抑制剂合用，但主要出血并发症发生率较低。因此，对于没有使用 GPⅡb/Ⅲa 抑制剂和肝素、低危或具有高度出血危险的患者，急诊或择期 PCI 时可使用比伐卢定，负荷量为 0.75mg/kg，维持量为 1.75mg/（kg·h）。在非 ST 段抬高型 ACS 患者，负荷量为 0.1mg/kg，维持量为 0.25mg/（kg·h）直至 PCI 治疗，与 GPⅡb/Ⅲa 抑制剂合用，在疗效和安全性方面与合用 UFH 或 LMWH 和 GPⅡb/Ⅲa 抑制剂相似，单用比伐卢定的疗效不劣于 UFH 或 LMWH 与 GPⅡb/Ⅲa 抑制剂合用，但主要出血并发症较低。

2）阿加曲班：阿加曲班（argatroban）是一种合成的单价小分子直接凝血酶抑制剂，它可选择性地与凝血酶的催化位点进行可逆性地结合，从而发挥竞争性的抑制作用，阿加曲班可抑制血凝块中的凝血酶。阿加曲班对凝血酶的抑制作用强于水蛭素和肝素。在健康人，静脉注射阿加曲班后，其半衰期为 40~50 分钟，约有 54% 的阿加曲班与血中蛋白结合（20%与白蛋白结合，34% 与糖蛋白结合）。阿加曲班在体内经肝脏代谢，在肾功能受损包括有赖于透析的患者，并不需要调整阿加曲班的剂量，另外，也不用根据年龄和性别来调整剂量。阿加曲班主要用于有肝素诱导的血小板减少症患者，替代肝素抗凝。在接受溶栓治疗的 STEMI 患者，阿加曲班与 UFH 的疗效和安全性类似。

3）达比加群：达比加群酯（dabigatran etexilate）是前体药物，在体内可转化为达比加群（dabigatran），后者可竞争性直接抑制凝血酶的活性位点，阻止纤维蛋白原活化为纤维蛋白、纤维蛋白单体的交联以及血小板的活化等，从而发挥抗凝作用。达比加群不仅可抑制游离的凝血酶，而且可抑制与纤维蛋白结合的凝血酶，作用优于肝素。达比加群抑制凝血酶的作用较强，但其作用是可逆的。Ⅱ期临床研究发现，在近期 STEMI 或 NSTEMI 的患者，在双联抗血小板治疗的基础上使用达比加群（50~150mg，每日 2 次），增加主要出血以及临床相关性次要出血的发生，并呈剂量依赖性，当然，也降低患者的凝血活性。然而，一项达比加群的荟萃分析结果显示，达比加群增加心肌梗死或 ACS 的发生。

动脉血栓高度依赖于血小板，通常发生在局部血管内皮损伤后 TF 暴露，且发生于高剪切力血流状态下。在启动阶段，TF 诱导的凝血产生约 2nmol/L 的凝血酶，绝大部分（96%）凝血酶产生于放大阶段之后。约 0.5nmol/L 的凝血酶即可激活血小板。在高剪切力情况下，阿司匹林减少凝血酶的产生及其催化活性。在血流状态下，凝血酶原酶切后的中间产物可通过激活维生素 K 依赖性蛋白 C 发挥抗凝作用。因此，在血流状态下，血管壁表面产生的很大部分凝血酶其实具有抗凝特性。血流可影响凝血酶的产生。在血流状态下，血管壁上的凝血酶为抗凝血酶中和、稀释。血小板在血流状态下形成血栓发挥重要作用。血小板聚集可改变血流、促进凝血酶、血栓形成并导致血管闭塞。从概念上讲，抑制血小板特别是强有力的双联抗血小板治疗以及在 UAP 和 NSTEMI 等非闭塞性血栓等情况下，ACS 患者凝血酶原酶活性和凝血酶应该是降低的。然而，凝血酶原酶和凝血酶通常对止血非常重要。因此，部分抗凝治疗可能不明显降低缺血事件的发生，反而增加出血。当然，部分 ACS 患者的冠脉血栓可能是凝血酶依赖性（或 FXa 依赖性），而不是血小板依赖性，此时，抗血小板治疗的疗效可能并不理想。

4. 抗血小板、抗凝联合治疗　双联抗血小板治疗是 ACS 的一线治疗，无论是否行 PCI，建议维持 12 个月，抗凝治疗多仅限于急性期，当然，部分患者可能需要长期口服抗凝（如维生素 K 拮抗剂，vitamin K antagonist，VKA）治疗，如心房颤动需预防血栓、心脏机械瓣膜置换术、静脉血栓形成。双联抗血小板加用口服抗凝治疗时，主要出血明显增加。中断 VKA 治疗又增加患者血栓栓塞风险。因此，应谨慎评估是否植入药物洗脱支架，仅限于明显优于裸金属支架的情况，如长病变、血管较小、合并糖尿病等。患者接受双联抗血小板治疗或同时合用 VKA 治疗时，需再次冠脉造影术，最好选择经桡动脉途径，以减少出血。需行 PCI 时，不应中断 VKA 治疗，以避免桥接治疗及增加出血或缺血并发症。在紧急情况下，停用 VKA 应谨慎，如 INR < 2.0，当继续抗血小板与抗 VKA 治疗。从中长期来看，如合用氯吡格雷和（或）阿司匹林与 VKA，应监测 INR，INR 靶目标为 2.0~2.5，合用时间长短取决于临床情况、植入支架的种类、缺血或出血风险等。近 50% 的自发性出血源于胃肠道，应使用质子泵抑制剂进行预防。

大面积前壁心肌梗死的患者有发展为左心室血栓的风险较高，进而发生体循环血栓栓塞（如脑卒中、外周血栓栓塞等）的风险。溶栓和 PCI 时代之前，左心室血栓形成的发生率高达 20%~50%，近年来，约 15% 的前壁心肌梗死患者可出现左心室血栓，左室射血分数（left ventricular ejection fraction，LVEF）< 40% 的前壁 STEMI 患者，合并左心室血栓可高达 27%。荟萃分析结果显示，VKA 可降低患者左心室血栓和血栓栓塞的发生。因此，在前壁心肌梗死、左心室血栓或有左心室血栓形成的高危患者（LVEF < 40%，前间壁运动异常），对于未植入支架的患者，前 3 个月使用小剂量阿司匹林（75~100mg/d）以及华法林（INR 2.0~3.0）治疗，此后，使用双联抗血小板治疗直至满 1 年，1 年后使用单一抗血小板治疗；对于植入裸金属支架患者，使用小剂量阿司匹林、氯吡格雷（75mg/d）以及华法林（INR 2.0~3.0）治疗 1 个月，随后的 2 个月使用单一抗血小板联合华法林（INR 2.0~3.0）治疗，此后，停用华法林，改用双联抗血小板治疗直至满 1 年，1 年后使用单一抗血小板治疗；对于植入药物洗脱支架的患者，使用小剂量阿司匹林、氯吡格雷（75mg/d）以及华法林（INR 2.0~3.0）治疗 3~6 个月，此后，停用华法林，改用双联抗血小板治疗直至满 1 年，1 年后使用单一抗血小板治疗。

二、心房颤动的抗栓治疗

心房颤动（atrial fibrillation，AF）是最为常见的持续性心律失常。随着人口的老龄化以及急性心肌梗死等心血管疾病预后的改善，AF 的发病率逐渐升高。约 1/4 的 40 岁以上的人发展为 AF，对于无心力衰竭或心肌梗死病史者，仍约有 16% 会发展为 AF。对我国 14 个省和直辖市 30~85 岁人群进行整群抽样调查结果显示，AF 的总患病率为 0.77%，标准化率为 0.61%，而 80 岁以上人群，AF 的患病率高达 7.5%。SAFE（Screening for Atrial Fibrillation in the Elderly）研究显示 65 岁以上人群 AF 的患病率为 7.2%，75 岁以上人群为 10.3%，年发病率约为 1.6%。3%~6% 的急诊入院患者为 AF，其中，最常合并冠心病和心力衰竭。在社区，高血压是最常见的危险因素。AF 也是常见的术后并发症，特别是心胸手术。当然，AF 亦可单独存在，即孤立性 AF（年龄小于 60 岁，临床体格检查和胸片正常，心电图除 AF 外无其他异常发现，没有既往心肌梗死或左心室肥厚的证据，超声心动图提示心脏结构正常，没有心血管疾病病史）。

临床上，根据发作方式和持续时间将 AF 分为 5 类：①初发 AF（患者首次发作 AF。无论 AF 持续时间及是否有症状及症状的严重程度。初发 AF 可以是阵发性心房颤动的某一次发作，或早已存在的永久性心房颤动）；②阵发性 AF（可自行终止，持续时间通常 ≤ 48 小时）；③持续性 AF（指 AF 持续时间超过 7 天，不能自行终止，通常需要复律治疗）；④长期持续性 AF（当医生决定采取节律控制时，AF 持续时间超过 1 年）；⑤永久性 AF（患者和医生接受 AF 的存在）。

（一）心房颤动与血栓栓塞

很多 AF 患者并无症状，在部分患者，血栓栓塞并发症如卒中是 AF 的首发临床表现。AF 时，心房活动杂乱无章，其机械功能消失，导致容易形成血栓，特别是在左心耳。AF 患者血栓形成常与多种因素有关，如血液淤滞、内皮功能障碍以及全身高凝状态。

在非瓣膜病 AF 患者，卒中和血栓栓塞的风险增加 5 倍，瓣膜病 AF 患者增加 17 倍。血栓事件的风险与患者 AF 为阵发性或持续性以及治疗策略的选择无关。总的来说，约 25% 的缺血性脑血管事件与 AF 有关。AF 患者卒中后死亡率、致残率高于非 AF 患者，住院时间更长。值得注意的是，AF 患者发生血栓栓塞的原因较为复杂，并不单纯与患者左心耳血栓形成有关，约 25% 的血栓栓塞事件与患者脑血管疾病、其他心脏源的血栓以及主动脉粥样硬化有关。

AF 患者血栓栓塞事件的预测因子包括临床和超声心动图两方面。临床危险因素有既往血栓事件病史、高血压、糖尿病、高龄、冠心病和心力衰竭；超声心动图方面的危险因素包括左房大、左心室收缩功能受损、左房血栓、自发声学显像（spontaneous echocardiographic contrast，SEC）、复杂主动脉瘤和左房机械功能障碍等。SEC 表现为烟雾样涡流外观，与血流流速地及红细胞 - 血浆蛋白相互作用有关。SEC 增加血栓栓塞风险。左心耳排空速率降低增加血栓栓塞风险。另外，复律后动态机械功能障碍（dynamic mechanical dysfunction）亦增加血栓栓塞的风险。

AF 患者卒中发生率约为每年 3%~8%，孤立性 AF 患者发生卒中风险最低，约每年 0.5%。在非瓣膜病 AF 患者，血栓事件病史和年龄是最为重要的预测因子。血栓事件病史患者的卒中相对风险增加约 3 倍，60 岁以下 AF 患者，血栓事件风险约为每年 1.5%，但 80~89 岁的 AF 患者则增加至 23.5%。

（二）心房颤动的抗栓治疗

1. 卒中和血栓栓塞危险分层　　AF 引起的血栓栓塞显著增加死亡率，口服华法林抗凝的治疗窗较窄，患者变异性大，且受多种因素的影响，如遗传因素、饮食、药物、酒精等，因此，应识别高危 AF 患者进行抗凝。AF 患者影响发生血栓事件的因素见表 9-6-5。有严重肾衰竭的 AF 患者，其脑卒中发生率高，当然，其死亡、冠脉事件以及严重出血的发生率同样也较高。但对于这部分患者的研究较少，一般都未能纳入临床试验。

最常用的危险分层采取 CHADS$_2$ 评分（表 9-6-6），欧洲心脏病学会（European Society of Cardiology, ESC）在 2012 年 AF 管理指南认为 CHA$_2$DS$_2$-VASc 评分优于 CHADS$_2$ 评分（表 9-6-7），前者增加了临床相关非主要危险因素。

表 9-6-5　AF 患者发生缺血性脑卒中/短暂脑缺血发作/体循环栓塞的危险因素

因素	多变量风险比率（95%CI）	因素	多变量风险比率（95%CI）
年龄		血管疾病	1.14（1.06~1.23）
＜65	1.0（参照）	心肌梗死	1.09（1.03~1.15）
65~74	2.97（2.54~3.48）	冠脉旁路移植术史	1.19（1.06~1.33）
≥75	5.28（4.57~6.09）	外周血管疾病	1.22（1.12~1.32）
女性	1.17（1.11~1.22）	糖尿病	1.19（1.13~1.26）
缺血性脑卒中病史	1.17（1.11~1.22）	心衰病史	0.98（0.93-1.03）
颅内出血	1.49（1.33~1.67）	甲状腺疾病	1.00（0.92-1.09）
高血压	1.17（1.11~1.22）	甲状腺毒症	1.03（0.83~1.28）

表 9-6-6　CHADS$_2$ 和 CHA$_2$DS$_2$-VASc 评分

CHADS$_2$评分		CHA$_2$DS$_2$-VASc评分	
危险因素	分值	危险因素	分值
充血性心力衰竭	1	充血性心力衰竭或左室功能不全	1
高血压	1	高血压	1
年龄≥75岁	1	年龄≥75岁	2
糖尿病	1	糖尿病	1
卒中或TIA或血栓栓塞病史	2	卒中或TIA或血栓栓塞病史	2
		血管疾病（既往心肌梗死、外周血管病或主动脉斑块）	1
		年龄65~74岁	1
		女性	1

注：TIA：短暂脑缺血发作

表 9-6-7　CHADS$_2$ 和 CHA$_2$DS$_2$-VASc 评分卒中危险分层

CHADS$_2$评分	校正的卒中发生率（%/年）	CHA$_2$DS$_2$-VASc评分	校正的卒中发生率（%/年）
0	1.9%	0	0%
1	2.8%	1	1.3%
2	4.0%	2	2.2%
3	5.9%	3	3.2%
4	8.5%	4	4.0%

CHADS₂评分	校正的卒中发生率（%/年）	CHA₂DS₂-VASc评分	校正的卒中发生率（%/年）
5	12.5%	5	6.7%
6	18.2%	6	9.8%
		7	9.6%
		8	6.7%
		9	15.2%

根据 CHADS₂ 评分评估卒中或血栓栓塞风险，≥ 2 分为高危，1 分为中危，0 分为低危。高危患者应给予抗凝治疗。ESC 2010 年 AF 管理指南中主要的危险因素包括既往卒中或短暂脑缺血发作或血栓栓塞病史、高龄（≥ 75 岁）；临床相关非主要危险因素包括心力衰竭[中度至严重收缩性左室功能不全（左室射血分数 ≤ 40%）（即射血分数降低的心衰）或需要住院的心衰（无论是射血分数降低的心衰还是射血分数保留的心衰）]、高血压、糖尿病、女性、年龄 65~74 岁、血管疾病（特别是心肌梗死、外周血管病或主动脉斑块）。

使用 CHA₂DS₂-VASc 评分可更好地甄别真正低危的 AF 患者以及可能发生脑卒中与血栓血栓栓塞的 AF 患者。在 CHA₂DS₂ 评分为 0 的 AF 患者中，使用 CHA₂DS₂-VASc 评分为 0、1、2、3，其 1 年事件发生率分别为 0.84%、1.75%、2.69%、3.2%。

2. 抗栓治疗　近 20 年来，大量的随机对照试验（randomized controlled trial，RCT）证实了 AF 患者抗栓治疗可以减少血栓栓塞风险，主要是缺血性卒中。

不同抗栓治疗的比较

1）维生素 K 拮抗剂（vitamin K antagonist，VKA）：AFASAK（Atrial Fibrillation Aspirin and Anticoagulation）1、BAATAF（Boston Area Anticoagulation Trial for Atrial Fibrillation）、CAFA（Canadian Atrial FibrillationAnticoagulation）、SPAF（Stroke Prevention in Atrial Fibrillation）Ⅰ、SPINAF（Stroke Prevention in Nonrheumatic Atrial Fibrillation）和 EAFT（European Atrial Fibrillation Trial）六项 RCT 的结果发现：与不抗凝治疗比较，VKA 治疗可使死亡减少 1/4，非致死性卒中减少 2/3。对于 CHADS₂ 评分为 0 的患者，VKA 治疗增加非致死性颅外出现严重出血的风险。

2）阿司匹林：荟萃分析显示，与不抗栓治疗比较，阿司匹林可使非致死性卒中的相对风险减少 21%。在心血管疾病的一级预防和二级预防研究中发现，阿司匹林增加严重出血的风险，颅外出现严重出血的相对风险增加 50%~60%，但阿司匹林对 AF 患者死亡和体循环栓塞的预防目前尚不明确。

3）VKA 与阿司匹林联合：荟萃分析结果显示，与单用阿司匹林比较，VKA 治疗（根据 INR 调整剂量）可使 AF 患者非致死性卒中的发生降低 50%，与此同时，VKA 增加严重非致死性颅外出血约 50%（RR 1.42；95%CI 0.89~2.29）。但 VKA 对死亡和体循环栓塞的预防作用尚不清楚。

4）VKA 与双重抗血小板联合：AF 患者联用氯吡格雷及伊贝沙坦预防心血管事件试验（The Atrial Fibrillation Clopidogrel Trial With Irbesartan for Prevention of Vascular Events，ACTIVE）研究评估了阿司匹林和氯吡格雷双重抗血小板治疗能否作为 VKA 的替代治疗。研究结果显示在减少包括卒中、体循环栓塞、心肌梗死、血管性死亡的一级终点方面,VKA 优于双重抗血小板治疗,但在严重出血方面无差别。不过,该研究在随机化分组前,77% 的患者正在接受 VKA 治疗。亚组分析结果显示,入组前是否接受 VKA 治疗并不影响 VKA 的疗效,但在严重出血方面却有显著性差别($P=0.03$):入组时未使用 VKA 的患者,与双重抗血小板治疗比较,VKA 使严重出血的相对风险增加 69%(无统计学意义),入组时正在使用 VKA 的患者,VKA 仅使严重出血的相对风险增加 24%(无统计学意义)。

5)双重抗血小板与单用阿司匹林:ACTIVE A 试验比较了阿司匹林和氯吡格雷双重抗血小板与单用阿司匹林的疗效。该试验纳入 7554 例不宜使用 VKA 抗凝的 AF 患者,结果发现双重抗血小板治疗在降低非致死性卒中方面优于单用阿司匹林,但同时增加非致死性严重颅外出血的发生。

3. 不同危险分层患者的抗栓治疗　对于低度卒中风险的 AF 患者($CHADS_2$ 评分为 0),使用 VKA 抗凝,虽然可使非致死性卒中降低 5‰,但同时却使非致死性严重颅外出血增加 8‰,对全因死亡率的降低却并不能使低危患者明显获益,VKA 在低危 AF 患者,对致死性缺血性卒中的绝对降低更少,但在对致死性颅内出血的增加方面与高危患者相似。使用阿司匹林 1 年,非致死性卒中减少 2‰,非致死性严重颅外出血增加 3‰,双重抗血小板治疗获益不多,但增加出血。因此,第 9 版美国胸科医师学院抗栓治疗与血栓预防指南(ACCP 9)建议,对于低危患者,不用抗血栓治疗,如一定要抗栓治疗,可选择阿司匹林(75~325mg/d)。

对于中度卒中风险的 AF 患者($CHADS_2$ 评分为 1),使用 VKA 抗凝 1 年,可使死亡和非致死性卒中均降低 15‰,使非致死性严重颅外出血增加 8‰,VKA 优于双重抗血小板治疗及单用阿司匹林。因此,ACCP 9 建议,对于中危患者,优先考虑口服抗凝治疗。对于不适宜口服抗凝或并非担心出血而不选择口服抗凝的患者如难以维持 INR 稳定、生活方式限制 INR 监测、饮食限制成为负担、新型抗凝剂过于昂贵),可联合使用阿司匹林和氯吡格雷。

对于高度卒中危险的持续性或阵发性 AF 患者($CHADS_2$ 评分为 2),包括有缺血性卒中病史或短暂脑缺血发作的患者,使用 VKA 抗凝 1 年,可使死亡降低 15‰,非致死性卒中降低 30‰。因此,ACCP 9 建议,优先考虑口服抗凝治疗。对于不适宜口服抗凝或并非担心出血而不选择口服抗凝的患者,可联合使用阿司匹林和氯吡格雷。

对于 AF 患者,$CHADS_2$ 评分可作为初始危险因素评估,对于 $CHADS_2$ 评分 0~1 分的患者,ESC 指南建议应进行更为详细的危险因素评估,如 CHA_2DS_2-VASc 评分,指导抗栓治疗。女性是增加脑卒中发生的独立危险因素,除非是明确为 65 岁以下的孤立性 AF 患者,无论是男性还是女性,其脑卒中发生率均很低,因此,65 岁以下的孤立性 AF 患者不推荐抗凝治疗。对于需要抗凝治疗的 AF 患者,ESC 推荐优先考虑使用新型抗凝药物(图 9-6-4)。

4. 抗凝强度　一般而言,中等强度的抗凝(INR 2.0~3.0)即有效,瓣膜置换术后,要求在安全的前提下进行尽可能强的抗凝治疗,推荐的 INR 值范围很大(INR 2.0~4.5),生物瓣膜需要的强度稍低。机械瓣中主动脉瓣比二尖瓣需要的强度低。对于老年患者,INR 维持在 1.8~2.5 可能较好。合适的抗凝治疗强度的确定只是改善患者临床结局的第一步,第二步在于达到并维持抗凝治疗的靶目标。

5. 新型抗凝剂　华法林作为口服抗凝剂在临床应用已超过 60 年,其起效较慢,停药后药效仍会持续数天,治疗窗窄,易受多种药物及食物的影响,个体差异较大,需监测 INR,以

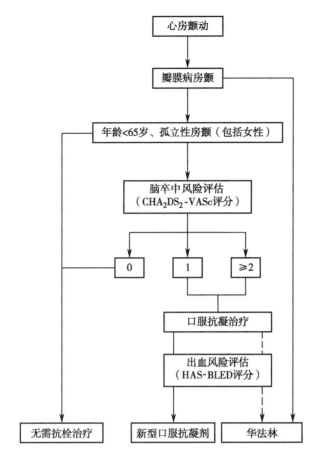

图 9-6-4　心房颤动患者抗凝选择（ESC2012 心房颤动管理指南）

注：对于拒绝口服抗凝治疗或非出血有关的不能耐受抗凝治疗的患者，应考虑使用阿司匹林联合氯吡格雷抗血小板治疗，单一阿司匹林治疗疗效较差。对于有口服抗凝或抗血小板治疗禁忌证的患者，可考虑使用左心耳封堵、闭合或切除

上弊端促进了新型口服抗凝剂的研发，如直接凝血酶抑制剂和 Xa 因子抑制剂，前者包括希美加群（ximelagatran）、美拉加群（melagatran）以及达比加群（dabigatran etexilate），后者包括利伐沙班（rivaroxaban）和阿哌沙班（apixaban）等。临床研究发现希美加群和美拉加群因有严重的肝脏毒性作用而终止。

（1）达比加群：达比加群口服后，可迅速被吸收，在肠道、血浆及肝脏可被非特异性酯酶水解为达比加群。后者可竞争性直接抑制凝血酶的活性位点，阻止纤维蛋白原活化为纤维蛋白、纤维蛋白单体的交联以及血小板的活化等，从而发挥抗凝作用。达比加群不仅可抑制游离的凝血酶，而且可抑制与纤维蛋白结合的凝血酶，其作用是可逆的。达比加群酯的口服生物利用度约为 6.5%，因此，其口服剂量相对较高。达比加群的血浆浓度和抗凝效应呈剂量依赖性，口服后达峰时间为 0.5~2 小时（平均 1.5 小时）。单次口服给药后，达比加群的消除半衰期约为 8 小时，多次给药后，半衰期为 12~14 小时，在老年健康志愿者，半衰期约 13 小时。在肌酐清除率低于 30ml/min 的患者，达比加群半衰期延长至 24 小时以上。在健康志愿者，多次口服给药约 3 天后血药浓度达稳态，在 AF 患者（150mg，每日 2 次），峰浓度约为 180ng/ml，谷浓度约为 90ng/ml。多次给药无体内累积现象。肾脏是主要的排泄途径，近 80% 的达比加群及少量达比加群葡萄糖醛酸结合产物均经肾排泄。因此，肾功能受损可致达比加群血浆浓度升高、半衰期延长。故长期服用达比加群酯而肾功能受损或有肾功能损伤高危因素的患者，应每 6~12 个月监测肾功能。在肝脏轻度受损的患者，达比加群的生物转化仅轻度减少，单次剂量给药后达比加群血药浓度曲线下面积与健康者相当。

长期抗凝治疗评估随机试验（Randomized Evaluation of Long-Term Anticoagulant Therapy，RE-LY）纳入 18 113 例非瓣膜病 AF 且至少有 1 个卒中危险因素的患者，比较两种固定剂量的达比加群（110mg 或 150mg，每日 2 次）与华法林（根据 INR 调整剂量，INR 2~3）的疗效及其安全性。结果显示：150mg 的达比加群显著降低一级终点（卒中包括出血性卒中、或体循环栓塞）的发生率 [每年 1.11% vs 1.71%；RR 0.65；95%CI 0.52~0.81；$P < 0.001$（优势检验）=和心血管死亡（RR 0.85；95%CI 0.72~0.99）]，110mg 的达比加群与华法林的疗效相似（卒中或体循环栓塞：每年 1.54% vs 1.71%；RR 0.90；95%CI 0.74~1.10）。与华法林比较，110mg 的达比加群显著降低主要出血的发生（每年 2.87% 对 3.57%；RR 0.80；95%CI 0.70~0.93；$P=0.003$），150mg 的达比加群酯的主要出血发生率与华法林相似（每年 3.32% vs 3.57%；RR 0.93；95%CI 0.81~1.07；$P=0.31$）。两种剂量的达比加群的颅内出血的发生率均明显低于华法林，但 150mg 的达比加群（每年 1.56%）所致胃肠道出血明显高于华法林（每年 1.07%；RR 1.48；95%CI 1.18~1.85）和 110mg 的达比加群酯（每年 1.15%；RR 1.36；95%CI 1.09~1.70）。与单用达比加群比较，达比加群与阿司匹林合用，主要出血增加，且不减少卒中和其他严重血管事件，但与阿司匹林的相互作用无关。达比加群组心肌梗死的发生率（150mg 达比加群酯：每年 0.81%，RR 1.27，95%CI 0.94~1.71；110mg 达比加群：每年 0.82%，RR 1.29，95%CI 0.96~1.75）高于华法林（每年 0.64%），其原因尚不明确。达比加群无肝脏毒性作用，但消化不良（包括腹痛）的发生率增加，可能与制剂中的酒石酸有关。

荟萃分析结果显示，在预防 AF 患者发生卒中方面，150mg 达比加群较安慰剂减少 75%，较单用阿司匹林减少 63%，较阿司匹林联合氯吡格雷减少 61%，其颅外出血和颅内出血的发生率均不高于阿司匹林或阿司匹林与氯吡格雷合用。

基于 RE-LY 的研究结果，美国 FDA 批准达比加群（150mg，每日 2 次）用于 AF 患者，以预防卒中的发生。第 9 版美国胸科医师学院抗栓治疗与血栓预防指南（ACCP 9）建议对于中高危 AF 患者，使用口服抗凝治疗优先推荐达比加群（150mg，每日 2 次）。对于肌酐清除率在 15~30ml/min 的 AF 患者，可用 75mg，一日两次。在加拿大，对于年龄超过 80 岁的 AF 患者，有出血高度危险者，可推荐使用 110mg，一日两次。一般来说，高剂量（150mg，每日 2 次）的达比加群用于卒中风险较高而出血风险较低的患者，而在卒中风险较低而出血风险较高的患者可选择低剂量（110mg，每日 2 次）。

一般来说，使用达比加群毋需监测，但在肌酐清除率在 15~30ml/min 的患者，使用达比加群应密切进行监测，因为肾功能可能会恶化，致使达比加群血浆浓度升高。在使用华法林的患者，改用达比加群时，应先停用华法林，并每日监测 INR，当 INR 低于 2.0 时（一般需 2~3 天），才开始使用达比加群。在原先使用达比加群的患者，如需改用华法林抗凝，如患者肌酐清除率 > 50ml/min，在停用达比加群前 3 天即开始使用华法林，如肌酐清除率 31~50ml/min 者，应重叠使用 2 天，肌酐清除率 15~30ml/min 者，应重叠使用 1 天。一般在停用达比加群 2 天后，才开始监测 INR。在皮下注射普通肝素（unfractionated heparin，UHF）或低分子量肝素（low molecular weight heparin，LMWH）的患者，如需改用达比加群口服抗凝，应在原定用药时间前 0~2 小时开始口服；在持续静注 UFH 的患者，在停用 UFH 时即口服达比加群。在接受达比加群口服抗凝的患者，如需改肠外用抗凝剂，应在最后一次口服达比加群 12 小时（肌酐清除率 > 30ml/min）或 24 小时（肌酐清除率 < 30ml/min）后即开始转换用药。

在肌酐清除率 < 15ml/min 的患者，应使用华法林。在肝功能异常的患者，达比加群可能优于华法林。

值得注意的是，从达比加群上市至 2011 年 10 月 31 日，全球共发现 260 例致死性出血。另外，荟萃分析结果显示，达比加群增加心肌梗死或急性冠脉综合征的发生，应对此提高警惕。

（2）利伐沙班、阿哌沙班：利伐沙班（rivaroxaban）和阿哌沙班（apixaban）均为口服 FⅩa 抑制剂，不仅可与游离的 FⅩa 结合，而且可与凝血酶原复合物结合的 FⅩa 结合。阿哌沙班对结合的 FⅩa 有中度的选择性，并可抑制凝血酶的产生。

ROCKET AF 研究纳入非瓣膜病 AF 患者 14 264 例，分别接受利伐沙班（20mg/d）或华法林治疗。利伐沙班降低一级终点（卒中或体循环栓塞）的发生 [每年 1.7% vs 2.2%；HR 0.79；95%CI 0.66~0.96；$P < 0.001$（非劣势检验）]，两组主要和非主要临床相关性出血的发生率相似（每年 14.9% 对 14.5%；HR 1.03；95%CI 0.96~1.11；P=0.44），但利伐沙班显著降低颅内出血（0.5% vs 0.7%；P=0.02）和致死性出血（0.2% vs 0.5%；P=0.003）的发生。

鉴于临床试验的结果，利伐沙班被批准用于非瓣膜病 AF 患者，以预防卒中。剂量为 20mg，一日一次。对于肌酐清除率低于 15ml/min 的患者，应避免使用利伐沙班。肌酐清除率 15~50ml/min 的患者，剂量可减为 15mg，一日一次。对于中重度肝功能受损（Child-Pugh B 级或 C 级）或肝脏疾病致凝血功能异常的患者，应避免使用利伐沙班。

服用华法林的患者改用利伐沙班时，停用华法林，在 INR 低于 3.0 时即刻开始使用利伐沙班。利伐沙班可影响 INR，利伐沙班与华法林合用期间，监测 INR 无益。正在使用华法林以外的抗凝剂时，应停用下一次用药，并在该计划用药前 0~2 小时前开始利伐沙班治疗。在持续静注 UFH 的患者，停用的同时开始利伐沙班治疗。使用利伐沙班的患者，换用其他起效快的抗凝剂时，停用利伐沙班，并在计划下一次利伐沙班给药时间开始换用其他抗凝剂。

如果未能按时服用利伐沙班，应于当天尽早服用。利伐沙班过量者，应停用。活性炭可减少利伐沙班过量者的吸收，一项小规模临床研究显示凝血酶原复合物可对抗利伐沙班的抗凝作用。由于利伐沙班血浆结合率高，因此，过量者透析无效。

ARISTOTLE 研究纳入有 1 个以上卒中危险因素的 AF 患者 18 201 例，随机接受阿哌沙班（5mg，每日 2 次）或华法林治疗。结果显示：阿哌沙班显著降低一级终点（缺血性或出血性卒中或体循环栓塞）的发生 [每年 1.27% 对 1.6%；HR 0.79；95%CI 0.66~0.95；$P < 0.001$（非劣势检验）/P=0.01（优势检验）]，且主要出血（每年 2.13% 对 3.09%；HR 0.69；95% CI 0.60~0.80；$P < 0.001$）、任何原因所致死亡（每年 3.52% 对 3.94%；HR 0.89；95% CI 0.80~0.99；P=0.047）、出血卒中（每年 0.24% 对 0.47%；HR 0.51；95%CI 0.35~0.75；$P < 0.007$）的发生率均较低。

6. 出血风险评估　在决定是否进行血栓预防的同时，应权衡 AF 患者脑卒中与主要出血的风险，特别是颅内出血，后者是抗凝治疗最为严重的并发症，死亡率与致残率高。AF

患者多有增加出血风险的危险因素。如 CHADS$_2$ 评分系统中高龄、高血压、充血性心力衰竭以及缺血性卒中病史等本身即为 VKA 治疗致出血的独立危险因子。目前评估 AF 患者出血风险的评分系统主要有：HEMORR$_2$HAGES[肝或肾疾病、酒精滥用、恶性肿瘤、高龄（≥ 75 岁）、血小板计数减少或功能降低、再出血风险、未控制的高血压、贫血、遗传因素、过高的跌倒风险、脑卒中]、HAS-BLED（表 9-6-8）以及 ATRIA（AnTicoagulation and Risk factors In Atrial fibrillation）。HAS-BLED 评分简单易行，预测值更好，ESC 推荐 HAS-BLED 出血风险评分。HAS-BLED 评分 ≥ 3 分，视为高危患者，开始抗栓治疗应谨慎，并应定期随访。

表 9-6-8　HAS-BLED 出血风险评分

临床特征	分值	说明
高血压（hypertension）	1分	收缩压超过 160mmHg
肝、肾功能异常（abnormal renal and liver function）	各1分	肝功能异常指慢性肝病，如肝硬化，或生化指标明显异常，如胆红素超过正常上限的 2 倍，转氨酶超出正常上限的 3 倍；肾功能异常指肌酐 ≥ 200μmol/L，或慢性透析，或肾移植
卒中（stroke）	1分	
出血（bleeding）	1分	出血病史，或易出血，如出血性腹泻、贫血等
INR 波动（labile INRs）	1分	INR 不稳定，或高 INR，或少于 60% 的时间在治疗治疗内
老年人（elderly）	1分	年龄大于 65 岁
药物或酒精（drugs or alcohol）	各1分	合并使用抗血小板药物、非甾体类抗炎药物或酒精滥用

7. 特殊情况的抗栓治疗

（1）冠心病合并心房颤动患者的抗栓治疗：队列研究观察了稳定型冠心病（发生急性冠脉综合征后 12 个月）合并心房颤动患者抗栓治疗效果。8700 例患者（平均年龄 74.2 岁，女性患者占 38%）平均随访 3.3 年，分别使用 VKA 或 VKA+ 阿司匹林或 VKA+ 氯吡格雷抗栓治疗的患者，其心肌梗死、冠脉死亡、血栓栓塞、严重出血的发生率分别为 7.2、3.8、4.0 个事件 /100 人次。但在心肌梗死 / 冠脉冠脉死亡方面，加用阿司匹林 [HR 1.12（0.94~1.34）] 或氯吡格雷 [HR 1.12（0.94~1.34）] 与单用 VKA 抗凝相似，但加用阿司匹林 [HR 1.50（1.23~1.82）] 或氯吡格雷 [HR 1.84（1.11~3.06）] 却明显增加出血风险。因此，在稳定型冠心病合并 AF 的患者，选择口服抗凝治疗即可，维持 INR 2.0~3.0，无需加用阿司匹林或氯吡格雷等抗血小板治疗。

ACCP-9 对急性冠脉综合征或支架植入术后的抗栓治疗提出了序贯方案。

冠心病合并 AF 并植入支架的患者，有高危卒中危险者（CHADS$_2$ 评分 ≥ 2），在植入裸金属支架 1 个月内或植入药物洗脱支架 3~6 个月内，使用 VKA 联合阿司匹林、氯吡格雷三联抗栓治疗，此后，可使用 VKA（INR 2.0~3.0）联合一种抗血小板药物，支架植入术 12 个月后，单独使用 VKA；对于中低危的患者（CHADS$_2$ 评分为 0~1），支架（裸金属支架或药物洗脱支架）植入后 12 个月内使用阿司匹林、氯吡格雷双重抗血小板药物，此后，抗栓治疗同稳定型冠心病合并 AF 的患者。

对于急性冠脉综合征合并 AF 而未植入冠脉内支架的患者，有中、高度卒中危险者

（CHADS₂评分≥1），使用VKA（INR 2.0~3.0）联合一种抗血小板药物，12个月后的抗栓治疗同稳定型冠心病合并AF的患者；对于低危的患者（CHADS₂评分为0），使用阿司匹林、氯吡格雷双重抗血小板药物12个月，此后，抗栓治疗同稳定型冠心病合并AF的患者。

WOEST试验研究了有口服抗凝治疗适应证（如心房颤动或心房扑动、机械瓣置换、心尖部室壁瘤形成、肺栓塞、外周动脉疾病、射血分数＜30%）且接受经皮冠脉介入治疗的患者的不同抗栓治疗方案的安全性及其疗效。共纳入573例患者，其中接受口服抗凝＋氯吡格雷二联抗栓治疗的患者279例，接受口服抗凝治疗＋氯吡格雷＋阿司匹林三联抗栓治疗的患者284例，结果显示接受二联抗栓治疗的患者中54例（19.4%）发生出血事件（风险比率为0.36，95%CI 0.26~0.50），而接受三联抗栓治疗的患者中126例（44.4%）发生出血事件；接受二联抗栓治疗的患者中6例（2.2%）发生多部位出血，而接受三联抗栓治疗的患者中34例（12.0%）发生多部位出血；接受二联抗栓治疗的患者中11例（3.9%）需要输血（Kaplan-Meier曲线比率为0.39，95%CI 0.17~0.84），而接受三联抗栓治疗的患者中27例（9.5%）需要输血。在死亡、心肌梗死、靶血管血运重建、脑卒中、支架内血栓方面，两种抗栓方案无显著性差异。因此，在需要口服抗凝治疗且接受经皮冠脉介入治疗的患者，口服抗凝加氯吡格雷而不加阿司匹林治疗可显著降低出血并发症，但不增加血栓事件的发生。该临床试验的结果将可能推动相关指南的修改。

（2）围术期抗凝：正接受抗凝治疗的AF患者，在手术或侵入性操作前，需停用华法林。多数要求INR＜1.5，部分甚至要求INR在正常范围内。由于华法林的半衰期为36~42小时，术前应停药约5天。在进行有出血风险的手术或诊断性操作前，给予亚治疗剂量的抗凝48小时是合理的。在充分止血的情况下，术后当晚或术后的第二天早上应重新开始使用常用剂量的华法林，毋需给予负荷量。如手术或操作前INR仍升高（＞1.5），可考虑口服低剂量的维生素K（1~2mg），使INR恢复正常。

在行机械瓣膜置换术或有血栓栓塞高危的AF患者，在停用华法林期间，应考虑使用普通肝素或低分子肝素抗凝。

（3）稳定性血管疾病：许多接受抗凝治疗的AF患者同时患有稳定型冠心病或颈动脉疾病或外周血管病，在使用华法林的同时加用阿司匹林并不能减少卒中或血管事件（包括心肌梗死）的风险，但增加出血事件的发生。

（4）心房颤动患者心脏复律时的抗凝治疗：复律治疗可增加AF患者的血栓栓塞风险。对18个观察性研究的系统分析发现，AF患者复律前后进行抗凝治疗，患者卒中或血栓栓塞风险降低（0.3%对2.0%），相对风险为0.16（95%CI 0.05~0.48）。因此，AF超过48小时或AF持续时间不明的患者择期复律前，应给予VKA抗凝治疗。根据观察性队列研究结果，复律前应给予VKA抗凝治疗（INR 2.0~3.0）至少3周。复律后左心房/左心耳功能不全（"心房顿抑"）可持续数周，导致血栓栓塞风险，复律后72小时，卒中和血栓栓塞风险最高，大多数血栓栓塞并发症发生在复律后10天之内。VKA抗凝治疗应至少维持至复律后4周。在有卒中风险或AF复发风险的患者，复律后无论能否维持窦性心律，应终身维持VKA抗凝治疗。

AF发作＜48小时的患者，复律前给予静注UFH，此后静注或皮下注射LMWH。对于有卒中危险因素的患者，复律后应开始VKA抗凝治疗，并终身维持。UFH或LMWH应与VKA治疗合用至INR达标（INR 2.0~3.0）。对于无血栓栓塞危险因素的患者，毋需口服抗凝治疗。图9-6-5显示血流动力学稳定AF患者复律时抗凝治疗流程图。

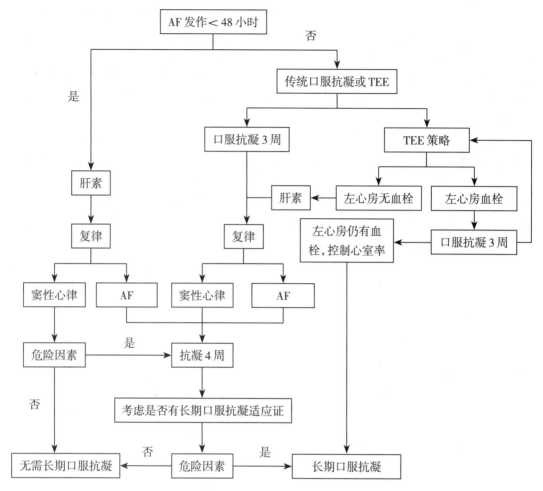

图 9-6-5 血流动力学稳定心房颤动患者复律时抗凝治疗
AF: 心房颤动; TEE: 经食管超声心动图

在 AF 发作超过 48 小时但血流动力学不稳定(如心绞痛、心肌梗死、休克或肺水肿)的患者,需立即复律,在复律前,应给予 UFH 或 LMWH,复律后,应开始口服抗凝治疗,并与 UFH 或 LMWH 合用至 INR 达标(INR 2.0~3.0),口服抗凝治疗的时间(4 周或终身)与卒中危险因素有关。

复律前可行经食管超声心动图(transesophageal echocardiogram, TEE)检查,如未发现左心房或左心耳血栓,可缩短口服抗凝时间。在有熟练的团队、设备齐备,或 AF 相关症状明显,需要早期复律,或患者拒绝口服抗凝治疗或有潜在出血风险,或有左房/左心耳血栓高风险的患者,可选择 TEE 指导的复律策略。TEE 未发现左房血栓形成,复律前应给予 UFH 或 LMWH,复律应在 24 小时内实施,肝素用至口服抗凝治疗 INR 达标。对于门诊患者实施 TEE 指导的策略时,应开始 VKA 治疗(INR 2.0~3.0),5 天后若 INR 达标,可行 TEE 检查后复律。TEE 检查发现左房或左心耳血栓形成,给予 VKA 治疗(INR 2.0~3.0)至少 3 周,复律前应复查 TEE 证实血栓溶解,复律后,终身口服抗凝。如复查 TEE 仍有血栓,可能要放弃节律控制策略,而转为控制心室率,特别是在 AF 相关的症状已经得以控制时,如仍坚持复律,血栓栓塞风险较高。

达比加群也可用于复律前后的抗凝治疗。

8. 非药物治疗　左心耳是心房内血栓形成的主要部位,因此,左心耳封堵术可能减少 AF 患者心房内血栓形成和卒中的发生。但封堵不全被认为是卒中的危险因素,随访中,其发生率可高达 40%。对于长期抗凝治疗有禁忌证的患者,可考虑选择左心耳封堵术。临床研究结果显示,与华法林比较,经皮左心耳封堵术可降低卒中(缺血性或出血性)、心血管或不能解释的死亡、体循环栓塞的发生,但无显著性差异,另外,经皮左心耳封堵术增加不良事件(出血过多、操作相关并发症),特别是严重心包积液的发生。

(罗承锋　冯　莹)

参 考 文 献

1. 沈卫峰. 急性冠脉综合征抗栓治疗进展. 国际心血管病杂志, 2009, 36(6): 321-324.

2. Hoffman M, Monroe DM 3rd. A cell-based model of hemostasis. Thromb Haemost, 2001, 85(6): 958-965.

3. Bassand JP. Current antithrombotic agents for acute coronary syndromes: focus on bleeding risk. Int J Cardiol, 2013, 163(1): 5-18.

4. Antithrombotic Trialists' Collaboration. Collaborative meta-analysis of randomised trials of antiplatelet therapy for prevention of death, myocardial infarction, and stroke in high risk patients. BMJ, 2002, 324(7329): 71-86.

5. Mehta SR, Tanguay JF, Eikelboom JW, et al. Double-dose versus standard-dose clopidogrel and high-dose versus low-dose aspirin in individuals undergoing percutaneous coronary intervention for acute coronary syndromes(CURRENT-OASIS 7): a randomised factorial trial. Lancet, 2010, 376(9748): 1233-1243.

6. Wiviott SD, Braunwald E, McCabe CH, et al. Prasugrel versus clopidogrel in patients with acute coronary syndromes. N Engl J Med, 2007, 357(20): 2001-2015.

7. Montalescot G, Sideris G, Cohen R, et al. Prasugrel compared with high-dose clopidogrel in acute coronary syndrome. The randomised, double-blind ACAPULCO study. Thromb Haemost, 2010, 103(1): 213-223.

8. Trenk D, Stone GW, Gawaz M, et al. A Randomized Trial of Prasugrel Versus Clopidogrel in Patients With High Platelet Reactivity on Clopidogrel After Elective Percutaneous Coronary Intervention With Implantation of Drug-Eluting Stents: Results of the TRIGGER-PCI (Testing Platelet Reactivity In Patients Undergoing Elective Stent Placement on Clopidogrel to Guide Alternative Therapy With Prasugrel) Study. J Am Coll Cardiol, 2012, 59(24): 2159.

9. Wallentin L, Becker RC, Budaj A, et al. Ticagrelor versus clopidogrel in patients with acute coronary syndromes. N Engl J Med, 2009, 361(11): 1045-1057.

10. Schömig A. Ticagrelor--is there need for a new player in the antiplatelet-therapy field? N Engl J Med, 2009, 361(11): 1108-1111.

11. Harrington RA, Stone GW, McNulty S, et al. Platelet inhibition with cangrelor in patients undergoing PCI. N Engl J Med, 2009, 361(24): 2318-2239.

12. Bhatt DL, Lincoff AM, Gibson CM, et al. Intravenous platelet blockade with cangrelor during PCI. N Engl J Med, 2009, 361(24): 2330-2341.

13. Douketis JD, Spyropoulos AC, Spencer FA, et al. Perioperative management of antithrombotic therapy: Antithrombotic Therapy and Prevention of Thrombosis, 9th ed: American College of Chest Physicians Evidence-

Based Clinical Practice Guidelines. Chest, 2012 Feb, 141(2 Suppl): e326S-e350S.

14. Hamm CW, Bassand JP, Agewall S, et al. ESC Guidelines for the management of acute coronary syndromes in patients presenting without persistent ST-segment elevation: The Task Force for the management of acute coronary syndromes (ACS) in patients presenting without persistent ST-segment elevation of the European Society of Cardiology(ESC). Eur Heart J, 2011, 32(23): 2999-3054.

15. Wisler JW, Becker RC. Oral factor Xa inhibitors for the long-term management of ACS. Nat Rev Cardiol, 2012, 9(7): 392-401.

16. Uchino K, Hernandez AV. Dabigatran association with higher risk of acute coronary events: meta-analysis of noninferiority randomized controlled trials. Arch Intern Med, 2012, 172(5): 397-402.

17. 周自强, 胡大一, 陈捷, 等. 中国心房颤动现状的流行病学研究. 中华内科杂志, 2004, 43(7): 491-494.

18. Lip GY, Tse HF, Lane DA. Atrial fibrillation. Lancet, 2012, 379(9816): 648-661.

19. You JJ, Singer DE, Howard PA, et al. antithrombotic therapy for atrial fibrillation: antithrombotic therapy and prevention of thrombosis, 9th ed: American College of Chest Physicians evidence-based clinical practice guidelines. Chest, 2012, 141(2 Suppl): e531S-e75S.

20. Wann LS, Curtis AB, January CT, et al. 2011 ACCF/AHA/HRS focused update on the management of patients with atrial fibrillation (Updating the 2006 Guideline): a report of the American College of Cardiology Foundation/American Heart Association Task Force on practice guidelines. J Am Coll Cardiol, 2011, 57(2): 223-242.

21. European Heart Rhythm Association, European Association for Cardio-Thoracic Surgery, Camm AJ, et al. Guidelines for the management of atrial fibrillation: the Task Force for the Management of Atrial Fibrillation of the European Society of Cardiology(ESC). Eur Heart J, 2010, 31(19): 2369-2429.

22. Camm AJ, Lip GY, De Caterina R, et al. 2012 focused update of the ESC Guidelines for the management of atrial fibrillation: an update of the 2010 ESC Guidelines for the management of atrial fibrillation. Developed with the special contribution of the European Heart Rhythm Association. Eur Heart J, 2012, 33(21): 2719-2747.

23. Lip GY, Nieuwlaat R, Pisters R, et al. Refining clinical risk stratification for predicting stroke and thromboembolism in atrial fibrillation using a novel risk factor-based approach: the Euro Heart Survey on Atrial Fibrillation. Chest, 2010, 137(2): 263-272.

24. Uchino K, Hernandez AV. Dabigatran association with higher risk of acute coronary events: meta-analysis of noninferiority randomized controlled trials. Arch Intern Med. 2012; 172(5): 397-402.

25. Lamberts M, Gislason GH, Lip GY, et al. Antiplatelet therapy for stable coronary artery disease in atrial fibrillation patients on oral anticoagulant: a nationwide cohort study. Circulation, 2014, 129(15): 1577.

26. Dewilde WJ, Oirbans T, Verheugt FW, et al. Use of clopidogrel with or without aspirin in patients taking oral anticoagulant therapy and undergoing percutaneous coronary intervention: an open-label, randomised, controlled trial. Lancet, 2013, 381(9872): 1107-1115.

第七节　脑血管疾病与出血和血栓

一、脑血管血栓性疾病

脑血管血栓性疾病包括脑动脉血栓性疾病及脑静脉系统血栓性疾病。抗栓治疗(主要包括抗血小板治疗及抗凝治疗等)是脑血管血栓性疾病急性期及一级、二级预防的主要措施之一。

(一)脑血管血栓性疾病抗栓治疗概述

抗栓治疗主要包括抗血小板治疗及抗凝治疗等。

1. 抗血小板治疗　血小板是循环在人体血管内的无核细胞,它们的主要作用是监测血管内皮。当出现急性血管损伤和外渗时,通过与暴露的胶原蛋白接触的血小板被激活,聚集在伤口处开始凝结,伤口止血。因此血小板的主要作用是形成一个物理性的栓子堵住出血的血管。动脉硬化斑块帽的破裂或血管内皮的轻度损伤或由于高血压、高胆固醇血症、吸烟导致血小板黏附在动脉内壁,这种突发性的黏着及血小板的激活促进血管内膜发生炎性反应,并且导致血栓形成性疾病如脑卒中及心肌梗死。在止血过程中血小板的聚集受到严密控制。血栓事件发生后,应用抗血小板药物旨在调节这种正常控制。因此,缺血性脑血管疾病急性期的治疗及二级预防措施必须包括抗血小板治疗。目前常用的抗血小板药包括:

(1)阿司匹林:阿司匹林是目前最廉价、临床研究最多、应用最广泛的抗血小板聚集药物,它通过乙酰化的不可逆反应来抑制环氧化酶,从而血小板血栓素 A_2(TXA_2)的合成以及内皮细胞合成前列环素(PGI_2),TXA_2 与 PGI_2 的作用相反,TXA_2 促进血小板聚集,有收缩血管作用,PGI_2 抑制血小板聚集,有扩张血管作用。阿司匹林对 TXA_2 合成作用的抑制是不可逆的,因为血小板没有细胞核,不能重新产生环氧化酶,而对内皮细胞合成 PGI_2 的抑制作用却是短暂的,因为内皮细胞可以很快重新产生环氧化酶。

(2)氯吡格雷:氯吡格雷是新一代抗血小板药,能不可逆地与血小板二磷酸腺苷(ADP)P2Y12 受体结合,作用时间较长,起效速度与剂量相关。

(3)三氟醋柳酸:三氟醋柳酸是一种和阿司匹林结构相似的抗血小板药,它除了有抗血小板聚集作用,还有抗炎和血管扩张作用。

(4)糖蛋白Ⅱb-Ⅲa受体拮抗剂:所有促血小板聚集因子最终都要依赖血小板表面的糖蛋白Ⅱb-Ⅲa受体才能完成促血小板聚集功能,这被称为血小板聚集的"最终共同通路",糖蛋白Ⅱb/Ⅲa受体拮抗剂就是通过与糖蛋白Ⅱb/Ⅲa受体结合,阻断了纤维蛋白原与该受体结合,从而达到抗血小板聚集作用。

2. 抗凝治疗　抗凝治疗是用适当的药物(即抗凝剂)来抑制血液凝固的治疗方法。目前临床常用的抗凝药物包括及维生素 K 拮抗剂(如华法林)。

(1)肝素:药物肝素由猪肠黏膜及牛肺组织提取制备,即常规未分级肝素(unfractionated heparin, UFH)为第一代肝素;经解聚成低分子肝素(low molecular weight heparin, LMWH)为第二代肝素;以及合成的肝素戊糖(heparin pentasaccharide, HPS)为第三代肝素。UFH 及其衍生物的作用机制、药代动力学、不良反应等大同小异。

肝素的抗凝机制是多方面的,主要为抗凝血酶作用。肝素及其辅因子抗凝血酶

（antithrombin，AT）结合再与凝血酶结合成复合物使之灭活，但不能灭活与血凝块结合的凝血酶。还可与肝素辅因子Ⅱ（heparin cofactorⅡ，HcⅡ）结合使HcⅡ抗凝血酶。肝素可中和活化的凝血因子Ⅸa、Ⅹa、Ⅺa，抑制凝血酶生成，但不能灭活与血小板结合的Ⅹa。

UFH的不良反应甚多，常见为出血，多由过量所致，轻者黏膜出血，重者可胃肠道、胸腔内，甚至颅内出血而危及生命。急性肝素过敏见于应用肝素5~10分钟内，表现为突发寒战、发热、心动过速、恶心、血压下降，亦可出现哮喘、荨麻疹和呼吸窘迫。

（2）维生素K拮抗剂：口服抗凝药有两大类，即香豆素类和茚二酮类，前者（以华法林为代表）因不良反应较少，故最为常用。

作用机制：凝血因子Ⅱ、Ⅶ、Ⅸ、Ⅹ在肝中合成为无生物活性的前体，经羧基化才具有生物活性。羧基化需维生素K参与，故称维生素K依赖性凝血因子。这些凝血因子的谷氨酰残基羧基化需CO_2、O_2和维生素K。同时维生素K从还原状态（KH_2）转化为环氧维生素K（KO），KO又被环氧酰还原酶和维生素K醌还原酶还原成KH_2，再参与谷氨酰残基的羧基化，如此循环不已。华法林抑制此还原酶，阻断维生素K活化型再生，发挥其抗凝作用。人体天然抗凝物质蛋白C（PC）和其辅因子蛋白S（PS）亦在肝中合成为无活性前体，其羧基化后才具有生物活性，该活化过程也依赖维生素K。PC、PS、凝血酶、血栓调节蛋白相互作用抑制活化凝血因子Ⅴa、Ⅷa而抗凝。华法林抑制羧基化，使PC、PS无抗凝活性。为此，华法林有双重作用：①抑制凝血因子Ⅱ、Ⅶ、Ⅸ、Ⅹ的维生素K依赖性羧基化而抗凝；②抑制抗凝蛋白PC、PS的维生素K依赖性羧基化而促凝。

华法林最常见的不良反应为出血，常表现为：皮肤、黏膜、关节、肌肉出血，血尿，消化道出血，肺出血，腹膜后出血等。重者可脑出血危及生命。推荐的抗凝安全范围为INR 2.0~3.0，相当PT延长至25~30秒，在此范围内很少有临床重要出血。

（二）缺血性脑血管病抗栓治疗的循证学依据

1. 缺血性脑血管病抗血小板治疗的循证学依据

（1）阿司匹林的循证学依据

1）阿司匹林一级预防研究：一级预防是指对于未发生血栓闭塞性血管事件的患者（患者可以患高血压、糖尿病等其他疾病），使用药物预防首次血栓闭塞性血管事件的发生。目前结束的阿司匹林的一级预防诸项研究中，参加人数最多是内科医生健康研究（PHS）及女性健康研究（WHS），其中WHS研究内容涉及卒中事件的发生。

2005年在新英格兰杂志发表了女性健康研究（women's health study，WHS）。近39 876例45岁以上的健康女性隔天服用100mg阿司匹林或安慰剂，随访10年，主要终点事件为心血管死亡、非致死性心肌梗死和非致死性卒中。WHS研究证实：①阿司匹林对女性心脑血管事件一级预防有效；②显著降低45岁以上健康女性首次卒中发生率达24%；③对于65岁以上女性具有预防首次心肌梗死、卒中的双重作用：显著降低首次缺血性卒中危险达30%；显著降低首次心肌梗死危险达34%。此外，在WHS中，小剂量阿司匹林组出血性卒中发生率和胃肠道不良事件发生率都和安慰剂组无显著差异，说明其获益远远大于风险。WHS研究受试者10年冠心病风险仅为2.5%（低危人群），阿司匹林也可以显著降低其卒中和心肌梗死发生率。因此，WHS的结果可能会导致指南的更新，将阿司匹林的应用扩展至低危人群，进一步加强小剂量阿司匹林在心脑血管事件一级预防中的地位和作用。综合分析WHS的研究结果：小剂量阿司匹林在降低健康女性心肌梗死和卒中危险的同时，未增加出血性卒中危险和胃肠道不良事件发生率，说明其获益远远大于风险。这一点对于一级预防尤为重要,说明健康人群也可以安全服用阿司匹林,并获得重要收益。

2)阿司匹林在急性缺血性卒中领域的循证医学证据:阿司匹林在急性缺血性卒中领域的循证医学证据主要包括国际卒中研究(International Stroke Trial, IST)和中国急性卒中研究(Chinese Acute Stroke Trial, CAST)两大研究。这两项研究均以发病48小时以内的急性缺血性卒中患者为研究对象,其中IST研究中受试者随机接受阿司匹林300mg×14天或安慰剂治疗,主要终点事件为14天死亡、6个月死亡或残疾;CAST研究中受试者随机接受阿司匹林160mg×4周或安慰剂治疗,主要终点事件为4周治疗期内死亡或出院时死亡或残疾。IST和CAST共4万受试者荟萃分析显示缺血性卒中急性期应用阿司匹林可使每1000例患者中卒中再发人数减少9例,如果持续阿司匹林治疗(平均29个月),这一数字将增至每1000例患者减少36例。阿司匹林显著降低急性期缺血性卒中患者死亡率及卒中复发率,而出血性卒中与安慰剂组无显著性差异。因此,缺血性卒中后应尽早应用阿司匹林,并应长期坚持以获得最大益处。

美国心脏协会(AHA)和美国卒中协会(ASA)在急性缺血性卒中指南中推荐为:①缺血性卒中发病后应该尽早使用阿司匹林,"48小时"来源于目前的2个试验IST和CAST在试验设计时均为发病后48小时内使用阿司匹林。②溶栓24小时后尽早使用阿司匹林:目前无证据显示缺血性卒中溶栓24小时内使用阿司匹林可以增加出血并发症,其来源于美国国立卫生研究院等多个缺血性卒中溶栓临床试验设计时有此时间规定。而在心内科溶栓时并不需要停用阿司匹林。③阿司匹林是目前在卒中急性期唯一有循证医学依据的抗血小板药物。其他药物如阿昔单抗、氯吡格雷等目前在缺血性卒中急性期尚无循证证据,因此欧美指南均未推荐卒中急性期使用其他抗血小板药。

3)阿司匹林二级预防研究:1991年发表的三项关键性研究证实小剂量阿司匹林的治疗效果优于安慰剂,并且不同剂量的阿司匹林的有效性无显著性差异。瑞典小剂量阿司匹林研究(the Swedish Aspirin Low-dose Trial, SALT)是一项多中心、随机、双盲对照研究,共纳入1360例在3个月内发生过小卒中、TIA、视网膜动脉闭塞的患者,比较阿司匹林75mg/d相对于安慰剂的有效性。结果显示阿司匹林将卒中和非卒中死亡的相对危险降低18%,证实小剂量阿司匹林较安慰剂有效。英国短暂性脑缺血发作研究(United Kingdom Transient Ischemic Attack Study, UK-TIA)是一项多中心、随机、双盲对照研究,共纳入2435例在3个月内发生过小卒中或TIA的患者,随机接受阿司匹林300mg每日1次、阿司匹林600mg每日2次以及安慰剂。大剂量阿司匹林组合小剂量阿司匹林组在有效性方面无显著性差异。Dutch-TIA研究为一项随机对照研究,纳入3131例在3个月内发生过TIA或缺血性小卒中的患者,随机接受阿司匹林30mg每日1次和阿司匹林283mg每日1次,结果显示大剂量阿司匹林组合小剂量阿司匹林组在有效性方面无显著性差异。

2002年在英国医学杂志(British Medical Journal, BMJ)上的抗栓协作组荟萃分析是缺血性脑卒中二级预防中抗血小板治疗最有影响力的证据,包括受试者超过200 000例共287项随机对照研究,比较了在闭塞性血管疾病的高危患者中抗血小板治疗的效果及不同抗血小板药物之间的差异,主要终点事件为严重的血管事件,包括非致死性心肌梗死、非致死性卒中和血管性死亡。荟萃分析结果显示,在血管性疾病高危患者中抗血小板治疗能够将血管性事件的危险性降低1/4,其中使血管性死亡的危险下降1/6,使非致死性脑卒中的危险下降了1/4。即每治疗1000例患者能避免:既往卒中/TIA患者避免36件,急性卒中患者避免9件。

荟萃分析证明:抗血小板治疗对绝大多数心脑血管事件具有显著的防治作用。荟萃分析证实小剂量阿司匹林(75~150mg)即可有效发挥抗血小板作用,并适合长期应用,低于75mg/d抗血小板作用尚不明确,但是在发病急性期建议初始剂量至少在150mg以上。

4)阿司匹林联合用药的循证医学证据:2006年发表的氯吡格雷用于动脉粥样硬化血栓形成高危患者及对缺血事件的稳定、处理和规避试验(Clopidogrel for High Atheroth-rombotic Risk and Ischemic Stabilization, Management, and Avoidance, CHARISMA)研究比较了阿司匹林和阿司匹林联合氯吡格雷防治心脑血管事件的疗效。该试验的纳入标准:合并多种粥样硬化危险因素;或具有明确的冠心病、脑血管病、有症状的外周动脉疾病。共纳入15 603例45岁及以上的受试者。所有受试者被随机分为2组:阿司匹林(75~162mg/d)+安慰机组,氯吡格雷(75mg/d)+阿司匹林组(75~162mg/d)。主要疗效终点为心肌梗死、卒中和血管性死亡。主要安全性终点为严重出血、中度出血、致命性出血和颅内出血。结果显示:对于心脑血管事件高危患者(一级预防)和心脑血管疾病患者(二级预防),两组无显著性差异,但合用氯吡格雷组出血并发症发生率显著高于阿司匹林组。

第一次欧洲卒中预防研究(European Stroke Prevention Study 1, ESPS1)为一项多中心随机双盲对照研究,研究阿司匹林325mg每日3次+双嘧达莫75mg每日3次在缺血性卒中二级预防治疗中的有效性。入选者在过去3个月内发生过TIA、可逆性缺血性神经障碍(RIND)或脑卒中,共入选病例2500例。主要研究终点为卒中和所有原因引起的死亡,随访时间为24个月,每3个月评价一次。入选者平均年龄63.5岁,58%为男性,835例(33.4%)为TIA患者,163例(6.5%)为RIND患者,1503例(60.1%)为脑卒中患者。结果分析得出:联合治疗组将卒中风险降低了38.1%,将死亡风险降低了30.6%。研究结果显示:与安慰剂比较阿司匹林联合双嘧达莫应用能够显著降低终点事件发生。

第二次欧洲卒中预防研究(European Stroke Prevention Study 2, ESPS2)为一项多中心随机双盲对照研究,入选者在过去3个月内发生过TIA或脑卒中,共入选病例6602例。入选者被随机分到下列4个组中:缓释双嘧达莫组(200mg每日2次)、阿司匹林组(25mg每日2次)、阿司匹林(25mg每日2次)+缓释双嘧达莫(200mg每日2次)组、安慰剂组。主要终点为卒中和所有原因引起的死亡,随访时间2年,每3个月评价一次。入选者平均年龄66.7岁,58%为男性,1565例(23.7%)为TIA患者,5037例(76.3%)为脑卒中患者。与安慰剂组相比,阿司匹林组的相对危险度减少率(relative risk reduction, RRR)为18.1%,双嘧达莫组的RRR为16.3%,联合治疗组的RRR为37.0%。与阿司匹林相比,联合治疗组将卒中风险降低23.1%,与双嘧达莫组相比,联合治疗组将卒中风险降低24.7%,但是与其他治疗组相比,联合治疗组将的卒中或死亡的联合终点无明显差异,各个治疗组的死亡率无明显差异。研究结果显示:在缺血性脑卒中二级预防治疗中,阿司匹林和双嘧达莫比安慰剂有效,而且阿司匹林和双嘧达莫联合应用能够带来额外的益处。

(2)氯吡格雷的循证学依据

1)氯吡格雷单药使用的循证学依据:1996年发表的缺血事件高危患者氯吡格雷与阿司匹林比较试验(Clopidogrel versus Aspirin in Patients at Risk of Ischemic Events, CAPRIE)研究第一次证明氯吡格雷效果优于阿司匹林。这项研究将约19 185例近期患缺血性脑卒中、心肌梗死、有症状周围动脉疾病患者随机分到阿司匹林325mg/d组或氯吡格雷75mg/d组,平均随访2年。随后每年缺血性卒中、心肌梗死或血管性死亡的风险,氯吡格雷组相对危险度下降8.7%,与阿司匹林相比氯吡格雷发生胃肠道出血和不适的风险降低,但发生腹泻和皮疹的风险略有增加。

2）氯吡格雷与阿司匹林联合使用的循证学依据：2004 年发表的氯吡格雷治疗动脉粥样硬化性血栓形成试验（Management of Athreothrombosis with Clopidogrel in High-risk Patients with Recent TIA or Ischemic Stroke，MATCH）研究对氯吡格雷单药治疗和氯吡格雷与阿司匹林联合用药进行了比较。这是一项随机双盲对照研究，研究对象为近期患过 TIA 或小卒中且至少有一个另外的危险因素（包括高血压、糖尿病、高胆固醇血症、吸烟、脑梗死史、TIA 史、心绞痛、外周动脉疾病和心肌梗死史）的高危患者。入选病例随机分为 2 组，一组给予氯吡格雷和阿司匹林各 75mg/d，另一组给予氯吡格雷 75mg/d 和安慰剂，共观察 18 天，主要研究终点为卒中、心肌梗死、血管性死亡或期间再次发生急性缺血性事件（包括 TIA、心绞痛或外周动脉疾病）。结果联合治疗组出现上述主要终点事件 595 例（15.7%），单独使用氯吡格雷组 636 例（16.7%）。联合治疗组的危险性降低 6.4%，但没有统计学意义，然而该组发生严重出血的概率比氯吡格雷单药组明显升高，两组分别为 2.6% 和 1.3%（$P < 0.0001$），严重出血的明显增多主要见于发病 3 个月以后，但并不危及生命。MATCH 研究表明每 1000 例缺血性卒中或 TIA 高危患者联合应用氯吡格雷 + 阿司匹林可以使缺血性事件再发降低 10 人次，但却使致命性出血事件增加了 13 人次。这一结果说明联合用药导致的出血风险超过了她们带来的益处。

2005 年发表的氯吡格雷和阿司匹林用于减少颈动脉狭窄栓子试验（Clopidogrel and Aspirin for Reduction of Emboli in Symptomatic Carotid Stenosis，CARESS）研究应用经颅多普勒微栓子信号检测技术（MES）评价联合应用氯吡格雷和单用阿司匹林减少症状性颈动脉狭窄患者无症状性栓塞的有效性。该研究将 107 例 MES 检测阳性的颈动脉狭窄（狭窄率≥50%）患者随机分为阿司匹林 + 氯吡格雷和阿司匹林组，在治疗后第二天和第七天分别复查 MES，结果显示治疗后第七天阿司匹林 + 氯吡格雷组 MES 阳性率为 43.8%，而阿司匹林组 MES 阳性率为 72.7%。另外，在阿司匹林 + 氯吡格雷组第二天和第三天 MES 出现频率分别减少了 61.4% 和 61.6%。在阿司匹林组中有 4 例再发卒中，7 例发生 TIA，而联合治疗组中无再发卒中，仅有 4 例发生 TIA。结果表明对于症状性颈动脉狭窄患者联合应用阿司匹林和氯吡格雷较单用阿司匹林能更有效预防无症状性栓塞的发生。

2013 年发表的由王拥军教授主持进行的氯吡格雷联合阿司匹林与阿司匹林单独治疗急性非致残性脑血管事件高危人群研究（Clopidogrel in High-risk Patients with Acute Non-disabling Cerebrovascular Events，简称 CHANCE 研究），该研究纳入了 5170 例患者 40 岁及以上的 TIA 或小卒中的患者。其发病时间在 24 小时内，被随机分配到两组：阿司匹林（首日负荷剂量为 75~300mg，随后 75mg/d）加安慰剂治疗组，或相同的阿司匹林剂量加氯吡格雷（首日负荷剂量为 300mg，随后 75mg/d）治疗组。双抗治疗组的患者还需要经过 21 天之后停用阿司匹林，因为与其他亚组人群类似，中国的患者具有相对较高的出血风险。研究结果表明，同时接受阿司匹林和氯吡格雷双抗治疗的患者卒中复发率更低。90 天随访时，双抗治疗组患者无卒中（包括缺血性和出血性卒中）生存的风险比（HR）为 0.68（95%CI 0.57~0.81，$P < 0.001$）。对于联合次要终点事件（卒中、心肌梗死、血管性死亡），HR 为 0.69（95%CI 0.58~0.82，$P < 0.001$）。两组患者发生出血性卒中风险类似（均为 0.3%）。值得注意的是，两组患者严重出血性事件发生率类似（均为 0.2%）。虽然双抗治疗组轻微出血的发生率更高（1.2% vs 0.7%），但并没有任何的信号提示双抗治疗是不安全的。CHANCE 研究是首个关注 TIA 和小卒中急性期治疗的研究，是目前为止，全球最大多中心、随机、双盲、双模拟、平行对照小卒中和 TIA 临床研究。该研究结果显示，在短暂性脑缺血发作（TIA）或小卒

中后相对短期应用阿司匹林及氯吡格雷联合治疗在降低卒中复发风险方面优于阿司匹林单独治疗，且并不伴有严重出血并发症风险的显著增加。

（3）三氟醋柳酸的循证学依据：TACIP（Triflusal vs Acetylsalicylic Acid in Secondary Prevention of Cerebral Infarction）研究：2113 例既往脑卒中或 TIA 的患者被随机分为三氟醋柳酸 600mg/d 组或阿司匹林 325mg/d 组，平均随访 30.1 个月，以非致命性缺血性卒中、非致命性心肌梗死或血管性死亡为联合终点。结果显示：两组结果无显著性差异，但三氟醋柳酸组的出血发生率显著低于阿司匹林组。

（4）糖蛋白 Ⅱb/Ⅲa 受体拮抗剂的循证学依据：APLAUD（Antiplatelet Useful Dose Study）研究是一项评价口服糖蛋白 Ⅱb/Ⅲa 受体拮抗剂在卒中二级预防中有效性研究。451 例最近有心血管事件或急性缺血性脑血管事件的患者被随机分为 5 个治疗组，治疗时间 12 周：①安慰剂；②5mg 洛曲非班；③20mg 洛曲非班；④50mg 洛曲非班；⑤100mg 洛曲非班。每日给药 2 次，同时给予阿司匹林 300~325mg。5mg 治疗组的出血发生率与安慰剂组相似，100mg 治疗组因出血事件过多而提前终止研究，接受洛曲非班治疗的患者中有 5 例发生血小板减少症。研究结果显示：洛曲非班的抗血小板作用存在剂量依赖性，5mg 洛曲非班与安慰剂无差异，而 100mg 洛曲非班的抗血小板作用几乎达到 100%，因此导致出血事件明显增多。

2. 缺血性脑血管病抗凝治疗的循证学依据

（1）抗凝治疗对缺血性卒中一级预防的循证学依据：Segal 2000 年发表的系统评价中纳入 14 个随机临床试验，所有试验都是非风湿性心房颤动或心房扑动患者。结果显示，与安慰剂比较，口服华法林对缺血性卒中一级预防有效，且这种效益没有被增加的出血所抵消。结果还显示调整剂量（INR 2.0~3.9）的华法林要比低剂量的华法林或华法林联合阿司匹林有效。

Aguilar 2005 年发表的系统评价也针对非瓣膜性心房纤颤的卒中高危人群，共纳入 5 个随机临床试验，共 2313 例患者，其中 1154 例患者随机给予调整剂量（INR 2.0~3.0）的口服抗凝剂，平均随访 1.5 年。结果显示，口服抗凝剂可显著减少缺血性卒中、所有卒中及急性心肌梗死或其他血管死亡事件，而颅内外出血率并无显著升高。

Little 2003 年发表的系统评价共纳入 11 个随机临床试验，共 2428 例人工心脏瓣膜患者。结果显示，口服抗凝剂联合抗血小板治疗比单用抗凝剂能更有效地降低血栓栓塞事件和总死亡率，但同时也增加了出血事件。

（2）抗凝治疗对缺血性卒中二级预防的循证学依据：Algra 等 2002 年发表的系统评价共收集了 5 个高质量的随机临床试验，共 4076 例既往 6 个月内有 TIA 或小卒中的患者。比较了长期（>6 个月）口服抗凝剂治疗与抗血小板治疗对缺血性卒中二级预防的效果及安全性，并进行亚组分析比较低强度（INR 1.4~2.8）、中等强度（INR 2.1~3.6）和高强度（INR 3.0~4.5）治疗的效果及安全性。结果显示：对卒中二级预防尚无充分证据显示应该常规应用中等强度的口服抗凝剂预防卒中复发；高强度抗凝治疗不安全，也不应该使用；而低强度抗凝治疗并不比阿司匹林更有效。

Saxena 2004 年系统评价了既往患有 TIA 或小缺血性卒中的非风湿性心房纤颤患者的二级预防，共纳入 2 个随机临床试验，共 485 例患者，试验组患者给予华法林，分别随访 1.7 年和 2.3 年。结果显示：口服抗凝剂减少此类患者卒中复发率约 2/3；减少所有血管事件约 1/2；同时增加颅外出血，但没有颅内出血的报道。

由此可见，抗凝治疗对缺血性卒中患者二级预防的有效性和安全性还有争议。对于卒中高风险人群（心房纤颤），在兼顾安全的同时，可行抗凝治疗预防卒中复发；对卒中低风险人群,抗凝治疗不应作为常规治疗来预防卒中的复发。

(三)缺血性脑血管病抗栓治疗的指南解读(表9-7-1)

表9-7-1　推荐强度与证据等级标准

推荐级别

Ⅰ级基于 A 级证据或专家高度一致的共识

Ⅱ级基于 B 级证据或专家共识

Ⅲ级基于 C 级证据或专家共识

Ⅳ级基于 D 级证据和专家共识

证据水平

A 级　多个随机临床试验(RCT)的 Meta 分析或系统评价;多个 RCT 或 1 个样本量足够的 RCT(高质量)

B 级　至少 1 个较高质量的 RCT

C 级　未随机分组但设计良好的对照试验、队列研究或病例对照研究

D 级　无同期对照的系列病例分析或专家意见

1.《中国急性缺血性脑卒中诊治指南 2010》

(1)溶栓:溶栓治疗是目前最重要的恢复血流措施,重组组织型纤溶酶原激活剂(rt-PA)和尿激酶(UK)是我国目前使用的主要溶栓药,目前认为有效抢救半暗带组织的时间窗为 4.5 小时内或 6 小时内。

1)静脉溶栓

rt-PA:已有多个临床试验对急性脑梗死 rt-PA 静脉溶栓疗效和安全性进行了评价,其治疗时间窗包括发病后 3 小时内、6 小时内或 3~4.5 小时。NINDS 试验显示,3 小时内 rt-PA 静脉溶栓组 3 个月完全或接近完全神经功能恢复者显著高于安慰剂组,两组病死率相似。症状性颅内出血发生率治疗组高于对照组。ECASS Ⅲ试验显示,在发病后 3~4.5 小时静脉使用 rt-PA 仍然有效。Cochrane 系统评价 rt-PA 溶栓的亚组分析显示,6 小时内静脉 rt-PA 溶栓明显降低远期死亡或残疾,但显著增加致死性颅内出血率,每治疗 1000 例患者可减少 55 例死亡或残疾。用多模式 MRI 或 CT 帮助选择超过 3 小时但存在半暗带可以溶栓的患者仍处于研究阶段。rt-PA 除出血风险外,有出现血管源性水肿引起呼吸道部分梗阻的报道。

尿激酶:我国"九五"攻关课题"急性缺血性脑卒中 6 小时内的尿激酶静脉溶栓治疗"试验分为 2 个阶段。第 1 阶段开放试验初步证实国产尿激酶的安全性,确定了尿激酶使用剂量为 100 万 ~150 万 IU。第 2 阶段为多中心随机、双盲、安慰剂对照试验,将 465 例发病 6 小时内的急性缺血性脑卒中患者随机分为 3 组,静脉给予尿激酶(150 万 I U 组 155 例,100 万 IU 组 162 例)组和安慰剂组(148 例)。结果显示 6 小时内采用尿激酶溶栓相对安全、有效。

2)静脉溶栓的适应证与禁忌证

适应证:①年龄 18~80 岁;②发病 4.5 小时以内(rt-PA)或 6 小时内(尿激酶);③脑功能损害的体征持续存在超过 1 小时,且比较严重;④脑 CT 已排除颅内出血,且无早期大面积脑梗死影像学改变;⑤患者或家属签署知情同意书。

禁忌证:①既往有颅内出血,包括可疑蛛网膜下腔出血;近 3 个月有头颅外伤史;近 3 周内有胃肠或泌尿系统出血;近 2 周内进行过大的外科手术;近 1 周内有在不易压迫止

血部位的动脉穿刺。②近 3 个月内有脑梗死或心肌梗死史,但不包括陈旧小腔隙梗死而未遗留神经功能体征。③严重心、肝、肾功能不全或严重糖尿病患者。④体检发现有活动性出血或外伤(如骨折)的证据。⑤已口服抗凝药,且 INR > 1.5;48 小时内接受过肝素治疗(APTT 超出正常范围)。⑥血小板计数低于 $100 × 10^9/L$,血糖 < 2.7mmol/L。⑦血压:收缩压 > 180mmHg,或舒张压 > 100mmHg。⑧妊娠。⑨不合作。

3)静脉溶栓的监护及处理:①尽可能将患者收入重症监护病房或卒中单元进行监护;②定期进行神经功能评估,第 1 小时内 30 分钟 1 次,以后每小时 1 次,直至 24 小时;③如出现严重头痛、高血压、恶心或呕吐,应立即停用溶栓药物并行脑 CT 检查;④定期监测血压,最初 2 小时内 15 分钟 1 次,随后 6 小时内 30 分钟 1 次,以后每小时 1 次,直至 24 小时;⑤如收缩压 ≥ 180mmHg 或舒张压 ≥ 100mmHg,应增加血压监测次数,并给予降压药物;⑥鼻饲管、导尿管及动脉内测压管应延迟安置;⑦给予抗凝药、抗血小板药物前应复查颅脑 CT。

4)动脉溶栓:动脉溶栓使溶栓药物直接到达血栓局部,理论上血管再通率应高于静脉溶栓,且出血风险降低。然而其益处可能被溶栓启动时间的延迟所抵消。一项随机双盲对照试验(n=121)显示,对发病后 6 小时内重症大脑中动脉闭塞患者动脉使用重组尿激酶原,治疗组 90 天时改良 Rankin 量表评分和血管再通率均优于对照组,症状性颅内出血和总病死率在两组间差异无统计学意义,有待更多临床试验证实。目前有关椎 - 基底动脉脑梗死溶栓治疗的时间窗、安全性与有效性只有少量小样本研究。尚无经颈动脉注射溶栓药物治疗缺血性脑卒中有效性及安全性的可靠研究证据。

5)推荐意见:①对缺血性脑卒中发病 3 小时内(Ⅰ级推荐,A 级证据)和 3~4.5 小时(Ⅰ级推荐,B 级证据)的患者,应根据适应证严格筛选患者,尽快静脉给予 rt-PA 溶栓治疗。使用方法:rt-PA 0.9mg/kg(最大剂量为 90mg)静脉滴注,其中 10% 在最初 1 分钟内静脉推注,其余持续滴注 1 小时,用药期间及用药 24 小时内应如前述严密监护患者(Ⅰ级推荐,A 级证据)。②发病 6 小时内的缺血性脑卒中患者,如不能使用 rt-PA 可考虑静脉给予尿激酶,应根据适应证严格选择患者。使用方法:尿激酶 100 万 ~150 万 IU,溶于生理盐水 100~200ml,持续静脉滴注 30 分钟,用药期间应如前述严密监护患者(Ⅱ级推荐,B 级证据)。③可对其他溶栓药物进行研究,不推荐在研究以外使用(Ⅰ级推荐,C 级证据)。④发病 6 小时内由大脑中动脉闭塞导致的严重脑卒中且不适合静脉溶栓的患者,经过严格选择后可在有条件的医院进行动脉溶栓(Ⅱ级推荐,B 级证据)。⑤发病 24 小时内由后循环动脉闭塞导致的严重脑卒中且不适合静脉溶栓的患者,经过严格选择后可在有条件的单位进行动脉溶栓(Ⅲ级推荐,C 级证据)。⑥溶栓患者的抗血小板或特殊情况下溶栓后还需抗凝治疗者,应推迟到溶栓 24 小时后开始(Ⅰ级推荐,B 级证据)。

(2)抗血小板:大样本试验(中国急性脑卒中试验和国际脑卒中试验)研究了脑卒中后 48 小时内口服阿司匹林的疗效,结果显示,阿司匹林能显著降低随访期末的病死或残疾率,减少复发,仅轻度增加症状性颅内出血的风险。一个预试验提示轻型脑梗死或 TIA 患者早期联用氯吡格雷与阿司匹林是安全的,可能减少血管事件但差异无统计学意义。目前尚无评价其他抗血小板药物在脑卒中急性期临床疗效的大样本 RCT 报道。

推荐意见:①对于不符合溶栓适应证且无禁忌证的缺血性脑卒中患者应在发病后尽早给予口服阿司匹林 150~300mg/d(Ⅰ级推荐,A 级证据)。急性期后可改为预防剂量(50~150mg/d),详见二级预防指南。②溶栓治疗者,阿司匹林等抗血小板药物应在溶栓

24 小时后开始使用（Ⅰ级推荐，B 级证据）。③对不能耐受阿司匹林者，可考虑选用氯吡格雷等抗血小板治疗（Ⅲ级推荐，C 级证据）。

（3）抗凝：急性期抗凝治疗虽已应用 50 多年，但一直存在争议。Cochrane 系统评价纳入 24 个 RCT 共 23 748 例患者，药物包括普通肝素、低分子肝素、类肝素、口服抗凝剂和凝血酶抑制剂。其 Meta 分析显示：抗凝药治疗不能降低随访期末病死率；随访期末的残疾率亦无明显下降；抗凝治疗能降低缺血性脑卒中的复发率、降低肺栓塞和深静脉血栓形成发生率，但被症状性颅内出血增加所抵消。心脏或动脉内血栓、动脉夹层和椎 - 基底动脉梗死等特殊亚组尚无证据显示抗凝的净疗效。3 小时内进行肝素抗凝的临床试验显示治疗组 90 天时结局优于对照组，但症状性出血显著增加，认为超早期抗凝不应替代溶栓疗法。凝血酶抑制剂，如阿加曲班（argatroban），与肝素相比具有直接抑制血块中的凝血酶、起效较快、作用时间短、出血倾向小、无免疫源性等潜在优点。一项随机、双盲、安慰剂对照试验显示症状性颅内出血无显著增高，提示安全。

推荐意见：①对大多数急性缺血性脑卒中患者，不推荐无选择地早期进行抗凝治疗（Ⅰ级推荐，A 级证据）。②关于少数特殊患者的抗凝治疗，可在谨慎评估风险、效益比后慎重选择（Ⅳ级推荐，D 级证据）。③特殊情况下溶栓后还需抗凝治疗的患者，应在 24 小时后使用抗凝剂（Ⅰ级推荐，B 级证据）。

（4）降纤：很多研究显示脑梗死急性期血浆纤维蛋白原和血液黏度增高，蛇毒酶制剂可显著降低血浆纤维蛋白原，并有轻度溶栓和抑制血栓形成的作用。

1）降纤酶（defibrase）：2000 年国内发表的多中心、随机、双盲、安慰剂对照试验（$n=2244$）显示，国产降纤酶可改善神经功能，降低脑卒中复发率，发病 6 小时内效果更佳，但纤维蛋白原降至 1.3g/L 以下时增加了出血倾向。2005 年发表的中国多中心降纤酶治疗急性脑梗死随机双盲对照试验纳入 1053 例发病 12 小时内的患者。结果显示治疗组 3 个月结局优于对照组，3 个月病死率较对照组轻度增高。治疗组颅外出血显著高于对照组，颅内出血无明显增加。

2）巴曲酶：国内已应用多年，积累了一定临床经验。一项多中心、随机、双盲、安慰剂平行对照研究提示巴曲酶治疗急性脑梗死有效，不良反应轻，但应注意出血倾向。另一项随机、双盲、安慰剂对照研究比较了 6 小时内使用巴曲酶或尿激酶的疗效，显示两组残疾率差异无统计学意义。

3）安克洛酶（ancrod）：安克洛酶是国外研究最多的降纤制剂，目前已有 6 个随机对照试验纳入 2404 例患者，但结果尚不一致。

4）其他降纤制剂：如蚓激酶、蕲蛇酶等临床也有应用，有待研究。

推荐意见：对不适合溶栓并经过严格筛选的脑梗死患者，特别是高纤维蛋白血症者可选用降纤治疗（Ⅱ级推荐，B 级证据）。

2.《中国缺血性脑卒中和短暂性脑缺血发作二级预防指南 2010》

（1）心源性栓塞的抗栓治疗：综合分析指出，华法林减少心房颤动患者的脑卒中复发率和所有血管事件约 50%，同时增加出血的机会，但没有颅内出血的报道。2002 年发表的抗栓临床试验协作组（Antithrombotic Trialists' Collaboration, ATC）荟萃分析显示，心房颤动患者应用阿司匹林或氯吡格雷抗栓治疗预防脑卒中有效，抗血小板治疗使非致死性脑卒中的危险下降了 1/4。2005 年公布的Ⅲ期、多中心、平行组、RCT 氯吡格雷联合厄贝沙坦预防心房颤动患者血管事件（Atrial Fibrillation Clopidogrel Trial with Lrbesartan for Prevention of Vascular

Events, ACTIVE)的先期试验 ACTIVE-W 的研究结果显示, 华法林组比阿司匹林 + 氯吡格雷双重抗血小板组的主要终点(脑卒中、心肌梗死、栓塞和血管性死亡)年发生率显著低, 两组大出血发生率相似。2009 年 3 月公布了 ACTIVE 二期研究(即 ACTIVE-A)的研究结果表明, 对于不能或不愿接受口服抗凝药华法林的心房颤动患者, 氯吡格雷联合阿司匹林治疗相比单用阿司匹林治疗组, 显著减少主要血管事件, 大出血发生率和颅内出血发生率显著升高, 但是致命性出血和出血性脑卒中则没有显著升高。2006 年发表的中国人群华法林与阿司匹林预防非瓣膜性心房颤动患者血栓栓塞的 RCT 结果显示, 华法林组较阿司匹林组主要终点发生率显著降低, 总病死率两组差异无统计学意义。国际循证医学证据中, 心房颤动患者应用华法林预防脑卒中有效而安全的指标国际标准化比值(intemationalnormalized ratio, INR)维持在 2.0~3.0。我国 2004 年发表的一项华法林对中国人心房颤动患者治疗的安全性和有效性研究证实, 中国人华法林抗凝目标 INR 值应在 1.5~3.0, 但需进行大规模的验证。华法林疗效肯定但治疗剂量范围较窄, 需要经常监测 INR 并调整华法林剂量。

推荐意见：①对于心房颤动(包括阵发性)的缺血性脑卒中和 TIA 患者, 推荐使用适当剂量的华法林口服抗凝治疗, 以预防再发的血栓栓塞事件。华法林的目标剂量是维持 INR 在 2.0~3.0(Ⅰ级推荐, A 级证据)。②对于不能接受抗凝治疗的患者, 推荐使用抗血小板治疗(Ⅰ级推荐, A 级证据)。氯吡格雷联合阿司匹林优于单用阿司匹林(Ⅰ级推荐, A 级证据)。

(2)非心源性缺血性脑卒中和 TIA 的抗栓治疗：非心源性指由于动脉粥样硬化、小动脉闭塞、其他少见病因或病因不明所导致的缺血性脑卒中和 TIA。抗血小板治疗能显著降低既往有脑卒中或 TIA 患者再次严重血管事件的发生率, 包括非致命性心肌梗死、非致命性脑卒中和血管源性死亡。

1)阿司匹林：阿司匹林 50~1300mg/d 能一定程度上降低脑卒中的再发, 但大剂量与小剂量阿司匹林在预防血管性事件方面效果相似, 并且大剂量阿司匹林使胃肠道出血的风险增高。

2)氯吡格雷：与阿司匹林相比, 氯吡格雷在预防血管性事件发生方面优于阿司匹林。对高危患者(曾发生脑卒中、外周动脉疾病、症状性冠状动脉疾病或糖尿病), 其效果可能更加明显。

3)双嘧达莫：与安慰剂组相比, 双嘧达莫不管何种剂型均不能显著减少血管性死亡事件的发生率, 但可以减少血管性事件的发生率, 尤其对于脑血管病组。没有证据表明单用双嘧达莫比阿司匹林更有效。

4)双嘧达莫 + 阿司匹林：欧洲脑卒中预防试验 -2(European Stroke Prevention Study-2)发现, 与单独应用阿司匹林相比, 联合应用阿司匹林(38~300mg/d)和双嘧达莫(缓释片 200mg, 2 次 / 天)能够降低血管性死亡, 脑卒中或心肌梗死的危险。PRoFESS 研究显示, 阿司匹林 + 缓释双嘧达莫复方制剂与氯吡格雷预防脑卒中及血管性事件疗效相当；但阿司匹林与缓释双嘧达莫复方制剂的主要出血事件(包括颅内出血)风险显著高于氯吡格雷。头痛是阿司匹林 + 缓释双嘧达莫复方制剂常见的不良事件, 可降低患者依从性。

5)氯吡格雷 + 阿司匹林：近期有 TIA 或缺血性脑卒中的高危患者用阿司匹林与氯吡格雷加阿司匹林的对照研究(aspirin and clopidogrel compared with clopidogrel alone after recent ischaemic stroke or transient lschaemic attack in high-risk patients, MATCH)表明, 与单用氯吡格雷相比, 氯吡格雷与阿司匹林联合治疗在减少缺血性脑卒中、心肌梗死、血管性死亡或因缺血性事件再次入院组成的联合终点或者任何次要转归指标方面没有显著益处。联合治疗组发生严重出血的风险显著高于单用氯吡格雷组。12个月内曾发生急性冠状动脉事件或行冠状动脉支架植入术的患者,联合应用氯吡格雷和阿司匹林能够降低新发血管事件的风险。

6)新型抗血小板药物:三氟醋柳酸与西洛他唑组、阿司匹林与三氟醋柳酸组严重血管事件发生率差异无统计学意义,三氟醋柳酸组出血事件发生率显著低于阿司匹林组。西洛他唑与阿司匹林在缺血性脑卒中二级预防中的应用研究(cilostazol vs aspirin for secondary ischemic stroke prevention, CASISP)发现,在中国的缺血性脑卒中患者中进行二级预防可能有效和安全,从而可能代替阿司匹林在二级预防中的应用,但是这一结论尚需更大规模的3期临床试验进一步验证。

推荐意见:①对于非心源性栓塞性缺血性脑卒中或TIA患者,除少数情况需要抗凝治疗,大多数情况均建议给予抗血小板药物预防缺血性脑卒中和TIA复发(Ⅰ级推荐,A级证据)。②抗血小板药物的选择以单药治疗为主,氯吡格雷(75mg/d)、阿司匹林(50~325mg/d)都可以作为首选药物(Ⅰ级推荐,A级证据);有证据表明氯吡格雷优于阿司匹林,尤其对于高危患者获益更显著(Ⅰ级推荐,A级证据)。③不推荐常规应用双重抗血小板药物(Ⅰ级推荐,A级证据)。但对于有急性冠状动脉疾病(例如不稳定型心绞痛,无Q波心肌梗死)或近期有支架成形术的患者,推荐联合应用氯吡格雷和阿司匹林(Ⅰ级推荐,A级证据)。

7)抗凝药物在非心源性缺血性脑卒中和TIA二级预防中的应用:华法林-阿司匹林复发性脑卒中研究(Warfarin-aspirin Recurrent Stroke Study, WARSS)发现,华法林(INR 1.4~2.8)与阿司匹林(325mg/d)在预防脑卒中复发和死亡方面差异无统计学意义。WASID研究证明华法林(目标INR 2~3,平均2.5)与阿司匹林对于血管造影证实颅内动脉狭窄超过50%的患者,两组在主要终点事件(缺血性脑卒中、脑出血、非脑卒中性血管性死亡)发生率上无明显差异。

非心源性缺血性脑卒中患者口服抗凝药物的效果并不优于阿司匹林,且增加出血风险。对于开始服用抗凝药物最佳时机的选择,尚有争论。发生TIA或轻微脑卒中后的患者可以立即应用,但是对于神经影像学提示存在严重梗死(例如超过大脑中动脉供血区1/3)的患者,应在数周后(例如4周)开始使用,这一点必须个体化。存在主动脉粥样硬化,基底动脉梭形动脉瘤或颈动脉夹层的患者应用抗凝药物治疗可能有益。

推荐意见:①对于非心源性缺血性脑卒中和TIA患者,不推荐首选口服抗凝药物预防脑卒中和TIA复发(Ⅰ级推荐,A级证据)。②非心源性缺血性脑卒中和TIA患者,某些特殊情况下可考虑给予抗凝治疗,如主动脉弓粥样硬化斑块、基底动脉梭形动脉瘤、颈动脉夹层、卵圆孔未闭伴深静脉血栓形成或房间隔瘤等(Ⅳ级推荐,D级证据)。

(3)其他特殊情况下脑卒中患者的治疗

1)动脉夹层:早在20世纪70年代,有人对颈部动脉夹层开始了抗凝治疗,但是至今为止尚没有关于动脉夹层抗凝治疗的RCT。动脉夹层最初3~6个月有再发脑卒中的风险,但6个月后很少再发。目前认为,如果患者没有抗凝治疗的禁忌证(如严重水肿或者有明显占位效应的大面积脑梗死、夹层延伸到颅内或颅内动脉瘤以及其他抗凝禁忌证),动脉夹层急性期可以考虑静脉肝素治疗,维持活化部分凝血活酶时间50~70秒,随后改为口服华法林治疗(INR 2.0~3.0)。夹层形成3个月后复查MRI或者血管造影,如果正常,则停止抗凝治疗,否则继续抗凝治疗3个月。夹层形成6个月时再次复查MRI或者血管造影,如果正常,则停止抗凝治疗，否则改为长期抗血小板治疗。目前尚没有颈动脉夹层溶栓治疗的 RCT。2008 年对颈动脉夹层的治疗进行了 Meta 分析，抗血小板与抗凝比较，病死率、缺血性脑卒中复发率的差异均无统计学意义。如果经过充分的抗凝治疗，患者仍然持续存在缺血的症状，可以考虑血管内治疗或者外科手术。外科治疗的方法包括颈动脉或者椎动脉结扎联合动脉旁路移植手术。

推荐意见：①无抗凝禁忌证的动脉夹层患者发生缺血性脑卒中或者 TIA 后，首先选择静脉肝素，维持活化部分凝血活酶时间 50~70 秒或低分子肝素治疗；随后改为口服华法林抗凝治疗（INR 2.0~3.0），通常使用 3~6 个月；随访 6 个月如果仍然存在动脉夹层，需要更换为抗血小板药物长期治疗（Ⅲ级推荐，C 级证据）。②存在抗凝禁忌证的患者需要抗血小板治疗 3~6 个月。随访 6 个月如果仍然存在动脉夹层，需要长期抗血小板药物治疗（Ⅲ级推荐，C 级证据）。③药物治疗失败的动脉夹层患者可以考虑血管内治疗或者外科手术治疗（Ⅲ级推荐，C 级证据）。

2）卵圆孔未闭（patent foramen ovale，PFO）：尽管没有证据显示卵圆孔未闭是缺血性脑卒中的独立危险因素，但是卵圆孔未闭与不明原因脑卒中还是密切相关的。

不明原因缺血性脑卒中或者全身栓塞性疾病如果存在右向左分流比如卵圆孔未闭，应该系统查找深静脉血栓。这些患者一旦发现深静脉血栓或者肺动脉栓塞，应该选择抗凝治疗或卵圆孔闭合术。如果没有深静脉血栓或者肺动脉栓塞，抗血小板治疗应该作为抗栓治疗的首要选择。对于无症状的卵圆孔未闭或者房间隔瘤，不推荐抗栓治疗。经导管卵圆孔未闭封堵术被认为是安全有效的治疗方法，可以减少栓塞事件的发生，但目前还缺少足够的证据。

推荐意见：① 55 岁以下不明原因的缺血性脑卒中和 TIA 患者应该进行卵圆孔未闭筛查（Ⅲ级推荐，C 级证据）。②不明原因的缺血性脑卒中和 TIA 合并卵圆孔未闭的患者，使用抗血小板治疗。如果存在深部静脉血栓形成、房间隔瘤或者存在抗凝治疗的其他指征如心房颤动、高凝状态，建议华法林治疗（目标 INR 2.0~3.0，Ⅲ级推荐，C 级证据）。③不明原因缺血性脑卒中和 TIA，经过充分治疗，仍发生缺血性脑卒中者，可以选择血管内卵圆孔未闭封堵术（Ⅲ级推荐，C 级证据）。

3.《2013 年美国心脏协会 / 美国卒中协会急性缺血性卒中早期管理新指南》（表 9-7-2）。

表 9-7-2 AHA（美国心脏学会）指南关于证据水平和治疗推荐级别划分标准

推荐级别
Ⅰ级有证据表明和（或）普遍认同支持该措施或治疗有用、有效
Ⅱ级关于该措施或治疗的有用性 / 有效性存在着证据冲突和（或）意见分歧
Ⅱa 级大多数证据或意见支持该措施或治疗
Ⅱb 级有用性 / 有效性未能得到证据或意见的充分证实
Ⅲ级有证据表明和（或）普遍认为该措施或治疗无用 / 无效，而且某些情况下可能有害
证据水平
A 级资料来自多个随机临床试验
B 级资料来自单个随机试验或非随机试验
C 级专家共识

（1）溶栓

1）静脉溶栓：新指南依然把标准静脉溶栓治疗作为缺血性卒中急性期最基本的治疗方法。建议给能在缺血性卒中发病 3 小时内给予治疗的入选患者应用静脉 rt-PA 治疗（0.9mg/kg，最大剂量 90mg）（Ⅰ/A）。对于在溶栓时间窗内的患者，指南首次引入急诊流程时间控制的概念，把患者到院至用药时间（DNT）作为指南的重要内容。对于适合静脉 rt-PA 溶栓治疗的患者，其治疗获益有时间依赖性，治疗应尽快开始，到院至用药时间应在 60 分钟以内（Ⅰ/A）。将这一时间控制在 60 分钟，目前已获得大量循证证据支持，严格控制时间可使溶栓患者的死亡率降低 22%。对于发病 3~4.5 小时的缺血性卒中患者，新指南采纳了 ECASS-Ⅲ的研究结论，尽管仅有一项研究的证据，指南还是给了最高级别的推荐。建议给予适合且能在卒中发病后 3~4.5 小时间用药的患者以静脉 rt-PA 治疗（0.9mg/kg，最大剂量 90mg）（Ⅰ/B）。该时间段内溶栓治疗的入选标准与 3 小时内相似（表 9-7-3）。但考虑到 ECASS-Ⅲ研究的限制，对于临床试验中除外标准的患者，指南还是采用了谨慎的态度（表 9-7-4）。新指南依然没有采纳 IST-3 研究结论，不建议对于发病超过 4.5 小时的缺血性卒中患者实施静脉溶栓治疗，也不推荐使用除 rt-PA 外的其他任何静脉溶栓药物。对于以往认为不需要溶栓的轻型和症状逐渐好转的卒中患者，新指南也给予了明确治疗推荐。对于以往认为是相对禁忌证的情况（既往 3 个月有大手术和心肌梗死史），新指南也采用了更为积极的态度。新指南指出，可以考虑给具有以下情况的患者使用静脉纤溶剂，即卒中症状轻微、卒中症状快速缓解、近 3 个月内接受大手术、近期发生过心肌梗死。同时须权衡潜在增加的风险和预期获益（Ⅱb/C）。

表 9-7-3　发病后 3 小时内使用 rt-PA 治疗的入选和排除标准

入选标准

　　诊断为缺血性卒中，有可测的神经功能缺损

　　在开始治疗前症状发生 < 3 小时

　　年龄 ≥ 18 岁

排除标准

　　最近 3 个月内有明显的头部创伤或卒中

　　症状提示蛛网膜下腔出血

　　最近 7 天内有不可压迫部位的动脉穿刺

　　有颅内出血病史

　　颅内肿瘤、动静脉畸形或动脉瘤

　　近期颅内或脊髓内手术

　　血压高（SBP > 185mmHg 或 DBP > 110mmHg）

　　活动性内出血

　　急性出血素质（包括但不限于）

　　血小板计数 < 105×10^9/L

　　近 48 小时内接受肝素治疗，APTT 高于正常上限

　　正在口服抗凝剂，INR > 1.7 或 PT > 15 秒

续表

正使用直接凝血酶或 Xa 因子抑制剂,实验室指标升高

血糖水平＜50mg/dl(2.7mmol/L)

CT 提示多脑叶梗死,低密度范围＞1/3 大脑半球

相对排除标准

存在以下相对禁忌证时,要仔细权衡风险和获益:

神经系统症状轻微或快速自发缓解

妊娠

痫性发作后遗留神经功能缺损

最近 14 天大手术或严重创伤

最近 21 天内胃肠道或尿道出血

最近 3 个月内心肌梗死

表 9-7-4　发病后 3~4.5 小时内使用 rt-PA 治疗的入选和排除标准

入选标准

诊断为缺血性卒中,有可测的神经功能缺损

在开始治疗前症状发生在 3~4.5 小时

排除标准

年龄＞80 岁

严重卒中(NIHSS 评分＞25 分)

口服抗凝剂(无论 INR 数值如何)

同时具有糖尿病史和缺血性卒中史

2)动脉溶栓(表 9-7-5):对于动脉内治疗,新指南给出了更多推荐,这主要源于新治疗设备的研发和新研究结果的发布。其中,经导管动脉溶栓治疗并没有更多新推荐。但对于机械取栓,新指南推荐了 4 种新的取栓装置。这些装置都可用于缺血性卒中急性期治疗,只是证据级别和应用效果有所不同。从症状出现到动脉溶栓实现再灌注的时间越短,患者临床转归越好,应尽量减少用药前的延误(Ⅰ/B)。进行动脉溶栓治疗要求患者处于经验丰富的卒中中心,所处中心能快速完成脑血管造影并配有训练有素的介入医生。应强调尽快诊断、尽快治疗。鼓励机构制定标准以认证能胜任动脉再通操作的医生(Ⅰ/C)。

表 9-7-5　静脉使用 rt-PA 治疗急性缺血性卒中

rt-PA 0.9mg/kg(最大剂量 90mg),60 分钟内输完(先将 10% 剂量用 1 分钟静注)

将患者收入重症监护室或卒中单元监护

如患者出现严重头痛、急性高血压、恶心或呕吐,停药(如果仍在给予 rt-PA),急诊行 CT 检查

续表

| 定时测量患者血压,最初 2 小时内每 15 分钟测量 1 次,随后的 6 小时内每 30 分钟测量 1 次,之后每小时测量 1 次直至 rt-PA 治疗后 24 小时 |
| 如果收缩压＞180mmHg 或者舒张压＞105mmHg,要提高测量血压的频率,给予降压药物以维持患者血压等于或低于目标水平 |
| 推迟放置鼻饲管,保留尿管或者放置动脉内测压导管 |
| 静脉使用 rt-PA 后 24 小时,在开始使用抗凝剂或者抗血小板药物前,复查头颅 CT 或 MR |

3)机械溶栓:支架取栓器(如 Solitaire 和 Trevo)效果通常优于螺旋取栓器(如 Merci)(Ⅰ/A)。与支架取栓器相比,Penumbra 系统相对有效性尚不明确。对于经仔细选择的患者,Merci、Penumbra 系统、Solitaire 和 Trevo 取栓器可单用或与药物溶栓联用,以使血管再通(Ⅱa/B)。上述器械改善患者预后的效果尚不明确,须继续通过随机对照试验进一步予以证实。选择机械取栓时,对于有静脉溶栓禁忌证的患者,使用动脉溶栓或机械取栓是合理的(Ⅱa/C)。对于大动脉闭塞、静脉溶栓失败的患者,进行补救性动脉内溶栓或机械取栓可能是合理的,但需要更多随机试验数据证实(Ⅱb/B)。

（2）抗凝

1)目前,阿加曲班或其他凝血酶抑制剂治疗急性缺血性卒中的有用性尚不明确(Ⅱb 类,B 级)。这些药物应当在临床试验中使用。

2)紧急抗凝用于缺血性卒中同侧颈内动脉严重狭窄患者的有用性尚不明确(Ⅱb 类,B 级)。

3)治疗急性缺血性卒中患者,不建议将紧急抗凝用于预防早期复发性卒中、阻止神经症状恶化或改善结局(Ⅲ类,A 级)。如果进一步的数据表明极早期静脉内给予抗凝剂治疗继发于大动脉血栓形成或心源性栓塞的梗死患者有效,这一建议还会改变。如果患者适合静脉溶栓,不应该用紧急抗凝代替静脉溶栓(Ⅲ类,A 级)。

4)不建议将紧急抗凝用于中度到重度卒中的患者,因为它增加严重颅内出血并发症的风险(Ⅲ类,A 级)。

5)不建议在静脉 rt-PA 后 24 小时内开始抗凝治疗(Ⅲ类,B 级)。

（3）抗血小板药

1)推荐在卒中后 24~48 小时内,口服阿司匹林(初始剂量为 325mg)治疗大多数患者(Ⅰ类,A 级)。

2)氯吡格雷治疗急性缺血性卒中的有用性尚不肯定(Ⅱb 类,C 级)。需要进一步的研究验证紧急使用氯吡格雷治疗急性卒中的有用性。

3)静脉替罗非班和依替巴肽的有效性尚不肯定,这些药物应当在临床试验中使用(Ⅱb 类,C 级)。

4)不建议用阿司匹林代替卒中其他急性干预措施,包括静脉 rt-PA(Ⅲ类,B 级)。

5)不建议用抑制糖蛋白 Ⅱb-Ⅲa 受体的其他静脉抗血小板药物(Ⅲ类,B 级)。需要进一步的研究验证紧急使用这些药物治疗急性卒中的有用性。

6)不建议用阿司匹林(或其他抗血小板药)作为静脉溶栓治疗 24 小时内的辅助治疗(Ⅲ类,C 级)。

4.《美国心脏协会和美国卒中协会（AHA/ASA）2014版卒中和短暂性脑缺血发作（TIA）二级预防指南》。

第一部分：大动脉粥样硬化性卒中患者的二级预防

（1）颅外椎基底动脉病变：常规预防措施包括抗血小板治疗、他汀治疗和危险因素控制，推荐用于所有近期有症状性椎动脉狭窄的患者（Ⅰ类，C级证据）。

（2）颅内动脉粥样硬化

1）对由颅内大动脉狭窄50%~99%导致的卒中或TIA患者，推荐使用阿司匹林325mg/d而非华法林（Ⅰ类，B级证据）。

2）对于由颅内大动脉重度狭窄（70%~99%）导致的近期发生过卒中或TIA患者（30天以内），阿司匹林加氯吡格雷75mg/d，连用90天是合理的（Ⅱb类，B级证据）。

3）对于由颅内大动脉狭窄（50%~99%）导致的卒中或TIA患者，单用氯吡格雷、阿司匹林和双嘧达莫联用或单用西洛他唑的证据尚不充分（Ⅱb类，C级证据）。

第二部分：心源性栓塞的药物治疗

（1）心房颤动

1）对于伴有阵发性或永久性非瓣膜性心房颤动患者，阿哌沙班（Ⅰ类，A级证据）、维生素K拮抗剂（VKA）（Ⅰ类，A级证据）和达比加群（Ⅰ类，B级证据）均可用于预防卒中复发。若患者已在服用VKA治疗，应根据患者所存在的危险因素、药品价格、耐受性、患者意愿、可能存在的药物相互作用以及其他临床特征（肾功能、既往INR控制情况）选择适宜的抗血栓药物。

2）非瓣膜性心房颤动患者选用利伐沙班预防卒中复发是合理的（Ⅱa类，B级证据）。

3）对于缺血性卒中或TIA患者，不推荐联合应用口服抗凝剂（如华法林或一种新型抗凝药）与抗血小板药物。但若患者合并临床冠状动脉疾病（特别是急性冠脉综合征或植入冠状动脉支架后）可以考虑联合用药（Ⅱb类，C级证据）。

4）伴有心房颤动的缺血性卒中或TIA患者，若不能接受口服抗凝药物治疗，推荐应用阿司匹林单药治疗（Ⅰ类，A级证据）。在阿司匹林治疗基础上加用氯吡格雷也可能是合理的（Ⅱb类，B级证据）。

5）多数伴有心房颤动的卒中或TIA患者，应在发病14天内启动口服抗凝药物治疗（Ⅱa类，B级证据）。

6）若患者出血风险较高（如大面积脑梗死、出血性转化、未予控制的高血压、或出血倾向），可以考虑在14天之后再启动口服抗凝药物治疗（Ⅱa类，B级证据）。

7）对于伴有阵发性（间歇性）或持续性心房颤动的卒中或TIA患者，推荐应用维生素K拮抗药进行抗凝治疗（目标INR值为2.5，范围2.0~3.0）（Ⅰ类，A级证据）。

8）需要暂时中断口服抗凝药的卒中高危（3个月内发生过卒中或TIA、CHADS2评分5~6分、机械瓣膜置换或患有风湿性瓣膜病）心房颤动患者，采用皮下注射LMWH作为过渡治疗是合理的（Ⅱa类，C级证据）。

（2）急性MI和左心室血栓

1）缺血性卒中或TIA患者出现急性前壁ST段抬高型心肌梗死，并有超声心动图或其他心脏影像检查显示无明显左室附壁血栓形成但有前间壁无运动或异常运动，考虑应用VKA治疗（目标INR值为2.5；范围：2.0~3.0）3个月（Ⅱb类，C级证据）。

2）缺血性卒中或TIA患者，出现急性心肌梗死伴左室附壁血栓形成、前壁或心尖部室壁运动异常及左室射血分数＜ 40%，但由于非出血性不良事件而不能耐受 VKA 时，应考虑阿哌沙班、低分子肝素（LMWH）、达比加群或利伐沙班替代 VKA 治疗 3 个月，以预防卒中或 TIA 复发（Ⅱb 类，C 级证据）。

3）对于超声心动图或其他心脏成像技术发现急性 MI 并发左心室附壁血栓形成的缺血性卒中或 TIA 患者，应给予至少 3 个月的口服抗凝治疗（目标 INR 值为 2.5，范围 2.0~3.0）（Ⅰ类，B 级证据）。

（3）心肌病

1）窦性心律的缺血性卒中或 TIA 患者，超声心动图或其他心脏影像检查证实左房或左室血栓形成，推荐使用 VKA 抗凝治疗至少 3 个月（Ⅰ类，C 级证据）。

2）对于植入人工左室辅助装置的缺血性卒中或 TIA 患者，无主要禁忌证时（如活动性胃肠道出血），应用 VKA 治疗（目标 INR 值为 2.5；范围：2.0~3.0）是合理的（Ⅱa 类，C 级证据）。

3）对于窦性心律的缺血性卒中或 TIA 患者，伴有扩张型心肌病（左室射血分数≤ 35%）、限制性心肌病或人工左室辅助装置同时因非出血性不良事件而不能耐受 VKA 治疗时，与 VKA 治疗相比，应用阿哌沙班、达比加群或利伐沙班预防卒中复发的获益尚未得到证实（Ⅱb 类，C 级证据）。

4）对于既往有卒中或 TIA 史、收缩功能减退（LVEF ≤ 35%）但窦性心律的心肌病患者，服用华法林的益处尚未得到证实（Ⅱb 类，B 级证据）。

5）对于既往有缺血性卒中或 TIA 史的心肌病患者，可考虑服用华法林（INR 2.0~3.0）、阿司匹林（81mg/d）、氯吡格雷（75mg/d）或阿司匹林（25mg，2 次 /d）+ 缓释型双嘧达莫（200mg，2 次 / 天）联合应用以预防复发性缺血事件（Ⅱb 类，B 级证据）。

（4）瓣膜性心脏病

1）对于有风湿性二尖瓣疾病和心房颤动的缺血性卒中或 TIA 患者，推荐长期应用 VKA 治疗（目标 INR 值为 2.5；范围：2.0~3.0）（Ⅰ类，A 级证据）。

2）对于有风湿性二尖瓣疾病但无心房颤动或其他可能病因（如颈动脉狭窄）的缺血性卒中或 TIA 患者，考虑长期使用 VKA 治疗（目标 INR 值为 2.5；范围：2.0~3.0）替代抗血小板治疗（Ⅱb 类，C 级证据）。

3）对于有风湿性二尖瓣疾病的缺血性卒中或 TIA 患者，在足量 VKA 治疗的基础上，可考虑联合阿司匹林治疗（Ⅱb 类，C 级证据）。

4）对于有局部主动脉弓或非风湿性二尖瓣疾病，但无心房颤动或其他抗凝指征的缺血性卒中或 TIA 患者，推荐抗血小板治疗（Ⅰ类，C 级证据）。

5）对于有二尖瓣环钙化但无心房颤动或其他抗凝指征的缺血性卒中或 TIA 患者，推荐应用抗血小板治疗（Ⅰ类，C 级证据）。

6）对于有二尖瓣脱垂但无心房颤动或其他抗凝指征的缺血性卒中或 TIA 患者，推荐抗血小板治疗（Ⅰ类，C 级证据）。

7）避免增高出血风险，不应在华法林治疗基础上常规加用抗血小板药（Ⅲ级推荐，C 级证据）。

（5）人工心脏瓣膜

1）对于使用人工主动脉瓣且使用前曾发生缺血性卒中或 TIA 的患者，推荐 VKA 治疗（目标 INR 值为 2.5；范围：2.0~3.0）（Ⅰ类，B 级证据）。

2）对于使用人工二尖瓣且使用前曾发生缺血性卒中或 TIA 的患者，推荐 VKA 治疗（目标 INR 值为 3.0；范围：2.5~3.5）（Ⅰ类，C 级证据）。

3）对于使用人工二尖瓣或主动脉瓣且使用前曾发生缺血性卒中或 TIA 的患者，如患者不存在较高出血风险，推荐在 VKA 治疗的基础上联合应用阿司匹林 75~100mg/d（Ⅰ类，B 级证据）。

4）对于使用生物主动脉瓣或二尖瓣膜，且使用前曾发生缺血性卒中或 TIA 的患者，如瓣膜置换 3~6 个月后无其他抗凝指征，推荐长期应用阿司匹林 75~100mg/d（Ⅰ类，C 级证据）。

5）对于在接受充分口服抗凝治疗期间仍发生缺血性卒中或全身性栓塞的机械人工瓣膜患者，如无出血高危风险（如出血病史、静脉曲张或会增高出血风险的其他已知血管异常凝血功能障碍），在口服抗凝治疗基础上加用阿司匹林（75~100mg/d）并维持目标 INR 值为 3.0（范围：2.5~3.5）是合理的（Ⅱa类，B 级证据）。

6）对于存在生物人工瓣膜的缺血性卒中或 TIA 患者，如无血栓栓塞的其他来源，可考虑应用华法林进行抗凝治疗（INR 值范围：2.0~3.0）（Ⅱb类，C 级证据）。

第三部分：非心源性卒中/TIA 的抗栓治疗

（1）缺血性小卒中/TIA 患者发病 24 小时内，可启动阿司匹林和氯吡格雷双联抗血小板治疗，持续用药 90 天（Ⅱb类，B 级证据）。

（2）有缺血性卒中/TIA、心房颤动和冠心病史患者，在 VKA 治疗基础上加用抗血小板治疗用以降低缺血性心脑血管事件的获益尚未确定（Ⅱb类，C 级证据）。不稳定型心绞痛和冠状动脉支架植入患者或为 VKD 联合双联抗血小板治疗的适用人群。

（3）对于非心源性栓塞性缺血

1）主动脉弓粥样硬化斑块

A. 伴有主动脉弓粥样硬化斑块证据的缺血性卒中/TIA 患者，推荐给予抗血小板治疗（Ⅰ类，A 级证据）。

B. 伴有主动脉弓粥样硬化斑块证据的缺血性卒中/TIA 患者，与抗血小板治疗相比，采用华法林抗凝治疗的疗效未知（Ⅱb类，C 级证据）。

2）动脉夹层

A. 对于有颅外颈动脉或椎动脉夹层的缺血性卒中或 TIA 患者，至少进行 3~6 个月的抗栓治疗是合理的（Ⅱa类，B 级证据）。

B. 与抗凝相比，抗血小板治疗对有颅外颈动脉或椎动脉夹层的缺血性卒中或 TIA 患者的相对有效性未知。（Ⅱb类，B 级证据）。

3）卵圆孔未闭

A. 对于有 PFO 的缺血性卒中或 TIA 患者，抗血小板治疗是合理的（Ⅱa类，B 级证据）。

B. 缺血性卒中/TIA 伴卵圆孔未闭患者，如未接受抗凝治疗，可予抗血小板治疗（Ⅰ类，B 级证据）。

C. 血性卒中/TIA 患者，若伴卵圆孔未闭且为静脉来源的栓塞，则具备抗凝治疗指征，还需参照卒中特征（Ⅰ类，A 级证据）。当存在抗凝治疗的禁忌证时，也可考虑植入下腔静脉过滤器（Ⅱa类，C 级证据）。

4）高凝状态

A. 缺血性卒中/TIA 患者首次发作后，若凝血试验异常，可根据临床情况，考虑给予抗凝治疗（Ⅱb类，C 级证据）。

B. 缺血性卒中/TIA 患者首次发作后，若凝血试验异常，但未行抗凝治疗，推荐抗血小板治疗（Ⅰ类，A 级证据）。

C. 有自发性脑静脉血栓形成和（或）复发血栓事件的遗传性易栓症患者，可能具有长期抗凝治疗指征（Ⅱa 类，C 级证据）。

5）抗磷脂抗体

A. 对于有抗磷脂抗体但未达到抗磷脂抗体综合征标准的缺血性卒中或 TIA 患者，推荐抗血小板治疗（Ⅰ类，B 级证据）。

B. 对于符合抗磷脂抗体综合征诊断标准的缺血性卒中或 TIA 患者，可根据复发血栓事件和出血风险考虑口服抗凝治疗（Ⅱb 类，C 级证据）。

C. 符合抗磷脂抗体综合征标准但未开始抗凝治疗的缺血性卒中或 TIA 患者，抗血小板治疗是合理的（Ⅰ类，A 级证据）。

6）镰状细胞病：对于有镰状细胞病的成人缺血性卒中或 TIA 患者，给予控制危险因素和应用抗血小板药物的一般治疗是合理的（Ⅱa 类，B 级证据）。

7）脑静脉窦血栓形成

A. 对于急性 CVT 患者，甚至对某些选择的颅内出血患者，抗凝治疗可能有效（Ⅱa 类，B 级证据）。

B. 鉴于尚无试验数据能够确定急性 CVT 进行抗凝治疗的最佳疗程，给予抗凝药物至少 3 个月，随后进行抗血小板治疗是合理的（Ⅱa 类，C 级证据）。

8）妊娠

A. 对于高危血栓栓塞状态需要抗凝治疗的缺血性卒中或 TIA 妊娠女性患者，可考虑以下用药方案：①妊娠期间 LMWH 皮下注射，每日 2 次；剂量调整至：皮下注射后 4 小时，抗 Xa 水平达到厂商推荐峰值，或②妊娠期间剂量调整的普通肝素（UFH），皮下注射，12 小时一次；保持中位 APTT 至少是对照组的两倍或维持抗 - Xa 肝素水平在 0.35~0.7U/ml，或③使用 UFH 或 LMWH 直到第 13 周，随后使用 VKA 直到妊娠末，然后重新使用 UFH 或 LMWH（Ⅱa 类，C 级证据）。

B. 对于高危血栓栓塞状态接受调整剂量的 LMWH 抗凝治疗的缺血性卒中或 TIA 妊娠女性患者，若计划分娩，引产或剖宫产前停用 LMWH 至少 24 小时（Ⅱa 类，C 级证据）。

C. 对于在妊娠期外应该接受抗血小板治疗的低危患者，根据临床状况在早期妊娠期间选择 UFH、LMWH、或不治疗（Ⅱb 类，C 级证据）。

D. 对于在妊娠期外应该接受抗血小板治疗的低危患者，在怀孕前三个月后采用低剂量阿司匹林（50~150mg/d）是合理的（Ⅱa 类，B 级证据）。

9）哺乳

A. 对于在妊娠期外需接受抗凝治疗的高危状态的哺乳期卒中或 TIA 患者，应用华法林、UFH 或 LMWH 是合理的（Ⅱa 类，C 级证据）。

B. 对于妊娠期外应该推荐给予抗血小板治疗的低危状态的哺乳期卒中或 TIA 患者，可考虑给予低剂量阿司匹林（Ⅱb 类，C 级证据）。

（四）颅内静脉系统血栓形成的抗栓治疗

颅内静脉系统血栓形成是由多种原因所致的脑静脉回流受阻的一组血管疾病，包括静脉窦和静脉血栓形成。脑静脉回流受阻引起局部脑水肿、缺血性梗死，可伴脑点状出血，甚至血肿形成；静脉窦血栓形成导致静脉窦回流受阻出现颅内高压。

1. 抗凝治疗　抗凝治疗可抑制血栓延长、预防肺栓塞的发生。但也可能引起或加重颅内出血，同时增加颅外出血的风险。

目前仅有一项 Meta 分析纳入两个小样本随机对照试验，共 79 例患者。经比较肝素与安慰剂的疗效及安全性，结果显示：与安慰剂比较，肝素组死亡率、3 个月死亡或致残率均降低，但差异无显著性。尚无证据支持抗凝治疗作为颅内静脉窦血栓患者的常规治疗，但提示抗凝治疗有降低远期死亡或致残率的趋势，可能有较好的安全性，并能预防肺栓塞的发生。

一项 Meta 分析比较了低分子肝素与普通肝素治疗颅外静脉系统血栓的疗效和安全性，结果显示：与普通肝素比较，低分子肝素出血并发症的风险较小。然而，普通肝素的优势在于，在出现严重并发症或需要外科干预治疗的时候，活化部分凝血活酶时间（APTT）在普通肝素停用 1~2 小时内便能恢复正常。

目前尚无口服抗凝药物的治疗持续时间的对照研究证据。

推荐意见：2006 年欧洲神经学会《颅内静脉与静脉窦血栓形成的治疗指南》指出，目前对该疾病的治疗尚缺乏证据，提出以下共识：对于无抗凝禁忌的急性期患者（颅内并发出血并非抗凝治疗的禁忌证），可皮下注射低分子肝素或静脉注射普通肝素，APTT 时间调整为正常值的 2 倍。无严重并发症的患者推荐使用低分子肝素。获得性血栓形成倾向的患者持续抗凝治疗 3 个月，特发性和遗传性血栓形成倾向的患者需持续抗凝治疗 6~12 个月，复发以及有严重血栓形成倾向的患者可能需要终生抗凝治疗（Ⅱ级推荐；B 级证据）。

2007 年版的《中国脑血管病防治指南》与上述意见相似，指出皮下注射低分子肝素因并发出血较少而较多应用。

2. 溶栓治疗　溶栓理论上可以促进再通、恢复血流。临床多采用尿激酶和肝素或 rt-PA 和肝素治疗。目前尚无随机对照试验证实其疗效和安全性。关于溶栓治疗药物剂量、给药途径和给药方式都尚无定论。

推荐意见：2006 年欧洲和 2007 年版中国脑血管病防治指南都认为：排除了其他加重病情的原因，给予正规抗凝治疗后，如果患者病情仍进展，且确定患者无并发颅内出血后，在有经验的介入中心，才能进行溶栓治疗（Ⅳ级推荐，D 级证据）。

二、脑出血

脑出血（intracerebral hemorrhage，ICH）是指非外伤性脑实质内出血。发病率每年 60~80/10 万，在我国占全部脑卒中的 20%~30%。虽然脑出血发病率低于脑梗死，但其致死率却高于后者。急性期病死率为 30%~40%。其中高血压是脑出血最常见的原因。

（一）病因及发病机制

1. 病因

（1）高血压，以高血压合并细小动脉硬化最为常见。

（2）脑动脉粥样硬化和脑淀粉样血管病变、动脉瘤、动 - 静脉畸形、Moyamoya 病、夹层动脉瘤、梗死后脑出血、颅内肿瘤、血管内介入治疗后等。

（3）血液病，包括白血病、再生障碍性贫血、血小板减少性紫癜、血友病、红细胞增多症和镰状细胞病等。

（4）抗凝或溶栓治疗后。

（5）其他应激因素：

1）气候变化：人与自然、人与社会环境密切相关，对于一个有高血压动脉粥样硬化的病人，在寒冷季节就很容易发病。

2）饮食不节：食物是维持生命、保障人体健康的基本物质。但要节制，如偏嗜五味（酸、甘、辛、咸）或过食肥、甘、厚味均可聚湿生疾，引动肝火而"中风"。

3）七情：喜怒哀乐悲惊恐。常见患者发病前曾与人大吵或情绪激动时，当人的各种情志活动超越了人的心理适应和调节能力时就会引发"中风"。

4）劳心劳力：生活中的过度兴奋、过度劳累亦可引发"中风"。

2. 发病机制　高血压脑出血的主要发病机制是脑内细小动脉或深穿支在长期高血压作用下发生慢性病变——动脉壁纤维素样坏死、玻璃样变性、微动脉瘤或夹层动脉瘤形成，而颅内动脉壁薄弱，中层肌细胞及外层结缔组织少，且缺乏外弹力层，当血压骤然升高时，导致血管破裂出血或向血管壁渗出，血液直接进入脑组织形成血肿。高血压可引起远端血管痉挛，导致小血管缺氧、坏死及血栓形成，形成斑点样出血及脑水肿、出血融合成片即发生较大量出血。豆纹动脉和旁正中动脉来自大脑中动脉，近端呈直角分出，受高压血流冲击，易形成动脉瘤，最后血管破裂出血，故豆纹动脉与旁正中动脉等深穿支动脉，又称出血动脉。

一般高血压性脑出血一次性出血通常在30分钟内停止，血肿相对保持稳定，其临床神经功能缺损仅出血后30~90分钟内进展。少数高血压脑出血的患者在发病后24小时内血肿继续扩大，为活动性脑出血或早期再出血。尤其是抗凝治疗及高血压控制不良，其脑出血发生后3小时血肿迅速扩大，血肿形态不规则，密度不均一，其临床神经功能缺损的进展可延长至24~48小时。多发性脑出血多见于淀粉样血管病、血液病和脑肿瘤等患者。

（二）病理

约70%的脑出血发生在基底核的壳核及内囊区，10%发生在脑叶、脑干及小脑齿状核区。脑出血根据部位不同神经功能缺损也不同，出血量过大可破入脑室系统和蛛网膜下腔。壳核出血常侵入内囊和破入侧脑室；丘脑出血向内可破入第三脑室或侧脑室，向外可损伤内囊；脑桥或小脑出血可直接破入蛛网膜下腔或第四脑室。

高血压性脑出血受累血管依次为大脑中动脉深穿支豆纹动脉、基底动脉脑桥支、大脑后动脉丘脑支。小脑上动脉分支，顶枕交界区和颞叶白质分支侵犯小脑齿状核及深部白质。非高血压性脑出血病灶多位于皮质下。

病理检查可见血肿中心充满血液或紫色葡萄浆状血块，周围水肿并有炎症细胞浸润。血肿较大时可引起颅内压增高，可使脑组织和脑室移位、变形，重者形成脑疝。幕上的半球出血，血肿向下挤压下丘脑和脑干，使之移位，形成小脑幕疝。如下丘脑和脑干等中线结构下移形成中心疝，如小脑大量出血可形成枕骨大孔疝。脑疝是各种类型脑出血最常见的直接致死原因。1~6个月后脑血肿溶解，胶质增生，小出血灶形成胶质瘢痕，大出血灶形成椭圆形"中风囊"。

（三）临床表现

1. 一般表现　脑出血好发年龄为50~70岁。男性略多于女性，冬季高发，多于活动中或情绪激动时突然发生。发病后数分钟到数小时达到高峰。少数患者可在安静状态下起病。

脑出血患者发病当时多有血压明显升高。发病后由于颅内压升高，患者可出现头痛、呕吐、意识障碍。

2. 局灶定位性表现 取决于出血的部位和出血量。

（1）基底核区出血

1）壳核出血：系豆纹动脉尤其是外侧支破裂所致，表现为突然的病灶对侧偏瘫、偏身感觉障碍和同向性偏盲，双眼球向病灶侧凝视。优势半球受累可有失语。

2）丘脑出血：由丘脑膝状体动脉和丘脑穿通动脉破裂所致。表现为突然出现的对侧偏瘫，偏身感觉障碍。通常感觉障碍重于运动障碍。深浅感觉均受累。

（2）脑干出血：

1）脑桥出血：约占脑出血的 10%。多由基底动脉脑桥支破裂出血所致。临床表现患者迅速出现昏迷、双侧针尖样瞳孔、呕吐咖啡样胃内容物、中枢性高热、中枢性呼吸障碍、眼球浮动、四肢瘫痪和去大脑强直发作等，此多见于出血量大（血肿大于 5ml）。小量出血可无意识障碍，可只表现为交叉性瘫痪、共济失调、双眼向病灶侧凝视麻痹或核间性眼肌麻痹。

2）中脑出血：少见，表现为一侧或双侧动眼神经不全瘫痪。

3）延髓出血：更为少见。常见表现为突发意识障碍，影响呼吸、心率、血压等生命体征的变化，继而死亡。

（3）小脑出血：突然起病，可伴有后枕部疼痛，主要表现是患者共济失调、眼震和小脑语言等。出血量不一，病情轻重不同。发病后 12~24 小时内可出现昏迷及脑干受压表现，双侧瞳孔缩小至针尖样，呼吸不规则。重症患者常出现突然昏迷。数小时内迅速死亡。

（4）脑室出血：约占脑出血的 3%~5%，分继发性和原发性脑出血。表现为突然头痛、呕吐。严重者可出现意识丧失、脑膜刺激征阳性、针尖样瞳孔、眼球分离斜视。

（5）脑微出血（CMBs）：CMBs 主要是脑内微小血管破裂或血液微量渗漏所致微量出血后，血液裂解成分（主要是含铁血黄素）在脑微小血管周围间隙沉积。CMBs 多表现为无症状性，缺乏急性临床表现，常在影像学检查中发现。

（四）辅助检查

1. CT 检查 头颅 CT 检查是诊断高血压脑出血的首选方法。病灶多为圆形或卵圆形均匀的高密度区，边界清楚（图 9-7-1）。脑室大量出血时多呈高密度铸形，脑室扩大。

2. MRI 和 MRA 检查 对发现结构异常，明确脑出血的病因很有帮助。

3. 脑脊液检查 一般毋需进行。为排除蛛网膜下腔出血和颅内感染，可谨慎进行腰椎穿刺。

4. 数字减影血管造影（DSA） 能清楚显示脑血管各级分支及动脉瘤的位置、大小、形态及分布、畸形血管的供血，了解血流动力学改变，为血管内栓塞治疗或外科手术治疗提供可靠的解剖依据。该项检查仍是当前血管病变检查的"金标准"。

5. 其他检查 血常规、血液生化及凝血功能等检查。

（五）诊断及鉴别诊断

1. 诊断

（1）年龄多为 50~70 岁中老年患者。

（2）活动中或情绪激动时突然起病。

（3）迅速出现局灶性神经功能缺损症状。

（4）起病当时血压偏高。

（5）多伴有头痛、呕吐等高颅高压症状。

（6）颅脑 CT 检查可明确诊断。

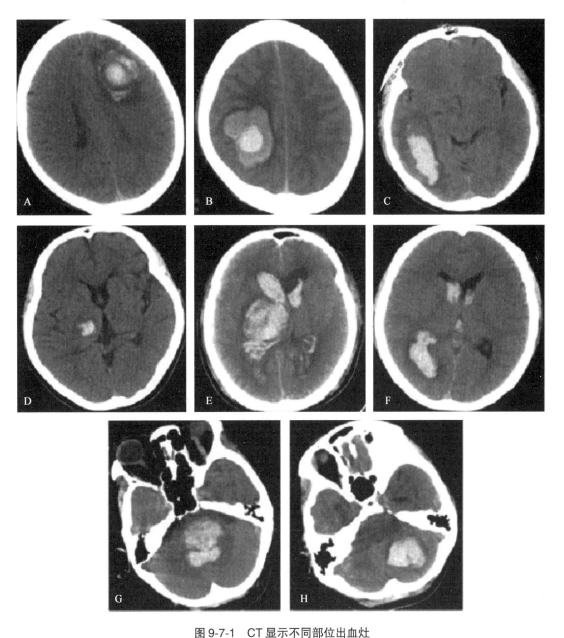

图 9-7-1 CT 显示不同部位出血灶

A. 额叶出血 B. 顶叶出血 C. 颞叶出血 D. 丘脑出血

E. 基底节出血破入脑室 F. 枕叶出血 G. 脑干出血 H. 小脑出血

2. 鉴别诊断 ①脑梗死；②蛛网膜下腔出血；③颅内肿瘤；④与引起意识障碍的全身性疾病如酒精中毒、低血糖、肝性脑病、糖尿病酮症昏迷等鉴别；⑤有外伤史时需与外伤性颅内血肿鉴别。

（六）治疗

治疗原则：绝对卧床、避免搬动、脱水降颅压、控制血压、血糖、防治并发症。

1. 内科治疗

（1）一般处理：①保持安静，保持呼吸道通畅，勤吸痰；加强护理，避免肺部感染、泌尿道感染和压疮的发生；保持排便通畅，避免用力排便。②如病情危重，有意识障碍者，注意密切观察病情，观察患者意识状态及瞳孔变化，以了解患者昏迷程度。每30分钟测体温、血压、脉搏、呼吸、心率及瞳孔变化。③注意神经系统各种深浅反射的变化、是否出现病理反射、肌张力的变化、有无自主动作或不自主动作，如抽搐、强直性痉挛等；注意呕吐方式及次数，有无呕血及便血。④监测出入量。脑出血急性期的治疗与护理是抢救患者生命的关键。有效的治疗，对降低死亡率，减少后遗症发生意义重大。

（2）积极脱水、降颅压、控制脑水肿：①甘露醇，通常用20%甘露醇125~250ml静脉滴注，每6~8小时一次，疗程7~10天；如有脑疝形成征象，可快速经静脉滴注甘露醇；如有冠心病、心肌梗死、心力衰竭和肾功能不全时慎用。②利尿剂，呋塞米最常用。常与甘露醇联合使用增强脱水效果。呋塞米每次40mg，每日2~3次，静脉注射；③甘油果糖：症状较轻或病情稳定期使用，10%的甘油果糖500ml静脉滴注，每日1~2次，3~6小时滴完；④激素（酌情使用）：地塞米松，10~30mg/d，静脉滴注，可减低颅内血管通透性，维持血脑屏障功能，激素使用期间注意控制血糖，预防感染及应激性溃疡发生。

（3）控制血压：推荐收缩压＞220mmHg时，在降颅内压的同时，应积极使用静脉药物降压；当收缩压＞180mmHg时，可使用静脉降压药物控制血压，根据患者临床表现调整降压速度；当血压＜165mg/95mmHg时不需降压治疗。

（4）控制血糖：血糖值可控制在7.7~10.0mmol/L的范围内。应加强血糖监测并给予相应处理：①血糖超过10.0mmol/L时可给予胰岛素治疗；②血糖低于3.3mmol/L时，可给予10%~20%葡萄糖口服或静脉治疗。目标是达到正常血糖水平。

（5）止血治疗：一般止血药物如6-氨基己酸、氨甲苯酸、巴曲酶等对高血压动脉硬化性出血的作用并不大。如因凝血功能障碍导致的脑出血，可针对性的给予止血药物治疗。使用肝素治疗并发的脑出血可用鱼精蛋白中和，华法林治疗并发的脑出血可用维生素K_1拮抗。

（6）亚低温治疗：一种辅助治疗方法，有助于减轻出血及脑水肿，特别是当患者出现"脑桥热"时更有助于降温和保护脑组织。

（7）并发症的防治：①预防感染，必要时使用抗生素。②预防应激性溃疡。③保持电解质平衡：对稀释性低钠血症的患者，由于经尿排钠增多，致血钠降低，加重脑水肿。故应限制水摄入量并及时补钠9~12g/d。低钠血症补钠过程应缓慢，以避免脑桥中央髓鞘溶解症发生。④预防和控制痫性发作。⑤预防深静脉血栓形成，对长期卧床、肢体瘫痪的患者，在脑出血病情稳定后给予适当治疗，以防深静脉血栓形成，给患者康复带来新的困扰。

（8）加强营养支持治疗。

2. 外科治疗　根据出血部位、出血量及患者年龄、意识状态、全身情况决定，一般情况好，基底核出血＞30ml、丘脑出血＞15ml、小脑出血＞10ml或直径≥3cm或合并明显脑积水可选择手术治疗，如开颅血肿清除术，微创手术，去骨瓣减压术、脑室引流术等。

3. 康复治疗　病情稳定后应尽早进行康复治疗，恢复期还可进行高压氧的治疗。

4. 中医中药治疗　脑出血恢复期也可给予相应的中医中药治疗。

（七）预后

脑出血一般预后较差。与出血量、部位、意识状态及有无并发症有关。

（潘　英　解龙昌）

参 考 文 献

1. Ridker PM, Cook NR, Lee IM, et al. A randomized trial of low-dose aspirin in the primary prevention of cardiovascular disease in women. N Engl J Med, 2005, 352(13): 1293-1304.

2. Dippel DW. The results of CAPRIE, IST and CAST. Clopidogrel vs. Aspirin in Patients at Risk of Ischaemic Events. International Stroke Trial. Chinese Acute Stroke Trial. Thromb Res, 1998, 92(1 Suppl 1): S13-16.

3. Bhatt DL1, Fox KA, Hacke W, et al. A global view of atherothrombosis: baseline characteristics in the Clopidogrel for High Atherothrombotic Risk and Ischemic Stabilization, Management, and Avoidance (CHARISMA)trial. Am Heart J, 2005, 150(3): 401.

4. Ariesen MJ, Algra A, Kappelle LJ. Antiplatelet drugs in the secondary prevention after stroke: differential efficacy in large versus small vessel disease A subgroup analysis from ESPS-2. Stroke, 2006, 37(1): 134-138.

5. CAPRIE Steering Committee. A randomised, blinded, trial of clopidogrel versus aspirin in patients at risk of ischaemic events(CAPRIE). CAPRIE Steering Committee. Lancet, 1996, 348(9038): 1329-1339.

6. Diener HC, Bogousslavsky J, Brass LM, et al. Aspirin and clopidogrel compared with clopidogrel alone after recent ischaemic stroke or transient ischaemic attack in high-risk patients (MATCH): randomised, double-blind, placebo-controlled trial. Lancet, 2004, 364(9431): 331-337.

7. Markus HS, Droste DW, Kaps M, et al. Dual antiplatelet therapy with clopidogrel and aspirin in symptomatic carotid stenosis evaluated using doppler embolic signal detection: the Clopidogrel and Aspirin for Reduction of Emboli in Symptomatic Carotid Stenosis(CARESS)trial. Circulation, 2005, 111(17): 2233-2240.

8. Wong KS, Wang Y, Leng X, et al. Early dual versus mono antiplatelet therapy for acute non-cardioembolic ischemic stroke or transient ischemic attack: an updated systematic review and meta-analysis. Circulation, 2013, 128(15): 1656-1666.

9. Mould D1, Chapelsky M, Aluri J, et al. A population pharmacokinetic-pharmacodynamic and logistic regression analysis of lotrafiban in patients. Clin Pharmacol Ther, 2001, 69(4): 210-222.

10. 中华医学会神经病学分会脑血管病学组急性缺血性脑卒中诊治指南撰写组. 中国急性缺血性脑卒中诊治指南 2010. 中华神经科杂志, 2010, 43(2): 146-153.

11. 中华医学会神经病学分会脑血管病学组缺血性脑卒中二级预防指南撰写组. 中国缺血性脑卒中和短暂性脑缺血发作二级预防指南 2010. 中华神经科杂志, 2010, 43(2): 154-160.

12. ACTIVE Writing Group of the ACTIVE Investigators, Connolly S, Pogue J, et al. Clopidogrel plus aspirin versus oral anticoagulation for atrial fibrillation in the Atrial fibrillation Clopidogrel Trial with Irbesartan for prevention of Vascular Events (ACTIVE W): a randomised controlled trial. Lancet, 2006, 367(9526): 1903-1912.

13. American Heart Association; American Stroke Association. AHA/ASA publish advisory on oral antithrombotics for stroke prevention in nonvalvular artial fibrillation. Am Fam Physician, 2013, 87(10): 732-733.

14. Smith EE, Saver JL, Alexander DN, et al. Clinical performance measures for adults hospitalized with acute ischemic stroke: performance measures for healthcare professionals from the American Heart Association/ American Stroke Association. Stroke, 2014, 45(11): 3472-3498.

15. 贾建平. 陈生弟. 神经病学. 7 版. 北京: 人民卫生出版社, 2013.

16. 中国脑出血诊治指南(2014 年). 中华神经科杂志, 2015, 48(6): 435-444.

17. Kakar P, A Charidimou and DJ Werring. Cerebral microbleeds: a new dilemma in stroke medicine. JRSM Cardiovasc Dis, 2012, 1(8): 2048004012474754.

18. Kim BJ and SH Lee. Cerebral microbleeds: their associated factors, radiologic findings, and clinical implications. J Stroke, 2013, 15(3): 153-163.

19. Anderson CS, Heeley E, Huang Y, et al. Rapid blood-pressure lowering in patients with acute intracerebral hemorrhage. N Engl J Med, 2013, 368(25): 2355-2365.

20. Sakamoto Y, Koga M, Yamagami H, et al. Systolic blood pressure after intravenous antihypertensive treatment and clinical outcomes in hyperacute intracerebral hemorrhage: the stroke acute management with urgent risk-factor assessment and improvement-intracerebral hemorrhage study. Stroke, 2013, 44(7): 1846-1851.

第八节 肾脏疾病与出血和血栓

一、肾小球疾病中微血栓形成

（一）肾小球肾炎中的凝血异常

肾小球肾炎是由机体免疫反应引起的炎症性肾小球病变。炎症与凝血异常在大多数疾病状态中伴随发生，两者常相互关联，共同作用。凝血异常参与肾脏病变的进展。肾小球微血栓的形成常见于重症肾小球肾炎患者，常常是导致急性肾衰竭的重要原因。

1. 发病机制 各种致病因素刺激后形成的免疫复合物沉积肾小球，引起肾小球毛细血管内皮细胞损伤，从而使毛细血管基底膜胶原暴露，加上补体的免疫吸附作用，促发血小板聚集；与此同时，组织因子（TF）、凝血因子Ⅶ（FⅦ）和血小板第3因子（PF3）等被激活。除了补体激活加重肾小球损伤外，凝血过程的启动，血浆中纤维蛋白原转化为纤维蛋白，并沉积于肾小球内形成肾小球毛细血管微血栓等病变。纤维蛋白的沉积对肾小球炎症病变程度、病情变化及肾小球纤维化等均有重要意义。

2. 病理及临床表现 肾小球毛细血管内纤维蛋白沉积形成微血栓，可以导致管腔阻塞，不仅使血管壁缺血、坏死而断裂，以致肾小球基膜损伤、通透性增加；同时能刺激囊壁上皮细胞增生形成新月体（半月体），肾小球毛细血管受压而血流减少，以致肾小球滤过率降低。临床可呈现出少尿、血尿、蛋白尿、高血压等不同表现。

3. 实验室检查

（1）肾脏活检：不仅可以明确肾小球病变的性质和类型，还是监测肾小球凝血状态的直接证据。肾活检可发现纤维蛋白沉积在肾小球毛细血管腔内、毛细血管壁和肾小囊腔内，并可见肾小球微血栓、毛细血管壁断裂或纤维性新月体等。肾脏活检对早期确诊、有效治疗和改善预后均有重要价值。

（2）尿纤维蛋白（原）降解产物（FDP）：临床常以FDP作为监测肾炎患者血凝状态的间接指标。若其他组织脏器无凝血和炎症，则尿FDP排量增多提示肾小球血管内凝血和肾移植排斥反应，尿FDP升高可反映病变的活动性和病情的严重性，急、慢性肾炎时，尿FDP水平升高观察，可评估肾炎时抗凝药物治疗效果，随着病情缓解，尿FDP水平相应下降。新月体肾炎时FDP水平持续升高。

4. 治疗 肾小球内纤维蛋白沉积或机体单核-巨噬细胞、肾小球系膜细胞免疫清除功能良好，细胞增生性新月体肾炎经及时适当治疗，肾小球病变和肾功能可望恢复；若纤维蛋白沉积量多或机体、肾小球免疫清除功能不良,则囊腔纤维化,形成纤维性新月体肾炎,治疗效果不佳,预后较差,易发展为慢性肾衰竭。由此可见,早期抗凝治疗至关重要。

（1）抗凝治疗:抗凝药可抑制肾小球内纤维蛋白沉积和上皮新月体形成。及时应用抗凝药物治疗,可减轻肾小球病变,缓解病情和改善肾功能。如肝素:早期应用于肾小球肾炎,可防止或减轻肾小球硬化和上皮新月体形成。一般用普通肝素 1200U,每日 2 次,肌内注射,或 600U,每 6 小时 1 次,肌内注射,必要时也可静脉给药。疗程中动态观察尿 FDP,必要时复查肾活检作组织学比较。如治疗有效,可改服华法林每日 2.5~5mg,维持数周。抗凝治疗期间应密切观察出血倾向,随访凝血指标。

（2）溶栓治疗:IgA 肾病伴肾功能减退者,尿纤溶酶原活化剂（PA）活性低下,更易引起纤维蛋白沉积,常规抗血小板聚集药和肝素抗凝治疗效果差,尿激酶通过溶解沉积在肾小球中的纤维蛋白或微血栓改善肾功能。临床上尿激酶联合肾上腺皮质激素治疗难治性肾病综合征。如链激酶:能直接激活纤溶酶原转化为纤溶酶,治疗剂量一般首剂 25 万 U,45 分钟内滴注完后,再以 10 万 U/h,静滴维持,或尿激酶 2 万 ~4 万 U,每日 1 次,静脉滴注,疗程一般 2~3 天,连用均不应超过 5~7 天。

（3）血浆置换疗法:将患者血液经置换装备引入血浆交换器（如血浆分离器),分离患者血浆、代以健康人的血浆或白蛋白溶液输入体内,从而快速清除患者血液中的免疫复合物、补体、抗体和活化的凝血因子等。近年临床开展的血浆免疫吸附疗法是将患者血浆进行特异性免疫吸附,可选择性清除血液循环中的有害物质,经吸附清除后的血浆返回输注患者体内,可节省血浆、减少费用,有替代血浆置换疗法的趋势。

（二）肾病综合征中血栓形成

肾病综合征是临床常见的肾小球疾病。水肿、大量蛋白尿和低白蛋白血症本病的主要特点,也是引起严重并发症的重要原因。肾病综合征病因复杂,病理类型多样,预后不相同,但都伴有血液高凝状态,甚至可并发肾静脉血栓形成和不同部位的血栓栓塞。伴发肾静脉血栓形成和血栓栓塞的肾病综合征病情重、治疗难、预后差,已深受临床关注。早在 1937 年,Rayer 首先报道肾病综合征伴发的肾静脉血栓形成。1949 年 Addis 发现本病易发生深静脉血栓形成。此后相继报道本病并发体内各部位的血栓形成。

1. 发病机制

（1）血管内皮损伤

1）体内免疫复合物、自身抗体或其他因素引起血管内皮损伤,释放 TF,启动外源性凝血系统;血管内皮损伤后胶原暴露,激活 F Ⅻ,从而启动内源性凝血系统。

2）血液浓缩、血液黏度增高、血流缓慢使血管内皮细胞变性,甚至坏死。

（2）血液流变学异常　低白蛋白血症、高脂血症、高纤维蛋白原血症、血液浓缩、血细胞比容增高,使血液黏度增高、血流缓慢,导致被激活的凝血因子和生成的凝血酶在局部达到凝血过程所需浓度而形成血栓。

（3）高凝状态

1）凝血因子增加:肾病综合征时,F Ⅴ、F Ⅶ、F Ⅷ、F Ⅹ、纤维蛋白原、纤维连接蛋白（Fn）等大分子蛋白不易从尿中排出;低白蛋白血症促进肝脏代偿性合成各种凝血蛋白增加;纤维蛋白原、F Ⅻ、Fn 共同促进纤维蛋白形成。

2）抗凝物质减少:与上述相反,各种抗凝蛋白如抗凝血酶（AT）及 α_1- 抗胰蛋白酶（α_1-

AT)由于分子量较小,易从尿中随蛋白流失;有些患者的蛋白 C(PC)、蛋白 S(PS)也随尿蛋白丢失,肾病综合征患者血浆 AT 水平与尿蛋白排量呈明显负相关。

3)纤溶活性降低:肾病综合征时,一方面,分子量较小的纤溶酶原从尿中漏出,血浆纤溶酶原浓度下降,纤溶酶生成不足。另一方面,大分子 α_2-巨球蛋白(α_2-MG)增高抑制纤溶酶活性;肾病综合征时纤溶酶抑制作用常占优势,纤溶活性受抑制,以致纤溶活性减弱而促使血栓形成。

4)血小板功能异常:血小板对 ADP 及胶原的聚集功能增强,且这种高聚集性能与血浆白蛋白呈负相关。血小板黏附及释放功能(释放 β-TG、PF3、PF4)增强。血小板更新加快,血小板功能异常是促进血栓形成的重要因素。

5)血液黏度增高:低白蛋白血症引起血浆胶体渗透压降低及血管内脱水,利尿剂应用诱发低血容量、血液浓缩,以及高脂血症本身也促使血黏度增高,从而加速血栓形成。

6)皮质激素治疗肾上腺皮质激素可促进血小板释放,并抑制纤维蛋白溶解。

2. 血栓部位与类型 上述诸种因素形成肾病综合征的血液高凝状态,并易致血栓形成。

(1)肾静脉血栓:为最常见的部位和类型,尤好发于膜性肾病和膜增生性肾小球肾炎的肾病综合征,常伴发肺栓塞。

(2)肢体深静脉血栓:也为常见部位和类型,尤以膜性肾病为主。

(3)肺栓塞:也多见于膜性肾病,其栓子多来自肾静脉和(或)下肢近端静脉。

(4)其他部位静脉血栓:较少见,如锁骨下静脉、腋静脉、颈外静脉、脾门静脉、肠系膜静脉、肝静脉和大脑窦静脉等。

(5)动脉血栓:好发于儿童肾病综合征,如股动脉、腋动脉、锁骨下动脉、颈动脉、大脑动脉、肠系膜动脉、肾动脉、肺动脉和冠状动脉等。

综上,肾病综合征时,一方面肾小球滤过率降低,肾小球后血液相对浓缩;另一方面大量 AT 由肾小球滤过,从尿中丢失,以致肾静脉中 AT 浓度明显低于体内其他部位静脉,这些均易导致血栓形成。另外,免疫机制参与可能与血栓形成密切相关。由免疫复合物介导的肾病综合征,如膜性肾病和膜增生性肾小球肾炎等,好发肾静脉血栓,尤以膜性肾病时发生率最高,25%~50%。微小病变型肾病、肾小球局灶硬化、肾淀粉样变等非免疫复合物介导的肾病综合征发生肾静脉血栓相对较少。

3. 临床表现 肾静脉血栓形成的临床表现取决于血栓形成的速度、栓塞静脉大小及血流障碍的程度。急性肾静脉主干中的大血栓常出现典型临床表现,而慢性肾静脉分支的小血栓,尤在侧支循环良好时,则常无明显症状。肾静脉血栓形成可为单侧或双侧性,常同时伴下腔静脉血栓形成。急性肾静脉血栓形成可有出血性肾梗死。

(1)急性型:少见,好发于青年人。血栓形成于肾静脉主干,可完全栓塞。大多出现剧烈腰腹痛、肾区叩痛。少数患者有发热、白细胞增高,几乎都有镜下血尿。常有一过性肉眼血尿,尿蛋白量突然增多,肾小球滤过率降低。双侧性或原有一侧肾无功能而另一侧肾静脉血栓形成,则可出现少尿性急性肾衰竭。

(2)慢性型:多见,好发于中老年人。有水肿、蛋白尿加重,易与肾病综合征表现混淆,故临床很难早期发现,有时直至肺栓塞出现时才能获得确诊。

4. 诊断

(1)高凝状态检测

1)血小板计数、β-TG,P-选择素含量升高。

2)凝血酶原片段1+2（F1+2）和凝血酶-抗凝血酶复合物（TAT）含量升高。

3)血浆纤溶酶-抗纤溶酶复合物（PAP）、FDP、FPA和D二聚体等升高。

（2）肾静脉血栓形成

1)出现肺栓塞。

2)急性腰腹痛。

3)难以解释的血尿和蛋白尿增加。

4)急性肾功能损害伴肾体积增大。

（3）影像学检查：最有价值的是选择性肾静脉造影，发现血管腔充盈缺损或静脉分支不显影可确诊。造影可能出现严重并发症，如急性肾衰竭，血栓脱落引起栓塞，导管损伤内膜可诱发肾静脉或下腔静脉血栓形成等，故不应作为常视检查，仅限于肾静脉血栓形成可能时才考虑。此外，非创伤性影像学检查，如CT、B超、多普勒超声、血流图等对本病的诊断也欠敏感，实用价值有限。

一般来讲，急性型患者症状明显，易引起重视和确诊；慢性型患者症状不明显又不特异，临床医生应重视，即肾病综合征患者出现难以解释的顽固性水肿、蛋白尿增多，尤其是膜性肾病或膜增生性肾小球肾炎，应警惕肾静脉血栓形成的可能，需进一步检查确诊。

5. 治疗

（1）抗凝治疗：一旦确诊肾静脉血栓形成，应立即作抗凝治疗。急性型可防扩展，慢性型也能预防或减少新生血栓及肺栓塞发生。

1)普通肝素：一般3000~5000U，静脉滴注或皮下注射，每6~8小时1次，用药3~4周。多从小剂量开始，以免出现出血性并发症。疗程中应密切监控和观察，使APTT延长至正常对照值的1.5~2.0倍为宜。肝素通过AT起抗凝作用，肾病综合征时血浆AT常低，从而影响肝素疗效，可配合输注AT制剂或新鲜血浆，以增强肝素抗凝效果。

2)低分子量肝素（LMWH）：半衰期为普通肝素的2~4倍，每日皮下注射1~2次或持续静脉滴往，出现副作用少。用药后可用抗活化因子X（ant-FXa）监测，使其维持在0.4~0.7（ant-FXa）U/ml。有学者建议，肾病综合征患者血白蛋白低于20g/L时，常规应用普通肝素抗凝治疗，每日注射10 000~15 000U，或那屈肝素钙，每日注射0.4~0.8ml。

3)双香豆素类：维生素K拮抗剂如华法林和新抗凝，可口服，便于长期抗凝治疗，疗程维持在6个月以上。用药期间需用PT作监测，使PT维持在INR 2.0~2.5为宜。

（2）溶纤治疗　临床常用PA（纤溶酶原激活剂），通过激活纤溶酶原并转化为纤溶酶，从而溶解纤维蛋白，溶解血栓、改善血液循环。临床常用链激酶（SK）、尿激酶（UK）、组织型纤溶酶原活化剂（t-PA）和单链激酶型纤溶酶原活化剂（scu-PA）等。

尿激酶2万~6万U，静脉滴注或静脉注射，每日1次，1~2周为一疗程，必要时可重复治疗。急性型可行肾动脉插管直接注入到血栓部位，以较快溶解血栓、再通血管。鉴于肾病综合征血浆纤溶酶原降低而影响本药疗效，故用本类药时配合输注新鲜血浆，以增强疗效。尽早用药至关重要，溶栓药效与血栓新鲜程度密切相关，一般在血栓形成72小时内用药可望溶解。紧接着用抗血小板和抗凝药辅助治疗，以防血栓再发。疗程中常规监测纤溶和凝血指标。溶栓药除UK、SK外，已有第2代溶栓药物，如重组单链尿激酶、乙酰化纤溶酶原-链激酶复合物、重组组织型纤溶酶原活化剂（rt-PA）等，也在临床应用。

（3）抗血小板治疗：

1)阿司匹林75~100mg/d，口服。

2）噻氯匹定 250mg/d。

（4）手术治疗：手术摘除血栓仅限于急性肾静脉大血栓经保守疗法无效者，特别是双肾、孤立肾或难以建立侧支循环的右肾大血栓，伴肾功能损伤时。

以上治疗措施都针对肾病综合征引起的血栓，必须同时治疗肾病综合征，才是预防高凝状态、再发血栓形成的根本之举。应用肾上腺皮质激素和免疫抑制剂治疗后，随着病情好转，血 AT 及其他抗凝蛋白浓度增加，纤溶活力增强，高凝状态改善。然而，在治疗肾病综合征时，尤需注意合理应用肾上腺皮质激素和强力利尿剂，以免加重高凝状态而促发血栓形成。

二、肾衰竭中的出血和血栓形成

（一）急性肾衰竭中的止凝血异常

急性肾衰竭出血多与弥散性血管内凝血（DIC）和溶血尿毒症综合征（HUS）有关。急性肾衰可并发 DIC（发生率为 5%~31%），而 DIC 也可引起急性肾衰（发生率为 32%~67%）。两者互相影响，加重病情。急性肾衰 DIC 病因主要如下。

1. 病因

（1）急性肾小管坏死　各种病因，如休克、感染、败血症、大面积烧伤等，引起有效血容量降低，急性血液循环障碍，以致肾缺血发生急性肾小管坏死，抗生素、磺胺药和造影剂等肾毒性药物，内源性毒素（如血红蛋白和肌红蛋白等），外源性毒素（如蛇毒、鱼胆等），均可引起血管内凝血，后者导致肾小管坏死和急性肾衰竭。

（2）急性肾皮质坏死　妊娠高血压综合征、羊水栓塞、肾移植超急性排斥、HUS 和内毒素血症等，都可促发血管内凝血，引起肾皮质坏死。

（3）局限性肾内血管凝血（LIC）　肾小球肾炎、肾肿瘤、紫癜性肾炎、HUS、死胎宫内滞留和肾移植急性排斥等，可有 LIC。

2. 发病机制

（1）凝血系统激活

1）内源性凝血系统激活：是导致急性肾小管坏死的病因，可促发全身和肾内血管内皮损伤，从而激活内源性凝血系统，引起血管内凝血。

2）外源性凝血系统激活：促发急性肾皮质坏死的各种病因可含有 TF 类物质。这些 TF 进入血液循环，可激活全身和肾内的外源性凝血系统而导致血管内凝血。

3）血小板激活：内毒素、免疫复合物等可激活血小板，促进血小板黏附、聚集和释放反应，释放 β-TG、PF3、PF4、vWF、F V、TXA_2 等，从而促进血管内凝血和微血栓形成。

4）血细胞损伤：急性肾衰竭的各种致病因素，可引起血细胞破坏，释放促凝物质而加重血管内凝血。

5）促凝物质进入循环：蛇毒、虫毒等毒素可含有类似凝血活酶和凝血酶的物质，这些促凝物质进入血液，促进血管内凝血。

（2）纤溶系统激活：血管内皮细胞损伤后激活一系列凝血因子，同时也激活纤溶系统，生成纤溶酶，后者降解纤维蛋白并形成 FDP。

（3）补体系统激活：内毒素和纤溶酶可激活补体系统。补体可激活凝血和激肽系统，还可促进血小板聚集和释放，从而发生和加剧血管内凝血。

（4）凝血因子消耗：血管内凝血、血栓形成，消耗凝血因子引起出血。

3. 临床表现

（1）伴有血管内凝血的急性肾衰竭，有少尿、尿闭，水、电解质紊乱和酸中毒严重，尿毒症和心血管症状也明显。

（2）血管内凝血可使血尿加重，出现皮肤和上消化道出血，如瘀斑、呕血、黑便，重者呈柏油状大便等，甚至还可伴其他系统和部位出血。消化道出血是影响急性肾衰竭病死率与肾脏病预后的危险因素之一。

4. 实验室检测　凝血和纤溶检测，可见 PT 和凝血酶时间（TT）延长，优球蛋白溶解时间（ELT）缩短，血小板计数降低，血浆纤维蛋白原减少，FDP 增加。

5. 治疗和预防

（1）透析治疗：及时、有效地透析，不仅可缓解急性肾衰竭的病情，且也有利于防治血管内凝血和出血。

（2）抗凝治疗

1）在补充新鲜血浆和 AT 制品时，可应用小剂量肝素 5000~10 000U/24 小时，并行血液学监测和临床观察。

2）配合抗血小板药物噻氯匹定 250mg，每日 1 次。阿司匹林易诱发消化道出血，应慎用，已有胃肠道出血者禁用。

3）丹参、苄胺唑啉等药物可疏通微循环、扩张血管。

一般不主张用大剂量肾上腺皮质类激素和溶栓药物，也不宜用抗纤溶药。

（二）慢性肾衰竭与出血

慢性肾衰竭出血的发生率与肾衰竭严重程度呈正比，为 12%~63%。出血症状是尿毒症患者常见而又重要的临床表现，甚至还是致死原因之一。出血的防治是临床上慢性肾衰竭的重要环节。

1. 出血机制

（1）血管壁损伤：血管壁合成前列环素（PGI_2）活性增强，致使血管扩张、血小板聚集减低，出血时间延长；另外，血管内皮细胞合成 vWF 活性降低，致使血小板黏附和聚集功能减弱，这被认为是尿毒症患者出血的重要原因之一。

（2）血小板功能障碍　慢性肾衰出血患者的出血延长很少因血小板数量偏低，主要由于血小板黏附和聚集功能异常引起。导致血小板功能缺陷包括如下因素：

1）血小板内 5- 羟色胺（5-HT）和二磷酸腺苷（ADP）减少，环腺苷酸（cAMP）则升高；血小板生成 TXA_2 不足，血小板黏附和聚集功能减弱，引起出血。

2）尿毒症时，患者体内一氧化氮（NO）产生增多，使血管扩张并抑制血小板功能。

3）尿毒症时，抑制血小板膜糖蛋白 GPⅡb-Ⅲa 功能，血小板与 vWF、纤维蛋白原的结合减少，出血加重。透析治疗能改善 GPⅡb-Ⅲa 复合物的活性，使出血好转。

4）尿毒症毒素，如尿素氮可降低血小板聚集，活性胍类使 PF3 释放减少，酚酸抑制血小板对 ADP 的聚集和 PF3 的释放，甲状旁腺素增加也有碍血小板功能。充分透析，排除尿毒症毒素，可有效防治出血。

（3）贫血：慢性肾衰患者贫血也是尿毒症出血的一个主要原因。肾衰程度与贫血严重程度成正比，与血细胞比容成反比。贫血影响血小板与血管壁之间的正常相互作用，使出血时间延长。如成功的输注红细胞或应用重组人促红细胞生成素，使血细胞比容提高至 0.30 左右，则可纠正贫血，可部分或全部纠正出血时间，减少出血症状。其机制可能与血液红细胞增多时,红细胞释放腺苷二磷酸(ADP)增多和增强血小板与血管壁反应性有关。

(4)肝素的应用:血液透析中使用肝素是尿毒症患者出血潜在的因素之一。

2. 临床表现

(1)慢性肾衰竭患者都有皮肤、黏膜明显出血倾向,如活动或外伤后易出现皮下出血、瘀斑,刷牙时牙龈出血,鼻腔或口腔黏膜易出血,女性月经量增多等。另外,手术或外伤性出血时不易止住。

(2)内脏和浆膜腔出血,如呼吸道感染易咯血,尿路感染或导尿易有血尿,甚至出现消化道出血、呕血、便血、胸膜腔出血、心包腔出血及颅内出血等。其中严重消化道出血、心包积液血及颅内出血是尿毒症致命的重要原因。

3. 实验室检测

(1)出血时间(BT):BT 延长是慢性肾衰患者实验室检查主要特点之一,BT 可轻度、中度或严重延长(可超过30分)。

(2)血小板聚集试验:尿毒症时血小板聚集功能试验的异常多变,难以预测出血。

(3)凝血筛选试验:PT、APTT、TT 或纤维蛋白原一般正常,如患者血浆存在抑制物,上述筛选试验可轻度延长。

4. 防治　慢性肾衰竭患者虽然常有实验室出凝血试验异常,但严重出血并不常见。主要应治疗或预防出血,而不仅纠正出凝血试验的异常。

(1)预防出血倾向

1)充分、有效透析可改善血小板和血管壁功能,有利于止血和预防出血。透析中宜减少肝素用量,最好进行无肝素透析或用低分子量肝素。出血倾向明显时用腹膜透析。腹膜透析更能改善血小板功能,且不需用肝素抗凝。

2)纠正贫血,提升红细胞水平可用红细胞生成素有效提高血红细胞浓度,以促进血小板黏附、聚集。

3)终末期肾脏病行肾移植是防治出血和贫血的根本措施。

(2)活动性出血的治疗

1)输新鲜血浆,提高血红细胞水平,补充血小板,尽快制止活动性出血,尤其是消化道、心包及颅脑等内脏出血。

2)一般常用止血药物多无明显疗效。可用冷沉淀,含 F Ⅷ、vWF、纤维蛋白原和 Fn 止血;还可用精氨酸血管升压素(合成的抗利尿激素、DDAVP)促使 vWF 释放而缩短延长的凝血时间;亦可联合雌激素止血,安全、有效,无不良反应,尤其对消化道出血有效。

(3)高危严重出血的处理:尿毒症致命性出血主要为消化道大出血、心包腔出血和颅内出而等。

1)消化道出血:从病史、内镜检查等确定诊断与出血部位。消化性溃疡出血可用雷尼替丁、奥美拉唑等静脉滴注;或在内镜下用黏合剂、止血药止血;在治疗无效、出血不止而病情允许时,可考虑手术止血。

2)心包腔出血:在短时间内出血量多而引起急性心包积血致心脏压塞时,应当机立断做超声确诊定位,并在超声引导下作心包穿刺引流减压,使病情转危为安。

3)颅内出血:在病史、体检及超声、CT 等确诊、定位后,若为局限性出血,在一般治疗无效时可采用内镜或手术引流减压和止血。

三、肾移植中的血栓形成

肾移植是不可逆性肾衰竭最为有效的肾替代治疗。肾移植后可能有深静脉血栓形成，糖尿病肾病在肾移植后更易发生血栓形成。

肾移植术主要为供 - 受体间的血管吻合，若管腔畅通、血流丰富，则供肾健壮成活；而肾移植之长效则在于受体对供体的免疫反应性，无反应、少反应、尽可能迟缓发生反应，则供肾能较持久存活，受体就健康生存。肾移植后血栓形成主要与移植免疫反应有关。受体的免疫系统对"非己"供体所含组织相容性抗原的免疫反应称为排斥反应或排异。排斥反应引起免疫性炎症，导致血管内皮受损，血小板聚集，而促发凝血和血栓形成。

1. 发病机制

（1）环孢素的应用：深静脉血栓好发于肾移植后 1 个月内，临床最常用于抗排斥反应的环孢素可能是诱因。环孢素可诱导血小板聚集，促进 TXA_2 释放、凝血酶生成和 F Ⅶ激活，且能抑制 PGI_2 合成，其结果引起血小板聚集而易于血栓形成。

（2）肾功能恢复后血液黏滞性增高　肾移植后 4 个月左右是血栓形成的又一好发时期。此时肾功能恢复较好，血小饭功能已趋正常，血细胞生成也恢复，血细胞比容上升，血黏度增高，因而易产生血栓前状态并形成血栓。

（3）局部淋巴回流受阻：肾移植后可能发生与肾移植同侧的下肢淋巴引流受损，以致淋巴回流受阻，甚至形成局部淋巴囊肿，压迫邻近静脉，促发血栓形成。

（4）抗磷脂抗体（APA）与抗磷脂综合征：肾移植后血清出现 APA 者，易发生血栓形成。系统性红斑狼疮患者易产生高效价的 APA，故狼疮性肾病肾移植后更易发生血栓形成。APA 与血栓的关系尚未阐明。目前认为 APA 可直接造成血管内皮免疫损伤，诱导血管内皮表达促凝物质；上调血管内皮细胞黏附分子的表达，激活血小板和内外凝血途径；抑制具有抗血小板聚集和血管扩张作用的 PGI_2 的合成；通过与活化的蛋白 C（APC）竞争表达抗凝活反应膜中的磷脂干扰依赖磷脂的 APC 活性，影响 APC 灭活 F Ⅴa、F Ⅷa 的抗凝作用；抑制 t-PA 组织纤溶酶原激活物（t-PA）活性，促进纤溶酶原激活剂抑制物（PAI）释放，致使 t-PA↓/PAI↑，有利于血栓的形成。肾移植后血栓形成且 APA 阳性，应考虑诊断继发性抗磷脂综合征（APS）（诊断与分型标准按照 Miyakis, et al. Sydney ISTH, J Thromb. Haemost, 2006 标准）。APA 引起的肾损伤与 HUS、TTP 等伴有的广泛性肾小球微血栓相似。

（5）排斥反应

1）超急性排斥：好发于血管吻合、血流接通后数分钟至数小时。这种移植免疫反应迅速而剧烈，有时术者正在为接通血流而欣喜时却眼见移植肾骤呈紫色、白色，部分为红色或出血。超急性排斥大多数发生于吻合血管开放后几分钟至几小时内，少数病人会延迟发生，但也只限于移植后的 24~48 小时内。这种抗体与供肾抗原形成免疫复合物，激活补体，释放血管活性物质，使血管通透性增加，小血管痉挛；同时补体趋化作用促使血小板及白细胞黏附、聚集，多形核细胞释放各种蛋白分解酶，损伤血管壁，引起一系列反应，最终导致血栓形成、血管内凝血和移植肾皮质坏死。

2）急性排斥：常见，好发于肾移植后 1~2 周或 6 周内。临床出现少尿、蛋白尿、发热、关节痛等。检查可见移植肾触痛、血压升高、肾功能减退等。这种血管性排斥引起肾小动脉纤维样坏死、血小板聚集及血栓形成，使肾小球缺血而肾功能急剧减退。

3）慢性排斥：发生于肾移植后 2 个月至 2 年。病程呈慢性进行性发展。临床表现水肿、血压升高、蛋白尿和肾功能减退。肾活检示慢性血管性排斥反应,小动脉壁纤维增生,管腔狭窄、血流障碍,以致血栓形成。

2. 防治　首先要重视肾移植后血栓形成的诱因,如环孢素防治排斥过程中注意监测、防治高凝状态;肾功能恢复时防治高血黏度;及早诊治淋巴回流障碍等。

(1)超急性排斥:肝素对这种排斥无预防作用,关键在于移植前要详细询问病史,认真进行免疫学检测,以明确受体内有无对供体淋巴细胞或肾细胞的抗体,如淋巴细胞毒性试验阳性则不宜移植。一旦确认超急性排斥,唯有手术摘除移植肾,以免危及肾移植患者的生命。

(2)急性排斥:常用甲泼尼龙冲击治疗,每日 1g,加入 5% 葡萄糖液中 2 小时内静滴完毕,3~5 天为一疗程,病变大多可逆转,肾功能恢复。必要时可用抗淋巴细胞球蛋白、环孢素和血浆置换等治疗。

(3)慢性排斥:甲泼尼龙冲击仍为首选,其疗效与排斥发生距移植术的时间有关,间距时间越长则疗效越差,一般在移植后 3 个月发生排斥疗效好。冲击疗程后用硫唑嘌呤和环孢素等维持治疗。必要时配合移植肾局部放射治疗和抗凝治疗。尤其在用肾上腺皮质激素受限制时,可用肝素或口服抗凝剂。抗凝治疗虽不能使移植肾功能恢复正常,但可维持肾功能稳定。

四、血液透析与出血和血栓

血液透析治疗已成为抢救急、慢性肾衰竭的重要治疗手段。血液透析疗法是用一个机械装置,依据理化和生物原理,清除体内有毒、有害物质,稳定机体的内环境,以净化血液的一种治疗方法。包括常规维持性血透、中纯超滤、序贯透析、高效短时透析等。这些血液净化的方法,为了保证血液循环的畅通,维持充分、有效和安全的体外循环,均需要进行抗凝。同时也由于血液透析疗法的进行,有可能引起机体血栓形成或出凝血障碍。因此,血液透析治疗中的血栓与出血问题有一定的特殊性。

1. 影响因素　血液透析治疗时有以下多种因素参与影响出凝血反应。这些因素也促使我们需要选择合适的抗凝方法和抗凝剂的剂量来保证体外血液循环的畅通,使血液净化顺利进行。

(1)机体的因素:①原发疾病的性质、严重性,尤其是原发疾病对凝血系统功能的影响;②血小板的数量与功能;③凝血因子、抗凝物质;④出血功能的变化。

(2)透析膜(器)的材料、性质及透析方式:①天然膜、半合成膜、合成膜、几何形态;②中空纤维型、平板型等。

(3)血液透析的方式、方法:①血透、血液滤过、血液透析滤过;②血流量;③透析液、置换液成分、含量、输入方式等。

2. 病因及机制　血透时造成血栓形成的原因很多:①肾衰竭、血肌酐增高、尿毒症患者血浆蛋白 C 的活性明显降低。蛋白 C 是人体重要的抗凝蛋白,通过灭活 FVa,FⅧa 起抗凝作用;阻碍 FXa 与血小板的结合;促进纤维蛋白溶解等作用。因此蛋白 C 活性明显降低,则机体抗凝活性降低,有利于血栓形成。②血透时肝素用量不足、低血压、血流量太低、滤网内有异物、透析膜上有沉淀,以及静脉注射某些药物如异丙嗪、高渗葡萄糖等,均易促进血栓形成。此外,透析超滤后血液浓缩、使用氨甲苯酸(PAMBA)等止血药物、机体本身感染等均可引起高凝状态,成为血栓形成的原因。

（1）原发疾病对凝血功能的影响　进行血液净化治疗的肾衰竭患者有不同的原发病因，如糖尿病肾病、多发性骨髓瘤、系统性红斑狼疮、全身性血管炎、紫癜性肾炎、HUS等，其中最常见的是各类慢性肾小球肾炎所致的慢性肾衰竭（CRF）。上述疾病通过不同的机制影响血小板数量与功能，凝血因子与凝血功能。因此在血液净化治疗前必须了解每一种原发病对凝血功能的影响。

慢性肾炎、尿毒症患者往往存在出血的素质，其可能原因：①尿毒症毒素对血小板黏附和聚集功能的影响。②部分患者血小板数量减少。③严重贫血引起血黏度显著下降。④尿毒症患者多数凝血功能低下；也有一部分患者存在高凝倾向，纤维蛋白水平和凝血因子活性升高，纤溶活性异常。随着透析治疗尿毒症毒素的清除，红细胞生成素的应用，血红蛋白升高，血小板增加，凝血功能改善。因此，不同的原发病因，不同的治疗阶段，肾衰竭患者的凝血功能不全相同。

（2）血液净化治疗对凝血功能的影响　CRF尿毒症患者进行血液净化治疗如血透时，由于血液通过管道引出体外，经过透析器弥散交换物质，又通过管道回到体内，这一过程可引起机体凝血与血栓形成的变化。

1）由于引出体外的血液与异物表面（如血路管道、透析器等）接触或血管内膜受损（如穿刺）激活内源性凝血系统。

2）尿毒症患者血小板第4因子（PF4）或血小板球蛋白（TG）增多，血液凝固性增高。

3）血透开始，血液在血透机内流动，血液中蛋白质等成分可被吸附于透析膜表面，形成一层血浆蛋白膜，可激活血小板，使其黏附、聚集，促进血栓形成。上述发病原因与机制成为血透时肝素抗凝的理论基础。

（3）透析器所用膜的材料、透析液的成分及透析技术对凝血功能的影响

1）不同材料形成的透析膜，由于血透接触时的生物相容性不同，会影响凝血功能的改变。有报道，AN69膜对凝血指标、血小板的聚集几乎无影响；聚砜膜（PS膜）、血仿膜、铜仿膜和醋酸膜均可导致血小板生长因子的释放，促进血小板的聚集。PS膜对血小板的活化作用弱于醋酸膜。

2）血透液的成分对凝血功能的影响未见有报道。透析时血流量以及透析器口径大小、长短、几何形态、滤过分数等也会影响体外循的凝血发生。如血流量小、透析器细（口径小）而长（长度大）、滤过分数高可使血液易于凝固，平板型透析器较中孔纤维型不易引起凝固。

3）若置换液的补充用前稀释的方法，可以减少滤过器的凝固，而用后稀释的方法有助于滤过器的凝固。因此，多数学者建议给高凝状态的患者使用前稀释。血液灌流、血浆置换的患者若无出血倾向，一般肝素用量均大于常规血透或血液滤过，否则易于发生血栓。

3. 血栓形成部位

（1）透析器内血栓形成：血透机运行时，透析器的膜上常易有纤维蛋白和血小板析出，导致血栓形成，以白色血栓（血小板血栓）为主。透析管道及静脉滤网中也会有血栓形成，严重时可扩展到整个透析管路，致使血透不能进行。表现为静脉压上升，超过97.5mmHg，即使暂时关闭血泵，压力也不下降。血栓往往先从滤网开始，静脉滤网处有沉淀物析出，累及透析器与管道，均可有血栓形成。若已有透析器堵塞或静脉滤网、管道堵塞，则应关闭血泵，阻断血流，更换透析器或已堵塞的滤网、管道，并增加肝素用量。

（2）血液透析时动 - 静脉连接处的血栓形成

1）静脉留置导管的阻塞：临时紧急血透时常用深静脉（如股静脉、颈内静脉、锁骨上静脉）的留置导管，血透结束后静脉导管内血液不再流通，易形成血栓，因此每次血透结束时应在静脉导管内注入肝素 3~5mg，以后每日清洁、消毒局部皮肤时应抽出导管内可能存在的血栓，并注入稀释的肝素（肝素 3~5mg 加生理盐水 20ml），以防管腔内阻塞。

2）动 - 静脉内瘘的阻塞：对于那些动、静脉比较纤细，内瘘吻合口较小，手术时已有创伤或吻合不佳的因素，尤其是血压偏低、血流较慢的患者，更易造成动 - 静脉内瘘阻塞或内瘘中血栓形成。为此，应防止手术时血管过分损伤，吻合口适当增大（0.8~1cm），避免在内瘘的同一部位反复穿刺，监测患者的凝血状态，以采取进一步措施。

4. 抗凝技术的应用与进展　血液净化治疗时，为了维持充分、有效、安全的体外循环，防止凝血，必须使用抗凝剂。

应用抗凝剂的目的是为了防止血液在透析器及管道内凝固保证血液循环的畅通，使血液净化治疗能顺利进行。但是必须防止过度抗凝而致机体的出血；防止有出血倾向、凝血障碍的危险人群或手术、创伤后患者因血透使用抗凝剂而致出血加剧。抗凝剂的选择、剂量应个体化，并要严密的临床与实验室监测。

目前把出血倾向的危险性分为四级：①极高危：活动性出血。②高危：活动性出血停止或手术、创伤后 3 天内。③中危：活动性出血停止或手术、创伤 3~7 天。④低危：活动性出血停止或手术、创伤后 7 天以上。根据不同的危险性采用不同的抗凝方法。

（1）普通肝素　是目前国内血透最常用的抗凝剂。

1）常规剂量肝素

A. 适应证：大部分血透患者，无出血与凝血异常，无心包炎，无严重高血压、高血压脑病，无诱发出血的病因。

B. 用法

持续输入法：即首剂肝素静脉注射，追加量用肝素泵持续输入，具体方法：首剂肝素 2000U 静脉注射，开始血透，同时启动肝素泵，以 1000~1200U/h 速度输入动脉导管；每小时监测凝血指标，调整肝素输入速度；透析结束前 1 小时停止肝素输入。

间歇注入法：即首剂肝素静脉注入，以后根据凝血指标间歇注入一定量的肝素。具体方法：首剂肝素 4000U 静脉注射；每小时检测凝血指标 1 次，当活化部分凝血活酶时间（APTT）或活化凝血时间（ACT）小于基础值时，增加肝素 50%；或凝血时间（CT，试管法）小于 20 分钟时，追加肝素 1000~2000U/h。透析期间一般追加 3~4 次肝素，在终止血透前 1h 停止追加。

C. 注意事项：血透时肝素抗凝检测及目标：出血发生率 3%~10%，中等剂量以上（10 000~20 000U/24h）需监测。APTT 目标值为正常 1.5~2.5 倍为安全性和有效性范围（6 小时后）；APTT 与血浆肝素浓度呈线性关系；定量测定肝素（APTT）0~0.6U/ml.；ACT（活化的凝血时间与 APTT 相似，但重复性比 APTT 差，尤其在低血浆肝素浓度时。透析者 ACT 体外 350~400 秒；体内：正常对照 1.5~2.5 倍；TT：与肝素浓度呈良好线性关系，正常对照 2.0~2.5 倍；血小板：用药前、用药后 1~2 次 / 周，防止肝素引起的血小板减少（HIT）。

D. 首剂肝素量的调整

增加剂量：应用持续输入法时，使 APTT 延长至基础值加 80% 水平，往往需要肝素 500~4000U，这取决于患者对肝素的敏感性及使用肝素制剂的实际情况。可在首剂肝素后

3 分钟检查 APTT 或 ACT,如时间延长未达到目标值,立即再注射 1 次。APTT 或 ACT 延长与肝素最成正比,例如给首剂肝素后 APTT 延长 40 秒;再给首剂的一半,APTT 将增加 20 秒。

减少剂量:严重尿毒症时,血小板与凝血功能不良可延长出血时间,使基础出、凝血时间延长;或用间歇注入法而透析时间又较短(如 2 小时),则均应减少首剂量。

体重 50~90kg 成年人对肝素的敏感性相差不大,因此如无特殊情况,毋需根据体重调整剂量。

肝素输入速度的确定及调整:维持 APTT 或 ACT 在基础值加 80%,所需肝素范围在 500~3000U/h,输入肝素速度取决于患者对肝素的敏感性和肝素的半衰期。一旦达到稳定状态,肝素输入速度与 APTT 或 ACT 延长成正比,如肝素输入速度为 1200U/h,APTT 应延长至 60 秒;输入 600U/h 时,APTT 应延长 30 秒;输入 1800U/h 时,应延长至 90 秒。

2)小剂量肝素法

A. 适应证:有低、中度出血危险的患者。

B. 用法:一般均采用小剂量肝素持续输入,避免大剂量及间歇法引起凝血时间过大的波动。按照是否用首剂量分为 2 种给药方法:

首剂肝素法:透析前检查 APTT 与 ACT 基础值。首剂静脉注入肝素 750U,3 分钟后再测,使 APTT 与 ACT 延长至基础值加 40%,未达此目标时再静脉注射 1 次。开始透析后,以 600U/h 速度输入肝素,每 30~60 分钟检测 APTT 与 ACT 1 次,以调整肝素输入速,使 APTT 或 ACT 不大于 140%,直至透析结束。

无首剂肝素法:透析开始不用首剂肝素。当血液进入透析器中,在动脉导管端按 33U/h 的速度持续由肝素泵输入肝素,5 分钟后以 18.5U/min 速度输入肝素(即 1110U/h),使 APTT 或 ACT 维持在基础值的 140% 左右。

血液凝固与血流速度也有一定的关系,当用上述方法不能保证血流通畅,应加大血流量,必须在 150ml/min 以上,最好在 200~250ml/min。

3)局部肝素化法:血透时血液凝固主要发生于口径甚小的中孔纤维型透析器内。所谓局部肝素化,就是在进入透析器的动脉导管中不断注入肝素抗凝,而在出透析器的静脉导管中不断注入鱼精蛋白中和肝素,使透析器(局部)内达到肝素化,而人体血液中肝素被中和,无出血不良反应。

A. 适应证:有中危出血倾向的患者。

B. 用法:透析开始不给首剂肝素。动脉端用肝素泵持续注入肝素,每小时肝素量(mg)=0.003× 每分钟血流量 ×60,透析器内 CT 可维持在 30 分钟左右。静脉端用注射泵持续注入鱼精蛋白,鱼精蛋白用量根据中和试验。一般情况下肝素与鱼精蛋白的比例,急性肾衰竭时为 1:1,慢性肾衰竭时为(1.2~1.5):1。透析中需反复测定 APTT,调节剂量。

C. 缺点:反跳现象:因肝素与鱼精蛋白结合后形成的不是一种稳定的复合物,在血浆蛋白酶的作用下鱼精蛋白分解速度较肝素快,肝素可游离出来,再现抗凝作用,透析后引起出血,即为"反跳现象"。多数发生于血透后 3~4 小时,有时 18~24 小时后才发生。

鱼精蛋白副作用:鱼精蛋白过量也可发生凝血异常;鱼精蛋白是一种蛋白质制剂,易有过敏现象,如皮疹、血压下降、脉搏缓慢、呼吸抑制等;同时操作方法比较复杂,故临床上已很少应用。

4）无肝素透析法

A. 适应证：适用于有高危出血倾向的血透患者。

B. 方法：先以 5000~10 000U 的肝素生理盐水预冲与浸泡透析管路与透析器 1 小时，开始血透前放掉所有预冲液，并以生理盐水适量冲净。开始血透时，用生理盐水 150~250ml，每 15 分钟快速冲洗透析器 1 次（共 600~1000ml/h），并在超滤总量上增加这一液体量。若共透析 4 小时，则要增加 2400~4000ml 超滤量。尽可能提高血流量至 250~300ml/min 以上。若有透析器或管道明显凝血，则要迅速更换。

C. 肝素的副作用

肝素引起的血小板减少症（HIT）：可能与肝素依赖性抗体（IgG 型）有关，促进血小板凝集，可使透析患者发生血栓栓塞性疾病，同时血中血小板减少。常在用药后 10 天发生，一般血小板数 $< 80 \times 10^9$/L，停药后 2~3 天恢复（见 HIT 章节）。

出血：使用肝素后有无出血不完全取决于凝血时间，更与患者有无出血倾向和血管破损有关，例如外伤后、挤压伤后、大手术后 1 周内、DIC、活动性溃疡、血小板减少者。常见的出血有硬脑膜下出血、出血性心包炎、腹腔内出血、出血性浆膜炎、皮肤与黏膜出血等。

变态反应：如荨麻疹、皮疹、哮喘、心前区紧迫感。

骨质疏松症。

高脂血症。

其他如脱发等。

（2）低分子量肝素抗凝

1）作用机制：低分子量肝素是标准肝素解聚而获得的，分子量为 4~6kD。随着肝素分子量的减少，分子中糖基数减少，分子链少于 18 个糖单位，只能与 ATⅢ结合从而抑制 FⅩa 对凝血酶（FⅡ）的灭活减少，所以低分子肝素对抗 FⅩa 的作用（抗栓作用）大，而对抗凝血酶（FⅡa）（抗凝作用，出血反应）少。有学者认为，LMWH 抗 FⅩa：FⅡ为（2~4）：1 也就是说 LMWH 有较好的抗栓作用和较小的出血不良反应，故适用于血透而有出血倾向的患者。

2）适应证：适用于中、高危出血倾向的患者。

3）用法

Janssen 推荐剂量：透析时间 ≥ 4 小时，HCT < 30%，则 LMWH 用量为 60U/kg；大于 4 小时，HCT 大于 30%，则 LMWHI 用量为 80U/kg。透析时间大于 5 小时，则 2/3 剂量于透析前一次性使用，1/3 剂量在透析后 2.5 小时应用。

国外不少学者报道，血透时 LMWH 的用量一般为 60~80U/kg，在血透前一次性静脉注入，既可以保持 4 小时血透时的良好抗凝，又可减少出血倾向。

根据国内透析治疗的经验，一般血透患者，于血透开始时一次性静注 LMWH 4000~5000U，能维持 4~5 小时。有高危出血倾向时，可适当减少用量、增加血流量或加生理盐水冲洗血透器的方法相结合。

4）观察指标：LMWH 主要抑制 FⅩa 活性，对凝血时间影响较小，故以抗 FⅩa 活性为指标，有效的抗 FⅩa 活性为 0.4~1U/ml，最低为 0.2U/ml，大于 1.2U/ml 也有出血的可能。

5）副作用

出血：LMWH 只是引起出血的可能性较小，但并不能完全避免出血。若有出血，也可用鱼精蛋白中和,但所需剂量大,效果差。

血小板减少:发生率低于普通肝素。

变态反应:少见。

(3)局部枸橼酸钠抗凝

1)原理:枸橼酸钠能螯合血中钙离子,生成难以解离的可溶性枸橼酸钙,使血中钙离子减少,阻止凝血酶原转化为凝血酶,从而达到抗凝作用。血液净化时,有意在进入透析器(或滤过器)前血路内注入枸橼酸钠,使其与进入透析器内的血中钙离子结合,达到抗凝目的;而在血流回到体内后,从另一静脉内又补充钙盐,而不使体内凝血状态改变,不产生出血不良反应,这样能达到较好的在透析器局部抗凝的目的。

2)适应证

需要血透,又有高度甚至极高危出血倾向的患者。

因肝素引起血小板减少或严重过敏的患者。

与无肝素透析相比,虽有出血倾向,但血流动力学稳定,不能耐受无肝素透析时高血流量、高超滤的血流动力学变化的患者。

3)用法

输入枸橼酸钠的浓度各家报道不一(3%~46%),但只要使血液进入透析器时枸橼酸浓度保持在 2.5~5mmol/L 即可(例如 46% 枸橼酸钠 25~45ml/h,3% 枸橼酸钠 300~600ml/h)。

若用无钙透析液,则另一静脉以 0.5ml/h 的速度(7mg/min)补充 5% 氯化钙。若用含钙透析液,不需另外补充钙盐(但需监测血钙浓度)。

4)注意事项

容量负荷过度:若用低浓度枸橼酸钠(如 3%),需要输入枸橼酸液量为 300~600ml/h,4 小时血透而增加的 1200~2400ml 水分必须经增加超滤量排出,才能保证机体容量平衡。为此,目前临床上多采用较高浓度的枸橼酸盐,但过高浓度的枸橼酸均在肝内代谢处理为碳酸氢根而加重肝脏负担,对肝功能不良者不宜。

低钙血症:发生率为 5%~10%,多数发生于原来血钙偏低者有严重的代谢性酸中毒,因透析时纠正酸中毒而降低了血钙,故要在透析中监测血钙或心电图。若离子钙降低 0.1mmol/L,则补钙量增加 0.5mmol/h。

高钠血症:1mol/L 枸橼酸钠含 3mol Na^+,故要防止高钠,但一般透析液中浓度低于血清 Na^+ 浓度,故枸橼酸钠中 Na^+ 可经血透清除,高血钠者少见。但若用高钠透析,透析液浓度高于血清钠时,可发生高钠血症。

(4)前列腺素抗凝

1)原理:前列环素(PGI_2)通过阻止血小板黏附功能和聚集功能,从而发挥抗凝作用,也有研究用于透析的抗凝。它对体内其他凝血状况影响较小。

2)适应证:肝素过敏或肝素引起血小板减少者。

3)用法:起始量为 5ng/(kg·min),以后每 20 分钟增加剂量 1ng/(kg·min),最大剂量为 10~20ng/(kg·min)。也有报道采用单一剂量 5~9ng/(kg·min)。

4)缺点:前列腺素有一定副作用,如皮肤潮红、心动过缓、血管扩张和低血压,因此血流动力学不稳定的患者不宜使用。

PGI_2 半衰期短,但其抗血小板活性在停用 2 小时后仍存在,且无拮抗剂对抗。

PGI_2 抗凝作用有很高的剂量依赖性,过大剂量时低血压发生率增高且剂量的调准需要依靠血小板凝集等,这些均限制了它在血透中的普遍使用。

(5)加贝酯抗凝透析　加贝酯是一种人工合成的蛋白质酶抑制剂,其化学名为对 -(6-胍己酰氧基)苯甲酸乙酯,分子量为 417kD。1979 年,Masul 单用加贝酯或加用肝素进行而血透,取得了良好的效果。主要作用机制是通过抑制凝血酶而起抗凝作用。

1)加贝酯血透或加贝酯加小剂量肝素透析优点

单用肝素时,凝血因子消耗下降,故在透析器静脉端往往有小的血凝块形成,而加贝酯透析时 FⅡ、FⅦ、FⅧ、FⅨ、FⅩ、FⅪ、FⅫ无明显变化。

因加贝酯的半衰期短,在体内很快被代谢。加贝酯通过透析器后,其浓度已下降一半,所以能起到类似局部肝素化的作用。

用肝素透析时,血透后游离脂肪酸明显上升,甘油三酯下降,而用加贝酯时无此变化。

加贝酯能抑制激肽释放酶 - 激肽系统,不使血管扩张。肝素在体内凝血系统激活时,对激肽释放酶虽有一些抑制作用,但它不能有效地抑制激肽释放酶 - 激肽系统。

2)用法:单用加贝酯血透时,给加贝酯 1200~1800mg/h,,也可在透析前 1 天晚上口服阿司匹林 0.3g。合用肝素时,加贝酯 600mg/h,肝素 600u/h。

3)副作用:部分患者可有恶心、呕吐,停用后消失。

（汪安友　刘　欣）

参 考 文 献

1. 王振义,李家增,阮长耿,等. 血栓与止血基础理论与临床. 3 版. 上海:上海科学技术出版社,2004.

2. 张之南,郝玉书,赵永强,等. 血液病学. 北京:人民卫生出版社,2011.

3. 陈灏珠. 实用内科学. 12 版. 北京:人民卫生出版社,2005.

4. Kenneth K, Marshall A L Ernest B. Williams Hematology. 8th ed. McGraw-Hill Medical, USA, 2010.

5. Mannucci PM, Tripodi A. Hemostatic defects in liver and renal dysfunction. Hematology Am Soc Hematol Educ Program, 2012, 168-173.

6. Rios DR, Carvalho MG, Lwaleed BA, et al. Hemostatic changes in patients with end stage renal disease undergoing hemodialysis. Clin Chim Acta, 2010, 411(3-4): 135-139.

7. Zaffanello M, Brugnara M, Fanos V, et al. Prophylaxis with AT III for thromboembolism in nephrotic syndrome: why should it be done. Int Urol Nephrol, 2009, 41(3): 713-716.

8. Bramham K, Hunt BJ, Goldsmith D. Thrombophilia of nephrotic syndrome in adults. Clin Adv Hematol Oncol, 2009, 7(6): 368-372.

9. Capodanno D, Angiolillo DJ. Antithrombotic therapy in patients with chronic kidney disease. Circulation, 2012, 125(21): 2649-2661.

10. Palmer SC, Di ML, Razavian M, et al. Effects of antiplatelet therapy on mortality and cardiovascular and bleeding outcomes in persons with chronic kidney disease: a systematic review and meta-analysis. Ann Intern Med, 2012, 156(6): 445-459.

第九节 糖尿病与出血和血栓

糖尿病患者长期的血糖升高对血管具有较大的损伤,容易引起血管病变,引起大血管动脉粥样硬化斑块形成和微循环障碍,增加血管脆性,由此并发血管病变。血管病变与出血及血栓形成均密切相关。糖尿病的血管并发症包括微血管和大血管病变,是糖尿病患者死亡和致残的主要原因。视网膜病变和肾血管病变是糖尿病微血管病变的标志,失明和肾衰竭常是其最终结局。而糖尿病大血管病变表现为加速的动脉粥样硬化,临床上导致早发冠心病(coronary artery disease,CAD),增加脑血管疾病和严重的周围血管疾病的风险。糖尿病导致的出血临床相对较少见,主要为糖尿病性视网膜病变眼底出血、糖尿病性脑出血等,而糖尿病患者往往有血栓形成倾向,几乎可以影响到所有重要的临床部位,本章主要就糖尿病和血栓形成的有关因素逐一叙述。

一、糖尿病血栓形成的机制

研究发现,糖尿病患者血管病变的血栓形成机制主要与患者的血管内皮细胞损伤和功能障碍、血小板的激活、凝血的活化、血液流变学改变和微颗粒等有密切的关系。现分别叙述如下。

(一)血管内皮损伤和功能障碍

在正常生理状态时,血管内皮有抗血栓形成的特性。而内皮下结构则有促血栓形成的作用。糖尿病时,由于胰岛 B 细胞的缺陷,胰岛素分泌绝对或相对不足,引起一系列糖、脂肪代谢异常,高血糖和游离脂肪酸可直接或间接损伤血管内皮。①长期高血糖可使部分血红蛋白 A(HbA)与糖醛结合形成糖化血红蛋白(HbA1c),HbA1c 可导致组织缺氧。另外血糖升高时红细胞膜变僵硬、血黏度升高,使局部血流缓慢甚至停滞,组织更缺氧,从而导致内皮损伤。②高血糖微环境可增强氧化应激,加速蛋白质和脂类的糖氧化而产生晚期糖化终产物(AGEs)。AGEs 积聚在血管壁中可以直接干扰细胞结构和功能,使一氧化氮(NO)的活性降低,同时通过特殊的受体诱导细胞因子和生长因子的合成,且增加氧化低密度脂蛋白(LDL)的形成,从而导致内皮细胞 NO 轴的受损;AGEs 并能趋化白细胞,释放自由基及蛋白酶,损伤内皮细胞。③胰岛素不足时,脂肪组织的分解代谢亢进,产生大量游离脂肪酸,被转化为酮体,亦可造成内皮损伤。

当血管内皮细胞受损时,其合成的一些重要物质就会释放到血浆中,如内皮素(ET)、血管性假性血友病因子(vWF)、血栓调节蛋白(TM)等,通过测定这些物质的血浆浓度改变可反映内皮细胞损害的存在。目前已证实,糖尿病患者血液中可检测到上述多种内皮细胞损害的标志物。

ET-1 是一种强血管收缩肽,它的升高是内皮损伤的标志,而内皮损伤是血管病变发生的前提。上述我们提到高血糖促使 AGEs 产生增多,AGEs 可诱导 ET-1 的转录,而 ET-1 可诱导有丝分裂的发生和肾小球系膜细胞基底膜蛋白质的堆积,提示 ET-1 早期产量的异常升高即可能导致糖尿病的肾损害(微量白蛋白尿期)。此外,肾单位中 ET-1 含量的异常还可能导致水盐失衡,因而引起并维持高血压的状态。

vWF 由血管内皮合成,其升高反映内皮受损。同时,vWF 是血小板糖蛋白(GP)Ⅰa、GPⅡb、GPⅢa 的受体,是血小板黏附进而聚集于受损血管上启动血栓形成的不可缺少的物质,因此它在血管病变发生中起作用。已知多种因素如纤维蛋白、葡萄糖能促进内皮细胞释放 vWF。有研究表明,血清 vWF 水平可作为糖尿病患者血管病变的独立危险因素。

TM 是位于血管内皮细胞表面的糖蛋白,内皮细胞损伤时,血浆 TM 水平升高,TM 是反映内皮损伤的一个分子标记物。糖尿病伴微血管病变时血 TM 水平显著增高,其中以糖尿病肾病时 TM 变化最为明显。血 TM 增高与血管内皮损伤程度、肾功能损害等有关。

糖尿病时,血管内皮也存在功能缺陷。内皮功能障碍是 T2DM 的一个共同特点,并与增加心血管疾病的风险相关。几种机制导致 T2DM 内皮功能失调,包括葡萄糖代谢改变,损伤的胰岛素信号,低度炎症状态,增加反应性氧化物(ROS)的产生。此外,T2DM 患者的系统性动脉高压,促进了血管内皮功能损害。高血糖微环境下调了内皮型一氧化氮合酶(eNOS),随着 ROS 生成增加,内皮细胞 AGEs 受体(RAGE)激活,抑制一氧化氮(NO)的合成。由于形成高度的过氧亚硝基离子,ROS 直接灭活 NO,这些反过来解开 eNOS,产生的超氧阴离子和非对称二甲基精氨酸(ADMA)- 内源性 eNOS 抑制剂。与这一假说相一致,控制不佳的血糖和高胆固醇血症与脂质过氧化增强、ADMA 水平增加和 RAGE 亢进相关,表现为血液循环中低水平的可溶性 RAGE(sRAGE)受体。此外,RAGE 激活诱导内皮细胞表达细胞黏附分子、组织因子、促炎细胞因子和单核细胞趋化蛋白 -1。除了在代谢上的作用,胰岛素还有与血管相关的作用,特别是胰岛素信号通路调节内皮细胞产生 NO 和 ET-1,以及黏附分子的表达。胰岛素抵抗是血管内皮功能障碍的主要危险因素,甚至在糖尿病前期状态。事实上,糖耐量正常的胰岛素抵抗肥胖者与 T2DM 患者相比,有相同程度的血管内皮功能障碍。内皮功能障碍也是新诊断的 1 型糖尿病(T1DM)的一个特征,表现为循环中高水平的 vWF 和组织纤溶酶原激活物。内皮祖细胞(EPC)是循环中不成熟的细胞,与血管内环境稳态和代偿性血管生成有关。在 T2DM 患者,循环 EPC 数很低,其功能似乎是受损的。采用控制高血糖、过度肥胖和(或)胰岛素抵抗的生活方式和药物干预措施能明显改进内皮功能。这种效应可能会大大有助于改善糖尿病患者临床心血管疾病的预后。

(二)血小板的激活

循环血液中,血小板处于静息状态。当血管破损暴露出血管内皮下胶原等结构,血小板可直接或通过血浆蛋白如 vWF 因子等介导,黏附血管破损处内皮下组织,称血小板的黏附。黏附于内皮下组织的血小板或当血小板遇到在凝血或组织损伤过程中产生的凝血酶、ADP 等血小板活化剂时,可发生急剧的变化,即聚集及释放作用。

1. 血小板黏附功能增强 许多研究证实,糖尿病患者血小板黏附性增强。血小板黏附性异常可在临床血管病变之前出现。有报道指出,病程超过 5 年的糖尿病患者更明显,依赖胰岛素者比不依赖者明显。vWF 是血小板黏附血管壁所必需的因子,血小板黏附性增强可能与 vWF 升高有关。糖尿病患者血小板体积增大,血小板 GP I b-IX 增多,它们是 vWF 的受体,表明糖尿病患者血小板 -vWF- 内皮下成分黏附增强。

2. 血小板聚集功能亢进 动物研究表明血小板活化可能发生于糖尿病早期状态,提示在血管壁发生变化时对几种激动剂反应的血小板聚集功能增强。糖尿病患者血小板特征性的几个信号通路失调,导致一个高反应性表型,从而增强血小板黏附、聚集和激活。因此,亚阈值的刺激使血小板反应更为频繁,消耗更快,从而加速更多活性血小板的生成。胰岛素分泌和(或)功能缺陷导致的高血糖症可能与糖尿病患者血小板过度反应互为因果。高血糖导致血小板内 Ca^{2+} 内稳态的损伤,动员 Ca^{2+} 从胞内存储池释放出来,导致细胞内 Ca^{2+} 水平增加,这与血小板内 Ca^{2+} 浓度对聚集剂敏感性增加相一致。糖尿病患者血小板聚集功能增加在 1965 年即被认识。糖尿病患者血小板聚集性增高的机制主要与下列因素有关:①患者脂代谢紊乱,LDL 升高,氧化的 LDL 可刺激和激活诱导血栓(TX)A_2 产生的增加,加剧附壁血栓的形成;②患者内皮损伤部位 PGI_2 合成减少或缺如,使 PGI_2/TXA_2 平衡失调,促血小板聚集;③患者常伴血浆胆固醇增高,后者可使肾上腺素对血管敏感性增强,使血小板聚集性增强;④糖尿病患者血小板的转换率加速,显示存在高循环网状血小板数量。这些网状血小板代表年轻、富 mRNA 的血小板与增强的促聚集和止血潜力。网状血小板是更大、反应性更高的血小板,因为血小板体积与血小板的反应性相关,它们包含稠密颗粒,分泌更多的血清素和 β-血栓调节蛋白,产生更多的比血小板更小的 TXA_2。因此,这样的血小板聚集潜力增加,激活阈值降低,可能导致糖尿病患者急性心血管事件发病率的增加。但最新的研究发现血小板体积与血小板聚集能力及糖尿病冠状动脉病变程度无关。

3. 血小板反应性增加 糖尿病和系统性炎症相关,反过来炎症可能导致糖尿病患者血小板反应性增加。有报道观察到 T2DM 患者血液循环急性期蛋白的水平如 C 反应蛋白(CRP)、细胞因子和趋化因子增加。T2DM 患者大多数促炎因子的增加是依赖 IL-1 的,阻断 IL-1 的活性可以降低它们的浓度。反过来,来源于血小板的炎症介质(如 CD40L),可通过促进细胞因子和趋化因子的释放以及细胞活化和细胞间相互作用,扩大血小板功能谱从止血和血栓的参与者到形成强大的炎症放大器。在 T1DM 和 T2DM 患者中均发现有血浆 CD40L 水平升高。此外,已有报道,与非糖尿病者相比,糖尿病患者血小板表达 CD40 和 CD40L 明显增加,这在两者之间具有重要的关系。可以检测到有或没有微血管和大血管并发症的 T1DM 患者 sCD40L 水平增加,增加的 sCD40L 水平又与血小板高反应性相关,后者可通过血小板 P-选择素和可溶性 P-选择素来评估。血浆 CD40L 水平和稳定的酶代谢物 TXB2、11 脱氢 TXB2 及体内血小板活化指数的尿排泄率之间有明显高的相关性,支持 T2DM 患者在依赖 TXA2 的血小板的激活期间 sCD40L 释放。糖尿病患者血小板致密体颗粒中的 5-羟色胺(5-HT)的释放也增加,5-HT 不仅有缩血管作用,还有促使血小板聚集的作用。

4. 促凝活性增高 有人比较伴或不伴血管并发症的糖尿病患者和正常人的血小板促凝活性,包括接触产物形成活性(CPFA)、胶原诱导促凝活性(CICA)及血小板第 3 因子(PF3)发现,在有血管并发症的患者中上述活性均升高,而无血管并发症者前两项不高,只有 PF3 增高。前两者在凝血早期阶段具有重要性,可能参与糖尿病患者血管病变的发生。

(三)凝血-抗凝-纤溶系统改变

1. 凝血活性亢进 T2DM 患者与血栓前状态相关,具有大量特征性的纤溶和血栓形成因子水平/活性的改变,增加血栓形成的风险。葡萄糖和胰岛素似乎都在血栓前状态的发病机制中起重要作用。与正常健康对照者相比,糖尿病患者富血小板血浆体外诱导凝血酶生成增加,控制差的与控制好的 T2DM 患者相比,凝血酶水平明显升高。此外,血糖控制的改进和血液促凝活性之间明显相关。不论如何治疗,改善血糖控制是唯一可预测促凝活性下降的重要指标。与健康受试者相比,T2DM 患者凝血酶原片段(F1+2)和凝血酶-抗凝血酶复合物(TAT)水平明显升高。组织因子(TF)是一个促栓跨膜蛋白,在血管和非血管细胞包括单核细胞和血小板上表达。T2DM 患者在轻度炎症存在的情况下，内皮细胞 TF 表达上调。相比之下，血管平滑肌细胞（VSMC）在斑块破裂后暴露，结构性表达 TF，这种表达在细胞因子刺激后进一步增强。

T2DM 患者血液循环中 TF 水平更高，直接受葡萄糖和胰岛素的调节，单核细胞 TF mRNA 增加，具有累加效应。事实上，同时增加葡萄糖和胰岛素使 TF 的促凝活性进一步升高，和 TAT 及 F1+2 水平升高有关。TF 水平可能受 AGEs 生成的影响，激活 NF-κB 导致 TF 产生。二甲双胍或磺脲可通过控制血糖而导致 TF 水平减少，而在健康志愿者诱导高血糖可增加 TF 促凝血活性。这些观察表明，胰岛素和血糖水平都在 T2DM 促凝状态的发病机制中有直接作用。

此外，T2DM 患者纤维蛋白原的水平较正常人高，这与胰岛素抵抗及因反应胰岛素而增加肝纤维蛋白原产生相关。血浆葡萄糖和纤维蛋白原水平之间的关系已经发现，提示血糖直接调节纤维蛋白原水平。血液凝固性增高时，纤维蛋白原在凝血酶的作用下可释放纤维蛋白肽 A（FPA）。糖尿病患者中 FPA 增高。

2. 抗凝活性降低   AT 是体内重要的抗凝血酶，是一种多功能的丝氨酸酶抑制剂。对糖尿病患者体内 AT 的检测结果报道不一。研究发现，成年型糖尿病患者的 AT 活性（AT∶A）降低，可能是由于在血栓形成过程中被消耗的缘故。但是，有些学者发现，糖尿病患者 AT 水平上升，而有视网膜病变患者较无视网膜病变患者为高，这可能是对凝血因子升高和高凝状态的一种保护性反应。

3. 纤溶活性降低   低纤溶状态在 T2DM 已经确定，以高浓度的纤溶酶原激活物抑制剂-1（PAI-1）和延长凝块溶解时间为特征。更高的 PAI-1 水平可在控制差的 T2DM 患者中观察到。二甲双胍或格列吡嗪降低血糖的治疗可相应地降低 PAI-1。在 T1DM 患者的病程中，其平均糖化血红蛋白和受损的纤维蛋白溶解之间有高度相关性，表现为 PAI-1 水平升高及组织纤酶原激活物（t-PA）下降，显示高血糖潜在调节纤维蛋白溶解。除了高血糖，高胰岛素血症也增加 PAI-1 水平，这解释了在胰岛素抵抗状态这种蛋白质水平的升高。t-PA 活性与糖尿病并发症相联系，有周围血管疾病 T2DM 受试者的 t-PA 的活性增加。

（四）血液流变学改变

血液流变学是研究血液的流动性、黏滞性和血液中有形成分的聚集性和变形性以及血管壁弹性的科学。血液黏度变化与红细胞数量、聚集能力、变形能力及血浆成分等因素密切相关。糖尿病患者的血液黏度增高，其重要原因之一是糖尿病患者的红细胞聚集性明显增高，变形性下降，并随病程延长而下降。血浆纤维蛋白原增多可引起红细胞聚集增强，使血黏度增加。同时血浆高黏度和血糖升高可引起渗透性利尿，导致血细胞比容升高，最终导致全血黏度升高。微血管内血流变慢，再加上血管收缩，造成组织缺氧，进一步加剧血液流变学改变，形成微循环障碍的恶性循环。

（五）微颗粒：糖尿病患者内皮、凝血和血小板激活

微颗粒（MPs）是循环中存在的囊泡，在各种细胞凋亡或激活后释放。T2DM 患者循环中 MP 水平增加，此外，T2DM 患者 MP 群体的体积更大于健康的个体，这种增长与增高的血小板来源的 MP 数有关。患有严重的糖尿病足部溃疡患者表达最高水平的起源于血小板和内皮细胞的 MP。糖尿病视网膜病变者 MP 凝固活性低，而患有冠状动脉疾病和足部溃疡者高。此外，T2DM 患者的 MP 增加内皮细胞凝固的活性，最促凝活性的 MP 来自患有严重的糖尿病足溃疡的 T2DM 患者。循环中携带 MPs 的组织因子（TFMPs）在损伤部位促进血

栓形成。内皮细胞对单核细胞起源的 MP 的暴露可增加 TF 活性、TF 抗原水平和 TF mRNA 表达。由于 TF-MP 黏附于内皮细胞膜，增加内皮 TF 表达。有趣的是，与配对的对照受试者相比，T2DM 患者血小板产生更多的 TF。在健康的个体，TF 合成受胰岛素抑制，但这种抑制作用在 T2DM 患者中受损。血小板 TF 似乎并没有在急性损伤中发挥作用，因为它需要花长时间表达活性的 TF。然而，它可能参与了动脉粥样硬化斑块稳定性的丧失。当纤维帽打破，血小板栓形成，继而体积不断增大，直到管腔完全阻塞。因此，在慢性动脉闭塞性疾病的过程中，缓慢且持续产生血小板 TF 可能导致一个更稳定的凝块，从而诱导动脉阻塞。

二、糖尿病血栓形成的防治

(一)合理的生活方式

生活方式干预主要是戒烟、控制饮食、增加运动以适当减轻体重、降低血压、改善糖代谢与降低血脂。据报道，对超体重的糖尿病患者加强饮食控制，使其体重在 25 天内减轻 15%~16%，其血小板的高聚集性有望降低。近年来，有人报道进食高亚油酸可降低老年糖尿病患者的血小板聚集性。

(二)降糖治疗

1. 胰岛素　在 T1DM 和某些 T2DM 患者中，常用胰岛素控制血糖。除此之外，胰岛素还能使血小板对 ADP、胶原、凝血酶、TXA_2 及 PAF 的反应减弱，降低血小板的活性等，胰岛素还可促使内皮细胞合成 PGI_2，改善体内纤溶状态。

2. 磺脲类药物　除降糖作用外，还有抑制血小板聚集功能、减少氧自由基的产生及减轻血管病变的作用，延缓糖尿病视网膜病变的恶化。

3. 双胍类药物　双胍类药物主要通过提高机体对胰岛素的敏感性来达到降低血糖作用。同时双胍类药物可通过减少血栓烷合成与 β-TG 释放来抑制血小板功能，促进内皮细胞合成 NO 与增强纤溶活性，从而具有抗动脉粥样硬化与防止血栓形成的作用。此类药物可以使患者血浆 PAI-1 的水平与活性降低 30%~40%，同时还可降低脂蛋白 α 水平，后者也可间接减少动脉血栓的发生。

4. 噻唑烷二酮类药物　噻唑烷二酮类药物吡格列酮同时有降低血糖和血清甘油三酯，增加高密度脂蛋白(HDL)和降低 LDL 作用。吡格列酮和磺脲类药物联合应用有协同作用。

(三)调脂治疗

糖尿病患者的血糖在明显增高后，单纯控制血糖并不能预防血管栓塞性疾病的发生，尚应严格控制血脂。降低血清脂质和胆固醇浓度，可减少 25%~55% 的冠心病意外。他汀类药物不仅可通过降低血脂途径发挥作用，而且还可通过非调脂作用，如改善血管内皮、消除炎症、稳定粥样斑块等途径减少心血管事件的发生。

(四)抗栓治疗

1. 抗血小板药物　目前常用的药物有阿司匹林、双嘧达莫、磺吡酮、噻氯匹啶等。阿司匹林推荐剂量为 325mg/d。阿司匹林和双嘧达莫合用并不能增加疗效。

2. 抗凝药物　主要用于合并血栓栓塞性疾病的糖尿病患者。常用药物有双香豆素、华法林、醋硝香豆素等，亦可用肝素或低分子肝素。鉴于糖尿病时凝血活性增强，适宜应用肝素，但肝素仅限于预防血栓形成，而无溶解已形成血栓的作用。抗凝药物目前多用于对静脉血栓性疾病的防治,而糖尿病性血栓形成主要与大、中动脉病变及微血管病变有关,较少并发静脉血栓性疾病,因此,抗凝治疗的实际临床应用意义相对较小。

3. 溶栓药物 在发生急性心脑血管栓塞性疾病和肢体外周动脉闭塞症时应给予溶栓治疗,其治疗原则、方法及剂量与治疗动脉粥样硬化相同。

4. 降低血黏度药物 糖尿病患者的血液黏度增高,在发生糖尿病性血栓性疾病时,可给予低分子葡聚糖、东菱克栓酶、降纤酶等精制蛇毒制剂。这类药物可使全血黏度、红细胞聚集指数下降等。

5. 血管扩张药物 用来改善血液循环。血管扩张剂的应用可减慢血管并发症的发展。因为本药减轻微循环前毛细血管括约肌的痉挛,使微血流加快,改善组织缺氧,使微循环通透性下降,减少渗出,因此也可减低血黏度和红细胞聚集。

(1)山莨菪碱(654-2):M胆碱受体阻断药,可以扩张毛细血管,改善微循环,降低血黏度,在血栓栓塞并发症发生后应用。

(2)右旋糖酐40:可扩充血容量,降低血黏度,抑制红细胞的聚集和沉积。

(3)复方丹参注射液:可扩张血管,增加血流灌注,活血化瘀,改善微循环。

(4)川芎嗪注射液:对血管平滑肌有解痉作用,可增加血流灌注,改善微循环。同时可直接降低红细胞聚集性和增强其变形能力,降低血黏度。另外有研究发现其对聚集的血小板亦有解痉作用。本药的用法为40~80mg加入500ml葡萄糖液中静脉滴注,每日1次,用7~10天。

(朱小玉 刘会兰)

参 考 文 献

1. Vazzana N, Ranalli P, Cuccurullo C, et al. Diabetes mellitus and thrombosis. Thromb Res, 2012, 129(3): 371-377.

2. Schramm TK, Gislason GH, Køber L, et al. Diabetes patients requiring glucose-lowering therapy and nondiabetics with a prior myocardial infarction carry the same cardiovascular risk: a population study of 3.3 million people. Circulation, 2008, 117(15): 1945-1954.

3. 王振义,李家增,阮长耿,等. 血栓与止血基础理论与临床. 3版. 上海:上海科学技术出版社, 2004.

4. Calles-Escandon J, Cipolla M. Diabetes and endothelial dysfunction: a clinical perspective. Endocr Rev, 2001, 22(1): 36-52.

5. Ferroni P, Basili S, Paoletti V, et al. Endothelial dysfunction and oxidative stress in arterial hypertension. Nutr Metab Cardiovasc Dis, 2006, 16(3): 222-233.

6. Santilli F, Vazzana N, Bucciarelli LG, et al. Soluble forms of RAGE in human diseases: clinical and therapeutical implications. Curr Med Chem, 2009, 16(8): 940-952.

7. VazzanaN, Santilli F, Cuccurullo C, et al. Soluble forms of RAGE in internal medicine. Intern Emerg Med, 2009, 4(5): 389-401.

8. Devangelio E, Santilli F, Formoso G, et al. Soluble RAGE in type 2 diabetes: association with oxidative stress. Free Radic Biol Med, 2007, 43(4): 511-518.

9. Santilli F, Bucciarelli L, Noto D, et al. Decreased plasma soluble RAGE in patientswith hypercholesterolemia:

effects of statins. Free Radic Biol Med, 2007, 43（9）: 1255-1262.

10. Kim JA, Montagnani M, Koh KK, et al. Reciprocal relationships between insulin resistance and endothelial dysfunction: molecular and pathophysiological mechanisms. Circulation, 2006, 113（15）: 1888-1904.

11. Romano M, Pomilio M, Vigneri S, et al. Endothelial perturbation in children and adolescents with type 1 diabetes: association with markers of the inflammatory reaction. Diabetes Care, 2001, 24（9）: 1674-1678.

12. Santilli F, Romano M, Recchiuti A, et al. Circulating endothelial progenitor cells and residual in vivo thromboxane biosynthesis in low-dose aspirin-treated polycythemia vera patients. Blood, 2008, 112（4）: 1085-1090.

13. Hamed S, Brenner B, Roguin A. Nitric oxide: a key factor behind the dysfunctionality of endothelial progenitor cells in diabetes mellitus type-2. Cardiovasc Res, 2011, 91（1）: 9-15.

14. 李家增. 血栓性疾病的诊断与治疗. 北京, 人民卫生出版社, 2000.

15. Davì G, Patrono C. Platelet activation and atherothrombosis. N Engl J Med, 2007, 357（24）: 2482-2494.

16. Bridges JM, Dalby AM, Millar JH, et al. An effect of D-Glucose on platelet Stickiness. Lancet, 1965, 1（7376）: 75-77.

17. Hekimsoy Z, Payzin B, Ornek T, et al. Mean platelet volume in type 2 diabetic patients. J Diabetes Complications, 2004, 18（3）: 173-176.

18. De Luca G, Verdoia M, Cassetti E, et al. Mean platelet volume is not associated with platelet reactivity and the extent of coronary artery disease in diabetic patients. Blood Coagul Fibrinolysis, 2013, 24（6）: 619-624.

19. Donath MY, Shoelson SE. Type 2 diabetes as an inflammatory disease. Nat RevImmunol, 2011, 11（2）: 98-107.

20. Santilli F, Basili S, Ferroni P, et al. CD40/CD40L system and vascular disease. Intern Emerg Med, 2007, 2（4）: 256-268.

21. Alzahrani SH, Ajjan RA. Coagulation and fibrinolysis in diabetes. Diab Vasc Dis Res, 2010, 7（4）: 260-273.

22. Lemkes BA, Hermanides J, Devries JH, et al. Hyperglycemia: a prothrombotic factor? J Thromb Haemost, 2010, 8（8）: 1663-1669.

23. Tsimerman G, Roguin A, Bachar A, et al. Involvement of microparticles in diabetic vascular complications. Thromb Haemost, 2011, 106（2）: 310-321.

24. 陆再英, 钟南山. 内科学. 7版. 北京: 人民卫生出版社, 2007.

25. 王兆钺. 糖尿病与血栓形成. 血栓与止血学, 2006, 12（2）: 90-93.

第十节　妇产科疾病的出血与血栓

一、妇科肿瘤相关血栓性疾病

（一）流行病学

血栓性疾病是妇科肿瘤患者常见的并发症之一, 发病率为 10%~30%, 肿瘤并发血栓性疾病是仅次于肿瘤本身所引起患者死亡的第二位原因。国外多个研究报道卵巢癌、子宫内膜癌和宫颈癌等妇科恶性肿瘤是血栓性疾病发生率较高的恶性肿瘤。有报道卵巢癌并发静脉血栓发生在术前占 3.7%~4.5%, 发生在术后为 13.2%; 接受化疗的患者血栓形成风险增加 6.5 倍。Jacobson 等报道宫颈癌患者静脉血栓事件高达 11.7%; 国内有报道早期宫颈癌术后深静脉血栓形成的发生率为 7.8%（19/243）。研究报道在 18 440 例子宫内膜癌患者随访 2 年后静脉血栓性疾病的累积发生率为 2.7%。妇科肿瘤合并血栓形成, 不仅增加治疗难度, 而且降低患者生存质量及缩短生存期,因此越来越受到临床医生重视,成为近期妇科肿瘤研究的热点问题之一。

（二）病因及发病机制

1. 解剖因素　女性盆腔静脉密集并相互吻合成丛,且较身体其他部位的静脉壁薄,缺乏由筋膜组成的外鞘,没有瓣膜,缺乏弹性,穿行于盆腔疏松的结缔组织之中,因此,容易扩张和形成众多弯曲的静脉丛。女性盆腔静脉的这些特点容易造成静脉血流淤滞,另外,妇科肿瘤可直接压迫盆腔静脉,进一步影响下肢静脉的回流。

2. 肿瘤相关性因素

（1）组织因子（tissue factor, TF）: TF是各种恶性肿瘤重要的促凝物质,在各种实体肿瘤细胞表面几乎都有TF的表达。

（2）癌促凝物质（cancer procoagulant, CP）: CP可以在不依赖凝血因子Ⅶ存在的情况下识别因子X重链之中的酪+脯+赖+色残基,直接激活凝血因子X启动凝血。

（3）血浆纤溶酶原激活物抑制剂-1（PAI-1）: PAI-1常由血小板或内皮细胞产生,也可由肿瘤细胞生成。纤溶酶原激活物可使纤溶酶原转化为纤溶酶,以裂解形成纤维蛋白,而PAI-1则抑制此种作用,导致高凝状态,血栓形成。

（4）其他细胞因子:肿瘤细胞能够释放血管生长因子,可诱导单核细胞的活化,趋化其穿过胶原膜及单层内皮细胞,另一方面,使微血管的通透性增加,肿瘤细胞生成的促凝血物质则弥散进入血管中,激活全身的凝血系统。此外,肿瘤细胞尚分泌白细胞介素-1β、肿瘤坏死因子-α、巨噬细胞集落刺激因子（M-CSF）、白细胞介素-6等,这些细胞因子可以使血管内皮细胞产生TF,下调血栓调节蛋白的表达,使抗凝血蛋白C活性下降,产生Ⅰ型纤溶酶原激活物抑制物进而抑制纤维蛋白溶解。这些细胞因子也能增加内皮细胞黏附分子的表达,使白细胞和血小板易于黏附血管壁,促进局部凝血形成。肿瘤导致的炎症可以释放急性反应蛋白,包括纤维蛋白原、凝血因子Ⅷ和血管性血友病因子,从而促使血栓的形成。

（5）激活血小板:肿瘤细胞可通过释放二磷酸腺苷、细胞自溶酶、白细胞介素等物质,活化血小板,形成由血小板-纤维蛋白包裹的血栓,有助于促进内皮黏附,增加血管通透性。

（6）血管壁损伤:肿瘤侵及血管壁内皮细胞或血管外侵袭,可造成血管壁损伤。肿瘤患者慢性缺氧损伤血管内皮细胞。肿瘤细胞通过产生少量凝血酶,促使血小板黏附、聚集,并沉积于血管内皮,加重损伤内皮细胞。肿瘤细胞可刺激机体产生某些物质从而引发血管内皮细胞发生促凝变化。

3. 治疗相关性因素　妇科肿瘤患者住院期间长期卧床、手术、感染、中心静脉置管、动脉导管、化疗、放疗、激素等的使用均会促进血栓栓塞的发生。化疗、放疗及手术损伤引起组织因子释放,可激活凝血系统,加之卧床,较非手术患者发生栓塞的危险性增加2~3倍。

（三）临床表现

1. 静脉血栓栓塞症（venous thromboembolism, VTE）

（1）血栓性浅表静脉炎:主要累及下肢的大隐静脉和小隐静脉及其属支,其临床主要表现为:沿受累静脉走行出现条索状红痛性硬结,扪之有压痛,皮肤充血、温度升高,1~2周后疼痛渐缓解,皮色转呈棕褐色,条索状物的硬度增加,2~4周诸症皆消失,全身反应多不明显,部分可出现轻度发热,发作具有间歇、游走和此起彼伏地在全身各处发病的特点,可持续数日至数年,一般不发生溃疡、坏死。

（2）深静脉血栓：下肢深静脉血栓是最常见的合并症，左下肢多见，可表现为：小腿腓肠肌群轻度疼痛、沉重感、站立时加重。足背屈则小腿痛（Homan 征阳性），有时因症状轻而被漏诊。若血栓形成于髂总动脉至股总动脉范围内，则出现患侧下肢疼痛（与血栓阻塞平面相应）、肿胀，局部皮肤改变（温度升高，湿疹，溃疡）、间歇性跛行、可在患侧腹股沟区出现囊性扩张的肿块，局部压痛，患肢与健肢粗细相差大。严重者，可伴有足背动脉搏动消失、剧痛、发绀，亦可出现静脉性坏疽。

（3）肺栓塞：下肢或盆腔静脉的血栓脱落，通过体循环阻塞在肺部血管。其临床表现主要取决于栓子的大小，数量，肺血管阻塞的面积、阻塞速度和患者原有的心肺功能状态。典型者可表现：呼吸困难、胸痛咳嗽、咯血。体征：呼吸增快，肺部可闻及啰音，心动过速，肺动脉瓣区第二心音亢进、奔马律，但这类患者仅占15%，最常见的是呼吸急促，少数患者可有明显发绀，巨大的肺栓塞可有严重休克甚至猝死，但多数 PE 缺乏特异的症状。

2. 动脉栓塞　急性动脉栓塞主要表现为疼痛，由于血流供应不足所引起，其发生的范围、程度与阻塞的平面和严重性一致，且致栓塞平面远端动脉搏动减弱或消失，皮肤色泽苍白，皮温下降，如血管内积聚少量血液则苍白皮肤间出现散在青紫斑，皮温降低平面多在实际栓塞平面下 10cm 左右，病情发展则出现缺血性溃疡、坏疽。如栓子脱落，可随血流阻塞于相应口径的血管，阻塞冠状动脉导致心肌梗死，至脑动脉可致脑栓塞，常出现头晕、头痛、视物模糊等相应的症状。

3. 感染性盆腔血栓性静脉炎　感染性盆腔静脉炎是妇产科感染的严重并发症，主要由厌氧类杆菌或厌氧球菌引起，常发生于卵巢静脉和髂内静脉。血栓扩展可累及髂总静脉、下腔静脉或逆行至髂股静脉。一般多有感染史，然后有盆腔血栓性静脉炎。表现为寒战、高热交替出现的弛张热，无中毒征象，无下腹痛或仅有轻微疼痛。盆腔检查可触及不规则包块，质地较软，有压痛或仅有宫旁触痛。单一应用抗生素治疗无效，配合肝素治疗可迅速获得较好的治疗效果。

（四）实验室检查

1. 血浆 D- 二聚体　肿瘤、创伤、妊娠、感染、手术后、心脑血管病及年龄等诸多因素均可使血浆 D- 二聚体升高。血浆 D- 二聚体诊断 PTE 的意义主要在于排除性诊断，一般认为血浆 D- 二聚体< 500μg/L 具有除外急性 PTE 诊断的价值。此值作为甄选出低风险 VTE 事件发生，需要进一步研究证实其价值。

2. 凝血指标　血浆纤维蛋白原、血浆纤维蛋白降解产物（fibrin degradation products，FDP）、凝血因子 V、Ⅷ、Ⅸ和Ⅺ的升高是常用指标。而且，在多数恶性肿瘤患者中血浆纤维蛋白肽 A（fibrinopeptide，FPA）、血浆凝血酶原片段 1+2、凝血酶抗酶血酶（thrombin antithrombin，TAT）复合物、纤溶酶原抗纤溶酶原复合物也是升高的，FPA 可敏感地反映凝血活性，晚期肿瘤患者该指标持续升高；纤溶酶原抗纤溶酶原复合物疾病活动时可达正常范围的 50 倍以上，治疗后即下降。PT、APTT 两者延长反映机体凝血系统异常激活，两者在肿瘤患者中均有不同程度升高，晚期患者更有意义。血管性血友病因子（von Willebrand factor，vWF）、血栓前体蛋白（thrombus precursor protein，tpP）在卵巢癌患者血浆中含量亦明显升高，提示卵巢癌患者处于血栓前状态，对评估卵巢癌的预后、指导治疗有一定的价值。

（五）辅助检查

1. 阻抗体积描记　阻抗体积描记是下肢深静脉血栓应用很广的首选诊断方法，缺点是不能与栓塞后遗症鉴别。

2. 静脉血管造影　静脉血管造影是标准的、经典的诊断方法,明确有无静脉栓塞及阻塞部位、范围。

3. 磁共振成像(MRI)　MRI 是无创诊断血栓栓塞病的一种手段。对有无血管栓塞和血栓阻塞部位、程度都能清晰显示。

4. CT 检查　CT 检查对较大的栓子诊断有效,其成像清晰程度与 MRI 相近。目前多选择多层螺旋 CT 肺血管造影(multi-slice spiral CT pulmonary angiography, MSCTPA)对肺动脉栓塞患者的进行诊断,具有快捷、安全、无创的特点,且能够评价患者病情严重程度。

5. 实时超声、彩色多普勒超声　实时超声检查已在临床广泛应用,但不能发现接受化疗的恶性肿瘤患者的早期无症状的静脉血栓。全面、动态的彩色多普勒超声心动图及周围血管彩色多普勒超声检查,对于急性肺栓塞患者的诊断的确立、疗效的评估均有重要价值。

6. 通气灌注闪烁图　通气灌注闪烁图是侵入性最小而又能准确诊断肺栓塞的技术。

（六）诊断

在诊断妇科肿瘤发生血栓形成时,需要了解妇科肿瘤的类型和病情、识别临床特征、进行必要的实验室检查,包括各种凝血相关指标的检测和特殊辅助检查如彩超和 CT 等检查,相关检查结果也可作为判断预后或治疗的依据。

（七）鉴别诊断

1. 腓肠肌撕裂或其他骨骼肌损伤　腓肠肌撕裂或其他骨骼肌损伤后的症状和体征与周围型下肢深静脉血栓类似,与下肢外伤有关,多在外伤或剧烈活动后发病,如果忽略外伤或剧烈活动史,常误诊为下肢深静脉血栓。

2. 原发性下肢深静脉瓣膜功能不全　由于下肢深静脉瓣膜游离缘松弛下垂,瓣口对合不紧,致使深静脉高压、淤血、倒流,主要表现为下肢广泛性肿胀及浅静脉明显曲张,临床鉴别较困难,但可通过静脉造影(顺行造影)相鉴别。

3. 急性动脉栓塞　突然起病,短期内出现远端肢体苍白、疼痛、麻木、无脉及麻痹等症状,追问病史往往有风湿性心脏病或心房颤动等心脏疾病史。

（八）治疗

1. 静脉血栓栓塞症　VTE 的治疗目的:防止因肺栓塞致死;防止 VTE 反复发作;预防静脉炎后综合征;消除症状,减轻患者痛苦;使栓塞血管重新开放,改善局部血运。

（1）一般治疗:休息、抬高患肢、弹力袜压迫、湿热敷、镇静镇痛等。水肿明显者,给予低钠饮食和利尿剂。

（2）药物治疗:包括抗凝、溶栓和祛聚三方面。

1）抗凝疗法:对于急性 VTE 患者使用普通肝素或低分子肝素(low molecular weight heparin, LMWH)后,再加用口服华法林 3 个月为经典标准治疗方案。抗凝治疗的相关禁忌证包括:临床上明显的活动性或者慢性出血,最近接受过有高出血风险的手术,血小板减少或者血小板功能不良,有与凝血酶原时间或者部分活化凝血活酶时间延长相关的凝血因子异常。最近有中枢神经系统或者脊髓损伤出血病史的患者接受抗凝治疗时出血风险增加。

A. 普通肝素:美国妇产科医师学院推荐静脉内首次负荷剂量为 80U/kg(最少 5000U),静脉内推注负荷剂量后,开始给予静脉滴注 1000U/h,为调整其用量与滴速,每 4~6 小时检测 APTT,使其维持在正常对照值(32~43 秒)的 1.5~2.0 倍,若 APTT 过长,则应酌情减量,若

APTT 延长值小于基础值的一半,则应适当增加剂量,疗程一般为 10~14 天,前 5 天可与口服抗凝药物华法林重叠,以后单用华法林,作为后继肝素长疗程使用,但应用华法林需定期检测 PT,根据 PT 调整华法林的剂量。

B. 低分子肝素:可直接通过皮下注射给药,生物利用度高,半衰期长,目前广泛应用于临床,是急性血栓形成的一线起始治疗方法。治疗剂量为 200U/(kg·d),每 12 小时皮下注射 1 次,持续 5~7 天。有研究显示,在起始的低分子肝素给药后,后续给予长效的低分子肝素治疗在减少静脉血栓复发优于口服抗凝剂,而且不增加出血的危险。

C. 常用的口服抗凝剂有双香豆素、醋硝香豆素等,适用于较长时间应用抗凝治疗者,可与肝素、低分子肝素联合序贯使用。

2)溶栓疗法:适应证为合并大块肺栓塞和股青肿患者。禁忌证为颅内出血、新近手术或创伤。时机:一般认为,发病一周内,溶栓治疗的效果最佳,病程超过一个月者,疗效明显下降。临床上使用的溶栓药物主要有链激酶(SK)和尿激酶(UK),基因重组组织型纤溶酶原激活物(rt-PA),其中以 UK 应用最为广泛,用药期间监测纤维蛋白原,正常值(2~4)g/L,如纤维蛋白原小于或等于 1g/L,则应停药;发现注射部位出血或血肿、牙龈或消化道出血等,也应停药,并输注新鲜血或纤维蛋白原,必要时应用纤溶抑制剂,如氨基己酸等。另一些新的溶栓药物如酰基纤溶酶原 - 链激酶活化剂复合物(APSAC)及单链尿激酶型纤溶酶原活化剂(scu-PA)已在临床应用。

3)祛聚疗法:是溶栓和抗凝的辅助治疗。可由静脉滴注右旋糖酐 40(250~500)ml/d,通过增加血容量、降低血液黏度和防止血小板聚集。此外,口服肠溶阿司匹林 100mg/d 或丹参、噻氯匹定等,均有祛聚作用。

(3)手术治疗

1)静脉血栓摘除术:手术取栓的适应证是严重静脉血栓经溶栓治疗无效或禁忌者;病情进一步发展可能发生患肢坏疽者。取栓时间越早越好,但栓塞到手术时间并不是绝对的,对病程数天的患者施行手术,有时仍可取得较满意效果。

2)腔静脉滤器置放术:手术的目的是为防止脱落的下肢深静脉血栓造成肺栓塞。适应证包括①下肢 DVT 或肺栓塞而抗凝禁忌者;②抗凝治疗时,仍有肺栓塞发生者;③ DVT 或肺栓塞有出血并发症,必须终止抗凝治疗者;④肺动脉栓塞取栓术后;⑤其他下腔静脉阻断措施失败,可能造成肺栓塞者。

2. 动脉栓塞 急性动脉栓塞一经确诊,应当积极采用有效措施,在处理局部栓塞的同时,更要重视心血管等全身性疾病的治疗。包括非手术治疗与手术治疗。

(1)非手术治疗:是手术治疗的辅助疗法,一般不单独采用,除非患者无法耐受手术或肢体已发生坏疽者。具体方法同静脉血栓栓塞症的一般治疗与药物治疗。

(2)手术治疗:包括取栓术、动脉穿刺置管溶栓术、截肢术。

1)取栓术:分为动脉切开取栓术和 Fogarty 导管取栓术。适用于急性动脉栓塞患者,除全身状况无法耐受手术或肢体已发生坏疽者,一旦明确诊断,应尽早手术。

2)动脉穿刺置管溶栓术:患肢轻度缺血,并有心肺功能不全或者广泛动脉粥样硬化的患者,可选用。

3)截肢术:肢体急性动脉栓塞经积极取栓和非手术治疗无效,或栓塞时间太久导致坏疽,一旦坏疽界限清楚,应施行截肢术。

3. 感染性盆腔血栓性静脉炎 感染性盆腔血栓性静脉炎在应用大剂量广谱抗生素控

制感染的基础上，可以酌情考虑使用肝素或低分子肝素治疗。

（九）预防

1. 严格掌握手术指征　对高危患者应减少手术时间、缩小手术范围。术前应补充晶体液，防止血液浓缩，术中操作轻柔，减少对血管刺激，术后抬高下肢，予以双下肢按摩，促进血液循环，对于高危患者术后 24 小时应做下肢抬高训练，有条件者可穿弹性裤，给予被动按摩，鼓励患者早下床活动，避免腹胀，保持大、小便通畅；加强导管护理，置管和封管时严格无菌操作，降低刺激性药物浓度，避免药物直接刺激血管，减少医源性血栓形成；严密观察早期症状：下肢肿胀、疼痛、静脉曲张、皮肤改变、周径测量加宽等，警惕肺栓塞，注意早期发现，如出现咳嗽、血痰、呼吸困难等；对于高危倾向者，可用肝素、华法林等药物预防。

2. 肿瘤患者血栓性疾病的预防　2014 年国外学者报道他汀类药物不能预防卵巢癌患者静脉血栓形成，但是阿司匹林可以减少静脉血栓形成。美国国家综合癌症网络（The National Comprehensive Cancer Network，NCCN）认为所有诊断或临床怀疑肿瘤的住院患者，有 VTE 的高危因素且无抗凝药物预防禁忌证者采用抗凝预防；美国临床肿瘤学会（ASCO）指南建议：对有血栓高危因素的肿瘤患者应当给予低分子肝素或低剂量阿司匹林预防血栓形成，对经历大手术者术前和术后抗凝药物的应用至少持续 7~10 天，对有高危因素的盆腔手术患者要延续至 4 周。

二、妇科功能失调性子宫出血与血栓性疾病

（一）流行病学

功能失调子宫出血（dysfunctional uterine bleeding，DUB）简称功血，是非全身性及生殖系统性疾病所引起的异常子宫出血，可表现为经期出血过多及持续时间延长（menorrhagia）、和间隔时间时长时短，不可预计（menometrorrhagia）、或出血量不多但淋漓不止（menostaxia，metrorrhagia）。可引起患者贫血、继发感染、不生育、精神负担、子宫内膜增生或腺癌。

功能失调性子宫出血占妇科门诊的 10% 左右，其中 70%~90% 为无排卵型功能失调性子宫出血（anovulatory dysfunctional uterine bleeding）。青春期和更年期的功能失调性子宫出血病例占 85% 左右。患者最常见的临床症状为子宫不规则的出血，并伴有月经周期长短不一，经期长短不一，月经量不定，患者有不同程度的贫血及继发感染，并可能反复发生。

功能失调性子宫出血时子宫内膜间质细胞无脱模化，可引起凝血障碍及纤溶亢进，进而引起出血，甚至大出血等。治疗功能性子宫出血，如长期口服雌、孕激素治疗，使促凝血系统活性增强，纤溶系统活性下降，形成的高凝状态。雌激素通过纤维蛋白原、凝血因子（Ⅶ、Ⅳ、Ⅹ、Ⅻ等）增多，抗凝血酶 -Ⅲ（AT-Ⅲ）的减少，使血凝功能亢进，引起血栓形成。据统计，长期口服雌、孕激素增加动脉及静脉血栓发生率 2~5 倍。激素替代疗法用于治疗子宫功能性大出血，减少骨质疏松进展，但其同时可增加血栓危险 2~3 倍。因此，近年来直接或间接由于功能失调性子宫出血引起的出血与血栓越来越引起广大学者的关注。

（二）发病机制

1. 下丘脑 - 垂体 - 卵巢功能失调　主要的发病原因为长期无排卵。青春期无排卵功血时，促性腺素的分泌有三特点：卵泡雌激素（follicle-stimulating hormone，FSH）比黄体生成素（luteinizing hormone，LH）高、用 GnRHa 后 FSH 释放也多于 LH；FSH 和 LH 分泌呈脉冲式，

但卵泡分泌足量 E2 时，无 LH 峰。提示缺乏正反馈，故无排卵；E2 对中枢的负反馈正常。围绝经期无排卵功血时，主要为卵巢功能衰退，在正常的促性腺激素作用下，卵泡未能成熟而排卵。卵巢和子宫内膜无周期性变化。因在 FSH 和 LH 的持续作用下，故卵泡生长，但无排卵，处于持续的卵泡期。卵巢中有不同生长期的卵泡，无黄体。在卵泡分泌的 E2 的作用下子宫内膜呈增殖期变化，若长期增生，缺乏孕酮对内膜的转变作用，则可导致子宫内膜增生过长、甚至子宫内膜腺癌。雌激素促使子宫内膜增生，卵泡分泌的雌激素在一定的范围内波动，子宫内膜持续增生。若雌激素降到一定程度，不足以支持内膜增生时，则子宫内膜脱落出血，为雌激素撤退性出血。

2. 子宫内膜出血自限机制缺陷

（1）组织脆性增加子宫内膜受单一雌激素刺激，子宫内膜持续增生，缺乏孕激素的对抗，可造成子宫内膜组织脆弱，易自发破溃出血。

（2）子宫内膜内膜脱落不完全导致修复困难。

（3）血管结构与功能异常无排卵功血时，破裂的毛细血管密度增加，小血管多处断裂，收缩无力，导致出血时间长、量多。

（4）凝血与纤溶异常功能失调性子宫出血时，间质细胞无脱膜化，因此缺少间质脱膜样细胞的纤维蛋白溶解酶原激活物的抑制物（plasminogen activator inhibitor，PAI-1）和组织因子（tissue factor，TF），前者可保持子宫内膜血管的稳定性和抑制纤溶活性；后者可启动凝血。在正常月经周期中，孕激素使间质蜕膜化，因此上述两种物质在子宫内膜脱落、月经期具有止血作用。反复的子宫内膜破损活化纤维蛋白溶酶，引起更多的纤维蛋白裂解，子宫内膜纤溶亢进，凝血功能缺陷。

（5）不同前列腺素之间比例失衡：子宫内膜中的前列腺素与子宫内膜中血管的舒缩有关，分泌期内膜中 PGF2a 比 PGE2 多，无排卵时 PGE2 比 PGF2a 多，子宫内膜增生过长的内膜中 PGE2 含量更高。因此 PGE2 使血管舒张的作用超过 PGF2a 的血管收缩作用。故PGF2a 与 PGE2 比例失调，失去月经期的生理止血作用，而出血量增加。

（三）临床表现

1. 月经过多　发病开始仅月经量增多，大于 80ml，尤其月经第 2~3 天更多，伴有较大血块，无腹痛。一次经期失血总量可达 500ml 以上。但月经周期正常，经期可正常或略延长。也有周期正常，经量不多，但经期延长，大于 7 天，有时需 10~20 天方可干净，有时在月经头几天流血量多，后减少，血色暗红，持续不止。有时月经开始或接近完毕时流血量少，血色暗红而在中间几天量多，血色正常。

2. 月经紊乱　指月经量、持续时间及间隔都不规律。周期短则十几天，长则数月，常可误诊为继发闭经。一般先有短时间闭经，然后出现子宫出血，有的开始血量不多，过一段时间后才增加，有的一开始出血就很凶猛。发病早期一般经期仅略有延长，而后发展成持续子宫出血，流血时间可达月余。

3. 经间期阴道出血　主要为有排卵性功能失调性子宫出血的临床表现，分为围排卵期出血，经前出血，月经期长等。

4. 失血症状　常见的症状有头晕、头痛、耳鸣、视物模糊、精神不振、倦怠嗜睡、注意力不易集中、反应迟钝、手脚发麻、发冷或有针刺感等。严重时出现休克症状如恶心、呕吐、面色苍白、出冷汗、脉弱、血压下降甚至昏厥等。

5. 下肢深静脉血栓症状　主要表现为栓塞部疼痛、压痛、肿胀。

（四）实验室检查

1. 血常规 功能失调性子宫出血患者出血期血红蛋白的测定值可为临床选择止血治疗方案提供参考，如果血红蛋白＜70~80g/L，原则上不可以选择药物性刮宫，应选择剂量较大的孕激素行子宫内膜萎缩法或剂量较大的雌激素行子宫内膜修复法。

2. 凝血功能 包括凝血酶原时间、凝血酶时间、部分凝血酶时间、血小板计数、出凝血时间等，可排除凝血功能障碍性疾病。

3. HCG检测 尿妊娠试验或血清人绒毛膜促性腺激素，以排除妊娠相关疾病。

4. 血生化检查 了解肝功能、肾功能、血糖，以排除肝肾疾病及糖尿病。

5. 血性腺激素及其他内分泌激素

（1）孕酮（progesterone，P）适时测定可提示有无排卵，孕酮＞5ng/ml提示有排卵。

（2）催乳素（prolactin，PRL）在正常育龄妇女，经过至少2次严格测定的血清的血清PRL值＞25~30μg/L，可确诊高PRL血症。高PRL血症的原因可以是生理性、药理性、病理性和特发性。如血清PRL＞100μg/L，应进一步检查是否患垂体肿瘤，最常见为垂体微腺瘤或腺瘤。

（3）促性腺激素（FSH、LH）、雌激素（estrogen，E）、雄激素（androgen，T）这些激素的检查结果对于功能失调性子宫出血有重要参考价值。如雄激素水平高，患者有明显的雄激素体征，应进一步检查游离睾酮（free testosterone，FT）、硫酸脱氢表雄酮（dehydroepiandrosterone sulfate，DHEAS）、性激素结合球蛋白（sex hormone binding globulin，SHBG）、17-α羟孕酮（17-α hydroxyprogesterone，17-αOHP），可以有助于鉴别是否有引起高雄激素的器质性病变，如：产生雄激素的肿瘤，先天性肾上腺皮质增生症。

（4）甲状腺激素必要时检测促甲状腺激素（thyroid stimulating hormone，TSH），有时还同时检测FT$_3$、FT$_4$，可排除甲状腺功能减退症（简称甲减）或甲状腺功能亢进症（简称甲亢）。

（5）肾上腺激素、促肾上腺皮质激素，必要时行地塞米松刺激试验、ACTH刺激试验，以排除肾上腺肿瘤、库欣综合征等。

（五）辅助检查

1. 盆腔超声检查 对鉴别诊断有重要价值。已婚者首选经阴道超声检查；无性生活者为了更清楚了解子宫颈及其以下部位情况，可选择经直肠超声检查；当出血较多时，为了及时排除盆腔器质性病变，可选经腹超声检查。必须测定子宫内膜厚度及回声是否正常，以明确有无宫腔内占位病变，子宫内膜的厚度及声像特征也有助于判断患者体内雌、孕激素水平，超声检查还必须判断是否有生殖系统其他部位的器质性病变。对于卵巢内存在的小囊肿或黄体，也有助于判断是否有排卵。据报道，阴道超声异常的阳性测定值为87%，阴道超声正常的阴性测定值为89%。如结合宫腔内注入生理盐水行声学造影，超声诊断宫腔内小器质性病变的敏感性和特异性可与宫腔镜相当，但是，超声检查不能代替宫腔镜及病理诊断。

2. 诊断性刮宫 对于长期子宫出血导致贫血的已婚患者，诊断性刮宫既是快速有效的止血措施，又是获得病理诊断的最直接方法。如年龄＞40岁或异常子宫出血病程较长，或超声子宫内膜厚度＞12mm者，可选诊断性刮宫止血，同时将子宫内膜送病理检查以明确病变性质，或子宫内膜受到的性激素影响，判断有无排卵引起的子宫出血。但是，诊断性刮宫可能漏刮宫腔的一些区域，如宫角部，有时子宫内膜息肉及黏膜下子宫肌瘤也不易刮出，诊断性刮宫的敏感度为65%。

3. 宫腔镜检查　目前已成为鉴别子宫出血原因的非常重要的手段。在非出血期或极少量出血时可以进行检查,宫腔镜检查可提示子宫内膜息肉、子宫内膜炎、黏膜下子宫肌瘤、子宫内膜增生过长、子宫内膜癌、子宫腺疾病及子宫内膜结核等。

4. 子宫、输卵管碘油造影　在非出血期月经干净三天后进行检查,可以协助诊断子宫黏膜下肌瘤、子宫内膜息肉等宫腔内占位病变。对于有宫腔镜检查的机构,此项检查可能更多被宫腔镜检查所取代。

5. 基础体温测定(BBT 测定)　有助于判断有无排卵。双向体温,提示有排卵或卵巢有黄体形成。双相体温,但体温升高天数< 11 天,或上升缓慢(72 小时未达峰),或高温相波动较大,提示黄体功能不全,患者常伴有经前少量点滴出血或不孕;高温相体温下降缓慢(月经来潮后还未下降),伴月经淋漓不尽,提示黄体萎缩不全。而当基础体温双相,经间期出现不规则出血时,应考虑生殖道器质性病变。

6. 彩色多普勒血流显像检查　如下肢深静脉血栓形成时可进行彩色多普勒血流显像检查,其敏感性和特异性均较高,是目前推荐的首选检查方法,可以明确栓塞部位和栓子大小。

(六)诊断

1. 明确子宫出血　对于异常阴道流血的患者,应通过病史询问及体格检查,妇科检查,初步排除非生殖道、阴道病变及宫颈病变引起的出血,明确是异常子宫出血,初步排除因全身器质性病变引起异常子宫出血。

2. 排除器质性病变　借助必要的检查和检验,进一步排除引起异常子宫出血的器质性病变,以及明确贫血的严重程度。查血常规、妊娠试验、盆腔 B 超、诊断性刮宫、宫腔镜检查,必要时行宫颈薄层液基细胞学检测系统(TCT)检查及宫颈管搔刮术,以排除肉眼不可见的宫颈恶性病变,如可疑凝血障碍引起的出血,可选择凝血功能检测,查甲状腺激素可排除甲减或甲亢。

3. 出血模式确认　确诊功能性子宫出血,进一步根据患者的月经史,本次异常子宫出血起止时间,出血量,每次出血持续时间出血间隔时间,是否还有可以判断的月经周期,避孕史,以及患者的年龄,明确功能失调性子宫出血的诊断,并初步划分子宫出血的类别。

(1)无排卵性功能失调性子宫出血:月经无规律,无排卵型功能失调性子宫出血或月经虽有规律,但 BBT 单相或其他方法确认并无排卵,为无排卵性功能失调性子宫出血。

(2)有排卵功能失调性子宫出血:月经过多,月经有规律可循,BBT 双相,月经量> 80ml 或主诉月经量大。可分为:

1)黄体功能不全双相体温,但体温升高天数< 11 天,或上升缓慢(72 小时未达峰),或高温相波动较大。

2)黄体萎缩不全双相体温,高温相体温下降缓慢(月经来潮后还未下降),伴月经淋漓不尽。

3)围排卵期出血双相体温,排卵期前后少量子宫出血,一过性或持续数日不等。

(七)鉴别诊断

1. 生殖道疾病

(1)异常妊娠或妊娠并发症流产、异位妊娠、葡萄胎、子宫复旧不良、胎盘残留等。

(2)生殖器官肿瘤及其他疾病子宫肌瘤、子宫腺肌病、子宫内膜炎、子宫内膜息肉、分泌激素的卵巢肿瘤、子宫颈癌、子宫内膜癌、妊娠滋养细胞肿瘤等。

（3）生殖器官感染子宫内膜炎、子宫颈炎等。

2. 全身性疾病

（1）血液病血小板减少、凝血因子缺陷、再生障碍性贫血、白血病等。

（2）内分泌疾病甲状腺功能减退症、肾上腺皮质功能亢进及减退症、糖尿病等。

（3）慢性肾衰竭。

（4）慢性肝病。

3. 医源性或外源性原因

（1）宫内节育器引起的子宫出血或异物引起的子宫出血。

（2）激素类药物使用不当引起的子宫出血。

（3）由于其他原因使用抗凝药物引起的子宫出血。

（八）治疗

1. 治疗原则　青春期及生育年龄无排卵型功血以止血、调整月经周期为主，有生育要求时促排卵；围绝经期以止血、减少经量，防止子宫内膜病变。

2. 止血　根据出血量选用药物及使用方法。对于少量出血者，使用最低有效剂量激素。对于大量出血的者，性激素治疗要求 8 小时内见效，24~48 小时出血基本停止。96 小时如仍出血不止则重新考虑功血的诊断是否正确。

（1）性激素

1）雌孕激素联合用药：性激素联合用药效果优于单一用药。短效口服避孕药用于治疗青春期和生育年龄无排卵型功血时效果较好。对于急性大出血的患者，病情稳定后，可选用第三代短效口服避孕药，如去氧孕烯炔雌醇片、复方孕烯二酮片或炔雌醇环丙孕酮片，用法为每次 1~2 片，每 8~12 小时一次，血止 3 日后逐渐减量至每日 1 片，每 3 日减量不超过 1/3 量，维持至 21 日周期结束。

2）单纯雌激素：雌激素内膜生长法只适用于急性大出血时，血红蛋白＜ 70g/L 时的青春期患者。原理是大剂量雌激素子宫内膜迅速生长，短期内修复创面而止血。不同患者止血的有效雌激素剂量与其内源性雌激素水平的高低正相关。原则上，应以最小的剂量达到止血目的。

A. 口服雌激素：临床上常推荐使用戊酸雌二醇 2mg 或结合雌激素（妊马雌酮）1.25mg，每 6 小时口服 1 次，血止后维持原量治疗 3 天无出血后可开始减量，减量以不多于原量的 1/3 为原则，每 3 天减量一次，维持量每天结合雌激素 1.25mg 或补佳乐（戊酸雌二醇 2mg），在血红蛋白增加至 90g/L 以上后加用孕激素撤退，共 21 日。

B. 苯甲酸雌二醇：剂量可从 3~4mg/d 开始，分 2~3 次注射。若出血量无明显减少趋势，逐渐加至 8~12mg/d。也可从大剂量开始，止血收效较快。若贫血重者需积极纠正贫血，输血及加用一般止血药。一旦血红蛋白高于 90g/L，必须加用孕激素撤退。

注意：对血液高凝或血栓性疾病的患者，禁忌用大剂量雌激素止血。

3）单纯孕激素：针对无排卵患者子宫内膜缺乏孕激素影响的病理生理改变，给患者以足量孕激素使增殖的内膜转变为分泌期，内膜修复而止血。停药后约 2~3 天后内膜规则脱落，出现撤退性出血。适用于血红蛋白＞ 80g/L、生命体征平稳的患者。常用肌注黄体酮每日 20mg，连续 3~5 天；或口服微粒化孕酮 - 安琪坦（urogestane）每日 200~300mg，连续 3~5 天；或安宫黄体酮（MPA）每天 6~10mg，连续 10 天。可根据不同患者出血的病程、子宫内膜的厚度决定孕激素的剂量及疗程。

4）高效合成孕激素：内膜萎缩法适用于无排卵型功血。

A. 育龄期或绝经过渡期患者血红蛋白＜70g/L，近期刮宫已除外恶性情况者。

B. 血液病患者的病情需要月经停止来潮者。方法为：左炔诺孕酮每日 2~3mg，炔诺酮（妇康）每日 5~10mg，醋酸甲地孕酮（妇宁）每日 8mg，醋酸甲孕酮（安宫黄体酮）每日 10mg 等，连续 22 天。目的是使增殖或增生的内膜蜕膜化，继而分泌耗竭而萎缩。血止后逐渐减量维持。同时积极纠正贫血，停药后内膜亦脱落而出血。

C. 左炔诺孕酮宫内释放系统（LNGIUS，商品名曼月乐），每 24 小时宫腔释放 LNG 20μg，有效期 5 年。药物直接作用于内膜使其萎缩变薄，月经量减少，20%~30% 出现闭经；对全身副作用小，血 E2 水平不低。

（2）诊断性刮宫（dilation & curettage，D&C）：适用于无排卵型功血且有性生活史的患者，对于病程较长的已婚育龄期与绝经过渡期患者，应常规使用。但对未婚患者，不轻易，仅用于大量出血且药物治疗无效需立即止血或检查子宫内膜者。用机械的方法将增厚的内膜基本刮净而止血，显效迅速，还可进行内膜检查以除外恶性病变。诊刮时了解宫腔大小、有无不平感也有助于鉴别诊断。罕见的情况是刮宫后出血仍不止，应注意适当抗炎，或试加小量雌激素帮助修复内膜。

（3）一般止血治疗

1）甲萘氢醌（维生素 K₄）：每次 4mg，每日 3 次口服；或亚硫酸氢钠甲萘醌（维生素 K₃）每次 4mg 肌注，每日 1~2 次，有促进凝血的作用。

2）酚磺乙胺（止血敏）：能增强血小板功能及毛细血管抗力，剂量为 0.25~0.5g 肌注，每日 1~2 次；或与 5% 葡萄糖溶液配成 1% 溶液静脉滴注，每日 5~10g。

3）抗纤溶药物氨甲苯酸（止血芳酸）及氨甲环酸（tranexamic acid，妥塞敏）。前者剂量为 0.2~0.4g，以 5% 葡萄糖液 10ml 稀释后静脉注射，每日 2~3 次；后者为 1.0g 同法稀释后静脉注射，每日总量 1~2g，或口服 1~2g/d。

4）维生素 C 及卡巴克络（安络血）：能增强毛细血管抗力，前者可口服或静脉滴注，每日 300mg~3g；后者 5~10mg 口服，每日 3 次，或 10~20mg 肌注，每日 2~3 次。

5）立止血：即注射用血凝酶，每支 1 单位（U），可肌注或静脉注射，2U/次，第 1 天 2 次，第 3~4 天 1U/次，注射 20 分钟后出血时间会缩短 1/3~1/2，疗效可维持 3~4 天。

（4）血液制品的应用

1）红细胞：如血红蛋白＜70g/L，给予输注浓缩红细胞。

2）血小板：当血小板计数＜50×10⁹/L，并伴有活动性出血时应补充血小板。

3）新鲜冰冻血浆：当 APTT 延长时，应给予新鲜冰冻血浆，剂量为 10~20ml/kg，根据病情变化可再次输注，将 PT 和 APTT 调整至正常值的 1.5 倍为宜。新鲜冰冻血浆与红细胞的输注比例在 1：1.3 至 1：1.2 为宜。

4）纤维蛋白原：纤维蛋白原在 1g/L 水平就足以起到止血作用，纤维蛋白原通常以冷沉淀物的形式补充。

3. 调整月经周期　对青春期及育龄期无排卵功血患者，可周期性应用性激素，使内膜按期脱落，从而调整月经周期。对绝经过渡期患者需控制出血及预防子宫内膜增生及癌变。常用方法包括：

（1）雌孕激素序贯法：即人工周期。适用于青春期及育龄期功血内源性雌激素水平较低者。从撤药性出血第 5 日开始，妊马雌酮 1.25mg 或戊酸雌二醇 2mg，每晚 1 次，连服 21 日，第 11 日起加服孕激素,如醋酸甲羟孕酮,每日 10mg,连用 10 日。连续 3 个周期为一疗程。如体内有一定水平雌激素,雌激素可减量至半量或 1/4 量。

（2）雌孕激素联合法:常用口服避孕药,适用于对要求避孕的患者可服各种短效避孕药控制出血。

（3）孕激素法:适用于青春期子宫内膜为增生期内膜的功血患者,可于月经周期后半期即用孕激素,如地屈孕酮 10~20mg,口服,每日一次;微粒化孕酮 200~300mg,口服,每日一次,黄体酮注射液 20mg,肌内注射,每日一次,连用 10~14 日,可根据具体情况用 3~6 周期。对绝经过渡期患者可每隔 1~2 个月用孕酮配伍丙酸睾酮或 MPA,使内膜脱落 1 次。若用药 2 周内无撤退性出血,则估计体内雌激素水平已低落,绝经将为期不远,只须观察随诊。另外,宫内孕激素缓释系统也可用于治疗无生育要求的月经过多患者,可减少经量 80%~90%,有时可出现闭经。

（4）促排卵:对有生育要求的患者应根据无排卵的病因选择促排卵药物。根据患者的不同要求,制订诱导排卵或控制周期的用药方案,以免再次出现不规则子宫出血。诱导排卵或出血停止后应继续随诊。

4. 血栓并发症的治疗　对使用避孕药或其他性激素补充治疗形成血栓性疾病,治疗目的在于改善高凝状态、再疏通或重建血流通路,以防止组织特别是重要脏器缺血、坏死。

（1）肝素治疗:目前首选低分子肝素治疗,每日一次皮下注射。

（2）口服抗凝药:常用华法林(用法同前)。

（3）溶栓治疗:常用链激酶、尿激酶、蝮蛇抗栓酶和组织血纤维蛋白溶酶激活剂。

（4）手术治疗:对严重的下肢深静脉血栓,抗凝治疗及溶栓治疗疗效不佳者,可考虑手术切开取栓,手术前后仍需要抗凝治疗。

注意:在功能失调性子宫出血患者性激素治疗前,应特别仔细询问有无血栓病史及血栓家族史,权衡利弊后才决定是否应用性激素止血;应用过程中需监测凝血功能;对于有血栓病史的妇女应慎用或避免使用性激素治疗。服用雌、孕激素期间若发生偏头痛或严重头痛,可能是脑血管阻塞的前期征象,须立即停药。下肢肿胀有可能为深静脉栓塞,也须停药;近 6 个月内患有明确血栓栓塞病者应禁用性激素类止血药物。

（九）预防

青春期功血患者最终能否建立正常的月经周期,与病程长短有关,发病 4 年内建立正常的月经周期者占 63.2%,病程长于 4 年者较难自然痊愈,可能合并多囊卵巢综合征。育龄期患者用促排卵药后妊娠生育可能性很大,但产后仅部分患者能有规则排卵或稀发排卵,多数仍无排卵,月经可时而不规则或持续不规则。个别患者病程延长可发生内膜非典型增生或内膜腺癌。绝经过渡期功血患者病程可长可短,皆以绝经告终,故需要对异常出血者加以关注。

三、妊娠期高血压疾病相关出血与血栓

（一）流行病学

妊娠期高血压疾病(hypertensive disorders complicating pregnancy, HDCP)指包括妊娠期高血压、子痫前期、子痫、慢性高血压并发子痫前期、妊娠合并慢性高血压在内的一系列妊娠期特发性疾病。国内报道占全部妊娠的 5%~10%,所造成的孕产妇死亡约占妊娠相关的死亡总数的 10%~16%,是孕产妇和围生儿死亡的主要原因。在妊娠期高血压疾病

的发病机制中,凝血系统发生明显改变,凝血与抗凝失去平衡,表现为一方面患者凝血功能增强,而抗凝和纤溶功能减弱,容易出现静脉血栓甚至导致肺栓塞;另一方面妊娠期高血压疾病患者尤其是子痫前期、子痫患者全身小动脉血管痉挛,各重要脏器缺血缺氧,由胎盘早剥、HELLP(hemolysis,elevated serum level of liver enzymes,and low platelets)综合征等导致的出血在临床上较常见,往往导致严重的产时和产后出血,严重时可危及母儿生命。因此,妊娠期高血压疾病导致的出血与血栓是相关科室医师非常关注和重视的临床问题。

（二）病因学和发病机制

1. 病因

（1）免疫学说:大量研究结果已证实,妊娠是一种成功的半同种移植,母体对胎儿的免疫反应表现为微弱的排斥反应和较强的保护反应。

（2）滋养层细胞缺血学说:妊娠期高血压疾病患者细胞滋养细胞分化侵润过程受阻,不能正常完成对胎盘床的螺旋小动脉等血管重铸,表现为子宫肌层螺旋小动脉发生重铸数量明显减少,并且重铸的深度仅限于蜕膜段,这一病理现象被称为"胎盘浅着床"。

（3）氧化应激学说:研究发现子痫前期患者血浆中维生素 E 浓度比正常对照明显降低,同时过氧化物水平明显升高,胎盘局部抗氧化能力下降。胎盘组织中缺乏清除过氧化物的谷胱甘肽过氧化物酶。导致胎盘脂质过氧化物产生增加,引起氧化应激使胎盘功能下降。

（4）遗传学说:妊娠期高血压疾病有家族遗传倾向,研究发现主要表现为母系遗传。表现为患者的一级亲属的发病率是正常妇女的 5 倍,二级亲属的发病率也在 2 倍以上。

2. 发病机制　妊娠期高血压疾病基本的病理变化是全身小动脉痉挛导致血液浓缩和各脏器缺血、缺氧。子痫前期重度时免疫复合物明显增多,沉积于子宫胎盘床蜕膜血管壁并激活补体系统,引起局部炎性反应、血管损伤、子宫胎盘缺氧,肝细胞缺血受损、肝功能异常。

（1）血液凝固性增加:妊娠期患者大多数凝血因子均表现为浓度和活性的增加。研究证实凝血因子 I、II、V、VII、VIII、IX、X 均明显超过正常非孕妇对照组,纤维蛋白原可增加近 2~3 倍。同时抗凝血酶III水平下降,纤溶酶原水平下降,纤溶系统活性下降,导致患者容易形成血栓。最常见的是下肢静脉血栓,以左下肢多见。

（2）HELLP 综合征:溶血、肝酶升高和血小板减少组成 HELLP 综合征。子痫前期、子痫时全身小血管广泛性痉挛,患者红细胞难以通过痉挛的小血管,因而发生机械性变形及破碎,导致微血管病性溶血性贫血。此外,重度子痫前期患者体内脂质代谢异常,导致细胞膜脂质异常和血浆脂质升高,从而诱发和加剧红细胞变形、破裂。肝脏受累很严重,肝细胞肿胀,肝细胞膜通透性增加,肝门处肝细胞坏死可导致肝酶升高,进而导致凝血因子生成受阻。全身性微血管痉挛,广泛性血管内皮损伤,血小板黏附、聚集和释放功能增强,导致血小板消耗性减少。凝血因子生成受阻及血小板消耗性减少导致出血不止。

（3）弥散性血管内凝血:在子痫前期患者,由于血管痉挛、内皮损伤、组织缺血缺氧、血流缓慢、血黏度增高,胎盘缺血、绒毛变性坏死、绒毛血管梗死,组织破坏,破碎绒毛进入母体循环释放凝血物质,促进凝血过程。在内皮素和血栓素(TXA$_2$)的作用下,血管收缩,血小板及纤维蛋白原黏附于血管壁上,使纤维蛋白原、血小板及其他凝血因子消耗,血凝及纤溶系统功能变化,同时抗凝血酶和蛋白 C 活性(PC:A)明显降低致使机体呈高凝状态,组织型纤溶酶原激活剂（t-PA）略升高，纤维蛋白原降解产物明显升高又说明机体存在纤溶亢进，凝血与抗凝机制失衡导致 DIC 引起大出血。如子痫前期得不到及时诊治，病情进一步恶化，常常发生子痫、胎盘早剥、产后出血、休克等临床症状。

（三）临床表现

1. 原发病的临床症状　高血压，蛋白尿，水肿等，甚至出现子痫的临床表现。患者可有乏力、右上腹部疼痛、不适，近期出现黄疸、视力模糊等症状。

2. 出血症状　胎盘早剥导致的出血，量可多可少。胎盘剥离面不超过胎盘的 1/3 时，以外出血为主，主要症状为阴道流血，出血量一般较多，色暗红，可伴有轻度腹痛；胎盘剥离面超过胎盘 1/3 时，同时伴有较大的胎盘后血肿，主要症状为突然发生的持续性腹痛和（或）腰酸、腰痛，积血越多疼痛越剧烈，严重时出现休克症状，可无阴道流血或仅有少量阴道流血。弥散性血管内凝血时存在多发性出血倾向特征，如皮肤大片瘀斑，注射部位出血，尤其是不明原因的生殖道出血，出血量多而且不凝。

3. 休克症状　恶心、呕吐、面色苍白、出冷汗、脉弱、血压下降甚至昏厥等。

4. 微血管栓塞症状　皮肤、皮下、黏膜栓塞、坏死，早期出现肾、肺、脑、肝等组织器官缺血坏死，随着病情的发展出现脏器功能衰竭，表现为少尿、无尿、低血压、呼吸困难、黄疸、腹痛、腹泻、腰背痛、神志改变、惊厥、瘫痪等。

5. 肺栓塞　如果栓子较小引起的肺栓塞可无任何临床症状。妊娠期患者主要表现为无明显原因的发绀、昏厥、甚至猝死。个别患者昏厥可作为肺栓塞的唯一或首发症状。当肺栓塞引起肺梗死时，临床上可突然出现典型的"肺梗死三联征"，表现为胸痛、咯血或咳嗽和呼吸困难。

（四）实验室检查

1. 血常规　患者可表现为血红蛋白下降，外周血涂片均见裂片红细胞。血小板减少：重症患者血小板计数可低于 $50 \times 10^9/L$，对于重症患者需及时测定血小板数量，并动态观察血小板有无下降。

2. 尿常规　子痫前期患者尿蛋白半定量结果为（+~++++），定量值大于 0.3g/24h。

3. 凝血功能检测　凝血酶原时间、凝血酶时间、部分凝血酶时间均延长，抗凝血酶Ⅲ明显降低，D- 二聚体水平升高，FDP、鱼精蛋白试验（3P 试验）阳性。

4. 肝功能异常　天冬氨酸氨基转移酶（AST）、丙氨酸氨基转移酶（ALT）升高，ALT 视病情严重程度可有不同程度的升高。发生溶血时血清总胆红素和非结合胆红素均升高，乳酸脱氢酶（LDH）为敏感指标，能较早预示溶血及肝功能异常。

（五）辅助检查

1. 静脉造影　静脉造影是诊断下肢深静脉血栓的金标准，孕妇检查时要注意用铅屏蔽保护胎儿，目前多被下肢超声彩色多普勒检查代替。

2. 彩色多普勒血流显像检查　其敏感性和特异性均较高，且不会对胎儿造成影响，是目前推荐的首选检查方法，可以明确栓塞部位和栓子大小。检查时要注意增大的子宫可压迫髂静脉，可能造成假阳性结果。

3. CT 肺通气 - 灌注扫描及肺血管造影　是诊断肺梗死的主要手段，但由于射线对胎儿可能造成影响，一般在产后应用，妊娠期慎用。

（六）诊断

1. 妊娠期高血压　妊娠 20 周后首次出现血压升高（收缩压 ≥ 140mmHg 或舒张压 ≥

90mmHg），不伴蛋白尿，产后 12 周内血压恢复正常。收缩压≥ 160mmHg 和（或）舒张压≥ 110mmHg 为重度妊娠期高血压。

2. 子痫前期

（1）妊娠 20 周后首次出现收缩压≥ 140mmHg 和（或）舒张压≥ 90mmHg（需测量 2 次，且至少相隔 4 小时），且伴有下列任一项：蛋白尿≥ 300mg/24h，或蛋白尿 / 肌酐比≥ 0.3，或随机尿蛋白≥（+）（无法进行尿蛋白定量的检查方法）。

（2）或未出现蛋白尿，但出现新发血压高伴有以下任何一种器官或系统受累：心、肺、肝、肾等重要器官，或血液系统、消化系统、神经系统的异常改变，胎盘 - 胎儿受到累及等。

（3）血压和（或）尿蛋白水平持续升高，发生母体器官功能受损或胎盘 - 胎儿并发症是子痫前期病情向重度发展的表现。

3. 子痫　子痫是指患者在子痫前期基础上发生不能用其他原因解释的抽搐，可在产前、产时或产后发作。通常产前子痫较多，产后子痫大部分发生在产后 48 小时以内，发生率约为 25%。若抽搐发生在产后 48~72 小时后或正在使用抗癫痫药物及硫酸镁治疗时，则为子痫以外的原因，如：动静脉血管畸形破裂出血、动脉瘤破裂、特发性癫痫等。

4. 妊娠合并慢性高血压　既往存在的高血压或在妊娠 20 周前发现收缩压≥ 140mmHg 和（或）舒张压≥ 90mmHg，妊娠期无明显加重；或妊娠 20 周后首次诊断高血压并持续至产后 12 周以后。

5. 慢性高血压并发子痫前期　慢性高血压孕妇，孕 20 周前无尿蛋白，孕 20 周后出现蛋白尿≥ 0.3g/24h，或随机尿蛋白≥（+），或孕 20 周前有蛋白尿，孕 20 周后蛋白尿定量明显增加或出现血压进一步升高等上述重度子痫前期的任何一项表现。

（七）鉴别诊断

1. 胎盘早剥与前置胎盘　妊娠期高血压疾病导致的 Ⅰ 度胎盘早剥（胎盘剥离面积小，多见于分娩期）临床表现不典型，主要与前置胎盘鉴别，前置胎盘的典型症状是妊娠晚期或临产时，发生无诱因、无痛性反复阴道流血，B 型超声检查有助于鉴别；Ⅱ 度及 Ⅲ 度胎盘早剥症状与体征均较典型，主要应与先兆子宫破裂鉴别。

2. Hellp 综合征与免疫性血小板减少性紫癜（ITP）（表 9-10-1）。

表 9-10-1　Hellp 综合征与免疫性血小板减少性紫癜的鉴别

项目	HELLP综合征	ITP
发病原因	重度子痫前期	自身免疫性疾病
出血倾向	不明显，溶血贫血，轻重不一	明显，出血量多时可伴贫血
皮肤黏膜	无出血点	瘀斑多，四肢远端散在出血点
血小板计数	≤ 60 × 10⁹/L	≤（20~100）× 10⁹/L，重度减少
新生儿血小板		
计数	不减少	减少
产后血小板	恢复正常	同产前
血涂片	红细胞异形	嗜酸性粒细胞增多
骨髓象	巨血小板	巨核细胞

（八）治疗

1. 妊娠期高血压疾病治疗的基本原则 休息、镇静、预防抽搐、有指征地降压和利尿、密切监测母儿情况，适时终止妊娠。应根据病情的轻重缓急和分类进行个体化治疗。

2. 终止妊娠的时机

（1）妊娠期高血压、病情未达重度的子痫前期孕妇可期待至孕 37 周以后。

（2）重度子痫前期孕妇：妊娠不足 26 周孕妇经治疗病情危重者建议终止妊娠。孕 26 周至不满 28 周患者根据母胎情况及当地医疗机构对母儿诊治能力决定是否可以行期待治疗。孕 28~34 周，如病情不稳定，经积极治疗病情仍加重，应终止妊娠；如病情稳定，可以考虑期待治疗，并建议转至具备早产儿救治能力的医疗机构。≥孕 34 周孕妇，可考虑终止妊娠。妊娠 37 周后的重度子痫前期应终止妊娠。

（3）子痫：控制病情后即可考虑终止妊娠

3. 妊娠期高血压疾病出血的治疗

（1）生命体征检测与维护：一旦出现阴道出血征象，迅速按照急救预案启动抢救程序，在生命体征检测的情况下建立两条以上液体通路，必要时深部静脉插管。

（2）针对出血原因的治疗

1）子宫收缩乏力：是导致产后出血最常见的原因。因此控制产后出血首先要在复苏的同时评价子宫张力。一旦发现，立即静脉注射宫缩剂，并进行机械按摩（促进收缩）。效果不佳者进一步可选择手术治疗。

2）软产道裂伤：持续性出血需警惕疏漏的产道损伤，包括子宫破裂。因此，良好照明下的整个生殖道的检查是必要的，同时需要借助器械暴露全部阴道和子宫颈，发现裂伤及时修补。

3）胎盘及胎盘异常：及时清理胎盘及胎膜。

（3）药物治疗：常见的药物有缩宫素、米索前列醇、卡孕栓、卡贝缩宫素、卡前列素氨丁三醇等。

（4）手术治疗：可选择的治疗有宫腔填塞术（纱布或水囊），子宫 B-Lynch 缝合术、子宫动脉结扎术、髂内动脉结扎或者子宫切除术。

（5）介入治疗：病情许可的情况下行急诊子宫动脉栓塞术，疗效可靠，特别是对于年轻的患者。

（6）血液制品的应用

1）红细胞：患者分娩前存在重度贫血时，可在术前或术中补充；如果患者系自身免疫性溶血性贫血，建议在术中给予红细胞，以免术前输注造成红细胞破坏增加，使病情加重。

2）血小板：当血小板计数 $< 50 \times 10^9/L$，并伴有活动性出血时应补充血小板。

3）新鲜冰冻血浆：当 APTT 延长时，应给予新鲜冰冻血浆，剂量为 10~20ml/kg，根据病情变化可再次输注，将 PT 和 APTT 调整至正常值的 1.5 倍为宜。新鲜冰冻血浆与红细胞的输注比例在 1∶1.3 至 1∶1.2 为宜。

4）纤维蛋白原：尽管纤维蛋白原在 1g/L 水平就足以起到止血作用，但 DIC 时纤维蛋白原消耗极快，所以纤维蛋白原 < 2g/L 即应考虑输注。纤维蛋白原通常以冷沉淀的形式补充，但因其可能存在病毒污染，经过灭菌处理的纤维蛋白原提取物应用逐渐广泛。有研究证实，当纤维蛋白原 < 1.5g/L 时给予，46% 的患者出血明显减少，避免了手术和栓塞治疗。4g 的纤维蛋白原提取物可以使血浆中纤维蛋白原水平约提高 1g/L。

5）重组活化凝血因子：在补充血液制品后，产后出血量仍较多时，给予重组活化凝血因子Ⅶa（rFⅦa）可以减少子宫切除的发生，其推荐剂量为92μg/kg，每小时1次。rFⅦa目前被较多地应用在外科手术中，并且有较好的止血效果，由于其费用较高，不能作为产后出血的常规用药。特别需要注意的是，该药物不能用于预防性使用，有增加动脉血栓形成的风险。

4. 妊娠期高血压疾病血栓的治疗

（1）肝素治疗：目前首选低分子肝素治疗，每日一次皮下注射。患有血栓栓塞的孕妇，可考虑在妊娠期和分娩后一个月内使用抗凝治疗，但要注意在分娩前24小时停止使用以防产时出血。

（2）口服抗凝药：常用华法林，5mg/d，用药期间定期复查凝血功能。由于妊娠期可能导致胎儿畸形，妊娠期属于禁用药，仅用于哺乳期。

（3）溶栓治疗：对于血栓形成早期的治疗，但使用过程中可导致胎盘早剥，手术创面及胎盘剥离面出血，应慎重使用。

（4）手术治疗：对严重的下肢深静脉血栓，抗凝治疗及溶栓治疗疗效不佳者，可考虑手术切开取栓，手术前后仍需要抗凝治疗。

（九）预防

由于妊娠期高血压疾病的病因不明，尚不能做到完全预防其发病，但若能做好以下预防措施，对预防妊娠期高血压疾病的发生有重要作用。

1. 一级预防　妊娠期高血压疾病的易患人群如下：年轻及高龄初产妇；体型矮胖者；发病时间一般在妊娠20周以后，尤其在妊娠32周以后最为多见；营养不良，特别是伴有严重贫血者；患有原发性高血压、慢性肾炎、糖尿病合并妊娠者；双胎、羊水过多及葡萄胎的孕妇；冬季与初春寒冷季节和气压升高的条件下，易于发病；有家族史的孕妇。高危人群妊娠前全面体检，合理饮食，科学备孕可减少疾病的发生机会。

2. 二级预防　筛选高危人群，预测方法较多，均在妊娠中期（20孕周以后）进行，常用以下几种：

（1）平均动脉压（MAP）：一般在妊娠20~28周进行MAP测定，计算公式为：（收缩压 + 舒张压 × 2）/3，当MAP > 85mmHg为预测妊高征的分界线，表明孕妇有发生妊娠期高血压疾病的危险。

（2）翻身试验（ROT）：一般在妊娠26~30周进行测定，孕妇左侧卧位时测血压，待舒张压稳定后，翻身仰卧5分钟再测血压，若仰卧位舒张压较左侧卧位 > 20mmHg为阳性，提示孕妇有发生妊娠期高血压疾病倾向。

（3）血液流变学试验：低血容量（血细胞比容 > 0.35）及血液黏度高（全血黏度比值 > 3.6；血浆黏度比值 > 1.6）者，提示孕妇有发生妊娠期高血压疾病倾向。

（4）尿钙排泄量：妊娠期高血压疾病患者尿钙排泄量明显降低，仅为正常孕妇的13%~15%。妊娠24~34周进行，测定尿钙 / 肌酐（Ca/Cr）比值。若尿Ca/Cr比值 < 0.4时，则有预测妊娠期高血压疾病价值。测定尿Ca/Cr比值可作为预测妊娠期高血压疾病的一种简单、易行、准确的方法。对预测为阳性者应密切随访。

3. 三级预防

（1）建立健全三级妇幼保健网，开展围妊娠期及围生期保健工作。

（2）良好的产前检查对于妊娠期的妇女应做好保健工作，注意休息，保证充足睡眠，坚持左侧卧位,增加胎儿供血,定期孕检,及时发现妊娠期高血压疾病,及早治疗,控制其发展。对有妊娠高血压疾病家族史、肾脏病、糖尿病及羊水过多,多胎妊娠的高危孕妇更应注意。

（3）孕期适当活动,减少血栓形成。①经常做下肢的屈伸活动,可以调动小腿肌肉泵的作用,增加静脉血的流速,促进下肢静脉血的回流。②仰卧床上,抬高双下肢,使两腿交替屈伸。子宫增大后,尽量侧卧。先活动一侧下肢,然后翻身,改为另一侧侧卧,再活动另一侧下肢。活动的重点是膝关节和踝关节,这样可以降低下肢静脉的压力,加速下肢静脉血的流速,有利于下肢静脉血的回流。③有条件的应购买进口的循序减压弹力袜,可选择弹力在 15~20mmHg 的弹力袜即可。这样可以减少下肢静脉血在下肢停留的时间,也能有预防效果。

（4）适时终止妊娠:终止妊娠的目的是去除病因。对于典型的 HELLP 综合征、严重胎盘早剥者应早快终止妊娠。

四、妊娠期血小板减少症的出血与血栓

（一）流行病学

妊娠期血小板减少症(gestational thrombocytopenia,GT)约占妊娠合并血小板减少性疾病的 60%~70%,围生期的发生率为 3.6%~8.3%。妊娠期血小板减少症又称妊娠相关性血小板减少症(pregnancy associated thrombocytopenia,PAT)或良性妊娠期血小板减少(benign gestational thrombocytopenia),指孕前没有血小板减少的病史,怀孕后首次发生血小板减少($< 100 \times 10^9$/L),一般出现于怀孕中晚期,血小板减少程度轻,一般无明显出血症状与体征,不会引起新生儿血小板减少及出血,一般在产后 1 至 6 周内自然恢复正常。实验室检查表现为抗血小板抗体阴性,肝肾功能及凝血功能正常。

妊娠合并血小板减少症是常见的妊娠期合并症之一,其发病率约 10%。最常见的是妊娠期血小板减少症,其次为妊娠期高血压疾病(hypertensive disorders of pregnancy),妊娠合并特发性血小板减少性紫癜(idiopathic thrombocytopenic purpura,ITP),此外还有一些少见的原因,如弥散性血管内凝血、血栓性血小板减少性紫癜、脂肪肝、HELLP 综合征(多表现为妊娠最后一周出现血小板减少)、抗磷脂抗体综合征和甲状腺功能障碍等。

（二）病因和发病机制

1. 病因　妊娠期血小板减少症是妊娠常见并发症,目前认为随妊娠进展,孕妇血容量增加,血小板消耗增多,胎盘的收集及利用增多,主要是血小板分布异常而不是血小板破坏增加,是其发生的原因。

2. 发病机制　具体发病机制尚不清楚。一般认为与妊娠期血容量增加、血液稀释、血液处于高凝状态损耗增加、胎盘对血小板的收集和利用增多等有关。多数认为是正常妊娠的一种生理现象,没有血小板质的改变,凝血因子活性水平以及数量与正常人无异,为一过性自限性的生理过程。其血液中可出现抗血小板抗体,但无特异性。一些学者推测 GT 是一种伴有血液中一过性血小板抗体出现的轻度良性 ITP。临床常见妊娠期血小板减少常与巨幼细胞性贫血或缺铁性贫血并存。而一般的血小板减少分类中并不包括此类,考虑营养不良导致的妊娠期血小板减少是否也能归属于 GT 范畴有待研究。巨幼细胞性贫血时的血小板减少,主要是叶酸和(或)维生素 B_{12} 缺乏所致;因铁是血小板生成的基本要素之一,重度缺铁性贫血可伴有中度血小板减少。这两类血小板减少多见于营养不良和偏食者。

（三）临床表现

1. 症状　血小板轻度减少没有临床症状。轻者仅有四肢及躯干皮肤的出血点、紫癜及瘀斑、鼻出血、牙龈出血，严重者可出现消化道、视网膜及颅内出血。

2. 体征　主要是皮肤黏膜出血，可伴有不同程度的贫血。

（四）实验室检查

1. 血细胞分析　血小板计数 $< 100 \times 10^9/L$，一般血小板计数 $< 50 \times 10^9/L$ 时才有临床症状。外周血涂片仅见血小板稀少，无其他异常表现。

2. 凝血功能　可以伴有凝血酶原时间（PT）及活化部分凝血活酶时间（APTT）延长。

3. 骨髓检查　巨核细胞正常或增多，可以伴有成熟障碍。

4. 血小板抗体　大部分血小板抗体阳性，血小板相关抗体 PAIgG 及血小板相关补体 PAC3 增多。

（五）诊断

1. 病史　孕前没有血小板减少的病史血小板减少多发生于妊娠中晚期。

2. 体征　贫血和紫癜体征，脾脏一般不肿大或轻度肿大。

3. 血小板减少　血细胞分析检查血小板减少（$< 100 \times 10^9/L$）外周血涂片除外 ITP 和其他因素导致的血小板减少症。

4. 骨髓象　骨髓巨核细胞增加或正常，伴成熟障碍。

5. 可伴有血小板相关抗体（IgG）增多、血小板相关补体（C3）增多、血小板寿命测定缩短、激素治疗有效。

6. 不会引起胎儿血小板减少；血小板计数在产后 1~6 周内自然恢复正常。

（六）鉴别诊断

1. 妊娠合并免疫性血小板减少性紫癜　妊娠合并免疫性血小板减少性紫癜，临床可无出血症状，血小板计数降低严重时表现为皮肤黏膜出血，导致贫血。骨髓象示巨核细胞增多或正常，而成熟型巨核细胞减少。有研究发现 ITP 组较正常妊娠组的血小板平均容积（mean platelet volume, MPV）、血小板分布宽度（platelet distribution width, PDW）显著增加，血小板计数显著减少，提示骨髓代偿功能良好。近期研究发现孕期首次血小板减少发生的时间及其血小板数值是鉴别 ITP 与 GT 的两个最有力指标，联合这两个指标有助于早期诊断妊娠合并 ITP。

2. 妊娠期高血压疾病　包括妊娠期高血压、子痫前期、子痫、慢性高血压并发子痫前期以及妊娠合并慢性高血压，其中子痫前期和子痫最容易发生血小板减少。说明凝血机制异常在子痫前期和子痫导致血小板减少中所起的作用。妊娠高血压疾病临床表现为孕 20 周后的高血压、水肿、蛋白尿，可导致母体发生血小板轻度减少、DIC、HELLP 综合征、肝肾功能异常及呼吸衰竭等，并可导致胎儿宫内生长受限。不会引起胎儿及新生儿血小板减少。根据其临床表现及尿常规、肝肾、凝血功能异常可诊断。

3. HELLP 综合征　该病引起血小板减少可能与自身免疫机制有关。患者血中补体被激活，并刺激血管活性物质的合成，使血管痉挛，血管内皮损伤，血栓素 A_2 和前列环素平衡失调，导致血小板聚集、消耗，从而引起血小板减少。临床表现为全身不适，右上腹痛，体重骤增，脉压增宽，晚期有出血倾向，实验室检查以溶血、肝酶升高及血小板较少为特点。根据其临床表现及实验室检查可诊断。

4. 妊娠合并再生障碍性贫血　妊娠合并再生障碍性贫血（aplastic anemia, AA）系获得性骨髓功能衰竭可引起全血细胞减少。妊娠前可有再生障碍性贫血的病史；临床表现为由于红细胞、白细胞、血小板减少引起的贫血、感染、出血；血象表现为三系细胞减少；骨髓象显示骨髓脂肪含量增多、三系造血细胞及有效造血面积均减少，显示骨髓增生不良。GT 引起的血小板减少表现为孕前没有血小板减少的病史；血小板减少程度轻，一般不会引起明显的出血；血象仅表现为血小板减少，骨髓象未见异常。当 GT 与巨细胞性贫血或缺铁性贫血并存时，二者鉴别较难，主要依据孕期营养缺乏病史、骨髓象仅有因贫血引起的红系增生活跃、缺铁或巨幼变表现鉴别。

5. 其他少见原因　包括血栓性血小板减少性紫癜、弥散性血管内凝血、抗磷脂综合征、系统性红斑狼疮等均能引起血小板减少，根据患者病史，检测肝功能、血常规、凝血系列、抗磷脂抗体等检查一般能够和 GT 鉴别。

（七）治疗

1. 病因治疗　因为大多数 GT 导致血小板减少程度轻，不会引起母体出血，不会引起新生儿血小板减少，因此目前主张动态观察 GT 孕妇的临床出血症状、血小板计数的变化，加强胎儿监护，毋需特殊处理。

2. 血小板输注　国内报道认为当血小板计数 $> 50 \times 10^9/L$ 时，一般不需特殊治疗；当血小板计数 $< 20 \times 10^9/L$，或妊娠中晚期血小板计数 $< 50 \times 10^9/L$，有出血倾向，尤其在需要终止妊娠前应积极治疗。一般认为血小板计数 $< 50 \times 10^9/L$ 的孕妇预防性输注血小板，可有效减少剖宫产术中和阴道分娩时的出血量。

3. 其他治疗方法

（1）糖皮质激素：主要机制是抑制抗体产生，抑制抗原、抗体反应，减少血小板过多破坏。改善毛细血管脆性，刺激骨髓造血。

（2）免疫球蛋白：大剂量丙种球蛋白抑制自身抗体产生。抑制单核、巨噬细胞的可结晶片段受体，减少或避免血小板被吞噬，用于激素治疗无反应者。

（3）脾切除术：在妊娠中期进行脾切除术是安全的，此时手术时麻醉对胎儿的影响较小，子宫的大小一般不会影响手术操作。可用于难治性患者或对药物产生严重副作用的病人。

（4）支持疗法：孕期饮食调养，有辅助治疗作用。血小板减少的孕妇饮食中可多选用牛奶、瘦肉、鱼类、豆类、带衣的花生、无花果、葡萄干等。

4. 分娩方式

（1）血小板计数 $(50\sim100) \times 10^9/L$ 的孕妇可经阴道分娩，毋需剖宫产。

（2）血小板计数 $< 50 \times 10^9/L$ 伴临床出血的孕妇需剖宫产，但血小板计数 $< 50 \times 10^9/L$ 不伴出血症状的孕妇是经阴道分娩抑或剖宫产尚有争议。一些学者认为经阴道分娩时胎儿脑部受阴道挤压可能增加颅内出血的风险；血小板数减少，阴道壁血运丰富，可能加重阴道壁创面的伤口出血，因此主张剖宫产。也有学者认为血小板减少会加重剖宫产术中出血及椎管麻醉时出现椎管血肿风险，主张阴道分娩。

5. 麻醉方式　剖宫产时血小板计数 $> 50 \times 10^9/L$ 时可用硬膜外麻醉，血小板 $< 50 \times 10^9/L$ 以局麻配合静脉麻醉为宜，手术前注意备好浓缩红细胞和血小板制剂，术中要注意止血，术后观察伤口及子宫出血情况。

6. 新生儿处理　新生儿出生后是否应监测血小板计数目前尚有争议，分娩或剖宫产时建议常规留取脐血检查血小板计数了解胎儿是否需要立即治疗。妊娠期血小板减少症一般不会造成新生儿血小板减少。

7. 出血的治疗　患者分娩前后因血小板减少导致出血时,可给予及时补充;具体根据出血量和血细胞分析结果来决定需要输注的血制品种类和剂量。

8. 血栓的预防和治疗　妊娠合并血小板减少患者很少导致血栓形成,仅见于在纠正凝血功能异常时大剂量使用止血药物导致的医源性继发性血栓形成,因此,在治疗过程中应动态监测凝血功能,避免此类事件发生。一旦发生,可以使用肝素类药物拮抗治疗。

（八）预防

1. 孕期监护　除正常产前检查的内容外每次检查都必须了解血小板的数量,及时发现,及早治疗,根据其变化指导治疗方案。

2. 预防产时产后大出血　胎儿娩出后及时注射宫缩剂、按摩子宫,若子宫仍不收缩,出血多且血液不凝,出血不能控制时,应在输入止血药物及新鲜血液的同时,及时考虑行子宫切除术。

3. 妊娠期血小板减少症　一般预后较好,大多在妊娠结束后可以恢复正常。当再次妊娠仍然可能复发。

五、产科弥散性血管内凝血的出血与血栓

（一）流行病学

产科因素引起的 DIC,占 DIC 发病的 8%~20%。导致 DIC 的产科疾病,主要包括胎盘早剥、前置胎盘、死胎、羊水栓塞、死胎滞留、重度子痫前期和子痫、感染性流产、过期流产、葡萄胎、子宫破裂、羊水过多、妊娠合并肝病等,同时容易并发产后出血,而且产后出血本身也可以促进 DIC 的发生。产科 DIC 临床治疗困难,特别是羊水栓塞导致的 DIC 病情凶险,发展迅速,病死率高达 70%~80%。故 DIC 的预防、早期明确诊断、及时正确治疗对减少病死率至关重要。

（二）病因及发病机制

妊娠期是妇女的一个特殊生理时期,其凝血系统会发生明显变化,表现在孕妇体内的凝血因子 I、II、V、VII、VIII、IX 和 X 均增加,因子 VII 可超过正常的 10 倍,因子 VIII 和 X 可分别达正常的 100%~300% 和 120%~180%,纤维蛋白原增加明显,为非孕时的 1.5 倍,达 4~6g/L,凝血因子不断被激活;同时血小板的活性增加,尤其是孕 20 周以后;另外,母体及来自胎盘的纤溶抑制物增多,抗凝功能减弱,如抗凝血酶（AT-III）活性降低,蛋白 C、游离蛋白 S 减少40%~50%,凝血酶 - 抗凝血 III 复合物（TAT）增加,纤维蛋白降解产物有所增加,如代表纤溶活性的血浆 D- 二聚体浓度显著增高。以上各种因素使得孕妇在生理上处于高凝状态。虽然孕妇血液的高凝状态及纤溶活性降低是为适应分娩止血的一种生理性自我保护机制,但在下述致病因素（诱因）下,该机制可能会导致以下病理性改变:

1. 羊水栓塞　羊水中含有大量的组织凝血活酶和凝血因子激活物,当子宫血管开放（临产、胎盘早剥、前置胎盘、子宫破裂等）、宫腔压力突然升高时,促凝物质进入母体血液循环,引起 DIC,加之羊水中的有形成分作为栓子进入微循环,引起栓塞、变态反应甚至休克;同时激活纤溶系统,纤维蛋白降解,FDP 升高,导致出血和血液不凝。羊水栓塞引起的 DIC发病急剧且凶险,近年来高居我国孕产妇直接死因第二位。

2. 胎盘早剥、死胎及稽留流产　胎盘剥离面、损伤的蜕膜组织、死胎及稽留流产的变形、坏死组织,胎盘释放组织因子进入母体血液循环,激活外源性凝血系统,引起 DIC。

3. **妊娠期高血压疾病**　患者血液处于高凝状态,全身小动脉痉挛导致组织缺血、胎盘绒毛退变、出血、梗死、胎盘早剥均易导致 DIC。

4. **产科重症感染**　细菌内毒素(脂多糖)进入母体血液循环,使毛细血管通透性增加、周围血管扩张、微循环淤积;血小板聚集、破坏,释放血小板第三因子,激活多个凝血途径最终导致 DIC。

5. **妊娠合并重症肝病**　当妊娠合并病毒性肝炎、妊娠期高血压疾病肝脏损害、妊娠期急性脂肪肝等严重肝脏疾患时凝血因子生成障碍,导致和加速 DIC 的发生和发展。

6. **难治性产后出血**　多胎妊娠及羊水过多导致子宫收缩乏力、严重的胎盘粘连、剖宫产切口瘢痕妊娠等所致的严重产科失血也是诱发 DIC 的因素。

(三)临床表现

1. **多部位出血**　分娩或流产后阴道大量流血不凝,剖宫产手术切口或会阴侧切口及缝合针眼处渗血,同时可有皮肤、牙龈等部位的出血。

2. **全身多器官的功能障碍**　产科 DIC 发展迅速,很多可能没有出现明显的出血表现,而首先表现为产妇分娩过程中或分娩后烦躁不安,寒战、呛咳、呼吸困难、发绀、心率加快、面色苍白、四肢厥冷、血压下降,很快进入休克状态等,并且不能用其他原因解释的全身多器官的功能障碍。

(四)实验室检查

1. 凝血因子消耗的检查

(1)血小板计数 $< 100 \times 10^9$/L。

(2)PT 延长或缩短 3 秒以上,APTT 延长或缩短 10 秒以上。

(3)纤维蛋白原定量 < 1.5g/L。

(4)AT-Ⅲ $< 60\%$ 或蛋白 C 活性降低。

(5)血浆因子Ⅷ活性降低 $< 50\%$。

2. 继发性纤维蛋白溶解亢进及纤维蛋白降解产物

(1)血浆纤溶酶原含量减少 < 200mg/L 及活性降低。

(2)纤维蛋白(原)降解产生(FDP)明显增多。

(3)血浆鱼精蛋白副凝试验(3P 试验)阳性;3P 试验在 DIC 的中后期存在假阴性,故阴性不能排除 DIC。

(4)乙醇胶试验阳性。

(5)D-二聚体水平升高 4 倍以上。纤维蛋白单体、血浆 D-二聚体对早期诊断产科 DIC 有重要临床意义。

(五)诊断

1. **病史**　有易致 DIC 的产科疾病,如胎盘早剥、前置胎盘、死胎、羊水栓塞、死胎、重度子痫前期和子痫、感染性流产、稽留流产、葡萄胎、子宫破裂、羊水过多、妊娠合并肝脏疾病等病史。

2. **临床表现**　产道持续出血且无凝血块,针刺处血肿或瘀斑、手术切口渗血;微循环障碍或休克(低血压),气促,休克程度不一定与出血量呈正相关。在分娩过程中发生大出血、血液不凝、休克及栓塞等 4 种临床表现之一者,即应想到本病的可能。

3. **实验室检查**　除血液常规检查和血凝相关重要诊断指标外,蛋白尿,管型尿,肝、肾衰竭的化验结果提示血转氨酶异常、胆红素异常、尿素氮及肌酐轻度升高;溶血、黄疸、血红蛋白尿,红细胞形态异常等。

（六）鉴别诊断

1. 原发性纤溶亢进症 是指由于某些原因,产科中多为纤溶酶原激活物（t-PA、u-PA）增多,引起高纤溶酶血症,降解血浆中纤维蛋白原和多种凝血因子,使它们的血浆水平和活性下降,造成低纤维蛋白原血症,从而引起出血如阴道出血,手术切口渗血,皮肤大片瘀斑,黏膜、内脏出血为特征的临床表现。与产科 DIC 鉴别,该病 t-PA、u-PA 活性增高;血浆抗凝血酶浓度不降低;血小板计数正常,出血时间正常,3P 试验阴性。

2. 血栓性血小板减少性紫癜（TTP） 属于罕见的微血管血栓 - 出血综合征,其主要特征为发热、血小板减少、微血管性溶血性贫血、中枢神经系统和肾脏受累等,称为五联征,前三者称为三联征。本病病情多数凶险,死亡率高达 54%,可在妊娠期并发。100% 的病人有贫血表现,为正细胞正色素性,1/3 的患者血红蛋白 < 60g/L,大多有持久性血小板减少,白细胞计数升高,出血时间正常,血清胆红素升高,LDH 100% 升高,且与临床病理及严重程度相平行。无 DIC 的典型实验室改变。血浆血管性血友病因子裂解酶（ADAMTS13）缺乏或活性降低,造成 vWF 大分子多聚物不能降解所致的广泛微血栓形成。骨髓象呈现巨核细胞正常或增多伴成熟障碍。

（七）治疗

1. 病因治疗 积极治疗产科的合并症,如发生在分娩中应尽快结束分娩,发生在产后可行清宫,必要时切除子宫,阻断内、外源性促凝血物质进入母体。

2. 改善微循环预防休克 改善微循环是防治 DIC 的重要方法,首先应补充血容量,可以用复方乳酸钠液、右旋糖酐液,解除小动脉痉挛,特别是右旋糖酐可以修复血管内皮细胞,降低血液黏度、高凝状态,促使凝聚的血小板、红细胞解聚,用量 500~1000ml/d。补液过程中,应监测中心静脉压,了解心脏负荷状况,指导输液量及输液速度。

3. 抗凝治疗 DIC 高凝期和低凝期应用肝素有效,纤溶亢进期,单独使用肝素反可加重出血。DIC 提倡早期应用肝素治疗,但产科 DIC 高凝期极短,很快进入低凝期及纤溶亢进期。在治疗上则以输血、新鲜冰冻血浆、纤维蛋白原、血小板为主,抢救失血性休克,此时肝素应用要慎重。对于产科短时间内发生的 DIC,如羊水栓塞引起的,及时给予肝素,首次 50mg,加入葡萄糖液 100ml,然后每千克体重 0.5~1mg（每 mg=125U）持续静脉滴注或每 4~6 小时给药一次,保持有效的抗凝水平,24 小时用量可在 200mg 左右,疗效观察最简单的判断方法是血小板计数的动态检测。切忌过量,过量时可用鱼精蛋白对抗,每 1mg 的鱼精蛋白可以对抗 1mg 的肝素。双嘧达莫常用剂量为 100~200mg/d,抗 DIC 时需加大剂量,与肝素合用时可引起出血。一般临床多使用低分子肝素,由于低分子肝素具有抗凝作用强、生物利用度高、不易诱发血小板减少、一般不需严格检测凝血指标的特点,50~100U/（kg·d）,q8~12h。

4. 补充凝血因子 当出血的病因去除后,大量补充新鲜血液及凝血因子,如血小板,纤维蛋白原,AT 等。补充治疗:当血小板 < 50×10^9/L 时,输入一个单位的单采血小板可以升高血小板计数约 5×10^9/L;一个单位新鲜冰冻血浆（250ml）,含 600~700mg 纤维蛋白原;一个单位冷沉淀物,含 200mg 纤维蛋白原及凝血因子 I、V、VIII、XIII,每单位可增加纤维蛋白原 100mg/L,并可提高VIII因子水平。

5. 抗纤溶治疗 新近多数学者再次强调,抗纤溶药物如 6- 氨基己酸、抗血纤溶芳酸、止血环酸及抑肽酶等,可以延长微血管血栓存在时间,抗纤溶治疗绝对不能应用于 DIC 过程尚在继续的病人,否则会加重器官功能的损害。只有已经进入纤溶阶段后期,或基本停止,并且存在着周期性纤维蛋白溶解亢进的患者,才进行抗纤溶治疗。6-氨基己酸 5~10g 溶于生理盐水或 5% 葡萄糖溶液中静脉滴注,30 分钟内滴完,以后保持每小时 1g 滴速,24 小时量不超过 30g;抗血纤溶芳酸首次剂量为 50~100mg,以生理盐水或 5% 葡萄糖液稀释,并以 100mg/h 静脉滴入。

6. 维持水电解质和酸碱平衡　根据血气分析及电解质的化验结果,明确机体的情况,给予合理调整。一般轻度酸中毒可在补充足量的液体后自行纠正,但严重酸中毒需给予碱性药物治疗。常用 5% 碳酸氢钠 250ml 静滴。同时动态监测血气分析结果。

7. 预防和治疗多脏器功能衰竭　保护肾功能,预防心衰及肺水肿。心衰时用毛花苷丙 0.4mg 加入 50% 葡萄糖 20ml 静推,2 小时后可重复使用。在有效循环血量得到补充后,尿量不见增多,可适当给予利尿剂,肾衰时可进行血液透析。分娩、手术均增加感染机会,应积极预防,应用足量广谱抗生素,同时注意应用对肾脏影响小的抗生素。

(八)预防

产科 DIC 发病急骤、病情凶险、治疗困难、病死率高,因此应以预防为主,重视各种能够引起出血的或易导致 DIC 的病理产科疾病。加强孕期保健,定期产前检查,提高产检质量,有助于早期诊断及治疗原发病。产科临床实践中产后出血为主要诱因,因此要正确处理产程,防止子宫收缩乏力及软产道损伤,正确估计产后出血量,及早处理产后出血。在分娩过程中要正确使用缩宫素,防止宫缩过强,产程过快,避免在宫缩时破膜,减少羊水栓塞的发生。胎盘早剥引起的 DIC 常发生于早剥程度严重者,对于胎儿死亡、产妇出现休克症状,需注意可能合并凝血功能障碍的表现,动态监测 DIC 实验室指标。

(郝　敏　王静芳　杨林花　王永红)

参 考 文 献

1. Gunderson CC, Thomas ED, Slaughter KN, et al. The survival detriment of venous thromboembolism with epithelial ovarian cancer. Gynecol Oncol, 2014, 134(1): 73-77.

2. Morimoto A, Ueda Y, Yokoi T, et al. Perioperative venous thromboembolism in patients with gynecological malignancies: a lesson from four years of recent clinical experience. Anticancer Res, 2014, 34(7): 3589-3595.

3. Bates SM, Middeldorp S, Rodger M, et al. Guidance for the treatment and prevention of obstetric-associated venous thromboembolism. J Thromb Thrombolysis, 2016, 41(1): 92-128.

4. Jacobson G, Lammli J, Zamba G, et al. Thromboembolic events in patients with cervical carcinoma: Incidence and effect on survival. Gynecol Oncol, 2009, 113(2): 240-244.

5. Rodriguez AO, Gonik AM, Zhou H, et al. Venous thromboembolism in uterine cancer. Int J Gynecol Cancer, 2011, 21(5): 870-876.

6. Pant A, Liu D, Schink J, et al. Venous thromboembolism in advanced ovarian cancer patients undergoing frontline adjuvant chemotherapy. Int J Gynecol Cancer, 2014, 24(6): 997-1002.

7. Debourdeau P, Beckers M, Gerome P, et al. How to improve the implementation of guidelines on cancer-related thrombosis. Expert Rev Anticancer Ther, 2011, 11(3): 473-483.

8. Merkow RP, Bilimoria KY, McCarter MD, et al. Post-discharge venous thromboembolism after cancer surgery:

extending the ease for extended prophylaxis. Ann Surg, 2011, 254(1): 131-137.

9. Shai A, Rennert HS, Rennert G, et al. Statins, aspirin and risk of thromboembolic events in ovarian cancer patients. Gynecol Oncol, 2014, 133(2): 304-308.

10. Lyman GH, Bohlke K, Khorana AA, et al. Venous Thromboembolism Prophylaxis and Treatment in Patients With Cancer: American Society of Clinical Oncology Clinical Practice Guideline Update 2014. J Clin Oncol, 2015, 33(6): 654-656.

11. Gynecologic Endocrinology Subgroup, Chinese Society of Obstetrics and Gynecology, Chinese Medical Association; Gynecologic Endocrinology Subgroup Chinese Society of Obstetrics and Gynecology Chinese Medical Association. Guideline on diagnosis and treatment of abnormal uterine bleeding. 中华妇产科杂志, 2014, 49(11): 801-806.

12. Dahlke JD, Mendez-Figueroa H, Maggio L, et al. Prevention and management of postpartum hemorrhage: a comparison of 4 national guidelines. Am J Obstet Gynecol, 2015, 213(1): 76. e1-10.

13. Committee on Practice Bulletins-Gynecology. Practice bulletin no. 136: management of abnormal uterine bleeding associated with ovulatory dysfunction. Obstet Gynecol, 2013, 122(1): 176-185.

14. Singh S, Best C, Dunn S, et al. Abnormal uterine bleeding in pre-menopausal women. J Obstet Gynaecol Can, 2013, 35(5): 473-479.

15. Hauk L, American College of Obstetricians and Gynecologists. ACOG releases guidelines on management of abnormal uterine bleeding associated with ovulatory dysfunction. Am Fam Physician, 2014, 89(12): 987-988.

16. Adu-Bonsaffoh K, Obed SA, Seffah JD. Maternal outcomes of hypertensive disorders in pregnancy at Korle Bu Teaching Hospital, Ghana. Int J Gynaecol Obstet, 2014, 127(3): 238-242.

17. Ye C, Ruan Y, Zou L, et al. The 2011 survey on hypertensive disorders of pregnancy (HDP) in China: prevalence, risk factors, complications, pregnancy and perinatal outcomes. PLoS One. 2014, 9(6): e100180.

18. Clark SL, Christmas JT, Frye DR, et al. Maternal mortality in the United States: predictability and the impact of protocols on fatal postcesarean pulmonary embolism and hypertension-related intracranial hemorrhage. Am J Obstet Gynecol, 2014, 211(1): 32. e1-9.

19. Zanette E, Parpinelli MA, Surita FG, et al. Maternal near miss and death among women with severe hypertensive disorders: a Brazilian multicenter surveillance study. Reprod Health, 2014, 11(1): 4.

20. Nair M, Kurinczuk JJ, Brocklehurst P, et al. Factors associated with maternal death from direct pregnancy complications: a UK national case-control study. BJOG, 2015, 122(5): 653-662.

21. Creanga AA, Berg CJ, Syverson C, et al. Pregnancy-related mortality in the United States, 2006-2010. Obstet Gynecol, 2015, 125(1): 5-12.

22. Vasquez DN, Das Neves AV, Zakalik G, et al. Hypertensive disease of pregnancy in the ICU: a multicenter study. J Matern Fetal Neonatal Med, 2015, 28(16): 1989-1995.

23. Mehrabadi A, Liu S, Bartholomew S, et al. Hypertensive disorders of pregnancy and the recent increase in obstetric acute renal failure in Canada: population based retrospective cohort study. BMJ, 2014, 349: g4731.

24. Gillon TE, Pels A, von Dadelszen P, et al. Hypertensive disorders of pregnancy: a systematic review of international clinical practice guidelines. PLoS One, 2014, 9(12): e113715. PMID: 25436639.

25. 杨林花. 出血性及凝血性疾病诊疗临床实践. 北京: 科技文献出版社, 2013.

26. Magee LA, Pels A, Helewa M, et al. Diagnosis, evaluation, and management of the hypertensive disorders of pregnancy: executive summary. J Obstet Gynaecol Can, 2014, 36(7): 575-576.

27. Moussa HN, Arian SE, Sibai BM. Management of hypertensive disorders in pregnancy. Womens Health (Lond Engl), 2014, 10(4): 385-404.

28. Yuce T, Acar D, Kalafat E, et al. Thrombocytopeniain pregnancy: do the time of diagnosis and delivery route affect pregnancy outcome in parturients with idiopathic thrombocytopenic purpura? Int J Hematol, 2014, 100 (6): 540-544.

29. Kasai J, Aoki S, Kamiya N, et al. Clinical features of gestational thrombocytopenia difficult to differentiate from immune thrombocytopeniadiagnosed during pregnancy. J Obstet Gynaecol Res, 2015, 41(1): 44-49.

30. Shin JE, Lee Y, Kim SJ, et al. Association of severe thrombocytopenia and poor prognosis in pregnancies with aplastic anemia. PLoS One, 2014, 9(7): e103066.

31. Litt JS, Hecht JL. Placental pathology and neonatal thrombocytopenia: lesion type is associated with increased risk. J Perinatol, 2014, 34(12): 914-916.

32. Habas E, Rayani A, Ganterie R. Thrombocytopenia in hypertensive disease of pregnancy. J Obstet Gynaecol India, 2013, 63(2): 96-100.

33. Lin YH, Lo LM, Hsieh CC, et al. Perinatal outcome in normal pregnant women with incidental thrombocytopenia at delivery. Taiwan J Obstet Gynecol, 2013, 52(3): 347-350.

34. Dikman D, Elstein D, Levi GS, et al. Ioscovich A. Effect of thrombocytopenia on mode of analgesia/anesthesia and maternal and neonatal outcomes. J Matern Fetal Neonatal Med, 2014, 27(6): 597-602.

35. Nisha S, Amita D, Uma S, et al. Prevalence and characterization of thrombocytopenia in pregnancy in Indian women. Indian J Hematol Blood Transfus, 2012, 28(2): 77-81.

36. Tiller H, Kamphuis MM, Flodmark O, et al. Fetal intracranial haemorrhages caused by fetal and neonatal alloimmune thrombocytopenia: an observational cohort study of 43 cases from an international multicentre registry. BMJ Open, 2013, 3: 3.

37. Nomuras RM, Kleine RT, Igai AM, et al. Clinical and obstetrical management of pregnant women with autoimmune hepatitis complicated by moderate or severe thrombocytopenia. Rev Assoc Med Bras, 2013, 59(1): 28-34.

38. Pourrat O, Valerlin, Pierre F. Is incidental gestational thrombocytopaenia really always safe for the neonate? J Obstet Gynaecol, 2014, 34(6): 499-500.

39. Hosain N, Paidas MJ. Disseminated intravascular coagulation. Semin Perinatol, 2013, 37(4): 257-266.

40. Zezza L, Ralli E, Conti E, et al. Hypertension in pregnancy: the most recent findings in pathophysiology, diagnosis and therapy. Minerva Ginecol, 2014, 66(1): 103-126.

41. 余婉霞, 王永红. 产科弥漫性血管内凝血 15 例临床分析. 中国药物与临床, 2014, 14(11): 1559-1562.

42. Kobayashi T. Obstetrical disseminated intravascular coagulation score. J Obstet Gynaecol Res, 2014, 40(6): 1500-1506.

43. Rattray DD, O'Connell CM, Baskett TF. Acute disseminated intravascular coagulation in obstetrics: a tertiary centre population review(1980 to 2009). J Obstet Gynaecol Can, 2012, 34(4): 341-347.

44. York S, Lichtenberg ES. Characteristics of presumptive idiopathic disseminated intravascular coagulation during second-trimester induced abortion. Contraception, 2012, 85(5): 489-495.

45. Levi M, van der Poll T. Disseminated intravascular coagulation: a review for the internist. Intern Emerg Med, 2013, 8(1): 23-32.

46. Benz R, Malär AU, Benz-Wörner J, et al. Traumatic abruption of the placenta with disseminated intravascular

coagulation. Anaesthesist, 2012, 61(10): 901-905.

47. Xue X, Liu L, Rao Z. Management of postpartum hemorrhagic shock and disseminated intravascular coagulation with damage control resuscitation. Am J Emerg Med, 2013, 31(8): 1291. e1-2.

第十一节　器官移植与出血和血栓

器官移植(organ transplant)是将一个器官整体或局部从一个个体用手术方式转移到另一个个体的过程。其目的是用来自供体(donor)的好的器官替代受者(recipient)损坏的或功能丧失的器官。其中被移植的部分称为移植物(graft),提供移植物的个体称为供者,接受移植物的个体称为受者。

1954年,美国波士顿的医学家哈特韦尔·哈里森和约瑟夫·默里在一对双胞胎身上成功地完成了人类历史上第一次真正意义上的器官移植术——肾移植手术,从而开创了人体器官移植的新时代。1963年,医学家们在肺和肝脏移植方面进行了尝试。随后,南非的克里斯蒂安·巴纳德医生和美国的诺曼·沙姆韦医生、登顿·库利医生相继完成了心脏移植手术。但直到20世纪70年代后期,随着环孢素这种能抑制身体攻击外来器官倾向的药物研制出来以后,器官移植才得以在临床广泛开展。现在全世界每年大约进行了10 000多例肾移植、1000例左右肺移植、2000例左右心脏移植、4000例左右肝移植和1000例胰移植手术,迄今已有数十万名患者通过他人捐献的器官获得了新生。器官移植是当代医学发展极具代表性的前沿技术。器官移植相关止凝血方面的并发症,主要包括围术期出血和血栓栓塞并发症。

一、围术期出血

围术期是指手术患者从入院,经过术前、术中和术后,直至基本康复出院的全过程,又称手术全期。此期对手术患者很重要,可为患者创造良好的心理准备和身体准备,使患者顺利的通过手术和术后迅速的恢复,减少或避免术后并发症。此期又细分为手术前期、手术中期和手术后期三个阶段。实体器官移植最突出的并发症是围术期出血,尤其在接受肝移植的患者中更为多见。

(一)发病机制

1. 原位肝移植　因为肝脏可合成大多数凝血因子和抗凝蛋白,如抗凝血酶(antithrom, AT)、蛋白C(protein C, PC)、蛋白S(protein S, PS)、纤溶酶原(plasminogen, PLG)的合成场所,同时肝脏的单核-吞噬细胞系统则参与凝血因子,抗凝蛋白和纤溶因子的清除,因此肝脏受损,引起体内各种凝血因子或抗凝、抗纤溶蛋白生成减少或清除障碍,即可引起出血,又可引起血栓。因肝脏肿瘤、肝硬化等各种病因接受肝移植的受体多数在术前已有不同程度的凝血功能障碍和出血倾向,出血是引起肝移植患者死亡的最常见的原因。在肝移植手术过程中的无肝前期、无肝期及新肝期,出血发生的机制有很大差别。

晚期肝病,肝脏产生血小板生成素(thrombopoitin, TPO)受到不同程度的影响,加上脾大,脾功能亢进及血小板抗体等因素,造成血小板计数减少;此外,肝移植中血小板功能的缺陷,加剧了术中的出血倾向,多数肝移植受者BPC下降,至新肝期达最低点。

血管性血友病因子(vWF)在手术过程中维持较高水平,反映晚期肝病患者内皮细胞受损;另一方面vWF的升高在一定程度上加强了机体初期止血作用。无肝前期,由于肝脏合成凝血因子减少、手术创伤及麻醉诱导造成血液稀释，使凝血因子活性下降；无肝期患者的凝血因子合成停止；新肝期，肝脏合成凝血因子功能未健全，血管重建使血流动力学改变，凝血因子被激活，肝窦内皮细胞脱落造成窦内凝血，内皮细胞大量释放组织型纤溶酶原激活物（tissue plasminogen activator, t-PA）造成原发性纤溶，使凝血活性降到手术过程中的最低点。

术前 AT 的活性与血浆浓度均明显低于正常水平，并在手术过程中逐渐下降，凝血酶-抗凝血酶复合物（thrombin-antithrombin, TAT）值则相应呈梯度上升。PC、PS、组织因子途径抑制物（tissue factor pathway inhibitor, TFPI）的血浆浓度低于对照组，但手术过程中变化不显著。AT、PC、PS 的变化，是肝病合成减少与消耗增加等因素综合作用的结果，提示终末期肝病的止凝血缺陷并不只局限于较低的凝血水平，其中还伴随着移植后凝血酶的产生增加。

PLG、α_2-抗纤溶酶（α_2-antiplasmin, α_2-AP）、纤溶酶原激活抑制物（plasminogen activator inhibitor 1, PAI-1）的血浆水平在术中稳步降低，新肝期达最低值。t-PA、纤溶酶-抗纤溶酶（plasmin-antiplasmin, PAP）的血浆水平则呈增高趋势，在无肝期及新肝期更显著。血浆 D-二聚体水平显著升高并在新肝期达峰值。无肝期，内皮细胞由于受到多种刺激而分泌出大量 t-PA，同时肝脏对 t-PA 的清除作用消失，失血则作为一个代偿机制可清除部分 t-PA，由于 t-PA 的清除减低和 PAI-1 的分泌减少导致了 t-PA-PAI-1 复合物水平升高；新肝期，虽然再灌注后肝脏对 t-PA 的清除有所恢复，t-PA-/PAI-1 复合物水平有回落，但是由于植入的供肝释放出大量的 t-PA，使得 t-PA 水平在新肝早期继续升高，中后期才开始慢慢降至正常。这种效应在新肝期达到峰值。其作用的结果是使 PLG、α_2-AP 的活性在手术中进行性降低，PAP、D-二聚体的含量逐渐升高。而 D-二聚体含量升高，使肝移植中既有原发性纤溶功能亢进，又涉及继发性纤溶功能亢进。

总之，接受肝移植术患者无肝期全身血液呈低凝状态，新肝期达到最低；而纤溶功能正好相反，逐渐增高，新肝期达到最高。这时的病理生理特点极易发生纤溶加速，并发出血。

2. 原位心脏移植　肝素介导的血小板减少症（heparin-induced thrombocytopenia, HIT）是心脏移植较常见的并发症。在使用肝素抗凝血治疗过程中，1%~3% 的病人会产生 HIT 抗体，当中约 95% 的病人出现轻微至中等程度的血小板减少。但心脏移植围术期出血的主要原因是低温和体外循环的时间延长，影响了血小板功能，但对这类患者而言，出血并不对预后起决定作用。

3. 肾移植　移植肾门血管漏扎、腹膜后小血管止血不彻底是肾移植术后切口内出血的最常见原因，慢性肾功能不全尿毒症期存在凝血机制异常，反复透析治疗应用过多抗凝剂，尿毒症终末期消化道黏膜溃疡并发糜烂出血，严重贫血红细胞所含 ADP 减少，血小板功能异常，凝血酶原水平低下，术后肾动静脉血栓形成，以及移植肾破裂出血等，均为围术期出血异常的危险因素。

4. 造血干细胞移植　造血干细胞移植后发生出血并发症的原因主要有血小板减少，放、化疗导致的黏膜炎及血管损伤，低分子量肝素的使用，骨髓来源的干细胞，凝血异常，感染及 GVHD 等移植后并发症有关。其中出血性膀胱炎（hemorrhagic cystitis, HC）较为常见，在无预防措施情况下发生率高达 40%~68%，给予适当的抗病毒预防后其发生率下降至 0~25%。HC 最主要的高危因素与患者的年龄、移植前病情状态、移植类型、是否使用抗人胸腺细胞球蛋白（ATG）及是否发生 GVHD 有明显相关性。发生在预处理 28~72 小时称为早期 HC，其发生多与预处理相关，尤其是包含大剂量的环磷酰胺及白舒非的化疗药物及血小板低下相关。发生在 72 小时后称为迟发型 HC，其发生与多种复合因素相关，多数学者认为与移植物抗宿主病及病毒感染（其中包括 BK 病毒，JC 病毒，EB 病毒或巨细胞病毒）相关，或者说也可能与免疫相关，由于细胞免疫异常及供者 T 淋巴细胞的去除及移植物抗宿主病导致病毒活化复制增加导致 HC。

5. 药物的影响　钙调磷酸酶抑制剂（环孢素，他克莫司）和硫代嘌呤类似物如咪唑硫嘌呤以及其他一些药物（如杀菌药，抗真菌药，抗病毒药，肝素等）均可引起血小板减少和不同程度骨髓抑制。

（二）临床表现

1. 原位肝移植　受者由于凝血功能紊乱出现大出血时，常伴有贫血或缺氧症状。此阶段常会出现大量出血，肝素样效应，纤溶亢进，代谢性酸中毒，低体温，电解质紊乱以及心功能不全。

2. 原位心脏移植　手术中麻醉可能掩盖并发的血液学表现，如不易解释的低血压，切口渗血或手术部位不易止血。

3. 肾移植　表现为皮肤紫癜、鼻出血、牙龈出血、胃肠道出血或手术伤口渗血。排斥反应可引起移植器官弥漫性出血，或伴随有移植器官功能减退甚至丧失。

4. 造血干细胞移植　移植后患者出血部位多发生在口腔黏膜、鼻腔、皮肤黏膜、眼结膜、消化道、呼吸道，严重者可发生颅内出血。HC 早期表现可为镜下血尿，伴或不伴尿频、尿急、尿痛等尿路刺激症状，随着病情进展，会出现肉眼血尿，甚者可形成血块阻塞尿路，导致梗阻及肾衰竭。

（三）实验室检查

1. 血常规检查　由于手术、麻醉、缺氧及代谢性酸中毒等原因，器官移植后血小板多有不同程度的活化，肝、肾移植中血小板减少。血小板表面 GP Ⅱ b/ Ⅲ a 的表达增加，血小板功能的缺陷，加剧了术中的出血倾向。在骨髓移植后 5~30 天内血小板减少最为明显，此后血小板数的上升可作为移植成功的指标。

2. 凝血象及凝血因子检测　由于抗凝剂的使用、手术中的消耗、肝脏合成能力低下及凝血酶纤溶酶对多种凝血因子的降解等因素，多数患者 APTT、PT、TT 延长，Fg、凝血酶原、F V、F Ⅶ、F Ⅸ、F Ⅹ 等明显减少。

3. 血管内皮功能检测　由于手术及排斥反应等原因，多有全身及局部血管内皮损伤，故移植后 vWF、凝血酶调节蛋白等显著升高。

4. 纤溶活性检测　由于移植术中血管内皮损伤，多数患者有 t-PA 的暂时性升高，血、尿 FDP 增高，D- 二聚体含量的升高，移植中既有原发性纤溶功能亢进，又涉及继发性纤溶功能亢进。

（四）治疗

大量输注所需血制品与术后患者出血的死亡率具有明显的相关性。研究者们一直在寻找最合适的联合止血剂方法来控制术中出血，如输注压积红细胞、全血、血小板、新鲜冰冻血浆，补充维生素 K。当患者出现 DIC，任何原因引起的低纤维蛋白血症或异常纤维蛋白血症时应输注冷沉淀或纤维蛋白原。凝血酶原复合物（prothrombin complex concentrate，PCC）含有依赖维生素 K 的凝血因子即 F Ⅱ、Ⅶ、Ⅸ、Ⅹ。肝移植术患者，由于肝脏功能多处于终末期，加上移植手术过程中纤维蛋白溶解功能亢进，因此循环血中有多个凝血因子的活性降低。凝血酶原复合物的输注可以改善患者血液的低凝状态。一般在 PT 超过正常对照值的 2 倍时可按 20U/kg，每 8 小时一次或根据 PT 的结果重复给药。

已对肝病患者进行了活化的重组Ⅶ因子（rFⅦa）的研究。当组织因子暴露于损伤部位时，FⅦ成为起始因子，激活导致了 X 因子活化和凝血酶的生成，促进了可溶性纤维蛋白血栓的形成。Pugliese 等报道 20 个肝硬化患者在移植手术前开始应用 rFⅦa 40μg/kg 比较试验组和对照组围术期的输血量，结果显示：试验组平均输血量显著低于对照组，红细胞分别为 300ml ± 133ml 和 570ml ± 110ml（$P=0.017$），输注的 FFP 分别为 600ml ± 154ml 和 1400ml ± 187ml（$P < 0.001$）；两组的失血量分别为 740ml ± 131ml 和 1140ml ± 112ml（$P < 0.049$）。除了血制品，其他如 1- 去氨基 -8-D- 精氨酸升压素（DDAVP），雌激素，纤维蛋白封闭剂，氨基己酸，抑肽酶等控制出血的作用已得到认可。氨基己酸可用于纤溶亢进的患者，但 DIC 的患者应慎用。对接受原位肝移植的患者使用抑肽酶能达到有效的止血作用。Porte 等对 137 例接受肝移植病人使用大剂量、常规剂量及安慰剂的结果也表明，肝移植手术中使用抑肽酶可以明显减少出血量及血液和相关血液制品的使用，而血栓形成的发生率与对照组没有明显差异。因此，该作者认为若无禁忌证，在肝移植手术中应该常规使用抑肽酶。Marcel 等使用小剂量 20 万 U/h 抑肽酶可以有效地抑制肝移植手术中的纤溶活性亢进、减少血液及血液制品的需要。

肾移植手术前可以通过透析对患者的凝血功能进行调控。手术前透析治疗可改善血小板功能和血小板第 3 因子释放反应，也可给予 DDAVP。

手术中 BPC 减少或术后持续出血应输注浓缩血小板制剂，使 BPC >（80~100）× 10^9/L。在 DIC 时，输注血小板因应同时用适量肝素。肝素诱导的血小板减少，抗肝素 -PF4-IgG 抗体阳性者应停用肝素，改用其他凝血酶制剂；大出血者进行血浆置换可去除部分抗体。移植术后抗凝剂改用阿司匹林或双嘧达莫。

因骨髓造血受抑引起的血小板生成障碍，应尽可能去除诱因。骨髓再生障碍时应给予造血生长因子，抗胸腺细胞球蛋白，甾体类激素治疗。HC 的治疗：大部分 HC 是自限性的，2~3 周可恢复正常。强迫水化和加强血小板输注是主要方法。目前建议不给予氨基己酸等止血类药物，以防出现血块。如出现血块，通用的方法是给予生理盐水持续膀胱灌注（经尿道或耻骨上膀胱造瘘）。如有明确的病毒感染证据，建议给予抗病毒治疗。西多福韦（CDV）是一种具有广谱抗病毒活性的无环核苷类似物，CDV 的最佳剂量仍有争议（0.5~5.0mg/kg）。CDV 的治疗反应与 BKV 的病毒载量相关，CDV 治疗应注意相关肾毒性反应。高压氧治疗对放射性相关的 HC 有效，可能与促进成纤维细胞增殖及毛细血管生成，减轻水肿及促进乏氧膀胱上皮细胞修复有关。如 HC 持续进展，挽救性措施如选择性膀胱动脉栓塞，双侧输尿管插管导尿以利于膀胱充分休息。如继续进展，可选择膀胱切除。

二、血栓栓塞并发症

器官移植后大小血管并发症，不论是肺动脉栓塞（pulmonary embolism, PE）、下肢深静脉血栓（deep vein thrombosis, DVT），还是术后血管或移植物血栓形成，都对预后有重要影响，是造成移植物失功能和患者死亡的重要原因。现将常见器官移植的血栓形成分述如下。

（一）发病机制

1. 发生 DVT 危险因素　年龄 40 岁以上；长期卧床，血流缓慢；糖尿病史；肾移植应用促红细胞生成素，造成血细胞比容增高；巨细胞病毒感染；既往有 DVT 病史。

2. 免疫抑制剂的使用　肾移植术后采用环孢素为基础的方案比用咪唑硫嘌呤为主的方案更易发生血栓栓塞并发症。一些免疫排斥反应抑制剂，可引起高血脂、高血压和血管损伤，增加血栓形成的危险性。

3. 红细胞增多症　接受肾移植的患者约 17% 发生移植后红细胞增多症，血液黏度增加，其病理机制尚未阐明。

4. 肝素介导的血小板减少症　肝素在体内与血小板 4 因子（PF4）结合形成血小板 4 因子 - 肝素（PF4-H）复合物。通过 PF4-H 复合物暴露新的抗原决定簇导致产生 PF4-H 抗体（通常为 IgG 型）。通过血小板 Fcγ Ⅱ a 受体的介导，触发血小板微粒生成，促使血小板活化，并释放促凝物质，使机体处于高凝状态，易发血栓。Ⅱ型 HIT 所致明显的出血较少见，但却是血栓形成的高危险因素。

5. 移植物血栓形成　经手术激活的内皮会释放大量止血蛋白入循环，包括 t-PA、PAI-1 和 vWF。有报道在并发了移植物血栓形成的肝移植患者中，vWF- 抗原 - 利托霉素（ristocetin）比率升高和凝血酶 - 抗凝血酶复合物生成增多是表明患者处于凝血前状态的一个潜在的标志。在接受肝移植的儿童患者，血管并发症可高达 21%，包括肝动脉血栓形成，门静脉血栓形成及静脉流出道阻塞。肾移植后早期移植物血栓形成不常发生但危害性大。

6. 微血管病　骨髓、肾移植后血栓性微血管病的发生率可分别高达 6% 和 3.4%。移植相关血栓性微血管病患者水解 vWF 多聚体的金属蛋白酶的活性是正常的。移植相关血栓性微血管病与移植后放疗、大剂量化疗、急性移植物抗宿主病、感染以及环孢素等多种因素密切相关，内皮细胞损伤是其发病的中心环节。器官移植后发生微血管病者，移植物坏死率高，失败率高，预后较差。

7. 传统性血栓相关性危险因子　移植早期发生血栓形成可能与 F V -Leiden 和狼疮抗凝物有关。在一项回顾性研究中，16 例接受了肾移植术者因动脉或静脉血栓形成和移植物功能丧失而最终肾移植失败。血栓发生的时间平均为术后 3.6 天。其中 5 例高凝状态患者中，3 例抗磷脂抗体阳性，1 例同型半胱氨酸升高。

（二）各类脏器移植与血栓形成

1. 原位肝移植肝脏移植后可并发肝动脉血栓形成（hepatic artery thrombosis，HAT）、肝静脉血栓形成（HVT）、门静脉血栓形成（PVT）、DVT 和 PE。肝移植血管吻合中，肝动脉是关键的一步。因为在吻合的管道中，肝动脉是最细的。成人 HAT 发生率为 1.6%~12%，而儿童组可高达 5%~38%。肝移植术后门静脉血栓形成的发生率约为 1.8%~5%，DVT 发生率为 2.7%，PE 的发生率为 1%。

新生儿和婴儿肝移植，HAT 情况更为严重，原因可能在于吻合血管细小，重建动脉要求技术高。另外，细胞毒抗体交叉反应阳性，急性排斥反应，巨细胞病毒感染，凝血机制紊乱，冷缺血时间过长都会增加 HAT 的危险。HAT 根据发生时间的早晚，临床表现可多种多样，部分病人可能无任何症状。一般来说，HAT 出现越早，症状越严重。开始时表现为发热，腹痛，胆汁减少，胆管炎，胆瘘。病人迅速出现高热，精神状态恶化，感染性休克，甚至急性肝功能衰竭。

移植术后早期 PVT 的主要原因多与外科手术技术直接相关，而迟发性 PVT 的原因不甚明确。Kishi 等的研究指出,肝移植术中门静脉血管旁路移植是移植术后发生迟发性 PVT 的高危因素。另外,移植术后患者的某些生活方式,如部分女性患者穿紧身衣造成上腹部过分受压。肝移植术后发生迟发性 PVT 者,部分出现门静脉高压;部分出现肝功能衰竭;部分患者无任何临床表现,而仅术后常规行彩色多普勒超声检查时发现。移植术后迟发性 PVT 与排斥反应有关。

2. 心脏移植 HIT 是心脏移植较常见的并发症,而在这些 HIT 病人中,大约 50% 的病人会形成不同程度的动脉或静脉血栓,从而引致截肢及死亡的风险相对较高。Hourigan 等对 46 例发生了血小板减少的心脏移植患者进行 HIT 抗体检测,39% 的患者术前检出抗 PF4-H 抗体阳性,其中 10 例出现了血小板减少,5 例出现血栓并发症。

3. 肾移植 肾移植用于治疗肾衰竭取得了巨大成功,但仍有部分患者死于肾移植中的各种并发症。其中肾移植中的血栓形成及相关的血管并发症是患者远期死亡中仅次于感染的重要因素。血栓形成或栓塞的部位广泛,有肾动脉、肾静脉、肾内小血管、肺动脉、脑动脉、冠状动脉、视网膜动脉、深部静脉等。除少数血栓形成无症状或后果轻微外,大多造成移植物脱落或功能丧失、患者死亡等严重后果。

肾移植患者血栓形成的原因与机制复杂,目前认为涉及以下几个方面:

(1)血管内皮损伤:已证实血管内皮损伤在血栓形成等血管并发症中属关键因素。内皮损伤的原因首推排斥反应造成的免疫性损伤。事实上,内皮细胞是排斥反应时的主要靶细胞。移植后体内存在针对内皮细胞抗原的抗体。此外,手术、液体冲洗、移植物体外缺血、酸中毒均可造成内皮损伤。

(2)高凝状态:肾移植患者血小板对 ADP 的聚集性增加,发现肾移植患者 FⅧ:C、Fg、vWF、DD 和 FⅨ:C 明显增加,证实肾移植后有凝血激活与纤维蛋白形成。肾移植患者应用环孢素后 t-PA 释放减少,PAI 升高,纤溶活性明显下降。此外,粒细胞与红细胞的聚集性增加更促进了患者的高凝状态。

(3)免疫反应:排斥反应可致内皮损伤,补体可导致激肽系统与凝血激活,抗原抗体复合物可直接激活血小板,参与血栓形成。

(4)药物作用:环孢素可防治排斥反应,应对减少血栓形成有利。但进一步研究显示环孢素促进凝血酶诱导的血小板钙离子内流及增加 Na^+/H^+ 交换,因此,环孢素直接加强血小板蛋白激酶依赖的细胞活化机制,导致血小板聚集性增加。应用环孢素者的 t-PA 降低、PAI 升高。环孢素尚可引起高血脂、高血压和血管损害,增加血栓形成的危险因素。

4. 造血干细胞移植 常常伴随多种并发症,其中血栓栓塞,包括肝静脉闭塞病(亦称肝窦阻塞综合征,VOD)、血栓性微血管病变(TMA)、导管相关性血栓、深静脉血栓(DVT)和肺栓塞(PE),移植相关性血栓严重延长患者住院时间,影响患者生存质量,并成为干细胞移植患者死亡率增加的重要原因之一。

(1)VOD:VOD 是造血干细胞移植后出现的一种严重的早期并发症,以微血管病性溶血性贫血,消耗性血小板减少及脏器功能不全为特征。VOD 移植中的发生率为 5%~60%,总体病死率为 3%~67%,轻型多可治愈,而重症患者病死率高达 100%。VOD 的危险因素包括移植前患者铁负荷过重,移植前转氨酶升高,再次干细胞移植和预处理方案及药物毒性。VOD 主要由于肝细胞以及肝静脉窦内皮的损伤而致,肝内小静脉窦状隙的内皮细胞因多种因素细胞肿胀、变性,最终导致血管变窄或完全闭塞,肝内血液回流障碍,肝细胞变性,小叶中央肝细胞坏死是其主要发病机制。VOD 多于预处理后 3 周内出现,以黄疸、肝区肿痛、体质量增加和腹水为特征的临床综合征,不仅可以导致肝脏功能衰竭,还可以引起肾脏、心脏、肺等多器官功能衰竭。

（2）TMA：TMA 主要表现为外周血血小板减少、微血管性溶血性贫血（MAHA）、微血管血栓形成和多器官功能衰竭的临床综合征,常引起肾功能损害及中枢神经系统异常,死亡率很高。TMA 是造血干细胞移植后的严重并发症,常发生于移植后 100~180 天,多数在诊断后三个月内死亡,与移植患者的预后密切相关。移植相关性 TMA 的发生率为 0.5%~76%,经过治疗后死亡率仍可达 60%~90%。内皮功能的失衡可能在移植后 TMA 的发病中起重要作用。预处理过程中高剂量放化疗引起的多发性损伤、感染、VOD 以及 GVHD 通过直接机制或细胞因子的诱导作用损伤内皮细胞。内皮损害引起促凝血物质的过度表达,促进血小板黏附与聚集,移植相关的多种并发症又通过直接或间接释放炎性因子进一步加剧内皮细胞的损伤与凋亡。此外,内皮微环境在移植相关的 TMA 发病过程中也起到一定作用,表现为肿瘤坏死因子 α（TNF-α）、血栓调节蛋白（TM）、循环内皮微颗粒（EMP）、纤溶酶原激活物抑制剂 -1（PAI-1）以及 IL-8 等因子水平的升高。抗 GVHD 药物环孢素、他克莫司则可以通过增加血栓素 A_2 的合成和减少前列腺环素（PGI_2）生成促进内皮组织的促凝血改变。凋亡机制也是引起血管内皮损伤的重要因素,干细胞移植预处理过程中产生的 TNF-α 能够诱导内皮细胞凋亡,与 IL-1 共同促使凝血激酶和 PAI-1 表达升高,从而使得血液系统处于高凝状态,引起移植相关的 TMA 发生。TMA 是一种多因素相关疾病,综合多项研究结果显示 TMA 发生与高龄,性别（女性）,妊娠,TBI 预处理,供体类型（无关供体）,ABO 血型不合,Ⅱ度以上 GVHD,高强度预处理方案,药物（钙蛋白酶抑制剂、CSA、皮质激素、FK506、西罗莫司、口服避孕药、噻氯匹定、氯吡格雷、奎宁、贝伐单抗和丝裂霉素）,病原体（CMV、人类疱疹病毒 6、腺病毒、H1N1 流感病毒、HIV、大肠杆菌 O157：H7、幽门螺杆菌、肺炎链球菌、其他产志贺菌素的病原体）感染、肿瘤等相关。

（3）中心静脉导管（CVC）：相关性血栓接受强烈化疗和 HSCT 患者常需置 CVC。其 CVC 是保证 HSCT 能顺利进行的一个重要环节。CVC 相关性血栓形成发生率为 1%~6.9%。各种体内机械装置在植入术中及术后,机械性地破坏血管壁的完整性,血管内皮细胞受损,导致血小板活化并启动内源性及外源性凝血过程,促进血栓形成。机械装置作为体内异物,可接触激活引发凝血和炎症反应。机械装置本身在血管内占据一定的空间,还可能影响相应的血流,导致静脉淤血和湍流,从而引发凝血因子活化。CVC 相关性血栓形成还与导管类型、植入部位、导管尖端位置以及导管感染等因素有关。研究显示,聚乙烯材料导管比聚氨酯和硅胶材料导管、三腔导管比两腔导管、左上肢比右上肢深静脉植入导管更易发生 CRT。而导管尖端位于上腔静脉与右心房交界处可明显减少 CRT 的发生,因为该处血流量大、药物输注时有更大的稀释效应以及导管尖端与血管内皮细胞直接接触的可能性较小。此外,导管相关性感染也可能参与了 CVC 相关性血栓的发病。

(三)临床表现

DVT 患肢肿胀、疼痛、皮肤颜色改变。动脉血栓形成,肢端疼痛,肢体缺血性坏死。肠系膜动脉血栓形成后可表现为剧烈腹痛甚至急腹症的体征。冠脉闭塞时呈心绞痛或心肌梗死的症状。TMA 表现外周血血小板减少、微血管病性溶血性贫血、血红蛋白尿、紫癜、肾功能不全。VOD 多以黄疸、肝区肿痛、体重量增加和腹水为特征。HAT 开始时表现为发热,腹痛,胆汁减少,胆管炎,胆瘘。病人迅速出现高热,精神状态恶化,感染性休克,甚至急性肝功能衰竭。CVC 相关性血栓的症状主要包括上臂及肩部的肿胀、疼痛、皮肤发红变色甚至出现发绀，有时可见同侧胸壁和颈部的浅静脉扩张。持续进展的患者会出现上腔静脉综合征的典型症状。

（四）实验检查室

1. 血常规检查　肝、肾移植中血小板减少，血小板多有不同程度的活化，表现为聚集性增高，血浆中的血小板释放及代谢产物上升，如 β- 血小板球蛋白（β-TG）、血栓素 A_2（TXA_2）、血小板第 4 因子（PF4）、P- 选择素等。血小板表面 GPⅡb/Ⅲa（Fg 受体）表达增加，其异常率可达 60%~70%，持续 3~5 天。如并发 TA-TMA 或急性动脉血栓形成，则其异常更为明显。

2. 凝血象及凝血因子检测　多数患者 APTT、PT、TT 延长，Fg、凝血酶原、FⅤ、FⅦ、FⅨ、FⅩ 等明显减少。术后的抗凝治疗可影响实验室检查，分析结果时应予重视。

3. 血管内皮功能检测　器官移植由于手术及排斥反应等原因，多有全身及局部的血管内皮损伤，故移植后 3~5 天内有关检查异常升高，vWF、凝血酶调节蛋白（TM）、内皮选择素及内皮素等可显著升高，此既是器官移植出血与血栓病的病理基础之一，又是 TA-TMA 的早期征兆。

4. 易栓症检测　有条件的移植中心，术前可进行易栓症有关项目筛查，如 APC 抵抗、抗磷脂抗体、AT、PC、PS 等。如移植后并发血栓形成，则一定需要进行上述等检测。

5. 纤溶活性检测　多种致病因素损害血管内皮细胞，多数器官移植患者有 t-PA 的暂时性升高，血、尿 FDP 增高亦十分常见。并发 TA-TMA 或 VOD 患者，PAI 升高，可能与 TNF-α 或其他因素刺激内皮细胞上调 PAI 的表达有关。

6. 影像学检查　超声多普勒、CT、MRI 及血管造影等对深部组织及器官血栓的诊断价值极大，可确定病变的部位、大小及严重程度，为临床诊治提供可靠的依据。

肾动脉血栓形成时，连续动态彩色多普勒超声检查可发现移植肾体积有所减小、移植肾无动脉灌注。若为静脉血栓可发现肾内血流阻力增高、舒张期血流倒置延长。核素肾图对诊断肾动脉血栓有一定作用。尤其是在肾动脉完全梗阻时，表现为肾图曲线不上升。肾动脉造影也可显示移植肾动脉阻塞不通。

血管造影（DSA）是肝脏移植后 HAT 诊断的"金标准"，显影清晰直观，但有费用高和有创诊断的缺点。移植术后早期常规多普勒超声检查被视为筛查肝动脉血栓的高敏感性和特异性方法。螺旋 CT 扫描诊断肝动脉血栓形成是相对特异和敏感的方法。对可疑门静脉血栓形成的患者可行磁共振或血管造影予以确诊。移植胰腺的血栓形成可由连续动脉彩色多普勒超声和血管造影检查确诊。

（五）治疗

手术后吻合口内膜的损伤及血液成分等改变，使血小板容易被激活。激活的血小板是动脉血栓的启动物，若能控制血小板的激活即可避免或延缓动脉血栓的形成。近年来，广泛采用小剂量阿司匹林（ASA）预防移植相关血栓形成获得了满意结果，肾移植后未用 ASA 预防，RVT 发生率为 5.6%，而肾移植术后给予小剂量 ASA，其 RVT 发生率为 1.2%，较前明显降低。

心脏移植后早期给予依诺肝素抗凝治疗可预防血栓形成。有观察认为 FK506 能减少血小板血栓形成，相比环孢素治疗而言，对激素抵抗的急性间质性排斥反应，FK-506 治疗缓解率更高。肾移植术后血细胞比容超过 50% 时就要采用放血的疗法。采用血管紧张素 - 转氨酶抑制剂或受体拮抗剂治疗可达到消除或减缓红血球增多症。

VOD 的预防和治疗主要是抗凝、促进纤维蛋白溶解、减少血管内皮细胞和肝细胞的损害等,同时须强有力的支持对症治疗,包括血浆扩容,改善肾血量灌注,保持水电解质平衡,限制钠盐摄入,适当利尿,注意监测体重、尿量和血容量负荷改变,积极防治脑病,避免使用对肝脏有损害的药物和镇静镇痛药等。发生脏器功能衰竭时给予血液透析和机械通气。

TA-TMA 目前尚无肯定的治疗措施。迅速减停免疫抑制剂,有利于长期生存。对于环孢素或 FK506 相关性 TA-TMA,同时又必须应用免疫抑制药物的患者,可停用上述药物,换用硫唑嘌呤、抗 T 细胞抗体等其他免疫抑制剂。如同时存在 GVHD,可适当加大糖皮质激素的用量。血浆置换疗效不如原发性 TTP。

CRT 的治疗分为两种情况。如果导管仍有功能、位置正确、无感染、临床症状缓解且还需要置管时,不建议拔管,可保留导管同时给予抗凝治疗,但抗凝治疗要延续到拔除导管后的 1~3 个月。如果有必要拔除导管或不再需要保留导管,则建议抗凝 3~5 天后拔管,并给予至少 3 个月的抗凝治疗。抗凝治疗推荐使用低分子肝素,也可应用维生素 K 拮抗剂,调节凝血酶原时间达到国际标准化比值 2.0~3.0。对于存在抗凝禁忌的患者,一旦发现 CRT,则需要立即拔除导管,并在抗凝禁忌证得到纠正后开始抗凝治疗。CRT 的溶栓治疗对血栓消退及血管畅通优于抗凝治疗,但增加出血风险。

目前国外已广泛开展血管内溶栓治疗和血管成形术。肾移植手术后血管造影确诊血栓形成,立即行血管内溶栓治疗(平均时间 16 小时)效果良好。Hidalgo 报道,移植后肝动脉血栓形成应用介入方法治疗,包括用 Fogarty 导管行栓子取出术、术中术后行肝动脉内溶栓治疗和经皮腔内血管成形术。出血是溶栓治疗的潜在危险,血管成形术可引起假性动脉瘤、吻合口瘘或破裂,因此,不适合移植术后早期应用。

美国匹兹堡移植中心认为采用再血管化手术是避免再次移植的首选方法,再血管化手术的成功依赖早期的确诊。若栓塞早期,或切开血管取出血栓,或切断栓塞血管取出血栓后再作血管吻合。但肝移植后 HAT 患者出现肝功能衰竭并发肝脓肿及肝坏疽时,再次肝移植是唯一的选择,再次移植的手术风险较高,且再次移植后仍可能出现血栓。Humar 等报道 16 例因血栓形成致移植物脱落再次肾移植的疗效,平均随访 5.4 年,所有病例再移植术后均无血栓形成及出血并发症。63% 移植肾功能正常。该组病例与首次肾移植比较,移植物存活率、患者生存率、排斥反应均无明显差异。

(李庆生　吴竞生)

参 考 文 献

1. Testa G, Malagó M, Broelsch CE. Bleeding problems in patients undergoing segmental liver transplantation. Blood Coagul Fibrinolysis, 2000, 11(Suppl 1): S81-85.

2. Senzolo M, Burra P, Cholongitas E, et al. New insights into the coagulopathy of liver disease and liver transplantation. World J Gastroenterol, 2006, 12(48): 7725-7736.

3. Hourigan LA, Walters DL, Keck SA, et al. Heparin-induced thrombocytopenia: a common complication in cardiac transplant recipients. J Heart Lung Transplant, 2002, 21(12): 1283-1289.

4. Holler E, Kolb HJ, Greinix H, et al. Bleeding events and mortality in SCT patients: a retrospective study of hematopoietic SCT patients with organ dysfunctions due to severe sepsis or GVHD. Bone Marrow Transplant, 2009, 43(6): 491-497.

5. Parker J, Pagliuca A, Kitiyakara T, et al. Discrepancy between phenotype and genotype on screening for factor V Leiden after transplantation. Blood, 2001, 97(8): 2525-2526.

6. Feltracco P, Brezzi M, Barbieri S, et al. Blood loss, predictors of bleeding, transfusion practice and strategies of blood cell salvaging during liver transplantation. World J Hepatol, 2013, 5(1): 1-15.

7. Porte RJ, Molenaar IQ, Begliomini B, et al. Aprotinin and transfusion requirements in orthotopic liver transplantation: a multicentre randomised double-blind study. EMSALT Study Group. Lancet, 2000, 355 (9212): 1303-1309.

8. Pugliese F, Ruberto F, Summonti D, et al. Activated recombinant factor VII in orthotopic liver transplantation. Transplant Proc, 2007, 39(6): 1883-1885.

9. Lopshire JC, Darroca AG, Gradus-Pizlo I, et al. Treatment of vascular thrombosis with enoxaparin in orthotopic heart transplant patients during the early postoperative period. J Heart Lung Transplant, 2001, 20(9): 1025-1029.

10. Sánchez-Lázaro IJ, Almenar-Bonet L, et al. Preliminary results of a prospective randomized study of cyclosporine versus tacrolimus in the development of cardiac allograft vasculopathy at 1 year after heart transplantation. Transplant Proc, 2010, 42(8): 3199-3200.

11. Ardalan MR. Review of thrombotic microangiopathy(TMA), and post-renal transplant TMA. Saudi J Kidney Dis Transpl, 2006, 17(2): 235-244.

12. Sanyal R, Zarzour JG, Ganeshan DM, et al. Postoperative doppler evaluation of liver transplants. Indian J Radiol Imaging, 2014, 24(4): 360-366.

13. Yang Y, Zhao JC, Yan LN, et al. Risk factors associated with early and late HAT after adult liver transplantation. World J Gastroenterol, 2014, 20(30): 10545-10552.

14. Hejazi Kenari SK, Zimmerman A, Eslami M, et al. Current state of art management for vascular complications after liver transplantation. Middle East J Dig Dis, 2014, 6(3): 121-130.

15. Cheng YF, Ou HY, Yu CY, et al. Interventional radiology in living donor liver transplant. World J Gastroenterol, 2014, 20(20): 6221-6225.

16. Verhave JC, Tagalakis V, Suissa S, et al. The risk of thromboembolic events in kidney transplant patients. Kidney Int, 2014, 85(6): 1454-1460.

17. Zeidan AM, Wellman J, Forde PM, et al. Venous thromboembolism prophylaxis in hematopoietic stem cell transplantation patients: an international web-based survey of healthcare providers. J Thromb Thrombolysis, 2014, 37(4): 524-526.

18. Labrador J, Lopez-Anglada L, Perez-Lopez E, et al. Analysis of incidence, risk factors and clinical outcome of thromboembolic and bleeding events in 431 allogeneic hematopoietic stem cell transplantation recipients. Haematologica, 2013, 98(3): 437-443.

19. Ponticelli C, Moia M, Montagnino G. Renal allograft thrombosis. Nephrol Dial Transplant, 2009, 24(5): 1388-1393.

20. Singhal A, Stokes K, Sebastian A, et al. Endovascular treatment of hepatic artery thrombosis following liver transplantation. Transpl Int, 2010, 23(3): 245-256.

21. Costabeber AM, Granzotto M, Fleck Ade M Jr, et al. Liver retransplantation in adults: a 20-year experience of one center in southern Brazil. Ann Hepatol, 2013, 12(6): 942-951.

22. Humar A, Key N, Ramcharan T, Payne WD, et al. Kidney retransplants after initial graft loss to vascular thrombosis. Clin Transplant, 2001, 15(1): 6-10.

第十二节 体外循环及人工瓣膜、人工心脏术中的出血与血栓

一、体外循环中的出血

心脏直视手术需阻断心脏循环,切开心脏提供无血手术野进行心内操作。阻断循环期间将人体静脉血引流到体外至替代心肺的人工心肺机内,进行氧合和排出二氧化碳,然后再由血泵输回体内,维持周身循环,这种绕道心肺辅助血液循环方法即为体外循环(cardiopulmonary bypass,CPB)。

由于体外循环在心脏手术中的应用,机体围术期可发生复杂的病理生理改变,对凝血功能的影响尤为显著。CPB本身和特殊的操作如大量预充液引起的血液稀释、肝素化、低体温等可引起凝血、抗凝和纤溶系统的紊乱。患者围术期凝血功能障碍可引起大量出血,从而导致大量输血甚至需要再次手术,严重影响患者预后。

(一)体外循环凝血异常的原因及机制

1. 血液稀释效应 血液稀释效应是指输入不含有凝血因子和血小板的液体,如晶体液、人工胶体液、白蛋白和浓缩红细胞等,造成循环内血小板和凝血因子被稀释。CPB时大量预充液进入循环,血小板和凝血因子同时被稀释。有研究表明,当所有凝血因子浓度同时低于50%时,活化部分凝血活酶时间和国际标准化比值将大于正常值1.5倍。CPB手术中凝血因子的稀释程度比全血更加严重,对于低血容量的患者尤甚,被严重稀释的凝血因子还可以引起肝素化血液的激活全血凝固时间(active clotting time,ACT)延长,进而导致经验性应用鱼精蛋白过量,未与肝素中和的鱼精蛋白本身作为抗凝剂可加重患者术后凝血功能异常。

2. 血小板功能障碍 体外循环期间,血小板数量急剧下降及功能受损是导致体外循环心内直视手术后非外科出血的主要原因之一。导致血小板数量下降的主要原因有血液稀释,肝素介导的血小板减少,低温引起的血小板沉积于脾脏,心内吸引、滤过和鼓泡氧合器产生的血气直接接触以及CPB管道对血小板的直接破坏。剩余血小板由于部分激活出现功能受损,期间由于非人工表面和纤溶系统激活可引起二磷酸腺苷诱导的血小板聚集及黏附功能受损,血小板膜糖蛋白Ⅰb(glycoprotein Ⅰb,GPⅠb)分子数减少引起黏附功能受损,血小板活化α颗粒释放增加。血小板颗粒在经受大量释放后,并不能立即得到补充,此时外界刺激引起的血小板释放反应明显减弱甚至消失,此为暂时性贮存池功能障碍,这也是CPB引起血小板功能失常的重要病理生理基础。血小板膜上的纤维蛋白原受体GPⅡb/Ⅲa的减低和FDP增高,致使血小板聚集功能降低。另外,术前应用强效的血小板抑制药噻吩并吡啶类药物,例如氯吡格雷,可能造成CPB术后致命的出血。

3. 凝血系统激活 CPB过程中凝血酶的产生是内源性凝血途径和外源性凝血途径共同被激活的结果。无论何种CPB装置,血液都不可避免地与人工材料的表面发生接触,凝血因子Ⅻ被激活触发内源性凝血系统。外源性凝血途径是手术创伤刺激引起组织损伤释放Ⅲ因子启动。凝血系统激活导致凝血因子大量消耗,加上预充液对凝血因子的稀释,使凝血因子减低,最明显的是纤维蛋白原、凝血酶原和FⅤ、FⅧ,这是导致术后异常出血的重要

原因。

4. 纤溶亢进　CPB 时，血液接触异物表面、组织创伤可导致大量的凝血因子被激活和消耗，从而引起继发性纤溶亢进，使纤维蛋白降解，直接影响术后的凝血功能。CPB 手术患者体内组织型纤溶酶原激活剂和 D- 二聚体的浓度比胸外科手术患者高，说明 CPB 是引起纤溶亢进的主要原因一。纤溶亢进不仅可以溶解纤维蛋白凝血块，纤溶酶还可以通过诱导血小板膜表面糖蛋白重新分布而损害其功能。

5. 肝素反跳和鱼精蛋白过量　心脏手术用鱼精蛋白几小时后，有些患者出现临床出血、ACT 时间延长，这种现象常由于肝素重现到循环中引起。肝素反跳的原因包括：后期释放沉积在组织中的肝素；细胞外间隙的肝素通过淋巴管延迟返回循环中；血浆酶促使肝素由鱼精蛋白 - 肝素复合物中释放；鱼精蛋白的代谢速度比肝素快，致使后期肝素浓度上升。体内存在的肝素的抗凝作用可以引起患者凝血功能异常；但是如果鱼精蛋白过量也可以导致患者术后大量出血，因为鱼精蛋白本身就是一种抗凝剂，鱼精蛋白可以降低凝血酶的活性，并且提高组织型纤溶酶原激活物的活性，增强纤溶作用。

6. 低体温　低温可以通过多种方式潜在影响凝血功能。①低温可以造成内脏循环对血小板的沉积。②低温可造成血小板短暂性功能不全，因为血小板发生形态变化、黏附增加、抑制二磷酸腺苷介导的聚集，以及血栓烷胺和前列腺素合成减少。③低温可降低凝血因子激活所依赖酶的分解能力。温度每降低 1℃，可使许多生物反应的活性衰减 7%~10%。④低温促进纤溶，低温造成的血管内皮损伤引起释放凝血酶原激酶，从而导致纤维蛋白形成及激活纤溶。低温会使血小板数量减少和功能下降，影响凝血因子和酶的活性。持续性的低温可引起外周循环障碍，导致局部或全身性的酸中毒，诱发 DIC。

（二）预防和治疗

CPB 围术期凝血功能异常是多因素的、复杂的病理生理过程，应针对这些原因制订相应的措施保护患者凝血功能。

1. 术前准备　术前尽可能调整好心、肝、肺、肾等重要脏器功能，纠正术前凝血功能异常，术前停用抗凝或血小板抑制药物，对于择期手术，抗血小板治疗应停药一周后进行手术。

2. CPB 技术和方法改进　除患者因素外，CPB 本身对围术期凝血功能影响更大。因此，首先应该考虑的问题是 CPB 回路的设计。

（1）氧合器设计：氧合器包括膜式氧合器和鼓泡式氧合器两种。CPB 中建议使用膜式氧合器，减少对血小板的破坏和纤溶激活。由于鼓泡式氧合器产生大量微泡与血液直接接触，使血小板激活和膜糖蛋白损伤，导致血小板功能异常；而膜式氧合器主要通过增加膜微孔面积、中空纤维管外走血来提高氧合性能，对血小板损伤小。

（2）灌注泵类型：灌注泵的类型对凝血功能影响差别较小。虽然离心泵设计优于滚动泵，减低了由于气血接触及机械滚压造成的血液成分破坏，但是临床上并没有发现离心泵可以减少 CABG 术后出血和输血。

（3）肝素涂层管道：肝素涂层管道是将肝素结合在人工材料表面，使人工材料部分模拟人体血管内皮功能，增加人工材料的生物相容性。肝素涂层管道能显著降低组织纤溶酶原激活物，补体及白细胞激活也明显减少。

（4）回路预充量最小化：最低量预充 CPB（minimal extra corporealcirculation，MECC）是一种可以避免血气直接接触的由膜式氧合器和离心泵组成的肝素涂层的 CPB 设备，并且其预充液的量仅为 800ml。由于上述特性，MECC 对血液稀释程度和对血液成分的损伤均低于传统的 CPB。有研究证明，与传统的 CPB 比较，MECC 可明显降低 CABG 术后出血和输血量。

（5）超滤技术的应用：超滤可以滤出 CPB 回路中预充的晶体液使血液得到浓缩，纠正血液过度稀释，减少术后对机体凝血功能的影响。

3. 抗纤溶药物

（1）1- 去氨基 -8-*D*- 精氨酸升压素（1-deamino-8-*D*-arginine vasopressin，DDAVP）：是精氨酸血管升压素衍生物，DDAVP 能提高 vWF 含量，增强血小板黏附和聚集功能，减少术后出血量，缩短术后出血时间。DDAVP 多用于手术时间延长或手术出血无法控制的患者。

（2）抑肽酶：抑肽酶为精氨酸蛋白酶抑制剂，对包括纤维蛋白溶解酶、胰蛋白酶、激肽释放酶、糜蛋白酶、活化的蛋白 C 及凝血酶在内的多种蛋白酶具有抑制作用。抑肽酶能减少 CABG 的病人失血、输血和因出血或再造血管闭塞需要再次手术，降低围术期死亡率。抑肽酶能够减少输血需要量，降低脑卒中、心房颤动的发生率，但可增加肾衰竭、心肌梗死的发生率及心力衰竭的危险率。

（3）氨甲环酸（tranexamic acid，TA）和氨基乙酸（epsilon-aminocaproic acid，EACA）：EACA 和 TA 是氨基酸赖氨酸的合成衍生物，为有效纤溶抑制剂。EACA 和 TA 与纤溶酶原可逆性结合，阻止纤溶酶原激活及其与纤维蛋白结合，进而组织纤溶酶的活化和转化。TA 和 EACA 在减少出血方面有类似的疗效，安全性高，并且更具成本效益，因此，TA 和 EACA 被推荐应用于 CPB 心脏手术。

4. 防治肝素反跳和鱼精蛋白过量　未中和的肝素和超剂量的鱼精蛋白都会造成凝血时间延长。个体化应用肝素和根据肝素剂量 - 反应曲线滴定给予鱼精蛋白可以预防肝素反跳和鱼精蛋白过量，减少患者术后出血和输血。对于术后凝血功能异常的患者，简单的通过 ACT 值是否延长决定鱼精蛋白的做法容易引起鱼精蛋白过量，加重患者凝血功能紊乱。应用血栓弹性描计议鉴别产生凝血异常的原因并给予对症治疗，可以避免鱼精蛋白过量应用。

5. 输注血液有效成分　在 CPB 围术期，由于血液稀释和血液有效成分的损伤和消耗，引起血小板、凝血因子、冷沉淀等数量减少和功能障碍，从而加重凝血障碍。临床上当血小板 $< 50 \times 10^9$/L，或者肝素完全被中和后仍大量出血并且血小板计数 $< 80 \times 10^9$/L，考虑输注血小板。肝素完全中和后仍大量渗血并且国际标准化比值 > 1.5，或术后由于凝血因子缺乏引起的凝血功能异常可考虑输注新鲜冰冻血浆。纤维蛋白原浓度低于 0.8~1g/L 时考虑给予冷沉淀。

6. 防止低体温　停机前复温应到位，充分复温使热量充分分布到机体中心、中间和外周组织，可防止低温造成的凝血紊乱。CPB 后迅速关胸，减少机体组织在低温手术环境中的暴露。简单手术应力求在常温 CPB 下进行。

二、人工瓣膜中的止凝血功能异常

心脏机械瓣膜置换术后出血和栓塞占所有远期并发症的首位，亦是导致远期死亡的主要原因。

人工瓣膜血栓形成（prosthetic valve thrombosis，PVT）为非感染性血栓引起的人工瓣膜梗阻或功能障碍。PVT 可分为梗阻性和非梗阻性，前者为血栓导致人工瓣膜碟片的活动异常；而后者指左心房或左心耳存在血栓，人工瓣膜活动仍可正常。

（一）发病机制

1. 血栓形成机制

（1）血管内皮损伤启动凝血机制：在人工瓣膜置换术体外循环一开始，正常具有抗血栓性的血管内皮细胞受损，转而导致众多的致栓性物质的生成和释放，随即首先启动凝血系统。主要由外源性组织因子（TF）凝血途径启动凝血，尽管 TF 可被组织因子途径抑制物（TFPI）灭活，但少量已经形成的凝血酶可正反馈活化内源途径中的 FXI、FVIII、FV 及血小板。凝血酶水解纤维蛋白原，释放出纤维蛋白肽，产生大量的纤维蛋白单体（FM），最终生成血小板 - 纤维蛋白栓。凝血酶还激活 FVIII，后者使可溶性 FM 交联牢固。

（2）激活血小板：瓣膜置换术后，血小板与人工瓣膜异物表面接触即被激活，并黏附和聚集于损伤的血管内皮下层和瓣膜异物表面，形成血小板栓子。瓣膜表面又吸附纤维蛋白原、凝血酶、FVIII、FIX、FXII等。纤维蛋白原和凝血酶可进一步促进血小板的黏附和聚集，血小板则释放活性物质，如β-TG、PF4、GMP-140、纤维连接蛋白（Fn）、FV、纤维蛋白原、ADP等，参与血栓的形成。

（3）减缓血流：瓣膜置换术可使血流缓慢，产生非层流性血流，易于形成血栓。

2. 影响血栓形成的因素　使用抗凝药不足或不恰当是血栓形成的最重要原因。人工瓣膜的设计、材料、制作质量及流体力学特性也能影响血栓形成。此外，心房颤动、左心房扩大、心房血栓、二尖瓣狭窄为主、栓塞史、术后心内感染及低心输出量综合征也有血栓形成的倾向。开口朝后的碟片较开口朝前易致血栓形成。

（二）临床表现

血栓栓塞临床症状的严重性取决于血管阻塞部位和阻塞持续时间。一般起病突然，表现为突发气促或气促突然加重，呼吸困难，心律失常，肺水肿，心源性休克或体循环栓塞，心脏听诊可闻人工瓣喀喇音减弱或消失及阻塞或反流的杂音，可作为诊断的主要依据之一。大多数须通过手术确诊。

超声心动图检查虽无法提供病因学信息，但能观察瓣叶形态和活动度、血栓直接影像和人工瓣膜狭窄及关闭不全的血流频谱，是诊断人工瓣膜血栓形成和追踪疗效的最主要手段。经食管超声心动图能够清晰显示左心房、左心耳、升主动脉及主动脉弓的多个不同部位，不仅可看到受限的瓣叶活动，还可检出瓣膜置换术后心源性血栓以及合并存在的左心房血栓；多平面经食管道超声心动图可以诊断非梗阻性。位于主动脉瓣的血栓和瓣叶活动受限在经食管道超声心动图通常不能看清，不能确诊时，应加做彩色血流显像，可快速诊断瓣叶活动受限，作为机械瓣失功能的确诊依据。

（三）预防和治疗

1. 血栓栓塞的预防　虽然用于心瓣膜置换的新材料和新设计的发展极大地提高了外科手术的效果，但是血栓栓塞仍是严重的手术并发症。对心脏瓣膜置换者，通常应使用抗凝疗法，但对不同瓣膜类型者，使用的时间长短显然不一。对于机械瓣置换术患者，由于人工材料制成的机械心脏瓣膜表面通过非生理性血流，发生血栓栓塞的危险性很高，因此机械心脏瓣膜置换术后需终生抗凝治疗，以减低血栓栓塞的危险性；而对生物瓣置换术患者，不需要终身抗凝，只需做短期的抗凝治疗（3~6 个月），但对伴有心房颤动或有血栓栓塞史的生物瓣患者，适当延长抗凝时间或终身抗凝。

在患者长期使用抗凝剂预防血栓形成的同时，也面临发生出血的危险性，显然这与抗凝剂的水平有关。但如在不丧失抗凝效果的同时，应用低浓度的抗凝剂，则可减低出血的危险性。进行抗凝监测可减少并发出血和血栓的发生率。国内以 PT、PTR 及 INR 为常用监测项目。由于 PTR 及 INR 检查的基本与法均是测定 PT，而 PT 的特异性差，影响因素多，因此 PT、PTR 及 INR 的检测结果差异性很大，可以增加 D- 二聚体及血栓前体蛋白（TpP）的检测。

目前国内抗凝剂一般用口服华法林。华法林抗凝治疗剂量个体差异较大，抗凝不当可以导致严重的并发症，危及生命。剂量不足可致血栓形成而引起栓塞，过量又易导致出血。INR 因矫正了试剂敏感性的差异，能相对较准确地反映抗凝强度，具有一定可比性，华法林使用中必须经常检测 PT-INR 值。我国心脏瓣膜置换术后抗凝治疗的 PT-INR 值允许范围 1.50~2.5，二尖瓣 INR 为 1.8~2.3，主动脉瓣 INR 为 1.3~1.8，双瓣 INR 为 1.6~2.4，此时血栓栓塞和出血的发生率均明显减低。

美国胸内科医师协会（ACCP）提出将 INR 定为 2.5（2.0~3.0），可使栓塞减低且安全，生物瓣患者无并发症，术后使用抗凝剂 3 个月；有心房颤动、左心房栓塞者，则终身抗凝。生物瓣膜置换术：患者有生物主动脉且窦性心律无 VKA 适应证，建议阿司匹林（50~100mg/d）和氯吡格雷（75mg/d）治疗 3 个月，生物二尖瓣建议 VAK 治疗（INR 目标值 2.5，范围 2.0~3.0）3 个月。正常窦性心律生物瓣膜建议均阿司匹林治疗。对机械瓣膜置换者，患者有机械主动脉瓣建议 VKA 治疗（INR 目标值 2.5，范围 2.0~3.0）；机械主动脉瓣建议 VKA 治疗（INR 目标值 3.0，范围 2.5~3.5）；机械心脏瓣膜同时在主动脉瓣和二尖瓣位置，建议 VKA 治疗（INR 目标值 3.0，范围 2.53~5）；在出血风险低是建议加用抗血小板剂如阿司匹林 50~100mg/d。

2. 血栓栓塞的治疗

（1）外科治疗：以往首选外科手术，术式包括再次瓣膜置换术与血栓取出，但死亡率较高，血栓形成容易复发，不推荐单纯血凝块清除术。

（2）溶栓治疗：目前临床上常用的溶栓药物为链激酶（streptokinase，SK）、尿激酶（urokinase，UK）以及重组组织纤溶酶原激活物（recombinant human tissue type plasminogen activator，rt-PA）。SK 与 UK 是主要的溶栓药，降解血栓纤维蛋白无选择性，易引起血浆纤维蛋白原过度破坏而出血。rt-PA 对血栓纤维蛋白有选择性溶解作用，但出血的危险性仍然很高。重症病人（心源性休克、脑栓塞）应立即静脉给予 rt-PA 治疗，首次剂量 15mg，然后85mg 在 90 分钟内均匀静脉滴入。较低风险的病人可以给予低剂量链激酶，30 分钟内均匀静脉滴注 250 000IU，然后以 100 000IU/h 剂量持续用药，不超过 72 小时，直至经超声心动图证实 PVT 消失或纤维蛋白原降为（1.2~1.5g/L），或者给予高剂量链激酶，20 分钟内均匀静脉滴入 500 000IU，然后以 1 500 000IU/10h 剂量持续用药，如果第 1 或第 2 剂量没有起到溶栓的作用，低风险的病人可以用溶栓疗法继续治疗。如果高危病人加速溶栓疗法失败，紧急输入新鲜冰冻血浆后，应立即手术治疗。

（3）抗凝和抗血小板治疗：溶栓成功后，静脉给予肝素加口服华法林，直至 INR 在 2.5~3.5；或者在口服华法林的基础上加阿司匹林 100mg/d。

三、人工心脏的止凝血功能异常

人工心脏，即用生物机械手段部分或完全替代心脏的泵血功能，维持全身的血液循环。按功能划分包括心室辅助血泵（VAD）和全人工心脏（TAH）。人工心脏移植为一种治疗心衰的手段，是心脏移植术有效的替代方案。血栓是制约人工心脏发展的一大难题。

（一）人工心脏发生血栓栓塞的机制

生物相容性：人工心脏对血液的红细胞和凝血系统的损害程度，即人工心脏的抗溶血性和抗血栓问题。当血液流经心脏泵时，血液中的红细胞将不同程度地遭到破坏，释放出血红蛋白而发生溶血；而心脏泵流道内发生流动停滞的区域将可导致血液中的血小板凝聚而形成血栓。

（二）人工心脏的发展

第一代人工心脏是以气体驱动的容积式泵，易发生血栓，但存在产品体积大、隔膜和阀等部件易产生机械疲劳、效率低、产品的使用寿命较短等问题。第二代心脏泵主要指有接触轴承和密封装置的连续流式心脏泵，主要缺陷是有与血液接触的轴承和密封装置，使心脏泵的血液易遭受污染；第三代心脏泵是指没有接触轴承的连续流式心脏泵，磁悬浮系统要求较复杂的结构和控制方法，且需耗费额外的能量；第四代心脏泵则采用动力叶轮悬浮系统，克服了第三代心脏泵复杂磁轴承装置的缺点，结构简洁、体积进一步缩小，性能得到进一步改善，为临床应用带来方便。尽管连续流式心脏泵在小型化方面有极大优势，但仍属于非仿生类的心脏泵，高速旋转的摩擦热及电机散发的热量对血液的影响不容忽视。为了更好地提高人工心脏的生物相容性，目前心脏泵采用钛金属、医用高分子材料如聚氨酯、聚碳酸酯等，或采用生物材料作为心脏泵的表面涂层。为减少人工心脏工作时血栓栓塞并发症的危险，目前有一种新型的嵌段聚氨酯弹性材料。这种新型材料既具有良好的机械特性又具有极佳的生物特性。

（三）人工心脏血栓栓塞的预防

对于人工心脏永久性植入的血栓形成和栓塞的预防，有人认为可用 5% 低分子量右旋糖酐液，开始时 20ml/h 静脉滴注；术后第 3~4 天用抗凝剂华法林，维持 INR 2.0~3.0，用法与瓣膜置换术抗凝疗法相似；当 PT 测定在 20~25 秒时，则停用右旋糖酐，可改用肝素持续滴注，使 ACT 维持在 150~250 秒，同时每 6 小时服用双嘧达莫 75mg，或继续服用华法林，联合应用抗血小板药有助于减低血栓形成率。

（丁凯阳）

参 考 文 献

1. Ferraris VA, Brown JR, Despotis GJ, et al. 2011 update to the Society of Thoracic Surgeons and the Society of Cardiovascular Anesthesiologists blood conservation clinical practice guidelines. Ann Thorac Surg, 2011, 91(3): 944-982.

2. Bull BS, Hay KL, Herrmann PC. Postoperative bypass bleeding: a bypass-associated dilutional(BAD) coagulopathy? Blood Cells Mol Dis, 2009, 43(3): 256-259.

3. Herman CR, Buth KJ, Kent BA, et al. Clopidogrel increase blood transfusion and hemorrhagic complications in patients undergoing cardiac surgery. Ann Thorac Surg, 2010, 89(2): 397-402.

4. John A, Bennett M, Lloyd C, et al. Overcoming challenges: the use of minimal extracorpoeeal circulation in Jehovah's Witnesses undergoing cardiac sugery. J Thorac Cardiovasc Surg, 2010, 139(6): 122, 123.

5. Mittermayr M, Velik-Salchner C, Stalzer B, et al. Detection of protamine and heparin after termination of cardiopulmonary bypass by thrombelastometry(ROTEM): results of a pilot study. Anesth Analg, 2009, 108(3):

743-750.

6. Appelboam R, Thomas EO. Warfarin and intracranial haemorrhage. Blood Rev, 2009, 23(1): 1-9.

7. Richard P, Whitlock, MD, Jack C, et al. Antithrombotic and Thrombolytic Therapy for Valvular Disease. CHEST, 2012, 141(2)(Suppl): e576S-e600S.

第十三节　药物与出血和血栓

导致出血和血栓的药物主要包括止血药物和防止血栓形成的两类药物,防止血栓药物主要包括抗血小板药、抗凝药物和溶栓药;止血药包括抗纤溶药、促凝血因子产生和血液制品等。本节主要就上述药物作一概述。

一、抗血栓药物

在动脉血栓形成过程中血小板起重要作用,抗血小板药物在心脑血管疾病中防止血栓形成的临床应用广泛,抗血栓疗效肯定。主要包括第一代抗血小板药物主要包括阿司匹林、噻氯匹定等,第二代抗血小板药物包括 GPⅡb/Ⅲa 拮抗剂等,第三代抗血血小板药物还在临床试验阶段。本节主要概述目前临床上常用的阿司匹林、噻氯匹定、氯吡格雷、双嘧达莫和 GPⅡb/Ⅲa 拮抗剂。

(一)阿司匹林

阿司匹林是属于环氧化酶阻断剂,通过乙酰化环氧化酶 -1 中丝氨酸 529 的羟基而灭活该酶活性,阻断花生四烯酸与酪氨酸 385 的活性位点结合,阻断血栓素 A_2 的形成,而且阿司匹林对血小板的抑制作用是不可逆的。阿司匹林主要在小肠吸收,在肝脏中分解,半衰期为 15~20 分钟,血浆结合率为 41%,血浆内峰值浓度在服药后 1~3 小时,目前临床应用剂量 80~160mg/d。该药物适应证主要包括心肌梗死的预防、脑梗死、短暂性脑缺血发作、脑梗死的预防、心肌梗死的急性治疗等,阿司匹林是一种标准的,长期的抗血小板治疗药物,长期小剂量预防性治疗可以显著降低心肌梗死的发生率,小剂量范围为 50~100mg/d,同时可以减轻出血副作用。

阿司匹林主要副作用之一是出血,包括紫癜、牙龈出血、消化道出血或者服用阿司匹林的患者术后出血;其他副作用包括消化道症状:恶心、呕吐、上腹部不适或疼痛等胃肠道反应,长期或大剂量服用可有胃肠道出血或溃疡;对中枢神经的影响可出现可逆性耳鸣、听力下降;变态反应出现于 0.2% 的病人,表现为哮喘、荨麻疹、血管神经性水肿或休克,多为易感者,服药后迅速出现呼吸困难,严重者可致死亡,称为阿司匹林哮喘;肝、肾功能损害,与剂量大小有关,尤其是剂量过大时易发生。损害均是可逆性的,停药后可恢复。

阿司匹林抵抗主要是指在规律服用治疗剂量阿司匹林的情况下,仍有心脑血管事件的发生,被称为阿司匹林抵抗(aspirin resistance, AR)。阿司匹林抵抗可能在开始服用阿司匹林时即出现,也可能在服用一段时间(有效)后才出现。有试验表明固定剂量的阿司匹林随着时间的推移在有些个体可以出现阿司匹林抵抗现象。虽然不同个体所需抑制血小板的阿司匹林的剂量不同,但即使达到 1300mg/ml,仍有阿司匹林抵抗存在。其可能的机制包括外源性机制,如药物相互作用、服用阿司匹林剂量不足等;内源性机制,如血小板激活的替代途径、阿司匹林对血栓素的生物合成不敏感等。解决方法主要是选择合适剂量,更换替代药物如氯吡格雷或血小板 GPⅡb/Ⅲa 抑制剂等。

（二）腺苷二磷酸受体拮抗剂

临床上使用的该类药物主要是噻氯匹定（抵克立得）和氯吡格雷（波立维），该类药物属于噻吩并吡啶衍生物，在体内代谢产物为 R-138727 对血小板 ADP 受体 P2Y2 有强大抑制活性，因此该类药物对 ADP 诱导的血小板聚集反应抑制强，而对胶原、花生四烯酸、肾上腺素等诱导的血小板聚集抑制作用较弱。噻氯匹定每日剂量为 250~500mg，分两次口服。

噻氯匹定服药后 24~48 小时开始呈现抗血小板作用；3~5 日后作用达高峰；停药后作用仍可持续 72 小时，药物在体内半衰期为 7~19 个小时。氯吡格雷服药后起效时间约为 2 小时，3~7 天达到稳定期，停药后抑制血小板聚集作用可以延续到 7~10 天，体内半衰期为 7~8 小时。氯吡格雷每日剂量为 75mg。

噻氯匹定可用于阿司匹林治疗无效的或禁忌的缺血性疾病的二级预防，也可以与阿司匹林联合预防动脉血栓，其副作用为粒细胞减少、皮疹、消化道症状等。氯吡格雷可用于心脑卒中、心肌梗死、动脉栓塞、急性冠脉综合征以及冠状动脉内支架术后预防血栓形成，可以与阿司匹林联合用药，可对血小板聚集具有协同抑制作用；其副作用较噻氯匹定少，包括皮疹、消化道症状、颅内出血和消化道出血少见，严重粒细胞减少发生率为 0.04%。

（三）磷酸二酯酶抑制剂

西洛他唑为 PGE_2 的抑制剂，通过抑制磷酸二酯酶活性，使血小板内 cAMP 增高而抑制血小板聚集，也可以通过抑制血栓烷素 A_2（TXA_2）形成和 β- 血小板球蛋白、血小板第 4 因子释放而抑制血小板聚集。主要适应证为慢性动脉闭塞性疾病，药物剂量为 100mg/ 次，每日 1~2 次。副作用主要有皮疹、心悸、头痛、失眠、皮下出血、恶心、呕吐等不良反应。

（四）双嘧达莫

双嘧达莫又名潘生丁，作用机制为抑制血小板摄取腺苷，而腺苷是一种血小板反应抑制剂；抑制磷酸二酯酶，增强内源性 PGI_2，两者协同使血小板内环磷酸腺苷（cAMP）增多，抑制血小板聚集；同时可以抑制 TXA_2 形成，TXA_2 血小板活性的强力激动剂。而且双嘧达莫具有良好的扩张血管作用。主要用于防治各种血栓形成和栓塞疾病。用量 25~100mg/ 次，每日 3 次。副作用主要有头晕、头痛、呕吐、腹泻、脸红、皮疹和瘙痒。

（五）血小板膜糖蛋白 IIb/IIIa 受体拮抗剂

纤维蛋白原和血小板膜 GPIIb/IIIa 受体结合是血小板聚集的最终通路，血小板活化可以诱导膜 GPIIb/IIIa 受体发生构象变化，导致受体与纤维蛋白原的亲和力明显增加，结合的纤维蛋白原可使血小板发生交联，引起血小板聚集，因此阻断血小板膜 GPIIb/IIIa 可以有效地抑制动脉血栓形成。血小板膜 GPb/IIIa 受体拮抗剂阻断血小板表面膜 GPIIb/IIIa 与纤维蛋白原结合，从而抑制血小板聚集。大致可以分为三类：抗血小板膜 GPIIb/IIIa 单克隆抗体、合成肽类和非肽类。阿昔单抗是最早应用于临床的 GPIIb/IIIa 受体拮抗剂，是 GPIIb/IIIa 受体的单克隆抗体；埃替非巴肽是属于合成的低分子多肽类；替罗非班属于非肽类，是肽衍生物，其药理性质与埃替非巴肽相似。主要适应证是不稳定型心绞痛、心肌梗死和经皮腔内冠状动脉成形术的患者。常见副作用为急性出血、血小板减少和严重变应性反应。

二、抗凝 / 抗凝血酶治疗药物

抗凝 / 抗凝血酶治疗就是使用直接或间接的凝血酶抑制剂，直接凝血酶抑制剂主要是直接抑制凝血酶，而间接凝血酶抑制剂是指抑制凝血酶的形成，这两类药物皆为有效的特异的靶向药物。

（一）普通肝素或未分馏的肝素（unfractionated heparin，UFH）

20 世纪 30 年代，人们开始使用肝素治疗血栓疾病，UFH 通过特异序列结合到抗凝血酶，从而加速抗凝血酶活性发挥抗凝作用，UFH 与抗凝血酶结合后可以扩大 100~1000 倍的抗凝活性。抗凝血酶可以抑制Ⅸa、Ⅹa、Ⅻa 和凝血酶。UFH 抗凝血酶复合物也可抑制凝血酶诱导启动的 Ⅴ 因子和Ⅷ因子。

UFH 口服在消化道内不能吸收，皮下注射 5000IU/12h，生物利用度 20%~30%，剂量增加，生物利用度亦随之增加。静脉注射可即刻发挥抗凝作用。血浆半衰期 1.5 小时，抗凝作用可持续 4~6 小时，能与多种血浆蛋白结合而失活，由肾排泄。不能通过胎盘，可在妊娠期使用。

应用 UFH 时应注意是否存在抗凝禁忌证，剂量宜个体化，以使活化部分凝血活酶时间（APTT）延长至正常对照值的 1.5~2.5 倍为宜。

UFH 的主要副作用是出血，多由过量所致，轻者皮肤黏膜出血，重者可致胃肠道甚至颅内出血，应立即停用 UFH，同时给予拮抗剂鱼精蛋白中和，剂量同末次 UFH 用量。急性肝素变态反应见于应用 UFH 5~10 分钟内，患者突发寒战、发热、心悸、恶心、血压下降，也可出现哮喘、荨麻疹和呼吸窘迫，宜立即停用 UFH，并予抗过敏治疗。其他不良反应尚有肝素相关性血小板减少（HIT）、骨质疏松、嗜酸性粒细胞增多等。

（二）低分子量肝素（low molecular weight heparin，LMWH）

LMWH 是从普通肝素或未分馏的肝素（unfractionated heparin，UFH）解聚产生的，每一种 LMWH 都是独立存在的，肽链均比 UFH 短，平均分子量为 4000~6000，而 UFH 为 12 000~14 000。LMWHs 在体外具有明显的抗Ⅹ因子活性，而抗凝活性都很轻微，临床上给予预防或治疗量就具有快速和持续的抗血栓形成作用，对血液凝固性、出血和血小板功能无明显影响。与 UFH 相比，LMWH 具有以下特点：①抗Ⅹ因子强、抗Ⅱ因子弱，抗血栓作用强，出血副作用小；②分子量小，生物利用度高，血浆半衰期长；③不与肝素结合蛋白结合，因此有更稳定的量效关系，按体重给药，易控制剂量，不需要进行实验室监测；④较少与血小板结合，不易引起血小板减少。LMWH 的主要副作用有出血，注射部位瘀点、瘀斑，血小板减少等，一般不需特殊处理，LMWH 减量即可，严重者可用拮抗剂鱼精蛋白中和。

（三）类肝素（heparinoids）

达那肝素钠（danaparoid sodium）是目前最常用的类肝素药物，它是三种硫酸糖胺多糖的混合物，包括类肝素（84%）、皮肤素（12%）和软骨素（4%）；它主要从健康动物十二指肠黏膜或胰脏提取，是一种天然的酸性黏多糖类药物。达那肝素钠可以结合到抗凝血酶和肝素辅因子Ⅱ，并加速其活性。在普外科手术或骨科手术患者中随机临床试验研究显示，达那肝素钠可以安全有效地预防手术后静脉血栓形成，然而由于达那肝素钠价格较低分子肝素昂贵，其使用受到限制。目前达那肝素钠主要用于治疗肝素相关的血小板减少症，以及肝素相关的血小板减少症病史的患者的静脉血栓的预防与治疗。达那肝素钠的主要副作用是出血。

（四）直接Ⅹa因子抑制剂

利伐沙班（rivaroxaban）是一种口服的直接Ⅹa 因子抑制剂，生物利用度为 80%，半衰期 5~9 小时，主要经肾清除。推荐剂量为口服利伐沙班 10mg，每日 1 次。研究数据显示，此药可能是有效的急性或长期的抗凝药物，目前主要用于择期髋关节或膝关节置换手术成年患者，以预防静脉血栓形成。主要副作用包括出血风险、肾损害和肝损害。由于利伐沙班的药效学性质,用药过量导致出血并发症,尚无对抗利伐沙班药效的特异性解毒剂。

（五）间接 Xa 抑制剂

idraparinux 是一种长效的间接的 Xa 抑制剂。国外一项随机的Ⅲ期临床试验研究比较 idraparinux 和标准治疗组（维生素 K 拮抗剂途径给予普通肝素或低分子量肝素疗法）的安全性和有效性,研究包括 2904 名患有深静脉血栓病人和 2215 名患有肺栓塞的病人结果显示在患有深静脉血栓病人的研究中,92 天时 idraparinux 组的复发发病率为 2.9%,而标准疗法组为 3.0%;在 6 个月时,idraparinux 的危害比为 1.01;在 92 天时 idraparinux 组的临床相关出血率为 4.5%,而标准治疗组为 7.0%,而在 6 个月时两者的出血率相似。在患有肺栓塞的病人研究中,92 天时 idraparinux 组的复发发病率为 3.4%,而标准治疗组为 1.6%。患有深静脉血栓的病人每周一次经皮下给予 idraparinux 持续 3 个月或 6 个月,这与肝素与维生素 K 拮抗剂合用的效果相似,然而,在患有肺栓塞的病人中,idraparinux 比标准治疗有效性低。

（六）凝血酶抑制剂

抗凝血酶 - Ⅲ（AT-Ⅲ）:为生理性抑制物中最主要的抗凝物质,对凝血酶的抑制 80% 是由 AT-Ⅲ 来完成的。AT-Ⅲ 为非特异性丝氨酸蛋白酶抑制剂,抑酶谱较广。

水蛭素（Hirudin）:水蛭素是一种有效的凝血酶抑制剂,最初从水蛭中提取,现在通过基因工程生产。水蛭素与肝素不同,不是通过 AT-Ⅲ 作用于凝血酶,它是直接作用于凝血酶,与其有较高的亲和力及专一性。已经证实在经 rt-PA 治疗后,Hirudin 可降低再梗死的发生。Hirudin 可以维持适当的血液流动,维持再灌注。

（七）西美加群（ximelagatran）

西美加群（ximelagatran）,该药的作用机制是直接抑制凝血酶的活性,从而发挥抗凝作用。初步的临床研究显示,该药在降低心房颤动患者发生缺血性脑卒中和其他体循环栓塞事件危险性方面,在预防膝关节置换术后静脉血栓栓塞方面的疗效至少等同于或优于合适剂量的华法林,且出血发生率较低,不与食物和其他药物发生相互作用,不需密切实验室监测等。

（八）维生素K拮抗剂

目前临床上最常用的是华法林,凝血因子Ⅱ、Ⅶ、Ⅸ、Ⅹ在肝中合成时为无生物活性的前体,需经维生素 K 羟基化才具有生物活性。华法林可抑制此羟基化,从而发挥抗凝作用。另一方面,人体天然抗凝物质蛋白 C（PC）及其辅因子蛋白 S（PS）在肝中合成亦为无活性前体,羟基化才具有生物活性,也依赖维生素 K。PC、PS、凝血酶、血栓调节蛋白的相互作用抑制活化凝血因子 Ⅴa、Ⅷa 而抗凝。华法林抑制此羟基化,使 PC、PS 无抗凝活性而促凝。

华法林口服后很快自肠道吸收,90% 与血浆蛋白结合,游离型才有生物活性。于肝中被细胞色素 P450 酶系代谢,代谢产物与葡萄糖醛酸结合由尿和粪便排出。半衰期 35~45 小时,用药后 20~30 小时显效,3~5 天后达最大抗凝效果。停药后抗凝作用可持续 4~5 天。可通过胎盘产生致畸作用,因此不宜用于孕妇。

由于华法林起效缓慢,且有一过性促凝作用,因此临床上一般在开始应用 UK/LMWH 后的第 2~3 天内加用口服华法林,二者至少重叠应用 4~5 天,当连续 2 天测定的 INR 为 2~3 或凝血酶原时间（PT）为正常对照值的 1.5~2.5 倍时停用 UK/LMWH,单独口服华法林维持治疗,维持时间视基础疾病而定。

华法林最常见的副作用是出血,如皮肤出血、鼻出血、牙龈出血、胃肠道出血等,严重者可有脑出血。如有明显皮肤黏膜出血,应停用华法林。严重出血者立即停用华法林,还应同时酌情给予维生素 K_1、新鲜冰冻血浆、凝血酶原复合物等。

三、溶栓治疗药物

急性深静脉血栓形成或并发肺栓塞,在发病 1 周内的病人可应用纤维蛋白溶解剂包括链激酶及尿激酶治疗。链激酶是从溶血性链球菌培养液提制,尿激酶则由人尿提制,两者均是有效的活化剂,能启动血液中纤维蛋白酶原使之转变为纤维蛋白酶。此酶可水解纤维蛋白成为小分子多肽,达到溶解血栓的目的。副作用:尿激酶无致热反应,不良反应远较链激酶为轻,可有出血如创口出血,但很少发生,其他不良反应有发热、恶心、呕吐、头痛、倦怠、胸闷及皮疹等。并发严重出血时,可用 10% 6- 氨基己酸 10~20ml,静脉注射,必要时可输注纤维蛋白原。

蛇毒类降纤药属于丝氨酸蛋白酶,具有降解纤维蛋白原的作用,包括巴曲酶、降纤酶等,该类药物主要用于缺血性脑血管病、心肌梗死、深静脉血栓等,副作用主要有过敏和出血。

四、止血药物

(一)1-去氨基-8-D-精氨酸升压素(DDAVP)

DDAVP 是一种半合成的抗利尿激素,可促进内皮细胞(主要在 Weibel-Palade 小体)释放贮存的 vWF 和 FⅧ,也可以促进组织型纤溶酶原激活剂(t-PA)和组织型纤溶酶原激活剂的抑制剂的释放。用法:0.3~0.4μg/kg DDAVP 溶于 20~30ml 生理盐水中静脉输注 20~30 分钟,可在 30 分钟内使血浆中 FⅧ和 vWF 升高到基线水平的 3~5 倍,一般情况下这种临时性的增高可维持 8~10 小时。患者的血浆 FⅧ和 vWF 基线水平为 10~20IU/dl 或更高,则用 DDAVP 后可获得良好的止血效果。必要时可每 12~24 小时重复应用,但可能出现对治疗的反应进行性减低。该药也可皮下或鼻腔给药,因此可用于家庭治疗。可用于治疗轻型和中型血友病 A 和血管性血友病患者出血,但对重型血友病 A 和各型的血友病 B 无效。

个体对 DDAVP 的反应有所不同,血友病 A 患者输注后 FⅧ水平可上升到原基础水平的 2~25 倍,因此在用于治疗出血或预防性用药之前,建议进行 DDAVP 实验性治疗并对 FⅧ的反应水平进行实验室测定,目的是为了预测用药后对治疗的反应。然而 DDAVP 不足以治疗危及生命的大出血,而且重复用药可导致快速耐受,因此在重复用药时应进行因子水平检测,必要时加用外源性 FⅧ。DDAVP 常用剂量为 0.3μg/kg,溶于 50ml 生理盐水中 20~30 分钟滴完,30 分钟后测定血浆 FⅧ水平,与治疗前相比提高了 30% 以上有效。

DDAVP 无严重副作用,主要为面红、轻度心动过速及一过性头痛,是因 DDAVP 的血管活性造成的,减慢输注速度可减少此类副作用。DDAVP 具有抗利尿作用,可致水钠潴留。儿童患者使用 DDAVP 治疗偶尔可发生水中毒和癫痫,多数学者建议 3 岁以下的患儿不宜使用该药,有心血管病史的老年患者应谨慎使用。

(二)抗纤维蛋白溶解药物

抗纤维蛋白溶解氨基酸能够阻止血纤维蛋白溶解酶原黏附到纤维蛋白上,从而能够抑制血凝块的溶解。临床上常用的抗纤溶药物有氨基己酸和氨甲环酸（止血环酸）等。前者常用剂量在成人为 0.25mg/kg 体重，每天 3~4 次。后者可首先给予负荷量 4~5g，然后再给予 1g/h；另外一种治疗的方案是 4g/4~6h，持续 2~8 天。主要用于治疗口腔黏膜出血、鼻出血、消化道出血以及月经过多等，可单独使用或同其他药物联合使用，两者皆可口服、静脉注射和局部使用，但血尿患者禁用。

五、血液制品

（一）新鲜冰冻血浆

单采获得的血浆或全血采集后 6~8 小时内在 4℃离心制备的血浆迅速在 −30℃以下冰冻成块即制成。冰冻状态一直持续到应用之前。其含有全部的凝血因子及血浆蛋白，其浓度与 6~8 小时内采集的全血相似。200ml 的本制品含血浆蛋白 60~80g/L，纤维蛋白原 2~4g/L，其他凝血因子 0.7~1.0IU/ml。可以用于血管性血友病、血友病 A、先天性纤维蛋白原缺乏症和遗传性凝血因子ⅩⅢ缺乏以及弥散性血管内凝血、获得性纤维蛋白原缺乏症、严重创伤、感染、肝功能衰竭、急性白血病等。

（二）血浆冷沉淀

血浆冷沉淀是由新鲜冰冻血浆在控制温度下融化后收集的，在 1~5℃条件下不溶解的白色沉淀物。国内常以 200~400 新鲜全血的血浆为 1 个制备单位制成。冷沉淀中主要含有 vWF、FⅩⅢ、FⅧ和纤维蛋白原。主要可以用于血管性血友病、血友病 A、先天性纤维蛋白原缺乏症和遗传性凝血因子ⅩⅢ缺乏以及获得性凝血因子缺乏，如弥散性血管内凝血、获得性纤维蛋白原缺乏症、严重创伤、感染、肝功能衰竭、急性白血病等。

（三）凝血酶原复合物和高纯度FⅨ浓缩制剂

凝血酶原复合物主要含凝血因子Ⅱ、Ⅶ、Ⅸ和Ⅹ，主要用于治疗以下出血性疾病：血友病 B、先天性或获得性凝血因子Ⅱ、Ⅶ、Ⅸ和Ⅹ缺乏症、维生素 K 缺乏或使用维生素 K 拮抗剂导致的凝血因子Ⅱ、Ⅶ、Ⅸ和Ⅹ合成障碍、严重肝功能障碍导致的凝血因子Ⅱ、Ⅶ、Ⅸ和Ⅹ缺乏等。大量输注凝血酶原复合物可能会导致静脉、动脉血栓或 DIC 的发生。高纯度 FⅨ浓缩制剂是在凝血酶原复合物的基础进一步利用单克隆抗体提纯富含 FⅨ的纯化制剂，具有高纯度 FⅨ、不含或含极少量的Ⅶ、Ⅸ和Ⅹ凝血因子、无蛋白 C 和蛋白 S 抑制剂以及纤维蛋白原，因此其输注后 FⅨ提升速度快、清除速率较慢、半衰期延长、血栓发生率低的优点，但只能适用于血友病 B 的出血治疗。

（四）中纯度及高纯度血浆来源FⅧ制品

冷沉淀是中纯度及高纯度 FⅧ制品的原料。首先用甘油 - 乙醇 - 枸橼酸缓冲液洗涤以除去污染的蛋白质，随后将其重新溶解并吸附于氢氧化铝以去除维生素 K 依赖的凝血因子。中纯度 FⅧ制品每毫升含 FⅧ 15~40u（0.5~0.9u/ml）通过对中纯度 FⅧ制品进行离子交换、亲和层析和凝胶过滤，可使 FⅧ制品的含量达 50~200u/mg。在美国市场上有用单克隆抗体从人血浆进行免疫亲和纯化而得到的纯化 FⅧ浓缩物，内无完整的血管性血友病因子（vWF）蛋白，FⅧ含量＞3000u/mg。可用于治疗遗传性或获得性血友病 A 出血。

（五）纤维蛋白原制品

纤维蛋白原是一个血浆中循环的 340kDa 的糖蛋白，其浓度是 1.6~4g/L。人纤维蛋白原主要在肝细胞中表达，虽然肝外合成主要是在肠，子宫颈和肺的上皮细胞中。一般输注 1g 纤维蛋白原可以提高血浆纤维蛋白原浓度为 0.25~0.5g/L，主要适应证包括先天性低（无）纤维蛋白原血症、先天性纤维蛋白原异常、继发性纤维蛋白原缺乏、原发性纤溶亢进、DIC 和手术外伤导致出血等。

（六）重组凝血因子制品

1. 重组人 FⅧ和重组人 FIX制品　目前在市场上已经有三代基因工程产生的 FⅧ制品。这些制品无论在生物化学、临床特征还是药代动力学方面，与血浆来源的 FⅧ均非常相似，其活性＞4000u/mg。这些产品具有安全和有效的双重特点，无病毒污染，能有效地预防和治疗血友病 A 患者的出血；目前市场上只有一种重组人 FIX制品，可以用于治疗血友病 B 出血。

2. 重组人活化的凝血因子Ⅶ（rhFⅦa）制品　rhFⅦa 可能通过两条机制纠正出血。一是在足够的剂量时，rhFⅦa 直接与活化血小板表面带负电的磷脂结合，进而活化 F X（FXa）。在血小板表面，FXa 催化产生足量的凝血酶，促进纤维蛋白形成。另外一条可能的机制是 rhFⅦa 可以与来自患者的 FⅦ酶原起竞争作用，这意味着局部会有更多的 FⅦa/TF 复合物形成，使该处凝血酶得以大量产生。该药物可以治疗以下出血性疾病：先天性凝血因子Ⅶ缺乏症、血友病 A 或 B 伴抑制物、获得性凝血Ⅷ抑制物、严重的血小板疾病出血、严重肝脏疾病与维生素 K 拮抗剂过量导致的出血和外伤、手术以及病理产科等导致的大出血。

（张　磊　杨仁池）

参 考 文 献

1. Grinstein J, Cannon CP. Aspirin resistance: current status and role of tailored therapy. Clin Cardiol, 2012, 35 (11): 673-681.

2. Paraskevas KI. Aspirin for preventing venous thromboembolism. N Engl J Med, 2013, 368(8): 772-773.

3. Pearson S, Troughton R, Richards AM. Rivaroxaban versus Warfarin in Nonvalvular Atrial Fibrillation. N Engl J Med, 2011, 365(24): 2334-2335.

4. Buller HR, Cohen AT, Davidson B, et al. Idraparinux versus standard therapy for venous thromboembolic disease. N Engl J Med, 2007, 357(11): 1094-1104.

5. Olsson SB. Executive Steering Committee of the SPORTIF III Investigators. Stroke prevention with the oral direct thrombin inhibitor ximelagatran compared with warfarin in patients with non-valvular atrial fibrillation (SPORTIF Ⅲ): randomised controlled trial. Lancet, 2003, 362(9397): 1691-1618.

6. Hoffman M, Dargaud Y. Mechanisms and monitoring of bypassing agent therapy. J Thromb Haemost, 2012, 10 (8): 1478-1485.

7. Logan AC, Goodnough LT. Recombinant factor VIIa: an assessment of evidence regarding its efficacy and safety in the off-label setting. Hematology Am Soc Hematol Educ Program, 2010, 2010: 153-159.

8. 王振义, 李家增, 阮长耿, 等. 血栓与止血基础理论与临床. 3 版. 上海: 上海科学技术出版社, 2004, 769-825.

第十四节　输血与出血和血栓

输血最初的概念是将供血者的血液输给患者,特别是发生严重出血的患者,以保证机体各组织器官血液供应,从而缓解患者症状。在 1667 年,牛津的 Richard Lower 首先开展了动物间的输血实验,把血从一只狗的颈动脉输入另一只狗的颈静脉;同年,在巴黎开展了用于人的输血实验。一个多世纪前,奥地利的 Karl Landsteiner 发现了 ABO 血型系统,为现代的血液学和输血医学奠定了基础,也因为 Karl Landsteiner 的这一贡献,2001 年,他的生日被定位"世界献血者日"。

输血作为一种特殊的临床治疗手段,经过多学科的发展和交叉,逐渐发展成为输血医学这一独立的学科。输血医学涉及了免疫学、遗传学、血液学、传染病学、移植生物学、病毒以及生物工程学等有关学科,研究的范围包括如何获得合格的血液及血液制品,如何安全有效地给患者输注,如何防止输血传播性疾病及输血反应等等。

本节主要探讨输血引起的出血和血栓的一些问题,临床输血一定要以患者出血和血栓的实验室检测结果为依据,选用最合适的血液制品。同时在治疗期间,定期检测患者出凝血活性等实验室指标,以及时调整治疗方案,指导临床用血。

一、常用的血液制品

常用的血液制品包括:全血、红细胞、血小板、血浆、冷沉淀、血浆蛋白制品。每种血液制品又有不同的制剂。

（一）全血

1. 全血　采用特定的方法将符合要求的献血者体内一定量外周静脉血采集至塑料血袋内,与一定量的保养液混合而成的血液制剂。全血中主要的有效成分为红细胞、凝血因子和血浆蛋白。随着输血技术的进步,输注全血逐步被输注成分血所代替。

2. 去白细胞全血　使用白细胞过滤器消除全血中几乎所有的白细胞,并使残留在全血中的白细胞数量低于一定数值的成分血。

（二）红细胞

红细胞制品包括浓缩红细胞、去白细胞浓缩红细胞、悬浮红细胞、去白细胞悬浮红细胞、洗涤红细胞、冷冻红细胞、冰冻解冻去甘油红细胞。

1. 浓缩红细胞　采用特定的方法将采集到的多联塑料血袋内的全血中的大部分血浆分离出去后,剩余部分所制成的红细胞成分血。

2. 去白细胞浓缩红细胞　使用白细胞过滤器清除浓缩红细胞中几乎所有的白细胞,并使残留在浓缩红细胞中的白细胞数量低于一定数值的红细胞成分血;或使用带有白细胞过滤器的多联塑料血袋采集全血,并通过白细胞过滤器清除全血中几乎所有的白细胞,将该去白细胞全血中的大部分血浆分离出后剩余部分所制成的红细胞成分血。

3. 悬浮红细胞　采用特定的方法将采集到多联塑料血袋内的全血中的大部分血浆分离出后,向剩余物加入红细胞添加液制成的红细胞成分血。

4. 去白细胞悬浮红细胞　使用白细胞过滤器清除悬浮红细胞中几乎所有的白细胞,并使残留在悬浮红细胞中的白细胞数量低于一定数值的红细胞成分血;或使用带有白细胞过滤器的多联塑料血袋采集全血,并通过白细胞过滤器清除全血中几乎所有的白细胞,将该去白细胞全血中的大部分血浆分离出后,向剩余物内加入红细胞添加液制成的红细胞成分血。

5. 洗涤红细胞 采用特定的方法将保存期内的全血、悬浮红细胞用大量等渗溶液洗涤,去除几乎所有的血浆成分和部分非红细胞成分,并将红细胞悬浮在氯化钠注射液或红细胞添加液中所制成的红细胞成分血。

6. 冰冻红细胞 采用特定的方法将采集日期6天内的全血或悬浮红细胞中的红细胞分离出,并将一定浓度和容量的甘油与其混合后,使用速冻设备进行速冻或直接置于 −65℃以下的条件下保存的红细胞成分血。

7. 冷冻解冻去甘油红细胞 采用特定的方法将冰冻红细胞溶解后,清除几乎所有的甘油,并将红细胞悬浮一定量的氯化钠注射液中的红细胞成分血。

(三)血小板

血小板制品包括浓缩血小板、混合浓缩血小板、单采血小板、去白细胞单采血小板,其中临床常用的血小板为去白细胞单采血小板。

1. 浓缩血小板 采集后置于室温保存和运输的全血于采集后6小时内,或采集后置于 20~24℃保存和运输的全血于24小时内,在室温条件下将血小板分离出,并悬浮于一定量血浆内的成分血。

2. 混合浓缩血小板 采用特定的方法将2袋或2袋以上的浓缩血小板合并在同一血袋内的成分血。

3. 单采血小板 使用血细胞分离机在全封闭的条件下自动将符合要求的献血者血液中的血小板分离并悬浮于一定量血浆内的单采成分血。

4. 去白细胞单采血小板 使用血细胞分离机在全封闭的条件下自动将符合要求的献血者血液中的血小板分离并去除白细胞后悬浮于一定量血浆内的单采成分血。

(四)血浆

血浆制品包括新鲜冰冻血浆、病毒灭活新鲜冰冻血浆、冰冻血浆、病毒灭活冰冻血浆、单采新鲜冰冻血浆。

1. 新鲜冰冻血浆 采集后储存于冷藏环境中的全血,最好在6小时(保养液为 ACD)或8小时(保养液为 CPD 或 CPDA-1)内,但不超过18小时将血浆分离出并速冻呈固态的成分血。

2. 病毒灭活新鲜冰冻血浆 采集后储存于冷藏环境中的全血,按新鲜冰冻血浆要求分离出血浆在速冻前采用亚甲蓝病毒灭活技术进行病毒灭活并速冻呈固态的成分血。

3. 单采新鲜冰冻血浆 使用血细胞分离机在全封闭的条件下自动将符合要求的献血者血液中的血浆分离出并在6小时内速冻呈固态的单采成分血。

4. 冰冻血浆 采用特定的方法在全血的有效期内,将血浆分离出并冰冻呈固态的成分血,或从新鲜冰冻血浆中分离出冷沉淀凝血凝血因子后将剩余部分冰冻呈固态的成分血。

5. 病毒灭活冰冻血浆 采用亚甲蓝病毒灭活技术对在全血的有效期内分离出的血浆或从新鲜冰冻血浆中分离出冷沉淀凝血凝血因子后剩余的血浆进行病毒灭活并冰冻呈固态的成分血。

(五)冷沉淀

冷沉淀是新鲜冰冻血浆在 2~4℃下解冻后沉淀白色絮状物,内含 vWF、凝血因子 FⅧ (FⅧ)、ⅩⅢ(FⅩⅢ)、纤维蛋白原(Fg)和纤维连接蛋白(Fn)等血浆因子。

（六）血浆蛋白制品

1. 凝血因子Ⅷ浓缩物（AHG）　由新鲜血浆分离纯化而得，主要含凝血因子Ⅷ，是体内内源性凝血系统的重要成分之一，FⅧ的缺乏或缺陷引起血友病A，目前血友病A的治疗仍广泛应用凝血因子Ⅷ浓缩物。

2. 凝血因子Ⅸ浓缩物　由新鲜血浆分离、纯化而得，主要含凝血因子Ⅸ，凝血因子Ⅸ缺乏常见于血友病B、肝功能衰竭等。目前国内尚无凝血因子Ⅸ制剂。

3. 凝血酶原复合物（PCC）　由新鲜血浆分离、纯化而得，包含凝血因子Ⅱ、Ⅶ、Ⅸ、Ⅹ或只含凝血因子Ⅱ、Ⅸ、Ⅹ，有导致血栓危险性。

4. 纤维蛋白原制品　纤维蛋白原（Fg）在凝血酶及凝血因子ⅩⅢ的作用下，形成纤维蛋白，是凝血过程的终点产物。

5. 抗凝血酶　抗凝血酶（AT）主要由肝脏合成，能抑制凝血酶、抑制凝血因子Ⅸa、Ⅹa、Ⅺa、Ⅻa以及纤溶酶、胰蛋白酶、激肽释放酶等。

6. 凝血酶制品　凝血酶制品是由血液提纯，经除菌、冷冻、干燥获得的无菌制剂，用作速效局部止血药。凝血酶严禁血管内注射、肌内注射和皮下注射。

7. 基因重组的活化凝血因子Ⅶ（rFⅦa）　主要用于凝血因子Ⅶ缺乏症以及有抑制物产生的血友病A和血友病B患者的止血。目前国内有基因重组的活化凝血因子Ⅶ，但价格较昂贵，利用较少。

8. 基因重组的凝血因子　主要用于血友病A和血友病B的出血及围术期治疗。目前国内主要有基因重组的凝血因子Ⅷ和基因重组的凝血因子Ⅸ。

9. 白蛋白制品　白蛋白是从健康人血浆中提取的，经过病毒灭活并添加稳定剂后制成。输注白蛋白的主要作用是维持胶体渗透压。

10. 人免疫球蛋白　人免疫球蛋白从健康人血浆分离纯化，病毒灭活处理后，添加稳定剂。主要用于预防麻疹和传染性肝炎。若与抗生素合并使用，可提高对某些严重细菌和病毒感染的疗效。

二、输血引起的出血

输血的目的是为了治疗严重出血的患者，保证机体各组织器官血液供应。但是输血也可能引起出血，输血引起的出血主要有大量输血（massive transfusion，MT）后引起的出血和输血后紫癜（post transfusion purpura，PTP）。

（一）大量输血

大量输血是指 24 小时内输血量等于或超过患者的血容量或者在 3 小时内输血量达到或超过患者血容量的一半。大量输血可发生于心血管手术、脊椎手术、肝脏手术、创伤、胃肠道出血以及产科出血等多种临床状况下。在严重创伤患者，大于 50% 的失血量是一个常见的致死因素，在过去的三十年 30% 的创伤死亡是出血引起的，仅次于外伤性脑损伤。近期的数据表明，需大量输血的患者，早期预防性输注血浆和血小板能显著降低死亡率。

稀释性凝血障碍是大量出血常见的并发症，原因包括：

1. 需要大量输血的患者本身就有大出血的基础疾病，大出血和止血过程会大量损失和消耗血小板及凝血因子；大出血患者体温如果低于 35℃ 会使血小板功能及凝血因子活性下降，这些都会导致出血倾向。

2. 库存血中血小板和凝血因子破坏，大量输入库存血，会引起血小板稀释和部分凝血因子稀释,出现出血倾向。输血量等于患者血容量时,凝血因子水平稀释至原水平的35%。

3. 血液制品中枸橼酸钠抗凝剂大量输入可能会引起出血倾向。临床表现主要为不明原因的手术创面或者伤口渗血,皮肤、黏膜出血甚至内脏出血。实验室检查主要为血小板数量下降,PT 和 APTT 时间延长,凝血因子活性下降。但是体温低于35℃血小板功能及凝血因子活性下降的患者,实验室检测血小板功能和凝血因子活性均可为正常。

治疗:血小板数量下降的患者需要补充血小板;凝血因子活性下降考虑输注相应的凝血因子,包括输注新鲜冰冻血浆、冷沉淀和纤维蛋白原等。PT 和 APTT 时间轻度延长不需要处理,如果有严重的 PT 和 APTT 时间延长,则要考虑其他导致凝血异常的原因。

为预防大量输血引起的凝血障碍,丹麦的 Johansson 采用输血包(transfusion packages, TPs)的方法治疗需要大量输血的病人,输血包中有血浆、血小板和红细胞,比例是 5 个单位的新鲜冰冻血浆 +2 个单位的血小板 +5 个单位的去白细胞浓缩红细胞。而为了达到立即抢救患者输注的目的,他们准备的应急输血包,采用 Rh 阴性的 AB 型新鲜冰冻血浆 +Rh 阴性的 O 型血小板 +Rh 阴性的 O 型去白细胞浓缩红细胞。数据表明采用输血包治疗降低了大量出血的患者的死亡率,但是血浆、血小板和红细胞的最佳搭配比例尚需进一步研究。

(二)输血后紫癜

输血后紫癜是一种少见的输血并发症,多发生于输注红细胞后 2~14 天,血小板急剧降低。常见于血小板特异性抗原(HPA)-1a 阴性的患者,HPA-1a 阴性患者妊娠或输血后,产生抗 HPA-1a 抗体,再次输入 HPA-1a 阳性的血小板时,抗体与抗原结合破坏自身和输入的血小板导致血小板减少。英国的统计数据每百万次输血有 3 例发生血小板减少。我国人群中 HPA-1a 阴性率远低于欧美国家,所以我国发生输血后紫癜的概率应该更低。输血后紫癜发生过程中自身血小板破坏的原因尚不明确,可能是自身血小板吸附了输入的可溶性血小板糖蛋白,引起抗体与抗原的结合。

临床表现:输血后 2~14 天患者皮肤、黏膜出现瘀点或瘀斑,严重的可以有内脏出血。由于输血和出现临床症状有一个时间差,因此,诊断往往不及时。

实验室检测:血小板数量降低,血清学检测可以检出抗 HPA-1a 抗体。结合患者的输血史和妊娠史,则输血后紫癜的诊断比较明确。

输血后紫癜是一种自愈性疾病,一般在三周左右血小板计数能恢复。治疗采用静脉滴注大剂量免疫球蛋白,大部分患者血小板计数能显著提高。同时要进行对症的止血治疗。预防比较困难,措施只有严格掌握输血指征,尽量减少不必要的输血。有专家推荐输注洗涤红细胞或相应抗原阴性献血者的红细胞和血小板,但是效果目前尚无定论。

三、输血引起的血栓

红细胞和血浆输注引起的血栓不常见。输血引起的血栓多见于肺微血管栓塞、凝血酶原复合物输注后产生的血栓和注射人免疫球蛋白引起的血栓。

(一)红细胞和血浆输注引起的血栓

1983 年,Gray 针对髋关节置换手术的患者研究发现输血多的患者更易产生血栓,在全身麻醉的患者组更明显。Nilsson 在 2007 年针对 14 014 名结肠直肠癌成年患者进行分析,和血栓发生有关的因素包括输注血液制品(包括红细胞、新鲜冰冻血浆和血小板)、性别差异、年龄大于 80 岁、中重度肝病等因素。其中手术期间,女性患者输血后静脉血栓的概率显著高于男性,而在未输血患者中,女性患者和男性患者静脉血栓概率没有差异。2012 年 Xenos 对 21 943 例结肠直肠癌切除术患者进行分析,认为术中输注红细胞会增加静脉血栓的风险,而且静脉血栓的风险随着输血单位数的增加而提高。

引起血栓的因素:炎症和凝血系统密切相关,炎症反应可能和输血后静脉血栓的发生有关;雌激素促进肝脏凝血因子合成会提高血栓风险;输注红细胞后血液黏度的变化也会引起输血后静脉血栓的发生。女性的血细胞比容和血液黏度比男性低,输血后更易由于血黏度的改变导致血栓形成。

恶性肿瘤和手术本身就有血栓倾向,手术期间输注红细胞更是增加了血栓风险,所以临床没有活动性出血的证据,输血应该慎重进行。另外的预防措施包括手术中减少出血,尽量使用局部麻醉。

（二）肺微血管栓塞

肺微血管栓塞是输注含一定微聚体的血液后引起肺循环的微血管栓塞而产生的一系列症状群。微聚体主要由血小板、白细胞、红细胞碎片、变性蛋白及纤维蛋白形成,直径在 20~80μm。输血使用的标准输血器滤网孔径 170μm,不能有效过滤这些微聚体,微聚体输血时通过滤网进入肺脏,阻塞毛细血管,肺微血管发生栓塞。微聚体在采血 24 小时后就开始形成,储存一周后,血中微聚体明显增多。

肺微栓塞可以自行消除,不影响肺功能。肺毛细血管远多于气体交换所需数量,而且肺脏有双重血供,肺动脉分支栓塞后,吻合支开放,不影响肺组织的血液供应。同时,巨噬细胞也可以分解并吞噬微小血栓。

小范围的栓塞无明显症状或仅有轻度不适感。只有大量反复发生的肺微栓塞才会有明显临床表现:输注大量保存期较长血液过程中,出现胸闷、气促、烦躁不安和呼吸困难等表现。大面积的肺间质完全栓塞,会导致 CO_2 和 O_2 交换障碍而死亡。

治疗:氧疗、扩张支气管、纠正休克以及对症治疗。预防措施可采用过滤孔径为 20~40μm 的过滤器输血和输注保存一周以内的血液制品。

（三）PCC引起的血栓

PCC 由新鲜血浆分离、纯化而得,包含 FⅡ、Ⅶ、Ⅸ、Ⅹ 或仅含 FⅡ、Ⅸ、Ⅹ。包括凝血酶原复合物和活化的凝血酶原复合物(国内尚无此产品)两种。PCC 最初治疗血友病 B,也可作为"旁路制剂"治疗产生抗体的血友病 A 或获得性血友病 A 患者的出血。

PCC 的适应证遗传性或获得性 FⅡ、Ⅶ、Ⅸ、Ⅹ 单一或联合缺乏;严重的肝脏病、手术期间和创伤;维生素 K 缺乏症;维生素 K 拮抗剂(华法林)引起的出血;获得性血友病 A 和血友病 A 患者产生 FⅧ抑制物。

PCC 引起的血栓的原理尚不清楚,但是证据表明,凝血因子Ⅱ(凝血酶原)在其中有重要作用。凝血因子Ⅱ的半衰期 60~72 小时,远高于 PCC 中的其他因子,FⅦ半衰期约 6 个小时。2011 年 Sorensen 报道 1 例 70kg 的患者,每 12 小时注射 40U/kg PCC 后 60 小时,FⅡ和 FⅩ高 FⅨ两倍。快速、大剂量、反复的 PCC 输注,FⅡ的累积是血栓风险的最主要因素(图 9-14-1)。

图片说明了当反复输注 PCC 后由于半衰期的差异导致的凝血因子累积差异。本图是Ⅱ、Ⅶ、Ⅸ、Ⅹ四种凝血因子按照 40U/kg 剂量每 12 小时输注一次后,在一个 70kg 患者体内凝血因子的理论累积量。其中横坐标是凝血因子单位数,纵坐标是时间(小时)。

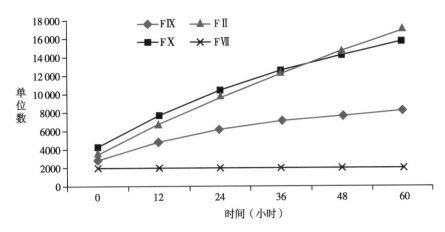

图 9-14-1　反复输注 PCC 后凝血因子累积的差异

PCC 引起血栓的危险因素：快速、大剂量、反复 PCC 输注；肝病患者、血栓前状态者、手术后、新生儿、糖尿病患者等输注 PCC 血栓发生率高；鱼精蛋白，抑肽酶，纤溶抑制剂与 PCC 同时使用，则会增加血栓性并发症的发生。PCC 引起的血栓可表现脑卒中、心肌梗死、肺栓塞、DIC 以及深静脉血栓。

为了降低血栓风险，PCC 不应和抗纤溶药同时用。PCC 治疗时，应对患者进行血栓前状态检测。

（四）人免疫球蛋白引起的血栓

2006 年 Marie 报道 2002 年 1 月到 2004 年 12 月 46 例患者共输注免疫球蛋白 518 次，其中 6 例患者出现血栓，3/6 例在输注免疫球蛋白当天发生血栓，3/6 例输注后 1~6 天发生血栓。提醒输注免疫球蛋白要警惕血栓风险，尤其有血栓倾向患者，缓慢输注并避免大量的输注。

2012 年 Daniel 从 2008 年 1 月到 2010 年 9 月，共 11 785 名输注免疫球蛋白的患者进行分析，其中有 122 名患者在输注免疫球蛋白当天发生血栓。不同免疫球蛋白产品血栓的发生率有差异，发生率为 6.1~20.5/1000 人。该研究首次提出皮下注射免疫球蛋白也有血栓风险；首次给药剂量；年龄大于 45 岁；有血栓病史；高凝状态增加血栓风险。

2013 年 FDA 要求生产商在所有人免疫球蛋白产品（包括静脉用、皮下及肌肉用免疫球蛋白）的标签中添加有关血栓形成风险的信息，并添加有关降低这一风险的信息。

免疫球蛋白引起的严重的血栓包括深静脉血栓形成、视网膜中央静脉阻塞、肺梗死、心肌梗死、脑卒中等。

形成血栓的患者多数血液黏度升高、血小板计数增高、血小板聚集活性增加。免疫球蛋白制品中的活化的凝血因子 XI（ XI a）或抗磷脂抗体，会导致输注后促凝活性增强；刺激局部合成促进血管收缩的细胞因子也会提高血栓风险。

血栓形成者输注免疫球蛋白治疗剂量需要减少，用药时间相应延长，同时减慢输注速度。可以用阿司匹林或口服抗凝药抗血栓治疗。预防措施包括对输注免疫球蛋白形成血栓事件的风险进行充分评估，推荐输注浓度低于 5%；开始输注的速度低于 0.5ml/（kg·h），逐渐增加输注速度，不超过 4ml/（kg·h）。配置制剂时，用无菌的注射用水而不是生理盐水，有助于提供低钠和低渗透压控制。

（房云海　张心声）

参 考 文 献

1. Daniel GW, Menis M, Sridhar G, et al. Immune globulins and thrombotic adverse events as recorded in a large administrative database in 2008 through 2010. Transfusion, 2012, 52(10): 2113-2121.

2. Franchini M, Lippi G. Prothrombin complex concentrates: an update. Blood transfusion = Trasfusione del sangue, 2010, 8(3): 149-154.

3. Gray DH, Mackie CE. The effect of blood transfusion on the incidence of deep vein thrombosis. The Australian and New Zealand Journal of Surgery, 1983, 53(5): 439-443.

4. Marie I, Maurey G, Herve F, et al. Intravenous immunoglobulin-associated arterial and venous thrombosis: report of a series and review of the literature. The British Journal of Dermatology, 2006, 155(4): 714-721.

5. Nilsson KR, Berenholtz SM, Garrett-Mayer E, et al. Association between venous thromboembolism and perioperative allogeneic transfusion. Archives of surgery, 2007, 142(2): 126-132.

6. Sarode R, Milling TJ Jr., Refaai MA, et al. Efficacy and safety of a 4-factor prothrombin complex concentrate in patients on vitamin K antagonists presenting with major bleeding: a randomized, plasma-controlled, phase IIIb study. Circulation, 2013, 128(11): 1234-1243.

7. Sorensen B, Spahn DR, Innerhofer P, et al. Clinical review: Prothrombin complex concentrates--evaluation of safety and thrombogenicity. Critical care, 2011, 15(1): 201.

8. Xenos ES, Vargas HD, Davenport DL. Association of blood transfusion and venous thromboembolism after colorectal cancer resection. Thrombosis research, 2012, 129(5): 568-572.

9. Christopher DH MD, Beth HS, James CZ, et al. Transfusion Medicine and Hemostasis: Clinical and Laboratory Aspects. USA: Elsevier Science, 2009.

10. Johansson PI, Stensballe J, Oliveri R, et al. How I treat patients with massive hemorrhage. Blood, 2014, 124 (20): 3052-3058.

11. 全血及成分血质量要求. GB 18469-2012.

12. 王振义, 李家增, 阮长耿, 等. 血栓与止血. 3版. 上海: 上海科学技术出版社, 2004.

13. 王学锋. 重视出血检测在临床输血中的应用. 中国输血杂志, 2011, 24: 361-362.

14. 王鸿利, 高峰. 血浆和血浆蛋白制品的临床应用. 上海: 上海科学技术文献出版社, 2002.

第十五节 遗传病与出血性疾病

一、血管因素引起的出血

(一)遗传性出血性毛细血管扩张症

遗传性出血性毛细血管扩张症是常染色体显性遗传性血管发育异常的一种疾病。1864年由 Sutton 首先报道, 1896年 Rendu 对该病进行了较详细论述, 1901年 Osler 报道该病家族性及其临床特征, 此后, Weber 也阐述了该病特点, 因此, 该病以三者名字命名, 称为 Osler-Rendu-Weber 病。1909年 Hanes 将该病命名为遗传性出血性毛细血管扩张症(hereditary hemorrhagic telangiectasia, HHT)。该病多见于青春期, 20~30岁发病, 主要表现为黏膜毛细血管出血。

1. 流行病学 国外流行病学调查显示,法国发病率约 1/2351,丹麦约为 1/3500,美国为 1/6500,北爱尔兰为 1/39 216,北美洲总发病率估计约为 1/10 000。日本北部秋田县为 1/5000~8000。本病罕见于黑种人和阿拉伯人。我国尚未有流行病学调查资料,但已有不少 HHT 病例报道。

2. 病因及发病机制 HHT 发病机制的研究直到 1994 年才有了突破性进展,目前已发现至少有 3 种基因(endoglin、activin receptor-like kinase 1、smaandmad homologue)突变与 HHT 发病有关,这些基因均与转化生长因子(transforming growth factor-β,TGF-β)的信号传导有关。TGF-β 具有促血管生长和血管形成的作用,其代谢与功能异常影响血管生成,导致血管发育不良而出现黏膜毛细血管出血。

诱发因素:出血可是自发性,但也可有促发因素:①外伤或手术;②月经分娩;③腹压增高;④感冒或发热;⑤过度疲劳或精神紧张;⑥久立或长途跋涉。

3. 临床表现

(1)鼻出血:是 HHT 最常见和最早出现的临床表现,治疗也最棘手。多为自发性或轻微刺激诱发,夜间多发。鼻出血严重程度和频率随着年龄增长而增加。

(2)皮肤、黏膜出血:其他部位毛细血管扩张发生率与鼻出血相似。其发病年龄通常比鼻出血晚 5~30 年。出血症状通常轻微。

(3)上消化道出血:上消化道任何一个部位均可发生毛细血管扩张。最常见部位是胃和十二指肠上部,常见症状为上消化道出血,通常比较缓慢但持续存在,一般会随着年龄增长而加重,50 岁之前一般很少发生。上消化道动静脉畸形比较少见。

(4)肺出血:30% 患者出现肺动静脉畸形,常常是双侧且多发,中下肺常见;随着人体生长发育而增大。大多数患者多年没有症状,少数患者出现严重或突发性呼吸困难、发绀、咯血等症状。

(5)中枢神经系出血:常见症状为头痛、癫痫、颅内出血、脑脓肿和一过性脑缺血性发作等。伴有肺动静脉畸形或有肺动静脉畸形家族史患者,出现神经系统症状更常见。2/3 的患者出现症状是由于肺动静脉畸形导致;另外 1/3 的患者是由于伴有脑或脊髓的动静脉畸形所导致。

(6)肝脏出血:肝脏受累女性患者较多。大部分患者可以终生无症状。

4. 实验室检查

(1)血常规:基本正常,频繁出血者需定期查血常规排除血小板减少和贫血。

(2)粪便常规:有助于确定是否存在上消化道出血,对中年患者非常重要。

(3)超声心动图:HHT 患者应至少进行 1 次增强超声心动图,筛查是否存在肺动静脉分流畸形。如超声发现存在肺动静脉分流,需进行 3mm 层厚的肺 CT 对动静脉畸形进行评估。

(4)头颅 MRI:HHT 患者需行头颅 MRI 筛查以发现是否存在脑动静脉畸形。

(5)组织病理学:毛细血管变薄,仅有单层内皮细胞组成,外围包裹一层疏松结缔组织,缺乏正常血管壁的弹力纤维及平滑肌成分。病变部位血管可发生结节状和瘤状扩张,严重时可形成动静脉瘘和动静脉瘤,可引起出血。

5. 诊断 2000 年国际 HHT 基金科学顾问委员会对临床诊断标准规定如下:

(1)反复发作的自发性鼻出血。

(2)多个特征部位出现毛细血管扩张,如唇、鼻、手指和口腔黏膜等。

（3）内脏受累，如消化道的毛细血管扩张，肺、肝、脑的动静脉畸形。

（4）阳性家族史。直系亲属中有 HHT 患者。

（5）符合其中以上 3 条或 3 条以上条件者可确诊为 HHT。符合其中 2 条者为疑似病例，少于 2 条者暂不考虑 HHT。

国内目前仅有拟定诊断标准（张之南. 血液病诊断与疗效标准. 3 版. 科学出版社, 2007）。

（1）肉眼或经内镜见皮肤、黏膜多处鲜红或暗红色毛细血管扩张灶，直径为 1~3mm，扁平呈成簇的细点状、结节状或血管瘤样，边界清晰，重压退色，表面无角化。如用毛细血管镜或裂隙镜可见表皮内或黏膜下有扭曲扩张的小血管团或小血管袢。毛细血管扩张灶的分布为离心性，多见于面、唇、舌、耳、鼻黏膜、手脚掌。

（2）内脏如肺、肝、脾、脑、肾及视网膜等处经血管造影、X 线摄片、断层摄影或 B 超等方法发现成簇毛细血管扩张或多处微小血管瘤病变。

具有第一或第二项者可诊断本病。

典型的 HHT 具有如下三联征：皮肤、黏膜特征性的多发性毛细血管扩张灶。反复、同一部位出血史，最常见为鼻出血，也可口腔黏膜、舌、胃肠道、呼吸道、泌尿生殖道、脑、眼底出血。

（3）常染色体显性遗传家族史。

6. 鉴别诊断　本病应与 Crest 综合征、蜘蛛痣、全身弥漫性血管角化病、血管发育不良症、共济失调性毛细血管扩张症等疾病鉴别。

7. 治疗　HHT 主要是对症和支持治疗，如局部压迫止血和止血药物应用。目前尚无特效治疗措施。应避免鼻部受外伤，避免应用血管扩张剂、阿司匹林和其他非甾体类药等。止血应尽可能用非创伤性手段。

（1）鼻出血

1）轻度鼻出血，应用激光切除疗法。

2）重鼻出血，进行鼻中隔皮肤成形厚皮移植术。

3）复发性鼻出血治疗使用经导管栓塞疗法。

4）避免使用电和化学烧灼术治疗。

（2）上消化道出血

1）严重上消化道出血应在内镜下应用加热探针、双极电凝或激光治疗。

2）内镜下治疗无效者考虑外科手术治疗。

（3）肺动静脉畸形：有症状或畸形血管直径＞3mm 的患者应进行血管栓塞治疗。

（4）动静脉畸形

1）出现中枢神经系统症状或检查发现畸形血管直径＞1cm 患者应立即予以治疗。目前治疗脑动静脉畸形方法包括经导管血管栓塞、手术切除、立体定向放疗和联合治疗。

2）儿童患者，除非出现脑出血、神经功能障碍及其他威胁生命症状时立即治疗，一般采用保守治疗。

（5）肝脏动静脉畸形：治疗困难，肝移植是目前有效的治疗方法。

（6）皮肤毛细血管扩张：一般不需处理，除非病变部位出血或患者对外观有要求，可应用激光切除病灶。

（7）贫血：鼻出血或上消化道出血导致的贫血，通过口服铁剂或非肠道给予铁剂治疗大多能纠正。对于严重出血或频繁出血的患者常需要输血治疗。

8. 预防　注意保护皮肤黏膜,避免局部创伤,过度疲劳,感冒,发热,避免可促发和加重出血的因素,避免使用能引起血容量增加、血压增高、血管扩张及促发出血药物。

（二）巨大海绵状血管瘤（Kasabach-Merritt综合征,KMS）

巨大海绵状血管瘤（Kasabach-Merritt征候群）是以巨大血管瘤伴血小板减少和全身出血倾向为特征的一种综合征。1940年Kasabach和Merritt首先报道了一例新生儿迅速增大的血管瘤伴发血小板减少性紫癜的病例,此后陆续有相关的病例报道。

1. 流行病学　KMS多发生于新生儿或婴幼儿,在小儿血管瘤中,KMS的发生率约为1/300,男女发病率相似。

2. 病因及发病机制　发病机制目前尚不清楚,血管增生是KMS发病中一个重要环节,血管瘤突然增大可能与碱性成纤维生长因子（bFGF）有关。KMS病理生理基础是血小板减少和DIC,与巨大血管瘤密切相关。巨大瘤体毛细血管管腔粗细不均,致使血液产生涡流,阻力增加,血流变慢,血细胞聚集,血小板诱陷于瘤壁内,致血小板减少;血小板暴露于异常的内皮细胞或内皮下组织被激活,继发凝血因子消耗,纤溶增加,最终导致病变部位出血,表现为血管瘤的迅速增大和DIC。

3. 临床表现　KMS皮肤病变起初常表现为点状红褐色斑疹,继而出现皮下软组织肿块,或者出生时已有肿块。可位于皮肤、肌肉,也可位于腹膜后、纵隔、肝脾等实质脏器,以及骨骼、眼眶和颅内等。血管瘤可在短期内突然迅速增大并向周围扩散,表面紫红、温热,质硬有触痛。未见自行消退趋势,且随年龄呈进行性浸润性生长,易形成溃疡,合并感染。多数患者可见全身多处皮下淤血及牙龈出血等。

4. 实验室检查

（1）血常规:血小板计数 $3 \sim 60 \times 10^9/L$,平均 $25 \times 10^9/L$。

（2）凝血象:凝血酶原时间（PT）和活化部分凝血活酶时间（APTT）正常;纤维蛋白原水平降低;D-二聚体增高。

（3）骨髓形态学:骨髓巨核细胞数正常或增加。

（4）彩色多普勒超声检查:可明确血管瘤诊断,并能够探知肿块的血流情况以及动、静脉频谱。

（5）增强CT扫描:可见独特的强化征象为本病特征性表现。

（6）磁共振T1WI（T1加权成像）:由于瘤体本身和出血而表现为高低不等混杂信号;T2WI（T2加权成像）则由于内皮细胞增殖表现为明显高信号。存在动静脉瘘的病例其T1WI、T2WI显示血管流空效应。

5. 诊断与鉴别诊断

（1）Kasabach-Merritt综合征（KMS）诊断标准:巨大海绵状血管瘤伴出血倾向,血小板计数 $< 100 \times 10^9/L$,具有超声、CT、MRI等影像学资料,并除外其他原因所致的血小板减少征。必要时可行病变活检确诊。

（2）鉴别诊断:本病应与血管肉瘤、先天性血管畸形等疾病鉴别。

6. 治疗　目前尚无统一治疗方案,治疗关键是去除血管瘤,纠正DIC和血小板减少,支持疗法与病因去除需同时进行。

（1）外科治疗:主要选择瘤体小、解剖清楚,邻近无重要组织结构的病灶。病变范围大,可部分切除血管瘤,术后结合药物治疗,抑制残余病灶。

（2）激素治疗:糖皮质激素是治疗KMS一线药物,通过抑制血管内皮细胞异常增殖,诱导细胞凋亡；刺激骨髓造血及血小板释放，对抗血小板抗体，提高血小板数量；减少毛细血管通透性和抑制中性粒细胞活性降低炎症反应。有效率为 30%~50%。常用药物有地塞米松、泼尼松、甲泼尼龙、倍他米松等。目前糖皮质激素使用类型、剂量及疗程尚无统一标准。病情控制后激素逐渐减量，减量过快尤其是在血管增生期会导致复发。

（3）化学疗法：长春新碱（VCR）治疗血管瘤机制通过抑制内皮细胞增殖。部分激素不敏感患儿，VCR 1~2mg/(m^2 · w)可在 1~3 周内显效。目前被推荐为一线治疗。

（4）介入疗法：注入硬化剂和栓塞剂栓塞瘤体供血动脉，使瘤体缺血、变性及坏死，缩小瘤体积，减少血小板在瘤体内的捕获与破坏，控制病情发展。

（5）平阳霉素病灶局部注射治疗：治疗机制是抑制 DNA 合成和切断 DNA 链，局部注射后可破坏内皮细胞结构、抑制异常内皮细胞增生，促使血管瘤变性、坏死而退化。体积较小且表浅血管瘤，病灶内注射平阳霉素为首选治疗。瘤体较大，不易手术切除，瘤体所侵犯的重要脏器不宜放射治疗，内科保守治疗无效患者，可局部注射。

（6）干扰素（interferon，IFN）：对激素治疗无效或者激素抵抗患者可以选择 α- 干扰素（IFN-α2a 或 IFN-α2b）治疗，剂量 1.5~3 × 10^6U/(m^2 · d)，每周 3 次，皮下注射。适合其他方法无法缓解的重症患儿短期用药。

（7）抗血小板药：己酮可可碱（pentoxifylline）是合成的黄嘌呤衍生物，刺激血管内皮细胞释放前列环素，增加血小板环磷酸腺苷，具有抗血小板活性，对类固醇激素、噻氯匹定、阿司匹林、栓塞、放疗和 IFN 等无疗效患者可快速、有效、持续改善 K-M 综合征患儿症状。

（8）放射治疗：放疗对患儿生长发育产生远期不良影响，仅在危重病人或其他治疗方案无效时才考虑应用。

（9）普萘洛尔治疗：治疗机制尚未明确，可能通过下调 RAF- 丝裂原活化蛋白激酶通路及引起毛细血管内皮细胞凋亡，降低血管内皮生长因子（VEGF）和碱性成纤维细胞生长因子（bFGF）的表达。已成为一些血管瘤治疗一线药物。

（10）尿素：高浓度尿素可破坏血管内皮细胞基质，抑制内皮细胞增长，使内皮细胞萎缩，局部病变组织纤维化，瘤体变硬，并可在瘤体内形成血栓。

（11）支持和加压治疗：出现广泛出血或在侵入性治疗前凝血时间延长患儿，输注新鲜冰冻血浆（FFP），补充消耗的凝血因子。肢体部位病变采用绷带包扎和其他间歇性充气加压装置加压辅助治疗。

7. 预防　防止碰撞挠抓，保持局部干燥、清洁，预防感染。四肢海绵状血管瘤患者避免久立和强体力劳动，注意休息；必要时用弹力绷带或穿弹力袜。饮食清淡，忌烟酒、刺激性食物，控制高脂肪饮食及低纤维食物；少吃油炸、熏烤及腌制食物。

（三）Ehlers-Danlos综合征（埃勒斯-当洛综合征，皮肤伸展过度综合征，EDS）

EDS 是先天性结缔组织发育不全综合征，属遗传性结缔组织病（先天血管周围支撑组织异常）。1901 年 Ehler 首次报道本病皮肤过度伸展；1904 年 Danlos 报道本病患者血管脆性增强，指出这些缺陷是由于结缔组织异常所致，故命名为 Ehlers-Danlos syndrome。1949 年 Johnson 首先提出此病具有家族特性。1972 年 Pinnel 首先发现分子生物学证据。1998 年国际上将 EDS 分为 11 种类型，各型遗传方式不完全相同，预后也不一样。多为常染色体显性遗传，也有常染色体隐性遗传，男性多见。其中Ⅳ型即血管型罕见，其并发症严重。

1. 流行病学　两性均可累及，男性发病率较高，往往有家族史，多数属常染色体显性遗传,少数家族以性连锁隐性遗传的特征出现。Ⅳ型 EDS 即血管型 EDS 发病率为 1/100 万 ~ 1/10 万。

2. 病因及发病机制 病因尚不完全清楚。目前认为胚胎期由于中胚层发育不全,引起先天性结缔组织缺陷伴血小板黏附胶原功能障碍。由于胶原纤维量减少和形态异常,在真皮、皮下和关节囊里形成异常编织的疏松组织,弹力纤维增加,导致皮肤关节伸展过度;皮下血管脆性增加,皮肤瘀斑;皮下结节;骨假肿瘤或畸形等一系列临床症状。Pepin 等发现系Ⅲ型前胶原基因(COL3A1)突变所致。Arteage 等认为 EDS Ⅳ型特点为大血管破裂,由于Ⅲ型胶原突变所致。

3. 临床表现

(1)面部和皮肤表现:特殊面部特点和皮肤表现:窄鼻梁、突眼、眼睑毛细血管扩张、高颧骨、薄嘴唇和无耳垂。皮肤变薄,皮肤光滑柔软,皮下静脉清晰可见。皮肤受伤后不易愈合,愈合后瘢痕增大,留下烟纸样皱褶瘢痕。皮肤弹性过度,松手后皱褶皮肤可迅速恢复正常。多见皮下瘀斑,或出现较大血肿。

(2)血管异常:皮肤瘀点、瘀斑、甚至血肿;易发生血管瘤和血管破裂,少儿期很少发生,20 岁后逐渐增多,40 岁以前高达 80%。部位主要在腹部中等直径的血管;余分布在颈部和四肢。

(3)胃肠道破裂:破裂最常发生在结肠尤其是乙状结肠。小肠和胃破裂极少。

(4)妊娠并发症:妊娠并发症包括胎膜早破、子宫破裂、软产道裂伤、膀胱尿道破裂、产后子宫出血等。一般发生于妊娠末 2 周内和分娩过程中。

(5)其他:关节过度弯曲、头痛、脑血管畸形等骨、神经系统并发症。

4. 实验室检查

(1)束臂试验阳性,凝血试验正常,血小板 PF3 活性及胶原诱导的血小板聚异常。有些病例血小板显示超微结构缺陷,导致其黏附、聚集功能降低等。

(2)皮肤病理活检:弹力纤维和胶原纤维增加;真皮胶原缺乏、排列紊乱,呈螺纹状,基质染色淡;在纤维囊内,脂肪和液质构成假性肿瘤,可呈钙化状。

(3)X 线检查:皮下组织可见多个小结节状钙化阴影,时有牙齿异常和骨骼结构不良。

5. 诊断与鉴别诊断

(1)主要诊断标准:①动脉破裂;②肠破裂;③妊娠子宫破裂;④血型 EDS 家族史。

(2)次要标准:①皮肤菲薄、半透明;②易挫伤;③特征性面容;④四肢皮肤早老;⑤小关节活动过度;⑥肌肉或肌腱断裂;⑦早发的静脉曲张;⑧颈动静脉海绵窦瘘;⑨气胸或血气胸;⑩慢性关节脱位或半脱位;⑪先天性髋关节脱位;⑫马蹄内翻足;⑬牙龈萎缩。

满足主要标准中的两项对于诊断Ⅳ型 EDS 具有高度的特异性,建议进一步检查以确诊,如在此基础上出现 1 项或多项次要标准,则支持Ⅳ型 EDS 的诊断。

6. 鉴别诊断 应与马方综合征、弹性假黄瘤病、Cutis laxa 综合征等疾病鉴别。

7. 治疗 目前尚无根治办法。避免外伤;高蛋白饮食,补充维生素,硫酸软骨素。腔内修复技术创伤小、疗效确切、恢复快,使不能耐受常规手术患者治疗成为可能,但远期疗效尚有待验证。

8. 预防 预防外伤。

(四)马方(Marfan)综合征

1896 年法国巴黎儿科医生 Marfan 首先报道了一个 5 岁小女孩,有不成比例瘦长的四肢和指趾,尤其是趾。指、膝有纤维粘连,脑袋长而瘦、高个子,其眼、心和智力跟大多数人一样。1931 年 Weve 等证实系中胚层发育缺陷所致,并将具有骨骼、眼及心血管改变者统称为 MFS。此后 Mckusick 首次提出结缔组织缺陷是其病理基础,属遗传性结缔组织病(先天血管周围支撑组织异常)。1991 年,Dietz 证实细胞外基质的主要构成成分微纤维蛋白 -1 异常,编码基因 *FBN1* 突变是典型 MFS 病因。

1. 流行病学　是一种常染色体显性遗传性疾病,发病率约 1/10 000~20 000。

2. 病因及发病机制　发病机制目前尚不清楚。研究显示:MFS 主要由编码细胞外基质蛋白原纤维蛋白 -1(*FBN1*)基因突变引起的微纤维蛋白异常所致,部分由于转化生长因子 β 受体 2(TGFβ-R2)或转化生长因子 β 受体 1(TGFβ-R1)基因突变引起的转化生长因子 β(transforming growth factor beta, TGF-β)信号异常所导致。微纤维可作为弹性蛋白沉积及弹性纤维形成的骨架,微纤维与弹性蛋白结合形成弹性纤维,在组织中提供弹性支持作用。FBN1 变异影响组织生长因子信号的调节,骨过度生长、肺表现、心脏瓣变化和主动脉扩张发病机制皆归因于此。

3. 临床表现　主要侵犯眼睛、心血管、和骨骼系统,皮肤、肺和硬脑膜也可能侵犯。

(1)眼:晶状体异位。次要标准:扁平角膜;虹膜或睫状肌发育不良引起缩瞳不充分。

(2)心血管系统:升主动脉扩张(伴或不伴主动脉瓣反流),但必须累及乏氏窦或升主动脉夹层。次要指标:二尖瓣脱垂(伴或不伴二尖瓣反流);40 岁以前发生的主肺动脉扩张,但要排除瓣膜病和外周肺动脉狭窄;40 岁以前发生的二尖瓣环钙化;50 岁以前发生的降主动脉或腹主动脉夹层或扩张。

(3)骨骼系统:鸡胸;需要手术的漏斗胸;上身短、下身长,双上肢指距与身高比例大于 1.05;腕征和拇指征阳性;脊柱侧弯＞20% 或脊柱前移;肘关节外展受限＜170 度;内踝内侧移位形成扁平足;髋臼前突。次要标准:中度漏斗胸;关节活动过度;牙齿拥挤重叠、拱形腭;头面部(长头、颧骨发育不全、眼球内陷、缩颌、睑裂下斜)。

(4)肺脏:次要标准:自发性气胸或胸片证实的肺尖肺大疱。

(5)皮肤:主要标准:无。次要标准:与显著体重变化、怀孕或反复受压无关的萎缩纹(妊娠纹)或再发性疝或切口疝,部分患者皮肤出现红斑或瘀斑。

(6)硬脊膜:主要标准:CT 或 MRI 显示腰骶部硬脊膜膨出。次要标准:无。

(7)家族 / 遗传史:主要标准:父母、子女或兄弟姐妹之一符合该诊断标准;存在已知的能导致 Marfan 综合征的 *FBN1* 基因突变;已知的与其家族中 Marfan 综合征患者相同的 *FBN1* 基因单倍型。次要标准:无。

4. 实验室检查

(1)骨 X 线:四肢长骨均显示细长,骨质疏松,皮质变薄,跖趾、掌指骨细长形如蜘蛛足。

(2)超声心动图:全心扩大以左心腔为著,二尖瓣脱垂,主动脉扩张或升主动脉明显扩大,主动脉夹层或夹层动脉瘤(Ⅱ型),升主动脉钙化,主动脉瓣反流并关闭不全,左室壁轻度增厚。

5. 诊断与鉴别诊断　1996 年 Marfan 综合征修订诊断标准:

对特定病例:如果无家族或遗传史者,至少需有两个不同系统的主要标准以及第三个器官系统受累;如果检出一个已知马方综合征的基因突变,一个系统中有一项主要标准和第二项系统受累即可诊断。

对特定病例的家属:在家族史中有一项主要标准、一个系统的一项主要标准和第二个系统受累即可诊断。

6. 鉴别诊断　与同型半胱氨酸尿症、先天性挛缩性蜘蛛指征、家族性主动脉夹层等鉴别。

7. 治疗

（1）内科治疗：心功能不全、心律失常者宜内科治疗。服用同化激素羟甲二烯酮与维生素 C 有望改善症状。MFS 的药物治疗主要包含三类：β 受体阻断剂，钙通道阻滞剂和血管紧张素转化酶抑制剂。

1）普萘洛尔：MFS 机制可能是普萘洛尔的负性肌力作用降低了主动脉扩张的进程，防止破裂。

2）钙通道阻滞剂：具有负性肌力和扩张动脉的机制，当某些 MFS 患者具有 β 受体阻断剂的禁忌证时（如哮喘）可考虑应用钙通道阻滞剂。

3）血管紧张素转化酶抑制剂：具有降低动脉压力作用，同时血管紧张素转化酶抑制剂可以抑制血管平滑肌细胞凋亡，从而延缓动脉硬化，降低主动脉的扩张和破裂。

（2）外科治疗：确诊为夹层动脉瘤（含主动脉直径 ≥ 5cm 主动脉瘤）、心脏瓣膜关闭不全，或主动脉根部直径小于 5cm，但以每年 1cm 速度扩张，并有主动脉破裂家族史患者，需要手术治疗。

8. 预防

（1）避免增加关节压力的活动，避免高强度静态运动，如举重等。

（2）建议中、低强度动态运动，如散步、钓鱼、游泳、骑自行车。

（3）避免接触性运动以保护主动脉和晶状体，或运动工作时戴护目镜。

（五）弹性假黄瘤

弹性纤维性假黄瘤（pseudoxanthoma elasticum, PXE）也是一种遗传性结缔组织疾病，又被称为 Groenblad-Strandberg-Touraine 综合征、眼底血管样条纹综合征、遗传性弹性组织萎缩、系统性弹性纤维破裂、系统性弹性组织病、全身性弹力纤维组织营养不良及 XE Darier 综合征等，以真皮、血管与眼底玻璃膜的弹性纤维碎裂及钙化为其特征。1881 年法国皮肤科医生 Rigal 首次描述 PXE 的皮肤损害，1889 年英国眼科医生 Doyne 和 1891 年德国眼科医生 Plange 首先描述了血管样条纹，1892 年德裔美国眼科医生 Knapp 使用了血管样条纹术语，1929 年 Gröenblad 和 Strandberg 报道了同时出现皮肤和眼损害的 PXE。

1. 流行病学　世界各地均可见到。南非较其他地区发病率高。大多数病人寿命是正常的。发病率为 1/25 000~100 000，男女发病率比例 1:2，多见于年轻女性。大多数 PXE 为散发病例，少部分则具有遗传倾向，是一种常染色体隐性或显性遗传性疾病。

2. 病因及发病机制　病因未完全明了，已证实致病基因为染色体 16p13.1 的编码跨膜 ABC（ATP-binding casette）转运子的 MRP6（multiple drug resistance associated protein）基因片段发生突变，该片段长约 500kb。

3. 临床表现　弹性纤维性假黄瘤（PXE）可累及多器官，但主要发生于皮肤、眼、胃肠道和心血管系统。本病好发于成年，也有发生在儿童者。男女均可累及。

（1）皮肤：最主要受损器官。早期表现为象牙色或黄色的丘疹，直径为 1~5mm，呈网状排列，最先发生于颈部，逐渐累及皱襞部位，如腋窝、腹股沟、肘窝，很少发生于面部。受损皮肤逐渐变得皱褶、松弛、没有弹性。偶可侵犯肚脐、口腔（通常是下唇）、会阴部周围的皮肤。

（2）眼：眼底特征性损害是血管样条纹。血管样条纹呈不规则棕灰样线条围绕着视盘并向外呈放射状分布，在检眼镜下清晰可见。血管样条纹通常是双侧、厚度是 $50\sim500\mu m$，位于视网膜血管下，血管样条纹颜色取决于视网膜色素上皮萎缩程度。大多数 PXE 患者会出现视力下降，但双目失明罕见。

（3）胃肠道：消化道出血最为严重，出血主要发生在上消化道。

（4）心血管：心绞痛、心动过缓、高血压、限制性心肌病、二尖瓣脱垂狭窄、急性心衰。

4. 实验室检查 组织病理：真皮中下 1/3 处弹性纤维变性、破裂、数目众多而密集，可有钙质沉积，弹性纤维呈弱嗜碱性，病变处有嗜碱性黏液样物质沉着，其成分主要为透明质酸，胶原纤维束减少，但有许多网状纤维，弹性纤维变性明显，可有吞噬细胞，也可表现为真皮下弹性纤维堆积、肿胀、变性、断裂、卷曲。

5. 诊断及鉴别诊断

（1）主要诊断标准（Lebwoh1）

1）典型皮损：颈部、腋下等部位的皮肤细纹变粗，色泽略显黄色，皮肤外观可呈皱纹样或皮革样或鹅卵石样，少数可见 $1\sim2mm$ 大小的角化性丘疹，排列成环状或斑片状。

2）眼底：血管样条纹，视盘上散在分布的色素斑点，脉络膜破裂或新生血管，黄斑盘状出血。

3）皮肤病理：真皮中下 2/3 处大量集聚肿胀、变形和碎裂的弹性纤维。

（2）次要标准：

1）非皮损区的病理：未出现皮肤受累的病例中，只能根据外观正常的皱襞部位的皮肤，或取自瘢痕部位的皮肤组织病理。

2）家族直系亲属中存在 PXE 患者。

第 1 类患者符合 3 条主要诊断标准，可确诊为 PXE，但患者年轻时眼底表现常不明显，并非确诊必需；第 2 类患者，符合 2 条主要标准加 1 条或 2 条次要诊断标准，也可诊断为 PXE。

根据临床表现不同，PXE 分为 Ⅰ、Ⅱ 两型，每型又分为常染色显性遗传和常染色体隐性遗传：

Ⅰ 型显性遗传表现可累及皮肤、眼、心血管系统。

Ⅰ 型隐性遗传仅有皮肤松弛。

Ⅱ 型显性遗传表现为非典型皮损、轻度眼部、心血管。

Ⅱ 型隐性遗传表现为广泛的皮肤松弛而无全身症状。

6. 鉴别诊断 应与结缔组织痣、老化性弹力纤维瘤、弹力纤维假黄瘤样真皮乳头层弹性组织溶解症、局限性真皮弹性组织变性、脐周贯穿弹力纤维假黄瘤、β- 地中海贫血鉴别。

7. 治疗 本病治疗目前仍无特殊方法，一般采用对症处理，如影响美容可考虑行整形手术或局部注射胶原蛋白治疗。局部皮肤切除合并 Z 成形术对松弛皮肤能达到暂时治疗目的。眼底 Bruch 膜病变者口服维生素 E 可能有益。动脉旁路移植与修复术治疗心血管系统受损的病例有一定疗效。

8. 预防 避免引起眼部损伤的高危运动；控制饮食，限制富含维生素 D 物质的摄入，可以延缓 PXE 病情的发展。

（六）先天性成骨不全（骨生成缺陷，osteogenesis imperfacta）

成骨不全症（osteogenesis imperfacta，OI）是一种累及骨骼、肌腱、筋膜、韧带、牙本质和巩膜等部位的结缔组织病，典型特征为骨骼脆性增加，故又称"脆骨病"。由于骨量减少和骨骼脆性增加导致受累者身材矮小、牙质发育不全、长骨弓形弯曲、脊柱后侧凸和病理性骨折,同时可伴有蓝色或灰色巩膜、听力丧失和关节过度松弛。

1. 流行病学　发病率为 1/15 000~20 000。

2. 病因及发病机制　成骨不全是一种由遗传或基因突变引起的结缔组织疾病,其本质为Ⅰ型胶原结构异常。Ⅰ型胶原前体是由两条 α1 链和一条 α2 链组成的三螺旋多肽结构。位于 17 号染色体的 COLIA 基因和位于 7 号染色体的 COLIA2 基因控制这两条链的合成。基因位点改变可以引起两条肽链上 Gly-X-Y 右旋三联体结构异常,影响肽链排列,并进一步引起细胞内新合成的肽链修饰和转移异常,最终导致Ⅰ型胶原蛋白结构或数量异常。另外,软骨相关蛋白(cartilage associated protein,CRTAP)、prolyl3-hydroxylase 1(P3H1/LEPRE1)和亲环素 B(CyPB/PPIB)也影响三联体结构形成。

3. 临床表现　脆骨三联征即骨质脆弱合并多发病理性骨折、蓝色巩膜、进行性耳聋(中耳及内耳硬化)为其典型表现,其他可合并牙本质发育不全和牙咬合不正、关节松弛和皮肤容易损伤。

4. 实验室检查　X 线是特征性表现,全身骨密度减低、骨皮质变薄及多发性骨折。

5. 诊断及鉴别诊断

(1)骨质疏松和骨的脆性增加。

(2)蓝巩膜。

(3)牙质形成不全(dentinogenesis imperfecta)。

(4)早熟性耳硬化(premature otosclerosis)。

上述 4 项中出现 2 项特别是前 2 项,即可诊断。结合影像学检查有助于诊断。

6. 鉴别诊断　应与佝偻病与骨软化症、软骨营养不良鉴别。

7. 治疗　双膦酸盐治疗可以明显增加腰椎骨密度、促进腰椎生长及增加腰椎活动度,是治疗成骨不全常用药物。下肢畸形短缩患者,可通过手术外固定延长患肢长度。

支具治疗成骨不全效果有限,仅在一定程度上防止畸形加重。成骨不全患者存在血管脆性增加、血小板功能异常。术前应予以输注含有各种凝血因子的新鲜冷冻血浆。干细胞和基因治疗是成骨不全最有前景的治疗手段,目前还处于试验阶段,现阶段治疗水平有限。

8. 预防　避免剧烈运动,预防骨折;改善负重力,增加骨骼强度,改善骨功能,提高患者生活质量。

二、血小板减少引起的出血

(一)范可尼贫血

1927 年 Fanconi 首先报道兄弟 3 人患再生障碍性贫血(AA)伴有先天多发畸形以来,至今已报道大约 1000 多例。

1. 流行病学　范可尼贫血(FA)是先天性造血衰竭中最常见的一种,发病率为(1~5)/107。大部分属常染色体隐性遗传,少数为 X 染色体性连锁遗传。人群中 FA 基因携带频率为 1/300。

2. 病因及发病机制　现已发现至少 13 种基因的缺失或突变能够导致 FA 表型。这些 FA 基因编码的蛋白相互作用,形成复杂网络,在同一生物学通路上对 DNA 损伤修复起重要作用,维持基因组的稳定性,被称为 FA/BRCA 通路。FA 通路缺陷,将导致细胞 DNA 损伤修复障碍,细胞周期(G_2/M 期)阻滞,细胞凋亡增加,基因突变增加。FA 患者由于骨髓造血干、祖细胞凋亡增加,造血细胞逐渐耗竭,发生 AA。除了 DNA 修复缺陷,FA 细胞在低氧浓度下染色体断裂减轻,而一些 DNA 交联剂能产生活性氧,推测可能 FA 细胞对交联剂敏感是因为对抗活性氧的能力减弱。活性氧证实与骨髓衰竭、肿瘤内分泌病、皮肤色素沉着和躯体异常有关,而一些 FA 蛋白的功能与氧化还原相关联。FA 的其他发病机制还有细胞端粒缩短加速,细胞因子生成及表达调控异常。FA 蛋白的作用是复杂的,各 FA 蛋白又可能独立于 FA 通路在其他信号通路中起作用。

3. 临床表现

(1)常见先天畸形:生长迟缓、小头畸形、小眼畸形、皮肤色素沉着(咖啡牛奶斑)、拇指缺如、多指、第一掌骨发育不全、尺骨畸形、脊柱侧凸等。内脏畸形,如马蹄肾、生殖器畸形、十二指肠闭锁、心脏和神经系统异常。约 1/3 的患者无明显躯体畸形。

(2)骨髓造血衰竭:多数患者出生时检查血常规正常,5~10 岁时出现进行性骨髓造血衰竭,表现为重型再生障碍性贫血(SAA)。在骨髓衰竭基础上容易进展为 MDS/AML,部分患者以 MDS/AML 起病。

(3)易患实体瘤:头颈部鳞状细胞癌、妇科鳞状细胞癌、食管癌、肝脏肿瘤、颅脑肿瘤、皮肤肿瘤及肾脏肿瘤,少数患者以实体瘤为首发表现。

4. 实验室检查

(1)血常规:三系呈不同程度下降,贫血属正细胞正色素性。胎儿血红蛋白(HbF)水平增高达 3%~15%。

(2)骨髓象:类似于获得性再障。

(3)染色体断裂试验

1)二环氧丁烷(DEB)、丝裂霉素(MMC)处理的 FA 患者周血淋巴细胞染色体断裂明显增多,是目前诊断 FA 金标准。

2)流式细胞仪检测细胞周期:FA 患者的淋巴细胞阻滞在 G_2/M 期,G_2 期明显延长。淋巴细胞加用 DEB 培养,流式细胞仪分析其 G_2/M 期蓄积,可用于 FA 诊断。

3)彗星试验:单细胞凝胶电泳已用于 FA 患者及携带者的检测。

4)免疫印迹法检测 FANCD2-L:组成核心复合物的任何一种蛋白缺失,都将检测不到 FANCD2-L,因此通过免疫印迹或免疫荧光筛查 FANCD2-L,能够快速反映是否核心复合物蛋白缺失。

5)互补群分析:一旦确诊为 FA,则需进行细胞融合分析,确定互补群。

5. 诊断　全血细胞减少,骨髓再生不良,伴多发性先天畸形,可临床诊断;如丝裂霉 C 诱导的染色体断裂试验阳性和(或)FA 基因的病理性突变可确诊。

6. 治疗

(1)雄激素和皮质类固醇激素:雄激素可增加促红细胞生成素(EPO)产生刺激红系干细胞,提高血红蛋白水平。有效率约 75%,起效早期表现是出现大红细胞以及 HbF 水平增加,治疗 2~3 个月后血红蛋白开始上升。可持续几个月至 20 年不等。停药后复发,多于皮质类固醇激素联合治疗。

(2)细胞因子:粒细胞集落刺激因子(G-CSF)和粒-单核细胞集落刺激因子(GM-CSF)可增加中性粒细胞数。可与雄激素联合应用或用于雄激素治疗无效的患者。然而,这些因子能使肿瘤易感的患者发生白血病或促使向 MDS 或 7 号染色体单体演化,因此仅用于严重中性粒细胞减少的患者。

（3）造血干细胞移植：是唯一能治愈 FA 患者的措施。

（4）对症支持治疗。

7. 预防 应重视孕期保健，防治各种感染，尤其是病毒感染性疾病，避免理化因素、毒性物质的损害。

（二）血小板减少伴桡骨缺失综合征（thrombocytopenia with absent radii syndrom, TAR）

TAR 是血小板减少伴桡骨缺失综合征是一种罕见的遗传性疾病，临床特征巨核细胞生成障碍导致血小板减少，伴双侧桡骨缺损。TAR 综合征 1929 年由 Greenwald 等首次描述，最初被认为是范可尼（Fanconi）贫血的一种类型。1962 年 Hall 等报道 40 例，并综合其临床特征，将其独立命名为本征。

1. 流行病学 发生率在 1/(50 万 ~100 万)，Martínez-Frías 报道发生率 1：240 000 出生婴儿，无更详尽的流行病学资料。大多数病例为常染色体隐性遗传，亦有常染色体显性遗传者。

2. 病因及发病机制 尚未明确。患者血清血小板生成素（thrombopoietin, TPO）水平不低，其受体 c-mpl 蛋白水平和 mRNA 水平下降，巨核系祖细胞对 TPO 刺激反应性下降，或与 TPO/c-mpl 信号转导通路异常有关。

3. 临床表现

（1）骨骼畸形：以双侧桡骨缺如为最常见并最具特征，常导致双手内翻。尽管有时拇指可能发育异常，但拇指不会缺如。也可有其他骨骼畸形等，患者大多身材矮小。

（2）出血：大多数出生时或生后数月出现血小板减少，表现为紫癜、胃肠道或颅内出血，随着年龄增长，症状逐渐改善。成年后，血小板可接近正常。2/3 病人对牛奶过敏，服用牛奶后，可引起血小板减少性紫癜，停用后，症状可以减轻。

（3）其他异常：肾脏和心脏畸形相对常见，1/3 患存在先天性心脏病：法洛四联症或房间隔缺损；脑畸形少见；此外还可有面部异常；身高小于第五十百分位；头围百分位总是大于身高百分位；除非以往发生过颅内出血，一般认知发展不受影响。

4. 实验室检查

（1）血小板减少：程度不一，严重血小板减少多发生在儿童期，出生第 1 周常在体积正常。感染后可引起类白血病反应，白细胞计数 > 35×10^9/L，伴核左移。

（2）骨髓形态学：巨核细胞减少或缺乏；或形态小或未成熟形态。

5. 诊断与鉴别诊断

（1）诊断：血小板减少、双侧桡骨缺如和拇指存在，骨髓巨核细胞减少甚缺乏，形态小呈未成熟形态，血浆 TPO 水平升高可临床诊断。

（2）鉴别诊断：应与 Holt-Oram 综合征、Roberts 综合征、范科尼贫血鉴别。

6. 治疗

（1）血小板输注可降低严重出血致死风险，是主要治疗措施。

（2）脾切除有助于治疗血小板减少。

（3）难以控制出血可考虑骨髓移植。

（4）骨骼畸形可通过手术纠正。

7. 预防 预防外伤，避免出血

（三）非肌性肌球蛋白重链9（MYH9）相关性疾病（MYH9-RD）

本病为一组常染色体显性遗传性疾病，由 *MYH9* 基因突变所致，包括 4 种综合征：梅-

海异常（May-Hegglin anomaly, MHA）、Fechtner 综合征（Fechtner syndrome, FS）、Sebastian 血小板综合征（Sebastian platelet syndrome, SPS）和遗传性巨大血小板病 - 肾炎及耳聋综合征（Epstein syndrome, ES），统称为 MYH9 综合征，是一类少见的遗传性巨大血小板综合征（BSS）。其共同表现为血小板减少和巨大血小板。由于疾病不同，可表现为白细胞包涵体、神经性耳聋、间质性肾炎和先天性白内障等。1909 年 May 首先描述了一家数人血小板巨大，但出血症状轻微；1945 年 Hegglin 在病人白细胞内发现 Döhle 样包涵体，后称之为 May-Hegglin 异常（MHA）三联征：血小板减少、巨大血小板和白细胞包涵体。这种包涵体为纺锤形，血涂片呈天蓝色。1972 年 Epstein 等描述了首个巨大血小板减少症综合征即 Epstein 综合征：巨大血小板、耳聋和肾炎。与 MHA 不同，它缺乏白细胞包涵体。1985 年 Peterson 等描述另一个巨大血小板减少症综合征，特征为间质性肾炎、白内障、耳聋和白细胞包涵体。这种包涵体比 MHA 更小，形状呈圆形而非纺锤形。后来人们称之为 Fechtner 综合征。1990 年，Greinacher 描述了另一个不同的巨大血小板减少症综合征即 Sebastian 血小板综合征。后来人们发现这四种疾病均由 MYH9 基因突变引起，称为 MYH9 基因相关血小板减少。

1. 流行病学　一种罕见病，发生率 2.5/ 百万，由于轻型病人很少被发现，重型病人被误诊为其他疾病，实际发生率要高于这个数字，世界范围均可见到，种族间无差异。

2. 病因及发病机制　MYH9 基因位于染色体 22q12.3-q13.2，编码非肌性肌球蛋白重ⅡA（nonmuscle myosin heavy chain ⅡA, NMMHC-ⅡA）。NMMHC-ⅡA 属非肌性肌球蛋白家族，从氨基端至羧基端依次有马达结构域、颈区和螺旋卷曲尾状结构域。中性粒细胞和血小板表达 NMMHC-ⅡA，其异常可引起血小板骨架成分改变和重组，促进未成熟血小板提前释放入血，导致巨血小板性血小板减少。NMMHC-ⅡA 蛋白异常聚集可在中性粒细胞内形成包涵体。NMMHC-ⅡA 突变位点不同可导致临床表现差异。突变发生在马达结构域，表现为肾炎和神经性耳聋；突变发生在其尾部，患者耳聋多发生老年。

3. 临床表现

（1）出血倾向：大多数病人表现皮肤瘀斑，月经过多，鼻出血，牙龈出血；偶有颅内出血；少数病人症状轻微，常由于小手术如拔牙出血延长或其他原因进行血常规检查发现血小板减少，部分病人出血症状可随年龄增长逐渐消失。

（2）肾脏受累：大约 30% 病人肾脏受累，常于 30 岁之前出现蛋白尿，可伴有或无镜下血尿，70% 逐渐进展为肾衰竭。

（3）眼部症状：16% 病人可出现视网膜浑浊或先天性白内障。

（4）听力丧失：60% 病人出现渐进式听力丧失，病初或较轻病人高频听力丧失，较重病人可影响中频和低频，导致听力丧失。儿童期发病大多严重，常常 30 岁听力丧失。

4. 实验室检查

（1）血小板：一般为（20~130）× 10^9/L；也有 < $10 × 10^9$/L；少数病人血小板计数正常，且终身变化不大。血小板增大，平均体积为 12.5fl，25% 血小板大于红细胞。血小板聚集功能正常、血小板膜蛋白、血小板生存时间正常。

（2）出血时间：正常或稍延长；

（3）外周血涂片：外周血可见巨大血小板，是诊断 MYH9 异常的最重要的筛选方法。在 May-Grunwald-Giemsa 染色下，中性粒细胞胞质出现包涵体。MHA 包涵体 2~4fm，呈蓝色棒状；FS 包涵体稍小，1~2fm，呈灰蓝色不规则状；SPS 的包涵体隐约可见；ES 无包涵体。

（4）骨髓涂片：巨核细胞内出现多个核和高密度的嗜苯胺蓝颗粒。

（5）肾小球病理：FS：光镜下可见肾小球系膜细胞增生及局灶性透明样变；电镜下可见肾小球基底膜广泛增厚伴局部变薄；ES：肾小球系膜细胞增生。

5. 诊断与鉴别诊断　血小板减少和巨大血小板，并伴有神经性耳聋、间质性肾炎和先天性白内障等，有遗传性家族史，临床可考虑 MYH9-RD；外周血涂片 May-Grunwald-Giemsa 染色发现中性粒细胞胞质特征性包涵体可进一步诊断（表 9-15-1）。

鉴别诊断：应与慢性 ITP、Bermard-Soulier 综合征、灰血小板综合征、Paris-Trousseau 综合征、Jacobson 综合征、X- 连锁巨大血小板减少症、Alport 综合征鉴别。

表 9-15-1　MYH9 综合征鉴别诊断

综合征	巨大血小板	中性粒细胞包涵体	感应性耳聋	肾炎	白内障
May-Hegglin	+	+	−	−	−
Sebastian	+	+	−	−	−
Fechtner	+	+	+	+	+
Epstein	+	−	+	+	−

6. 治疗

（1）一般治疗：避免使用影响血小板功能药物：非甾体抗炎药尤其是阿司匹林，其他药物如：某些抗生素、心血管药物、治疗精神病和抗肿瘤药物。定期牙齿护理和良好口腔卫生以避免牙龈出血。口服避孕药可防止月经过多，但也增加栓塞危险，应权衡利弊。

（2）输注血小板：仅在出血局部按压无效时考虑。

（3）伊屈泼泊：一种有效的口服非肽类血小板生成素受体激动剂，Pecci 报道 12 例血小板计数 $< 50 \times 10^9/L$ 病人用伊屈泼泊治疗 3~6 周后，7 例病人血小板计数升到 $100 \times 10^9/L$ 以上，更为重要的是血小板计数升高不明显病人，出血症状也会减轻或消失。伊屈泼泊可能是病人做有创操作时，作为血小板输注替代方法之一。目前，还没有发现明显副作用。

（4）1- 去氨基 -8-D- 精氨酸升压素：可缩短病人出血时间 50% 以上。多重机制介导：促进 vWF 释放；变循环中儿茶酚胺；生理激动剂诱导血小板的激发效应而促进血小板聚集。并不是所有病人有效。

7. 预防　血管紧张素 II 受体阻断剂和血管紧张素转换酶抑制剂联合应用对延迟肾功能不全有益。幼年时应避免大声喧闹，可能推迟纤毛功能退化。应该接受百日咳预防接种（以避免因剧烈咳嗽引起的出血）和麻疹（以避免病毒性巨核细胞毒性）。

（四）Wiskott-Aldrich综合征(Wiskott-Aldrich syndrome，WAS)

WAS 又称湿疹、血小板减少伴免疫缺陷综合征。1937 年 Wiskott 首次报道 3 例男婴患者，表现为反复血性腹泻、血小板减少、湿疹及外耳道感染。1954 年 Aldrich 等证实该病为 X 染色体连锁隐性遗传。典型 WAS 表现为血小板减少及体积缩小、湿疹、免疫缺陷、易患自身免疫性疾病和恶性肿瘤。部分患儿仅表现为血小板异常和出血倾向，偶尔发生轻症湿疹及感染，称为 X 连锁血小板减少症（X-linked thrombocytopenia，XLT）。WAS 和 XLT 均由 WAS 蛋白（Wiskott-Aldrich syndrome protein，WASP）基因突变所致，是同一疾病的不同表现形式。*WASP* 基因突变可产生多种临床表型。WASP 基因突变、WASP 表达与临床表型密切相关,是治疗及预后的重要依据。造血干细胞移植(HSCT)能有效重建患儿的造血及免疫系统。

1. 流行病学　发达国家流行病学研究显示新生儿中 WAS 发病率为 1~10/100 万。

2. 病因及发病机制　WAS 是一种单基因缺陷性疾病,基因编码位于 Xp11.22-Xp11.23。1994 年通过定位克隆技术分离出致病基因,命名为 *WASP* 基因。现已发现 300 余种与 WAS 有关的基因突变。WASP 基因突变影响 WASP 表达,导致造血细胞对外界刺激反应的信号传导和细胞骨架重组障碍,影响血小板数量、大小及聚集,造成淋巴细胞迁移、信号传导及免疫突触形成异常。突变位于 168C → T(T45M)、290C → N /291G → N(R86C/H/L)、IVS6+5g → a 者通常有 WASP 表达,临床症状轻微,表现为 XLT,而发生于 665C → T (R211X)、IVS8+1g → n 和 IVS8+1- + 6del gtga 的突变则多无 WASP 表达,临床症状严重,为典型 WAS。

3. 临床表现　典型病人表现为血小板减少、湿疹和反复感染。仅约 25% 病例同时具有三联征表现。

(1)血小板减少和出血:大多数患儿出生后数月即有出血表现,皮肤出血点、鼻出血、血便、出血性腹泻、咯血和血尿等。重者出现威胁生命的消化道大出血、颅内出血。

(2)湿疹:大多数患儿可出现典型的异位性湿疹,其范围和严重程度差异很大。过敏体质的患儿湿疹可能更为严重,细菌感染和食物过敏可加重湿疹。

(3)感染:由于免疫功能缺陷,患儿易感染各种病原体,且易反复感染、严重感染和机会性感染如化脓性中耳炎、鼻窦炎、败血症、脑膜炎、巨细胞病毒感染、EB 病毒感染、单纯疱疹病毒感染肺孢子菌肺炎和念珠菌感染等。

(4)自身免疫性疾病:患儿常发生自身免疫性疾病,以自身免疫性溶血性贫血、血管炎、关节炎和肾脏疾病最常见。其次包括炎症性肠病、中性粒细胞减少症和免疫性血小板减少性紫癜。发生自身免疫性疾病是预后不良的高危因素。

(5)恶性肿瘤:淋巴网状系统恶性肿瘤,EB 病毒感染的 B 淋巴瘤最常见。青春期和成年期多见。肿瘤发生率随年龄增长而增加。

4. 实验室检查

(1)血小板异常:血小板减少和血小板体积减小是本病的特征性表现。血小板计数<(20~70)× 10^9/L,血小板体积(MPV)常小于正常值的 50%。血小板聚集和致密体释放功能有不同程度的异常。

(2)骨髓巨核细胞:数量正常或轻度增高。血小板更新率仅为正常者的 30%。

(3)免疫功能异常:患儿可出现体液免疫功能紊乱、细胞免疫功能缺陷;CD8 T 细胞减少,IgM 减少。

(4)电镜扫描:淋巴细胞表面微绒毛异常,包括微绒毛稀少、粗短、中断或缺失。血小板体积减小,血小板微绒毛减少。

(5)基因诊断:基因测序法可以准确查出患儿 WASP 基因突变位点及类型,明确诊断并检出携带者。

(6)WASP 检测:流式细胞术(FCM)检测外周血单个核细胞(PBMC)WASP 表达,WAS 患儿不表达或表达截短型 WASP,WASP(－)。

5. 诊断　男性患儿,持续血小板减少伴小血小板,反复湿疹、感染,血清 IgA 和 IgE 升高、IgM 降低,同族血凝素缺乏,对多糖蛋白的抗体反应减弱。

6. 治疗

(1)禁服影响血小板功能药物。除非出血严重不能控制,一般不主张血小板输注。

(2)预防及控制感染:WAS 婴儿及淋巴细胞减少患儿应予复方磺胺甲噁唑预防肺孢子菌肺炎。IVIG 可常规预防感染,用量应较大,每次 400mg/kg,每月一次或每 2~3 周 1 次。接触水痘患者后应予大剂量 IVIG 及抗病毒药物。

(3)湿疹:局部使用激素软膏或免疫抑制剂他克莫司软膏,必要时短期全身使用糖皮质激素。

(4)自身免疫性疾:糖皮质激素,症状控制后迅速减量并改为隔日给药。

(5)骨髓或脐血干细胞移植:是目前根治 WAS 最有效的方法。

7. 预防　避免外伤和出血。

三、血小板功能缺陷

(一)Hermansky-Pudlak综合征(HPS)

HPS 是白化病综合征中的一种,呈常染色体隐性遗传,具有明显遗传异质性。Hermansky 和 Pudlak 于 1959 年首次报道本病,全世界范围内均有发病。

1. 流行病学　该病在波多黎各是一种常见的单基因遗传病,发病率高达 1/1800;非波多黎各人群中发病率为 1/(50 万 ~100 万)。

2. 病因及发病机制　已经确定有 8 种 HPS 的基因亚型,分别由 8 个不同的基因突变引起,即 HPS1、ADTB3A、HPS3、HPS4、HPS5、HPS6、DTNBP1 和 BLOC1S3,尤以 HPS1 常见。约占全部病例的一半。迄今为止,国际上报道的 HPS1 突变已达到 23 种。主要为移码突变,也存在错义突变、无义突变和剪切位点突变。

3. 临床表现　临床上以眼皮肤白化病(oculocutaneous albinism,OCA)、出血倾向和组织内蜡样脂质聚集三联征为主要特征,可伴致命性并发症如肺纤维化、肉芽肿性结肠炎、肾衰竭及心肌病等。

(1)OCA 样表现:先天性眼球震颤,视敏度下降,虹膜透照,虹膜颜色可能是蓝色、绿色或者棕色,畏光,斜视,中度红绿色盲。皮肤颜色从白色到橄榄色不等,头发颜色从白色到棕色不等,但是通常比家庭其他成员颜色浅,这与黑素小体异常有关。

(2)出血倾向:血小板致密体缺乏导致贮存库缺陷引起出血倾向。患者可能出现鼻出血、牙龈出血、月经量过多和产后出血,易发生软组织淤肿及拔牙后和外科手术过程中出血时间延长。

(3)蜡样脂质聚集:蜡样脂质(一种无定形的类脂化合物复合体)聚集可以导致肺纤维化、肉芽肿性结肠炎和肾衰竭。肺纤维化是一种进行性肺部疾病,可发生于病程中不同时期,一般在 30~40 岁可发展为致命性肺纤维化。

4. 实验室检查

(1)眼科检查:虹膜透照、眼底低色素、眼球震颤及视敏度降低;

(2)电镜检查:血小板致密颗粒缺失或者大量减少。是诊断本病主要指征。

5. 诊断　HPS 的诊断标准主要根据典型的临床表现,即眼皮肤白化病和出血倾向,结合患者有家族史或属于高发人种,即可临床诊断。通过眼科和全数字电镜检查可以初步诊断。HPS 确诊以及其亚型的确定主要是通过分子分析法检测 HPS 相关基因突变。

6. 治疗

（1）目前尚无特效治疗，一般仅限于支持疗法。

（2）肺纤维化：抗纤维化因子甲苯吡啶酮可以减缓用力肺活量（FVC）> 50% 的 HPS1 患者肺部疾病的进展。预防性应用 1- 去氨基 -8-D- 精氨酸升压素可以控制出血倾向。1- 去氨基 -8-D- 精氨酸升压素可以使 vWF 因子增多 3 倍，但不能改善 *HPS* 基因突变患儿的出血时间。

（3）输注血小板：减轻出血或作为术前准备。

（4）维生素 E：显著减轻出血症状，对限制性肺疾病无任何改善。

7. 预防　口服维生素 E，可以减少出血症状的发生。避免应用阿司匹林类药物。

（二）Chediak-Higashi综合征（CHS）

HPS 是一种罕见的常染色体隐性遗传病又称先天性白细胞颗粒异常综合征、异常白细胞包涵体综合征等。1943 年由 Beguez Cesar 首次报道，1952 年 Chediak 首次描述 CHS 的血液学特征，1954 年 Higashi 描述了细胞中存在含过氧化物酶的巨大颗粒，1955 年 Safo 认为 Chediak 和 Higashi 报道的资料相似，将该病命名为 Chediak-Higashi 综合征。CHS 为一种罕见的常染色体隐性遗传病，父母常为近亲结婚，男女之比约为 3.7：1。

1. 流行病学　全世界报道不超过 500 例，我国仅报道约 30 例，少数民族未见报道。因其罕见，极易漏诊误诊。

2. 发病机制　CHS 致病基因被称为溶酶体运输调节因子基因（lysosomal trafficking regulator gene），定位于常染色体 1q42.1-q42.2，由于无义突变或移码突变导致翻译提前终止，产生截短的蛋白质产物，造成细胞膜功能异常，蛋白进出囊泡或颗粒的转运、传递过程缺陷，细胞内生成粗大溶酶体，异常的溶酶体不能被转运到正常作用位点，中性粒细胞和单核细胞趋化作用减弱，NK 细胞和细胞毒性 T 细胞活性缺乏，极易发生感染。血小板中颗粒形成异常，缺乏致密颗粒和 δ 颗粒，致血小板功能缺陷，有出血倾向。患者黑素细胞中黑素小体形成及转移过程障碍，皮肤和毛发部分白化。

3. 临床表现

（1）眼部：色素脱失，虹膜、脉络膜色素明显减低，视网膜上皮几乎没有色素沉着，故患儿畏光、眼球震颤、进行性视野缩小、视力低下。个别患者双侧上睑下垂、展神经麻痹、角膜浑浊、瞳孔不等大、晶状体囊下呈点状浑浊等。

（2）皮肤及毛发：出生时或出生后不久表现色素缺乏，呈乳白色，呈石板样白斑，可有广泛性皮疹。有些患者皮肤白化程度轻微，与其亲属对比才能判断其皮肤色浅。另一特点为受光照射的暴露部位皮肤呈黑褐色或灰色斑条状，境界清楚，以面、颈和手背部较为明显。毛发干燥，颜色由白色到棕黑色不等，国内多报道为浅灰色。大部分患者头发有银白色光泽，强光下和彻底清洗后更明显。

（3）免疫系统缺陷：患者幼儿起长期反复感染，主要累及皮肤和呼吸系统。典型表现有眼周围蜂窝织炎、中耳炎、肺炎、脓皮病和鼻窦感染等。金黄色葡萄球菌和 β- 溶血性链球菌是主要致病菌，抗生素治疗效果差。持续发热是本病的临床特征之一。

（4）加速期及终末期（淋巴瘤样期）：约 85% 患者会进入此期。可有反复发热、肝脾大、溶血性贫血、严重胃肠道出血、全血细胞减少（尤以粒细胞和血小板减少为主）、淋巴结病和末梢性神经炎、共济失调、癫痫、昏迷以及类帕金森病的震颤麻痹等。

CHS可分为两型：

（1）儿童型：较多见，儿童期发病，多在10年内进入加速期，多个器官组织淋巴细胞和巨噬细胞浸润，反复感染、出血倾向，早期死亡，少见神经系统受累。

（2）成人型：儿童期发病，但症状较轻，血液系统表现较轻，以神经系统症状为主，有中枢及周围神经病变，如末梢神经炎、痴呆、共济失调、癫痫、震颤、麻痹等，病情发展缓慢，多能存活至成年。

4. 实验室检查

（1）血常规：全血细胞减少，以粒细胞和血小板减少为著。病程早期无血小板减少，但血小板功能障碍，致出血时间延长。进入加速期后，血红蛋白与中性粒细胞进一步减少外，并有血小板减少。

（2）血涂片：粒细胞、淋巴细胞、血小板内出现粗大溶酶体颗粒，颗粒明显，大小不等，呈现多形性，颜色为深浅不一黄褐色，过氧化物酶染色阳性，瑞氏染色呈灰绿色、淡紫色。是本病确诊依据。

（3）骨髓象：粒细胞除正常嗜天青颗粒外，还含有过氧化物酶阳性棕色颗粒，电镜观察发现其胞质内含许多大小不等电子致密颗粒，较正常颗粒大，其直径可为正常颗粒10倍以上。内含髓过氧化物酶、酸性磷酸酶等，属溶酶体性质，过氧化酶阳性、瑞氏染色为黄或浅棕褐色，偶见吞噬体、胞质内细胞器变性及空泡状结构。红系增生活跃，中晚幼比例明显增加。细胞越成熟，颗粒越粗，颜色越深，而数目越少，可能颗粒聚集或融合所致。电镜检查对该病的确诊有重要意义。

（4）其他：白细胞趋化活性下降（约是正常活性的40%）、NK细胞和T细胞功能异常，血清中免疫球蛋白与补体的水平正常。

5. 诊断 根据皮肤、毛发色素减退、易感染、眼畏光、出血倾向、肝、脾、淋巴结肿大、外周神经病变及血涂片或骨髓涂片见中性粒细胞以及其前体细胞内见特征性的异常粗大溶酶体颗粒，可以确诊。

6. 治疗 目前尚无特殊治疗。出现反复感染时合理使用抗生素。加速期出现三系减少，出血，肝、脾及淋巴结肿大，给予长春新碱、秋水仙素与糖皮质激素联合用药，有一定疗效。必要时成分输血，应用丙种球蛋白、维生素C和环核苷酶预防感染及提高机体免疫能力。有些病例可行脾切除。异基因造血干细胞移植是目前主要治疗手段，可重建患者造血功能和免疫功能。

7. 预防 注意个人卫生，防止感染。维生素C可以提高白细胞及NK细胞活性。

（李 春 吴竞生）

参 考 文 献

1. 谢桂岚,李志祥,李哲先. 遗传性出血性毛细血管扩张症的研究进展. 中国现代医学杂志,2005,15(14): 2153-2160.

2. 李丽娟,朱丽. 遗传性出血性毛细血管扩张症的研究进展. 中国医药导报,2010,7(18):9-11.

3. 张之南,沈悌. 血液病诊断及疗效标准. 3版. 北京:科学出版社,2007:170-172.

4. 周少毅,张靖. Kasabach-Merritt综合征治疗研究新进展. 中华小儿外科杂志,2012,33(12):948-951.

5. 张博，罗成群. Kasabach-Merritt 综合征的诊断及治疗现状. 中国美容医学，2011，20（9）：1490-1494.

6. 牛利美，石晶，熊英. 血管瘤 - 血小板减少综合征治疗进展. 儿科药学杂志，2013，19（1）：53-57.

7. 王宪伟，刘光强，王伟，等. 血管型 Ehlers-Danlos 综合征 2 例及一家系报道并文献复习. 中国普通外科杂志，2011，20（6）：594-598.

8. Badauy CM，Gomes SS，Filho MS，et al. Ehlers-Danlos Syndrome（EDS）type IV. Review of the literature. Clin Oral Invest，2007，11：183-187.

9. Watanabe S，Shimada T. The Vascular Type of Ehlers-Danlos Syndrome. J Nippon Med Sch，2008，75（5）：254-261.

10. De Paepe A，Devereux RB，Dietz HC，et al. Revised diagnostic criteria for the Marfan syndrome. Am J Med Genet，1996，62：417-426.

11. 覃勇民，伍广伟. 马凡综合征的临床研究进展. 疑难病杂志，9（10）：797-801.

12. 谢利剑，黄敏. 马凡综合征的遗传学与临床诊治进展. 国际儿科学杂志，2010，37（1）：59-61.

13. 杨洪，屈园园. 弹力纤维假黄瘤 1 例. 皮肤病与性病，2012，34（4）：239-240.

14. 陆原，李清，翁翊等. 弹性纤维性假黄瘤 1 例. 中国麻风皮肤病杂志，2010，26（9）：653-654.

15. Georgalas I，Tservakis I，Papaconstaninou D，et al. Pseudoxanthoma elasticum，ocular manifestations，complications and treatment. Clin Exp Optom，2011，94（2）：169-180.

16. 严世贵，赵翔. 成骨不全症. 中华骨科杂志，2012，32（2）：193-196.

17. Cundy T. Recent Advances in Osteogenesis Imperfecta. Calcif Tissue Int，2012，90：439-449.

18. Forlino A，Cabral WA，Barnes AM，et al. New Perspectives onsteogenesis Imperfecta. Nat Rev Endocrinol，2011，7（9）：540-557.

19. 尹延珂，张凤奎. 范可尼贫血临床特征的新认识. 国际儿科学杂志，2010，37（5）：490-493.

20. 张莉，张凤奎. 先天性骨髓造血衰竭. 国际输血及血液学杂志，2009，32（4）：293-298.

21. 张文英，房春晓，叶铁真. 血小板减少伴桡骨缺失综合征一例. 中华儿科杂志，2010，48（8）：633-634.

22. Geddis AE. Congenital Amegakaryocytic Thombocytopenia and thrombocytopenia with Absent Radii. Hematol Oncol Clin North Am，2009，23（2）：321-331.

23. Toriello HV. Thrombocytopenia-Absent radius syndrome. Semin Thromb Hemost，2011，37：707-712.

24. Althaus K，Greinacher A. MYH9-Related platelet disorders. Seminars in Thrombosis and Hemostasis，2009，35（2）：189-203.

25. Balduini CL，Pecci A，Savoia A. Recent advances in the understanding and management of MYH9-related inherited thrombocytopenias. Br J Haematol，2011，154（2）：161-174.

26. Antonio G，Silvia V，Emanuela B，et al. Thrombotic events in MYH9 gene-related autosomal macrothrombocytopenias（old May-Hegglin，Sebastian，Fechtner and Epstein syndromes）. J Thromb Thrombolysis，2011，32：474-477.

27. 肖慧勤，赵晓东. Wiskott-Aldrich 综合征发病机制研究进展. 国际儿科学杂志，2009，36（5）：528-531.

28. 赵晓东. Wiskott-Aldrich 综合征研究进展. 实用儿科临床杂志，2012，27（21）：1621-1624.

29. 李洪义，屈艳霞，郑辉. Hermansky-Pudlak 综合征的临床表现、诊断与治疗. 中国全科医学，2007，10（2）：165-167.

30. 谷学英，刘玲，刘志强，等. Chediak-Higashi 综合征诊断与治疗新进展. 临床儿科杂志，2009，27（2）：193-195.

31. 任文贵，任怡，刘彬等. Chediak-Higashi 综合征诊断和治疗研究进展. 人民军医，2010，53（5）：380-381.

32. Kaplan J, De Domenico I, Ward DM. Chediak-Higashi syndrome. Curr Opin Hematol, 2008, 15: 22-29.

33. 林果为, 欧阳仁荣, 陈珊珊, 等. 现代临床血液病学. 上海: 复旦大学出版社, 2013: 1448-1454.

第十六节　新生儿的出血和血栓

新生儿的凝血系统被称为"发育的止血", 出生后凝血系统的发育和成熟贯穿婴、幼儿期直至成年。新生儿和婴幼儿凝血和纤维蛋白溶解的生理机制与儿童、成年人存在明显差异。健康的新生儿创伤后没有异常出血的表现, 在生理状态下没有血栓形成的倾向。患有全身性疾病的新生儿出血和血栓的风险增加。早产儿和低体重新生儿, 是新生儿颅内出血的高危因素。新生儿"凝血障碍"的标准, 是诊断和管理新生儿出血和血栓疾病的依据。患儿样本的采集, 处理, 实验室诊断流程, 应根据年龄, 选择适宜的分析仪器, 适当参考值范围的试剂。新生儿出血性疾病需要参照特定年龄范围的管理指南进行诊断和治疗。

一、新生儿止凝血系统的特点

新生儿的止凝血系统是机体重要的组成部分, 但数量和功能上早产儿、足月新生儿、儿童和成人有明显不同见表 9-16-4 表 9-16-5。这种与年龄相关的止凝血因子的变化, 是新生儿正常生理发育过程。最早在 1980 年, Maureen Andrew 提出"止血发育"的概念, 概括了新生儿止凝血发育的特点, 目前被公认和采纳。新生儿止凝血系统发育的特点简述如下:

(一)血小板系统

新生儿的巨核祖细胞有强大的增殖潜能。比成人相比, 胎儿和新生儿巨核祖细胞增殖率更快, 能够形成较大的巨核细胞克隆。在液态的培养体系中, 脐带血来源的造血祖细胞($CD34^+$)产生巨核细胞的数量为成人外周血来源造血祖细胞的 10 倍。在新生儿的骨髓和外周血中都存在巨核细胞祖细胞, 以此可以应用新生儿的脐带血作为干细胞、祖细胞来源, 而成人造血祖细胞几乎存在于骨髓。胎儿和新生儿造血祖细胞产生的巨核细胞, 体积明显的小于成人正常巨核细胞, 并且呈低倍体数和产生血小板的数量少。基于这些特点, 认为新生儿的巨核细胞较成人相比更不成熟。最近的研究发现: 脐血来源的巨核祖细胞在应用 TPO 培养 14 天后, 与成人外周血来源的巨核祖细胞相比, 高表达 CD42b(GP I ba), 新生儿 2N 和 4N 巨核细胞与成人外周血来源的同等倍数的巨核细胞比较, 通过电镜证明胞质更成熟。以保证胎儿和新生儿在快速扩展骨髓空间和血容量时, 维持正常的血小板数。这些研究表明胎儿/新生儿巨核细胞的发育, 是低倍体数扩增和含有高度成熟胞质的独特模式。

新生儿血小板数量和平均体积(MPV)与成年人相似。47 291 例不同孕龄的新生儿调查显示: 血小板数量随孕龄而增加, 孕龄 32 周的下限值(第 5 百分位)是 $104.2 \times 10^9/L$, 晚期早产儿和足月新生儿是 $123.1 \times 10^9/L$。相似的研究表明, 新生儿血小板在出生后 9 周内, 血小板数最高增加到 $750.0 \times 10^9/L$, 早产儿、足月新生儿和成人血小板生成的动力学不同。

血小板的超微结构在新生儿和成人之间没有明显差异, 新生儿血小板表面已经表达糖蛋白, 但在质和量上与成人不同。新生儿血小板对凝血酶、ADP、肾上腺素等激动剂的反应降低, 颗粒的分泌减少, 与纤维蛋白原结合部位减少, 这种血小板的低反应持续到出生后 2~4 周。尽管新生儿血小板的存在低反应, 但体内综合分析血小板功能的实验, 如出血时间,血小板功能分析(PAF-100),没有显示血小板功能异常。进一步应用血栓弹力图进行体外凝血实验,结果显示凝血时间缩短和形成稳定坚固的血凝块。这可能是与 vWF 在新生儿止血过程中的作用有关。新生儿体内 vWF 血浆浓度高,并且主要以大分子 vWF 多聚体形式存在。另外,新生儿较高的血细胞比容也与凝血时间缩短有关。

（二）凝血系统

新生儿出生时,多种凝血因子处于低水平,凝血因子 FⅡ,FⅦ,FⅨ,FⅩ,FⅪ,激肽释放酶原(prekallikrein, PK),高分子量激肽原(high molecular weight kininogen, HMWK)水平接近成人 50%,凝血因子 FⅤ,FⅧ,FⅩⅢ,接近成人水平。新生儿血浆凝血因子浓度降低,可能是由于凝血因子产生的减少和清除的增加,也可能与一些非止血因素有关,如血管新生、感染和创伤修复对凝血因子数量的影响。凝血因子Ⅱ(FⅡ)、FⅦ、FⅨ、FⅩ 的低水平不能完全用维生素 K 缺乏来解释。出生时接受过维生素 K 预防性注射的新生儿,FⅡ、FⅦ、FⅨ、FⅩ 同样呈低水平。新生儿接触因子数量减少,使 APTT 时间延长。

（三）抗凝系统

新生儿主要的抗凝因子在出生时呈低水平,抗凝血酶(AT)、肝素辅因子Ⅱ(heparin cofactor Ⅱ)、蛋白 S(PS)、蛋白 C(PC)同样约为成人 50%,抗凝血酶在出生后 3 个月内,血浆浓度低于抗凝血酶缺陷和反复血栓形成的成年人。PC 和 PS 处于低水平,由于新生儿体内蛋白 S 呈活化型,功能性活性与成人类似。而 α_2 巨球蛋白(α_2M)在新生儿中含量增高,接近成人的 2 倍,是重要的凝血酶抑制剂。α_2M 可以部分补偿抗凝血酶的低水平,并且增强了 PS 与活化蛋白 C(APC)的作用。

研究表明,新生儿促凝因子和抗凝因子性能与成人不同,翻译后的修饰不但影响到凝血因子的结构,而且主要影响其功能。如胎儿高分子量纤维蛋白原含量较少,并且唾液酸和磷的含量低于成人,使胎儿纤维蛋白原转化为纤维蛋白单体并形成血凝块过程减慢。动物实验显示了其胎儿的蛋白 C 和抗凝血酶的形成过程,人类尚未有胎儿类似的研究。

（四）纤维蛋白溶解系统

新生儿纤维蛋白溶解的活性减低。新生儿纤维蛋白溶解酶原与成人比较呈低水平。新生儿对组织型纤溶酶原活化剂(t-PA)需求量大,为成人的 5 倍,以激活纤溶酶原。同时纤溶酶原活化剂抑制物(PAI)水平提高。另外,通过血块形成和溶解(CloFAL)的方法检测,发现脐血浆标本纤维蛋白溶解的指数增加,出生后第一天的新生儿血浆 t-PA 和 PAI 水平比脐带血的含量明显增加,新生儿出生后这种纤维蛋白溶解活性的即刻改变,可能与其为适应子宫外生活所引起的循环和呼吸系统的变化有关。

（五）新生儿止凝血疾病的实验室诊断

新生儿止凝血异常的实验室诊断建立比较困难,由于新生儿生理性凝血因子和抗凝蛋白的减低,同时受新生儿血容量的限制,能获得的待检测标本容量相对成人少,因此需要建立适宜较小容量标本的实验室检查。目前,国际血栓和止血协会-围生期和小儿科止血委员会[Perinatal and Pediatric Hemostasis Subcommittee(SCC)of the International Society on Thrombosis and Hemostasis(ISTH)]公布了用于实验室报告,小儿科止凝血试验标本要求的专家共识。主要内容包括:小儿科样本实验室诊断的所有流程,都需要根据新生儿年龄,选择适宜的分析仪器、适当参考值范围的试剂,建立合适的检测体系。适宜的年龄参考范围分为:新生儿,1 个月~1 岁,1~5 岁,6~10 岁,11~16 岁,对人口稠密的地区应试图建立适合当地的年龄参考值范围。以利于各个实验室间提供的年龄范围、试剂和分析仪相同条件下，试验结果相互比较和参考。

目前，已经建立了早产儿和新生儿的年龄适宜的血小板数、凝血筛选试验、凝血和抗凝因子的参考值范围。也建立了体外凝血试验（PAF-100、血栓弹力图和旋转血栓）、网织血小板的年龄适宜的参考值范围。进一步应建立低孕龄早产儿、极低体重早产儿（VLBW）和重病的婴幼儿的参考值范围，并采用新的设备和止凝血检测技术。新生儿止凝血异常的实验室诊断应该谨慎对待，需要根据阳性的临床表现，家族史、和可重复性的异常的实验室结果，避免新生儿止凝血疾病的过度诊断和错误诊断。

二、新生儿出血性疾病

与儿童和成人比较，有严重的遗传性出血性疾病的新生儿更容易发生出血，特别是颅内出血。新生儿窒息、败血症均可引起血小板减少、血小板生存时间缩短、血小板的功能减低并进展为 DIC 的危险性增加。这可能与新生儿巨核细胞低倍体数，缺乏快速代偿性增加血小板的能力有关。早产儿和极低体重（VLBW）新生儿，发生颅内出血（IVH）的风险增加，特别是在出生后一周，可能与凝血系统和颅内血管系统尚未发育成熟有关。预防和治疗早产儿和 VLBW 的颅内出血是目前研究的热点。

流行病学调查显示血小板减少的发病率从 1%~80%。与血小板减少症发生直接相关的因素有：出生时孕龄和体重、母体的高危妊娠。新生儿血小板减少症在 ICU 占22%~35%。在极低体重早产儿占 70%~80%。多数病例血小板轻度减少，重度血小板减少占 2.4%~10%。少部分患儿需要紧急处理。前瞻性和回顾的研究证明：新生儿常见出血部位，颅内出血（特别脑室内）约占血小板减少症新生儿 5%，胃肠道出血占 1%~5%，肺出血占0.6%~5%，血尿占 1%~2%。

慢性胎儿低氧血症相关疾病是引起新生儿血小板减少的常见病因：如母亲在妊娠期伴有糖尿病和妊娠期高血压综合征，或其他原因胎儿宫内发育迟缓（intrauterine growth restriction，IUGR），包括特发性 IUGR，新生儿围生期窒息，母亲产前的病毒感染（CMV），围生期的细菌感染（溶血链球菌 B 感染，大肠杆菌感染和流感嗜血杆菌感染）。血小板减少的机制为可能为：①巨核细胞数量减少；②血小板生成减少有关。血小板减少可能伴有其他血液学异常，包括短暂的中性粒细胞减少，外周血球型红细胞增多或出现 H-J 小体。新生儿持续 2 周以上不能解释的血小板减少，可能为遗传性血小板减少，常见引起血小板减少的染色体异常包括：+18，+13，或三倍体。胎儿和新生儿常见的血小板减少原因见表 9-16-1。

表 9-16-1　胎儿和新生儿血小板减少的分类

病因
胎儿同种免疫性疾病
先天性感染（CMV、弓形虫、风疹病毒、免疫缺陷病毒）
异倍体（如 18，13，21 三体）
自身免疫性疾病（ITP，SLE）
严重的 RH 溶血性疾病

病因
遗传性（Wiskott-Aldrich 综合征）
新生儿早期发生（< 72 小时）慢性胎儿缺氧（PIH、IUGR、糖尿病）
围生期窒息
围生期感染（大肠杆菌、溶血性链球菌和流感嗜血杆菌）
DIC
血栓形成（动、静脉）
Kasabach-Merritt 综合征
代谢性疾病（丙酸和甲基酸中毒）
先天性（TAR、CAMT）
新生儿晚期（> 72h）晚期败血症
NEC

一、NAT 新生儿同种免疫性血小板症

新生儿同种免疫性血小板减少症（neonatal alloimmune thrombocytopenia，NAT）常见于胎儿和新生儿早期（出生后< 72 小时）发生率较约为 1/（1500~5000）个新生儿，本病与母婴 Rh 血型不合所致的溶血性贫血类似，但第一胎即可发病。因母婴血小板抗原不同，母亲产生抗胎儿血小板抗体，引起胎儿及新生儿严重血小板减少。不同于先天性 ITP，本病患儿母亲不受影响，却导致 30% 的 NAT 患者颅内出血死亡或发生神经系统后遗症。

1. 发病机制　这是由于母亲缺少胎儿血小板抗原所致，胎儿的血小板特异性抗原刺激母体产生同种抗体，而抗体通过胎盘进入胎儿体内导致血小板减少。白种人引起本病的血小板抗原以 HPA-1a 最常见，占 80%~90%，其次为 HPA-5b，占 14%~20%，HPA-3a、HPA-1b 分别只占 2% 及 1%，极少数情况下 HPA-2b、HPA-3b、HPA-4b 不合者也能引起本病。而日本人以 HPA-4b 抗原不合最常见。胎儿血小板在妊娠早期即可表达血小板特异性抗原，一般在妊娠 14 周左右即可发生 NAT。实际上在 35~50 个妊娠妇女中，即有一个母婴 HPA-1a 不合，但只有少部分患儿发生 NAT，其敏感性可能与 HLA Ⅱ类抗原的表达有关，HPA-1a 致敏者，表达 HLA-DRw 52a 者易发病，而 HPA-5b 致敏者，表达 HLA-DRw 6 易发病，此外，可能有部分轻度无症状的患者漏诊。

2. 临床表现　多数情况下，首次妊娠的新生儿即发病，患儿通常出生时正常，但分娩后不久即出现全身散在出血点及瘀斑，甚至胃、肠道、颅内出血、出生后一周常出现黄疸。HPA-1、HPA-3、HPA-2 抗原引起的 NAT，约 60% 以上患儿发生在首次妊娠，其中 30% 母亲有过流产史，已生产过 NAT 患儿的母亲再次妊娠，其新生儿发生 NAT 的可能性为 97%，且出血症状重，宫内发生颅内出血的可能性高。而 HPA5b 抗原性较弱，首次发病主要发生在经产妇。HPA-1a 性 NAT，只有 10%~15% 的新生儿出生时无出血症状，14%~30% 的患儿发生颅内出血，且半数在子宫内发生。HPA-5b 性 NAT 出血相对较轻，约 59% 的患儿有出血症状，颅内出血少见。

3. 实验室检查　有症状的患儿,其血小板数一般低于 $30 \times 10^9/L$,出生后数小时,血小板数进一步降低,约在出生后 48 小时,近半数的患儿血小板数低于 $10 \times 10^9/L$(HPA-5b 致敏者只有 3%)。多数患儿骨髓巨核细胞数正常或增多,少数减少,这可能是抗体直接作用于巨核细胞之故。少数患儿非结合胆红素可上升至引起胆红素脑病的水平。出血过多可引起贫血。用血小板凝集、抗球蛋白消耗、补体结合、免疫荧光等试验,可从 20%~70% 的母体血清中检测出同种抗体,用更敏感的方法如 Western blot 阳性率更高。

4. 诊断及鉴别诊断　本病需与性原发性免疫性血小板减少性症、先天性巨核细胞生成不良、母亲服药引起的先天性免疫血小板减少性紫癜、病毒或细菌感染引起的血小板减少、巨大海绵窦状血管瘤所致血小板减少鉴别。在排除上述疾病后,结合临床,实验室检测出抗血小板特异性的同种抗体可以确诊。

5. 治疗　目前尚不能对所有孕妇进行产前抗血小板抗体的筛选检查,对已妊娠过 NAT 患儿的妇女再次妊娠应引起注意。治疗的目的是防止在宫内及出生时颅内出血的发生。有作者对这样的妊娠妇女从 23 周开始给予泼尼松 10mg/d,认为可以增加胎儿的血小板数;也有作者给予孕妇 IVIG 1g/(kg·w)×5,认为能使胎儿血小板数增加,但 IVIG 低剂量无效。上述两种治疗对胎儿的疗效其他研究者未证实。对已妊娠过 NAT 患儿的妇女再次妊娠多数作者主张剖宫产,但其疗效未证实。近年来,对孕妇产前在超声引导下经皮脐静脉穿刺采血进行血小板计数,如果低于 $20 \times 10^9/L$,进行宫内输注患儿母亲洗涤和照射了的血小板或其他供者与其母亲抗原相合的血小板,或宫内输注 IVIG,可使宫内颅内出血的发生率明显降低,初步结果令人满意。

出生后的治疗主要依据出血程度和血小板计数,患儿出生时血小板计数 $> 30 \times 10^9/L$、无出血症状,可不给予治疗,而进行仔细的观察;如果出血症状轻微,可以给予泼尼松 2mg/kg,以减少出血。如果出生时血小板数 $< 30 \times 10^9/L$,出生后数小时内进一步降低或发生广泛性出血,必须立即给予患儿输注其母亲经洗涤和照射了的血小板或与其母亲抗原相合的供体的血小板,或进行置换输血,同时给予 IVIG,对于防止颅内出血明显有效,大多数患儿在治疗后一周内恢复正常。

6. 预后　约 15% 的患儿死于颅内出血,采取早期诊断,及时治疗,对选择患者实行剖宫产可降低死亡率。本病为自限性疾病,平均病程 2 周,极少超过 2 月恢复者。

二、新生儿自身免疫性血小板减少症

母体自身血小板抗体发生占妊娠妇女的(1~2)/1000,母体自身抗体通过胎盘传递给胎儿而致病,发病率比 NAIT 明显减少,患自身免疫性疾病母亲,其新生儿发生血小板减少者约占 10%。

患儿的母亲常患有的自身免疫性疾病包括:自身免疫性血小板减少症(ITP)、系统性红斑狼疮(SLE)、淋巴细胞增殖性疾病及甲状腺功能亢进症等。诊断母亲患 ITP 需与妊娠相关的血小板减少症和妊娠晚期健康孕妇轻度的血小板减少相鉴别。母亲自身免疫性疾病的轻重对新生儿血小板数量有直接影响,母亲疾病的进展,和(或)妊娠期血小板数重度减低,或分娩过严重血小板减少的新生儿,提示妊娠期胎儿可能发生明显的血小板减少。但研究显示:血小板减少的新生儿发生脑出血(ICH)的比率约占 1% 或更低。

患自身免疫性血小板减少的母亲,其婴儿在出生时通过脐带血标本或外周血标本测定血小板数量。血小板减少的患儿,2~3 天后重新复查,大多数病例在一周左右血小板数降至最低点。对持续血小板 $< 30 \times 10^9/L$ 患儿，可应用 IVIG 0.2~0.4g/kg，2~5 天，多数病例有很好的治疗反应。

三、新生儿血小板减少伴异倍体

新生儿血小板减少伴有异倍体，多见 21 三体、18 三体、13 三体、特纳（Turner）综合征、近三倍体患儿。此病发病率尚未明确。系列资料统计显示：胎儿血小板减少伴 18 三体的比例为 86%，三倍体为 75%，特纳综合征为 31%，13 三体、21 三体分别为 31%、6%。常见血小板呈中度减少，严重的血小板减少少见。本病的机制尚不清楚，但部分患儿可伴有红细胞增多症，中性粒细胞减少和 IUGR，提示可能与胎儿慢性缺氧机制相类似，使血小板产生减少。

血小板减少伴 Down 综合征胎儿主要表现：宫内发育迟缓 IUGR 伴有血液系统改变（中性粒细胞减少，血小板减少，和伴有或不伴有红细胞增多）。幼稚细胞一般不增加。但约有10% 的唐氏综合征新生儿进展为白血病前期疾病（短暂的异常髓细胞增殖 TAM），特征是髓系原始细胞增多和伴有不同程度的血小板减少，部分可自发缓解，20%~30% 在 5 年内进展为急性巨核细胞白血病（AMKL）。Down 新生儿伴有 TAM 者，与巨核细胞转化因子（GATA1）突变导致 GATA1mRNA（GATA1s）转录异常有关。GATA1 突变在 TAM 向 AMKL 转化的过程中起重要的作用。

四、先天性及遗传性血小板减少性症

根据遗传方式可将先天性及遗传性血小板减少症分为三类：

（一）伴性隐性遗传性血小板减少症

1. Wiskott-Aldrich 综合征。

2. 单纯性（isolated）血小板减少症。

（二）常染色体显性遗传性血小板减少症

1. Trousseau 综合征。

2. 地中海血小板减少症伴巨大血小板。

3. May-Hegglin 异常。

4. 慢性单纯性血小板减少伴巨大血小板。

5. Alport 综合征。

（三）常染色体隐性遗传性血小板减少症

1. Bernard-Soulier 综合征。

2. 遗传性血栓性血小板减少性紫癜。

3. Chediak-Higashi 综合征。

4. Fanconi 贫血。

5. 血小板减少伴桡骨缺失（TAR）综合征。

6. 灰色血小板综合征。

7. 先天性无巨核细胞的血小板减少症（CAMT）。

下面列举几种遗传性血小板减少症分别进行阐述：

（一）Wiskott-Aldrich综合征（WAS）

本病于 1937 年首先由 Wiskott 描述，1954 年 Aldrich 再次对本病进行阐述，故名。本病是一种罕见的 X 连锁隐性遗传性疾病。但最近也有报道呈常染色体显性及隐性遗传者，约

1/3 的患者没有家族史。

WAS 的致病基因定位于 Xp11.22-p11.23，有 12 个外显子，基因全长 9kb，所编码的蛋白称为 WASP，分子量为 65 000，其功能尚未阐明。免疫缺陷累及细胞免疫及体液免疫应答。本病患者对多糖类抗原不能产生抗体，使机体易受肺炎链球菌和嗜血流感杆菌感染，易受病毒及真菌感染。

临床表现为免疫缺陷、血小板减少和湿疹三联征。年幼时常因颅内出血、感染而死亡。出血通常在 1 岁以内发生，以后逐步减轻。本病患者血小板寿命缩短，电镜下显示血小板及巨核细胞结构紊乱。血小板聚集功能正常，出血时间延长，超过其血小板减少相应的程度，巨核细胞绝对数正常或增加，其血小板减少最可能的原因是血小板无效生成。

本病以糖皮质激素治疗无效，脾切除可使大多数患者血小板数及血小板体积恢复正常，但易复发；有采用异基因骨髓移植治愈本病的报道。除出血及感染等并发症外，约 2% 的患者可发生恶性肿瘤，如淋巴瘤和急性白血病等。死亡原因以感染为主，约占 50%，出血约占 25%。

此外，一组所谓 X 连锁的血小板减少性紫癜可能是本病的一种变异型，因为两者的致病基因定位在同一位点，且临床表现也相似。

（二）TAR综合征

本病是一种少见疾病，其遗传方式报道不一，有常染色体显性、常染色体隐性、伴性隐性遗传几种方式。发病原因可能与母亲在妊娠 6~8 周感染风疹或服药（如甲苯磺丁脲）等有关，提示部分病例可能是获得性。其特征是新生儿两侧桡骨缺失伴骨髓巨核细胞减少。有的患儿肱骨、尺骨也缺失，约 1/3 的患儿还可有先天性心脏病，其中以 Fallot 四联症和房间隔缺损最常见，少数患者还可有小头、小颌及其他异常。患者常对牛奶过敏。

患者一般在出生时即可出现紫癜及瘀斑，有时出血严重，颅内出血也不少见。骨髓涂片巨核细胞减少甚至缺乏，红细胞系统也可低下。近半数的儿童白细胞数超过 $40 \times 10^9/L$，伴幼稚粒细胞和嗜酸性粒细胞增多。肝、脾、淋巴结肿大。有些患者血小板寿命缩短，功能异常。染色体异常不常见，可出现 D 组 13 号、E 组 18 号染色体三体型。

根据临床表现及骨髓检查，诊断并不困难。可以通过头皮静脉穿刺及超声引导下经皮脐静脉穿刺采血进行血常规检查、超声、X 线拍片等进行产前诊断。皮质激素、IVIG 和切脾等治疗无效，主要给予输注血小板支持治疗。最近有作者研究发现白介素 -3（IL-3）对此类患者治疗有效。一例严重血小板减少的胎儿经脐静脉输注血小板后顺利分娩。本病患者多死于出血，有些成活至成人者，其血小板减少的症状逐步改善。

（三）May-Hegglin异常

这是一种少见的常染色体显性遗传性血小板减少症，至今文献报道病例数不足 200 例。其特征是中性粒细胞胞质中有嗜碱性包涵体，某些嗜酸性粒细胞和单核细胞内亦可有，与 Dohle 小体不同之处在于本病包涵体由 7~10nm 沿纺锤体长轴平行排列的丝组成。其血小板体积在 30~80fl，约 25% 的血小板体积更大，甚至比红细胞还大，但超微结构正常。血小板计数一般在（40~80）$\times 10^9/L$，偶有严重减少者。血小板膜结构及寿命正常，巨核细胞数及形态正常，出血时间正常或轻度延长，核型分析正常。

大多数患者无症状，不需要治疗。糖皮质激素及切脾均无效。严重出血者首选血小板输注。手术及分娩前应预防性输注血小板。

（四）Alport综合征

本病亦称为 Epstein 综合征，呈常染色体显性遗传。其特点为间质性肾炎、神经性耳聋、先天性白内障、血小板减少伴巨大血小板。血小板数变化较大，可严重减少，体积较大，直径在 4~12μm，平均体积在 20~27fl，但超微结构相对正常，巨核细胞无异常，有些患者血小板功能正常，有些则异常。Fechtner 综合征为本病的一种变异型，除上述特点外，白细胞内有包涵体。

本病多于年轻时发现，常误诊为 ITP。糖皮质激素及切脾均无效。死因多为进行性肾衰竭。

（五）Trousseau 综合征

本病呈常染色体显性遗传，其特点为血小板中存在巨大 α 颗粒，骨髓中巨核细胞增多，可见许多小巨核细胞，血小板寿命正常，其独特之处在于本病患者 11 号染色体远端缺失。

（六）巨大血小板综合征（Bernard-Soulier syndrome BSS）

BSS 为常染色体隐性遗传性疾病，是由于糖蛋白（GP）Ⅰb-Ⅸ-Ⅴ复合物定性和定量的缺陷。大多数突变在 GPⅠbα 基因，部分为 GPⅠbβand GPⅨ基因的突变。新生儿阶段的 BSS，表现为轻度和中等的血小板减少，血涂片可见到巨大的血小板。输注血小板治疗有效，但仅限于出现危及生命的出血症状，反复接受输注的患儿可能产生抗 GPⅠb、GPⅨ 或 GPⅤ 抗体。胎儿和新生儿血小板减少可能是由 BSS 母亲产生同种抗 GPⅠb-Ⅸ-Ⅴ抗体，类似 NAT，可引起严重的胎儿 ICH。

（七）先天性无巨核细胞血小板减少症（congenital amegakaryocytic thrombocytopenia, CAMT）

CAMT 在新生儿期常见，为常染色体隐性遗传，c-mpl 突变导致巨核细胞及祖细胞数量的减少，与本病的发病机制有关。出生时血小板数通常 $< 20 \times 10^9/L$，可出现瘀点和（或）其他出血的证据，部分患儿出现身体发育异常。尽管 CAMT 主要表现单纯血小板减少，近 50% 的患儿最终进展为 AA，极少数病例报道进展为急性白血病或儿童 MDS。新生儿 CAMT 有出血症状，输血小板治疗有效。干细胞移植仅用于重度血小板减少频繁输注血小板或存在器官发育不良的患儿。

（八）无巨核细胞血小板减少症伴桡骨尺骨融合（amegakaryocytic thrombocytopenia with radioulnar synostosis, ATRUS）

ATRUS 是婴儿出生时有严重的血小板减少，骨髓巨核细胞缺陷，和桡骨-尺骨融合，受累的患儿可能有指弯曲和浅髋臼。在两个患病家族研究显示，ATRUS 发病与 *HOXA11* 基因突变有关，以此区别于 TAR。

五、新生儿期其他的原因的血小板减少症

（一）Kasabach-merritt 综合征

Kasabach-merritt 综合征在新生儿期典型表现是血小板减少伴随微血管病性的贫血，DIC 和血管的损害。诊断时通常存在血管瘤引起皮肤损害，心脏受累约占 20%，其他受累部位还包括肝脏，脾脏，可同时伴有或不伴有皮肤的症状。血小板减少主要是血管瘤内皮捕获，伴有 DIC 的患儿血小板减少加重。应用类固醇激素和长春新碱治疗，超过 50% 患儿有效。近期的文献报道，新生儿期 Kasabach-merritt 综合征死亡率可达到 20~30%。

（二）血栓性疾病引起血小板减少

在成人和儿童常见的血栓性疾病包括：TTP、HUS 和 HIT。新生儿期 TTP 是先天性 vWF 裂解蛋白（ADAMTS13）缺陷起病，表现血小板减少，高胆红素血症，贫血。由于患病的新生

儿同时出现上述症状少见，一般使诊断延迟。HUS 在新生儿期通常由于百日咳博代氏杆菌感染引起。新生儿期 HIT 通常继发于大血管血栓形成后。肾静脉血栓和肾衰竭是常见的继发血小板减少的原因。

（三）代谢性疾病

血小板减少症常见于多种先天性代谢性疾病，包括：丙酸和甲基丙烯酸、异戊酸中毒和戈谢病。血小板减少同时加重代谢性疾病诱导的新生儿缺血缺氧性脑病。

（四）遗传性出血性疾病

1. 血友病　新生儿期常见的出血性疾病是血友病 A 和 B，两者均为性连锁隐性遗传，阳性家族史有助于疾病诊断。但有 1/3 患者无家族史。新生儿期发病常见重型（活性＜1%）。对 349 例血友病新生儿的回顾性研究显示：颅内出血占 27%，包皮环切术后出血占 30%，穿刺后出血占 16%。

患儿有出血症状，单纯的 APTT 延长，有或无阳性家族史，怀疑有血友病的患儿，通过 FⅧ、FⅨ因子活性确诊，由于健康新生儿和部分早产儿在出生后 1~2 周 APTT 在正常值上限以上轻度延长。美国血友病基金会医学和科学咨询委员会（Medical and Scientific Advisory Council of the National Hemophilia Foundation in the United States，MASAC）推荐，对于所有发生颅内出血的新生为均应进行 FⅧ、FⅨ活性测定，即使凝血的筛选试验正常。由于 FⅧ活性在新生儿和早产儿处于成人正常值范围内，血友病 A 在新生儿期可以准确的诊断，相反，新生儿 FⅨ活性为成人的 15%~30%，直到出生后一年达到成人水平。只有中、重度的血友病 B 患者能够确诊，轻度的血友病 B 患者需要在 6~12 个月反复检测以确诊。

血友病 A/B 的治疗分别应用 FⅧ/FⅨ的浓缩剂替代治疗，可选用重组凝血因子和血浆来源病毒灭活的凝血因子，当有急性出血，确诊试验的结果尚未回报时，可选用新鲜冰冻血浆，同时要受新生儿血容量的限制。用法及剂量参照成年人。

2. 血管性血友病（vWD）　vWD 在新生儿期少见，由于健康的新生儿与成人相比 VW 因子血浆浓度高，和高分子量的 vWF 多聚体比率增加，Ⅰ型和Ⅲ型实验室诊断包括：单纯 APTT 延长，FⅧ水平低，vWF 抗原和活性减低或缺如。Ⅲ型 vWD 可以应用中等纯度的 FⅧ浓缩剂治疗。

3. 其他的遗传性凝血疾病　其他少见的凝血因子缺陷，如 FⅩⅢ、纤溶酶原活化剂抑制物（PAI-1）、α2 抗纤溶酶，通常需要在凝血筛选试验后，再进行上述因子水平检测。

（五）获得性凝血异常疾病

1. 维生素 K 缺陷症　新生儿发生 VK 缺乏与以下因素有关：①维生素 K 很难通过胎盘；②出生时肠道细菌定植不足；③母乳婴儿喂养摄入不足。早期维生素 K 缺乏出血（VKDB），由于母亲口服抗凝剂、抗痉挛药物、抗结核药物，通常在出生 24 小时内出现 ICH。经典的 VKDB 出现在出生后 1~7 天伴有胃肠道出血，ICH，皮肤出血和包皮环扎后出血。新生儿在出生时未接受维生素 K 预防和母乳喂养和不充分的牛奶喂养。典型的晚期 VKDB 出现在出生后 2~12 周，由于母乳喂养的婴儿未接受或少量接受口服维生素 K 治疗，或伴有影响脂溶性维生素吸收的疾病。主要表现 ICH，没有 VK 预防的新生儿，发生 VKDB 为 0.01%~1.5%，而晚期 VKDB 为（4~10）/10 000。

怀疑有维生素 K 缺乏的新生儿（母亲妊娠期用药史、出生后 VK 摄入不足史、出血史）要进行筛选试验。中等的维生素 K 缺乏主要表现为单独的 PT 延长。严重的维生素 K 缺乏出现 APTT 延长，纤维蛋白原含量和血小板数正常，FⅡ、FⅦ、FⅨ、FⅩ、蛋白 C 和蛋白 S，抗原浓度减低和活性的重度减低。

治疗应用皮下注射相对安全,静脉注射可能发生变态反应(在新生儿极少发生),两种方法可在 4 小时内大幅度缩短 PT 时间,在吸收功能未损失的情况下,可应用口服维生素 K,但纠正时间将推迟到 6~8 小时,发生急性出血,可以应用 FFP,特别是在未确诊时。

美国小儿科协会推荐所有出生第一天的新生儿均应接受肌内注射(IM)1.0mg 维生素 K(新生儿 < 1000g,0.3mg;新生儿 > 1000g 但 < 32 周,0.5mg)。

2. 弥散性血管内凝血(DIC)　DIC 是复杂的病理生理过程,疾病导致大量凝血酶形成,从而使纤维蛋白广泛沉积和大量的凝血因子和血小板的消耗,导致多脏器的功能衰竭。DIC 诊断:患儿血小板减少,PT、APTT 延长,纤维蛋白原降低,和 D- 二聚体增加。DIC 的初始治疗是针对引发 DIC 的疾病:败血症、低氧血症、酸中毒,维持循环血量、氧饱和度和血压。此外,发生 DIC 的新生儿没有败血症和窒息的证据,要警惕存在血管瘤和大的动静脉畸形。新生儿急性出血需要充分的止血和维持正常的循环。支持治疗包括:输注血小板、FFP,或冷沉淀。使血小板维持在 > 50×10^9/L,FIB > 100mg/dl,PT、APTT 纠正到正常范围,抗凝血酶和 PC 可以输注血浆来源病毒灭活的浓缩剂。其他的观点,预防性抗凝应用肝素 5~10U/(kg·h),新生儿抗凝过程没有显示出血增加。重组 FⅦa 成功的用于有严重出血的 DIC 新生儿。

3. 肝脏疾病　急性肝脏疾病 / 肝衰竭在新生儿中极少见,表现为:肝酶升高,结合胆红素升高,血氨浓度升高,PT/APTT 延长,血小板减少,FIB 浓度减低,FⅦ/FV 浓度减低,肝细胞反应性合成 FⅧ浓度增高,有利于区分原发性肝病和 DIC。肝功能异常对凝血系统影响包括:凝血因子的合成减少,活化的凝血成分清除降低,凝血蛋白漏出到腹水中丢失,血小板减少,血小板功能降低和维生素 K 利用障碍等。治疗急性出血应用 FFP、冷沉淀、重组 FⅦa、血小板和维生素 K。

六、新生儿血栓性疾病

新生儿血栓栓塞(thromboembolic events,TEs)是少见疾病,随着新生儿学的发展,发病率增加,德国登记处报道在活体新生儿为 5.1/100 000,加拿大登记处报道在新生儿 ICU(NICU)为 2.4/1000,荷兰登记处报道静脉血栓形成为 0.07/10 000。在足月儿和早产儿男女比例相当等,肾血栓常见于男婴。其中 66%~76% 为静脉血栓,有中心静脉置管新生儿静脉血栓发生率占 90%。TE 的复发率为 3.3%~7%。

1. 获得性危险因素　新生儿独特的凝血系统,是儿童期血栓形成的高危群体。母体妊娠期疾病、分娩过程、新生儿疾病等是常见的获得性血栓形成的高危因素(表 9-16-2)。而中心静脉和动脉的导管是新生儿血栓形成的最高危因素。

表 9-16-2　新生儿获得性血栓栓塞的高危因素

母体的危险因素不孕症及其治疗	晚期羊水破裂
羊水过少	自身免疫性疾病
妊娠期血栓形成	围生期疾病新生儿窒息
子痫	呼吸窘迫综合征(RIDS)
糖尿病	婴儿糖尿病
绒毛膜羊膜炎	新生儿感染

续表

坏死性小肠结肠炎	急性风湿性疾病
脱水	慢性疾病恶性肿瘤
先天性肾病综合征	肾脏疾病
红细胞增多症	心脏畸形
医疗干预中心静脉置管（动脉或静脉）	慢性风湿性疾病
外科	新陈代谢疾病
固定（制动）	药物
石膏绷带	门冬酰胺酶
体外模式氧合	泼尼松
急性疾病创伤	凝血因子浓缩剂
败血症	肝素
脱水	抗纤维蛋白溶解试剂

2. 遗传性的高危因素　新生儿血栓形成常见的遗传性高危因素包括：抗凝血酶缺乏症、蛋白 C（PC）缺乏症、蛋白 S（PS）缺乏症、凝血因子 F V Leiden（F V L）突变（G1691A）、凝血酶原 G20210A 突变、亚甲基 - 四氢叶酸还原酶（MTHFR）突变等。

F V L 突变所致的活化蛋白 C（APC）抵抗，是最常见的遗传性血栓形成倾向，患病率为 4%~6%。凝血酶原 G20210A 突变，使循环中凝血酶原浓度增加 15%~30%，在高加索人占 1%~2%。纯合子亚甲基 - 四氢叶酸还原（MTHFR）酶 C677T 突变在美国人占 9%，使同型半胱氨酸再次甲基化缺陷，高同型半胱氨酸血症是动脉血栓形成危险因素之一。MTHFR 基因突变是小儿血栓的高危因素仍是有争议的。PC/PS 基因突变发病率分别为 2.3% 和 3.7%，导致抗凝血酶不足。增加血栓形成的危险增高，尽管脂蛋白（a）水平增高在德国人群中被认为是动脉、静脉血栓的高危因素，是否适用于所有的人群尚不清楚。异常 / 低纤维蛋白原血症，母体有狼疮样抗体、抗 -β₂- 糖蛋白 -1 抗体，可能引起出生后血栓。在没有获得性血栓高危因素但有血栓的新生儿，警惕对抗体的检查，同时可能取母亲的血标本。

（一）动脉血栓

1. 缺血性围生期脑卒中（ischemic perinatal stroke，IPS）　新生儿动脉血栓大部分表现为 IPS，常发生在出生后 2~28 天内，IPS 的发病率占活体婴儿（20~63.4）/100 000。大多数发生在左半球，在大脑中动脉分布区内，大脑前动脉和后动脉很少受累，癫痫是常见的临床表现，其他的症状包括：昏睡、肌张力减低，窒息，进食差。22%~77% 的 IPS 引起先天性偏瘫脑瘫，其他神经疾病：癫痫症，语言发育延迟，行为障碍。

IPS 致病的高危因素见表 9-16-2，当出现 3 个或更多的高危因素，IPS 的发生率增加至 1/200。Gunther 等研究发现：在 IPS 受累的新生儿中 68% 至少有一个高位因素，其中脂蛋白增高是常见的血栓形成的高危因素。

磁共振成像（MRI）是早期发现急性脑梗死的最敏感的检查技术。磁共振血管造影能够发现脑血管系统的血栓形成，头颅的超声检查敏感性差。尽管没有随机的临床试验证据,美国胸内科医师学会推荐(American College of Chest Physicians, ACCP),肝素和低分子肝素仅用于心源性脑卒中和反复发作的 IPS。因此,目前大多数的 IPS 婴儿仅限于支持治疗。

2. 医源性/自发的动脉血栓 医源性动脉血栓主要与脐动脉导管(UACs)、外周动脉导管(PALs)、股动脉导管的并发症有关。研究发现在有 UAC 放置的婴儿 23.4% 发生动脉血栓。临床表现包括:肠系膜缺血、高血压、肾功能不全/衰竭、肢端坏疽、心力衰竭。UAC 放置的位点高,可能出现发热等并发症。持续低剂量的肝素(1U/ml)能够延长导管的通畅时间,降低动脉血栓形成的风险。对于怀疑动脉血栓形成要尽早拔出动脉导管。

(二)静脉血栓

1. 导管相关性血栓(非心脏) 新生儿有进一步肠外营养和长期应用抗生素,建立外周的中心静脉通道需求时,脐静脉导管(umbilical venous catheters, UVCs)是新生儿在出生第一周常规的放置导管部位。研究表明,有 UVCs 的新生儿 21.4% 发生血栓形成:血栓是在拔出导管时发现,无症状,患儿不需要治疗。Autopsy 研究预测 20%~65% 有一个 UVC 的新生儿在导管局部有 TE 的微观证据,症状和体征包括:持续感染,持续的血小板减少,循环功能障碍。疾病预防和控制中心(CDCP)目前建议,UVCs 放置限制在 14 天内。

多普勒超声检查用于下腔静脉血栓、腹部静脉(肝静脉、门静脉、肾静脉、脾静脉等)和四肢末端静脉血栓形成的方法,心动超声波用于诊断心房及周围上腔静脉血栓形成,超声用于颈静脉和锁骨下静脉的诊断,MRI 和 CT 对诊断无帮助。

VTE 长期的并发症包括:静脉循环障碍和皮肤侧支循环的建立,乳糜性胸腔积液、门静脉压力增高,栓塞后综合征。怀疑有血栓形成,应快速去除导管,但可能出现栓子。一些临床医生提倡推迟拔出中心静脉导管,发现栓子并抗凝治疗 3~5 天后拔管,目前尚没有临床研究支持这一观点,需要医生根据具体情况决定。

2. 心脏的血栓和有复杂先天性心脏病新生儿血栓 中心静脉置管于右心房是有争议的,会导致心内膜的损伤,引起心脏压塞和心脏内的栓子和进展为心脏内的赘生物,并继发感染,使败血症栓子播散。右心房血栓的形成是急性的,由于栓子播散到肺脏,使肺动脉的循环受阻,外科手术去除血栓在大部分的新生儿时不可能做到的,特别是早产儿。重组组织型纤溶酶原激活剂(recombinant tissue plasminogen activator, rTPA)可用于新生儿导管相关的心房血栓的溶栓治疗。

上腔静脉(SVC)血栓是新生儿复杂的先天性心脏病修补常见的并发症,回顾性研究显示,与心脏修补相关死亡的新生儿,通过尸体检查,33% 死于血栓事件。近期在 22 例在出生后 1~11 天行心脏修补术的新生儿研究中,尽管早期应用阿司匹林进行预防,有 23% 在术后 4~9 小时有血栓栓塞的证据,发生血栓时往往 CRP 增高。

3. 肾静脉血栓(renal vein thrombosis, RVT) 在加拿大 NICU 登记处肾静脉血栓的发生率 0.5/1000,并且男孩容易受累,RVT 的主要症状包括:肉眼血尿、明显的腹部肿块、血小板减少、高血压。RVT 的危险因素包括:围生期窒息、脱水、母亲糖尿病史。有遗传性血栓形成倾向在 VET 患儿中占 43%~67%。急性的并发症包括:肾上腺出血、肾衰竭、死亡。RVT 诊断通常采用超声波诊断,超声显示:肾肿大,回声减弱,皮质、髓质的界限不明显。治疗由于缺少大系列的随机对照的临床研究结果,目前的方案参照单侧 RVT 的结果,在没有出现尿毒症或进展为髂静脉压迫症前,支持治疗防止延伸至下腔静脉(IVC)。单边 RVT 伴有延伸至 IVC 患者,应用 UFH 或 LMWH 抗凝治疗至少 3 个月。有双侧 RVT 伴肾衰竭的病人,应用溶栓联合抗凝治疗。

4.门静脉血栓形成（PVT）　PVT 的危险因素包括：败血症、应用 UVC，有 UVC 婴儿 PVT 占 1%~43%，无症状的患儿主要通过超声诊断，长期 PVT 引起脾大和门静脉压力增高。无症状的 PVT 常可自发溶解，但发现 PVT，即使是无症状，也要警惕密切观察门静脉高压症状。

5.大脑窦静脉血栓（CSVT）　CSVT 症状包括：癫痫、发热和嗜睡。大部分有 CSVT 的患儿有血栓形成的高危因素。PC/PS 的缺乏，狼疮样抗凝物质或母亲有 SLE，高胱氨酸尿症。

上矢状窦和横窦是常见受累的部位，近 30% 的病例有静脉梗死后出血。CSVT 诊断依靠静脉造影后的 MRI。

新生儿 CSVT 的预后不同，Cohort 报道，病死率 8%，现在的回顾发现病死率在 24%，有昏迷和癫痫的患儿病死率高。

目前的推荐对 CVST 治疗，在新生儿无明显的颅内出血，初始应用 UFH 或 LMWH 治疗，后应用 LMWH 至少 6 周最长不超过 3 个月。

（三）新生儿血栓的实验室筛选

由于新生儿生理性上凝血因子和抗凝蛋白的减少，当存在血栓的高危因素或已形成血栓的患儿进行以下实验室筛选（表 9-16-3）。

表 9-16-3　血栓性疾病的实验室筛选

初始的实验室筛选	同型半胱氨酸
抗磷脂抗体、抗心磷脂抗体、狼疮样抗凝物质（IgG，IgM）	脂蛋白
	晚期实验室筛选
纤维蛋白原定量	FⅧ活性
蛋白 C/ 蛋白 S 活性	FⅫ活性
抗凝血酶活性	factor Ⅸ活性
factor V Leiden	factor Ⅺ活性
prothrombin G	纤溶酶原活性
亚甲基四氢叶酸还原酶	heparin 辅因子Ⅱ

（四）血栓的管理

新生儿和早产儿血栓优化的治疗方案，由于缺少随机对照临床试验的结果，目前方案主要是从系列的病例报道和成人的方案中推测的结果。美国胸科医师学院循证的临床实践指南（第 9 版）"血栓形成的抗栓治疗和预防"，是重要的参考依据。主要包括：观察和支持治疗、普通肝素（UFH）、低分子肝素（LMWH）、溶栓药物和外科处理。在抗凝治疗前，应该充分考虑潜在的严重并发症和评估危险因素和治疗对婴儿的获益，特别是早产儿。溶栓治疗的绝对禁忌证包括中枢神经系统的外科手术和新生儿窒息、急性出血、短期（3 天内）有侵入性操作过程、癫痫发生 48 小时内。相对禁忌证包括：血小板数 < 50×10^9/L（有导管植入或其他的潜在的出血血小板数 < 100×10^9/L），FIB 浓度 < 100mg/dl，INR > 2，严重的凝血因子的缺陷，高血压，溶栓药物过敏。

1.UFH　UFH 用于临床上有明显的血栓形成，防止血栓的扩大和梗死。传统的剂量

UFH 在新生儿期负荷量是 75U/kg，输注时间＞10 分钟，最初维持剂量 28U/(kg·h)，静脉注射，以达到抗凝的目标抗 -FXa 水平达 0.3~0.7U/ml(相当于 APTT 60~85 秒)。UFH 在按照孕龄新生儿应用指南推荐：＜28 周，负荷量 25U/kg，维持剂量 15U/(kg·h)，静脉注射。28~37 周负荷量 50U/kg，维持剂量 15U/(kg·h)，37 周以上负荷量 100U/kg，维持剂量 28U/(kg·h)，静脉注射。抗凝的目标仍然是抗 -FXa 水平达 0.3~0.7U/ml。负荷量后每 4 小时检测抗 -FXa 水平，维持治疗每 4~6 小时检测。应用 UFH 前要进行血常规、凝血指标(PT、APTT、纤维蛋白原)检查，达到治疗目标后每 2~3 天检测血小板、凝血指标，之后每周至少两次，治疗通常持续 5~30 天。由于新生儿抗凝血酶水平低和对肝素的清除增加，往往需要增加剂量以达到治疗水平。

出血是 UFH 治疗常见的并发症，德国登记处报道发生率为 2%。有出血症状通常要停止输注，由于 UFH 的半衰期短。如果停止输注后仍有出血，需要进行凝血的筛查。急性出血者抗 -FXa 活性＞0.8U/ml，考虑应用鱼精蛋白解救。1 单位的鱼精蛋白中和 100U 的 UFH。血浆肝素的量通过血浆抗 -FXa 浓度推算。鱼精蛋白的初始用量较保守，一般为所需中和肝素剂量的一半。肝素诱导的血小板减少(HIT)在新生儿少见，但在首次肝素应用 5~7 天后，出现血小板数量下降 50% 或以上，警惕 HIT 的发生。

2. 低分子肝素(LMWH)　从 1990 年以来，LMWH(特别是依诺肝素)广泛应用于新生儿的抗凝治疗，具有良好的预期剂量反应，同时具有不需要静脉输注和对检测的要求低等特点。LMWH 有很好的抗 -FXa，而抗 -Ⅱa 弱。LMWH 的机制类似 UFH，依靠抗凝血酶作用。由于新生儿抗凝血酶总体水平低，LMWH 的用量需要适当增加和根据不同的孕龄调整。对于＜2 个月的新生儿，依诺肝素传统初始治疗剂量为 1.5mg/kg，每 12 小时一次。在 240 个新生儿的回顾性研究中，依诺肝素的平均剂量为 1.48~2.27mg/kg，每 12 小时一次，早产儿为 1.9~2.27mg/kg 每 12 小时一次。目前推荐足月新生儿剂量：1.7mg/kg，每 12 小时一次，早产儿：2.0mg/kg，每 12 小时一次，治疗的目标是抗 -FXa 水平达 0.5~1.0U/ml。Malowany 等应用依诺肝素治疗 12 例早产儿，没有严重的副作用，证明依诺肝素有很好的耐受性。

3. 溶栓方案　新生儿和早产儿溶栓治疗的方案多来自系列的病例报道，成功应用了重组的组织型纤溶酶原激活剂(rt-PA)治疗血栓，优于常见的尿激酶和链激酶的方案。用于新生儿肢体或内脏器官血栓和急性心房的血凝块。目前推荐新生儿局部或全身溶栓治疗，rt-PA 的初始剂量：0.06mg/(kg·h)，最大剂量可增加到 0.24mg/(kg·h)，联合应用 UFH 10U/(kg·h)时，应严密检测溶栓和凝血的指标。Demeriel 等在 14 例早产儿中应用 rt-PA 0.2mg/(kg·h)，每天 6 小时，连续应用 6 天，其中有 10 例血栓局部或完全溶解而临床无出血症状。提示 rt-PA 在早产儿群体中应用的有效性和安全性。

4. 外科治疗　应用显微手术联合溶栓治疗能够快速恢复血液循环和减少缺血引起的主要的并发症，特别是有外周动脉的闭塞。但外科血栓清除术在早产儿应用的经验是非常受限的。仅仅用于溶栓治疗禁忌或有危及生命的血栓存在时。

5. 新的抗凝剂和新技术　新的抗凝剂在儿童中应用的经验是有限的，特别是在新生儿，重组的水蛭素(Bivalirudin)、阿加曲班(argatroban)，有限的资料提供在出生后 2~4 周的新生儿中应用。另外随着导管技术的发展，未来可能出现涂有抗凝血酶 - 肝素复合物的导管，以减少血栓的发生。

表 9-16-4　胎儿、足月产婴儿和成年人的有关出凝血项目正常参考值

检测项目	胎儿（周龄）			新生儿	成年人
	19~23周	24~29周	30~38周		
PT（秒）	32.5（19~45）	32.2（19~44）	22.6（16~30）	16.7（12.0~23.5）	13.5（11.4~14）
PT（INR）	6.4（1.7~11.1）	6.2（2.1~10.6）	3.0（1.5~5.0）	1.7（0.9~2.7）	1.1（0.8~1.2）
APTT（秒）	168.8（83~250）	154（87~210）	104.8（76~128）	44.3（35~52）	33（25~39）
TT（秒）	34.2（24~44）	26.2（24~28）	21.4（17~23.3）	20.4（15.2~25）	14（12~16）
Fg（g/L）	0.85（0.57~1.5）	1.12（0.65~1.65）	1.35（1.25~1.65）	1.68（0.95~2.45）	3.0（1.78~4.5）
FⅡ：C（%）	16.9（10~24）	19.9（11~30）	27.9（15~50）	43.5（27~64）	98.7（70~125）
FⅦ：C（%）	27.4（17~37）	33.8（18~48）	45.9（31~62）	52.5（28~78）	101.3（68~130）
FⅨ：C（%）	10.1（6~14）	9.9（5~15）	12.3（5~24）	31.8（15~50）	104.8（70~142）
FⅩ：C（%）	20.5（14~29）	24.9（16~35）	28（16~36）	39.6（21~65）	99.2（75~142）
FⅤ：C（%）	32.1（21~44）	36.8（25~50）	48.9（23~70）	89.9（50~140）	99.8（65~140）
FⅧ：C（%）	34.5（18~50）	35.5（20~52）	50.1（27~78）	94.3（38~150）	101.8（55~170）
FⅪ：C（%）	13.2（8~19）	12.1（6~22）	14.8（6~26）	37.2（13~62）	100.2（70~135）
FⅫ：C（%）	14.9（6~25）	22.7（6~40）	25.8（11~50）	69.8（25~105）	101.4（65~144）
PK（%）	12.8（8~19）	15.4（8~26）	18.1（8~28）	35.4（21~53）	99.8（65~135）
HK（%）	15.4（10~22）	19.3（10~26）	23.6（12~34）	38.9（28~53）	98.8（68~135）
AT（%）	20.2（12~31）	30.0（20~39）	37.1（24~55）	59.4（42~80）	98.8（65~130）
HCⅡ（%）	10.3（6~16）	12.9（5.5~20）	21.1（11~33）	52.1（19~99）	101.4（70~128）
TFPI（%）	21（16~29.2）	20.6（13.4~33.2）	20.7（10.4~31.5）	38.1（22.7~55.8）	73（50.9~90.1）
PC：Ag（%）	9.5（6~14）	12.1（8~16）	15.9（8~30）	32.5（21~47）	100.8（68~125）
PC：C（%）	9.6（7~13）	10.4（8~13）	14.1（8~18）	28.2（14~42）	98.8（68~125）
总PS（%）	15.1（11~21）	17.4（14~25）	21（15~30）	38.5（22~55）	99.6（72~118）
游离PS（%）	21.7（13~32）	27.9（19~40）	27（18~40）	49.3（33~67）	98.7（72~128）
C4b-BP（%）	1.8（0~6）	6.1（0~12.5）	9.3（5~14）	18.6（3~40）	100.3（70~124）

表 9-16-5　健康足月产新生儿的有关出凝血项目正常参考值

检测项目	第1天	第5天	第30天	第90天	第180天
PT（秒）	13.0 ± 1.43	12.4 ± 1.46	11.8 ± 1.25	11.9 ± 1.15	12.3 ± 0.79
APTT（秒）	42.9 ± 5.80	42.6 ± 8.62	40.4 ± 7.42	37.1 ± 6.52	35.5 ± 3.71
TT（秒）	23.5 ± 2.38	23.1 ± 3.07	24.3 ± 2.44	25.1 ± 2.32	25.5 ± 2.86
Fg（g/L）	2.83 ± 0.58	3.12 ± 0.75	2.70 ± 0.54	2.43 ± 0.68	2.51 ± 0.68
FⅡ（u/ml）	0.48 ± 0.11	0.63 ± 0.15	0.68 ± 0.17	0.75 ± 0.15	0.88 ± 0.14
FⅤ（u/ml）	0.72 ± 0.18	0.95 ± 0.25	0.98 ± 0.18	0.90 ± 0.21	0.91 ± 0.18

续表

检测项目	第1天	第5天	第30天	第90天	第180天
FⅦ（u/ml）	0.66 ± 0.19	0.89 ± 0.27	0.90 ± 0.24	0.91 ± 0.26	0.87 ± 0.20
FⅧ（u/ml）	1.00 ± 0.39	0.88 ± 0.33	0.91 ± 0.33	0.79 ± 0.23	0.73 ± 0.18
vWF（u/ml）	1.53 ± 0.67	1.40 ± 0.57	1.28 ± 0.59	1.18 ± 0.44	1.07 ± 0.45
FⅨ（u/ml）	0.53 ± 0.19	0.53 ± 0.19	0.51 ± 0.15	0.67 ± 0.23	0.86 ± 0.25
FⅩ（u/ml）	0.40 ± 0.14	0.49 ± 0.15	0.59 ± 0.14	0.71 ± 0.18	0.78 ± 0.20
FⅪ（u/ml）	0.38 ± 0.14	0.55 ± 0.16	0.53 ± 0.13	0.69 ± 0.14	0.86 ± 0.24
FⅫ（u/ml）	0.53 ± 0.20	0.47 ± 0.18	0.49 ± 0.16	0.67 ± 0.21	0.77 ± 0.19
PK（u/ml）	0.37 ± 0.16	0.48 ± 0.14	0.57 ± 0.17	0.73 ± 0.16	0.86 ± 0.15
HK（u/ml）	0.54 ± 0.24	0.74 ± 0.28	0.77 ± 0.22	0.82 ± 0.32	0.82 ± 0.23
FⅩⅢa（u/ml）	0.79 ± 0.26	0.94 ± 0.25	0.93 ± 0.27	1.04 ± 0.34	1.0 ± 0.29
FⅩⅢb（u/ml）	0.76 ± 0.23	1.06 ± 0.37	1.11 ± 0.35	1.16 ± 0.34	1.1 ± 0.30
AT（u/ml）	0.63 ± 0.12	0.67 ± 0.13	0.78 ± 0.15	0.97 ± 0.12	1.0 ± 0.10
α_2-M（u/ml）	1.39 ± 0.22	1.48 ± 0.25	1.50 ± 0.22	1.76 ± 0.25	1.9 ± 0.21
C1-INH（u/ml）	0.72 ± 0.18	0.90 ± 0.15	0.89 ± 0.21	1.15 ± 0.22	1.4 ± 0.26
α_1-AT（u/ml）	0.93 ± 0.22	0.89 ± 0.20	0.62 ± 0.13	0.72 ± 0.15	0.7 ± 0.15
HCⅡ（u/ml）	0.43 ± 0.25	0.48 ± 0.24	0.47 ± 0.20	0.72 ± 0.37	1.2 ± 0.35
PC（u/ml）	0.35 ± 0.09	0.42 ± 0.11	0.43 ± 0.11	0.54 ± 0.13	0.5 ± 0.11
PS（u/ml）	0.36 ± 0.12	0.50 ± 0.14	0.63 ± 0.15	0.86 ± 0.16	0.8 ± 0.16

（刘晓帆　杨仁池）

参 考 文 献

1. Revel-Vilk S. The conundrum of neonatal coagulopathy. Hematology Am Soc Hematol Educ Program, 2012, 2012: 450-454.

2. Wiedmeier SE, Henry E, Sola-Visner MC, et al. Platelet reference ranges for neonates, defined using data from over 47,000 patients in a multihospital healthcare system. J Perinatol, 2009, 29(2): 130-136.

3. Oswald E, Stalzer B, Heitz E, Thromboelastometry (ROTEM) in children: age-related reference ranges and correlations with standard coagulation tests. Br J Anaesth, 2010, 105(6): 827-835.

4. Ignjatovic V, Kenet G, Monagle P. Developmental hemostasis: recommendations for laboratories reporting pediatric samples. J Thromb Haemost, 2012, 10(2): 298-300.

5. Roberts I, Stanworth S, Murray NA. Thrombocytopenia in the neonate. Blood, 2008, 22(4): 173-186.

6. Chakravorty S, Roberts I. How I manage neonatal thrombocytopenia. Br J Haematol, 2012, 156(2): 155-162.

7. Goldenberg NA, Brandão L, Journeycake J. Definition of post-thrombotic syndrome following lower extremity deep venous thrombosis and standardization of outcome measurement in pediatric clinical investigations. J

Thromb Haemost, 2012, 10（3）：477-480.

8. MJ Shearer Vitamin K deficiency bleeding（VKDB）in early infancy. Blood, 23（2009）：49-59.

9. AH Sutor, R von Kries, EA Cornelissen, et al. Vitamin K deficiency bleeding（VKDB）in infancy. ISTH pediatric/perinatal subcommittee. International Society on thrombosis and haemostasis. Thromb Haemost, 1999, 81：456-461.

10. Chalmers EA. Haemophilia and the newborn. Blood, 2004, 18（2）：85-92.

11. Saxonhouse MA, Manco-Johnson MJ. The evaluation and management of neonatal coagulation disorders. Semin Perinatol, 2009, 33（1）：52-65.

12. Saracco P, Parodi E, Fabris C, et al. Management and investigation of neonatal thromboembolic events：genetic and acquired risk factors. Thromb, 2009, 123（6）：805-809.

13. Monagle P, Chan AK, Goldenberg NA, et al. Antithrombotic therapy in neonates and children：Antithrombotic Therapy and Prevention of Thrombosis. 9th ed. American College of Chest Physicians Evidence-Based Clinical Practice Guidelines. Chest, 2012, 141：e737S-801S.

14. Bhat R, Monagle P. The preterm infant with thrombosis. Arch Dis Child Fetal Neonatal Ed, 2012, 97（6）：F423-428.

第十七节　老年人出血与血栓性疾病

　　人类机体在正常生理情况下，血液在血管中流动既不发生出血，又不会发生血栓，依赖体内完善而精密的止血、凝血、抗凝与纤溶系统的平衡，老年人由于各组织器官退行性改变，造血系统、血管、止血与凝血功能也随之减退，加之老年人多合并其他疾病，同时接受多种药物治疗，影响老年人多个止血或凝血过程环节，造成老年人较其他年龄段更容易发生各种出血与血栓性疾病，其特殊性在于出血与血栓可同时发生，在纠正出血时可能诱发血栓；而抗血栓治疗时可能诱发出血，病情错综复杂、治疗十分棘手。老年出血与血栓性疾病是导致老年患者死亡的重要原因之一，因此是老年医学的一个特殊而重要的课题。为提高对老年人出血与血栓性疾病认识，本节将就临床老年人常见的出血与血栓性疾病进行概述。

一、老年人止血与凝血功能的特点

（一）血管和内皮细胞

　　1. 血管结构　随着年龄的增长，血管内皮层及中层增厚，弹性蛋白含量减少导致血管收缩功能降低；动脉内膜增厚、断裂、动脉硬化，毛细血管脆性增加，影响初期止血，往往是导致老年人血管性出血的主要原因。

　　前列腺素（PGI）随年龄的增长而减少，内皮细胞衍生松弛因子（EDRF）形成和释放减少，内皮素（ET）的释放增高，血管对其反应减弱。非整倍体及端粒长度与血管内皮细胞（EC）衰老有关：端粒缩短可致 EC 衰老及生理调节障碍，血管内皮反应性降低；同型半胱氨酸以及慢性氧化过程超氧化物增多加速 EC 的衰老，均有利于动脉粥样硬化及血栓形成。

　　2. 血管活性物及舒缩血管活性物质反应性　磷酸二酯酶活性增高，细胞内环鸟苷酸（rGMP）降解随着年龄增长而加快，乙酰胆碱对冠状动脉的扩血管反应减弱；平滑肌交感肾上腺素能张力提高，β受体阻滞剂异丙肾上腺素的舒血管反应减低，冠状动脉血流量减少，易发生动脉血栓栓塞。

（二）血小板

多数学者认为老年人的血小板数与青壮年无明显差别。但各种原因造成老年人获得性血小板减少或功能缺陷是导致老年人出血的主要原因之一。

老年人血小板寿命缩短，新生血小板数量相对较多，富含开放管道系统，故其黏附、聚集和释放功能较活跃。老年人血小板对 ADP、胶原、去甲肾上腺素等诱导剂反应性增高，容易激活，黏附、聚集性增高；血浆中促血小板聚集的蛋白如血管性血友病因子（vWF）、纤维蛋白原（Fg）和纤维连接蛋白增高，有利于动脉粥样硬化及血栓形成。

（三）凝血因子

老年人凝血因子缺乏多数为获得性，与肝脏合成凝血因子减低；维生素 K 缺乏；获得性凝血因子抑制物产生有关。

生理情况下，老年人血浆凝血因子增加：纤维蛋白原水平随年龄增长而升高，估计每 10 岁升高 0.25g/L，目前认为 Fg 是血栓栓塞的独立危险因素。此外，凝血因子Ⅶ、Ⅷ促凝活性、纤维蛋白肽 A 和 B、vWF 增加，致老年人体内不同程度的高凝状态，易发生血栓栓塞。

（四）抗凝血因子

老年血浆抗凝血酶（AT）、肝素辅因子Ⅱ（HC-Ⅱ）降低；血栓调节蛋白（TM）水平随着年龄增高而升高，导致机体抗凝活性减低。

（五）纤溶系统

随着年龄增长，纤溶酶原活化剂（T-PA）下降；纤溶酶抑制物（PAI）活性增高；纤溶酶-抗纤溶酶原复合物体水平增加，导致老年人纤溶活性降低，有利于血栓形成。

（六）血液流变学

大分子（340kD）纤维蛋白原增高引起老年人血黏度增高，灌注减少，微循环障碍。老年人高血压、冠心病、糖尿病、老年性痴呆等都与血液流变有关。红细胞变形能力随着年龄增加而减退，也造成血液黏度增加。

综上所述，老年人血管内皮脆性增加；血小板减少或功能缺陷；获得性凝血因子减少是造成老年人常见的出血原因。而血管内皮细胞退行性改变；血液黏稠度增加；血流减慢；血小板活性增高；纤维蛋白原，FⅦ，vWF 等凝血因子增加；抗凝与纤溶活性降低等多种因素，造成老年人体内呈高凝状态，更容易导致血栓与栓塞的发生。

二、老年人出血性疾病

（一）血管壁异常所致的出血

老年性紫癜：老年人由于皮下和皮下组织周围结缔组织变性，血管变薄并萎缩；胶原弹性蛋白萎缩、纤维变性，出现大量假性硬蛋白，使弹力纤维失去弹性，导致血管机械性止血反应减低，血管壁脆性增加，轻微外伤后即可引起皮下出血或瘀斑。

（1）临床表现：多发生于 60 岁以上老年人，男性多见。多慢性起病，易发生于暴露部位，如前臂伸侧、手背、面部、颈部、和小腿等，出现一个或多个暗红或紫色，直径 1~5cm 的瘀斑、瘀点，通常为对称性分布。消退缓慢，可遗留棕色色素斑，可持续数周甚至更长。可由于日光照射损伤自发性出血，也可能轻微碰撞所致。

（2）实验室检查：除束臂试验阳性外，血小板计数、凝血功能正常。

（3）治疗与预后：一般无严重后果。可补充维生素 C、复方芦丁保护血管。有报道部分患者和有些老年女性患者可试用雄性激素，如丙酸睾酮 25mg，每 2 周一次 ×2~3 周，但肝肾损害、前列腺肿瘤患者禁用。

（二）高血压动脉硬化性出血

高血压、糖尿病的老年人，由于动脉硬化，毛细血管脆性增加，易导致皮肤、黏膜出血，表现为皮下瘀斑、眼底出血、鼻出血、胃肠道出血等。

脑动脉硬化时，由于颅内动脉粥样硬化、坏死或微动脉瘤形成，容易破裂出血，导致脑实质出血，也称高血压性脑出血，是脑出血最常见的原因。脑出血后数小时内常有继续出血和进行性加重的神经功能缺损，是老年人致死、致残的常见疾病之一。

（1）临床表现：多数急性起病，突然出现局灶性神经症状、伴有呕吐、收缩压 >220mmHg、剧烈头疼或意识障碍进行性加重者，应当首先考虑脑出血可能。

（2）诊断：影像学检查如 CT 是诊断急性脑出血的金指标。

（3）治疗：脑出血急性期治疗主要包括：控制血压，脱颅压、纠正凝血功能异常及合并症的处理。2011 年中国急性脑出血治疗指南推荐：治疗高颅压应当是一个平衡和逐步的过程。可使用甘露醇静脉滴注（Ⅰ级推荐，C 级证据），必要时也可使用甘油果糖或呋塞米或大剂量白蛋白（Ⅱ级推荐，B 级证据）。但不建议长期使用；脑出血急性期收缩压 180mmHg 或舒张压 100mmHg，可静脉使用短效降压药，并严密观察血压变化（Ⅲ级推荐，C 级证据），目标血压宜在 160/90mmHg（Ⅲ级推荐，C 级证据）。rFⅦa 可以限制血肿体积扩大，但可能增加血栓栓塞的风险，因此不推荐广泛无选择性使用（Ⅰ级推荐，A 级证据），神经保护剂的疗效与安全性尚需更多临床试验进一步证实（Ⅰ级推荐，C 级证据）。

（三）血小板异常引起的出血

1. 血小板减少　血小板减少是老年人出血性疾病较为常见的因素。血小板生成不足及破坏过多均可引起血小板数量的异常。其中，老年性再生障碍性贫血、急性白血病、多发性骨髓瘤及其他急性肿瘤的骨髓浸润、化疗后骨髓抑制均可引起血小板减少；老年人免疫功能紊乱、用药较多，致药物性免疫性血小板减少性紫癜。老年人血小板减少一般发病隐匿，呈慢性、反复间歇性特点。在同样数量血小板的情况下，老年人出血程度往往较年轻人严重。

（1）免疫性血小板减少（immune thrombocytopenia，ITP）：2007 年国际 ITP 工作组将 ITP 定义为免疫性血小板减少，并以原发免疫性血小板减少（原发性 ITP）取代特发性血小板减少性紫癜（idiopathic thrombocytopenic purpura，ITP）。ITP 属自身免疫性疾病，由于某种因素患者体内免疫功能异常产生自身血小板抗原的抗血小板自身抗体，导致血小板大量破坏。目前国外资料证实 60 岁以上老年人 ITP 发病率增加，男性略高于女性，生活质量低。

1）临床表现：老年 ITP 多呈慢性 ITP，出血症状较轻，以皮肤黏膜出血为主，可牙龈渗血、鼻出血、严重者消化道出血、泌尿系出血和术后大出血，颅内出血可危及生命。

2）诊断：ITP 诊断根据 2012 年中华医学会血栓与止血学组制定的标准：

A. 至少 2 次化验血小板计数减少，血细胞形态无异常。

B. 脾脏一般不增大。

C. 骨髓检查：巨核细胞数增多或正常、有成熟障碍。

D. 须排除其他继发性血小板减少症，如假性血小板减少、先天性血小板减少、自身免疫性疾病、甲状腺疾病、药物(如奎宁丁、磺胺制剂、氯喹噻嗪、口服降糖药、金盐、利福平及肝素)诱导的血小板减少、同种免疫性血小板减少、淋巴系统增殖性疾病、骨髓增生异常(再生障碍性贫血和骨髓增生异常综合征等)、恶性血液病、慢性肝病脾功能亢进、血小板消耗性减少、妊娠血小板减少以及感染等所致的继发性血小板减少。

3)治疗:激素仍是老年ITP首选药物,疗效与年轻人相似。泼尼松初始剂量为1~1.25mg/kg,血小板上升后逐渐递减。老年人使用激素易导致血压升高,糖代谢紊乱、骨质疏松,甚至消化道出血,因此,需慎用或减量,并密切观察血压、血糖,给予及时对症处理,常规用抑酸剂和钙片。

达那唑系雄性激素衍生物,通过抑制性T细胞的作用,减少抗体产生,提高血小板数量。对于老年人,尤其是老年女性ITP患者的疗效较较好。剂量0.2~0.4g/d,也可与皮质醇激素结合使用,疗程两个月以上。注意肝损害副作用。

对于威胁生命的急性ITP,或不能接受激素治疗着,可采用大剂量静脉输注免疫球蛋白冲击,400mg/(kg·d),连用5天。如上述治疗无效,可采用其他免疫抑制剂作为二线治疗:环孢素A(CSA)4~8mg/kg每日2次~每日3次;长春新碱(VCR)2mg静脉输注,每周一次×4~6周;环磷酰(CTX)50~200mg/d口服;硫唑嘌呤(6-TG)2~4mg/d;抗CD20单抗(利妥昔单抗、美罗华)375mg/m^{2}静脉输注,每周一次×4周,建议老年人采用小剂量100mg/m^{2}静脉输注,每周一次×4周方案。

老年患者脾切除疗效较差,风险大,因此,一般不推荐老年ITP切脾治疗。

长期以来,认为ITP发病机制是由于抗血小板自身抗体所致的血小板破坏,对ITP的治疗主要立足于抑制血小板破坏和抗体的生成。近年发现,多数慢性ITP患者血清中TPO的水平与正常人水平相近,甚至略低于正常人水平,提示ITP患者可能存在内源性TPO相对不足。因此,目前主张联合联合巨核细胞集落刺激因子,如特比澳、血小板生成素受体(TROR)激动剂。

血小板计数<20×10^9/L伴出血;或严重的内脏出血者需积极输注血小板浓缩液,老年患者因同时合并其他容易出血因素,因此,输血小板指征可适当放宽。

(2)继发性血小板减少性紫癜:

1)药物性血小板减少性紫癜:药物(如氯霉素、金制剂及MTX、6-MP、氮芥等抗肿瘤药)直接抑制骨髓巨核细胞,如急性再生障碍性贫血,急性造血功能停滞。有些药物可以选择性抑制巨核细胞使血小板减少,如氯噻嗪、酒精、甲苯磺丁脲。

免疫性血小板减少:药物-血小板形成复合物,激活免疫系统,产生自身免疫性抗体;血小板结合后激活补体被单核-巨噬细胞吞噬破坏。

2)肝素引起的血小板减少(heparin induced thrombocytopenia, HIT):HIT是免疫介导的严重的肝素不良反应,临床表现为应用肝素后血小板数量减少,也可有静脉和(或)动脉血栓(肝素引起的血小板减少伴血栓形成综合征,heparin thrombocytopenia throbosis syndrome, HITTS)自相矛盾的结果。有较高的致残率和致死率。

使用肝素患者中3%~5%发生HIT,以肝素治疗为主的住院患者发病率>5%。HIT患者中约35%发展成HIT伴血栓形成综合征。使用肝素的患者HIT确诊率为1.5%~3%。死亡率高达18%;5%患者需截肢。早期诊断与合理的治疗可大大减少发病率和死亡率。UFH>LMWH>磺达肝癸钠(fondaparinux);外科术后>内科患者>妊娠妇女;4~10天>11~14天>1~4天;女性>男性;病重(肿瘤或败血症)和高龄患者风险高。老年患者由于血栓性疾病较普遍应用肝素,因此应提高对 HIT 的认识,在用肝素抗凝治疗过程中应定期检测血小板以防止 HIT 发生。

A. 发病机制:HIT 抗原在血小板辅因子 4(PF4)上与肝素结合,形成免疫复合物,激活凝血系统,凝血酶生成;血管内血小板活化,血栓形成,导致血小板消耗性减少。

B. 临床特点:血小板减少(诊断的先决条件):5~14 天,(50~80)×10⁹/L(< 100×10⁹/L),或较基础值下降 ≥ 50%,通常停用肝素 1 周后恢复正常;最近接受过肝素治疗,且存在抗肝素 -PF4 抗体;再次接触肝素时血小板减少可在数分钟内出现;无血小板减少并不能排除 HIT 诊断;HIT 相关的血栓事件可在血小板减少之前出现。典型表现(4T′ s):血小板减少(thrombocytopenia);血栓(thrombosis);发生时间(timing,与应用肝素有关);无其他原因可解释(other explanations)。

C. 实验室检查:血小板减少:(15~150)×10⁹/L,下降前术后峰值下降 ≥ 30%~50%;PF4减少;HIT 抗体阳性(> 1.5 单位)。影像学确定 DVT。

D. 治疗:ACCP 指南建议对于高度怀疑或者已确认的患者,立即停普通肝素(UFH)或低分子量肝素(LMWH);停维生素 K 拮抗剂(VKA);换非肝素类的抗凝剂如凝血酶抑制剂(阿加曲班)。

药物引起的继发性 ITP,立即停用可能引起血小板减少的药物及对症处理,一般停药3~4 日周内血小板数上升,出血停止。

3)感染引起的血小板减少:病毒(HCV、HBV、HIV)、立克次体、细菌(如幽门螺杆菌)感染均可引起继发性免疫性血小板减少。通过积极抗感染,血小板恢复正常,出血症状控制。

4)营养因素引起造血原料缺乏:有些老年人由于偏食或长期营养不良可导致维生素 B₁₂缺乏,营养不良性贫血同时血小板减少,可伴有巨大血小板及血小板功能异常。临床通过补充维生素 B₁₂、叶酸纠正。

2. 血小板增多症(ET)　骨髓增殖性肿瘤(MPD)是以造血干细胞一系或多系增殖为特点的克隆性疾病(包括:粒、红、巨核系和肥大细胞),曾称骨髓增殖性疾病(MPNs)。是老年人常见的恶性血液系统肿瘤。根据世界卫生组织的分类,费城染色体阴性的经典 MPNs 包括:真性红细胞增多症(PV)、原发性血小板增多症(ET)、原发性骨髓纤维化(MF)。

(1)原发性血小板增多症(PE):ET 是一种原因不明的以巨核细胞增殖为主的 MPD,这种来自异常造血干细胞的巨核细胞生成过多血小板,但大多存在功能缺陷,因此,虽然 PE患者血小板数量极高(> 1500×10⁹/L),但易致出血倾向;并有自发性聚集倾向,也可引起血栓形成。临床多见于 50 岁以上老年人,男女均可发病。

1)临床表现:慢性起病,自发性出血如鼻出血、牙龈出血、血尿、胃肠道出血、术后出血等;也可同时发生血栓塞,如下肢血管栓塞引起足趾缺血坏死,肝、脾、肠系膜以及肺、肾、脑栓塞;脑栓塞可引起头痛、视力障碍、癫痫发作。

2)实验室检查:血小板计数 > 1000×10⁹/L。血涂片血小板成堆,有巨大血小板,骨髓增生明显活跃、或巨核细胞增多、体大、胞质丰富。白细胞计数和中性粒细胞增加。血小板肾上腺素和胶原的聚集反应减低。50% 患者组成性酪氨酸激酶(JAK2V617F 基因突变阳性)。

3)治疗:选择抑制骨髓巨核细胞增殖的药物,以使血小板计数下降,减轻出血和栓塞。

A. 推荐年龄大于 60 岁或血小板血小板持续增高,大于 1500×10⁹/L,ET 患者加用骨髓抑制剂,常用药物烷化剂,如羟基脲 0.5~2.0g/d 或白消安 4~6mg/d,口服,血小板正常后,维持 2~4mg/d，并渐停药。P^{32} 由于受条件限制，目前临床已很少应用。

　　B. 阿那格雷（anagrelide）：抑制巨核细胞成熟，减少血小板生成；并具有抗 c-GMP 作用，抑制血小板活性。目前，国外已作为原发性 ET 的一线治疗药物，剂量 2~3mg/d，一般用药 7~14 天血小板可下降 50%。有高血压、心血管疾病或血栓栓塞性疾病患者禁用。

　　C. α- 干扰素：抑制造血祖细胞生长，抑制巨核细胞产生血小板衍生生长因子，疗效不肯定，60 岁以上 ET 患者不推荐应用。

　　D. 抗血小板药物：阿司匹林 40~325mg/d 或噻氯匹啶。

　　E. 脾切除属禁忌，因为切脾后促使血小板增多，引起出血和血栓形成。

　　（2）继发性血小板增多症

　　1）慢性粒细胞白血病（CML）；真性红细胞增多症（PV）均属干细胞异常的克隆性骨髓增生性疾病，多发于中老年人，以白细胞或红细胞异常增生为主，常常伴有血小板增多，血小板功能异常，因此，既可发生出血，又可以引起血栓。

　　2）实体肿瘤：老年人原因不明的血小板增多应警惕肿瘤发生，通过肿瘤标记物、影像学（CT、PET-CT）或病理活检排除肿瘤。

　　3. 血小板功能异常　老年人血小板功能异常多数为获得性。

　　（1）慢性疾病：如尿毒症、肝硬化，体内大量有害代谢产物的累积，影响血小板的功能使血小板促凝活性下降，同时对各种诱导剂的聚集反应减弱，导致全身皮肤黏膜出血倾向。

　　（2）肿瘤性疾病：骨髓异常增殖性肿瘤，异常蛋白血症，急性白血病，弥散性血管内凝血（DIC），恶性贫血均可影响血小板黏附和促凝功能而导致临床出血。

　　（3）药物：是导致老年人血小板功能障碍的重要原因之一，有潜在出血危险的老年人要慎重选择使用这些药物。抑制血小板释放反应的药物：阿司匹林、吲哚美辛、倍他米松、呋塞嗪、抗组胺药、肝素、左旋糖苷等；抑制血小板聚集的药物：双嘧达莫、阿司匹林；抑制肾上腺反应的药物：酚妥拉明、普萘洛尔；增加环磷酸腺苷（CAMP）浓度的药物：前列腺素、茶碱、罂粟碱、双嘧达莫。

　　血小板功能异常造成的出血无特效药治疗，除积极治疗原发病外，主要依赖输注正常血小板悬液。如无效，可试用基因重组凝血因子 FⅦ（诺其），其机制尚未清楚。

　　（四）凝血机制异常引起出血性疾病

　　获得性凝血因子缺乏：获得性循环抗凝物质指血液中直接抑制某一特异性凝血因子，或针对种凝血因子及其不同凝血阶段和途径的抗凝物质增多，引起以出血为主要症状的一组疾病。循环中抗凝物质分两大类：特异性凝血因子抑制物（FⅧ、FⅨ、FⅪ、Fg、FⅤ、FⅦ 和 vWF 抑制物等），包括：遗传性凝血因子缺乏症患者输注血制品后出现的相应抗体（同种免疫抗体，allo-antibodies），少数老年血友病 A/B 患者接受较大剂量（手术）凝血因子替代治疗后可产生；体内自发产生的抗凝血因子抗体（自身免疫抗体，auto-antibodies），多见于老年患者，甚至健康老年人。非特异性抗凝物质包括：狼疮抗凝物和类肝素样物质。

　　（1）获得性 FⅧ 抑制物

　　1）定义：非血友病 A 患者体内自发性产生的中和或灭活 FⅧ 活性的自身抗体，引起 FⅧ 水平降低，导致临床严重的、甚至威胁生命的出血，又称获得性血友病 A（AHA），属自身免疫性疾病，常见于老年人。

　　2）流行病学：AHA 发病率约每年 $1.4/10^5$，男女患病率均等，可见于任何年龄段，多发于老年人，发病平均年龄为 77 岁。自身抗体约 1/3 可自行消失。死亡率达 22%。

3)病因及发病机制：获得性FⅧ抑制物可由于自身免疫性疾病，病理或医学干预引起免疫受破坏引起。主要病因：自身免疫性疾病、恶性肿瘤、药物、妊娠、分娩后、支气管哮喘、皮肤病、慢性肠炎、GVHD患者，约50%为"特发性"。

4)临床表现：既往无出血史的患者突然发生急性、广泛的、自发性出血，出血程度甚至比血友病A患者严重，8%为致命性出血。表现为全身广泛全身黏膜出血，皮肤瘀点、瘀斑和肌肉血肿，各种内脏出血可引起血尿、黑便、月经过多和产后出血，甚至颅内出血，但很少发生关节出血和畸形。

5)实验室检查：活化的部分凝血活酶时间（APTT）延长，FⅧ∶C减少，血浆存在时间依赖性FⅧ抑制物（抗体），Bethesda试验对获得性血友病A不甚敏感，尤其抗体效价低时，建议采用ELISA法检测抗FⅧ抗体。

6)诊断与鉴别诊断：既往无出血史或家族出血史的非血友病A患者突然发生自发性出血，实验室检查：FⅧ∶C减少，且血浆中存在时间依赖性FⅧ抑制物。

7)治疗

A. 积极治疗原发病：如治疗SLE等免疫系疾病。

B. 控制出血：推荐对于严重出血的患者：rFⅦa 90μg/kg，每2~3小时一次直至出血止。或凝血酶原复合物（PCC）50~100IU/kg，每8~12小时一次，＜200IU/（kg/d）。如旁路制剂无效，选如血浆源FⅧ。如仍无效，可选猪FⅧ。

C. 清除抑制物：长期抑制或清除自身抗体防止免疫记忆反应，抑制抗体生成。推荐所有AHA患者确诊后立即接受免疫抑制治疗，根除自身抗体。

一线治疗：皮质类固醇（corticosteroids）1mg/（kg·d），口服，4~6周，或联合cyclophosphamide（CTX）1.5~2mg/（kg·d），≤6周，如一线治疗失败或禁忌，换二线治疗：硫鸟嘌呤（azathioprine）、长春新碱（vincristine）、环孢素A（cyclosporine A，CsA）、环磷酰胺（cyclosporine）。

抗CD20单克隆抗体（rituximab，利妥昔单抗，抗CD20单抗，美罗华）：通常与B细胞结合，抑制B细胞产生抗体。每周375mg/m²，4周或8~12周。联合糖皮质激素，或联合细胞毒药物治疗，多数患者可获得缓解（80%）和部分缓解（20%）。

不推荐大剂量IVIG单用于抑制物的清除治疗。免疫吸附加/或血浆置换（仅限于威胁生命的出血时）。

免疫耐受诱导方案（ITI）对AHA很少有效。建议：ITI加免疫吸附治疗仅限于威胁生命出血患者。

老年人长期免疫抑制剂治疗易引起免疫功能低下，感染；细胞毒药物可导致骨髓抑制，粒细胞缺乏、红细胞减少、血小板减少，引起感染、贫血与出血，严重者死亡。因此，应定期检测血常规，调整药物剂量，给予及时支持对症治疗。

（2）其他凝血因子抑制物：凝血因子Ⅸ、Ⅺ、Ⅻ、ⅩⅢ、Ⅴ、Ⅶ、Ⅹ、Fg、Ⅱ和血管性血友病因子（vWF）抑制物罕见，但多发生于老年患者，甚至健康老年人，其诊断与治疗可参照FⅧ抑制物，故本节不再累述。

三、老年人血栓性疾病

易栓症为遗传性或获得性抗凝蛋白、凝血因子、纤溶蛋白缺陷或代谢障碍所致的血栓栓塞疾病，老年人多获得性因素引起的血栓栓塞。老年人随着年龄增长，血液流变学、血管内皮、血小板、凝血与抗凝、纤溶系统的改变使老年人处于高凝状态。血小板增多和活化可造成动脉血栓,抗凝蛋白缺陷或者凝血因子活动增高会造成静脉血栓。如果合并动脉粥样硬化、糖尿病等,则比健康老年人更易发生血栓性疾病。

1. 发病机制 血栓形成复合因素引起的,与血管壁改变,血流淤滞,血液成分异常等因素有关。

(1)血管内皮损伤:老年人血管内皮不同程度的损伤,内皮下组织暴露,血管内皮细胞释放促凝物质增加,如组织因子、vWF、PAI-1,血栓倾向增加。

(2)血液黏度增加:随着年龄增长,特别患有高血压、糖尿病、高脂血症、动脉粥样硬化老年人,血液黏度增加,血流速度减慢,血液中血小板、胆固醇、纤维蛋白等物质在血管壁沉积,形成斑块,促动脉血栓形成。在血管狭窄、弯曲、分叉或动脉粥样硬化斑块处是血栓形成的好发部位。加上老年人活动少,久病卧床,肌张力降低,血流缓慢不利灌注,造成组织缺血,有利于静脉血栓形成。

(3)血小板活化:老年人血小板膜上肾上腺 β 受体减少,肾上腺 α 受体增加,抑制腺苷酸环化酶,使血小板内 cAMP 减少,促血小板聚集与释放。老年人对 ADP、胶原、和去甲肾上腺素等血小板诱导剂敏感性增高,导致血小板黏附、聚集及释放功能增加,血浆血小板活化因子:PF4 GMP-140、B-TG 增加。动脉粥样硬化易激活血小板,促进血小板血栓的形成。

(4)凝血活性增高;血浆中多种凝血因子随着年龄增长而升高,70 岁以上老年人可为青年人 1~2 倍。机制尚不完全清楚,可能与老年人血管内皮受损,存在着慢性的隐性血管内凝血,促使 vWF 和 F Ⅷ 从血管内皮释放增加。纤维蛋白原浓度增高,血浆和全血黏度增高,改变血液流动及增加对血管内皮的切变应力,与 LDL 结合有利于动脉粥样硬化,是凝血酶的底物和血小板聚集的基本成分,为内皮细胞、成纤维细胞、平滑肌细胞的趋化成分,是发生血栓栓塞独立危险因素。

(5)抗凝活性减低:老年人多获得性 AT、PC、PS 缺乏,主要由于合成减少:肝硬化;重症肝炎;肝癌晚期;药物,如门冬酰胺酶;消耗增多;DI;急性血栓形成;恶性肿瘤;肝素;术后;丢失增多:肾病综合征等引起。

(6)继发性纤溶亢进:织型纤溶酶原激活物(t-PA)合成与分泌减少。纤维蛋白降解产物 D- 二聚体增加。D- 二聚体是静脉血栓的另一个独立危险因素,60 岁以后年龄每增加 10 岁,D- 二聚体增加 100mg/L。

2. 临床表现 血栓栓塞性疾病包括动脉粥样血栓形成、静脉血栓栓塞(VTE)和外周动脉栓塞。血栓发生在不同血管,表现为冠心病、脑梗死、肾动脉狭窄、下肢动脉硬化闭塞症、下肢静脉血栓、肺栓塞等。

3. 诊断
(1)存在血栓栓塞基础疾病:动脉硬化、高血脂、糖尿病、肾脏病、肿瘤等。
(2)各器官血栓栓塞相应的症状与体征(见本章第一节)。
(3)实验室检查:血小板活化指标(PF4、GMP-140、B-TG);凝血因子(F Ⅷ, F IX, Fg, 纤维蛋白肽 A、B)增加;抗凝因子减少(AT、PC、PS);纤溶指标(PLG 组织纤溶酶抑制物)增高,纤维蛋白降解产物(D- 二聚体)增高。
(4)影像学:诊断血栓的金标准,如 CT、MRI、BUS、EKG、UCG。

4. 治疗原则
(1)动脉血栓:抗血小板治疗为主。

（2）静脉血栓栓塞（VTE）：抗凝治疗为主。

（一）动脉血栓栓塞性疾病

动脉粥样硬化血栓形成，是指不稳定的动脉粥样斑块破裂脱落后，血小板黏附、活化和聚集造成附壁血栓形成，主要累及心血管、脑血管和外周动脉血管床，可导致心肌梗死、脑梗死和急性下肢缺血、坏死或坏疽。临床表现为急性发病，患病部位剧烈疼痛，如心绞痛、头痛、肢体痛；血栓受累器官与组织缺血、缺氧，影响相应器官功能，如心力衰竭、休克、意识障碍或偏瘫等；血栓脱落可引起心肌梗死、脑梗死、肾栓塞、脾栓塞等相应症状与体征，甚至可导致血管性死亡。急性动脉闭塞致阻塞的远端组织主要产生破坏性作用，伴有明确的临床症状、体征。慢性动脉闭塞常伴有侧支循环形成，可减轻即刻的破坏作用，但遗留明显的器官功能障碍。动脉粥样硬化血栓形成也是威胁老年人生命的主要疾病。全世界大约1/3 死亡事件死于动脉粥样硬化血栓。动脉血栓栓塞性疾病严重程度取决于发病急缓、血栓部位，治疗目的是使血栓溶解并重建血流。

1. 冠心病　急性心肌梗死主要是由于冠状动脉粥样硬化斑块破裂，引起血栓性栓塞所致。粥样硬化斑块破裂与血栓形成所造成的冠状动脉闭塞程度不同，栓塞部位和持续时间不同，临床表现、治疗对策和转归不同。老年人由于长期患有高血压，引起充血性心力衰竭，或 PE 引起严重的低氧血症或心房颤动伴心室快速反应，以及某些原因引起的低血压状态，均可导致持续性心肌氧供需失衡，心肌缺血，形成非 Q 波 MI 或不稳定型心绞痛。

老年冠心病患者的临床症状不典型，以及由于老龄引起的病理生理变化，使其心血管系统、肝肾及药物代谢功能减退特点，导致老年人容易发生药物不良反应、介入治疗及手术治疗难度及风险增加。近年来，有关冠心病的诊治指南不断更新，促进了冠心病诊治的规范化，但是多数临床试验除外高龄老年患者，因此，强调遵循指南指导老年人冠心病诊治的同时，应重视老年冠心病的特殊性，充分评价患者的风险与获益比，个体化调整和确定治疗方案。

本节重点讨论老年人冠心病的抗栓、抗凝治疗问题。

（1）稳定型心绞痛（冠心病）：阿司匹林抑制血小板的环氧化酶、阻遏 TXA2 对血小板聚集作用。服用阿司匹林可降低心肌梗死、卒中或心血管死亡的风险；只要没有禁忌证，应用小剂量阿司匹林，75~100mg/d（Ⅰ级推荐，A 级证据）。不能耐受阿司匹林的患者，可用氯吡格雷 75mg/d（Ⅰ级推荐，B 级证据）。

（2）不稳定型心绞痛/非 ST 段抬高型心肌梗死（UA/NSTEMI）：治疗主要目的：即刻缓解缺血和预防严重不良反应的后果（即死亡或心肌梗死或再梗死）。标准强化治疗包括：抗缺血治疗、抗血小板和抗凝治疗。

抗血小板治疗是急性心肌梗死的基础治疗；心肌梗死急性期，只要无禁忌证，立即口服水溶性阿司匹林或嚼服肠溶阿司匹林 300mg（Ⅰ级推荐，B 级证据）；继以 100mg/d，长期维持（Ⅰ级推荐，A 级证据）。噻酚并吡啶类药物，氯吡格雷主要抑制 ADP 诱导的血小板聚集，心肌梗死急性期，首次或再次 PCI 之前或当时应尽快用氯吡格雷 300mg（术后直接 PCI 者做好为 600mg）（Ⅰ级推荐，C 级证据）。住院期间，氯吡格雷 75mg/d（Ⅰ级证据），出院后，未植入支架患者应用氯吡格雷 75mg/d 至少 28 天，条件允许者也可口服一年（Ⅱa 级推荐，B 级证据）。植入支架（BMS 或 DES）的患者，术后用氯吡格雷 75mg/d（Ⅰ级推荐，B 级证据）至少 12 个月。植入 DES 患者可考虑氯吡格雷 75mg/d（Ⅰ级推荐，B 级证据）

15 个月以上（Ⅱ级推荐，C 级证据）。阿司匹林禁忌者可长期服用氯吡格雷（Ⅰ级推荐，B 级证据）。

多项临床试验均证明：UA/NSTEMI 使用溶栓疗法不能明显获益，相反会增加心肌梗死的危险，因此不主张在 UA/NSTEMI 时溶栓治疗。

UA/NSTEMI 早期使用肝素可降低患者 AMI 和心肌缺血发生率，如联合用阿司匹林则获益更大。低分子肝素由于使用方便，毋需监测凝血时间、肝素诱导的血小板减少发生率低，临床上已广泛应用。A/NSTEMI 治疗Ⅰ类建议推荐普通肝素和低分子肝素。

其他直接抗凝血酶制剂目前仅用于肝素诱导的血小板减少患者的抗凝治疗、CARS 等试验显示华法林低强度或中强度抗凝不能使 UA/NSTEMI 患者获益，因而不主张使用。但合并心房颤动或人工机械瓣膜患者则应该使用华法林。

（3）ST 段抬高型心肌梗死（STEMI）：尽快抗血小板治疗：阿司匹林 300mg（Ⅰ级推荐，B 级证据），后 100mg/d，长期口服（Ⅰ级推荐，A 级证据），氯吡格雷负荷量 300mg（Ⅰ级推荐，B 级证据），继以氯吡格雷 75mg/d，至少使用 2 周，维持 12 个月（Ⅰ级推荐，A 级证据）。75 岁以下患者，接受急诊 PCT 的患者，首剂氯吡格雷 300~600mg 口服（Ⅰ级推荐，B 级证据）。

所有 STEMI 患者急性期均抗凝治疗（Ⅰ级推荐，A 级证据）。发病 3 小时内溶栓治疗梗死相关血管的再通率增高，病死率明显降低，其临床疗效与直接 PCI 相当（Ⅰ级推荐，B 级证据）。发病 3~12 小时内溶栓治疗，其效果不如 PCI，但仍能获益（Ⅰ级推荐，A 级证据）。发病 12~24 小时内，如果仍有持续或间断的缺血症状和持续的 ST 段抬高，溶栓治疗仍然有效（Ⅱa 级推荐，B 级证据）。

流行病学调查显示中国人出血性发病率高，因此主张年龄 ≥ 75 岁老年人心肌梗死患者应首选 PCI，溶栓治疗应慎重，并酌情减少溶栓药物剂量。

溶栓治疗：临床常用的溶栓药物有尿激酶（UK）、链激酶（SK）和重组组织型纤溶酶原激活物（rt-PA）。具体用法：UK：100 万 ~150 万 U，30 分钟内静脉滴注；SK：150 万 U，静脉滴注，在 30~60 分钟内滴完，rt-PA 为先静脉注射 10mg，继而 30 分钟内静脉滴注 50mg，其后 60 分钟内再滴注 40mg，90 分钟内静脉滴注 100mg，对高龄患者可用半量剂量溶栓，即在滴注 rt-PA10mg 静脉注射后，在 90 分钟静脉滴注 40mg。

抗凝治疗：在用 rt-PA 前给予肝素钠 5000U 静脉注射，溶栓后再给予肝素钠 2500U 静脉注射，维持 48 小时，滴注 1 小时后给予低分子肝素皮下注射治疗。保持凝血时间为正常值的 2 倍，并密切注意出血倾向。溶栓后加抗凝可使再栓塞率下降 30%，病死率降低 21%。

溶栓治疗的主要风险是出血，尤其是老年患者。颅内出血 0.9%~1.0%，其中 65%~77% 发生在溶栓治疗 24 小时内。一旦发生，应立即停止溶栓以及抗血小板、抗凝治疗。24 小时内每 6 小时给予新鲜血浆 2U，4 小时内用普通肝素的患者用鱼精蛋白中和。

2. 缺血性脑卒中 / 短暂性脑缺血发作（TIA）　随着人口老龄化，我国缺血性脑卒中发病率明显上升，提示以动脉粥样为基础的缺血性脑血管病，包括 TIA 发病率正在增长。脑栓塞及脑血栓形成，临床上统称为缺血性脑卒中。根据 CT 扫描影像学检查，缺血性卒中又称脑梗死。目前国际广泛使用 TOAST 病因分型：将缺血性脑卒中分为：动脉粥样硬化型、心源性栓塞型、小动脉闭塞型、其他明确病因型和无明确病因型 5 型。老年人缺血性脑卒中主要为动脉粥样硬化型，斑块易损或动脉到动脉栓塞是导致脑动脉粥样硬化性缺血性脑卒中 / TIA 的重要发病机制。急性缺血性脑卒中占全部脑卒中的 60%~80%，致死率、致残率高，并发症多，预后不良。

（1）诊断：急性缺血性脑卒中诊断可根据：①急性起病；②局灶性神经功能或完全性神经功能缺损；③症状和体征持续数小时内的；④脑 CT 或 MRI 排除脑出血和其他病变；⑤脑 CT 或 MRI 有责任梗死病灶。

（2）治疗：根据急性缺血性脑卒中发生发展过程中急性缺血损伤病理机制，进行特异性治疗及改善脑循环；包括溶栓、抗血小板、抗凝、绛纤、扩容以及神经恢复等药物治疗。阿司匹林是目前唯一的治疗急性缺血性脑卒中（AIS）早期抗血小板治疗的药物，具有循证医学证据。2010 年中国急性脑卒中指南推荐：对不符合溶栓适应证也无禁忌证的缺血性脑卒中患者在发病后尽早口服阿司匹林 150~300mg/d（Ⅰ级推荐，A 级证据），急性期后改为预防剂量 50~150mg/d（Ⅰ级推荐，A 级证据）。溶栓治疗者，阿司匹林等抗血小板药物应在溶栓 24 小时后开始使用（Ⅰ级推荐，B 级证据）。不能耐受阿司匹林者可选用氯吡格雷治疗（Ⅲ级推荐，C 级证据）。

中国缺血性脑卒中 2010 年版指南推荐意见：①对大多数 AIS 患者不推荐无选择的早期抗凝治疗（Ⅰ级推荐，A 级证据）。②少数特殊患者抗凝治疗可在谨慎评估风险、效益比后慎重选择（Ⅲ推荐，D 级证据）。③特殊情况下，溶栓后还需抗凝治疗的患者应在 24 小时后使用抗凝剂（Ⅰ级推荐，B 级证据）。对不适合溶栓并严格筛选的脑梗死患者，特别是高纤维蛋白症者可选用降纤治疗（Ⅱ级推荐，B 级证据）。

对于轻微脑卒中后 TIA 发作较频繁的，程度较重，发作症状逐次加重，且无出血倾向溃疡病、严重高血压、肝肾疾病的患者，应及早进行低分子肝素抗凝治疗。但是对于神经影像学显示存在严重梗死的患者，抗凝治疗在发病后 4 周进行，并实行个体化抗凝治疗，特别对老年患者，更应慎重。

溶栓治疗是恢复血流最重要的措施，缺血性脑卒中发病 3 小时内（Ⅰ级推荐，A 级证据）和 3~4.5 小时（Ⅰ级推荐，B 级证据）的患者，应根据适应证严格筛选患者，尽快 rt-PA 0.9mg/kg（最大剂量 90mg）静脉输注，其中 10% 在最初 1 分钟内静脉推注，其余持续滴注 1 小时。用药期间及用药 24 小时内应严格监护患者（Ⅰ级推荐，A 级证据）。发病 6 小时内缺血性脑卒中患者如不能用 rt-PA，可静脉给尿激酶，应根据适应证严格选择患者。发病 6 小时内由大脑中动脉闭塞导致的严重脑卒中且不适合静脉溶栓的患者，经过严格选择后可在有条件的单位选择进行动脉溶栓（Ⅲ推荐，C 级证据）。发病后 24 小时内由后循环动脉闭塞导致的严重脑卒中不适合静脉溶栓的患者，经过严格选择后可在有条件的医院进行动脉溶栓（Ⅲ推荐，C 级）。

老年人缺血性脑卒中包括 TIA 预防：首先应以降低动脉粥样硬化危险性为目标，积极血压达标治疗，目标血压：< 140/90mmHg，理想血压：< 130/80mmHg。在严格控制血糖、血压基础上联合他汀类药物，可以降低脑卒中风险。使用抗血小板药物可以减少卒中复发或其他血管事件的风险，这一点已经得到公认。

高龄是心房颤动患者发生缺血性脑卒中的危险因素，同时也是应用华法林抗凝出血的独立危险因子。年龄 > 75 岁，出血并发症危险增高 13%，中国人非瓣膜病心房颤动应用华法林治疗，维持 PT-INR 2.0~3.0 安全有效，避免大于 3.0，以最大限度减少出血并发症。老年人抗凝治疗应权衡利弊，小剂量开始使用，注意调整剂量，严密监测 INR。

3. 外周动脉栓塞　外周动脉疾病（PAD）是由动脉粥样硬化导致动脉狭窄或闭塞，影响下肢血液供应而出现的运动和行走能力障碍，以及躯体功能和生活质量的下降。PAD 发病机制和病理与冠心病类似，血小板的活化在急性血管事件的发生、发展以及发生过程中起主要作用。常见于心房颤动、心肌梗死、主动脉瘤疾病，常导致急性动脉缺血，如脑卒中、下肢坏死等。表现为间歇性跛行、慢性缺血性静息痛、缺血性皮肤或肌肉改变。老年 PAD 人呈慢性过程，发病起初不易觉察，可致残并严重影响生活质量。

导管溶栓是治疗急性下肢缺血的首选方法，尤其对老年患者是一种安全有效的方法。插入导管顶端紧贴残留栓子的近端，尿激酶 5 万 ~10 万 U/h 速率泵入，持续 48 小时。抗血小板药物是 PAD 治疗的基础，可以降低血管事件的发生，延长生存期并提高重建血管的通畅率，参考 PTCA 后抗血小板治疗策略，阿司匹林联用氯吡格雷或单用氯吡格雷治疗。抗凝治疗主要用于围术期，尽可能降低出血，并预防急性血栓形成；低分子肝素效果可能优于普通肝素；血栓清除后用华法林维持 INR 1.6~2.5。

（二）静脉血栓栓塞（VTE）

VET 包括深静脉血栓（DVT）和肺栓塞（PE）。老年人常见 DVT，且随年龄的增加而升高；80 岁以上的老年 DVT 年发病率（450~600）/100 000。多发生在大手术、肿瘤、长期卧床/制动基础上。严重影响老年人的生活质量，甚至直接导致患者死亡。

1. 发生机制 DVT 主要原因是静脉壁损伤，血流缓慢和血液高凝状态。由于老年患者血液黏稠、抗凝或纤溶异常，血管内皮损伤，尤其是合并高血压、动脉硬化、心衰、肿瘤、感染、手术后制动和长期卧床。

2. 临床表现 DVT 表现为下血栓局部肿胀、疼痛；血栓远端血液回流不畅，淤血、水肿与疼痛；血栓脱落顺血液循环到达肺动脉，导致 PE，如不及时诊治，死亡率高达 30%；DVT 也引起血栓后综合征，造成患肢水肿、营养不良。

3. 诊断 DVT 经彩色多普勒血流显像或静脉造影显示深静脉管腔狭窄或充盈缺损；诊断 DVT 的金标准检查方法是静脉造影。肺栓塞（PE）的患者血气分析提示动脉血氧（PaO_2）低下，螺旋 CT 和肺动脉造影（CTPA）显示肺动脉主干血栓形成或较小分支病变。血浆 D-二聚体或纤维蛋白原裂解产物（FDP）是反映凝血及继发性纤溶的特异性标志物，敏感性 98%，但特异性差，阴性有助于排除活动性血栓性疾病。

4. 治疗 抗凝、溶栓、外科手术、放置滤器。抗凝是 DVT 的基本治疗，可抑制血栓的蔓延，有利于血栓自溶和管腔再通，治疗首日维生素 K 拮抗剂和低分子肝素使用，华法林 2.5~6.0mg/d，低分子肝素 100U/kg，每 12 小时一次，皮下注射，重叠治疗 5 天后，当 INR 稳定 2.0~3.0 并持续 24 小时，停低分子肝素，继续华法林治疗。严重肾功能不全的患者，建议使用普通肝素。已接受溶栓治疗的老年患者，应在肝素或低分子肝素后，继续华法林抗凝 3 个月维持。

DVT 老年患者首选抗凝药物，不推荐溶栓或取栓；不宜抗凝和有创术结合联合治疗。突发症状较重的患者，如有出血风险时，可选择导管溶栓，越接近血栓越好，越快越好。目前尚无针对老年人 DVT 治疗指南，多数指南仅将老年人作为特殊人群提及。因此，老年人 DVT 治疗应在一般治疗原则的基础上，视个体具体分析，以保守治疗为首选。

急性血栓形成后 3 个月仍处于高危期，口服华法林 3~6 个月，以减少梗死后综合征及再次血栓的远期危险。将 INR 控制在 1.6~2.5，既能有效减少血栓发生，又可降低出血的发生率。

对于可能出血并发症的高危患者，推荐采用机械性方法预防静脉血栓，如弹力袜、间断性气体加压等，也可以在预防性抗凝的基础上，使用这些物理方法增加疗效，常用于接受大手术的老年高危患者。

（三）老年实体肿瘤与血栓

1865 年 Armand Trousseau 首次报道静脉血栓与恶性肿瘤之间的关系,并称之为 Trousseau 综合征。1932 年 Morrison 发现恶性肿瘤患者的止血、凝血功能改变。约 50% 癌症患者和 90% 的转移性肿瘤患者有止血与凝血功能异常。

1. 血栓发生机制 恶性肿瘤(Trousseau 综合征);PNH、MPD;凝血因子增加或异;创伤与围术期;制动、经济舱综合征;药物(反应停、EPO、肝素等)、老龄。

直接侵润血管壁;黏蛋白和半胱氨酸蛋白酶直接激活 FX;细胞因子激活巨噬细胞或内皮细胞。其他危险因素:化疗、药物(细胞毒药物:内皮损伤、抗凝血蛋白减少;手术、制动、置管:血管损伤、TF 暴露;肿瘤肿块压迫。

恶性肿瘤静脉血栓形成的原因:肿瘤细胞及其促凝产物

（1）肿瘤细胞高表达促凝物质;血管内皮细胞的损伤,内皮细胞黏附,TF 在多种肿瘤细胞中高表达,乳腺癌、结肠癌、肺癌等患者肿瘤组织和血浆中 TF 表达异常增高。

（2）肿瘤组织抗凝系统抑制:AT-Ⅲ、PC、PS 水平下降。

（3）纤溶亢进 肿瘤组织存在纤溶亢进;纤维蛋白(原);粒细胞蛋白水解酶、弹性蛋白酶和糜蛋白酶、α_2- 抗纤溶酶及 C1 弹性酶抑制物、t-PA、u-PA 激活纤溶酶原,降解纤维蛋白(原),纤溶亢进。

2. 临床表现

（1）浅表性迁移性血栓性静脉炎:累及肢体、胸或腹腔。

（2）静脉血栓栓塞:深静脉血栓(DVT)、肺栓塞(PE)、门静脉系统血栓,呈反复发作特点,抗凝药效果差。

（3）动脉血栓:脑卒中或急性周围动脉阻塞。

（4）微血管血栓。

（5）非细菌性血栓性心内膜炎。

3. 治疗

（1）抗肿瘤治疗。

（2）抗凝治疗

NCCN:肿瘤患者治疗及肿瘤控制后均应抗凝。肝素 25mg 每 6~8 小时一次;低分子肝素 5000U 每日 1 次。抑制血小板功能药物应用较少。不主张溶栓治疗。

ASCO 指南:所有恶性肿瘤患者手术后应预防性抗凝治疗,手术 30 分钟以上至少至术后 7~10 天,伴高风险的癌症患者接受大型手术后需至 4 周。

ACCP 指南推荐:手术:常规预防,根据手术类型选择预防方法;因急性内科疾病卧床;同其他高危内科患者,常规性预防(Grade 1A);安置 CVCS:不推荐预防剂量 LMWH(Grade 1B)和小剂量华法林(Grade 1B);化疗和雌激素常规一级 VTE 预防(Grade 1C)。

肿瘤患者初发 DVT 伴一过性危险因素:华法林(INR 2~3),3 个月(1A);初发、特发性 DVT:华法林(INR 2~3),6~12 个月(1A)或华法林(INR 2~3),无定期(2A);肿瘤患者伴 DVT:LMWH 3~6 个月(1A);华法林(INR 2~3),无定期(1C);DVT 发作 ≥ 2 次:华法林(INR 2~3),无定期(2A)。

老年恶性肿瘤患者出血风险更大,甚至血栓与出血同时发生,因此,先应充分权宜抗凝与出血的利弊,决定是否抗凝与剂量。如临床出血严重(内脏出血)则不能抗凝;如血小板减少 < 50 × 10^9/L,50% LMWH;PLT < 20 × 10^9/L 则停用。有条件应监测抗 FXa 水平,维持

0.5~1.0IU/ml 为宜。

（四）骨髓增殖性肿瘤（MPD）与血栓

MPD 属一组骨髓造血干细胞的恶性增殖性疾病，曾称骨髓增殖性疾病（MPNs）。包括真性红细胞增多症（PV）、原发性血小板增多症（ET）、原发性骨髓纤维化（MF）和慢性粒细胞白血病（CML）。其共同特征是在多能干细胞水平的红细胞、髓细胞和巨核细胞系列的克隆性增殖。MPD 往往并发血栓形成，占 20%~40%。其中 60%~70% 为动脉血栓，血栓几乎涉及了各级动静脉血管，且常发生在不寻常部位。MPD 是老年人常见的恶性血液系统肿瘤。JAK2V617F 是一种组成性酪氨酸激酶，其基因外显子 14 第 1849 位 G → T 点突变，导致密码子 617 位缬氨酸被苯丙氨酸替代，引起酪氨酸激酶基因在造血干细胞水平的突变，导致相应信号转移途径的活性增高，造成多能干细胞水平的红细胞、髓细胞和巨核细胞系列的克隆性增殖。几乎所有的 PV 患者都携带 *JAK2V617F* 基因突变；ET 和 MF 约占 50%；其他非 MPD 占 20%。目前 WHO 已将 *JAK2V617F* 基因突变作为诊断 PV 的标准之一。*V617F JAK2* 突变的 MPD 患者血栓危险性明显增加。

1. 血栓发生机制

（1）克隆性造血细胞（红细胞、血小板、白细胞）异常增多。

（2）血液黏稠度增加；血小板和白细胞活化；血小板 - 白细胞相互作用形成血小板 - 白细胞聚集形成血栓；血小板释放促凝微颗粒；内皮细高表达黏附分子，有助于血小板和白细胞滞留与活化：表达促凝活性增加。

（3）宿主血管细胞对肿瘤细胞释放的细胞因子和其他介质的炎性反应。

（4）基因突变：JAK2V617F 是一种组成性酪氨酸激酶，其基因外显子 14 第 1849 位 G → T 点突变，导致密码子 617 位缬氨酸被苯丙氨酸替代，引起酪氨酸激酶基因在造血干细胞水平的突变，导致相应信号转移途径的活性增高，造成多能干细胞水平的红细胞、髓细胞和巨核细胞系列的克隆性增殖。几乎所有的 PV 患者都携带 *JAK2V617F* 基因突变；ET 和 MF 约占 50%。目前 WHO 已将 *JAK2V617F* 基因突变作为诊断 PV 的标准之一。已有许多研究证实 V617F JAK2 突变阳性的 MPD 患者血栓危险性明显增加，显示与血小板、白细胞和凝血因子激活，以及血管内皮激活有关。

（5）高危因素：老年（> 65 岁）往往合并动脉硬化、高血压、高血脂、糖尿病、吸烟、有血栓史或阳性家族史。

2. 临床表现　大动脉血管事件包括：脑卒中、心肌梗死，周围动脉闭塞是 ET 和 PV 患者发病和死亡的主要原因。静脉血栓事件主要包括：远端深静脉血栓、肺栓塞，也可发生腹腔内静脉血栓：肝静脉、门静脉和肠系膜静脉血栓。年青的 MPD 患者易发生腹腔内静脉血栓，因此，对不明原因的腹腔内血栓患者应排除 MPD。血小板血栓可造成皮肤血管闭塞坏死，表现为红斑性肢痛病：手足部不对称性红斑、充血、疼痛 / 发绀，甚至坏疽。

3. 治疗

（1）减少血细胞数量：所有指南都推荐静脉放血降低血细胞比容（Hct）。也可采用细胞单采术迅速去除血小板。

（2）抑制骨髓造血：如单纯静脉放血无效，且年龄大于 60 岁、血小板或白细胞持续增高者，可采用细胞毒药物。推荐年龄大于 60 岁或血小板计数 > 1500×10^9/L 的 ET 患者加用骨髓抑制剂，如羟基脲。Angre（安那格雷尔）通过抑制巨核细胞生成降低血小板，但患有心脏病、高血压或血栓栓塞性疾病患者禁用。

（3）抗血栓治疗：抗凝、抗血小板、溶栓治疗。

首先进行风险程度评估，高危至少具备下列之一：年龄大于 60 岁；有血栓史；血小板计数 $> 1500 \times 10^9/L$ MPD 伴急性或大血管血栓者应立即采用标准抗凝方案治疗（肝素或华法林）。急性肝静脉血栓（布-加综合征）可联合溶栓治疗。

1）初级预防低危组：针对 PV 使目标 Hct $< 45\%$，阿司匹林 100mg/d；ET 合并心血管危险因素，阿司匹林 100mg/d。高危组：除如上治疗外，加骨髓抑制剂。

2）急性血栓急性微血管血栓者，阿司匹林 500mg/d。

3）二级预防治疗动脉血栓或微血管血栓者，长期阿司匹林 100mg/d；静脉血栓，华法林维持 PT-INR 2.0~3.0。

4. 真性红细胞增多症（PV） PV 是由于克隆性骨髓红细胞系列过度增生引起红细胞显著增多。PV 血栓发生率为 12%~50%，36%PV 患者死于血栓。

（1）血栓发生机制

1）血液黏稠度升高：红细胞增多，红细胞容量增加，血液黏稠度增高，血流缓慢，红细胞聚集，组织缺氧与酸中毒，血管内皮损伤。

2）血小板活化红细胞增多：释放 ADP 有利于血小板激活，黏附与聚集功能增强，促进凝血亢进，导致血栓形成。血流缓慢与血管内皮损伤，暴露在红细胞表面的黏附分子受体或磷脂加强血小板与血管的相互作用。

3）高危因素：年龄 > 65 岁；高血压、动脉硬化；高血脂；糖尿病；吸烟；有血栓史等。

（2）临床表现

1）皮肤、黏膜绛红色、脾大、高血压。

2）血栓动脉血栓多于静脉血栓；以心脑血管血栓为主，可引起心肌梗死、脑卒中；少数外周动脉。少数深/浅静脉血栓。皮肤血管血栓引起红斑性肢痛；血栓性脉管炎可引起缺血症状，如间歇性跛行，肢端坏疽。肠系膜动脉血栓可导致小肠、结肠缺血，表现为肠绞痛、便血。

（3）治疗：目前尚无根治方法。以降低红细胞，减少血栓发生为原则及对症治疗。

1）静脉放血：年龄 < 60 岁且无血栓并发症者可采取单独放血疗法，一般每周放血 1~2 次，每次 200~400ml，使血细胞比容（Hct）$< 45\%$ 或红细胞 $< 6.0 \times 10^9/L$ 为宜。

2）骨髓抑制剂：适合年龄较大；不能接受或需反复放血治疗；有血栓史；白细胞 $> 15 \times 10^9/L$ 或血小板 $> 400 \times 10^9/L$。可选用抗代谢药物（羟基脲）或烷化剂（白消安、苯丙酸氮芥）。阿那格雷可抑制巨核细胞成熟，减少血小板，国外已作为原发性 PV 的一线治疗，也可用于继发性 PV 的治疗。

3）抗血小板药物：阿司匹林 75~250mg/d，适应于非致命性心肌梗死、脑卒中；肺栓塞；大静脉血栓形成。

5. 原发性血小板增多症（ET） ET 是由于克隆性巨核细胞系列过度增生引起血小板显著增多，可伴血小板功能异常。

（1）血栓发生机制

1）血小板数量增加。

2）血小板活性增加血栓烷生成增加，血小板对 ADP、胶原和肾上腺素的聚集反应增高；血小板表面抗原决定簇活性表达增加；血小板分泌促血小板黏附和聚集的蛋白-凝血酶敏感蛋白（thrombospondin）促进血栓形成。

3）凝血与抗凝失衡凝血激活；抗凝蛋白 PC、PS、AT 水平与活性下降。纤溶活性下降；纤溶抑制物 PAI-1 含量增加。

（2）临床表现：60%~70% 为动脉血栓事件，包括缺血性卒中、急性心肌梗死，周围动脉闭塞。约 1/3 为静脉血栓事件，包括下肢深静脉血栓、肺栓塞、腹腔内静脉血栓（肝静脉、门静脉和肠系膜静脉）。微循环血栓造成微循环障碍是 ET 的典型临床表现：红斑性肢痛症：手足部不对称性红斑、充血、疼痛，发绀，甚至坏疽、短暂性脑缺血、肢体瘫痪或偏瘫、视觉或听觉障碍。

（3）治疗：选择抑制骨髓巨核细胞增殖的药物，以使血小板计数下降，减轻出血和栓塞。

1）推荐年龄大于 60 岁或血小板血小板计数持续增高，大于 $1500 \times 10^9/L$。加用骨髓抑制剂，常用烷化剂，如羟基脲 0.5~2.0g/d 或白消安 4~6mg/d，口服，血小板正常后，维持 2~4mg/d 并渐停药。

2）阿那格雷（anagrelide）：抑制巨核细胞成熟，减少血小板生成；抑制血小板活性。目前国外已作为 ET 一线治疗，剂量 2~3mg/d。有高血压、心血管疾病或血栓栓塞性疾病患者禁用。

3）α- 干扰素：抑制巨核细胞产生血小板衍生生长因子，疗效不肯定，60 岁以上 ET 患者不推荐应用。

4）抗血小板药物：阿司匹林 40~325mg/d 或噻氯匹啶。

（五）老年急性白血病与血栓

急性白血病静脉血栓发生率小于 1%，动脉血栓极少见，但 DIC 发病率较高，7%~30%，尤其是急性早幼粒细胞白血病（APL）时 DIC 发生率高达 30%~50%。但老年白血病患者发生血栓明显高于非老年，由于老年患者血管内皮受损；血小板活化；凝血亢进；抗凝活性减弱；纤溶与纤溶抑制活性增强等多种因素引起。加之老年白血病患者往往合并其他血栓高危因素，如高血压、高血脂、高血糖、动脉硬化、感染、长期卧床等，因此，更容易发生血栓栓塞。

1. 血栓发生机制

（1）白血病细胞释放组织因子（TF）到血液循环，通过 TF/FⅦa 途径促进凝血酶大量生成。早幼粒细胞胞质颗粒中含有大量强烈的促凝物质，如 TF 和癌性促凝物（CP），凝血酶大量生成。

（2）白血病细胞直接侵润血管，造成血管内皮受损，内皮下胶原暴露，激活血小板与凝血途径。

（3）白血病细胞分泌炎性介质，如 IL-1β、TNF-α，上调血管内皮细胞中 TF、纤溶酶原激活物抑制剂（PAI-1）和细胞黏附分子（CAM）表达；下调凝血酶调节蛋白（TM）表达，内皮细胞促凝活性增加，抗凝活性减弱，促进血栓形成。

（4）获得性抗凝因子减少：血浆抗凝血酶、蛋白 C、蛋白 S 合成减少（肝损害、药物）或消耗性降低（DIC）。

（5）高白细胞白血病和维 A 酸综合征所致的白细胞淤滞综合征导致血液黏稠度增高，血流缓慢，白细胞淤滞，易发生血栓。

2. 血栓表现　深静脉血栓（DVT）和肺栓塞（PE），血栓可反复发作，抗凝治疗往往无效。动脉血栓栓塞多表现为脑卒中或急性周围动脉阻塞。广泛血管内肿瘤细胞因子栓子可造成微血管血栓、微血管溶血性贫血。也可引起肢端末梢小血管阻塞，造成指或趾的缺血性坏死。DIC表现为广泛、多部位出血，微血管血栓形成，多脏器功能衰竭。

3. 治疗

（1）积极治疗白血病：化疗，诱导分化、促进凋亡、靶向治疗等。

（2）抗血栓栓塞治疗：小剂量或低分子肝素；抗纤溶治疗。

（3）对症治疗：降低白血病细胞（羟基脲、水化、碱化、白细胞去除术）。

（六）老年抗栓抗凝治疗应注意的问题及展望

老年人是血栓栓塞性疾病的高危人群，血栓形成及出血的病理生理是多因素的，血栓形成及出血倾向均随年龄增加而增强。在抗栓、抗凝治疗过程中存在着出血的风险，在高龄老年人使用抗血小板与抗凝药物时，应充分权衡血栓与出血。严格掌握指征，正确合理使用抗栓和抗凝药物。

随着年龄增长，老年人机体组织器官结构和功能都发生一些变化，使得药物在体内的吸收、分布、代谢、排泄也发生一些改变。如老年人机体细胞水分减少，脂肪组织增加，可影响抗栓抗凝药物在体内的分布。阿司匹林水溶性产物水杨酸是其发挥作用的主要形式，由于老年人体内水分减少，而水杨酸的水溶性较大，在老年人体内表现分布容积较年轻人降低，可能出现较高的血药浓度，其抗血小板的作用可能增强。氯吡格雷的水溶性也较高，老年人使用时也可能出现类似情况。

老年人肝合成蛋白的功能降低，当合并营养不良或慢性肝肾疾病时，血浆蛋白下降水平下降更为明显，从而使血浆蛋白结合率高的药物，如阿司匹林、华法林等药物的游离型增加，表现为分布容积下降，药物作用增强，药物引起的出血发生率相应增加。

随着年龄的增长，肝脏的重量逐渐降低，肝细胞量也减少，肝血流量也在减少，使药物在肝内代谢、清除率下降，有资料显示：70岁以上老年人肝脏重量下降30%~40%，肝血流减少40%~50%。另外，老年人肝微粒体药酶的活性降低，对药物的代谢能力下降，药物消除半衰期呈不同程度延长。

老年人合并用药多，要特别注意药物之间的相互作用，药物对肝药酶的诱导作用或竞争性抑制作用均可能影响抗栓抗凝的代谢过程。如贝特类药物竞争抑制肝药酶使华法林抗凝作用增强。利福平诱导肝药酶使华法林的代谢速度加快，抗凝作用减弱。红霉素或其他大环内脂类抗生素可以抑制肝细胞色素P450酶及CXP34A同工酶，红霉素若与华法林同时应用，可加重低凝血酶原血症，使患者抗凝强度（INR）有所提高。

随着年龄增加，老年人的肾脏重量减轻，肾小球硬化，加之心排血量的减少，肾血流仅为年轻人的40%~50%，肾小球滤过率下降约35%，肾小管的滤过与重吸收功能下降40%。因此对于以肾排泄为主的药物如低分子肝素，应根据患者肾小球滤过率调整药物剂量。

一项关于25年来冠脉介入治疗（PCI）趋势的研究表明，老年PCI患者不断增加，老年患者血管成形术的成功率和PCI临床获益与年轻人相似，而且绝对获益更高，但是老年人PCI患者的并发症（如大出血和卒中）危险增加；因此，同时更加仔细地权衡老年冠心病患者抗栓治疗的获益和风险，根据患者情况，在抗栓治疗之前进行"出血风险评估"及预防措施，可降低出血。

抗血小板治疗不仅是冠心病、缺血性脑卒中一、二级预防的重要措施，也是防治外周动脉硬化症及预防老年高危心房颤动或心房扑动患者脑卒中发生的重要治疗措施之一。值得注意的是，由于缺乏≥75岁老年临床试验，目前只能依靠包括各种成年年龄组临床试验中的老年亚组进行分析以评估抗血小板疗法的临床效益及出血风险，而这种分析是有缺陷的。

　　临床治疗质量主要考虑疗效和安全性。虽然已有的抗血小板、抗凝临床试验结果都是利大于弊，但是对年龄＞80岁老年人的治疗原则首先是"Do no harm"，如安全性差是不可取的。最近国内外文献也关注抗血小板和抗凝治疗的有效性和安全性。

　　鉴于老龄化对人体止血及出血生理学可产生重大影响，大多数有显著效益的临床试验进行老年亚组分析仅少数显效，而出血风险增加，因而老年 ACs 患者抗凝治疗时，应全面考虑药物类型（包括药物代谢特点）、剂量、适应证和合并症，选择降低缺血风险的最佳治疗方案。就目前年龄＞80岁的老年人抗血小板、抗凝治疗中存在的问题提出以下建议：

　　1. 一般临床试验多排除年龄＞80岁老年人，加之国内更缺乏相关资料，因此，临床将国外成年人用药剂量或抗凝强度引用至我国老年人，显然是不合适的。对接受抗血小板或抗凝治疗的老年患者应遵照医嘱，定期进行相关药物的实验室监测，及时调整剂量，防止出血事件发生。建议初始抗凝剂量适当减量或降低抗凝强度，再根据循证医学证据制订个体化方案。年龄＞80岁老年人尽量不采用2种或2种以上抗血小板药物或联合抗凝治疗。

　　2. 老年人易同时患多种疾病，临床医师应抓住重点，逐个解决。临床常见老年患者每日同时服许多药，易造成药物相互作用影响疗效和副作用。

　　3. 随着年龄的增长，血管退行性变，肝脏合成凝血因子的能力下降，全身营养状况下降，血管的止血反应和止血功能下降，对抗凝、抗血小板药物的敏感性提高。特别是80岁以上的老年人，药物不良反应发生率显著提高，对一般年轻人的治疗剂量，在老年人则可能引起明显的凝血功能改变，甚至严重出血发生。同时绝大数临床实验中，均不包括老年患者。因此，老年患者使用抗凝、抗血小板药物时，应根据指南推荐，结合患者具体情况，从小剂量开始用药，逐渐增加剂量，密切监测，达到有效的抗栓和抗凝的效果。特别在老年患者合并严重感染、肝肾功能损害、休克、外伤、大手术等情况时，应停药或减药，以减少严重出血并发症的发生。

（谈　敏　吴竞生）

参 考 文 献

1. ACC/AHA 2005 Practice Guidelines for the Management of Patients With Peripheral Arterial Disease（Lower Extremity，Renal，Mesenteric，and Abdominal Aortic）. Circulation 2006 21：463-465.

2. 中华医学会心血管病学分会，中华心血管病杂志编辑委员会. 急性 ST 段抬高型心肌梗死诊断和治疗指南. 中华心血管病杂志，2010，38（8）：675-690.

3. 中华医学会分会血管外科学组. 深静脉血栓形成的诊断和治疗指南. 2版. 中华外科学杂志，2012，50（7）：611-614.

4. 林果为，欧阳仁荣，陈珊珊，等. 现代临床血液病学. 上海：复旦大学出版社，2013.

5. 李拥军. 外周动脉疾病的抗栓治疗. 中华外科学杂志，2009，47（22）：1752-1754.

6. 王勇，李觉，徐亚伟，等. 中国自然人群下肢外周动脉疾病患病率及相关危险因素. 中华心血管病杂志，2009，37（12）：1127-1131.

7. 杨进刚，胡大一. 美国心脏病学会和美国心脏学会新版外周动脉疾病诊疗指南解读. 中国实用内科杂志，2006，26（21）：1683-1685.

8. 中华医学会神经病学分会脑血管病学组急性缺血性脑卒中诊治撰写组. 中国急性缺血性脑卒中诊治指南 2010. 中华神经科杂志, 2010, 43（2）：146-153.

9. 中华医学会神经病学分会脑血管病学组缺血性脑卒中二级预防撰写组. 中国缺血性脑卒中和短暂性脑缺血发作二级预防指南 2010. 中华神经科杂志, 2010, 43（2）：154-160.

10. 中华医学会神经病学分会脑血管病学组"脑卒中一级预防"撰写组. 中国卒中一级预防指南 2010. 中华神经科杂志, 2011, 44（4）：282-288.

11. 缺血性卒中/短暂性脑缺血发作二级预防抗血小板药物规范化应用专家组. 缺血性卒中/短暂性脑缺血发作预防中抗血小板药物规范化应用专家共识. 中华内科杂志, 2009, 48（3）：256-258.

12. Silverstein RL, Bauer KA, Cushman M, et al. Venous thrombosis in the elderly: more questions than answers. Blood, 2007, 110（7）：3097-3100.

13. 阮长耿. 出血与血栓性疾病的诊断和治疗进展. 临床血液学杂志, 2010, 23（1）：1-4.

14. 周忠玉, 侯玉清. 急性冠状动脉综合征新型抗血小板药物研究进展. 中华临床医师杂志, 2012, 6（21）：6829-6381.

15. 阮长耿. 抗血栓药物研究进展. 中华老年医学杂志, 2010, 29（7）：529.

16. 薛源, 薛慎伍. 老年急性缺血性脑卒中抗凝剂与抗血小板药物的临床应用进展. 中华保健医学杂志, 2012, 14（3）：257-260.

17. 樊瑾, 程友琴, 何耀, 等. 老年急症内科住院患者肺动脉血栓栓塞调查. 中华老年心血管病杂志, 2010. 12（11）：964-966.

18. 丁铭格, 翟雅莉, 王晓明. 老年人上肢深静脉血栓的诊疗进展. 中华老年医学, 2012, 3（2）：167-170.

19. 杜辉, 袁军, 凌晓晨. 老年住院患者深静脉血栓形成的回顾性分析. 中华保健医学杂志, 2011, 13（1）：22-24.

20. 范洋溢, 高旭光. 新型抗血小板药物的进展. 2011, 50（9）：794-796.

21. 阮长耿. 血小板与动脉粥样硬化血栓形成. 中华老年医学杂志, 2008, 27（6）：401-402.

22. 杨蕊敏. 老年医学. 见：陈灏珠. 实用内科学. 上册. 12 版. 北京：人民卫生出版社, 2005：219-235.

23. 张之南. 老年造血和血液系统疾病. 耿德章. 中国老年医学. 北京：人民卫生出版社, 2002, 1-29.

24. Collins PW. Management of acquired haemophilia A. J Thromb Haemost, 2011, 9（Suppl. 1）：226-235.

25. Collins P, Baudo F, Knoebl P, et al. Inhibitor eradication in acquired haemophilia A: final results of European Acquired Haemophilia Registry（EACH2）. Blood, 2010, 116：Abstract 715.

26. Knoebl P, Collins P, Huth-Kuhne A, et al. Management of bleeding in acquired hemophilia: results of the European Acquired Hemophilia Registry（EACH2）. Blood, 2010, 116：Abstract 716.

27. Hay CR, DiMichele DM. on behalf of the International Immune Tolerance Study. The principal results of the International Immune Tolerance Study: a randomized dose comparison. Blood, 2012, 119（6）：1335-1344.

28. 王振义, 李家增, 阮长耿, 等. 血栓与止血基础理论与临床. 3 版. 上海：上海科学技术出版社, 2004：397-416.

29. World Federation of Hemophilia. Guideline for the management of hemophilia. Haemophilia, 2012.

30. 杨仁池, 王鸿利. 血友病. 2 版. 上海：上海科学技术出版社, 2017.

31. Philip Wells and David Aderson. The diagnosis and treatment of venous thromboembolism. Hematology, 2013, 55th ASH：457-463.

第十八节 ICU的出血和血栓

出血和血栓是重症监护病房（ICU）常见的问题。如何正确诊断、鉴别、紧急处理和预防 ICU 出血和血栓，无论对参与会诊的血液科医生还是 ICU 的医生，都是一个挑战。在 ICU 中，常见的出血问题包括肝功能衰竭、肾衰竭、严重感染、外科大手术后、血栓性微血管病（TMA）、弥散性血管内凝血（DIC）和血小板减少等所致的出血，而常见的血栓问题是静脉血栓栓塞，其中绝大部分在其他章节中都有详细的描述。但 ICU 中的血小板减少具有其特殊性，并可以将 ICU 大部分的出凝血问题贯穿在一起，近年来受到特别的重视。因此，本节重点介绍 ICU 患者的血小板减少和血栓栓塞。熟悉 ICU 中常见的血小板减少和血栓栓塞的病因、发病率和临床表现，有助于迅速诊断和紧急处理，也有助于采取积极的预防措施。

一、血小板减少

血小板减少（国外通常定义为 $< 150 \times 10^9/L$）在 ICU 治疗的重症患者中非常常见。高达 50% 的患者在 ICU 住院的某一时间点表现为血小板减少，而严重的血小板减少（国外定义为 $< 50 \times 10^9/L$），约占 10%。也有人将 ICU 患者的血小板减少定义为 $< 100 \times 10^9/L$。与内科 ICU 患者相比，外科 ICU 患者血小板减少的发病率似乎更高。但大多数研究把外科和内科 ICU 混在一起，难以得出确切的结论。血小板减少在刚入 ICU 患者的患病率为 20%~30%，而且在 ICU 治疗中具有相同百分比的患者发展为血小板减少。血小板减少不仅是一种病理状态，也是 ICU 患者预后的标志，因为几乎所有的研究发现，血小板计数与 ICU 住院时间延长和死亡（血小板减少 31%~46%，无血小板减少 16%~20%）风险成负相关。血小板计数下降的幅度与绝对血小板计数最低值相比，明显与不良结局相关。

绝对血小板计数本身并不足以显示血小板减少的原因，而动态血小板计数的变化可以提供重要的血小板减少潜在原因的信息。例如，心脏外科手术后血小板计数比基线值下降 50% 可以是正常的，但如果出现在 ICU 治疗的第 2 周，可能反映病理性血小板减少。这同样适用于进入 ICU 5 天内血小板没有上升的患者。因此，ICU 患者血小板减少的综合定义应包括绝对血小板计数、血小板最低值和 ICU 住院期间血小板的动态变化。

血小板减少原因的鉴别，对于有效和恰当的治疗至关重要。

（一）病因和发病机制

重症患者血小板减少通常是多因素的（表 9-18-1），并且可能是疾病严重程度的标志。血小板减少在 ICU 患者中具有 6 种主要的发病机制：①血液稀释；②血小板消耗增加（上述两种机制在大面积组织创伤、出血、DIC 和体外循环后的 ICU 患者中非常常见）；③血小板生成减少；④血小板分布增加；⑤血小板破坏增加（即免疫机制）；⑥假性血小板减少（后 4 种相对少见）（表 9-18-1）。脓毒症是 ICU 患者血小板减少的主要原因，可占 ICU 血小板减少的 50%，并且通常与 DIC 有关。在血小板减少的 ICU 患者中，通常是上述一种以上的机制起作用，如脓毒症血小板减少是由血小板生成减少以及消耗和破坏增加所致。例如，用抗生素治疗的脓毒症患者，开始可能是同时出现的脓毒症诱导的血小板聚集以及组蛋白和补体介导的血小板减少，以后可能是抗生素诱导的血小板反应性抗体使血小板减少加重或复发。

表 9-18-1　ICU 患者血小板减少的病因和发病机制

假性血小板减少	血液标本凝固
	EDTA 诱导的离体血小板聚集
	血小板与白细胞形成卫星 / 玫瑰花现象
	GPⅡb-Ⅲa 抑制剂诱导的假性血小板减少
	大血小板（少见，遗传性巨大血小板疾病患者）
血液稀释	液体输注
	浓缩红细胞和血浆输注
血小板消耗增加	大出血
	脓毒症、脓毒症休克（细菌血症、真菌血症）
	疟疾（在流行区）
	急性 DIC[创伤、烧伤、休克、感染、急性早幼粒细胞白血病、产科合并症（HELLP 综合征、子痫、羊水栓塞）]
	慢性 DIC（恶性肿瘤、大主动脉瘤、大血管瘤）
	纤溶亢进（肝硬化、转移性前列腺癌 / 卵巢癌）
	噬血细胞增多症
	血栓性微血管病（血栓性血小板减少性紫癜、溶血尿毒症综合征、HELLP 综合征）
	体外循环（血液滤过、体外肺支持）
	血管内装置（主动脉内球囊泵、心脏支持装置）
	严重肺栓塞 / 严重血栓
血小板破坏增加	严重感染 [脓毒症、出血热（登革病毒）、交叉反应抗体]
	肝素诱导的血小板减少
	自身免疫性血小板减少（血小板自身抗体）
	被动和主动输血后紫癜（血小板同种抗体）
	药物依赖性血小板减少
血小板生成减少	中毒（酒精和其他药物）
	病毒感染（HIV、HCV、EBV、CMV）
	严重细菌感染（毒素）
	骨髓增生异常综合征和白血病
	癌症骨髓侵润
	慢性肝病
	放疗
	化疗
	干细胞移植后延迟植入
血小板分布增加	脾功能亢进
	体温过低

（二）诊断和鉴别诊断

ICU 患者发生血小板减少的频率较高、原因多样,除了治疗基础疾病如肝素诱导的血小板减少(HIT)需要替代的抗凝治疗以及血栓性血小板减少性紫癜(TTP)需要血浆置换,还要辨别哪些血小板减少的患者需要治疗,尤其是血栓性微血管病(TMA)、巨噬细胞激活综合征、灾难性抗磷脂综合征。

一般来讲,超过 5~7 天的血小板计数缓慢和逐渐下降,更可能是由于消耗性凝血障碍或骨髓衰竭所致。而术后的第 2 周血小板计数开始回升后,1~2 天内血小板计数又迅速下降,可能更主要是免疫原因和不良输血反应(输血后紫癜和药物诱导的血小板减少)。如果输注血液制品后几小时内血小板计数突然下降,血小板减少可能是细菌污染或被动同种免疫所致。

另外,在 ICU 血小板减少的患者中不需要常规做骨髓活检,但当病因不清或其他细胞系列累及时可以再考虑做。也不需要常规筛查抗血小板抗体。

危重患者的血小板减少可能提示出血风险的增加,但某些患者也可能提示血栓风险的增加。血栓可以是大血管血栓(如 HIT)或微血管血栓(如 TTP),即可以在动脉,也可以在静脉。血小板减少和血栓同时存在,常见于 HIT、癌症相关性 DIC、抗磷脂综合征和少见的易被忽略的大血块性血小板减少如肺栓塞。

1. ICU 患者血小板计数动态变化　虽然最低的血小板计数是不良结局的危险标志,但在 ICU 住院过程中仅仅评价血小板计数最低值还不够。血小板计数的动态变化,反映了正常情况下每天骨髓1500 亿血小板生成和大约 10 天的循环寿命。

许多ICU 患者在 ICU 住院的头几天表现为明显的血小板减少。血小板减少典型的原因是大手术(如心肺旁路手术)。围术期患者的血小板减少,是来自组织损伤和伤口愈合过程中血小板的消耗、失血和血液稀释的综合因素所致。一项前瞻性研究显示,581 例进行心脏手术使用心肺旁路的ICU 患者,手术 10 天内56.3% 患者血小板计数< 150×10^9/L,2.9% 的患者血小板< 50×10^9/L。血小板计数最低值典型地出现在术后 1~4 天。此后,大多数患者血小板计数增加,术后 5~7 天达到术前水平,术后 14 天左右达到最高值(比基线增加 2~3 倍)。在大的创伤手术、血管手术和腹部手术后的 ICU 患者中,也可以见到血小板计数具有非常相似的变化模式。最大的反应性血小板计数增加见于创伤患者,在第 7 天已经可以达到>300×10^9/L。对于进行大的矫形手术的非 ICU 患者,这种动态的血小板计数变化同样是典型的。

术后 2 周反应性血小板增加是对手术中血小板消耗的反应。血小板数的迅速下降,导致循环血小板生成素水平的增加,刺激巨核细胞的增殖和血小板的生成。健康志愿者在静脉给予血小板生成素受体激动剂后,血小板计数增加大约在 3 天后,说明在急性血小板消耗后血小板计数反应性增加最早出现在术后 3~4 天,也说明术后 1~4 天血小板计数达到最低值属于正常过程。此后,血小板计数典型地在 7~10 天达到极限水平,在 14~16 天超过极限水平。

至少有 4 个关于血小板计数动态变化作为 ICU 患者不良预后的研究。他们都发现血小板计数在头 4 天内开始下降以后不上升,与死亡率和延长的 ICU 住院时间明显相关。与入院或早期 ICU 住院期间血小板最低值相比,第 14 天血小板减少或血小板计数相对增加没有超过基线值是较强的预后因素。第 4 天血小板减少患者死亡率为 33%,而第 14 天血小板减少患者的死亡率为 66%。

内科 ICU 患者血小板减少的原因多为脓毒症、肾替代治疗、体外循环、血管内装置、多脏器衰竭和新近的心肺复苏。血小板计数的动态变化在内科 ICU 患者的信息较少。有 2 项内科 ICU 患者和医院血流感染患者的研究显示,5 天内 90% 患者血小板计数 $< 150 \times 10^9/L$,并且大于 40% 的患者发生在头 3 天。此后,血小板计数在 3~7 天内重新恢复到 $> 150 \times 10^9/L$。总的来说,内科 ICU 患者入院后血小板重度减少,典型的在 5 天后恢复,提示基础疾病的成功治疗。

持续或加重的血小板减少提示进行性消耗、出血或严重的脏器衰竭。数日缓慢的血小板减少提示感染、败血症或骨髓毒性。血小板恢复后,在治疗的第 2 周 1 或 2 天内出现迅速的血小板减少,应考虑免疫诱导的血小板减少如 HIT 或药物诱导的免疫性血小板减少(DITP)。

2. 进入 ICU 时伴低血小板计数患者的血小板减少　进入 ICU 时没有明显进行性出血的大手术后患者,血小板计数为(50~100)$\times 10^9/L$,是相对"正常"的,并且只需要进一步监测,除非有明显出血。

胃肠或腹膜后出血,或由于急性创伤或手术出血患者入院时,血小板计数为(50~100)$\times 10^9/L$,最可能是由于血小板丢失或消耗所致。治疗需要手术、内镜血管堵塞、血管放射介入螺旋装置直到止血或迅速停用任何抗凝剂等。血小板计数需要定期监测,并且通过血小板输注使血小板计数维持在(80~100)$\times 10^9/L$ 以上,以避免消耗性凝血障碍。因为低血细胞比容可以增加出血倾向,所以微血管出血患者血细胞比容应该维持 $> 30\%$。

在内科患者中,急性血小板减少常见于急性感染(如脓毒症和细菌性心内膜炎)、急性白血病和严重血栓栓塞。中度血小板减少可以单独由脓毒症引起,但当血小板计数 $< 50 \times 10^9/L$ 时,通常存在 DIC。慢性中度血小板减少更常由下列原因引起:骨髓病态造血(如骨髓增生异常综合征和白血病)、毒性药物作用或慢性肝病,包括慢性酗酒伴肝硬化和脾亢。与心血管疾病有关的血小板消耗、自身免疫性血小板减少(ITP)和血栓性微血管病 [TTP、溶血尿毒症综合征(HUS)和先兆子痫] 是少见的原因。在流行区,疟疾是重症内科患者急性血小板减少最可能的原因。同样,病毒感染 [如人类免疫缺陷病毒(HIV)、C 型肝炎病毒(HCV)或 EB 病毒] 常与血小板减少有关。

如果中度血小板减少与急性血栓栓塞合并症、严重肺栓塞、糖尿病酮症酸中毒(动脉)和灾难性抗磷脂综合征(静脉和动脉)有关,而且在最近 10 天内接受过肝素治疗,应该考虑肝素诱导对血小板减少(HIT)。

支架植入后需要抗血小板药物(如阿司匹林、氯吡格雷和普拉格雷)治疗的中度血小板减少的 ICU 患者,对临床医生是个挑战。这种血小板计数对于动脉血栓合并症仍然足够高,而同时出血风险也在增加。除了出血不给抗血小板药物和严重出血输注浓缩血小板外,没有治疗指南可以参考。

入院时血小板计数 $< 20 \times 10^9/L$,可以由骨髓衰竭(如急性白血病)、严重凝血障碍或免疫介导的血小板消耗所致。严重凝血障碍最重要的原因是脓毒症(如脑膜炎球菌血症)以及在流行区的疟疾和出血热。ITP 和 TTP 需要鉴别,因为这些患者需要特殊治疗(静脉免疫球蛋白和皮质激素治疗 ITP,血浆置换治疗 TTP)。

临床有出血且血小板计数 $< 20 \times 10^9/L$ 的患者,在实验室结果用于确诊或排除诊断前,需要治疗干预。在这种情况下,输注 2 个治疗单位的浓缩血小板通常可以控制出血,同时具有诊断意义。输注后 1 小时内血小板计数的确定,可以提供最快的方法来确定进一步治疗。

如果骨髓衰竭和血小板消耗增加,血小板计数通常增加;如果是免疫介导对血小板减少,血小板计数仍然降低。输注 1 个治疗单位的浓缩血小板可能提示不出什么信息,因为这些血小板经常直接被"消耗",用来覆盖在持续血小板减少过程中出现的多发内皮损害。这种方法在 TTP 患者可以增加新的血栓危险。因此,对怀疑 TTP 的患者,在输注血小板之前只要可能,应该复习血涂片,除外破碎红细胞。

3. ICU 治疗过程中发生的血小板减少　数日逐渐的血小板减少,提示基础疾病的恶化,并且由于细菌或真菌感染通常与多脏器衰竭和消耗性凝血障碍有关。DIC 的发病机制和治疗本书已有复习。另一个重要的缓慢的血小板计数减少(超过 1~2 周 $< 50 \times 10^9/L$)的原因是对骨髓的非免疫作用,伴有巨核细胞生成障碍。如果与全血细胞减少有关,诊断显而易见。最难的是主要或选择性的影响巨核细胞的毒性(通常与药物有关)的识别。

术后血小板计数在($20\sim50$) $\times 10^9/L$ 持续超过 4 天,更可能是由于早期脓毒症、循环性休克和多脏器衰竭导致血小板严重消耗。一种少见的但重要的原因是术后 TTP。这些患者中,TTP 可以早在术后第 2 和 3 天出现。不过,诊断经常滞后。术后 TTP 推测是被血管性血友病因子(vWF)从内皮细胞中释放增加所触发,它是作为一种对低水平 vWF 裂解酶 ADAMTS13 为背景的大手术的反应。

开始于 4 天后和血小板再次上升后新出现的、迅速的($1\sim2$ 天内)血小板计数下降,是典型的免疫介导的血小板减少。在一个无脓毒症无出血的患者中,如果血小板计数在($20\sim150$) $\times 10^9/L$,应高度怀疑 HIT。虽然 HIT 在 ICU 患者中相对少见,发病率约 0.5%,但仍是 ICU 患者血小板减少的一个潜在原因。

在无脓毒症无出血的患者中,4 天后血小板计数 $< 20 \times 10^9/L$ 的血小板迅速减少,最常见的是免疫介导的:①心脏病患者在过去 10 天内接受 GP Ⅱ b/ Ⅲ a 抑制剂治疗;②过去 10 天内出现的典型由药物诱导的药物依赖性血小板减少;③输血后紫癜(PTP,少见);和④输血诱导的被动同种免疫性血小板减少(少见)。另一个需要考虑的原因是输注细菌污染的血制品(血小板浓缩物＞红细胞浓缩物＞血浆)。

(三)治疗

ICU 患者血小板减少的原因多种多样(表 9-18-1),应该根据不同原因选择不同的治疗方法。但是由于病理生理机制不同,治疗一种病因可能不足以完全纠正血小板减少。最近,法国血液学会止血和血栓研究组联合法国重症监护学会和法国儿科重症监护和急诊组,也专门提出了除妊娠外 ICU 患者血小板减少处理的专家共识。

1. 血小板减少的 ICU 患者出血风险和血小板输注　血小板减少通常增加出血合并症的风险。出血风险并不仅仅限于非常低的血小板计数,出血风险在血小板计数($50\sim100$) $\times 10^9/L$ 同样存在。强烈提示其他因素在出血中起作用,如 DIC、血小板功能缺陷、纤溶亢进和有创操作。ICU 患者血小板 $> 30 \times 10^9/L$ 的出血更可能提示止血障碍,而血小板减少并不是唯一的或主要的出血原因。血小板减少患者的出血风险也取决于血细胞比容,血细胞比容降低使出血时间延长。在微血管出血的患者中,输注红细胞提高血细胞比容(30%~50%),可能是一种其他的治疗选择。

血小板输注推荐用于 WHO 2 级或以上的出血患者(大于轻度失血如鼻出血、血尿、呕血)。ICU 血小板减少的患者也经常伴有轻至中度的血小板功能缺陷,后者可以由药物(如抗生素和镇痛药)、体外循环血小板激活或血小板受体损伤(脓毒症释放的酶)所致或加重。因此,当决定是否输血小板时,出血症状往往比血小板计数更有意义。ICU 患者血小板输注最常采用的阈值是,无出血患者为 $10 \times 10^9/L$,有出血患者为 $(20\sim30) \times 10^9/L$。如果存在 DIC 伴出血,输注阈值为 $50 \times 10^9/L$;如不伴出血,为 $(20\sim30) \times 10^9/L$。如果存在血小板功能缺陷,输注阈值为 $50 \times 10^9/L$。如果出现神经系统并发症如脑出血,输注阈值为 $100 \times 10^9/L$。如果患者有血液病(如白血病),化疗/骨髓移植后或骨髓衰竭/增生不良,输注阈值为 $10 \times 10^9/L$。如果需要有创操作,输注阈值见表 9-18-2。

因为基础疾病或伴随治疗(如使用抗真菌药)使血小板进行性消耗,ICU 患者输注 1 个治疗单位血小板,可以使血小板计数增加 $(10\sim15) \times 10^9/L$。输注 2 个治疗单位的 ABO 血型相同的血小板,通常可以克服血小板输注无效的非免疫性原因。如果血小板计数仍不增加,应除外血小板反应性抗体特别是抗 HLA Ⅰ类抗体的存在,特别见于多胎妊娠妇女。确定潜在的病因是成功治疗的关键。血小板输注对血小板丢失和(或)消耗有帮助,但对血管内血小板激活增加有害。

血小板输注的潜在不良作用大部分不清楚。回顾性研究显示,在 ICU 不加限制地输注血小板可能增加感染的风险,延长 ICU 住院时间,甚至死亡。虽然没有资料显示在无出血的 ICU 患者预防性输注血小板会带来益处,但是出现活动性出血和(或)需要有创操作的患者需要输注血小板。决定血小板输注是否可能有益,应该考虑的因素包括绝对血小板计数、血小板功能、有关出血风险和出血部位的操作类型、出血的活动性和出血史以及肝肾功能情况。

在下列情况下不推荐预防性血小板输注:①输血后紫癜;② TTP;③灾难性抗磷脂综合征;④ HUS;⑤ HIT。在成人血栓性微血管病患者中,有创操作也不是常规预防性血小板输注的适应证。

表 9-18-2 ICU 常见介入治疗的最低血小板计数

介入治疗	最低血小板计数($\times 10^9/L$)	推荐
腰穿(择期)	50	强
腰穿(急诊,如怀疑脑膜炎)	20	强
经颈静脉肝穿	10	强
胃肠镜及活检	20	强
气管镜	20	强
气管镜及活检	50	强
中心静脉导管插入	10	强
中心静脉导管插入和出血症状	20	弱
硬膜外麻醉	80	强
脊髓麻醉	50	强

2. 血小板减少合并血栓 血小板减少同时伴有血栓形成的疾病常见于 HIT、DIC、TTP、抗磷脂综合征(APS)和肿瘤相关性 DIC 等,甚至有时见于 ITP。ICU 患者还常常伴有血小板激活如脓毒症患者。有作者认为,如果患者一直接受抗血小板治疗,而且血小板计数 $\geqslant 25 \times 10^9/L$ 及没有出血风险增加,可以继续接受抗血小板治疗。

严重血小板减少,特别是伴有出血,禁忌抗凝,包括血栓预防。但在肿瘤相关性血小板减少并伴有静脉血栓栓塞的患者，往往需要治疗性抗凝。广泛被采用的做法是，如果血小板计数 $< 50 \times 10^9/L$，抗凝剂量需减半；如果 $< 30 \times 10^9/L$，使用预防性剂量；如果 $< 20 \times 10^9/L$，停用所有的抗凝剂。血小板减少合并急性静脉血栓的治疗是个难题。如果能除外 HIT、APS 和 DIC 等疾病，有作者认为如果血小板计数 $> 50 \times 10^9/L$，治疗性抗凝是安全的。如果血小板计数在 $(30\sim50) \times 10^9/L$，可以选择普通肝素抗凝，因为其抗凝作用容易被逆转及其对肾脏的安全性。如果血小板计数 $< 30 \times 10^9/L$，不进行抗凝或减少抗凝剂量，但鼓励机械性血栓预防，并要处理血栓的危险因素（如移除中心静脉导管）。

3. 血小板减少合并凝血障碍　很多 ICU 患者出现凝血过筛试验异常，一般原则上不需要纠正，除非出现出血。虽然在有创操作（如大血管内插管）前广泛采用输注新鲜冰冻血浆（FFP）来纠正凝血障碍，但并没有证据支持这一做法。首先，凝血筛查异常并不预示出血；其次，使用 FFP 并不总能纠正凝血异常。一般来说，凝血酶原时间（PT）和活化的部分凝血活酶时间（APTT）比值 < 1.5 和血小板计数 $> 75 \times 10^9/L$ 是安全的，也有专家认为 < 2 也可以接受。

关于外科术后出血输注 FFP 和红细胞的比例问题上缺乏证据，但胃肠或产科出血与急性创伤性凝血障碍有相似的止血变化，早期使用 1∶1 和 1∶2 比例输注已被国际上广泛采用。也有研究认为，早期输注 FFP、血小板和红细胞的比例 1∶1∶1 与 1∶1∶2 相比，24 小时或 30 天死亡率无区别。血浆输注的增加并不是没有风险，输血相关性急性肺损伤（TRALI）增加，有发生为急性呼吸窘迫综合征（ARDS）和多脏器功能衰竭（MODS）的风险。一些欧洲中心放弃使用 FFP，专用凝血因子复合物，用血栓弹力（ROTEM®）来指导凝血酶原复合物（PCC）、因子XIII和纤维蛋白原的输注。也有人相信只需要补纤维蛋白原，以需求为基础同时给予氨甲环酸、红细胞和静脉输液。

最新的指南对于大手术出血的管理指出，纤维蛋白原水平应补充到 1.5~2.0g/L，而不是 1.0g/L。同样，重组VIIa 在出血患者中可以减少红细胞的使用，但不能减少死亡率，但还需要进一步评价。来自安慰剂对照的试验数据显示，这种说明书外应用明显增加动脉血栓的风险。

氨甲环酸是一种合成的赖氨酸衍生物，通过竞争性抑制纤溶酶原发挥抗纤溶作用。它可以用于所有的创伤患者的出血或具有出血危险的患者。有研究认为，越早给药越能降低死亡率，超过 3 小时给药增加死亡率，而创伤后血栓和发生率并没有增加。

4. 需要特殊处理的 ICU 患者的血小板减少

（1）假性血小板减少：较常见，血小板计数不一。由于取血管内血凝块或乙二胺四乙酸（EDTA）抗凝血中的血小板凝集所致，以致不能被自动细胞计数仪识别。应该首先除外。可以在血小板直方图中检查血小板聚集物情况，并且复习外周血涂片。多数情况下，诊断可以通过枸橼酸抗凝血检测到正常血小板计数来确认。自然发生的 IgM 抗体直接抗血小板膜 GPIIb/IIIa 表位，依靠 EDTA 的钙螯合表达，导致体外血小板凝集和假性血小板减少。这一点在用 GPIIb/IIIa 抑制剂治疗的患者中特别重要，因为该药诱导假性血小板减少和真性血小板减少的概率几乎一样，均 $> 3\%$。GPIIb/IIIa 诱导的假性血小板减少也可见于枸橼酸抗凝血中，所以显微镜检查血涂片排除血小板团块也是必要的。

（2）GPIIb/IIIa 抑制剂诱导的血小板减少：发生在 0.3%~1.6% 使用阿昔单抗、0.2%~0.4% 使用替罗非班和 0~0.2% 使用依替巴肽的患者。血小板减少通常发生在用药后头 24 小时内，说明这些患者在他们的血浆内已经有循环（自然获得的）抗体。在二次与药物接触后发生血小板减少的危险更高。同样，再次接触药物后严重的血小板减少（$< 20 \times 10^9/L$）发生更

频繁。通常血小板计数降至 $< 50 \times 10^9/L$，并且经常 $< 20 \times 10^9/L$，可以导致患者出血风险增加，因此推荐停用问题药物。停药后 2~3 天血小板计数回到正常，但当抗体影响到巨核细胞时，血小板减少的恢复时间延长。在这种情况下重要的是除外假性血小板减少，因为在急性冠脉综合征患者中停用抗血小板药物可能导致严重的合并症。如果出现明显的出血，可以输注血小板。对于可逆性结合的抑制剂替罗非班或依替巴肽诱导的血小板减少，血小板输注很少起作用，因为药物仍存留在循环中（两种药物半衰期为均 2 小时）。

（3）脓毒症/全身炎症反应综合征（SIRS）：脓毒症由针对感染的全身炎症反应构成。它是宿主反应，而不是主要决定患者结局的病原菌的特性。SIRS 表现为下述 2 项或 2 项以上：①体温 $> 38℃$ 或 $< 36℃$；②心率 > 90 次/分；③呼吸频率 > 20 次/分或 $PaCO_2 < 4.3kPa$；④白细胞计数 $> 12 \times 10^9/L$，$< 4 \times 10^9/L$ 或不成熟白细胞 $> 10\%$。脓毒症定义为由确认的感染引起的 SIRS。严重的脓毒症伴有脏器功能失调、低灌注或低血压和 30%~50% 的死亡率。感染性休克定义为伴低血压（收缩压 $< 90mmHg$ 或从基础值下降 $> 40\%$）的严重脓毒症，并且没有低血压的其他原因或没有血管收缩或血管加压治疗，尽管给予了适当的液体补充。在大多数严重脓毒症患者中，凝血系统被激活，表现为凝血酶激活标志的升高如凝血酶-抗凝血酶（TAT）复合物和凝血酶原片段 1+2（F1+2）。同样，纤溶增加，伴 D-二聚体水平升高。由于消耗造成的蛋白 C 和抗凝血酶水平增加也常见。凝血激活可以导致循环凝血因子消耗和继发 DIC。脓毒症患者血小板减少与宿主反应的失调有关，提示预后不良。治疗需要控制原发病、抗生素治疗和支持治疗。血小板输注推荐用于 WHO 2 级或以上的出血患者（大于轻度失血如鼻出血、血尿、呕血），但像感染组织清创这样的介入治疗需要预防性血小板输注。严重脓毒症患者血小板计数 $\leq (10~30) \times 10^9/L$ 和 $\leq (20~30) \times 10^9/L$ 伴明显出血倾向，推荐预防性输注血小板。

（4）创伤：创伤的凝血障碍由血液稀释、酸中毒、低温、凝血因子丢失和消耗以及纤溶亢进组成，所有这些都需要伴随的治疗。输注浓缩红细胞、浓缩血小板和 FFP 的比例争议较大，但早期 FFP 和血小板与红细胞一起输注可能会带来生存获益。在活动性出血的创伤患者中，单独输注血小板通常不能止血，但在外科止血之前可以作为桥接治疗。最近的指南推荐，创伤患者血小板计数应维持 $> 50 \times 10^9/L$，有活动性出血和（或）创伤性脑损伤的患者应 $> 100 \times 10^9/L$。创伤也常伴有血小板功能缺陷，因此在严重创伤时血小板输注的启动值应相对宽松。应尽早使用氨甲环酸纠正纤溶亢进。一项研究显示，氨甲环酸先静脉输注 1g，然后 1g 输注 8 小时，可以减少成人创伤患者的死亡率。

（5）弥散性血管内凝血（DIC）：DIC 的特点是凝血瀑布的全身激活，导致弥散性纤维蛋白的形成。血小板计数的减少尽管是非特异性的，但却是 DIC 敏感的指标。DIC 的诊断依赖于基础疾病的存在和凝血酶原时间（PT）、部分凝血活酶时间（APTT）、纤维蛋白原、血小板和 D-二聚体，用国际血栓止血学会（ISTH）或日本急诊医学协会标准（JAAM）来计算 DIC 积分，详见 DIC 章节。血小板输注标准参见 2016 年国际 DIC 支持治疗的专家共识，即如果存在 DIC 伴出血，输注阈值为 $50 \times 10^9/L$；如不伴出血，为 $(20~30) \times 10^9/L$。因为 DIC 可以导致微血管堵塞，所以输注血小板也应该小心。

（6）免疫性血小板减少（ITP）：虽然 ITP 的患病率为 $(3~5)/10^6$，但在 ICU 患者中极少见。ITP 的治疗见 ITP 章节。血小板输注一般无效，但大量输注可以止血，甚至增加血小板计数，因此推荐作为除静脉免疫球蛋白（IVIG）和激素外 ITP 威胁生命出血的一线治疗。一般在出血控制前要输 5 个以上治疗单位的血小板。ITP 患者也有血栓增加的风险，甚至是在进行神经外科手术的颅内出血的患者中。这些患者血小板减少本身并不一定能防止处于高危情况下的血栓。在出血症状消失、血小板对治疗有反应和血小板计数 $> 20 \times 10^9$/L 时，应该给予血栓预防，减少急性血栓和肺栓塞的危险。

（7）药物诱导的血小板减少（DIT 和 DITP）：药物相关性血小板减少在 ICU 患者中相对少见，而药物诱导的非免疫性血小板减少（DTP）（如骨髓抑制）占绝大多数。除 HIT 外，药物诱导的免疫性血小板减少（DITP）明显少于 DTP。与 DTP 相比，DITP 表现为 1~2 天内迅速的血小板计数下降，通常出现在一种新的药物治疗后 5~14 天，血小板最低值 $< 20 \times 10^9$/L，几乎总伴有皮肤和黏膜出血。无论是 DTP 还是 DITP，治疗最重要的是停药，一般来说是足够的。此后血小板计数的恢复时间取决于药物的半衰期，但并不能区别是 DTP 还是 DITP。通常在 5 个半衰期后，停药后 3~5 天内血小板上升。相对缓慢下降的血小板计数，特别是血小板最低值 $> 20 \times 10^9$/L，不支持 DITP 的诊断。如果 DITP 患者出现大出血，推荐用 IVIG 1g/（kg·d）×2 天。严重威胁生命的出血可给予血小板输注。激素一般无效。153 种药物临床上可能引起血小板减少，但只有 16 种符合 DITP 确切的实验室诊断标准，其中包括甲氧苄啶/磺胺甲噁唑、万古霉素、青霉素、头孢曲松、布洛芬和米氮平。

（8）肝素诱导的血小板减少（HIT）：HIT 是在肝素存在的情况下，血小板激活抗体的出现导致一种免疫介导的不良药物反应。在 HIT 中，抗血小板第 4 因子（PF4）/肝素复合物的 IgG 抗体诱导血管内血小板的激活和血栓形成，导致静脉和（或）动脉血栓风险的增加。在 ICU 患者中 HIT 的发病率相对较低（约 0.3~0.5%），而非 HIT 的血小板减少为 30%~50%。HIT 通常表现为轻至中度的绝对（50×10^9/L~70×10^9/L）或相对（血小板计数减少 30%~50%）血小板减少。在首次应用肝素的患者中，多在肝素使用后 5~14 天出现此事件是产生抗 PF4/肝素抗体中位时间的 2 天后。在近期（< 100 天内）应用过肝素的患者中，血小板减少可在 24 小时内发生，原因是循环中已有 PF4/肝素抗体的存在。血小板减少作为 HIT 唯一表现者称为"孤立性 HIT"，它被认为是一种血栓前状态，后续的血栓发生率可以高达 20%~50%。虽然有血小板减少，但出血少见。早期出现的血小板减少或血小板计数 $< 20 \times 10^9$/L 通常不是 HIT。血栓合并症主要累及静脉。其他少见的合并症包括皮肤坏死、肾上腺出血性坏死（最常见于 ICU HIT 患者，由肾上腺血栓所致）或静脉输注肝素后的过敏样反应。

重症患者 HIT 的诊断是个特别的难题，因为 HIT 两个主要的症状（血小板减少和血栓）对 HIT 都不是特异的。抗 PF4/肝素抗体阴性可以除外 HIT（高阴性预测值），但抗 PF4/肝素抗体阳性本身不能确定诊断。PF4/肝素抗体的阳性率远远高于临床 HIT，而且 HIT 在 ICU 经常被过度诊断，特别是诊断只根据抗体的阳性结果（PF4/肝素 ELISA 法和颗粒凝胶免疫法）。血清素释放试验（SRE）敏感性差，特异性强，是诊断的金标准。如有条件做，对诊断帮助更大。因此，目前临床上往往通过 4Ts 评分（表 9-18-3）结合 ELISA 法抗体检测，对 HIT 患者做出最后诊断。血清学证实的 HIT 静脉或动脉的血栓发生率为 50%~75%。

如果临床高度怀疑 HIT，仅仅停用肝素是不够的。为了防止新的血栓形成，需要非肝素抗凝剂治疗。目前有两大类抗凝药物用于 HIT 的治疗，分别为直接凝血酶抑制剂包括重组水蛭素（来匹卢定和地西卢定）、阿加曲班和比伐卢定以及间接（抗凝血酶依赖性）因子 Xa 抑制剂包括达那肝素和磺达肝素。其中达那肝素、来匹卢定和阿加曲班批准用于治疗 HIT。如果给予治疗剂量，这些抗凝剂均有明显大出血的风险（0.8%~1.25%/治疗天），并且没有解药。因此，在低/中度临床可能性 HIT 患者可以使用预防抗凝剂量以减少出血风险，并等待实验室结果。而达那肝素具有较好的有效性和安全性。急性 HIT 不能给予维生素 K 拮抗剂华法林,后者可以耗竭蛋白C,在HIT极度高凝状态下,诱导静脉性肢体坏疽。

表9-18-3　HIT临床诊断的"4Ts"预测评分系统

4Ts	2分	1分	0分
血小板计数下降 （thrombocytopenia）	＞50% 或（20~100）×10⁹/L	30%~50% 或（10~19）×10⁹/L	＜30% 或＜10×10⁹/L
血小板减少 发生的时间 （time）	5~10天; 或≤1天（近30天内有肝 素应用史）	＞10天或不清楚; 或≤1天 （近30~100天内有肝素应用史）	≤1天（无近期肝 素应用史
血栓形成 （thrombosis）	新发血栓形成（确诊）;皮 肤坏死;急性全身反应	进展性、复发性或无症状血栓 形成;非坏死性皮肤损害（红 斑）;可疑血栓形成	无血栓形成
血小板减少的其他 原因（other cause for thrombocytopenia）	不存在	可能存在	明确存在
总积分	6~8分:高可能性	4~5分:中可能性	0~3分:低可能性

（9）血栓性血小板减少性紫癜（TTP）:TTP临床主要表现为五联征,即血小板减少、Coombs试验阴性的微血管病性溶血、肾损害、神经系统症状和发热。但临床典型的五联征并不常见,其中最核心的是血小板减少和微血管病性溶血性贫血,其他表现可以没有。在实验室检查中,外周血涂片可以发现红细胞碎片,可以发现网织红细胞升高、乳酸脱氢酶升高和结合珠蛋白水平极低或测不出。

TTP分为遗传性和获得性两大类,获得性又分原发性（绝大多数）和继发性（15%）,后者包括妊娠、骨髓移植、药物、感染和肿瘤等。TTP患者vWF裂解酶ADAMTS13减少（遗传性或自身抗体导致的获得性）,使vWF多聚体不能解聚,超大分子vWF多聚体诱导微循环中的血小板聚集,导致TTP的发生。少数TTP患者的这些抗体是由药物触发,这些药物包括噻氯匹定、氯吡格雷（少见）、丝裂霉素C、奎宁、环孢素和某些化学药物,必须停用这些药物。

目前对于大多数成人最基本的治疗方法是血浆置换,它可以移去ADAMTS13自身抗体,并且补充ADAMTS13活性。虽然血浆置换可以帮助大部分原发性TTP患者渡过急性期,但对致病性抗ADAMTS13自身抗体的产生并无多大帮助,因此应同时常规使用糖皮质激素,并把更强的免疫抑制治疗留给难治或复发的病例（如利妥昔单抗＋血浆置换）。一般禁止输血小板,因为它可以加重微血管内血栓的形成。

ICU医生需要警惕的是术后TTP。因为术后的很多并发症和TTP类似,临床上不易识别,可能延误救命的血浆置换。术后TTP出现于术后2~19天,提示具有不同的发病机制。非免疫介导的术后TTP可能发生较早,是由围术期ADAMTS13消耗增加所致。免疫介导的术后TTP可能发生较晚,是由ADAMTS13抗体导致其水平下降所致。

（10）溶血尿毒症综合征（HUS）:HUS临床主要表现为微血管病性溶血性贫血、血小板减少和急性肾衰竭三联征,如此前有腹痛、腹泻,要警惕大肠杆菌O157∶H7感染。因为HUS大多数病例（包括大于90%儿童）继发于大肠杆菌（O157∶H7,O111∶H8,O103∶H2,O123,O26）和其他细菌如肺炎链球菌,少数病例为家族性和散发性,其中大多数与补体异常有关。ADAMTS13 活性无明显减少。与感染相关者主要为支持治疗,与补体异常相关者可以做血浆置换,其他治疗包括人源化抗 -C5 单抗(eculizumab)和肾移植。

(11)HELLP 综合征:HELLP 综合征是发生在中期和晚期妊娠或产后的一种严重合并症,其特点为溶血(hemolysis)、肝酶升高(elevated liver enzymes)和血小板计数下降(low platelet count),发生率为所有妊娠的 0.5%~0.9%,严重先兆子痫的 10%~20%。严重的血小板减少和肝功异常可以在没有明显的高血压或蛋白尿时出现。产后可能加重,再次妊娠大约可以有 3% 复发的风险。HELLP 偶尔出现在产后,通常在分娩后 48 小时内,但很少迟于6 天。常见的临床表现包括恶心、乏力、上腹或右上象限腹痛和水肿。10%~20% 的新生儿死亡率是胎盘缺血所致,母亲死亡率 < 1%。分娩是治疗的选择,虽然体征可以持续更长时间,但通常在 24~48 小时内完全恢复。HELLP 综合征与妊娠相关的血栓性微血管病的鉴别非常重要(表 9-18-4)。发热很少在 HELLP 中出现,并通常是一个鉴别点。当产后血栓性微血管病不能解决时,应该修正先兆子痫的诊断。目前没有诊断试验。与血栓性微血管病的鉴别主要以病史、体检和常规实验室检查为基础。

表 9-18-4 妊娠相关性血栓性微血管病的鉴别诊断

诊断	TTP	HUS	AFLP	HELLP	严重PE
发病率(/10⁵ 妊娠)	1	1	10	200	1000
发作时间	任何时间,产后	产后	30 周后	20 周后,产后	20 周后,产后
损伤的组织病理	广泛血小板血栓	只有肾小球血栓	微血管脂肪变性	肝细胞坏死和门脉旁窦纤维蛋白沉积	肾小球内皮肥大和胎盘血管堵塞
溶血	+++	++	0-+	++	+
血小板减少	+++	++	+-++	++	++
凝血障碍	–	–	+-+++	0-+	0-+
CNS 症状	+++	0-+	–	+/–	0-+
肝脏疾病	+/–	+/–	++-+++	++-+++	+
肾脏疾病	+/–	+++	+	0-+++	+
高血压	少见	0-+	–	0-+	+++
对胎儿影响	胎盘坏死可以导致胎儿宫内发育迟缓和死亡	无	1/5 妇女怀有 3- 羟酰辅酶 A 脱氢酶缺乏胎儿	与胎盘缺血和增加的新生儿死亡有关	胎儿宫内发育迟缓,偶尔死亡
对分娩的影响	无	无	痊愈,但可能一过性恶化	痊愈,但可能一过性恶化	痊愈,但可能一过性恶化
ADAMTS13 活性	< 10%	> 10%	> 10%	> 10%	> 10%
治疗	尽早血浆置换	支持 ± 血浆置换	支持 ± 血浆置换	支持,如果持续,考虑血浆置换	支持 ± 血浆置换

注:*:TTP:血栓性血小板减少性紫癜,HUS:溶血尿毒症综合征,AFLP:妊娠急性脂肪肝,HELLP:溶血、肝酶升高、血小板减少,PE:先兆子痫

（12）输血后紫癜（PTP）和被动同种免疫性血小板减少：PTP少见，一般血小板计数＜$10 \times 10^9/L$，如果患者在过去2周内输血应该考虑。PTP最常由针对人血小板抗原（HPA）-1a的血小板同种抗体引起。具有代表性的是女性在过去的妊娠过程中针对这种同种抗原产生免疫。最近输注HPA-1a阳性的血细胞成分（红细胞和血小板），可以触发来自记忆B细胞的反应，使抗体水平突然增加，也破坏自体（抗原阴性）血小板。治疗为对症治疗，即IVIG 1g/kg体重连续2天。

被动同种免疫性血细胞减少，是通过输注血浆或红细胞输入了血小板抗-HPA-1a或抗-HPA-5b同种抗体所致。输注后迅速出现严重的血小板减少。输入的抗血小板抗体与患者血小板结合，然后被单核-吞噬细胞系统清除。一般血小板计数＜$20 \times 10^9/L$。

二、血栓栓塞性疾病

重症患者不仅发生出血的风险增加，而且发生静脉血栓栓塞（VTE）的风险也增加。VTE主要包括深静脉血栓（DVT）和肺栓塞（PE），是重症患者的一种常见合并症。因为心肺储备能力下降，VTE患者患病率和死亡率明显增加。不进行血栓的预防，VTE在ICU的发病率为15%~60%。在2项涵盖8000例以上普外科患者的荟萃分析中，皮下注射普通肝素（UFH）可以减少60%~70%DVT和致死性PE的相对风险。最近，一项意大利的研究显示，促进DVT预防的多种方法干预（ICU入院时启动药物预防的自动电子报警、12小时内包括使用弹力袜的清单形式的护理方案），可以使高危ICU患者DVT的发生率降低到2.6%。VTE的风险取决于重症患者的病因。目前VTE的预防在国际上已经成为医院评审和护理质量检查的内容。

DVT的发病率在一般内科-外科ICU人群中为28%~32%，但在创伤患者中高达60%，在急性缺血性卒中患者甚至高达70%。在偏瘫患者中，1%~2%出现致死性PE。ICU患者的临床情况（插管、镇静、精神状态的变化）经常掩盖VTE的一些常见症状。因此，在重症患者中，95%的DVT临床表现不明显。

在普通的医疗群体中通过筛查，无症状近端DVT患者的40%~50%也有无症状的PE。在ICU中，PE的发病率很难评价。插管患者不能进行有意识的吸入动作限制了在ICU使用通气灌注扫描（VQ扫描），而已经有肾损害的重症患者胸部CT造影剂肾病风险的增加也阻碍了筛查ICU的PE患者。ICU尸检患者的7%~27%有附带发生的PE，估计这些PE患者的1%~3%是致死性的，并且是患者的死亡原因。虽然ICU患者尸检前后诊断的差异率为20%~45%，但由于较低的尸检率（国外6%~8%）和选择的偏倚，尚不清楚整个ICU患者群的死因，PE造成的真正死亡率也不会准确。

更重要的是，大多数重症患者不能耐受VTE，因为他们的生理储备已经很有限，特别是由于较差的心肺储备功能而不能耐受PE。同时，ICU中的许多患者缺乏用足量抗凝治疗的条件，因为他们不是出血的风险增加，就是不能耐受发生的出血。因此，在ICU中，有效的预防策略显得更加重要，对待VTE最好的办法就是预防。

（一）危险因素

了解VTE相关的危险因素将增加诊断的可能性。Virchow三联征描述了血块形成前的3个基本原则：血管内皮损伤、血液组成的改变或高凝状态以及正常血流障碍或淤滞（表9-18-5）。

表 9-18-5　Virchow 三联征和 ICU 静脉血栓栓塞风险

	高凝状态	血液淤滞	血管损伤
大手术	×	×	×
创伤	×	×	×
急性心肌梗死		×	
充血性心力衰竭		×	
卒中		×	
烧伤		×	
脓毒症	×	×	
导管	×	×	×

已知的增加医院获得性 VTE 风险的危险因素包括年龄 > 75 岁、制动、介入操作和存在某些伴随情况,如充血性心力衰竭、急性感染或肿瘤。与一般医疗群体一样重症患者不仅具有多个 VTE 危险因素,他们也有 ICU 获得性危险因素(表 9-18-6)。来自机械通气、镇静和血流动力学影响的长期制动,几乎一致影响所有 ICU 入院患者,是 VTE 的独立危险因素。与此相同的是,进行有创检查和操作如插入中心静脉导管给予生命支持,进一步增加发生 VTE 的风险。而且,其他增加血栓形成的危险因素包括血管加压剂的使用、脓毒症的存在(因为它可以激活凝血连锁反应)或急性心肌梗死或卒中。

表 9-18-6　ICU 获得性危险因素

一般医疗危险因素	ICU获得性危险因素
高龄	制动
肿瘤	卒中
近期手术	创伤
以前静脉血栓栓塞	机械通气
妊娠	有创操作 / 检查
肥胖	中心静脉插管
口服避孕药	脓毒症
肾病综合征	心衰
遗传性或获得性易栓症	血管加压剂使用
炎性肠病	心肺衰竭

总之,在这一患者群中多种危险因素的存在,使这些患者处于发生 VTE 的极度危险中。这些知识应该促使内科医生总是在评价 ICU 患者的风险,因为血栓形成是可以预防的。在超过 8000 例普通外科患者的两项荟萃分析中,皮下注射普通肝素(UFH)可以使 DVT 和致死性 PE 的相关风险减少 60%~70%。因此通过认真的努力和关注,DVT 的高发病率可以明显下降。

（二）诊断

许多 ICU 患者因为他们的疾病状态（如精神状态的改变、镇静、插管），VTE 的诊断经常被忽视。在 ICU 中，DVT 和 PE 常见，但不易被察觉。绝大多数超声证实的 DVT 在体格检查中并不能被发现。危险度分层筛查工具和诊断试验如 D- 二聚体，在这一群体中并不可靠。因此，临床医生必须保持警惕寻找 VTE 征象，在评价过程中不断考虑这一疾病。

在 ICU 中，大多数血栓是无症状的，并且局限在小腿的深静脉。但随着时间的推移，未治疗的小腿静脉血栓的 20%~30% 向近端扩展到大腿，如果不治疗可以造成 40%~50%PE 危险。而不治疗的 PE 至少有 25% 的死亡率。在最近一项前瞻性研究中，ICU 住院患者每 2 周做一次腿部超声，25/261（9.6%）例患者有近端 DVT，另外 4 例患者在出院后出现近端 DVT。除 1 例外其他所有的这些 DVT 临床上都没有被怀疑，而且尽管进行了常规血栓栓塞预防，仍然发生了 DVT。在一项多中心前瞻性队列研究中，为了确定低分子肝素（LMVH）达肝素钠在重症肾损害患者生物体内积聚性，7/138（5.6%）例患者检测到了近端 DVT。在一项重症内科 - 外科患者 UFH 和 LMVH 达肝素钠的试验中，每 2 周做超声筛查近端 DVT，11/120（8.6%）例患者发现下肢 DVT，而此前这些 DVT 没有一例被临床医生诊疑。在内科 - 外科 ICU 患者中，每 2 周分别独立地用加压超声筛查 DVT 和同时用体格检查发现 DVT，证实病史和体检对重症患者筛查下肢 DVT 是无用的。

在重症患者中，临床可疑的 PE 仍然是个问题。机械通气患者突然出现低血压、心动过速或低氧血症，可能是未发现的 PE。PE 也可能是重症患者难以脱离机械通气的原因。在一项研究中，13/34（38.2%）例已知 DVT 但没有 PE 症状的重症患者，通过通气 - 灌注扫描诊断为 PE。具有心肺储备功能障碍的 ICU 患者，甚至一个小的 PE 可能导致严重的或致死性后果。在一项尸检研究中，59/404（15%）例住院患者死后发现 PE。在另一项研究中，死于 PE 的 14/20（70%）例患者 PE 没有被怀疑。在一项 25 年纵向研究中，9% 的患者尸检时发现 PE，这些 PE 患者的 84% 在死前没有被怀疑。今天，VTE 仍然是重症患者最常见的未被怀疑的尸检结果之一。

重症患者影像学证实的 DVT 的发病率可以从 10% 到 100%，主要取决于使用的筛查方法和诊断标准。DVT 的超声多普勒筛查已成为当今 ICU 每天患者临床评价的一部分，并强调标准化技术，如从腘静脉到股静脉 6 个部位的检查、残留血栓的测量和每周或每 2 周的检查间隔，直到出院或出院后。在内科 - 外科 ICU 中，每周或每 2 周做 1 次超声筛查，DVT 的发生率为 5%~10%。关于 DVT 和 PE 的诊断方法，在相关章节中已有描述，在此不再赘述。

（三）治疗和预防

积极治疗和预防 ICU 患者的血栓和栓塞将改善患者的患病率和死亡率。普通肝素（UFH）、LMWH 和磺达肝素都是治疗和预防的选择（表 9-18-7）。选择使用哪一种肝素，取决于是否需要快速纠正抗凝。普通肝素可以完全被硫酸鱼精蛋白纠正，而 LMWH 可以被部分纠正，磺达肝素则不能被纠正。与 LMWH 相比，UFH 的主要优点是避免从肾脏清除，适用于肾功能不全的患者。而 LMWH 可以减少 HIT 的可能。在 ICU 患者的 VTE 的预防中，目前只有一项大型的研究显示，在减少有症状和无症状 PE 中，LMWH 优于 UFH。

大多数直接口服抗凝剂（DOAC）（直接因子 Ⅱa 抑制剂如达比加群酯、直接因子 Xa 抑制剂如利伐沙班、阿哌沙班和依度沙班）已被批准用于治疗 DVT 和 PE，并且与 LMWH 和磺达肝素接续维生素 K 拮抗剂治疗，具有相同的疗效和安全性。这些新的口服抗凝剂也已经开始用于心房颤动 VTE 的一级和二级预防，但在 ICU 的研究较少。有 2 项在内科 ICU 患者中的大型研究证明，它们并不优于 LMWH，其口服、依赖于肾脏排泄和无解救剂的特点，使其在 ICU 患者 VTE 的预防中受限。

表 9-18-7　使用的非经肠抗凝剂的特点

抗凝剂	半衰期	代谢	监测
UFH	30 分钟	内皮细胞摄取	APTT
LMWH	3~7 小时	肾	抗 - Xa 水平（只在需要时）
磺达肝素	13~30 小时	肾	抗 - Xa 水平（只在需要时）
阿加曲班	40 分钟	肝	APTT（可能增加 PT/INR）
来匹卢定	80 分钟	肾	APTT（可能也增加 PT/INR）
比伐卢定	25 分钟	肾和蛋白裂解	APTT

缩写：UFH：普通肝素；LMWH：低分子肝素；APTT：活化的部分凝血活酶时间；PT：凝血酶原时间；INR：国际正常化比值

1. 大面积肺栓塞和肺栓塞的治疗　经过确诊和治疗的 PE 死亡率＜ 8%，但未治疗的 PE 死亡率约 30%。大面积 PE 死亡率为 18%~30%，并可能存在休克、呼吸困难和谵妄。在大面积 PE 和血流动力学不稳定的患者中，迅速的危险度评估是最重要的，床旁超声心动图已经成为最流行的工具。多层胸部 CT 对于辨别受益于溶栓和栓子切除的患者也是有用的工具。心脏生物标志物包括肌钙蛋白和尿钠肽是右室功能敏感的标志。低水平肌钙蛋白、B 型尿钠肽（BNP）和 NT 末端前 BNP(proBNP)，是对辨别临床过程不平稳患者高度敏感的检测。多层胸部 CT 不仅对诊断或排除 PE 有用，而且也对评价危险度有用。在重构的 CT 四室视图上右室与左室的尺寸比＞ 0.9 提示患者的早期死亡增加。

在 DVT 和 PE 患者的治疗中，LMWH 和磺达肝素的作用等同于或优于 UFH。DVT 溶栓的效益风险比可疑，但推荐用于不稳定的 PE 患者，尽管这些患者只占所有住院 PE 患者 5% 以下。PE 链激酶 / 尿激酶溶栓的临床试验可以迅速成功地降低肺动脉压，可以在肺扫描和 12 和 24 小时动脉脉搏图上看到。接受溶栓治疗与接受肝素治疗相比，死亡率没有总体下降。溶栓治疗在亚大面积肺栓塞的使用仍有争议。溶栓治疗的禁忌证包括活动性内出血、2 个月之内的卒中和颅内疾病如肿瘤或脓肿。相对禁忌证包括 10 天内的手术或脏器活检、不能控制的高血压和妊娠。

阿替普酶（组织纤溶酶原激活物，t-PA）：10mg 静脉注射 1~2 分钟内，然后 90mg iv 输注 2 小时（＜ 65kg 患者最大剂量 1.5mg/kg）。链激酶：250 000U 静脉输注 30 分钟以上，然后 100 000U/h，根据临床情况输 12~72 小时，用凝血指标监测。阿替普酶简化的治疗方法为 0.6mg/kg 15 分钟以上，已在许多中心成功地使用，在 2 个随机的研究中证实与标准方案效果相同。最近有有创操作的患者如肺动脉脉搏图或放置静脉滤网，出血合并症较高。报道的颅内出血发病率约 2%，老年人和控制不佳的高血压患者发病率较高。大出血率 11%~20%。

放置下腔静脉滤网（IVC）的适应证是：①抗凝治疗绝对禁忌并有活动性 DVT 患者；② PE 伴有将插入的 IVC 水平以下的血栓。PREPIC 研究 8 年随访证实，腔静脉滤网可以减少 PE 风险但增加 DVT 风险，而对生存并没有影响。作者认为，使用腔静脉滤网虽然对高危 PE 患者有益，但不推荐在 VTE 一般群体中广泛地使用。需要进一步的临床试验来评价腔静脉滤网的安全性和有效性,特别是对可取回的滤网。目前的观点是,暂时的下腔静脉滤网应该用于暂时的抗凝禁忌的 ICU 患者,一旦启动抗凝应该尽快取出。

对于虽然采取积极的内科治疗但病情恶化的患者,应考虑外科干预。难以获得栓子切除术和内科治疗的随机研究。溶栓治疗在 15%~20% 患者中是失败的。外科栓子切除术的死亡率约 0%~40%,血流动力学不稳定时间较长、需要心肺复苏和插管、使用大剂量儿茶酚胺、代谢和呼吸性酸中毒和尿量减少的患者死亡率较高。早期诊断和治疗可以改善结局。

2. 血栓的预防 目前尚没有办法预测哪些高危患者会发生症状性 VTE,而大面积 PE 经常在没有预兆的情况下发生,并且常常是致死的。关于内科和外科患者血栓预防的临床试验很多,但关于 ICU 患者的却很少。将内科和外科患者的资料推断到重症患者并不容易,因为在这些患者群中风险效益比明显不同。目前已经有 2 个关于 ICU 患者血栓预防的系统回顾。

血栓的预防一般分为两种:化学性和机械性。鲜有例外,血栓预防应该用于所有 ICU 患者。预防方法应该以平衡出血和血栓风险为基础。化学药物预防禁忌的高风险出血或明显血小板减少患者,应该给予机械性预防措施,包括单独予压力梯度长袜(GCS)和间歇性充气压迫装置(IPC)或两者的结合,直到出血风险减少和开始肝素预防。最近的 3 项随机研究显示,与无机械性预防相比,IPC 可以减少 ICU 患者 VTE 的发生率;但与其他预防措施相比,GCS 的作用知道的不多。

另一个关注的问题是化学抗凝药物的代谢问题,特别是在肾脏代谢的药物。因为患者的年龄、伴随疾病(如高血压、糖尿病)或需要 ICU 监护的急性疾病过程(如脓毒症、急性心肌梗死),ICU 患者经常出现肾功能损害。至今尚没有前瞻性数据描述 ICU 患者肾功能不全对 LMWH 代谢的影响。现有的数据提示用 LMWH 预防一般是安全的,并不明显增加严重肾功能损害的重症患者出血的风险。

应该每天检查预防措施,并根据患者的临床状态的需要改变预防措施。应该用电子表单的形式每天评价 ICU 患者的血栓和出血的风险。预防不应该被操作或手术中断,除非有特别高的出血风险。像插入或移除硬膜外导管这种操作,必须计划与抗凝作用的最低值保持一致。表 9-18-8 列出了重症患者血栓预防的建议。在创伤患者中,一项随机的临床试验证实,对于血栓的预防 LMWH(依诺肝素 30mg 每日 2 次)优于 UFH(5000U 每日 2 次)。在缺血性卒中患者中,荟萃分析显示,LMWH 在血栓的预防上优于 UFH,而并不增加颅内出血或大出血的风险。

表 9-18-8　重症患者 VTE 预防建议

出血风险	血栓风险	预防
低	中	小剂量肝素(LDH)5000U sc 每日 2 次或 LMWH* 预防剂量
低	高	LMWH* 血栓预防剂量
高	中 如内科或术后患者	压力梯度长袜或间歇性充气压迫和 LMWH
高	高 如大创伤、骨科手术	压力梯度长袜或间歇性充气压迫和 LMWH

注:*:达肝素钠(法安明)5,000units sc od 或依诺肝素(克赛)40mg sc od 或依诺肝素 30mg sc 每日 2 次或那屈肝素钙(速碧林)65IU/kg sc od

血栓预防未达到标准或没有接受预防的患者应该做多普勒超声筛查。高危患者血栓预防应该继续到出院,这期间包括住院康复。美国胸科医师协会(ACCP)指南也推荐,在继续制动的患者中血栓预防应该继续到出院后。

三、特殊情况

(一)遗传性和获得性血管性血友病

如果出现不能解释的出血,应考虑遗传性出血性疾病的迟发表现,应该寻找容易挫伤和出血的个人和家族史。轻型血管性血友病(vWD)偶尔在成年首次发病,表现为损伤后或术后持续渗血。

获得性 vWD 可以发生在 ICU,是由于自身抗体或更常见的高分子量血管性血友病因子(vWF)多聚体的分解所致。后者见于体外膜氧合和左室辅助装置,这种装置导致的剪切力破坏高分子量多聚体;而前者见于主动脉瓣狭窄患者,也可以由于 vWF 的抗血管生成作用的去除导致胃肠道出血(Heyde 综合征),造成胃肠血管发育不良。

获得性 vWD 的治疗,既可以用 1- 去氨基 -8-D- 精氨酸升压素,刺激内皮细胞释放残留的 vWF 储存;也可以输注 vWF 浓缩物,具有较高的有效率。可以考虑抗纤溶药物缓解皮肤黏膜出血。由于高剪切力所致的获得性血友病,如果可能,需要去除病因。

(二)纤溶所致的出血

当过度的纤维蛋白溶解威胁血块的完整性时称为纤溶亢进。异常的纤溶活性作为出血的原因可能被忽略,特别是在肝病时,而且由于缺乏特异性常规检测而难以诊断。如果止血的替代治疗后继续出血,与 DIC 相比血小板水平相对保持在一定数量,但纤维蛋白原水平不成比例地降低,D- 二聚体水平不成比例地升高,临床上应该怀疑纤溶所致的出血。血栓弹力图可以粗略地区别纤溶激活与凝血因子缺乏所致的出血。特别是在肝病和播散性恶性肿瘤患者中,应该考虑纤溶所致的出血。氨甲环酸对控制出血有一定作用,但应该给予血栓的预防。

(三)肾衰竭

在 ICU 中一个特殊的问题是 LMWH 在肾功能不全的重症患者中的使用。入住内科 - 外科 ICU 的 20%~40% 患者,将表现为严重的肾功能不全,计算的肌酐清除率 < 30ml/min 或需要肾替代治疗。对于连续的血液滤过,经常使用 UFH 或 LMWH。与 UFH 相比,LMWH 与血浆蛋白、内皮细胞和巨噬细胞结合的减少,使它的生物利用度更好、半衰期更长和对肾脏清除的依赖。因此,血栓专家们推荐,在肾功能不全的患者中,应该监测 LMWH 水平,或避免使用 LMWH 防止它的生物聚集和出血风险增加。

有研究证实,在严重的肾功能不全的重症患者中,每天使用达肝素钠 5000U,不会造成生物积聚,也不会引起出血。这一结果也得到了系统回顾的证实。但磺达肝素半衰期长,没有解救药,完全依赖于肾脏的清楚功能,不应该用于重症患者的常规预防。

对于连续的血液滤过,一些单位也使用前列环素或局部使用枸橼酸盐。与肝素相比,局部枸橼酸盐抗凝比较流行,因为研究显示它可以延长过滤器使用寿命、明显减少出血风险和提高计划的滤过寿命。如果血浆抗凝血酶水平低,在连续进行血滤或其他体外循环的患者,在使用肝素的同时,偶尔需要抗凝血酶替代治疗。

(四)器官移植与血栓

实体器官移植受者有高于正常人群的 VTE 风险。有人统计,VTE 的累积发生率为肾移植受者 4.5%~9.1%，肝移植 0.4%~4.6%，肺移植 8.6%~29%，心脏移植 8.5%，但各种研究的随访时间变化较大。继发于长期免疫抑制治疗的高凝状态，被认为起重要的作用。然而围术期血栓和日后血栓的复发应该引起足够的重视。

1. 肾移植　某些肾移植受者血栓栓塞的危险性增加。这些患者的高凝状态持续终生，但在移植后前 6 个月最明显。在 1983 年欧洲透析和移植协会发表的一个大系列报道中，发生在肾移植受者死亡的 4.4% 是继发于肺栓塞。而不同研究采用不同的设计报道的血栓发生率差距也很大，为 0.6%~25%。第 1 次 VTE 发作后，约一半患者 VTE 出现复发。应该注意寻找肾移植患者 VTE 的危险因素（表 9-18-9）。但最近也有研究认为血栓的发生率较低为 0.91%，而出血的发生率较高为 2.1%，1% 的患者需要再次手术控制出血。因此，提出血栓预防应针对年龄较大的或有 VTE 病史的患者。上述研究多为回顾性的，仍需要前瞻性研究确认。

表 9-18-9　肾移植受者 VTE 可能的其他危险因素

免疫抑制剂	抗磷脂抗体
环孢素	同型半胱氨酸水平升高
皮质激素	肾病综合征
鼠源 CD3 单克隆抗体（OKT3）	移植前连续不固定的腹膜透析
西罗莫司	移植后红细胞增多
麦考酚酯	急性 CMV 感染

2. 肝移植　传统观念认为，慢性肝病患者存在低凝状态甚至出血倾向，因为常规的凝血试验常提示凝血酶原时间（PT）、部分凝血活酶时间（APTT）和凝血酶时间（TT）延长及纤维蛋白原降低。如果做抗凝因子和抗纤溶因子检查，则发现抗凝血酶（AT）和蛋白 C（PC）下降，抗纤溶活性也下降。如果进一步做凝血的整体试验如血栓弹力图，却发现慢性肝病往往处于一种高凝状态。这种高凝状态在肝移植后可能加重。

肝移植术已经成为比较成熟的手术。虽然围术期出血是一个主要的关注点，但是手术技术、麻醉护理以及术中连续监测和凝血异常治疗的进步，已经使出血的风险下降。相反，移植过程中和移植术后凝血系统被激活所致的高凝状态可能被低估。这种被重新平衡了的止血系统有可能使某些肝移植受者出现围术期血栓合并症。虽然比出血少见，但却需要特别关注，因为对患者和移植物的存活造成威胁。有报道，肝移植过程中心脏内血栓（ICT）和（或）肺栓塞（PE）的发生率为 1.2%~6.2%。这种较低的发生率可能和以前术中不常使用经食管超声检查有关。术中急性肝动脉血栓（HAT）更常出现于儿童，主要是因为儿童血管较细。早期术后肝动脉血栓的发生率成人为 2.5%~6%，儿童为 15%~20%。门静脉血栓（PVT）的发生率为 4.9%~10.6%，也主要发生在儿童。DVT 是较少见的合并症，以前报道发生率<3%，最近的报道有增加为 3.5%~8.6%。

由于出血和凝血障碍的风险，术后并不常规进行 DVT、HAT、PVT 或 PE 的抗血栓预防。临床实践和实验室数据证明，新的肝脏所带来的凝血系统稳定需要一些时间，血小板减少要持续数周。终末期肝硬化患者可能有 DVT 和 PE 的风险，某些患者有很高的血管血栓合并症的风险。因此，在这种情况下虽然缺乏预防性抗凝的研究和指南，但很多中心仍然推荐。最困难的决定是何时开始、怎样做和采用什么剂量。要与出血的风险进行权衡。术后抗凝可能影响或延迟急诊重新手术或其他有创性操作。最能从常规血栓预防中受益的是遗传性易栓症患者或接受大量 FFP、血小板或纤维蛋白原输注的患者。另外，能从中受益的还有活体供者移植、儿童移植、移植前 PVTs、重建供者动脉的移植物受者或合并复杂的门脉吻合或困难的门静脉血栓切除的患者。糖尿病、肥胖、肝癌和心血管疾病危险因素高的患者可能更能从预防性抗凝治疗中受益。预防性抗凝药物主要是 LMWH 和 UFH 或与阿司匹林的结合。已证实肝硬化患者 LMWH 的抗凝作用增强，因此应该减量。抗凝治疗过程中，应该密切监测凝血和抗凝血系统。

3. 肺移植　肺移植后的死亡率高于其他实体器官移植的死亡率。胸外科手术本身血栓栓塞合并症的风险增加。肺移植受者因为缺乏侧支支气管循环，肺血栓栓塞（PTE）可能是移植后呼吸衰竭相关的、主要的未被诊断的原因。肺移植受者 PTE 的发生率为 4%，38% 出现在移植后 30 天内。单肺移植受者，12% 诊为 PTE，其中 92% 影响植入。一旦诊为 PTE，11% 1 年内死亡，死亡的 75% 出现在移植后 30 天内。

最近的一项研究显示，肺移植受者 DVT 和 PE 的发生率高。这项研究包括了 117 例患者 123 次肺移植。中位年龄 63（17~77）岁。45 例患者（39%）出现下肢 DVT，53 例（45%）出现上肢 DVT，18 例（15%）出现 PE，这其中还包括 15%~29% 的患者未做相应检查。多因素分析显示，下肢 DVT、使用心肺旁路和单侧肺移植与生存率降低有关。因此，早期诊断、治疗和预防非常重要。

4. 心脏移植　心脏移植（HT）VTE 的发生率报道较少。最近有一篇关于 635 例心脏移植 VTE 发生率的报道，移植后 VTE 的发生率为 8.5% 和 12.7 次发作 /1000 患者 / 年。移植后第 1 年内 VTE 的发生率为 45.1 次发作 /1000 患者 / 年，超过 1 年为 8.7 次发作 /1000 患者 / 年。第 1 次 VTE 发生后 VTE 的复发率为 30.5 次发作 /1000 患者 / 年。慢性肾功能不全、年龄较大、肥胖和使用雷帕霉素抑制剂是 HT 受者 VTE 的独立危险因素。因此，VTE 是 HT 后的常见并发症，主要发生在术后 1 年内。因为复发率高，应考虑对第 1 次 VTE 发作的 HT 受者进行长期的抗凝治疗。

（马一盖）

参 考 文 献

1. Hunt BJ. Intensive and critical care. In: Key N, Makris M, Lillicrap D. Practical hemostasis and thrombosis. 3rd ed. Wiley-Blackwell, 2017: 414-432.

2. Greinacher A, Selleng K. Thrombocytopenia in the intensive care unit patient. Hematology Am Soc Hematol Educ Program, 2010: 135-143.

3. Thiele T, Selleng K, Selleng S, et al. Thrombocytopenia in the Intensive Care Unit-Diagnostic Approach and Management. Semin Hematol, 2013, 50(3): 239-250.

4. Greinacher A, Selleng S. How I evaluate and treat thrombocytopenia in the intensive care unit patient. Blood, 2016, 128(26): 3032-3042.

5. Thachil J, Warkentin TE. How do we approach thrombocytopenia in critically ill patients? Br J Haematol, 2016.

6. Squizzato A, Hunt BJ, Kinasewitz GT, et al. Supportive management strategies for disseminated intravascular

coagulation. An international consensus. Thromb Haemost, 2016, 115(5): 896-904.

7. Van der Linden T, Souweine B, Dupic L, et al. Management of thrombocytopenia in the ICU (pregnancy excluded). Ann Intensive Care, 2012, 2(1): 42.

8. Warkentin TE. How I diagnose and manage HIT. Hematology Am Soc Hematol Educ Program, 2011, 143-149.

9. Warkentin TE. Heparin-Induced Thrombocytopenia in Critically Ill Patients. Semin Thromb Hemost, 2015, 41 (1): 49-60.

10. Greinacher A, Heparin-Induced Thrombocytopenia. N Engl J Med, 2015, 373(3): 252-261.

11. Onwuemene O, Arepally GM. Heparin-induced thrombocytopenia: research and clinical updates. Hematology Am Soc Hematol Educ Program, 2016: 262-268.

12. George JN, Nester CM, McIntosh JJ. Syndromes of thrombotic microangiopathy associated with pregnancy. Hematology Am Soc Hematol Educ Program, 2015, 644-648.

13. Thomas MR, Robinson S, Scully MA. How we manage thrombotic microangiopathies in pregnancy. Br J Haematol, 2016, 173(6): 821-830.

14. Marks PW. Coagulation disorders in the ICU. Clin Chest Med, 2009, 30(1): 123-129.

15. Chen CM, Shorr AF. Venous thromboembolic disease in the intensive care unit. Semin Respir Crit Care Med, 2010, 31(1): 39-46.

16. Crowther MA, Cook DJ. Preventing venous thromboembolism in critically ill patients. Semin Thromb Hemost, 2008, 34(5): 469-474.

17. Boonyawat K, Crowther MA . Venous thromboembolism prophylaxis in critically Ill patients. Semin Thromb Hemost, 2015, 41(1): 68-74.

18. Boddi M, Peris A. Deep vein thrombosis in Intensive Care. Adv Exp Med Biol, 2017, 906: 167-181.

19. Musso D, Robaina GI, Figueroa C órdoba AV, et al. Symptomatic Venous Thromboembolism and Major Bleeding After Renal Transplantation: Should We Use Pharmacologic Thromboprophylaxis? Transpl Proc, 2016, 48: 2773e2778.

20. Feltracco P, Barbieri S, Cillo U, et al. Perioperative thrombotic complications in liver transplantation. World J Gastroenterol, 2015, 21(26): 8004-8013.

21. Kristensen AW, Mortensen J, Berg RM. Pulmonary thromboembolism as a complication of lung transplantation. Clin Transplant, 2017.

22. Evans CF, Iacono AT, Sanchez PG, et al. Venous Thromboembolic Complications of Lung Transplantation: A Contemporary Single-Institution Review. Ann Thorac Surg, 2015, 100(6): 2033-2039.

23. Alvarez-Alvarez RJ, Barge-Caballero E, Chavez-Leal SA, et al. Venous thromboembolism in heart transplant recipients: Incidence, recurrence and predisposing factors. J Heart Lung Transplant, 2015, 34(2): 167-174.

第十九节　与口腔黏膜有关的出血和血栓性疾病

口腔黏膜是指口腔内的湿润衬里，包括上下唇黏膜、颊黏膜、舌黏膜、口底黏膜、上腭黏膜、牙龈黏膜、涎腺组织黏膜，口腔黏膜病学是有关口腔和口周组织的健康和疾病研究的特殊学科，主要探讨与口腔疾病有关的内科学原则以及采用药物进行口腔疾病治疗规律，也有扩大到面痛症、颞下颌关节疾病及涎腺组织疾病。口腔黏膜出血可由局部因素所致，也可以是全身疾病在口腔中的表现。

一、与口腔黏膜有关的出血性疾病(遗传性、获得性)

(一)创伤相关性出血

创伤性血疱属局部因素所致的出血,因食用过烫食物、咀嚼大块干硬食物或吞咽过快而擦伤口腔黏膜,会引起创伤性血疱;也可因外力挫伤或误咬颊、舌黏膜造成血疱,又称黏膜血疱(mucosal hematoma)。

病理改变:毛细血管破裂出血,上皮下血疱形成,血疱周围有炎细胞浸润和毛细血管扩张,血疱破裂后可形成溃疡。

临床表现:因急食擦伤引起的血疱往往较大,可达2~3cm,易发生在一侧的软腭、腭垂、舌腭弓和软硬腭交界处。血疱迅速扩大,疼痛不明显,有异物感,发生在近咽喉处的大血疱可引起反射性恶心。血疱初期疱液鲜红,很快变为紫黑色,疱壁薄,容易破裂,淤血流出后留下创面,可形成溃疡,感觉疼痛。因咀嚼不慎误伤引起的血疱常位于口角区或两颊咬合线附近,通常血疱较小,出血容易止住,再次创伤再出血。

口腔黏膜出血频繁或持续,给予常规止血药和压迫止血不能止血者,或治疗后可暂时止血,随后又反复出血;以及牙周炎程度、口腔卫生情况与出血程度不相符,要考虑系统疾病的问题,可导致口腔黏膜出血的全身系统性疾病因素较多,需要认真对待。

(二)炎症相关性出血

1. 牙周炎出血　牙龈炎和牙周炎是感染性疾病,主要感染原为堆积在牙颈部及龈沟内的牙菌斑中的微生物。牙龈炎症和出血是主要临床表现,人群中发病率超过50%。牙龈炎与牙周炎在牙龈组织中的病理和临床表现十分相似,均为慢性非特异性炎症,只是炎症的范围和程度有所不同,牙龈炎的病变局限于牙龈上皮组织和结缔组织内,当炎症扩延到深部的牙周支撑组织,引起牙龈及牙周膜胶原纤维溶解破坏,以及牙槽骨吸收,导致牙周袋的形成,此时即为牙周炎。目前国际上认为与牙周病有关的重要牙周致病微生物有十一种:①证据充分的致病菌,如伴放线杆菌(Actinobacillus actinomycetemcomitans, Aa),牙龈卟啉单胞菌(Porphyromonas gingivalis, Pg),福赛坦菌(Tannerella forsythia, Tf);②中等证据的致病菌,如直肠弯曲杆菌(Campylobacter recta, Cr),缠结优杆菌(Eubacterium nodatum),具核梭杆菌(Fusobacterium nucleatum, Fn),中间普菌(Prevotella intermedia, Pi),变黑普菌(Prevotella nigrescens, Pn),微小微单胞菌(Micromonas),中间链球菌(Streptococcus intermedius),齿垢密螺旋体(Treponema denticola, Td)。

临床表现:在龈炎早期,在菌斑堆积后4~7天,组织学见结合上皮下方的血管扩张,数目增加,淋巴细胞和中性粒细胞是此期的主要浸润细胞,这时在临床上可见炎症表现,牙龈发红,刷牙易出血,牙周探诊检查出血。随着菌斑不断积聚,牙龈炎症状况也进一步加重,组织和龈沟内的液体渗出和白细胞移出增加,进入龈炎确立期,组织学观察见牙龈结缔组织中毛细血管扩张和充血,沟(袋)内上皮增生,但上皮也可因溃疡而变薄,连续性中断,以致上皮保护性差,微小刺激即引起毛细血管的破裂和出血。牙龈出血常为牙周病患者的主诉症状,在刷牙或咬硬食物时都可以发生,也可以是自发出血,这种出血很快自行止血,不会发生血肿样病损,出血会随牙龈炎症减轻而减少。炎症进一步扩展和加重,进入了晚期病损,牙龈有广泛的炎症和免疫病理损害,牙龈上皮向牙根方向生长,并从冠方与牙面剥离,形成牙周袋,菌斑也继续向根方延伸,并在袋内的厌氧生态环境下繁殖,出现牙槽嵴骨吸收,炎症细胞浸润向深部和根方的结缔组织延伸,主要浸润细胞为浆细胞。临床上可见到牙齿松动，牙龈红肿，牙龈刷牙、咬硬物出血或牙龈自发性出血，可同时伴有牙周脓肿，牙周较多结石堆积，口臭等症状。实验室检查血小板计数、凝血功能均没有异常。

2. 坏死性龈口炎出血　坏死性龈口炎（necrotic ulcerative gingivo-stomatitis）是以梭状杆菌和螺旋体感染为主要病因的急性坏死性溃疡性口腔病变，多见于年轻人。病原体为梭状杆菌和螺旋体。目前较普遍的看法是由多种微生物引起的机会感染。病理特点主要以组织坏死为主。临床表现为急性感染性炎症，以牙龈边缘及龈乳头顶端出现坏死为特征性损害，尤以下前牙多见。初起时龈乳头充血水肿，在个别牙龈乳头的顶端发生坏死性溃疡，上覆有灰白色坏死物，进一步发展，牙龈乳头消失变平如"刀削状"，擦去表面坏死组织后可见出血的创面，口腔有腐败性臭味。患处牙龈极易出血，患者常诉晨起时枕头上有血迹，口中有血腥味，甚至有自发性出血。

3. 血小板相关性出血　血小板减少可分原发性与继发性两大类。

（1）原发免疫性血小板减少症（primary immune thrombocytopenia, pITP）：原发免疫性血小板减少症是一种除了有体液免疫异常外，还有细胞免疫异常的血小板破坏增多，及伴有血小板生成不足的获得性自身免疫性出血性疾病，约占出血性疾病总数的 1/3，成人发病率为（5~10）/10 万，育龄期女性发病率高于男性，60 岁以上老人是该病的高发群体。临床表现为出血倾向及血小板减少，其中以皮肤黏膜出血为主，严重者可有内脏甚至颅内出血，血小板计数与出血情况可不一致。主要发病机制：①体液和细胞免疫介导的血小板过度破坏；②体液和细胞免疫介导的巨细胞数量和质量异常，导致血小板生成不足。患者体内的抗体包括血小板表面糖蛋白特异性抗体以及循环免疫复合物等，这些抗体的 Fab 段与血小板结合，抗体 Fc 段与吞噬细胞表面表达的 Fc 段受体结合，激活下游信号，导致血小板被单核 - 巨噬系统大量吞噬破坏。

口腔黏膜出血表现上腭黏膜和颊部黏膜出现瘀斑、血疱，牙龈、上下唇黏膜、颊黏膜、咽后壁黏膜出现间断或持续出血，这种出血以渗血为主，不易自行止血。

治疗目标是控制出血症状和提高患者生活质量。除传统的皮质激素和大剂量的丙种球蛋白静脉用药外，多种生物制剂的使用已获得可喜的疗效，利妥昔单克隆抗体是抗 CD20 的单克隆抗体，与 B 淋巴细胞表面的 CD20 结合后，通过 Fc 介导的细胞溶解作用诱导 B 细胞凋亡，从而清除产生自身抗体的 B 淋巴细胞。局部处理口腔黏膜的瘀斑或小血疱可观察，暂时不用特殊处理，加强口腔清洁卫生，预防念珠菌的感染；对于血疱直径大于 1cm，注意加强观察，位于口底和咽侧壁位置血疱，准备随时用皮试小针头穿刺抽obe；牙龈活动性出血可用牙周塞治剂填塞止血，也可以局部用云南白药止血。慢性病情患者，平常需要用 2%~4% 小苏打液或二花饮（野菊花、金银花煮液）漱口，保持口腔卫生，控制牙周炎症，预防感染。

（2）继发血小板减少（secondary thrombocytopenia）：继发血小板减少是指有明确病因或在某些原发病的基础上发生的血小板减少伴随临床出血的一组病变。它不是一种独立性疾病，而是原发病的一种临床表现，常见的病因有：①血小板产生减少，如超量 / 长期电离辐射、苯醇、铅、有机磷中毒、抗肿瘤、抗生素、解热镇痛药等，再生障碍性贫血、阵发性睡眠性血红蛋白尿、急性白血病等血液系统疾病；②血小板破坏增多，如药物免疫性血小板减少、系统性红斑狼疮、伊文思综合征、恶性淋巴瘤等免疫性疾病；③血小板耗损过多，如 DIC、TTP、HUS 等；④血小板分布异常，如脾功能亢进、髓外造血、骨髓纤维化等。诊断主要依据病史、临床表现和相关实验室检查，找出原发病因。本组病变涵盖引致血小板减少的原发疾病的临床表现；有类似 ITP 皮肤、黏膜和内脏的出血倾向；还会引起血栓；其口腔表现可因原发病不同而有所异，基本特征是牙龈出血和黏膜血疱。

药源性血小板减少症（drug-induced thrombocy-topenia, DITP）：药源性血小板减少症是因药物致使周围血液中血小板计数减少，而导致的出血性疾病。按药物作用机制分为骨髓抑制性血小板减少（marrow suppression thrombocytopenia），免疫性血小板减少症（immunological thyrombocytopenia），非免疫性血小板减少症（non-immunological thyrombocytopenia）。常见引起血小板减少的药物有：肝素、奎宁、奎尼丁、阿昔单抗、金盐、利奈唑胺、利福平、磺胺类、卡马西平、丙戊酸、西咪替丁、对乙酰氨基酚、氯噻嗪、氯霉素、抗肿瘤化疗药物等。

某些药物具有抗原性，进入人体后，人体可产生药物依赖性抗体，药物依赖性抗体作用于血小板致其破坏。其作用方式有：①半抗原型药物为半抗原，药物进入人体内与血浆中大分子蛋白质相结合，形成全抗原，全抗原在体内激发产生抗体，可以是 IgG 或 IgM，这种特异性抗体在补体作用下只破坏有对应药物结合的血小板，不破坏正常血小板，造成血小板减少。孕妇服用磺胺或奎宁类药物后导致新生儿血小板减少症，其机制为药物可作为半抗原结合于血小板膜上产生抗体，药物与抗体两者均通过胎盘进入胎儿体内，对胎儿血小板起破坏作用。②免疫复合型如肝素可引起免疫性血小板减少症，药物进入人体与抗体结合成牢固的复合物，然后附着于血小板膜上，形成药物 - 血小板 - 抗药物抗体三重复合物，吸附于 C3 上，使血小板遭到破坏。替罗非班和依替巴肽等血小板 GP- 受体拮抗剂引起血小板减少的原因推测在敏感患者，受体拮抗剂与血小板表面受体结合后，引起血小板受体构象改变，并产生相应抗体，形成抗原抗体复合物，引起血小板破坏。③自身免疫型药物或其代谢产物刺激机体产生 IgG 型抗体，与血小板膜蛋白如血小板的糖蛋白相结合，改变了血小板的表面结构，进而诱发形成血小板自身抗体而破坏血小板。此类药物有甲基多巴、金剂、普鲁卡因胺、磺胺、干扰素。

临床出血症状、口腔病损表现最早是口腔颊黏膜、软腭黏膜、口底黏膜出现散在瘀点、瘀斑和黏膜小血疱，再发展会出现黏膜下大血疱，或是牙龈出血，皮肤瘀斑、消化道出血、血尿或阴道出血，甚至颅内出血。

外周血实验室检查：血小板计数 $< 100 \times 10^9$/L，重症 $< 5 \times 10^9$/L。骨髓抑制性血小板减少症巨核细胞减少，免疫性血小板减少症则巨核细胞数正常或增生，常伴有巨核细胞成熟障碍。酶联免疫分析法或荧光免疫分析法可检测血小板相关抗体。

药物导致的血小板减少症是一种较常见的药源性血液性疾病，可危及健康甚至生命。而多数药物引起的血小板减少症常常被忽视，应用可能引起血小板减少的药物时，应严格掌握适应证和禁忌证，权衡利弊，控制用药剂量，减少联合用药，增强预防意识，并进行血小板计数检测，口腔出血易发现、易观察，使用药物后出现口腔黏膜出血症状需高度重视，也许是严重出血的一个早期表现。

4. 血压异常相关性出血（高血压性牙龈出血） 牙龈出血是牙周病常见的一种临床表现，合并心脑血管系统疾病的患者，此种症状的发生率更高。可见于高血压首发、高血压血压不稳、高血压未坚持服药、高血压近期接受抗凝治疗，还可见于冠心病。

临床口腔表现：以中老年病人多见，夜间发病多见，以牙龈自发性持续出血为主，渗血量多，可不断吐出鲜红血块，出血部位常发生于后磨牙牙龈缘，多有慢性牙龈炎或牙周炎病史，局部炎症程度为慢性一般性炎症，测量血压偏高或血小板、出凝血实验正常，或近期接受抗凝药物治疗。

高血压患者发生牙龈出血,一方面跟患者有基础慢性牙龈炎有关,炎症导致局部血管通透性增高,渗出增加有关,血压高可以导致炎症部位毛细血管壁破裂,还与局部牙周致病菌释放的毒素影响局部凝血功能有关。其次高血压可引起红细胞、血小板形态改变,导致患者微循环功能、凝血功能障碍有关。

临床处理:血压高请内科给予规范降压治疗,调整用药包括抗凝药。口腔局部可用填塞止血治疗。待血压等全身情况稳定后两周行牙周治疗,控制牙周炎症。

5. 病毒感染相关性出血 病毒感染致血小板减少症常见于新生儿与儿童,发生在病毒感染急性期。可出现口腔黏膜点状小出血点和(或)牙龈出血,皮肤出现出血性皮疹。

发生机制:①病毒血症的直接毒性作用;②病毒感染引起免疫学异常导致的免疫性血小板减少。

6. 凝血因子相关性出血 血友病(hemophilia)是一种 X 染色体连锁的隐性遗传性出血性疾病,可分为血友病 A 和血友病 B。前者表现为凝血因子Ⅷ(FⅧ)缺乏,后者表现为凝血因子Ⅸ(FⅨ)缺乏,均由相应的凝血因子基因突变引起。临床表现为反复自发性或轻微损伤后出血不止,体表、体内的任何部位都可能发生出血现象。确诊血友病需依赖于血浆凝血因子Ⅷ促凝活性(FⅧ:C)测定和因子Ⅸ活性(FⅨ:C)测定、以及血管性血友病因子抗原(vWF:Ag)的测定。血友病 A 患者 FⅧ:C 减低或缺乏,vWF:Ag 正常,FⅧ:C/vWF:Ag 比值明显降低。血友病 B 患者 FⅨ:C 减低或缺乏。

口腔出血表现:血友病 A、B 两型的出血临床表现完全相似,患者以牙龈自发性出血、拔牙术后出血难止或口腔受轻微伤后一直出血不止为首发症状到口腔科就诊。临床以血友病 A 多见,占80%以上,患者多在运动、拔牙或手术后出血不止,出血特点为延迟、持久、缓慢的渗血;牙龈反复出血不止,且出血程度与牙周炎程度、口腔卫生情况不相符。

血友病患者终身、系统的治疗需要多学科专业医师,利用更多资源和治疗机构参与治疗。血友病综合治疗是目前治疗血友病最理想的模式,可以使血友病患者的生存质量得到很大的提高。发生口腔黏膜出血,一方面积极进行局部止血,如黏膜伤口缝合或牙周塞治压迫止血,另一方面请血液科进行积极有效替代治疗。患者牙龈自发出血,牙龈炎症是先决条件,有效控制牙龈炎症非常重要,待出血病情稳定控制后,应请患者及时复诊行牙周治疗。积极对出血性患者进行口腔卫生保健宣传,定期口腔检查,早期发现和防止龋齿和牙周炎,减少拔牙机会及出血诱因。配合解决血友病患者拔牙及口腔手术等也是一项重要工作。

需要鉴别的疾病主要有以下几种:

(1)血管性血友病(vWD):血管性血友病也是以出血为特征,须依赖于实验室检查来确诊,包括vWF:Ag、瑞斯托霉素辅因子活性和 vWF 多聚体分析等。

(2)获得性血友病:抗 FⅧ抗体属自身免疫抗体,患者多成年发病,关节畸形少见,既往无出血史,无阳性家族史,男女均可发病,多发生于恶性肿瘤、自身免疫性疾病等患者及围生期女性,但半数患者无明显诱因。

(3)遗传性 FⅪ 缺乏症:是常染色体隐性遗传性疾病,男女均可发病,自发性出血少见。实验室检查 APTT 延长、FⅪ:C 降低。

(4)其他凝血因子缺乏症:相应的凝血因子检测可以明确诊断,出血表现也有不同。血友病 B 患者注意要与遗传性和获得性维生素 K 依赖凝血因子缺乏症鉴别。

7. 血细胞异常相关性出血 血液系统疾病如白血病、淋巴瘤、多发性骨髓瘤、骨髓增生异常综合征的部分亚型、恶性组织细胞病、骨髓增殖性肿瘤（真性红细胞增多症、原发性血小板增多症、原发性骨髓纤维化症）等均可导致口腔出血。

（1）急性白血病（acute leukemia，AL）：白血病出血主要见于急性早幼粒细胞白血病、急性粒 - 单核细胞白血病及急性粒细胞白血病，而在慢性白血病病患相对少见，与急性白血病血小板减少有关，还与体内凝血、纤溶状态的改变密切相关。

口腔黏膜病损临床表现白血病患者按出现情况不同，可以表现为黏膜瘀点、轻微牙龈红肿和受刺激出血，再发展可出现黏膜自发性大血疱和牙龈自发出血，甚至是出血不止，血疱可出现在舌边缘、唇颊黏膜、上腭黏膜。口腔黏膜或牙龈自发性出血、拔牙后不止血往往是白血病的一个早期表现，需引起高度重视，严重的出血，极易诱发弥散性血管内凝血。急性粒细胞白血病除多数表现为典型的损害外，还见有报道以舌体肿大，张口困难为主要表现，缺乏急性白血病典型症状和体征，周围血象无特异性改变，但骨髓检查符合急性细胞性白血病诊断。

（2）多发性骨髓瘤（multiple myeloma，MM）：是一种起源于浆细胞的恶性肿瘤，好发于中老年人，发病率低于淋巴瘤而高于白血病。多发性骨髓瘤起病隐匿，缺乏特征性临床表现，容易被忽视，该病可造成人体多个系统损害，严重危害中老年人的健康。溶骨性骨病是多发性骨髓瘤的主要特征，70%~80% 的患者在诊断时有溶骨性损害，90% 的多发性骨髓瘤在疾病过程中有溶骨性损害。普通 X 线片是评价多发性骨髓瘤患者的金标准，在颅骨和骨盆等扁骨的表现是典型的溶骨缺损，在长骨中显示为骨内膜的扇状病灶以及骨折等毁坏性损害。应用 MRI 和 PET-CT 技术可以明显提高对骨髓瘤骨病的诊断与疗效评估。大量的单克隆的恶性浆细胞增生侵润及生成产物可引起一系列器官的功能障碍及骨质破坏，包括口腔部位的破坏。

（3）骨髓增殖性肿瘤（myeloproliferative neoplasm，MPN）是一组异质性的造血干细胞克隆性疾病，包括真性红细胞增多症、原发性血小板增多症、原发性骨髓纤维化、慢性粒细胞白血病、慢性中性粒细胞白血病、慢性嗜酸性粒细胞白血病 / 高嗜酸性粒细胞综合征及难分类的骨髓增殖性肿瘤。骨髓增殖性肿瘤中存在 JAK2V617F 特异表达。JAK2V617F 可引起 JAK/STAT 信号通路异常激活，导致一系列调节细胞生存的细胞因子过度生成并最终引起上述疾病发生。它们的共同特点是：骨髓中一系或多系细胞增殖，外周血出现过多的成熟或幼稚细胞，高风险的出血和血栓形成倾向。在疾病早期往往仅表现为受侵黏膜出血、糜烂或血栓病损，无明显血液学改变。口腔也是受累部位之一。口腔黏膜表现为暗红色，牙龈刺激易出血或自发性出血，这种出血往往是轻微不易引起大家注意。

（4）DIC 是在某些严重疾病基础上，由特定诱因引发的复杂病理过程。DIC 是白血病的严重并发症之一，常常危及患者生命。发病机制：致病因素包括肿瘤细胞表面的组织因子释放，引起人体凝血系统激活、血小板活化、纤维蛋白沉淀，导致弥漫性血管内微血栓形成；继之消耗降低多种凝血因子和血小板；在凝血系统激活的同时，纤溶系统亦可激活，或因凝血启动而致纤溶激活，导致纤溶亢进。临床上以出血、栓塞、微循环障碍和微血管病性溶血为突出表现。资料显示，白血病患者 DIC 发生率为 20.3%，其中 APL 合并 DIC 发病率为 51.6%。目前无单一实验室检测指标能圆满地明确诊断 DIC，DIC 的诊断仍以临床表现和实验室检查为依据。检查项目包括 PT、APTT、Fbg、血小板、FDP 和 D- 二聚体等常用实验室指标，由于 DIC 病情错综复杂，相当实验室检测指标都是处在动态变化中，需要动态监测。

临床口腔黏膜表现：口腔任何部位黏膜可以出血，黏膜瘀点，大小不等血疱，牙龈自发性出血，且出血难止，其中以牙龈出血和颊黏膜血疱最常见。

8. 免疫因素相关性出血

（1）淀粉样变病（amybidosis）：淀粉样变病是一种异质性疾病组，细胞外蛋白错折叠是主要的发病因素。至今已确定20余种不同的淀粉样蛋白为淀粉样病变的致病因素。根据病变累及部位分为局限性和系统性淀粉样变，系统性淀粉样变又可以进一步分为原发性、继发性、家族遗传性以及多发性骨髓瘤相关性。发病机制：浆细胞过度增生产生异常免疫球蛋白沉积于细胞间隙是系统性淀粉样变的直接原因。目前已证实，淀粉样物质实质上是由各种结构单一的单克隆免疫球蛋白、κ 轻链或 λ 轻链以及重链片段等组成。这些蛋白异常折叠，使氨基酸顺序发生改变，形成一种高度异常的纤维构型，并能够自行聚集，形成淀粉样沉积，同时具有独特的生化性质，淀粉样物质多由 25 种低分子量蛋白组成，可以使蛋白分子高度不溶解并且具有很强的抗溶解能力，很难从组织中清除。蛋白纤维排列的结构异常、过度产生和（或）外界因素在抗平行排列成的 β 褶状结构中诱导分子重折叠有着重要的作用，从而导致自身聚集和原纤维形成，并存在多数组织和器官侵润和裂解血管的完整性。淀粉样变可并发潜在的威胁生命的出血，其发病因素是异质性的和取决于淀粉样变的类型和器官累及的种类。轻链淀粉样变的患者获得性止血异常最重要的发病因素包括凝血因子的缺乏、过度纤溶和血小板功能异常。在其他类型的淀粉样变患者罕见获得性止血缺陷，已报道淀粉样沉积为异常出血表现的主要原因。淀粉样血管病血管脆性增加，损害血管收缩可促使出血。

系统性淀粉样变的出血表现系统性淀粉样变病程中自发性或介入治疗相关性出血见于将近 1/3 的患者，脑、胃肠道出血和侵入性诊断（如器官活检）后出血是常见的出血表现，出现紫癜甚至发生危及生命。以口腔黏膜损害为首发或主要表现的病例较为罕见，黏膜皮肤损害往往提示潜在浆细胞恶病质，血管脆性增加。表现可以是舌黏膜、唇颊黏膜散在或融合的丘疹、出血斑、血疱，严重时血疱可累及至口底黏膜，出血往往是难以止血，可因行口腔组织病理活检术而局部出血，出现较大血疱或伤口长时间渗血不止，同时可见舌体肥大甚至是巨舌，舌体表面可有淡黄色蜡样结节。

舌组织活检是发现早期系统性淀粉样变的重要手段，舌体活检可为此病诊断提供有力证据。推荐选用复合特殊染色检查组织中淀粉样变组织，以提高阳性率。目前对于淀粉样蛋白的分型诊断的金标准是借助基于质谱的激光纤维切割（LMD/MS）和蛋白生物信息学技术对淀粉样沉积物中成分进行分析，分型的准确率可高达 98% 以上。LMD/MS 特别适用于对可能存在两种前体蛋白的病例的分型鉴定。

（2）天疱疮（pemphigus）：天疱疮是一种由天疱疮自身抗体引起的自身免疫性疾病。口腔黏膜上出现天疱疮病损称为口腔天疱疮，口腔黏膜病损往往要比皮肤出现早。目前的研究认为不是单一致病因素能诱发天疱疮，发病是多种致病因素共同作用的结果。该病病情反复、迁延，且病损不易治愈，在皮质激素被应用之前，是一种慢性的、可致死性疾病。60%的患者口腔损害早于皮肤损害 6~12 个月；近 56% 患者仅表现为口腔损害；32% 表现为口腔伴皮肤损害；12% 仅有皮肤损害。天疱疮特征的病变是患者的上皮棘细胞间存在抗黏接成分的抗原抗体反应，而导致上皮松解和疱性损害的发生。绝大多数天疱疮病例的自身抗体属于 IgG，1989 年首次报道了自身抗体为 IgA 的天疱疮。近年来，具有家族性趋向的天疱疮病例报道逐渐增多，使研究者们注意到了该病的发病与基因表型间的关系。90% 患者显示了 HLA-DR4 频率表达的增加；进一步研究发现，DR4 的易感性与 *Dw 10DR1* 等位基因高度相关，目前有学者认为天疱疮应属于 HLA 相关性自身免疫性疾病。

临床口腔表现：唇、舌、腭、颊和牙龈为病损的好发部位。咽旁、翼颌韧带等易受摩擦处也较易发生病损。薄的水疱壁破损后，遗留下不规则的糜烂面以及残留的疱壁。尼氏征阳性，急性期偶见黏膜出血性血疱，鲜红血色，血疱在软腭或咽侧壁多见，多数情况下可同时伴有眼结膜出血，考虑与免疫性反应有直接关系；溃烂的黏膜疱性病损常常会疼痛，会影响患者刷牙、漱口等清洁保健，容易合并细菌感染，出现黏膜伤口出血，牙龈出血，停止刺激很快止血，这种出血考虑是机械损伤有关。天疱疮患者血小板、出凝血时间、凝血酶原检查往往正常。

诊断根据临床上典型临床表现，口腔黏膜大疱性病损、上皮剥脱糜烂难愈、尼氏征阳性、血清免疫学、组织免疫病理、组织结构病理特征作诊断。

治疗天疱疮治疗往往是一个长期过程，尽管目前的治疗随着研究的进展采用了免疫抑制剂、单克隆抗体、生物疗法等等非皮质激素治疗方案，并有不少制剂被证实近期疗效显著，且相对安全，但远期疗效尚需观察，费用都偏高，未在临床治疗中广泛应用，皮质激素仍是目前治疗天疱疮的首选药物。患者由于长期接受皮质激素治疗会带来各种的药副作用，包括颜面水肿、月经不调、骨质疏松、白内障、易合并感染、出血、营养不良风险等，更迫切需要有一个整体综合规划，规范的口腔卫生保健、营养不良风险评估、合理膳食营养调理就显得格外重要了。

二、与口腔黏膜有关的血栓性疾病

1. 免疫因素相关性血栓疾病　贝赫切特病（Betch disease，BD）。BD 是一种全身广泛血管炎性病变的慢性自身免疫性疾病，可累及全身任意系统。血栓栓塞是 BD 常见的并发症之一。BD 患 100% 发生口腔黏膜溃疡。基本病理变化是非特异性血管周围炎，血管周围单核细胞及多形核白细胞浸润，血管壁可有 IgG、IgM 和 C3 沉积，管周类纤维蛋白沉积。好发于 20~40 岁青壮年，男性较女性更易罹患该病，且病情较重。国内报道 BD 在地中海沿岸、中东及远东地区（日本、朝鲜、中国）发病率较高，初发年龄为 23~56 岁，高峰为 30~40 岁。家族发生率约 2.1%。临床表现为多系统脏器病损，外周循环系统中，静脉受累的频率高于动脉，皮下血栓性静脉炎是最常见的病变，占循环系统受累病人的 25%，其次是深静脉血栓形成。静脉血栓形成的 3 个重要因素包括：内皮损伤、血流速度减慢、高凝状态及低纤溶状态。BD 为一种自身免疫炎性疾病，当疾病处于活动期时，静脉血栓发生率增加，这与疾病活动期触发了复杂的凝血机制相关。在外周血管中，血栓发生是由于炎症反应形成免疫复合物并沉积于血管壁，可因Ⅲ型超敏反应引起血管内皮细胞损害，内皮细胞中血管性血友病因子释放及胶原蛋白暴露引起血小板聚集，形成血栓。促凝物质增加及抗凝物质减少或功能缺失，也是导致血管内形成血栓的主要原因之一。研究发现凝血相关基因突变是 BD 患者血液呈高凝状态在分子水平的物质基础。凝血因子 V（FLV）或凝血素基因突变与 BD 患者易发生血栓相关，Meta 分析结果提示，FLV 点突变、凝血酶原 G202/A 突变和纯合子甲基四氢叶酸还原酶（MTHFR）677 突变可能是 BD 患者静脉血栓形成的危险因素。血栓发生还与抗凝蛋白 C、蛋白 S 缺乏及功能减退相关。研究进一步探究基因水平的变化，发现编码凝血因子 V（FLV）的基因在 1691 位发生了碱基置换，因此在翻译为蛋白质时，肽链的第 506 位精氨酸取代了谷氨酸，异常的肽链在折叠、修饰为蛋白质后丧失活性，最终结果为阻碍了蛋白 C 的活化。近年来高半胱氨酸血症被认为是 BD 患者易发生血栓事件的另一危险因素，血高浓度半胱氨酸可以直接或间接地损伤血管内皮细胞，促进血管平滑肌增生，促进内皮细胞和平滑肌细胞分泌纤维蛋白溶解原激活抑制物 -1 等减弱抗凝作用。内皮细胞损害在 BD 血栓形成过程中起着重要作用。血浆纤溶酶原激活物抑制剂（plasminogen activator inhibitor, PAI）水平升高或 t-PA 水平降低引起纤溶功能减弱是血栓形成另一个重要因素。

BD 是一种以全身血管炎为基本病理特点的自身免疫性疾病，全身任意管径、任意类型的血管均可受累。临床表现多样，缺乏特异性，从无明显症状到猝死均可能发生，缺乏特异性诊断指标。

2. 血小板增多症 血小板增多症是一组临床上经常遇到的以血小板计数增多，有出血倾向及血栓形成风险等为特点的疾病，多是偶然发现。目前，大多将血小板计数 ≥ 450×10^9/L 作为血小板增多症的诊断标准。重复检测血小板计数对诊断血小板增多症十分重要。

血小板增多症的病因多样，可根据病因，将血小板增多症分为假性血小板增多症、反应性血小板增多症、克隆性血小板增多症和特发性血小板增多症。其中反应性血小板增多症最常见，也称继发性血小板增多症，75% 以上存在一个或多个诱因，如急性感染、炎症反应、组织损伤、脾功能减退、脾脏切除后、缺铁、恶性肿瘤及溶血等。继发性血小板增多症极少引起血栓性并发症，以治疗原发病和去除病因为主。克隆性血小板增多症（也称原发性血小板增多症）是一组与骨髓巨核细胞增多相关，以外周血小板增多和血小板功能异常为特征的骨髓疾病，常见病因有真性红细胞增多症、原发性骨髓纤维化、5q 缺失的骨髓异常增生、难治性贫血伴环形铁粒幼细胞及血小板显著增多、慢性细胞白血病、慢性粒单核细胞白血病、不典型慢性髓系白血病、骨髓增生异常综合征、POEMS 综合征和家族性血小板增多症，其主要发病和死亡原因就是血栓性并发症。有报道，29%~40% 的患者有微血管血栓症状，而大血管并发症的发病率可达 11%~25%。通过血小板功能检测和基因分析可以诊断。特发性血小板增多症可看作特殊类型的克隆性血小板增多症，是典型的骨髓增殖性肿瘤（MPNs）之一，包括特发性血小板增多症、慢性粒细胞白血病、真性红细胞增多症和原发性骨髓纤维化。2008 年 WHO 提出特发性血小板增多症诊断标准：血小板计数 ≥ 450×10^9/L；巨核细胞增生，体积大，成熟型；排除慢性粒细胞白血病、真性红细胞增多症、原发性骨髓纤维化、骨髓异常增生综合征及其他髓系肿瘤；存在 Janus 激酶 2（JAK2）密码子 617 位缬氨酸被苯丙氨酸取代突变（V617F）或其他克隆标志，并且排除反应性血小板增生症。

克隆性血小板增多症患者同时存在的白细胞增多是血栓性并发症的一个独立危险因素，有研究证实，血细胞比容增加、血黏度增加和血栓风险高度相关，可能与红细胞导致内皮细胞的黏附性增加同时存在血小板功能异常有关。

临床口腔黏膜病损表现以黏膜多发性溃疡为主，突发性、多发为特点，甚至出现牙龈组织坏死，牙槽骨外露。多发性口腔黏膜溃疡也许是血栓病的一个先兆，需提高警惕。

3. 血栓性微血管病 血栓性微血管病主要表现形式为血栓性血小板减少性紫癜（thrombotic thrombocytopenic purpura, TTP）和溶血尿毒综合征（hemolytic uremic syndrome, HUS）。基于组织病理学累及器官来看，血栓性血小板减少性紫癜主要影响神经系统，多为成年人；溶血尿毒综合征主要影响肾脏，多出现儿童腹泻后，与感染产生志贺毒素的大肠埃希菌有关。由于已明确不同分子缺陷可导致微血管血栓形成，目前已经广泛接受 TTP 和 HUS 是具有相同病理机制和相似组织学表现的同一种疾病概念。口腔黏膜的临床表现为多发性黏膜、牙周支持组织坏死，与全身器官病况相符。

4. 恶性肿瘤相关性疾病　恶性肿瘤引发血栓栓塞性疾病，是恶性肿瘤患者常见的并发症，认识恶性肿瘤合并血栓栓塞性疾病的危害，早预防、早诊断、早期治疗，有助于减少患者死亡率。

恶性肿瘤患者中 10%~20% 可发生血栓性疾病。频发口腔溃疡，甚至是口腔黏膜组织、牙槽骨局部坏死往往是体内发生恶性肿瘤的一个信号。恶性肿瘤发生血栓性疾病的机制复杂多样，一般认为与恶性肿瘤患者本身高凝状态、肿瘤化放疗、颌面恶性肿瘤手术、插管介入治疗、局部微粒放射介入治疗、中心静脉置管、长期卧床等因素有关。血栓可以是微血管的栓塞性静脉炎，也可以是中大血管的血栓栓子性栓塞。口腔黏膜病损可以表现为频发微血管栓塞性溃疡病损，也可以表现为口腔黏膜片状坏死和牙周支持组织坏死。流行病学调查，与普通人群相比，肿瘤患者发生血栓性疾病的危险性增加 4~6 倍。其发生机制认为肿瘤细胞可以直接激活凝血系统，诱导促凝血因子产生，抑制血管内皮细胞、血小板、单核细胞、巨噬细胞的抗凝活性；肿瘤细胞直接侵润或释放炎性细胞因子损伤内皮细胞；血管壁损伤等因素有关。长期卧床、活动减少后，可使血流淤滞，血流黏度增加，缓慢的血流可活化凝血因子、延迟清除凝血因子、内皮缺氧受损而易发生血栓栓塞。恶性肿瘤与血栓栓塞性疾病互相影响，血栓栓塞性疾病可提示恶性肿瘤的发生，恶性肿瘤中也有较普通人群高发血栓栓塞性疾病。早期重视并正确检测血栓发生，是医学研究的一个重要内容。

由治疗所带来的血栓形成相关危险因素，使得肿瘤患者发生血栓栓塞性疾病风险增加，其机制主要有如下几个方面。

（1）肿瘤细胞膜上可产生少量的凝血酶，引起血小板黏附与聚集或沉积于血管内膜使其功能受损，加之内皮细胞、血小板和肿瘤细胞之间存在复杂的相互作用而发生静脉血栓。

（2）晚期恶性肿瘤患者因身体处于恶病质状态需长时间卧床，尤其是伴有骨转移者极易导致血液高凝状态并形成下肢深静脉血栓。

（3）肿瘤内科治疗导致血栓形成。应用环磷酰胺等药物可使血浆蛋白 C、蛋白 S 活性水平下降，血管内皮细胞受损；放疗及化疗药物所致消化道黏膜反应、纳差、血容量相对减少，血液黏度增高促进了血液高凝的形成。抗雌激素治疗，也会增加血栓形成的概率。

（4）静脉穿刺置管术如 PICC 置管，在一定程度上可增加静脉血栓形成概率，从而使恶性肿瘤患者发生血栓栓塞性疾病的概率较一般人群高。

口腔黏膜微血管血栓病损恶性淋巴瘤合并口腔上腭大片黏膜突发性坏死，病理改变为血管栓塞、细胞水肿坏死。

治疗以原发病治疗为主，如化疗、抗感染、局部护理等，抗栓治疗需评估获益与风险。

（翁志强）

参 考 文 献

1. 成人原发免疫性血小板减少症诊断与治疗中国专家共识（2012 版）. 中华血液学杂志，2012, 33（11）：975-977.

2. 王琳，侯明原. 发血小板减少症出血评分系统临床应用分析. 中华血液学杂志，2012, 33（6）：499-451.

3. 李敏，余和平. 原发免疫性血小板减少症的治疗进展. 世界临床药物，2013, 34（2）：121-125.

4. 张小冬. 免疫性血小板减少症发病机制的研究进展. 血栓与止血学, 2012, 18（2）: 90-92.

5. 都丽萍, 梅丹. 药源性血小板减少症的发病机制和临床表现及防治. 药物不良反应杂志, 2007, 9（6）: 414-419.

6. 刘兵. 急性牙龈出血的临床诊治分析. 中国实用医药, 2010, 5（31）: 76-77.

7. 余梅, 李永生. 心血管系统疾病患者牙龈出血诊疗分析. 昆明医科大学学报, 2012,（10）: 135-135.

8. 林淑芃. 高血压与血细胞医学研究生学报, 2003, 16（4）: 306-309.

9. 血友病诊断与治疗中国专家共识（2013年版）. 中华血液学杂志, 2013, 34（5）: 461-463.

10. 朱嘉莳. 儿童血友病预防治疗的研究进展. 国际儿科学杂志, 2012, 39（3）: 267-270.

11. 吴润晖. 血友病特定出血部位的治疗. 中国小儿急救医学, 2013, 20（2）: 123-126.

12. 舒林径, 王飞宇, 胡祥翔, 等. 血友病患者口腔健康状况的研究进展. 实用医学杂志, 2013, 29（6）: 1014-1015.

13. 陈世伦. 提高多发性骨髓瘤的诊断与治疗水平. 中华内科杂志, 2012, 51（11）: 848-850.

14. 夏亮, 丁凯阳, 蔡晓燕, 等. 骨髓增殖性肿瘤患者JAK2V617F基因突变与血栓栓塞相关性研究. 中华血液学杂志, 2010, 31（9）: 590-593.

15. 王学文, 唐玉梅, 宋萍, 等. 淀粉样变与出血: 病理生理学、诊断和治疗. 现代肿瘤医学, 2009, 17（9）: 1810-1814.

16. 潘卫红, 郑望苟, 李娜萍, 等. 舌活检在原发性系统淀粉样变性病诊断中的价值. 华中科技大学学报, 2005, 34（3）: 378-380.

17. 李志量, 冯素英. 天疱疮发病机制的研究进展. 国际皮肤病学杂志, 2012, 38（4）: 241-244.

18. 李军, 郑和义, 刘跃华, 等. 利妥昔单抗在天疱疮治疗中的应用. 中国医学科学院学报, 2009, 31（1）: 107-110.

19. 杨萌萌, 汪汉. 白塞病合并血栓形成相关研究进展. 心血管病学杂志, 2013, 34（6）: 846-850.

20. 刘冬舟, 褚爱春, 洪小平, 等. 白塞病患者血栓前状态的临床研究. 临床内科杂志, 2008, 25（6）: 403-404.

21. 商红. 白塞病患者凝血、抗凝、纤溶系统研究现状. 中国麻风皮肤病学杂志, 2008, 24（7）: 547-549.

22. 范文文. 原发性血小板增多症发病机制研究进展. 国际儿科学杂志, 2011,（38）: 30-33.

23. 王兆钺. 原发性血小板增多症研究进展. 中华血液学杂志, 2007, 28（9）: 640-642.

24. 陈晢, 段美丽. 血小板增多症诊治进展. 山东医药, 2013, 53（48）: 82-84.

25. 隋涛. 血栓性微血管病发病机制研究进展. 血栓与止血学, 2011, 17（3）: 135-137.

26. 刘小燕, 许新华. 恶性肿瘤治疗相关性血栓病研究现状. 实用医学杂志, 2013, 29（9）: 1379-1381.

27. 张怡梅, 陈连刚, 高冬梅, 等. 恶性肿瘤合并血栓栓塞性疾病的危险因素分析. 中国医药导报, 2013, 10（4）: 39-40.

第二十节　呼吸系统疾病的出血与血栓

一、呼吸系统疾病与出血

（一）流行病学

呼吸系统疾病约占内科病的1/4, 据2006年全国部分城市及农村前十位主要疾病死亡原因的统计数, 呼吸系统疾病（不包括肺癌）在城市的死亡病因中占第四位（13.1%）, 在农村占第三位（16.4%）。近年来随着大气污染、吸烟、工业经济发展以及人口年龄老化等因素, 多种呼吸系统疾病发病率明显增加,同时也引发了多种呼吸道出血性疾病的发生率居高不下。

（二）病因及发病机制

呼吸系统与体外环境沟通,在呼吸过程中,外界环境中的有机或无机粉尘,包括各种微生物、蛋白变应原、有害气体等,皆可进入呼吸道及肺引发各种疾病;而部分全身性疾病也可有相应的肺部表现。无论何种原因,只要病变导致肺泡壁或支气管黏膜的毛细血管通透性增强或血管破裂则可引起呼吸道出血。喉部以下的呼吸道出血,经口腔咯出称为咯血,主要见于:

1. 支气管疾病 常见有支气管扩张、支气管肺癌、支气管结核和慢性支气管炎等;少见的有支气管结石、支气管腺瘤、支气管黏膜非特异性溃疡等。

2. 肺部疾病 常见于肺结核、肺脓肿、肺炎等;较少见于肺淤血、肺栓塞、肺寄生虫病、肺曲霉菌病、肺出血-肾炎综合征、肺动静脉畸形等。

3. 心血管疾病 较常见于风湿性二尖瓣狭窄及左心衰,其次为先天性心脏病所致的肺动脉高压或原发性肺动脉高压,另肺栓塞、肺血管炎、高血压等也可引起咯血。

4. 全身性疾病

（1）血液病:如白血病、血小板减少性紫癜、血友病、再生障碍性贫血、遗传性出血性毛细血管扩张症等。

（2）急性传染病:常见于流行性出血热、肺出血型钩端螺旋体病。

（3）风湿性疾病:如结节性多动脉炎、系统性红斑狼疮等。

（4）其他:气管、支气管子宫内膜异位症、替代性月经等。

（三）临床表现

咯血量大小的标准尚无明显的界定,一般认为咯血量在100ml以内为少量,可表现为痰中带血,常见于支气管肺癌、慢性支气管炎等,中量可达100~500ml,一次咯血在300ml以上或24小时达500ml以上为大量,多见于支气管扩张,空洞性肺结核、肺脓肿。但咯血量多少与肺疾病严重程度不完全平行。

咯血的颜色和性状的不同也可提示不同病因,如鲜红色可见于结核、支扩、肺脓肿、血液病;铁锈色可见于典型的大叶性肺炎;粉红色泡沫痰是左心衰竭,肺水肿的特征性表现;暗红色可提示存在肺淤血,肺栓塞。

伴随症状:可伴随有咳嗽、咳痰、胸痛、气促及发热、皮肤黏膜出血等。

（四）诊断与鉴别诊断

引起咯血的疾病很多,虽然多数为呼吸系统疾病,但也可涉及心血管系统、血液系统和其他全身性疾病。通过明确出血发生的年龄、部位、持续时间、出血量、性状和颜色,完善胸片、CT等检查以明确呼吸病的出血,同时需排除手术、创伤及接触或使用药物等诱因的出血以及非呼吸系统疾病、家族出血病史等。

（五）辅助检查

1. 痰液检查 行痰涂片和痰培养明确病原体,也可行痰脱落细胞检查。

2. 影像学检查 胸片、CT可协助病因诊断。目前胸部CT肺动脉造影（CTPA）广泛用于临床,尤其在大咯血的治疗过程中起着重要的作用。磁共振显影（MRI）肺动脉造影（MRPA）不仅可以识别支气管或其他非支气管动脉的出血,还可以显示出动脉血管的微小病变,如血管扩张（直径大于2mm）、动脉瘤等,协助对少见肺部疾病的诊断,并且对潜在的出血做出评估,预防行支气管动脉栓塞治疗后的早期再次出血。全数字化X线造影（DSA）

检查范围局限,不能保证全部咯血责任动脉的显影,尤其是支气管动脉异位起源或非支气管动脉供血时容易遗漏靶血管。CTPA 较 DSA 具有较高的敏感性和特异性。

3. 支气管纤维镜　经纤支镜进行支气管肺泡灌洗液的微生物、细胞学、免疫学、生物化学等检查,不仅有助于明确病原和病理诊断,还可明确出血的部位并行止血治疗。

4. 通过下述相关检查排除血液病(如血友病、DIC 等)导致的出血。

(1)血管壁异常:vWF、ET-1、TM 等的测定。

(2)血小板异常:血小板黏附和聚集功能试验、血小板颗粒膜糖蛋白和血小板抗原(GPⅠb/Ⅸ和 GPⅡb/Ⅲa)检测、血小板 TXA_2 测定等。

(3)凝血异常:各种凝血因子抗原或活性测定、凝血酶原抗原和活性测定、凝血酶原碎片、纤维蛋白(原)等。

(4)抗凝异常:AT-Ⅲ抗原及活性测定、凝血酶 - 抗凝血酶复合物(TAT)测定、PC、PS 及 TM 测定、FⅧC 抗体测定、狼疮样抗凝物和心磷脂类抗凝物测定。

(5)纤溶异常:鱼精蛋白副凝(3P)实验、FDP 测定、D- 二聚体测定、纤溶酶原测定、t-PA 和 PAI-1 测定、纤溶酶 - 抗纤溶酶复合物(PIC)测定等。

(六)治疗和预防

由于呼吸系统疾病导致的出血属于获得性出血,因此对于基础性疾病的防治至关重要。

1. 防治基础疾病　如保持健康规律的生活,增强机体免疫力,积极控制肺部感染,改善肺功能。

2. 避免接触、使用可加重出血的物质及药物,如避免使用阿司匹林、吲哚美辛(消炎痛)、噻氯匹定等抗血小板药物及华法林、肝素等抗凝药。

3. 一般处理　小量咯血毋需特别处理,大量咯血时需严格卧床休息,镇静、止咳,最好取患侧卧位。在紧急情况下,可补充血小板和(或)相关凝血因子,如血小板悬液、纤维蛋白原、凝血酶原复合物、冷沉淀物、因子Ⅷ等,必要时用新鲜血浆或新鲜冷冻血浆补充或替代凝血因子疗法。

4. 药物治疗

(1)垂体后叶素是治疗咯血,尤其是大咯血的首选止血药。主要是通过收缩肺小动脉使局部血流减少、促进血栓形成而达到止血目的。一般首次 10u,加入 20~30ml 生理盐水中缓慢静脉注入;然后以 20~40U,加入 5% 葡萄糖液 500ml 中静脉滴注。也可以局部雾化吸入。注意血压升高、心悸、腹痛、面色苍白、便意等副作用。

(2)普鲁卡因通过抑制血管运动中枢,兴奋迷走神经,扩张外周血管,降低肺动脉压而止血,同时具有镇静,麻醉作用,可消除患者的紧张情绪及减轻其刺激性咳嗽。普鲁卡因与酚妥拉明联用可起协同作用,特别适用于不能使用垂体后叶素或使用垂体后叶素效果不佳者。一般剂量为 0.25% 普鲁卡因 100ml,加入 5% 葡萄糖液 500ml 中静脉滴注。

(3)酚妥拉明、氯丙嗪、硝普钠作用机制为直接扩张血管平滑肌,降低肺动静脉压而止血。刘芸芸等对 52 例支气管扩张咯血患者应用酚妥拉明联合垂体后叶素治疗,有效率几乎 100%,其中咯血完全停止有 43 例(82.7%),咯血减少 6 例(11.5%)。其他研究报道氯丙嗪、硝普钠联合垂体后叶素治疗也具有协同作用。

(4)其他止血药包括维生素 K 类、抗纤溶类(EACA、PAMBA、抑肽酶等)、1- 去氨基 -8-*D*- 精氨酸升压素(DDAVP)等。其中咯血治疗常用的是 DDAVP,它不仅能促进血管内皮细胞释放 vWF,改善血小板功能,而且还有稳定血浆和提高 FⅧ:C 的作用。局部止血药物有凝血酶、巴曲酶及吸收性明胶海绵等。

5. 纤支镜止血　支纤镜直视下于出血部位注入凝血酶或肾上腺素局部止血效果显著，但大咯血时行支气管镜操作有加重咯血的危险，需严格掌握适应证。

6. 支气管动脉栓塞止血　首先做支气管动脉或主动脉造影，确定出血部位，然后采用明胶海绵颗粒、明胶海绵条或联合弹簧钢圈栓塞出血部位。近年来随着介入技术的发展，超选择性支气管动脉栓塞术避免了普通支气管动脉栓塞存在的分支堵塞并发症，有效性和安全性大大提高，目前已成为控制大咯血的首选治疗方法。

7. 手术治疗　对于上述保守治疗不能缓解的反复大咯血，如无手术禁忌证可采用外科手术治疗。肺曲霉肿、棘球蚴病以及支气管腺瘤因采用支气管动脉栓塞止血会有较高的复发性，也可采用手术治疗。

二、呼吸系统疾病与血栓

（一）流行病学

呼吸系统与血栓密切相关的疾病主要是肺栓塞（pulmonary embolism，PE），包括肺血栓栓塞症（pulmonary thromboembolism，PTE）和肺梗死（pulmonary infraction）。PTE 是指来自右心或静脉系统的血栓阻塞肺动脉或其分支所致的疾病，肺梗死是指栓塞远端的肺组织由于血流受阻或中断而发生坏死。

西方国家 PE 的发病率很高，仅美国 VTE 的每年致死性和非致死性病例数超过 90 万。过去我国曾将 PTE 视为"少见病"，但这种观念近年已发生彻底改变。虽然我国目前尚无准确的流行病学资料，但随着诊断意识和检查技术水平的提高，诊断例数逐年大幅增加。

（二）病因及发病机制

盆腔和下肢深静脉血栓（DVT）形成是 PTE 的主要病因和诱发因素。临床上诱发 DVT 的原因很多，包括任何可以导致静脉血液淤滞、内皮损伤和血液高凝状态的因素。DVT 分为原发性和继发性两类。

1. 原发性　指遗传变异，包括 V 因子突变、蛋白 C 缺乏、蛋白 S 缺乏和抗凝血酶缺乏等原因引起的血栓。Yu-Dong 等在对 70 例肺血栓栓塞症的患者进行研究发现血浆中 sTM（soluble thrombomodulin）减少可能也是形成肺血栓栓塞的一项危险因素，尤其是在女性患者中，但机制不完全明确。此外，还发现 DRB2 和 LPL 基因多态性与静脉血栓栓塞症独立相关。

2. 继发性的病因和机制

（1）血栓形成：PE 常是静脉血栓形成的合并症。栓子通常来源于下肢和骨盆的深静脉，少数来源于上肢、头和颈部静脉。多见于各种原因的制动或长期卧床。长途航空或乘车旅可引起下肢静脉血栓，通过循环进入肺动脉引起栓塞，在临床上大约有 30%VTE 可引起 PTE。

（2）创伤及手术：大面积烧伤、骨盆和股骨骨折，疝修补术、腹部大手术、冠脉旁路移植术都存在发生 PTE 的危险。

（3）心脏病：为我国 PE 的最常见原因。几乎涉及各类心脏病，合并心房颤动、心力衰竭的 PE 发病率较高。以右心腔血栓最多见，少数来源于静脉系统。

（4）肿瘤：为我国的第二位原因，占 35%，远较国外 6% 高。以肺癌、消化系统肿瘤、绒癌、白血病等较常见。据推测肿瘤患者血液中可能存在凝血激酶以及其他能激活凝血系统的物质如组蛋白、组织蛋白酶和蛋白水解酶等，故肿瘤患者 PE 发生率高，甚至可以是其早发症状。

（5）妊娠和分娩：妊娠时腹腔内压增加，激素松弛血管平滑肌，盆静脉受压引起静脉血流缓慢，改变血液流变学特性等均易加重静脉血栓形成，此外还伴有凝血因子和血小板增多，血浆素原-血浆素蛋白溶解系统活性降低。

（6）血液病：阵发性睡眠性血红蛋白尿、血小板增多症、血栓性血小板减少性紫癜以及红细胞增多症均可发生血栓栓塞性疾病。

（7）其他：如口服避孕药、肥胖、饮酒、高龄等继发危险因素，肾病综合征也可引起PTE。

（三）临床表现

（1）症状：PTE缺少特异性临床症状，可以从无症状、隐匿，到血流动力学不稳定，甚至发生猝死。不同病例常有不同的症状组合，严重程度主要取决于栓子的大小、数量、栓塞的部位及患者是否存在心、肺等器官的基础疾病。

常见症状有：①不明原因的呼吸困难及气促，尤以活动后明显，为PTE最常见的症状；②胸痛，包括胸膜炎性胸痛和心绞痛样疼痛；③晕厥，可为PTE的唯一或首发症状，提示血流储备的急剧下降；④缺氧表现，如烦躁不安、头晕、胸闷、心悸等；⑤咯血，常为小量咯血，大咯血少见；⑥合并感染时伴咳嗽、咳痰、高热等。如同时出现呼吸困难、胸痛及咯血，即为临床上所谓的"三联征"，对诊断PTE较特异，但仅见于约不足30%的患者。

（2）体征

1）呼吸系统体征：呼吸频率增加（＞20次/分）、发绀，尤以气促常见；部分可闻及哮鸣音和（或）细湿啰音，肺野偶可闻及血管杂音；合并肺不张和胸腔积液时出现相应的体征。

2）循环系统体征：心动过速（心率＞90次/分）；血压改变，严重时可出现血压下降甚至休克；颈静脉充盈或异常搏动提示右心负荷增加；可出现肝脏增大、肝颈静脉反流征和下肢水肿等右心衰竭的体征；肺动脉瓣区第二心音（P2）亢进或分裂，三尖瓣区收缩期杂音。

3）其他：可伴发热，多为低热，少数患者超过38℃。

（3）DVT的症状与体征：在考虑PTE诊断的同时，必须警惕DVT，尤其是下肢DVT的存在与否。DVT主要表现为患肢肿胀、周径增粗、疼痛或压痛、皮肤色素沉着、浅静脉扩张，行走后患肢易疲劳或肿胀加重。但需注意的是半数以上的下肢DVT患者并无自觉症状和明显体征，双侧下肢周径的测量有助于发现。测量方法：大腿周径的测量点为髌骨上缘以上15cm处，小腿周径的测量点为髌骨下缘以下10cm处，如双侧相差＞1cm，需考虑DVT诊断的可能。

（四）辅助检查

1. 血浆D-二聚体　急性PTE时明显升高，对诊断PET的敏感性高，但特异性低。因手术、肿瘤、外伤、炎症、急性心肌梗死等情况均可致D-二聚体增高，故D-二聚体测定在排除PTE方面更有临床价值；若其含量低于500μg/L，可基本排除急性肺血栓栓塞症（APE），对高度怀疑PTE的患者不建议依靠此检查来进行诊断。

2. 动脉血气分析　应以患者就诊时卧位、未吸氧、首次动脉血气分析的测量值为准，常表现为低氧血症、低碳酸血症、肺泡-动脉血氧分压差 $[P_{(A-a)}O_2]$ 增大及呼吸性碱中毒，但部分患者的血气结果可正常，故缺乏特异性。

3. 心电图　心电图改变多在发病后即刻开始出现，但对APE的诊断无特异性。常见的改变为窦性心动过速。早期表现为 V_1~V_4 的T波倒置和ST段异常；当有肺动脉高压及右心压力升高时，可出现 $S_IQ_{III}T_{III}$ 征（即I导联S波加深，III导联出现Q/q波及T波倒置）；其他可出现完全或不完全性右束支传导阻滞、肺型P波、电轴右偏及顺钟向转位等。对心电图改变,需作动态观察。

4. 超声心动图　在提示诊断、预后评估和除外其他心血管疾患方面有重要价值。间接征象多是右心负荷过重的表现,如右心室壁局部运动幅度降低,右心室和(或)右心房扩大,室间隔左移运动异常,近端肺动脉扩张,三尖瓣反流速度增快,下腔静脉扩张,吸气时不萎陷等;直接征象是在肺动脉近端、右心房或右心室发现血栓,同时患者的临床表现符合PTE,可直接确诊。若存在慢性血栓栓塞性肺动脉高压,可见右心室壁肥厚。

5. 胸部X线片可出现　①肺缺血征象:肺纹理纤细、稀疏或消失,肺野透亮度增加,未受累部分呈现纹理相应增多;②肺动脉高压征及右心扩大征:肺动脉段突出或瘤样扩张,右下肺动脉干增宽或呈截断征;③肺梗死表现:肺野呈楔形阴影,尖端指向肺门,肺不张或膨胀不全,患侧横膈抬高,可合并少至中量胸腔积液。胸片虽有多种改变,但缺乏特异性,只有在高度怀疑PE而其他确诊的影像学检查还未出结果,临床上又需要早期抗凝治疗的情况时胸片可作为参考。

6. 螺旋CT　是目前最常用的PTE确诊手段,能够准确发现段以上肺动脉内的血栓,表现:①直接征象:肺动脉内的低密度充盈缺损,部分或完全包围在不透光的血流之间(轨道征),或者呈完全充盈缺损,远端血管不显影;②间接征象:肺野楔形密度增高影,条带状高密度区或盘状肺不张,中心肺动脉扩张及远端血管分支减少或消失。该检查具有较高的特异度和敏感度,故对高度怀疑肺栓塞的患者应首选螺旋CT以明确诊断。其局限性主要在于对亚段及远端肺小动脉血栓的敏感性较差。

7. 放射性核素　肺通气/灌注扫描诊断PTE的敏感度及特异度均高,且不受肺动脉直径的影响,尤其在亚段以下PTE的诊断中有特殊意义。典型征象是与通气显像不匹配的肺段区域呈灌注缺损改变。一般可将扫描结果分为三类:①高度可能:其征象为至少1个或更多肺段的局部灌注缺损,而该部位通气良好或X线胸片无异常;②正常或接近正常;③非诊断性异常:其征象介于高度可能与正常之间。需要注意的是任何引起肺血流或通气受损的因素如肺炎、肺部肿瘤等也可造成局部通气血流失调。如果患者有肾功能不全或对造影剂过敏可能,不建议行此项检查。

8. 磁共振肺动脉造影(MRPA)　可直接显示肺动脉内栓子及低灌注区,对肺段以上肺血栓诊断的敏感性和特异性均较高,适用于碘造影剂过敏的患者。但目前大多数专家和文献并不推荐此法在PTE常规诊断中使用。

9. 肺动脉造影(CPA)　是诊断肺栓塞的"金标准",其敏感性为98%,特异性为95%~98%。直接征象是肺动脉内造影剂充盈缺损,伴或不伴轨道征的血流阻断;间接征象有肺动脉造影剂流动缓慢,局部低灌注,静脉回流延迟等。属有创性检查技术,可发生心律失常、肾脏和心血管并发症及变态反应等,现临床很少作为常规检查使用。

10. 下肢深静脉检查　90%PTE患者的栓子来源于下肢DVT,可通过下肢深静脉核素显像、多普勒超声、电阻抗静脉图像法、磁共振静脉造影、肢体静脉造影等手段诊断。现今,下肢静脉加压超声(CUS)已基本取代静脉造影用于诊断DVT,CUS的特定征象是静脉不能被压陷或静脉腔内无多普勒血流。

(五)诊断

PTE的临床表现多样,有时隐匿,缺乏特异性,确诊需特殊检查。检出PTE的关键是提高诊断意识,对有疑似表现、特别是高危人群中出现疑似表现者,应及时安排相应检查,并根据临床表现及上述相关检查,给予明确诊断。

临床上往往联合运用各项变量指标对疑似患者进行评估,根据肺栓塞患病概率对患者进行分类。目前应用最多的是 Wells 等建立的加拿大评分系统,其中的临床患病概率三分类法(总分 0~1 分为低度,2~6 分为中度,> 7 分为高度临床患病概率)和二分类法(总分 0~4 分为不太可能,> 4 分为很可能存在肺栓塞)均已得到广泛验证应用(表 9-20-1)。

表 9-20-1　临床诊断评价评分表(患病概率)

临床情况	分值
DVT 症状或体征	3
PE 较其他诊断可能性大	3
心率> 100 次 / 分	1.5
4 周内制动或接受外科手术	1.5
既往 DVT 或肺栓塞	1.5
咯血	1
6 个月内接受抗肿瘤治疗或肿瘤转移	1

注:临床患病率:0~1 分为低度,2~6 分为中度,> 7 分为高度

鉴别诊断　由于 PTE 的临床表现缺乏特异性,易与其他疾病相混淆,故临床上漏诊与误诊率极高。呼吸困难、咳嗽、咯血、呼吸频率增快等呼吸系统表现为主的患者应与其他的胸肺疾病如肺间质病、肺炎、胸膜炎、支气管哮喘、支气管扩张、肺不张等鉴别。以胸痛、心悸、心脏杂音、肺动脉高压等循环系统表现为主的患者应与其他的心脏疾病如冠心病(心肌缺血、心悸梗死)、风湿性心脏病、主动脉夹层、肺源性心脏病、心肌炎等和内分泌疾病如甲状腺功能亢进等鉴别。以晕厥、休克等表现为主应与脑血管病、心律失常等疾病鉴别。血浆 D- 二聚体、心电图、超声心动图、放射性核素、CT 和 MRI 有助于鉴别。

(六)临床分型

临床上为了便于对不同程度的 PTE 采取相应的治疗措施,故对 PTE 进行临床分型。目前我国大多数机构多采用 ESC 危险度分型和 AHA 分型。

1. ESC 危险度分型　欧洲心脏病协会(ESC)根据危险分层指标对肺栓塞早期死亡的风险进行危险分层,分为高危和非高危肺栓塞。

(1)高危 PE:属危及生命的急症,早期死亡率> 15%,常有休克或低血压表现,若无,须检测右心室功能不全或心肌损伤指标。

(2)非高危 PE:按照是否出现右室功能不全和(或)心肌损伤的指标进一步分为中危和低危 PE。

(3)中危 PE:早期死亡率 3%~15%,无休克或低血压表现,至少一项右室功能不全或心肌损伤的指标为阳性;

(4)低危 PE:早期死亡率< 1%,无休克或低血压表现,且所有的右室功能不全和心肌损伤指标均为阴性(表 9-20-2)。

表 9-20-2　基于肺栓塞相关早期病死率的危险分层

肺栓塞相关早期死亡风险	危险分层指标			可能的治疗
	临床表现（休克或低血压）	右心室功能不全	心肌损伤	
高危（> 15%）	+	(+)*	(+)*	溶栓或血栓清除术
非高危				
中危（3%~15%）	−	+	+	住院治疗
		+	−	
		−	+	
低危（< 1%）	−	−	−	早期住院或院外治疗

注：* 当存在休克或低血压时无须检测右心室功能不全 / 心肌损伤指标，已可归类为高危

2. AHA 分型　最新的美国心脏病协会（AHA）指南根据血栓负荷和栓子的外形与分布情况将 PE 分为大块 PE、次大块 PE 和低危 PE。

（1）大块 PE：APE 同时伴下列情况之一：①持续性低血压（SBP < 90mmHg 至少持续15 分钟）或需要使用升压药，并且除外其他原因，如心律失常、低血容量、脓毒症或左室功能不全等引起的低血压；②无脉；③持续的严重心动过缓（< 40 次 / 分，伴休克的症状或体征）。

（2）次大块 PTE：APE 不伴体循环高压（SBP ≥ 90mmHg），但有下列情况之一：①右心功能不全：至少出现下列中的一项：超声心动图提示右室扩张（在四腔心切面 RV/LV > 0.9）或右室收缩功能异常、CT 提示右室扩张（RV/LV > 0.9）、BNP 升高（> 90pg/ml）、NT-pro-BNP升高（> 500pg/ml）或心电图异常（新出现的完全性 / 不完全性 RBBB、前间隔导联 ST 段抬高或压低、T 波倒置）；②有心肌坏死的证据：肌钙蛋白 I > 0.4ng/ml 或肌钙蛋白 T > 0.1ng/ml。

（3）低危 PE：血压正常、无右室功能不全的证据、无心肌坏死的证据，短期死亡率约1%，而高龄和基础疾病较多的则属低危中的高危，故临床决策要个体化。

3. 慢性血栓栓塞性肺动脉高压　多可追溯到呈慢性、进行性发展的肺动脉高压的相关临床表现，后期出现右心衰竭；影像学检查证实肺动脉阻塞，经常呈多部位、较广泛的阻塞，可见肺动脉内贴血管壁、环绕或偏心分布、有钙化倾向的团块状物等慢性阻塞征象；常可发现 DVT 的存在；右心导管检查示静息肺动脉平均压 > 25mmHg，活动后肺动脉平均压 >30mmHg；超声心动图检查示右心室壁增厚（右心室游离壁厚度 > 5mm），符合慢性肺源性心脏病的诊断标准。

（七）治疗

目前大部分指南（如 ESC）都倾向于使用危险度分层来指导治疗。一般低危患者建议抗凝治疗，高危患者建议溶栓或肺动脉血栓摘除术 + 抗凝治疗。

1. 一般处理与呼吸循环支持治疗

（1）一般处理：对高度疑诊或确诊 PTE 的患者，应严密监测生命体征、心电图及动脉血气分析。卧床休息至达到抗凝治疗有效（保持 INR 在 2.0 左右），保持大便通畅，避免用力，以免促进深静脉血栓脱落。必要时应用抗生素控制下肢血栓性静脉炎和预防肺栓塞并发感染，适当使用镇静、镇痛、镇咳等相应的对症治疗。

（2）吸循环支持治疗：采用经鼻导管或面罩吸氧纠正低氧血症，呼吸衰竭患者可使用经

鼻面罩无创性机械通气或经气管插管行机械通气,但需注意尽量减少正压通气对循环系统的不良影响。对于出现右心功能不全但血压正常者,可使用多巴酚丁胺和多巴胺;若出现血压下降,可增大剂量或使用其他血管加压药物,如去甲肾上腺素等。对于液体负荷疗法需谨慎,一般所予负荷量限于 500ml 之内。

2. 溶栓治疗　美国心脏病协会和欧洲心脏病协会建议:对于有心源性休克和(或)持续低血压表现的肺栓塞患者,除非有绝对禁忌证,均应立即溶栓治疗,并予普通肝素作为初始抗凝治疗;对于次大面积或中危 PTE 患者,若无溶栓禁忌证,在全面考虑出血风险后,可考虑溶栓;对于低危患者,则不宜溶栓治疗;而对慢性血栓栓塞性肺动脉高压(CTEPH),是否进行预防性溶栓治疗仍需有进一步的研究。我国《急性肺血栓栓塞症诊断治疗专家共识-2010 年》建议的溶栓治疗基本同国外。

(1)溶栓时间:在患者起病的 48 小时内给予治疗的效果最好,但对于 6~14 天仍有症状的患者溶栓治疗也有一定的作用。

(2)适应证:包括:① 2 个肺叶以上的大块肺栓塞者;②血流动力学改变者,不论肺动脉血栓栓塞的部位及面积大小;③并发休克和体动脉低灌注[如低血压、乳酸酸中毒和(或)心排血量下降]者;④原有心肺疾病的次大块肺血栓栓塞引起循环衰竭者;⑤有呼吸窘迫症状(包括呼吸频率增加,动脉血氧饱和度下降等);⑥有窦性心动过速、心悸等症状。

(3)禁忌证:①绝对禁忌证:活动性内出血;近期自发性颅内出血;3 个月内有缺血性卒中;颅内肿瘤等。②相对禁忌证有:年龄 > 75 岁;2 周内的大手术、分娩、器官活检或不能压迫止血部位的血管穿刺;2 个月内的缺血性脑卒中;10 天内的胃肠道出血;15 天内的严重创伤;1 个月内的神经外科或眼科手术;难于控制的重度高血压(收缩压 > 180mmHg,舒张压 > 110mmHg);近肾功能不全;糖尿病出血性视网膜病变;近期曾行心肺复苏;血小板计数 < 100×10^9/L;妊娠;细菌性心内膜炎;出血性疾病;动脉瘤;左心房血栓。

(4)溶栓:药物溶栓治疗可以迅速溶解血栓和恢复肺组织灌注,逆转右心衰竭,增加肺毛细血管血容量及降低病死率和复发率。机制在于:①可直接或间接促进纤维蛋白溶酶形成,迅速溶解纤维蛋白,使血块溶解;②可清除和灭活纤维蛋白原、凝血因子Ⅱ、Ⅴ、Ⅷ及系统纤维蛋白溶酶原,干扰凝血;③可抑制纤维蛋白原向纤维蛋白转变,并干扰纤维蛋白的聚合;故常用的溶栓药有尿激酶(UK)、链激酶(SK)和重组组织型纤溶酶原激活剂(rt-PA)。因 rt-PA 能够更快地溶解血栓,改善血流动力学,降低早期死亡率,减轻肺动脉内皮损伤,降低慢性血栓栓塞性肺高压的发生危险,因此我国专家推荐首选 rt-PA 方案溶栓治疗。

1)尿激酶:负荷量 4400IU/kg,静注 10 分钟,随后以 4400IU/(kg·h)持续静滴 12~24 小时;另可考虑 2 小时溶栓方案:按 20 000IU/kg 剂量,持续静滴 2 小时。后者为我国专家共识推荐用法。注意使用尿激酶溶栓期间勿同时使用肝素。

2)链激酶:负荷量 250 000IU,静注 30 分钟,随后以 100 000IU/h 持续静滴 24 小时。链激酶具有抗原性,故用药前需肌注苯海拉明或地塞米松,以防止变态反应。链激酶 6 个月内不宜再次使用。同尿激酶,链溶栓时勿同时使用肝素治疗。

3)rt-PA:分 rt-PA 50~100mg 静滴 2 小时给药方案及 0.6mg/kg 静脉滴注 15 分钟以上(最大剂量 50mg)给药方案。国内多中心研究结果提示 rt-PA 50mg 持续静脉滴注 2 小时已经取得理想的溶栓效果,而将 rt-PA 增加到 100mg 并未能提高溶栓治疗的有效率,这与欧美的研究结果不同,因此推荐 rt-PA 50mg 持续静注 2 小时治疗方案。不同于上述药物,rt-PA 溶栓结束后，应继续使用肝素。此外，rt-PA 50mg 序贯静脉滴注 2 小时，第一个 50mg 之后需要测定患者生命体征、血气、心电图及 APTT。

（5）注意事项：①溶栓前应常规实验室检查，如血常规、生化、凝血常规、胸部 X 线片等作为基线资料，用以与溶栓后资料作对比。②溶栓治疗后，应每 2~4 小时测定一次 PT 或 APTT，当其水平降至正常值的 2 倍（或 < 80 秒）时，即应启动规范的肝素治疗。③溶栓结束 24 小时，需观察生命体征及行核素通气 / 灌注扫描或肺动脉造影或 CT 肺动脉造影等复查，以观察溶栓的疗效。

（6）疗效指标：溶栓后，应该及时的评估溶栓疗效，包括：①临床症状和体征减轻，特别是呼吸困难好转。②实验室检查如动脉血气分析示 PaO_2 上升，$PaCO_2$ 回升，pH 下降。③影像学检查：心电图提示急性右室扩张表现好转；胸部 X 线平片显示的肺纹理减少或稀疏区变多，肺血分布不均改善；超声心动图表现如右心负荷减轻等。

（7）对于特殊情况的溶栓治疗，如大块肺栓塞、妊娠肺动脉栓塞、右心血栓等，需要特殊专科进行，在此不作详细阐述，具体可见相关治疗指南。

3. 抗凝治疗　高度疑诊或确诊急性 PTE 的患者应立即给予抗凝治疗。抗凝治疗为 PTE 和 DVT 的基本治疗方法，可以有效地防止血栓再形成和复发，为机体发挥自身的纤溶机制溶解血栓创造条件。强调抗凝治疗一定要充分，否则可导致血栓复发率明显增高。抗凝血药物主要有普通肝素（UFH）、低分子量肝素（LMWH）、磺达肝癸钠和华法林。抗血小板药物的抗凝作用不能满足 PTE 或 DVT 的抗凝要求。除伴有出血或严重肾功能不全的高危患者外，皮下注射低分子肝素或磺达肝癸钠优于普通肝素，应作为首选治疗。对于血流动力学不稳定的高危者不推荐使用低分子量肝素。

（1）抗凝的禁忌证：①绝对禁忌证：近期有颅内出血或存在颅内和脊髓损伤出血的高位因素，活动性出血，脊髓麻醉或腰椎穿刺。②相对禁忌证：慢性出血 > 48 小时，血小板 < 50×10^9/L，严重的血小板功能障碍（尿毒症、药物性、造血功能异常），最近手术、有出血的高风险，潜在的出血凝血障碍，头部创伤；对于确诊的 PTE 病例，大部分禁忌证属于相对禁忌证。

（2）普通肝素肝素抗凝机制：①可抑制凝血酶原激酶的形成；②可干扰凝血酶的作用；③可影响非溶性纤维蛋白的形成，阻止凝血酶对因子Ⅷ和Ⅴ的正常激活；④防止血小板的聚集和破坏。

具体用法：一般首先予 2000~5000IU 或按 80IU/kg 静注，继之以 18IU/（kg·h）持续静滴；在开始治疗最初 24 小时内每 4 小时测定 APTT，根据 APTT 值调整剂量（表 9-20-3）每次调整剂量后 3 小时测定 APTT，尽快使 APTT 达到并维持于正常值的 1.5~2.5 倍。达稳定治疗水平后，改为每天测定 APTT 1 次。肝素亦可用皮下注射方式给药，一般先予静注负荷量 2000~5000IU，然后按 250IU/kg 剂量每 12 小时皮下注射一次，调节注射剂量，使注射后 6~8 小时的 APTT 达到治疗水平。

因肝素可能会引起血小板减少症（HIT），故在使用肝素的第 3~5 天必须复查血小板计数；若较长时间使用，则应在第 7~10 天和第 14 天复查，而普通肝素治疗 2 周后较少出现 HIT。若出现血小板迅速或持续降低达 50% 以上，或血小板计数 < 100×10^9/L，应停用肝素，一般停用 10 天内血小板计数可逐渐恢复。

表 9-20-3　根据 APTT 调整普通肝素剂量的方法

APTT	普通肝素调整剂量
＜35s（＜1.2 倍正常对照值）	静脉注射 80IU/kg，然后静脉滴注剂量增加 4IU/（kg·h）
35~45s（1.2~1.5 倍正常对照值）	静脉注射 40IU/kg，然后静脉滴注剂量增加 2IU/（kg·h）
46~70s（1.5~2.3 倍正常对照值）	无需调整剂量
71~90s（2.3~3.0 倍正常对照值）	静脉滴注剂量减少 2IU/（kg·h）
＞90s（＞3 倍正常对照值）	停药 1h，然后静脉滴注剂量减少 3IU/（kg·h）

（3）低分子量肝素抗凝机制：同普通肝素。根据患者体重给药，当患者存在严重的肾功能不全（肌酐清除率＜30ml/min）及严重出血倾向，建议首选普通肝素，因为普通肝素不经肾脏排泄。常用的低分子肝素有达肝素（在癌症患者中，被批准用于症状性静脉血栓栓塞延展期治疗，200U/kg，每日 1 次）、依诺肝素（1mg/kg，每 12 小时 1 次或 1.5mg/kg，每日 1 次）和亭扎肝素（175U/kg，每日 1 次）。肝素或低分子量肝素须至少应用 5 天，直到临床情况平稳可停药。对大面积 PTE、髂静脉或股静脉血栓，建议用至 10 天或更长。不良反应同普通肝素，但出血及 HIT 发生率较肝素低。该药的优点是无需常规监测 APTT，可在疗程大于 7 天时每隔 2~3 天检查血小板计数。

（4）磺达肝癸钠与抗凝酶Ⅲ（ATⅢ）结合，选择性抑制Ⅹ因子（Ⅹa）而发挥抗血栓活性。禁忌证为肌酐清除率＜20ml/min 的严重肾衰竭。用法：皮下注射，每日剂量为 5mg（体重＜50kg）、7.5mg（体重 50~100kg）、10mg（体重＞100kg），建议至少用 5 天，直到临床症状稳定方可停药。以前认为无需监测凝血指标，但现在认为磺达肝癸钠可能会引起 APTT 延长及血小板计数减少。

（5）华法林：华法林通过抑制依赖维生素 K 凝血因子（Ⅱ、Ⅶ、Ⅸ、Ⅹ）的合成而发挥抗凝作用，需长期抗凝的患者应首选华法林。由于华法林需要数天才能发挥全部作用，因此与肝素需至少重叠应用 4~5 天。初始一般剂量为 2.5~3.0mg/d，3~4 日后开始测定 INR，当连续两天测定的国际标准化比率（INR）稳定在 2.0~3.0 时，或 PT 延长至正常值的 1.5~2.5 倍时，48 小时后停止使用低分子量肝素，继续口服华法林治疗，根据 INR 或 PT 调节华法林的剂量。

抗凝治疗的持续时间因人而异，一般口服华法林的疗程至少为 3~6 个月。对于暂时或可逆性易患因素导致的肺栓塞，例如服雌激素、手术、暂时制动等，疗程 3 个月即可；对于不明原因的肺栓塞，建议抗凝至少 3 个月；对于首次发生、不明原因的 PTE，至少给予 6 个月的抗凝；对复发性 VTE、并发肺心病或危险因素长期存在者，抗凝治疗达 12 个月或以上，甚至终生抗凝。妊娠的前 3 个月和最后 6 周禁用华法林，可用肝素或低分子肝素治疗。产后和哺乳期妇女可以服用华法林。华法林的主要并发症是出血，也有可能引起血管性紫癜，导致皮肤坏死，多发生于治疗的前几周。

4. 肺动脉血栓摘除术　适用于危及生命伴有休克的急性大面积肺栓塞，或肺动脉主干、主要分支堵塞，有溶栓禁忌证或经积极的内科治疗无效的患者。既往肺动脉血栓摘除术风险大，病死率高，随着技术水平的提高，死亡率有所下降。根据日本心胸外科协会报道，539 例急性肺栓塞患者行肺动脉血栓摘除术，死亡率为 21.2%，较前 63% 有所下降。对于危重患者，为了减少长期缺氧、缺血引起的脑部损害，需在体外循环及心肺支持下并及时进行手术是至关重要的。而对于慢性肺栓塞引起的慢性血栓栓塞性肺动脉高压的治疗需选择肺动脉血栓内膜剥脱术，中远期效果良好。血栓摘除术应在主肺动脉和叶肺动脉内进行，而不可因追求血管造影的结果在段肺动脉中也进行，当血流动力学改善后就应终止操作。

5. 经皮导管消栓 + 碎栓术 用导管碎解和抽吸肺动脉内巨大血栓，同时还可进行局部小剂量溶栓。适应证为肺动脉主干或主要分支的大面积 PTE，并存在以下情况者：溶栓和抗凝治疗禁忌；经溶栓或积极的内科治疗无效；缺乏手术条件。经皮可作为手术治疗的替代治疗手段。经皮操作的并发症包括穿刺部位局部损伤，通常为股静脉、心脏结构穿孔、压塞和造影剂反应。

6. 腔静脉滤器 适用于下肢静脉近端血栓，但存在抗凝治疗禁忌、抗凝治疗或溶栓治疗后复发或出现并发症的患者；对于伴严重肺动脉高压或肺源性心脏病、大量静脉血栓形成、行经皮导管介入治疗和肺动脉血栓摘除术的患者，为防止下肢深静脉大块血栓再次脱落阻塞肺动脉，可考虑放置下腔静脉滤器。但此治疗增加了 DVT 的风险，总体而言对患者生存率无明显影响，故不推荐常规应用下腔静脉滤器治疗肺栓塞。对于上肢 DVT 病例，可应用上腔静脉滤器。

置入滤器后如无禁忌证，宜长期口服华法林抗凝，定期复查有无滤器上血栓形成。

7. 抗氧化治疗 在急性肺血栓栓塞过程中会产生大量的活性氧（ROS），进而促进基质金属蛋白酶（MMP）激活，导致心肌细胞损伤及肌钙蛋白（cTI）降解。在动物模型中研究发现抗氧化剂（四甲基哌啶）能够减弱右心室 MMP 的激活，对心肌细胞起到保护作用。但仍需进一步的临床试验。

（八）预防

对存在发生 DVT、PTE 危险因素的病例，如长期卧床、术后、静脉疾病、心脏病合并心力衰竭、高龄等，宜根据临床情况采用相应的预防措施。主要方法为：①预防静脉血栓形成，如穿加压弹力袜、下肢间歇序贯加压充气泵和腔静脉滤器等；②药物预防，包括皮下注射小剂量肝素、低分子肝素、口服华法林，也可加用抗血小板药物。

（马丽萍）

参 考 文 献

1. 陆再英，钟南山. 内科学. 7 版. 北京：人民卫生出版社，2008.
2. 陈灏珠. 实用内科学. 13 版. 北京：人民卫生出版社，2009.
3 浦权. 实用血液病学. 2 版. 北京：科学出版社，2009.
4. 伍卫. 内科疾病临床诊断与鉴别诊断. 北京：科学技术文献出版社，2007.
5. 王振义，李家增，阮长耿，等. 血栓与止血基础理论与临床. 3 版. 上海：上海科学技术出版社，2004.
6. Noe GD, Jaffe SM, Molan MP. CT and CT angiography in massive haemoptysis with emphasis on pre-embolization assessment. Clin Radiol, 2011, 66: 869-875.
7. 刘芸芸，刘志刚. 脑垂体后叶素联合酚妥拉明治疗支气管扩张咯血临床观察. 临床肺科杂志，2013（03）：508-509.
8. 曾安津，董霞. 硝普钠联合垂体后叶素治疗肺结核大咯血的疗效观察. 临床肺科杂志，2013（01）：106-107.
9. 周发琼，向家培. 纤支镜在大咯血患者中的应用价值. 临床肺科杂志，2012（09）：1689-1690.

10. Chun JY, Morgan R, Belli AM. Radiological management of hemoptysis: a comprehensive review of diagnostic imaging and bronchial arterial embolization. Cardiovasc Intervent Radiol, 2010, 33(2): 240-250.

11. 王学静, 贾广志, 李建明. 超选择性支气管动脉栓塞术治疗大咯血的临床效果分析. 临床肺科杂志, 2013(08): 1428-1429.

12. Yin YD, Wang C, Zhai ZG, et al. Decreased plasma soluble thrombomodulin levels as a risk factor for pulmonary thromboembolism. J Thromb Thrombolysis, 2009, 27(3): 274-279.

13. Torbicki A, Perrier A, Konstantinides S, et al. Guidelines on the diagnosis and management of acute pulmonary embolism: the Task Force for the Diagnosis and Management of Acute Pulmonary Embolism of the European Society of Cardiology(ESC). Eur Heart J, 2008, 29(18): 2276-2315.

14. Jaff R, McMurtry MS, Archer SL, et al. Management of massive and submassive pulmonary embolism, iliofemoral deep vein thrombosis, and chronic thromboembolic pulmonary hypertension: a scientific statement from the American Heart Association. Circulation, 2011, 123(16): 1788-1830.

15. Streiff MB, Bockenstedt PL, Cataland SR, et al. Venous thromboembolic disease. J Natl Compr Canc Netw, 2013, 11(11): 1402-1429.

16. Koracevic GP. Treatment for deep vein thrombosis and pulmonary thromboembolism is almost the same--it does not seem quite logical. J Emerg Med, 2013, 45(2): e49-e51.

17. Vyas PA, Donato AA. Thrombolysis in acute pulmonary thromboembolism. South Med J, 2012, 105(10): 560-570.

18. Fukuda I, Taniguchi S. Embolectomy for acute pulmonary thromboembolism: from Trendelenburg's procedure to the contemporary surgical approach. Surg Today, 2011, 41(1): 1-6.

19. Sousa-Santos O, Neto-Neves EM, Ferraz KC, et al. Antioxidant treatment protects against matrix metalloproteinase activation and cardiomyocyte injury during acute pulmonary thromboembolism. Naunyn Schmiedebergs Arch Pharmacol, 2012, 385(7): 685-696.

20. 中华医学会心血管病学分会肺血管病学组中国医师协会心血管内科医师分会. 急性肺血栓栓塞症诊断治疗中国专家共识. 中华内科杂志, 2010, 49(1): 74-81.

第二十一节　体内机械装置与血栓

　　体内机械装置种类繁多, 广泛应用于临床的多个学科领域, 其对心血管内皮细胞损伤等原因导致的血栓形成是各种体内机械装置的重要并发症, 其中人工瓣膜、人工心脏、人工血管旁路、冠状动脉支架等导致的血栓已有相关章节叙述, 本节主要讨论中心静脉导管(central venous catheters, CVC)、静脉留置针、人造血管动静脉内瘘以及腔静脉滤器相关的血栓形成。

一、流行病学

　　近年来, CVC 广泛应用于临床, 特别是用于恶性肿瘤患者的化疗、危重症患者的救治及需要长期静脉输液或营养者。CVC 在给临床治疗带来方便的同时, 其相关并发症尤其是导管相关性血栓(catheter related thrombosis, CRT)备受关注。目前, CRT 的流行病学还不十分明确。在 20 世纪八九十年代发表的报道中 CRT 的发病率高达 66%, 但最近的研究表明, 经静脉造影或超声检查 CRT 的发病率仅 14%~18%。前瞻性队列研究表明有症状的 CRT

发生的频率更少，仅约 5% 或更低。大多数 CRT 发生在导管植入后的第一个 100 天。造成 CRT 发病率报道的差异可能与 CRT 的定义、诊断方法、研究人群、导管类型及保养护理等因素有关。在早期，往往通过静脉造影确诊，相较于超声可检测到更多的无症状 CRT。深静脉血栓（deep vein thrombosis，DVT）大多发生于下肢深静脉，上肢 DVT 相对少见。CVC 置管通常选上肢深静脉，故 CRT 大多数是上肢 DVT。CRT 约占到全部静脉血栓的 10%，所有上肢血栓形成的 70%~80%。在临床实践中，维持血管通路的另一个常用的途径是静脉留置针，又称套管针，其最大优点在于操作简便，留置针相关的静脉血栓形成发生率低，仅约 1%。

腔静脉滤器作为下肢 DVT 引起致命性肺动脉栓塞的预防手段已被广泛应用，然而滤器内血栓的形成也可造成肺动脉栓塞，所以滤器血栓是腔静脉滤器的一个重要并发症。滤器植入部位早期血栓形成的发生率为 10%，晚期 DVT 的发生率约 20%。上肢动静脉内瘘是长期维持性血液透析患者最常用的血管通路，人造血管旁路移植内瘘为自身血管条件差无法建立自体血管内瘘的患者提供了可靠的血管通路。血栓形成是人造血管内瘘最常见的并发症之一，也是内瘘失败的主要原因，总发生率为 9%~20%。

二、病因及发病机制

血栓形成是血液在流动状态由于血小板的活化和凝血因子被激活致血液发生凝固。目前公认血栓形成的基础为魏尔啸提出的三个条件：血管内皮细胞损伤、血流状态异常及血液凝固性增加，其中血管内皮细胞损伤是 CVC 血栓形成的最重要和最常见原因，但在某些情况下，血流缓慢及血液凝固性增高也可能是重要的因素。

各种体内机械装置在植入术中及术后，机械性地破坏血管壁的完整性，血管内皮细胞受损，导致血小板活化并启动内源性及外源性凝血过程，促进血栓形成。机械装置作为体内异物，可接触激活引发凝血和炎症反应。机械装置本身在血管内占据一定的空间，还可能影响相应的血流，导致静脉淤血和湍流，从而引发凝血因子活化。

CRT 还与导管类型、植入部位、导管尖端位置以及导管感染等因素有关。研究显示，聚乙烯材料导管比聚氨酯和硅胶材料导管、三腔导管比两腔导管、左上肢比右上肢深静脉植入导管更易发生 CRT。而导管尖端位于上腔静脉与右心房交界处可明显减少 CRT 的发生，因为该处血流量大、药物输注时有更大的稀释效应以及导管尖端与血管内皮细胞直接接触的可能性较小。此外，导管相关性感染也可能参与了 CRT 的发病。留置静脉针并发静脉血栓主要与血流缓慢有关，多见于长期卧床的患者，反复多次在同一部位穿刺损伤血管壁以及未能适当应用肝素封管都是血栓形成的促发因素。另外静脉留置针封管用肝素诱导的血小板减少症（HIT）也可导致血栓形成。HIT 是指肝素暴露后出现的血小板异常活化状态，表现为血小板数量减少，可伴有消耗性血栓形成。Ⅱ型 HIT 为免疫介导的严重并发症，极少量接触便可触发，多发生于肝素用药后 5~10 天内，发生率约为 1%~2%，其中血栓发生率为 40%~70%，病死率高达 20%~30%。与滤器内血栓形成相关的因素还有：滤器种类，如钛制 Greenfield 滤器和 VenaTech 滤器血栓较镍钛 TrapEase 滤器多见；滤器拦截下肢深静脉内脱落的血栓；下肢 DVT 向下腔静脉的蔓延。人造血管内瘘血栓形成的主要原因有反复穿刺、低血压、高凝状态、过度压迫和血管狭窄。研究发现，85%~90% 透析通道血栓形成的患者同时存在透析通道狭窄，是后期血栓形成的主要原因，其病理基础是血管内膜及中间肌纤维层的过度增生，多发生于人造血管静脉吻合端；反复穿刺使人造血管周围纤维组织过度增生及皮下血肿压迫,导致人造血管内瘘狭窄。血透通道狭窄致血流状态异常,促进血栓形成。各种体内机械装置相关血栓除以上机械装置本身因素外,还与静脉血栓形成的共同危险因素有关,如手术或创伤、长期制动、高龄、妊娠、抗磷脂综合征及肿瘤性疾病等,在此不做详细讨论。

三、临床表现

CRT 的症状主要包括置管上肢同侧上臂及肩部的肿胀、疼痛、皮肤发红变色甚至出现发绀,有时可见同侧胸壁和颈部的浅静脉扩张。持续进展的患者会出现上腔静脉综合征的典型症状,表现为呼吸困难、面部潮红肿胀、颈部疼痛肿胀、头痛及头部沉重感。值得注意的是,仅 1/3 的 CRT 患者出现临床症状。大多数 CRT 患者甚至存在广泛的近端静脉闭塞性血栓也可以没有任何症状,而仅仅表现为导管功能下降,如输液和(或)抽吸导管困难,这是因为上肢静脉系统有较为广泛的侧支循环代偿。但也有直接表现为严重肺动脉栓塞的报道,表现为胸痛、咯血、呼吸困难等。因此,CRT 的临床表现变化很大,从症状轻微到腔静脉综合征甚至肺动脉栓塞均有可能,必须高度重视,以避免严重并发症发生。静脉留置针相关血栓少见,临床症状类似 CRT,表现为穿刺侧肢体肿胀、疼痛,可伴有皮温升高或降低,导管功能下降或失去功能。

滤器内血栓可导致下腔静脉阻塞,影响双下肢及盆腔静脉血液回流,临床表现为双下肢及会阴部肿胀,下腹坠胀,腰骶疼痛,腹壁浅静脉曲张,严重时可出现双下肢骨筋膜室综合征、心肾功能不全。但大部分患者可无深静脉血液回流障碍的临床表现,仅在术后影像学随访时发现。人造血管内瘘血栓的表现为内瘘失去功能,触诊无震颤及搏动感,听诊杂音消失。

四、诊断

静脉造影术是确诊 DVT(包括 CRT 及腔静脉滤器血栓)的金标准,可以明确显示血栓的部位,范围。由于该检查为有创性及需要应用造影剂,费用较高,目前不作为常规手段来诊断及监测 DVT。近年来,MRI 及螺旋 CT 静脉造影亦开始应用于 DVT 的诊断,由于费用昂贵,不宜作为首选。超声检查具有无创、安全、快捷、廉价等特点,是静脉栓塞性疾病的理想诊断方法。超声检查诊断 DVT 的准确率达到 97%~99%,是目前广泛应用于临床的主要确诊手段。静脉血栓形成超声诊断标准是:管腔不能被压瘪,管腔内实性回声,管腔内血流信号充盈缺损,血流频谱失去期相性改变,乏氏反应消失或减弱等。对于怀疑存在 DVT 的病例,彩色多普勒超声是首选的诊断措施。D-二聚体是交联纤维蛋白的特异性降解产物,是继发纤维蛋白溶解的特有产物,D-二聚体的动态监测也有助于静脉血栓的诊断。目前,国际血栓与止血学会(ISTH)规定 D-二聚体 < 500μg/L 作为静脉血栓栓塞(VTE)的阴性预示值(NPV),结合临床决出疑似值,NPV 排除 VTE 诊断率可达 97.1%~99.9%,是非创伤性、快速、简便、经济,有利于患者及时治疗与抢救。

最近的美国胸科医师学会(ACCP)指南对 DVT 的诊断建议使用多普勒或彩色多普勒超声作为初始的检查方法,如果超声检查阴性而临床高度怀疑时,可进行 D-二聚体、多次超声或静脉造影等检查。人造血管内瘘血栓的诊断标准:内瘘杂音消失,未触及震颤,超声见内瘘血流中断、血栓形成。

五、治疗

CRT 治疗的目的是防止血栓再发，其中包括潜在的致命性肺动脉栓塞。对于 CRT 的治疗目前仍缺乏前瞻性随机对照研究，基于小样本回顾性分析以及下肢静脉血栓治疗的结果，推荐 CRT 的治疗分为两种情况。如果导管仍有功能、位置正确、无感染、临床症状缓解且还需要置管时，不建议拔管，可保留导管同时给予抗凝治疗，但抗凝治疗要延续到拔除导管后的 1~3 个月。如果有必要拔除导管或不再需要保留导管，则建议抗凝 3~5 天后拔管，并给予至少 3 个月的抗凝治疗。抗凝治疗推荐使用低分子肝素，也可应用维生素 K 拮抗剂，目前还缺乏这两种抗凝药物的直接比较。CRT 的抗凝治疗还可遵循下肢静脉血栓的治疗建议，首先使用低分子量肝素、普通肝素或磺达肝素 5 天以上，之后维生素 K 拮抗剂维持至少 3 个月，调节凝血酶原时间达到国际标准化比值 2.0~3.0。不管导管是保留还是拔除，抗凝治疗的最佳时间以及拔管的最佳时机均不明确。对于存在抗凝禁忌的患者，治疗策略则不同，一旦发现 CRT，则需要立即拔除导管，并在抗凝禁忌证得到纠正后开始抗凝治疗。CRT 的溶栓治疗对血栓消退及血管畅通优于抗凝治疗，但增加出血风险。ACCP 推荐急性上肢血栓形成单独抗凝而不进行溶栓治疗，基于后者缺乏更好的疗效风险效益。

对于静脉留置针血栓形成，切忌用注射器推注，应负压回吸，用尿激酶 1000~5000U/ml 溶栓，可使导管再通，否则拔除导管重新穿刺。

治疗腔静脉滤器内血栓的关键是溶解血栓，解除闭塞或狭窄。治疗方法主要包括外科手术、介入治疗和保守治疗。静脉手术切开取栓创伤较大，且术后 3 年静脉通畅率仅 80%，而保守治疗的作用很小。介入治疗不但创伤小、操作简单、效果显著，而且可恢复滤器过滤血栓的作用，是滤器内血栓的首选治疗方法，已在国内外得到广泛应用。介入治疗包括滤器内置管持续泵注尿激酶 20 万 ~80 万 U/d 接触性溶栓，平均溶栓时间 7 天，同时予肝素抗凝，每 3~4 天复查造影，对于新鲜血栓效果较好。对于陈旧性血栓，置管溶栓不能溶解时，需行腔内置管吸栓术或滤器内球囊扩张术，如阻塞仍无改善的患者，需行滤器内支架植入术。术后口服抗凝药物至少 6 个月，并穿弹力袜。

治疗人造血管内瘘血栓的主要目标是修复及维持血管通路的功能，治疗方法包括动静脉内瘘切开取栓术、再次内瘘成形术、介入治疗等。切开取栓及再次内瘘成形术的效果明确，但费用较高，操作较为复杂，对血管损伤大。介入治疗方法与滤器内血栓治疗雷同，包括局部置管尿激酶溶栓、经皮腔内血管成形术及支架植入术。与外科手术比，介入治疗有如下优势：创伤小、并发症少，可重复进行；恢复快，治疗完成后可立即进行透析；无需重新吻合血管，保护了可用的透析血管通路。故介入治疗是人造血管内瘘血栓的最佳选择。另外还可采用多点穿刺直接输入尿激酶溶栓，操作简单，疗效确切。

六、预防

对于 CRT 有多种不同的预防策略。使用肝素化生理盐水冲管和封管，多年来一直是减少导管阻塞的护理标准，但没有强有力的证据表明肝素化导管能降低 CRT 的发病率，同时还可以增加肝素诱导的血小板减少症以及出血风险。早期的研究表明低剂量华法林或低分子量肝素可明显降低 CRT 的发病率。然而，这是一些小的、开放性研究，是应用血管造影筛查发现无症状 CRT。当下许多随机对照试验表明华法林和低分子量肝素均不能减少症状性或无症状 CRT 的发生。总之，现有的证据并不支持使用抗凝剂预防 CRT，因此不推荐抗凝治疗用于常规的 CRT 预防。基于对 CRT 病因和发病机制的认识,仍然可以通过精心挑选导管、选择合适的管径;精确的操作和定位;良好的管理和护理,来降低 CRT 的发生。

为预防静脉留置针血栓,穿刺时应选上肢粗静脉,注意保护血管,避免在同一部位反复穿刺。输液时输液瓶应高于心脏 50cm,避免回血。输注刺激性强的药液前后用生理盐水彻底冲管,每次输液完毕用 100~250U/ml 的肝素液 3~5ml 封管。保护留置静脉针的肢体,避免受压及血液反流。留置时间不超过 5 天。长期卧床患者,尽量避免使用下肢远端静脉,进行适当运动以改善身体状况,避免血栓发生。

对于滤器内血栓可从以下方面预防:①严格掌握腔静脉滤器适应证,减少滤器的植入;②尽可能扩大可回收滤器的适用范围;③术后充分的抗凝治疗,如果放置永久性滤器必须长期抗凝,确保国际标准化比值 2.0~3.0。

人造血管内瘘血栓的预防措施:①人造血管内瘘术前选择条件较好的一侧血管,保护好术侧肢体,并进行适当的功能锻炼;②术中人造血管应避免扭曲、成角、受压;③术后 72 小时内将术肢抬高 30°,以促进血液回流,减轻水肿;④术肢不宜过度弯曲,避免受压,禁止抽血、输液和测血压,⑤降低人工血管穿刺频率,避免反复穿刺同一部位;⑥血液透析时尽量避免低血压;⑦透析后加压止血时间不宜过长,一般 15 分钟,力量适中,避免血流阻断时间过长。

(韩永胜　朱薇波)

参 考 文 献

1. Kamphuisen PW, Lee AYY. Catheter-related thrombosis: lifeline or a pain in the neck? Hematology, 2012, 2012: 638-644.

2. Debourdeau P, Farge D, Beckers M, et al. International clinical practice guidelines for the treatment and prophylaxis of thrombosis associated with central venous catheters in patients with cancer. J Thromb Haemost, 2013, 11: 71-80.

3. 叶艳平. 中心静脉导管相关性深静脉血栓形成及其药物预防的研究进展. 中华内科杂志, 2010, 49(3): 270-272.

4. 张舜欣, 李俊来, 刘萃, 等. 经外周静脉置入中心静脉导管后上肢静脉血栓形成的早期诊断价值. 中华老年心脑血管病杂志, 2012, 14(10): 1019-1021.

5. 罗惠芬, 龙翠云. 静脉留置针常见并发症的原因分析及预防护理对策. 实用预防医学, 2012, 19(4): 623-624

6. 赵青, 张抒扬. 肝素诱导的血小板减少: 从机制到决策. 中华内科杂志, 2013, 52(4): 348-350.

7. Hann CL, Streiff MB. The role of vena caval filters in the management of venous thromboembolism. Blood Rev, 2005, 19: 179-202.

8. 赵彬, 李晓强, 孟庆友, 等. 下腔静脉滤器内血栓形成的腔内治疗. 中华普通外科杂志, 2012, 27(8): 668-669.

9. 肖亮, 童家杰, 解世洋, 等. 滤器置入后症状性下腔静脉血栓形成的介入治疗. 介入放射学杂志, 2011, 20(5): 380-384.

10. 金杰, 丁文彬, 袁瑞凡. 下腔静脉滤器植入术后并发血栓形成的诊断和治疗. 临床急诊杂志, 2011, 12(5): 336-338.

11. 叶翠玲，李先群，黎少贞．血液透析患者静脉内瘘血栓形成的原因分析及预防．现代中西医结合杂志，2005，14（5）：637-638.

12. 吴巍巍，刘昌伟，刘暴，等．血液透析人工血管动静脉内瘘术及术后闭塞的治疗．中国医学科学院学报，2010，32（3）：324-327.

13. 汪涛，顾建平，楼文胜，等．人造血管内瘘急性血栓形成的介入治疗．中华放射学杂志，2010，44（6）：668-670.

第二十二节　烧伤后出血与血栓

烧伤是一种由热力、化学物质、电流与放射线所引起的创伤性疾病，烧伤发生率约为外科住院病人的 3%~5%。烧伤患者不仅有大面积的烧伤创面，并迅速引起体内多脏器发生病理与功能变化，凝血与纤溶系统平衡紊乱，以及各种并发症，如感染、休克、多脏器功能衰竭，弥散性血管内凝血（DIC），继发性纤溶亢进等，死亡率高。烧伤不仅涉及创伤科，同时也涉及急救、感染、血液等多个学科。

一、烧伤与出血

（一）烧伤后血小板数量异常

血小板减少是烧伤早期血液学的改变的主要特征之一，与烧伤面积大小，程度严重程度呈正比。烧伤后皮肤各层的损伤面积与程度及病理改变是判断烧伤的创面深度的关键，一般烧伤深度采用三度四分法进行区分。烧伤指数大于 40 的严重烧伤患者，血小板可降至 $50 \times 10^9/L$ 以下。烧伤后血小板减少原因主要由于血小板积极参与止血与凝血导致消耗过多引起。

1. 热力直接损伤皮肤血管，破坏内皮细胞完整性，促进血小板与暴露的血管内皮胶原纤维黏附。

2. 烧伤早期，由于血液浓缩、促血小板聚集活性物质释放，体内处于高凝状态，血小板聚集增加。

3. 发生 DIC 后由于广泛血管内微血栓形成。血小板大量消耗而进行性减少。

（二）烧伤后血小板质量异常

1. 较轻度烧伤早期　血小板聚集功能增强。

（1）由于热力或毒素损伤组织与细胞，大量组织因子释放进入血液循环，启动凝血过程，大量凝血酶生成促进血小板聚集。

（2）广泛血管内皮损伤，胶原纤维暴露，促进血小板黏附与聚集反应。

（3）烧伤时由于应激反应，机体儿茶酚胺类物质大量释放，致血小板聚集反应增加。

（4）热力损伤血小板后血小板破坏释放凝血酶、ADP、5-羟色胺、血栓烷 A（TXA2）等促进血小板聚集物质。

2. 严重烧伤者血小板聚集功能降低。

（1）血小板大量消耗。

（2）DIC 与继发性纤溶亢进，导致纤维蛋白原/纤维蛋白降解产物 FDP、D-二聚体增加，抑制血小板黏附与聚集功能。

（三）烧伤后凝血功能异常

烧伤后凝血功能呈动态变化，贯穿整个病程中，且高凝期、消耗性低凝期、DIC、继发性纤溶亢进可交替或重叠出现。

1. 高凝状态　烧伤早期由于应激反应，许多急性期反应蛋白，如纤维蛋白原，凝血因子FⅧ增加，导致体内短暂的高凝状态。此期往往被临床医生忽视，有关报道很少。

2. 消耗性凝血障碍　多数学者认为烧伤早期，已出现凝血指标（PT、APTT延长）异常，凝血因子Ⅱ、FⅤ、FⅦ、FⅨ、FⅩ等减少，其减少程度与烧伤严重面积与深度密切相关。如烧伤得到及时控制，一般3~7天后凝血因子逐渐恢复正常。烧伤晚期，体内在高凝基础上，出现广泛血管内凝血，微血栓形成，凝血因子大量消耗，进入低凝状态。临床表现广泛皮肤黏膜出血、内脏出血，严重者发生消化道出血、颅内出血，甚至导致死亡。

3. 纤溶功能亢进　烧伤后由于体内高凝状态及DIC，机体为保持凝血与纤溶平衡，出现继发性纤溶功能亢进。血浆中纤溶酶原减少，纤溶酶抑制物增加，纤溶降解产物FDP、D-二聚体增加。来自纤维蛋白原/纤维蛋白的降解产物不仅可以抑制血小板功能，同时降解多种凝血因子，还可以使血管通透性增加，引起休克，从而出血加重。

二、烧伤与血栓

烧伤后组织受到热力的作用后，局部毛细血管通透性增加，大量液体由血管内渗出至血管外，血细胞的比容增高，血液浓缩；由于热力作用，红细胞外形和变形能力受到影响，红细胞聚集，全血黏度增加。血浆中蛋白分子量大的纤维蛋白原渗出较少，使得血浆黏度更加增高，这些因素促使了血栓形成。在烧伤中引起血栓的最常见的部位是创面，由于表皮与真皮浅层细胞全部坏死，真皮深层部分细胞肿胀变性，部分皮肤附件受累，水疱形成，其基底为红白相间。烧伤后1~2天如创面干燥，可见血管栓塞形成。血栓在三度烧伤中最常见，因此，对重症烧伤患者，应严密观察患者有无DIC、DVT、PE以及化脓性静脉炎的体征，并结合实验室指标与多普勒超声检查以确诊。

（一）弥散性血管内凝血（DIC）

烧伤后DIC的发生率为5%~10%，多发生在烧伤后6~72小时。DIC是在大面积或严重烧伤基础上，致病因素损伤微血管体系，导致凝血活化，全身微血管血栓形成、凝血因子大量消耗并继发纤溶亢进，引起以出血及微循环衰竭。DIC是烧伤最严重的并发症之一，贯穿整个复杂病理过程中，与烧伤严重程度、感染、手术、休克等相关。

1. 发病机制

（1）热力损伤红细胞，直接破坏红细胞，红细胞变形能力下降，通过毛细血管时红细胞机械性破坏，发生微血管溶血；释放的红细胞膜磷脂或红细胞内ADP促凝作用，形成微血管血栓。

（2）烧伤后受损组织、坏死组织进入血液循环，释放大量组织因等促凝物质，激活外源凝血系统。

（3）烧伤后感染、败血症、休克进一步加速、加重DIC过程，并形成恶性循环。

（4）烧伤后血浆大量外渗、血液浓缩、血液黏度增高，血流缓慢、淤滞，有利于血栓形成。

2. 临床表现　烧伤伴DIC临床表现因原发病不同差异较大，相关临床表现如下：

（1）出血：广泛皮肤黏膜、伤口及穿刺部位、内脏出血，严重者发生消化道出血、颅内出血，甚至导致死亡。

（2）休克或微循环衰竭：休克不能用原发病解释，顽固不易纠正，早期即出现肾、肺、大脑等器官功能不全。

（3）微血管栓塞：浅层皮肤、消化道黏膜微血管，器官的微血管栓塞其临床表现多器官功能衰竭。

（4）微血管病性溶血：较少发生，贫血程度与出血量不成比例，偶见皮肤、巩膜黄染。

3. 诊断 参照2012年DIC诊断中国专家共识（详见DIC章）。

（1）存在基础疾病，即烧伤、感染及手术。烧伤时DIC是一个复杂的病理变化过程，需动态观察与监测。

（2）有下列一项以上临床表现

1）多发性出血倾向。

2）不易用原发病解释的微循环衰竭或休克。

3）多发性微血管栓塞的症状、体征。

（3）实验检查指标同时有下列三项以上异常

1）血小板 $< 100 \times 10^9/L$ 或进行性下降。

2）血浆纤维蛋白原含量 $< 1.5g/L$ 或进行性下降，或 $> 4g/L$。

3）血浆 FDP $> 20mg/L$，或 D-二聚体水平升高或阳性，或3P试验阳性。

4）PT缩短或延长3秒以上，或APTT缩短或延长10秒以上。

严重烧伤临床表现与DIC有相似或重叠之处，因此，诊断烧伤合并DIC需慎重，更多证据依靠实验室指标。

1）严重烧伤由于血浆外渗、毒性物质吸收、感染等因素，多合并休克。一般烧伤面积 $>$ 50%，或Ⅲ度烧伤面积 $> 15\%$，65%患者发生休克。因此，一般情况下不宜作为DIC临床诊断依据。仅在出现与失血、失血浆不成比例的顽固性休克，才可作为诊断依据。

2）严重烧伤者几乎均有不同程度血小板减少，因此，结合患者临床表现，动态观察血小板进行性减少更加有价值。

3）严重烧伤时由于应激反应，血液浓缩等原因，早期纤维蛋白原水平甚至增加，即使发生DIC，纤维蛋白原水仍可以在正常范围，因此，需动态观察，如低于发病前水平50%以上，且进行性减少，结合纤溶降解产物（FDP/D-二聚体）增加，则更加支持DIC诊断。

4. 治疗 烧伤并发DIC的治疗是涉及多学科、采取多种措施的综合治疗，包括：烧伤局部和全身处理；抗休克治疗；纠正缺氧、酸中毒及水电解质平衡紊乱；抗感染；保护脏器功能；抗凝治疗；纠正凝血异常等。

（1）抗凝治疗：目的是阻断过度凝血、重建凝血-抗凝平衡、中断DIC病理过程。DIC的抗凝治疗应在积极治疗烧伤的基础上，与补充凝血因子同步进行。由于烧伤患者存在大面积开放窗口，抗凝治疗可能会加重创面出血，影响创面处理与愈合，因此，烧伤并发DIC抗凝治疗需慎重。

1）尽量避免使用肝素抗凝。

2）抗凝治疗应根据不同病期（如高凝期），采用个体化治疗。近年，趋向于采用小剂量普通肝素和低分子肝素抗凝治疗。一般普通肝素 $< 12\ 500U/d$，每6小时 $< 2500U$，静脉或皮下注射，3~5天；低分子量肝素3000~5000U/d，皮下注射，3~5天。

（2）替代治疗：适合有明显出血，血小板或凝血因子明显减少，虽已积极针对烧伤病因治疗及抗凝治疗，但DIC仍未控制的患者。

1）新鲜血浆或新鲜冷冻血浆（FFP）：不仅可以补充多种凝血因子，还可以补充通过创面丢失的白蛋白，提高胶提渗透压，防治休克，促进伤口愈合。一般 FFP 或冷沉淀 10~15ml/（kg·d）；或纤维蛋白原首次 2.0~4.0g，静脉滴注，8.0~12.0g/d。

2）血小板悬液：血小板计数 $< 20 \times 10^9$/L，或存在活动性出血且血小板计数 $< 50 \times 10^9$/L，需紧急输血小板。

（二）烧伤与血栓形成

由于热效应对血管与血液成分的损伤，患者极易发生血栓形成与血管闭塞。近期有烧伤中心报道深静脉血栓（DVT）发病率为 5.92%，国外一组严重烧伤死亡病例的尸检中 DVT 达 60.6%。

1. 病因与发病机制

（1）烧伤局部微循环变化：烧伤除了使毛细血管丧失完整性、毛细血管通透性增加，也引起细胞水平的改变与凝血因子增加。烧伤后血容量下降、血液浓缩、抗凝和纤溶系统功能紊乱、血小板聚集，容易造成烧伤局部血管内微血栓形成，各种因素之间存在错综复杂的病理变化。

1）水肿形成：烧伤后血管扩张，微血管通透性增加和组织间隙渗透压升高导致水肿形成，高峰在烧伤后 4~6 小时。由于液体大量外渗到组织间隙，导致血液浓缩。

2）高凝状态：烧伤后早期纤溶功能过度激活，纤溶酶原大量消耗，使纤溶功能减弱；同时血浆中凝血因子（如 F Ⅷ）增加；抗凝血酶降低，导致体内高凝状态。红细胞叠连；血小板聚集，使全血黏度增加，促进血栓形成。这些病理变化在烧伤后 12~24 小时达到最大程度。

（2）组织产生的介质

1）烧伤后组织产生多种介质，如组胺、5- 羟色胺、蛋白酶、氧自由基、花生四烯酸类、缓激肽、细胞因子、血小板活化因子等使毛细血管通透性和压力增加。PGI_2 水平增加导致烧伤组织中动脉扩张，加重微循环中的血流缓慢及血流淤滞。动脉中的血栓烷 A_2（TXA_2）受体较为丰富，血小板释放的 TXA_2 可引起局部血管收缩而使管腔变小，有利于微血栓在微循环内停留，聚集形成闭塞性血栓。

2）烧伤后血管壁受损，血管内皮细胞中的 vWF 释放，vWF 通过与血小板膜上受体糖蛋白 Ⅰ b（GP-Ⅰ b）结合，血小板黏附于损伤的血管壁。

3）激活后的血小板释放 ADP、ATP、PF4、5- 羟色胺、凝血酶、钙离子和肾上腺素等，促进血小板聚集。此外，肿瘤坏死因子（TNF-α）、白介素 -1 和其他炎症介质也可激发内皮细胞表达黏附分子。

（3）血液浓缩：烧伤后组织受到热力的作用后，局部毛细血管通透性增加，大量液体由血管内渗出至血管外，血细胞的比容增高，血液浓缩；由于热力作用红细胞外形和变形能力受到影响，红细胞聚集，全血黏度增加；血浆中蛋白分子量大的纤维蛋白原渗出较少，使血浆黏度更加增高，这些因素共同促进血栓形成。

（4）内皮功能障碍：烧伤本身的热力作用可使血管内皮产生损伤，烧伤休克状态、缺血再灌注早期加重内皮功能障碍。内皮产生介导细胞损伤的物质，释放血管收缩因子（如内皮素）及促血栓形成物质，造成局部缺血，加重细胞损伤。

2. 临床表现

（1）微血栓栓塞

1）肺微血栓栓塞：可由于 DIC 导致；也可因烧伤后局部病变的血栓随静脉血入肺所致，

发生率高达 59.4%，其中 43% 死亡。患者表现为呼吸急促、表浅、发绀、肺部啰音，严重者发生呼吸窘迫综合征，急性肺水肿、急性肺功能不全。血气分析 PaO_2 降低，$PaCO_2$ 升高；X 线检查肺透明度降低，肺底偶可见到小点、片状阴影。

2）肾微血栓栓塞：导致急性肾衰竭，发生率为 9%~12%。患者表现有少尿、无尿，氮质血症、电解质紊乱等急性肾衰竭的典型症状。

3）胃肠黏膜微血栓栓塞：导致消化功能紊乱，发生率为 11.4%~24.9%。患者表现食欲减退，恶心、呕吐、腹痛，严重者消化道出血，不易与应激性溃疡相鉴别。

4）脑毛细血管微血栓栓塞：多系 DIC 所致，患者主要表现为神志障碍，严重者可因脑水肿而致颅内高压综合征与惊厥等。

（2）化脓性血栓性静脉炎：多发生在经过烧伤创面静脉输液，静脉插管时间过长与免疫力低下的患者，发生率约 0.3%。感染的细菌与创面感染的菌种相同，多为葡萄球菌、铜绿假单胞菌与大肠埃希菌等；也可能为真菌或混合感染。患者全身表现寒战、高热，局部静脉怒张或呈硬条索状，红肿压痛，从患处静脉内可挤出脓液或血栓，可做涂片与细菌培养检查以助确诊与制订治疗方案。

（3）静脉血栓栓塞

1）深静脉血栓形成（DVT）：多见于下肢、股、髂与下腔静脉，严重者可并发肺梗死。主要表现为患肢的突然肿胀、疼痛、软组织张力增高；活动后加重，静脉血栓部位常有压痛。发病 1~2 周后，患肢可出现浅静脉显露或扩张。血栓位于小腿肌肉静脉丛时，Homans 征和 Neuhof 征呈阳性（患肢伸直，足突然背屈时，引起小腿深部肌肉疼痛，为 Homans 征阳性；压迫小腿后方，引起局部疼痛，为 Neuhof 征阳性）。严重的下肢 DVT 患者可出现股白肿甚至股青肿。股白肿为全下肢明显肿胀、剧痛，股三角区、腘窝、小腿后方均有压痛，皮肤苍白，伴体温升高和心率加快。股青肿是下肢 DVT 最严重的情况，由于髂股静脉及其侧支全部被血栓堵塞，静脉回流严重受阻，组织张力极高，导致下肢动脉痉挛，肢体缺血。临床表现为患肢剧痛，皮肤发亮呈青紫色、皮温低伴有水疱，足背动脉搏动消失，全身反应强烈，体温升高；如不及时处理，可发生休克和静脉性坏疽。DVT 慢性期可发生血栓后综合征，主要表现为下肢肿胀、疼痛，色素沉着、湿疹、静脉曲张，严重者出现足靴区的脂性硬皮病和溃疡。

DVT 诊断：①临床可能性评估：采用下肢 DVT 诊断计分法，确诊率仅 30%（表 9-22-1）。② D- 二聚体：是 DVT 快速、简单、非创伤性的排除性诊断，将 D- 二聚体 < 500ng/ml 确定为阴性预示值，排除性诊断率（NVP）1+2 > 50%。③影像学：确诊 DVT 金标准，可通过 B 超、静脉造影、CT、MRI 等。

2）肺梗死（PE）：静脉血栓一旦脱落，可随血流进入并堵塞肺动脉，引起肺动脉栓塞的临床表现：呼吸急促、表浅、发绀、胸闷、胸痛、咯血、心率加快、肺部啰音，严重者发生呼吸窘迫综合征，急性肺水肿、急性肺功能不全。

PE 诊断：①临床可能性评估：采用 PE 临床决出值的计分法（表 9-22-2）。② D- 二聚体：非创伤性，排除性诊断（NVP）1+2 > 50%，< 500ng/ml 为排 PE 临界值（阴性预示值）。③影像学：PE 确诊金标准，肺血管造影；V-Q 肺扫描（换气 - 灌注肺扫描）；CTPA（CT 非血管显像）；磁共振肺血管造影（MRPA）。

表 9-22-1　下肢 DVT 诊断计分法（改良 Wells 评分法，2003）

项目分值	项目分值
1. 恶性肿瘤　治疗期，6 个月内曾经治疗、缓解期（1 分）	5. 全腿肿胀（1 分）
2. 下肢活动受限　麻痹、轻瘫、或近期下肢石膏固定（1 分）	6. 患侧小腿肿胀大于健侧 3cm（胫骨粗隆下 10cm 处测量）（1 分）
	7. 患侧腿凹陷性水肿（1 分）
3. 近期卧床 > 3 天，或大手术后 12 周内并经全麻或局麻（1 分）	8. 浅静脉呈现侧支循环（非静脉曲张）（1 分）
	9. 既往有 DVT 病史（1 分）
4. 沿深静脉分布区域局部压痛（1 分）	10. 诊断为其他病的可能性 > DVT（-2 分）

注：临床可能性评估：低度 ≤ 0；中度，1~2 分；高度 ≥ 3。若双侧下肢均有症状，以症状严重的一侧为准。DVT ≥ 2

表 9-22-2　PE 临床决出值的计分法（Revised Geneva）

项目分值	2006年☆	2008年*
1. 年龄 > 65 岁	1	1
2. 罹患 DVT/PE	3	1
3. 近 4 周有手术史或骨折	2	1
4. 恶性肿瘤活动期	2	1
5. 单侧下肢疼痛	3	1
6. 咯血	2	1
7. 心率 ≥ 74 次 / 分	3	1
8. ≥ 95 次 / 分	5	1
9. 下肢深静脉区疼痛与单侧水肿	4	1

注：☆临床概率：低，0~3 分；中，4~10 分；高 ≥ 11 分；*临床决出疑似值：≤ 2，不似 PE；> 2，似 PE

3. 实验室检查

（1）凝血有关指标：纤维蛋白原含量（Fbg）、vWF：Ag 在伤后早期明显升高，严重患者 FX 随烧伤后时间进行性下降。

（2）血浆 6- 酮 -PGF1a：明显降低于各种原因所致血管内皮细胞及其下层组织损伤时导致 PEI2 合成酶减少，其稳定的代谢产物 6- 酮 -PGF1a 含量相应减少。

（3）β- 血小板蛋白（β-TG）和血浆血小板因子 4（PF4）：β-TG 是血小板特异的球蛋白，反映体内血小板激活；PF4 是血小板 a 颗粒合成的蛋白，具有中和肝素的抗凝活性促进血栓形成。增高见于血栓前状态和血栓性疾病。

（4）抗凝指标：抗凝血酶活性（AT：C）、蛋白 C 活性（PC：C）、总蛋白 S（TPS：C）、游离蛋白 S（FPS：C）等在烧伤早期均有下降。

（5）纤维蛋白溶解指标：烧伤后早期纤溶酶原（PLG：Ag）减少；组织纤溶酶原激活物活性（t-PA：A）可在正常范围；纤溶酶原活化抑制物（PAI）、FDP/D-Dimer 增加。

（6）血小板功能有关指标：烧伤早期血小板（BPC）、血小板黏附试验（PadT）血小板凝集试验（PadT）大部分下降；TXB2 升高；PGF1a 明显下降。

（7）血液流变学指标：血细胞比容（HCT）、全血黏度。HCT 和全血黏度在伤后早期均升高。

上述指标对判断高凝状态有一定意义，但不作为血栓栓塞性疾病的诊断指标。

4. 治疗

（1）液体复苏：由于受伤局部组织损伤，毛细血管通透性增加，大量血浆液体自毛细血管渗出至创面和组织间隙，导致细胞外液和细胞内液变化，最终造成有效循环血量减少，血液浓缩，血液淤滞，微循环受阻，有助于血栓形成、创面加深。血容量减少造成了一系列的病理变化，所以在烧伤早期液体复苏至关重要。按液体复苏的要求，积极抗休克治疗，改善低血容量状态，有利于微循环的改善，防止血液浓缩，是减少血栓形成以及创面加深的有效方法。

（2）保护创面：脱离致热源，减少进一步组织损伤的因素，保护创面，减少污染。当创面受到污染时，可由于感染而加深创面，创面感染加重，即使有效地复苏也很难予以逆转。此外，应注意保持创面湿润，避免因创面表面干枯组织坏死进一步加深损伤程度。应采用包扎保护创面，但难以包扎部位，如头面部、会阴部除外。

（3）治疗化脓性静脉炎：除合理使用抗生素外，应即时切开引流，切除病变静脉及其主要分支，只有较大的中心静脉感染可考虑取栓术。

（4）抗血栓治疗：由于烧伤后组织内毛细血管通透性增加，血浆样物质渗出造成血容量下降，不及时复苏治疗容易导致血液浓缩，血液浓缩是有助于血栓形成的因素，因此，在烧伤休克的早期应积极抗休克复苏治疗，尽快及早改善组织的灌注和供氧，在补充足够的液体后可考虑进行全身或局部抗凝药物的治疗，如应用肝素、口服华法林、活血化瘀的中草药治疗，在积极抗休克复苏的同时可适当应用冬眠药物以改善全身的应激反应，从而预防烧伤后的血栓形成以降低烧伤后所引起的一系列不良反应。

1）肝素：肝素钠初始剂量 1000~2000U/d，分 2 次，静脉滴注或皮下注射，使 APTT 延长至正常对照值的 1.0~2.0 倍为宜。或低分子量肝素（LMWH）半衰期为普通肝素的 2~4 倍，抗 FXa 作用较强、抗凝血酶作用较弱、对 AT Ⅲ 依赖性较小、较少引起血小板减少，Xa 3000IU 每日皮下注射 1~2 次或持续静脉滴往。用药后可用抗活化因子 X（aFXa）监测，使其维持在 0.4~0.7u/ml。

2）双香豆素类：用于预防以及肝素抗凝治疗后的维持，常用药物有华法林和新抗凝等，疗程维持在 6 个月以上。用药期间需用 PT 作监测，使 PT 维持在 INR 2~3 为最佳治疗剂量。

3）抗血小板药物：阿司匹林减少 TXA_2 的生成发挥抗血小板聚集作用，主要用于预防以及肝素抗凝治疗后的维持 150~300mg/d，分次口服。双嘧达莫提高血小板内 cAMP 水平抑制血小板聚集，增加 PGI_2 抑制 TXA_2 的生成。噻氯匹定特异性抗血小板聚集 250~500mg/d，顿服或分次口服，可连用 5~7 天或更长。

4）溶栓治疗：主要用于新近形成的血栓，动脉血栓最好在发病 3~6 小时内，静脉血栓应在发病 1~5 日内溶栓。可选用尿激酶首剂 4000U/kg，静脉滴注，之后 4000U/h 静脉持续滴注，1~3 日为一疗程。重组组织型纤溶酶原活化剂（rt-PA）首剂 100mg，先 10mg 静脉注射，余下持续静脉注射，共 2 小时，第 2~3 日可酌情减量。

5）手术治疗：合适的患者可通过手术取出血栓。

（杨会志　吴竞生）

参 考 文 献

1. Van Haren RM, Thorson CM, Valle EJ, et al. Hypercoagulability after burn injury. J Trauma Acute Care Surg, 2013, 75(1): 37-43.

2. Mullins F, Mian MA, Jenkins D, et al. Thromboembolic complications in burn patients and associated risk factors. J Burn Care Res, 2013, 34(3): 355-36.

3. 朱家源, 钟展芳, 苏爱云. 烧伤合并DIC. 血栓与止血学, 1996, 2(2): 59-60.

4. 宋善俊, 王鸿利, 李家增. 弥散性血管内凝血. 上海: 上海科学技术出版社, 2001.

5. 中华医学会血液学分会血栓与止血学组. 弥散性血管内凝血诊断与治疗中国专家共识(2012年版). 中华血液学杂志, 2012, 33(11): 978-979.

6. Cheng Hock Toh, Yasir Alhamdi. Current consideration and management of disseminated intravascular coagulation. Hematilogy ASH, 2013: 286-291.

7. Gando S, Wada H, Thachil J. Differential disseminated intravascular coagulation. (DIC) with the fibrinolytic phenotype of trauma-shock(COT/ACOTS). J Thromb Haemost, 2013, 11(5): 826-835.

第二十三节　儿童出血与血栓

出凝血系统是一个贯穿整个儿童期的、动态的、发展的系统：所有出凝血因子在胎儿期开始合成、随孕周增加；出生后新生儿期凝血因子又在不断成熟、随日龄增大而改变；进入幼儿、儿童期其生发过程仍然没有停止。其结果是造成相应的凝血筛查实验与成人有所不同，而儿童出血与血栓的疾病谱也与成人有所不同。

一、儿童出血与血栓检测特点

所有凝血因子在胎儿期开始合成，并随孕周增加(表9-23-1)；出生后新生儿期凝血因子在不断成熟、随日龄增加而不同；进入幼儿、儿童期其生发过程仍然没有停止；造成相应的凝血筛查实验，如PT、APTT都有不同。国外在1993年即进行了不同胎龄和不同年龄段的出凝血因子数值的研究，之后也出现了不同仪器的不同数值。下面是加拿大多伦多Sickkids儿童医院2012年12月公布的数据(表9-23-2、表9-23-3)。

表9-23-1　儿童医院实验室儿童出凝血疾病相关常用检查正常范围

检验项目	参考范围
1. INR	
＜3个月	0.90~1.60
3个月~21岁	0.8~1.20
2. APTT(s)	
＜3个月	25~45
3个月~21岁	24~36

续表

检验项目	参考范围
3. 纤维蛋白原（g/L）	
＜3个月	1.6~4.0
3个月 ~21岁	1.9~4.4
4. D-二聚体（μg/ml）	
＜3天	＜2.50
4天 ~21岁	＜0.50
5. Ⅱ因子（IU/ml）	
＜3天	0.41~0.73
4天 ~21岁	0.83~1.47
6. Ⅴ因子（IU/ml）	
＜3天	0.64~1.54
4天 ~21岁	0.71~1.68
7. Ⅷ因子活性（IU/ml）	
＜3天	0.83~3.29
4天 ~21岁	0.56~1.72
8. Ⅸ因子活性（IU/ml）	
＜3天	0.35~0.97
4天 ~21岁	0.74~1.66
9. Ⅹ因子（IU/ml）	
＜3天	0.46~0.75
4天 ~21岁	0.69~1.54
10. Ⅺ因子活性（IU/ml）	
＜3天	0.07~0.79
4天 ~21岁	0.63~1.52
11. Ⅻ因子（IU/ml）	
＜3天	0.13~0.97
4天 ~21岁	0.40~1.49
12. ⅩⅢ因子	ⅩⅢ因子检测详情见第8章
13. vWF：Ag（IU/ml）	
血型 O 型患者	0.47~1.39
血型非 O 型患者	0.84~1.92

检验项目	参考范围
14. vWF：RCo（U/ml）	
> 3 个月,血型 O 型	0.38~1.22
> 3 个月,血型非 O 型	0.73~1.81
15. 蛋白 C 活性（U/ml）	
1~3 天	0.24~0.51
4 天 ~1 岁	0.28~1.24
1~21 岁	0.64~1.77
16. 蛋白 S 抗体（U/ml）	
1~3 天	0.28~0.67
4 天 ~1 岁	0.29~1.62
1~21 岁	0.67~1.94
17. AT（U/ml）	0.80~1.30
18. 爬虫酶时间（s）	< 20
19. 凝血酶时间（s）	< 21
20. 蛋白 C 抵抗	> 2.4
21. 抗磷脂抗体筛选	包括:狼疮敏感 APTT,DRVVT（罗素蝰蛇毒稀释试验）筛选和确证试验,六角相试验
22. 抗心磷脂抗体（IgG）（U/ml）	ELISA 法测定抗心磷脂抗体
阴性	< 10
可疑	10~15
阳性	> 15
23. 脂蛋白（a）（mg/d）	
男	< 36
女	< 35
24. 同型半胱氨酸（μmol/L）	
< 5 岁	0.5~11.0
6~12 岁	5.0~12.0
13~59 岁	5.0~15.0
> 60 岁	5.0~20.0

表 9-23-2 不同年龄及成人的凝血试验参考值比较

（粗体为与成人参考值差异显著者）

	1天	5天	30天	90天	180天	1~5岁	6~10岁	11~16岁	成人（>16岁）
PT(s)	10.1~15.9	10.0~15.3	10.0~14.3	10.0~14.2	10.7~13.9	10.6~11.4	10.1~12.1	10.2~12	11.0~14.0
APTT(s)	31.3~54.5	25.4~59.8	32.0~55.2	29.0~50.1	28.1~42.9	24~36	26~36	26~37	27~40
FⅡ（U/ml）	0.26~0.70	0.33~0.93	0.34~1.02	0.45~1.05	0.60~1.16	0.71~1.16	0.67~1.07	0.61~1.04	0.70~1.46
FⅤ（U/ml）	0.34~1.08	0.45~1.45	0.62~1.34	0.48~1.32	0.55~1.27	0.79~1.2	0.63~1.16	0.55~0.99	0.62~1.50
FⅦ（U/ml）	0.28~1.04	0.35~1.43	0.42~1.38	0.39~1.43	0.47~1.27	0.55~1.16	0.52~1.20	0.58~1.15	0.67~1.43
FⅧ（U/ml）	0.61~1.39	0.55~1.21	0.58~1.24	0.56~1.02	0.55~0.91	0.59~1.42	0.58~1.32	0.53~1.31	0.50~1.49
vWF-Ag（U/ml）	0.50~2.87	0.50~2.54	0.50~2.46	0.50~2.06	0.50~1.97	0.60~1.20	0.44~1.44	0.46~1.53	0.50~1.58
FⅨ（U/ml）	0.15~0.91	0.15~0.91	0.21~0.81	0.21~1.13	0.36~1.36	0.47~1.04	0.63~0.89	0.59~1.22	0.55~1.63
FⅩ（U/ml）	0.12~0.68	0.19~0.79	0.31~0.87	0.35~1.07	0.38~1.18	0.58~1.16	0.55~1.01	0.50~1.17	0.70~1.52
FⅪ（U/ml）	0.10~0.66	0.23~0.87	0.27~0.79	0.41~0.97	0.49~1.34	0.56~1.50	0.52~1.20	0.50~0.97	0.67~1.27
FⅫ（U/ml）	0.13~0.93	0.11~0.83	0.17~0.81	0.25~1.09	0.39~1.15	0.64~1.29	0.60~1.40	0.34~1.37	0.52~1.64
PK（U/ml）	0.18~0.69	0.20~0.76	0.23~0.91	0.41~1.05	0.56~1.16	0.65~1.30	0.66~1.31	0.53~1.45	0.62~1.62
HMWK（U/ml）	0.06~1.02	0.16~1.32	0.33~1.21	0.30~1.46	0.36~1.28	0.64~1.32	0.60~1.30	0.63~1.19	0.50~1.36
FⅩⅢ-a（U/ml）	0.27~1.31	0.44~1.44	0.39~1.47	0.36~1.72	0.46~1.62	0.72~1.43	0.65~1.51	0.57~1.40	0.55~1.55
FⅩⅢ-b（U/ml）	0.30~1.22	0.32~1.80	0.39~1.73	0.48~1.84	0.50~1.70	0.69~1.56	0.77~1.54	0.60~1.43	0.57~1.37

表 9-23-3 健康婴儿、儿童及成人的凝血抑制物参考值比较

（粗体为显著与成人参考值差异显著者）

	1天	5天	30天	90天	180天	1~5岁	6~10岁	11~16岁	成人（>16岁）
AT（U/ml）	0.39~0.87	0.41~0.93	0.48~1.08	0.73~1.21	0.84~1.24	0.82~1.39	0.90~1.31	0.77~1.32	0.77~1.30
蛋白 C（U/ml）	0.17~0.53	0.20~0.64	0.21~0.65	0.28~0.80	0.37~0.81	0.40~0.92	0.45~0.93	0.55~1.11	0.70~1.80
蛋白 S（U/ml）	0.12~0.60	0.22~0.78	0.33~0.93	0.54~1.18	0.55~1.19	0.21~0.69	0.22~0.62	0.26~0.55	0.24~0.62

二、检测样本检测中的影响因素

检测质量受到检测前，检测过程及检测后分析的影响。有许多是儿童检测所特有的影响因素。

（一）检测前因素

常规使用的试管大小包括 4.5、2.7 或 1.8ml。新生儿和婴儿血容量低，采集大量的血量不仅会对患儿造成危险，而且本身也很困难。因为采集量多就需要更长的时间，可能会导致采集量不够或者样本凝集。如何可行的话，更小量的采血管能缓解这些问题。许多检测需要更多的血量（如血小板聚集功能测定）或者额外的样本，比如狼疮样抗凝物确证实验。在这些情况下，标本通常先收集到注射器，然后分装到商用试管或者其他自己实验室制备的试管中，而且，因为儿童的血管比成人的更细，推荐用 21~25 号的蝴蝶针。

给儿童采集合适的凝血检测标本非常具有挑战性。儿童并不理解为什么必须采血，他们可能不会很好地配合，造成哭闹、压抑、沮丧甚至暴力反抗等应激反应，可能造成凝血系统活化、凝块形成或者样本采集不够和（或）假性的急性期反应蛋白升高。如果引起 vWF 和 FⅧ的假性升高，就可能造成 vWD 和血友病 A 的漏诊。

新生儿和婴儿比年长儿和成人的血细胞比容更高，当患者血细胞比容大于 0.55vol% 时，试管中需要的抗凝剂更少。所以根据患者的血细胞比容水平不同，需要对抗凝剂的量进行调整。

（二）检测时的因素

标本采集后应该及时进行检测。因为儿童只占出凝血筛查患者的一小部分，因此许多仪器并不会专门针对儿童标本进行特殊的优化。如果可能的话，标本分析前应该离心两次，以尽量除去标本中的血小板。

（三）检测后因素

所有的检测结果都需要和参考值范围进行比较，这有赖于每个患者检测时都要有有效的质控。无论样本结果是正常。轻度增高、下降或是临界值，都依赖于参考值范围。因此这个范围如果没有进行仔细计算，可能会造成漏诊或者误诊。

三、儿童期特有的两种出血、血栓性疾病

（一）新生儿红斑狼疮

新生儿红斑狼疮（neonatal lupus erythematosus，NLE）由 McCuistion 和 Schoch 于 1954 年首次报道，是一种由母亲自身抗体（主要为 Ro/SSA 抗体、La/SSB 抗体）通过胎盘进入胎儿体内导致的获得性自身免疫性疾病。临床以一过性皮肤损害和（或）先天性心脏传导阻滞为主要表现，部分 NLE 患儿可合并出血和血栓。

1. 病因及发病机制　患儿因母亲血清中携带的自身抗体（主要为抗 SSA、抗 SSB，少数为抗 U1RNP 抗体）经胎盘传递至胎儿体内，导致免疫异常而发生 NLE。一般情况下，其病情的活动性随着来自患儿母体的获得性自身抗体的代谢降低而降低。

NLE 发病机制尚不明确，目前认为其发病与上述母体抗体传至胎儿体内，形成抗原抗体复合物，从而诱发组织损伤有关。其中抗 SSA 抗体靶抗原主要为 Ro52kD 和 Ro60kD 两种蛋白质，抗 SSB 抗体靶抗原为 La48kD 蛋白质，后者更具有特异性。另外，T 细胞功能失调和抑制性受体，母体微嵌合体，遗传易感性，心肌细胞凋亡等其他致病机制均有提及。

2. 临床表现　NLE 多出现于 3 个月以内的婴儿。国外有报道统计发病率为 1 : 20 000，但国内尚无大规模统计报道。男女比例大约为 1 : 2.3。主要表现为：

（1）皮肤损害：此为 NLE 最突出的临床表现，也是多数患儿首次就诊的原因。国外报道皮肤损害的发生率为 50%，部分国内报道皮肤损害的发生率高达 77.7%。皮肤损害一般发生在出生时或出生后 2 个月内，平均在出生后 6 周出现。典型皮疹为亚急性红斑狼疮样皮损，可表现为多发性环形和半环形红斑，或椭圆形红斑，大小不等，部分伴水肿改变，表面附有鳞屑。皮损主要分布于日光暴露部位，如头皮和颜面，尤其是眶周部位最为典型，也可发生于四肢和躯干。Weston 等报道，18 例 NLE 中，面部损害为 17 例（94.4%）：其中累及眶周皮肤为 14 例（82.5%），累及头皮为 15 例（88.2%）。皮肤病理表现为表皮萎缩，表皮突变平，基底细胞液化变性，真皮上部水肿，真皮血管及附属器周围淋巴细胞为主的灶状浸润；直接免疫荧光显示，基底膜带可出现免疫球蛋白（主要为 IgG，亦有 IgM 和 IgA）和补体沉积。NLE 患儿皮肤具有光敏性，但光敏并不是造成其皮肤损害所必需的，故部分患儿在出生后即可出现，以及非曝光部位亦可出现。NLE 皮疹多于患儿生后 6 个月内自行消退，且不留痕迹。少数 NLE 患儿皮损消退后遗留色素沉着和皮肤萎缩，部分患儿残留毛细血管扩张样皮肤改变。

（2）心脏损害：心脏损害以先天性房室传导阻滞（CHB）最为多见，可以表现为完全性或不完全性。发生率为 30%~50%。一些研究表示，母体内抗 SSA 和抗 SSB 抗体在孕 12 周时由胎盘传递至胎儿体内，从而造成心脏传导系统免疫损伤，而最终在孕 24 周左右造成 CHB。开始可能只表现为一度或二度 CHB，部分 NLE 患儿则进展为三度，后者可造成心脏不可逆性损伤。一般情况下 CHB 在出生时几乎就存在了，出生后很少进展。伴发心脏传导阻滞的部分患儿合并有临床意义的心肌病，且可在出生数月后变得明显。存在上述心脏损害的 NLE 患儿死亡率高达 20%，且 2/3 以上患儿需要长期安装心脏起搏器。

（3）血液系统异常：NLE 患儿可以出现外周血小板减少、白细胞计数减少以及溶血性贫血等血液系统异常表现。国外报道 NLE 血液系统异常的发生率约为 10%~20%，国内部分研究显示发生率为 40%~50%。郝冬林等统计，19 例 NLE 患儿中，血液系统受累者为 9 例（47.37%），5 例表现为外周血小板减少，最低降至 $68 \times 10^9/L$；4 例出现新生儿贫血，最低血红蛋白为 78g/L；9 例患儿外周血白细胞计数均正常。

抗磷脂抗体 / 狼疮抗凝物（antiphospholipid antibodies/lupus anticoagulants）阳性，是部分儿童红斑狼疮患者紫癜性皮损和微血管阻塞性疾病发生的重要原因。有证据表明，在儿童红斑狼疮患儿中，抗磷脂抗体介导的血栓形成可能有多种机制参与，包括干扰内皮细胞产生和释放前列环素、与血小板膜磷脂相互作用从而影响蛋白 C 和蛋白 S 途径，以及血小板活化后干扰抗凝血酶 III 活性、干扰前激酶肽释放酶活化成激肽释放酶、影响内皮细胞血浆酶原活化因子释放或者影响 β_2- 糖蛋白 I 或锚定蛋白（annexins V）等保护蛋白的功能。Malbora 等研究表明，在活化部分凝血活酶时间（activated partial thromboplastin time, APTT）延长的患儿中，检测到约 70.9%（39 例 /55 例）狼疮抗凝物呈阳性结果。由于狼疮抗凝物抗体干扰促凝复合物的组配，在体外实验可以延长凝集时间，而在患儿体内，则常常影响抗凝物活性，最终导致血栓的形成。抗磷脂抗体阳性的红斑狼疮患儿可以出现的皮肤表现有：网状青斑（伴有或不伴有网状紫癜）、胆固醇栓子样近心端网状青斑伴远端网状紫癜、肢端网状青斑、Degos 样萎缩性皮损、雷诺现象、血管炎样皮损、贝赫切特病样皮损、坏疽性脓皮病样皮损、甲周溃疡、弥漫性皮肤坏死（重症抗磷脂综合征的表现）、游走性浅表性血栓性静脉炎等。皮损可能由直接或间接血栓原因所致,间接原因如来自心瓣膜增生物的栓塞所致。另外,皮肤外系统器官亦可受累,最常见的为深静脉血栓形成/肺栓塞和中枢神经病变。本病应与其他皮肤微血管栓塞性疾病相鉴别(表9-23-4)。

表9-23-4　各种皮肤微血管栓塞疾病的鉴别诊断

血小板栓塞所致

- 肝素坏死
- 继发于骨髓增生性疾病的血小板增多症
- 夜间阵发性血红蛋白尿
- 血栓性血小板减少性紫癜

冷凝集相关疾病

- 冷球蛋白血症
- 冷纤维素蛋白血症
- 冷凝集素血症

病原体侵袭血管所致

- 坏疽性臁疮(溶血性链球菌感染所致)
- 机会性感染性真菌
- 播散性类圆线虫病
- 麻风Lucio现象

化学性或物理性栓子所致

- 胆固醇栓子
- 草酸盐栓子
- 心房黏液瘤
- 消耗性心内膜炎
- Libman-Sacks心内膜炎(LE,与抗磷脂抗体有关)
- 感染性心内膜炎(急性表现)
- 晶体球蛋白血管病
- 嗜酸性粒细胞增多症

系统性凝血病

- 新生儿暴发性紫癜
- 华法林坏死
- 败血症/弥散性血管内凝血相关暴发性紫癜
- 感染后暴发性紫癜
- 抗磷脂抗体/狼疮抗凝物综合征

血管内凝血相关疾病

- Sneddon综合征

续表

● 青斑样血管病
● 恶性萎缩性丘疹病
红细胞栓塞性疾病
● 应激性网状红细胞黏附
其他/特发性栓塞
● 皮肤钙化
● 羟基脲引发的溃疡

（4）其他系统异常：除上述皮肤、心脏和血液系统病变外，约9%的NLE患儿可以出现肝脏受累，表现为妊娠期间或新生儿期间严重的肝衰竭；出生后最初几周发生的高胆红素血症，轻度肝酶升高或肝酶正常；出生后2~3个月发生轻度肝酶升高。肾脏极少受累。中枢神经系统受累少见。Prendiville等对NLE患儿进行颅脑影像学检查，发现脑白质明显减少、基底核钙化、大头畸形等异常。另有一些国内学者报道NLE患儿合并中枢神经系统损害，表现为睡眠脑电图异常、脑室周围白质异常、弥漫性脑白质区密度减低等。

3. 实验室检查　出现典型临床皮肤损害的NLE的患儿，应和母亲行抗核抗体（antinuclear antibody，ANA）及可溶性抗原（extractable nuclear antigen，ENA）谱检测。抗SSA和（或）抗SSB抗体阳性已经成为NLE血清学的诊断标志。同时做血常规、尿常规、生化全项、心电图等评估有无血液、心脏、肝脏和肾脏等系统受累。有神经系统症状的行头颅MRI/CT筛查。

4. 诊断及鉴别诊断　根据患儿典型的暴露部位多发性环形或半环形红斑损害，患儿及母亲高效价抗SSA和（或）抗SSB抗体，伴或不伴先天性心脏传导阻滞，不难做出诊断。本病如出生时即发现，需要与先天性梅毒鉴别。先天性梅毒是梅毒螺旋体由母体经胎盘进入胎儿血液循环中所致。皮疹表现为暗红色斑疹、斑丘疹、丘疹或脓疱，部分伴有领圈样脱屑，皮疹好发于掌跖部位，腔口、肛门、外阴等处可出现扁平湿疣。出生一至数周后发病者，需与花斑癣、玫瑰糠疹等鉴别。

5. 治疗　对于只有皮肤损害的患儿，一般只需避光防护，皮损可自行消退，不需口服或外用皮质激素类药物。如皮疹明显可外用中、低效糖皮质激素类制剂或外用钙调磷酸酶抑制剂。对于合并心脏传导阻滞或全血细胞减少患儿，可应用小剂量糖皮质激素口服治疗。严重的心脏传导阻滞（如三度传导阻滞）可能危及患儿生命，需要植入心脏起博器。对于狼疮凝集物阳性且有微血管阻塞表现的患儿，抗凝血和抗血小板药物是目前主要的治疗方法，同时应更好地了解每个血栓形成患儿发病机制，从而能够更好地评估其预后、未来发生血栓风险，使得治疗方案更有针对性。

（二）Kasabach-Merritt综合征

Kasabach-Merritt综合征（Kasabach-Merritt syndrome，KMS）又称血管瘤伴血小板减少综合征，是一种以血管性肿瘤和血小板减少及全身紫癜为主的症候群。本病由Kasabach和Merritt于1940年首次报道，在婴幼儿血管瘤患儿中发病率约0.3%。组织病理常表现为卡波西样血管内皮细胞瘤和丛状血管瘤，但因其容易发生消耗性凝血功能障碍，患儿病情容易迅速发展，致死率高，临床应值得重视。

1. 病因及发病机制 本病病因尚未明确。目前认为其病理生理基础是血小板减少和弥散性血管内凝血(DIC)。由于血管性肿瘤中血管异常增生,一方面由于血管管腔迂曲,流经该部位的血小板容易凝聚停滞,促进凝血因子激活,导致局部血栓形成,从而大量消耗血小板和凝血因子 II 、V 、VII 和纤维蛋白原,引起慢性消耗性凝血障碍;另一方面血管内皮细胞大量增殖,以及单核 - 巨噬细胞系统捕获血小板作用加强,从而导致血小板受伤而裂解,导致血小板被大量破坏。另有学者认为,血小板减少的原因亦与血管肿瘤内产生的血小板抗体有关。血小板在上述作用下活化,继发凝血级联反应的二次活化,纤溶增加,最终导致瘤体增大和全身 DIC 的发生。

2. 临床表现

(1)KMS 多见于新生儿期或小婴儿期,平均发病年龄为生后 5 周。也可在幼儿期(1~3 岁)、甚至儿童期发病。本病常单发,也可多发。

(2)临床主要表现为四肢或躯干生长迅速的肿物或斑块,开始颜色为肤色或暗红色,随着病情进展可转变为暗紫色或青紫色,肿物迅速增大、变硬,部分呈板样质地,类似蜂窝织炎样改变,且周边自发性出现大量的瘀点、瘀斑,或紫癜。部分患儿可累及内脏,如胸腔纵隔、腹膜后等部位,由于没有皮肤改变而更容易与其他血液疾病混淆,且更容易在年幼儿和儿童期发病,诊断更加困难。

(3)反复周期性出血为本病特征,常伴贫血、血小板减少、出凝血功能异常。燕丽等报道,16 例 KMS 患儿中,血小板减少为 16 例(100%),血小板最低值(1~98)× 10^9/L,血小板最低值平均数为 15.69 × 10^9/L;血红蛋白下降 12 例(75%),活化部分凝血酶原时间延长 17 例(60%),纤维蛋白原减少(1 例未查)15 例(100%),D- 二聚体升高(2 例未查)14 例(100%)。最终可导致肿瘤内出血,引发血小板计数迅速减低,凝血功能低下,严重者可出现颅内或脏器内出血。

(4)本病常进展快,瘤体位于内脏或深部组织时可以对邻近器官或组织脏器造成压迫症状,如气道周围血管瘤压迫可引起呼吸衰竭。同时巨大血管瘤可以引起高输出性心力衰竭。常常成为患儿致死原因。

3. 辅助检查 血红蛋白、血小板、纤维蛋白原,凝血因子 II 、V 、VIII 均减少,凝血酶原时间均延长,纤维蛋白裂解产物(FDP)和 D- 二聚体可增加。

超声、CT 和 MRI 等影像学检查有助于明确瘤体深部组分侵犯的深度和广度,同时,对深在性 KMS 诊断有重要意义。KMS 在多普勒超声下表现为弥漫侵润性质硬肿块组织,伴有高流速血管成分;MRI/CT 增强相可见增厚的肿块组织弥漫性增强信号。

不能排除恶性肿瘤时,建议行组织活检术。

4. 诊断及鉴别诊断 诊断的主要依据为体表和或内脏的巨大的血管肿瘤及血小板计数减少或慢性弥散性血管内凝血的发生。而不伴体表血管肿瘤的病人需要与其他引起血小板减少或弥散性血管内凝血的疾病鉴别。

血管畸形伴有血液系统异常可和本病混淆(表 9-23-5)。有时血管肿瘤发生在内脏,如胸部、肝、脾、骨骼等而被忽视,影像学检查、血小板及纤维蛋白降解物(FDP)的检测有助于诊断。病理检查诊断最为准确,但瘤体处于出血期可加重出血,且处于非体表部位难以进行活检术,故病理诊断较为困难,需影像学检查联合以上各种检查进行诊断与鉴别。

表 9-23-5 KMS 与婴儿血管瘤、伴有血液系统异常的血管畸形鉴别要点

	KMS	婴儿血管瘤	伴有血液系统异常的血管畸形
临床	通常新生儿期或小婴儿期出现； 四肢或躯干突然生长迅速的暗紫红色肿物或斑块； 伴有血小板减少和DIC	通常出生时不存在（往往为前期皮损，偶见完全形成的皮损）；快速增长→平台期→缓慢消退期；几年内自然消退；不伴有血小板减少	通常出生时明显；扩展缓慢，适度增长；持续到成年；可伴有血小板减少，但一般是后期表现
流行病学	未发现明显性别和妊娠差异	更常见于：女婴(3~5)：1；早产儿或多产儿；绒毛膜绒毛取样后产儿	未发现明显性别和妊娠差异
病理学	主要为卡波西样血管内皮细胞瘤和丛状血管瘤	增殖期：血管内皮细胞增生，小叶形成，可见肥大细胞，基底膜突出；消退期：被纤维脂肪组织取代，肥大细胞减少	根据类型不同，往往表现为不规则脉管管腔扩张
免疫组化	抗血小板标志物 CD61 单抗阳性	GLUT1、Lewis Y 抗原、merosin、Fc-γR Ⅱ阳性	GLUT1、Lewis Y 抗原、merosin、Fc-γR Ⅱ阴性

5. 治疗　主要目的在于缩小瘤体，控制血小板减少和出血。

（1）大剂量的糖皮质激素治疗仍为一线疗法，可控制血管肿瘤内皮细胞异常增殖，抑制瘤体生长；同时阻止纤维蛋白溶解，降低体内血栓形成。病情较轻者可口服泼尼松，首次剂量为 2~5mg/（kg·d），病情严重者可静脉冲击治疗，如甲泼尼松龙，10~30mg/（kg·d）。

（2）免疫抑制剂可以促进血管内皮细胞及瘤细胞的凋亡，抑制血管生成。常用的治疗 KMS 药物有长春新碱、环磷酰胺及放线菌属 D、雷帕霉素等，单独或联合用药。值得注意的是，使用时应密切检测其不良反应。

（3）支持治疗　给予双嘧达莫、肝素等抗凝药物抗 DIC 治疗；间断给予新鲜冰冻血浆或血小板纠正低血小板血症治疗等。

（4）外科治疗　对于局限性、瘤体面积小、解剖位置表浅、非重要脏器周围的血管瘤可采用手术切除；对于血管起源清楚、瘤体较大不易常规手术切除的病例可于病灶局部注射硬化剂促使瘤体变性、坏死而消退。

四、儿童血栓的诊断特点

由于持续儿童时期生理性的低凝状态，儿童血栓与成人相比相对少见。其中，新生儿和年长儿是儿童血栓的两个高发年龄段。尤其是小于 1 岁的婴儿是发生血栓的最高危人群。大多数儿童血栓的发生都有潜在的疾病状态，而且儿童血栓的死亡率为 1.5%~2.2%，常伴有明显的并发症如血栓后综合征、影响了受累肢体的发育、造成器官衰竭及神经系统发育异常。

对血栓的诊断需要密切联系患儿的个人史、家族史及仔细查体，并探寻潜在疾病，中心血管放置导管是发生血栓的首要危险因素。当儿童病人存在获得性易栓风险因素时，血栓常作为原发疾病的并发症表现出来。超声等影像检查为血栓的诊断提供有必要的帮助，虽

然目前尚无特异性的血栓诊断实验室指标,但进行凝血、全血细胞计数、肝肾功能也非常必要。表 9-23-6 描述了在儿童与血栓有关的临床状态。

表 9-23-6 儿童与血栓相关的临床状态

年龄

　　新生儿＞婴儿 / 儿童＜青少年

新生儿相关危险因素

　　母亲状态:糖尿病,动脉高血压

　　抗磷脂综合征

　　围生期 / 新生儿期危险因素:早产、窒息(包括胎粪吸入)、脓毒症、先天性心脏病、先天性膈疝、红细胞增多症

癌症

　　肿瘤相关(如高白细胞血症、压迫)

　　药物相关(如类固醇、左旋门冬酰胺酶)

CVC 相关

　　中心静脉 / 动脉导管

心脏情况

　　先天性心脏病

　　分流(如 BT),手术操作(如 Fontan 手术)

　　心肌病继发心衰,心肌炎和(或)心律失常

　　机械瓣膜

　　血管内支架

　　体外装置(如 ECMO)

药物

　　口服避孕药或激素替代治疗

　　左旋门冬酰胺酶

　　皮质激素

血液系统疾病

　　高黏滞综合征(如真性红细胞增多症)

　　血红蛋白病(如镰状红细胞病、地中海贫血)

　　特发性血小板增多症

　　阵发性睡眠性血红蛋白尿症

感染

　　系统性(如脓毒症、HIV、水痘)

　　局部(如头颈部感染 -Lemierre 综合征、血栓性静脉炎)

炎性疾病

　　自身免疫性异常(如系统性红斑狼疮、幼年性类风湿关节炎)

　　血管炎(如川崎病)

　　抗磷脂综合征

　　炎性肠病(溃疡性结肠炎、克罗恩病)

长期制动

　　手术

续表

外伤

　神经系统疾病

蛋白质损失情况

　肾炎综合征

　肠病

　乳糜胸

解剖性血栓形成倾向

　Paget-Schroetter 综合征

　May-Thurner 综合征

其他

　肥胖

　既往血栓事件

当儿科病人发生了有症状的血栓而没有明确诱因时,需要注意查找潜在高凝状态的原因。如在新生儿期,常有产时母体、新生儿本身的致病因素,但当发生了暴发性紫癜时,需要注意先天性 PC/PS 的缺乏。而新生儿期的血栓可以累及肾静脉、门静脉等特殊部位。而儿童期血栓发生较少见,常有中心静脉置管、血液系统恶性肿瘤、先天性心脏病及自身免疫性疾病的潜在因素。而青少年发生血栓比较常见,而自发性的血栓需要注意避孕药物的使用及是否伴有潜在先天性易栓症可能。与成人一样,在急性期非常难下诊断,常需要在急性期后 3~6 个月复测进行确认,当怀疑到先天性 PC/PS/AT 缺乏时,建议也同时进行父母的相关检查。

由于凝血系统在儿童期正处于生理性成熟过程,此期的抗血栓治疗面临挑战。困难还在于缺乏有效的循证的剂量和检测数据、常需要小剂量给药以及正常值的不断变化和取血困难造成的监测困难。

儿童实验室易栓症检查开展时机:曾患有静脉及动脉血栓的新生儿、儿童及青少年应进行的实验室易栓症检查建议见表 9-23-7;对于没有血栓病史的儿童、青少年的实验室易栓症检查建议表 9-23-8。

表 9-23-7　静脉及动脉血栓新生儿、儿童及青少年应进行实验室易栓症检查

临床场景	时间	检查	检查内容	方案
突发紫癜或非脓毒症性 DIC	发病时立即	推荐	蛋白 C、蛋白 S、抗凝血酶	蛋白 S、蛋白 C 抗凝血酶替代治疗
新生儿 / 儿童 / 青少年无诱因静脉血栓	随访中	推荐	易栓症检查	可能帮助确定复发风险。确诊杂合子或复合缺陷可能进行家族成员筛查(若为阳性)
儿童 / 青少年(非导管相关性)反复静脉血栓	随访中	推荐	易栓症检查	可能帮助确定复发风险。确诊杂合子或复合缺陷可能进行家族成员筛查(若为阳性)

临床场景	时间	检查	检查内容	方案
儿童 / 青少年（非导管相关性）突发静脉血栓	随访中	建议与病人 / 家属探讨实用性	易栓症检查	没有足够证据支持或反对
新生儿 / 儿童 / 青少年（非导管相关性）突发，非突发的或复发的非脑血管动脉血栓	随访中	不建议	–	对治疗方案无影响

表 9-23-8　对于没有血栓病史的儿童、青少年的实验室易栓症检查建议

临床场景	检查	检查内容	方案
具有血栓家族史的儿童 / 青少年，有已知或（目前）未知的易栓症特征	某些病人可能需要进行： - 对于高危病人进行血栓预防治疗 - 同时处于其他血栓易患状态（如口服避孕药，急性白血病治疗中 CVC 置管，大型手术） - 用于研究目的	蛋白 C 及蛋白 S，抗凝血酶；凝血酶基因及 V 因子 Leiden 基因或针对抑制的家族易栓症特征检查 如果家族特征尚不明确，可先考虑先检测患血栓的家族成员	目前的数据提示一项或多项结果阳性会提高患有血栓的风险 检查结果要根据不同家庭成员的具体情况解读
无血栓家族史和（或）易栓症特征的，有或具有潜在的获得性易栓状态的儿童 / 青少年	不建议	–	没有临床实验证明血栓预防治疗具有风险及益处无成本效益

易栓症检查，根据临床医师倾向和（或）建议，可能包括以下检查：蛋白 C 活性，蛋白 S 游离抗体水平，凝血酶活性，激活蛋白 C 抵抗，凝血因子Ⅷ活性，凝血酶基因突变和凝血因子 V Leiden 基因突变分析，狼疮抗凝物检测，抗心磷脂 IgM 及 IgG 抗体，β_2-GPI IgM 和 IgG 抗体，空腹同型半胱氨酸水平及血浆脂蛋白 a 水平。

五、儿童血栓的治疗特点

目前比较常用的是来自成人的治疗方案及每个医生的经验性治疗。目前的权威的治疗指南来自 American College of Chest Physicians（Monagle P，Chan AKC，Goldenberg NA，et al. Antithrombotic therapy in neonates and Children：Antithrombotic therapy and prevention of thrombosis. 9th ed. American College of Chest Physicians Evidence-Based Clinical Practice Guidelines. Chest，2012，141：e737s-e801s），下面分别就儿童血栓治疗用药特点进行叙述：

1. 普通肝素　应用适应证同成人。常用剂量为：负荷量：75U/kg 体重，＞ 10 分钟静脉给药，初始维持量：＜ 1 岁，28u/kg 体重 / 小时；＞ 1 岁，20u/kg 体重 / 小时。在应用后 6 小时、每次调整使用后 4 小时及获得治疗水平后至少每 24 小时一次，应该取血监测。剂量调整见表 9-23-9。

表9-23-9　根据APTT、aPTR和抗Xa因子水平调整肝素用量

APTT	aPTR	抗Xa因子水平（IU/ml）	弹丸（U/kg）	持续时间	改变比率%
<50s	<1.2	<0.1	50	–	↑120
50~59s	1.2~1.4	0.1~0.34	–	–	↑10
60~85s	1.5~2.5	0.35~0.70	–	–	无改变
86~95s	2.6~3.0	0.71~0.89	–	–	↓10
96~120s	3.1~3.5	0.9~1.2	–	30	↓10
>120s	>3.5	>1.2	–	60	↓15

注：假定APTT范围为60~85s对应抗Xa因子范围0.35~0.70IU/ml与实验室使用试剂及仪器有关

注意的问题是：对于<6个月的婴儿，存在由于生理性抗凝血酶下降而相对性"肝素抵抗"状态；而在肾病综合征、蛋白丢失性肠病、应用左旋门冬酰胺酶化疗等也可以出现获得性"肝素抵抗"，这时建议进行抗凝血酶替代治疗。而肝素相关性血小板减少、肝素诱导的血小板减少及应用肝素后的骨质疏松等在儿童少见。

需要停药时，停用普通肝素后可在2~4小时内就达到撤药目的，但如果遇到大出血而需要迅速撤药，就需要应用鱼精蛋白1mg中和100单位近2小时内的普通肝素，最大剂量50mg，缓慢静注。

2. 低分子量肝素（low molecular weight heparin，LMWH）　适用于病情相对稳定，出血风险相对低、抗凝治疗不超过3个月的患儿，也可以应用于由于进食困难、多种药物服用而不能应用维生素K拮抗剂的患儿。监测同成人，应用抗Xa活性进行，推荐目标值为皮下注射4~6小时后达0.5~1.0IU/ml，而2~6小时为0.5~0.8IU/ml。剂量调整见表9-23-10。

表9-23-10　根据年龄调整的依诺肝素、亭扎肝素、达肝素的治疗和预防剂量

	治疗剂量	预防剂量
依诺肝素		
≤2个月	1.5mg/kg s.c. bid	1.5mg/kg s.c. bid
>2个月	1mg/kg s.c. bid	1mg/kg s.c. bid
亭扎肝素		
≤2个月	275U/kg s.c. od	75U/kg s.c. od
2~12个月	250U/kg s.c. od	75U/kg s.c. od
1~5岁	240U/kg s.c. od	75U/kg s.c. od
5~10岁	200U/kg s.c. od	75U/kg s.c. od
10~16岁	175U/kg s.c. od	50U/kg s.c. od
达肝素		
≤2个月	150U/kg s.c. bid	150U/kg s.c. od
>2个月	100U/kg s.c. bid	100U/kg s.c. od

LMWH 可蓄积引起肾功能损害,因此在成人,对有明显肾功能损害的病人,减少 50% 的使用剂量并且增加监测次数。在儿童尚缺乏相关指标。LMWH 每日的皮下注射在一些孩子还是比较难以接受,注射部位常发生瘀斑、皮下血肿形成和皮肤感染。

停用亭扎肝素(tinzaparin)后 18~24 小时、停用伊诺肝素(enoxaparin)后 8~12 小时,抗凝作用消失。如果需要快速作用,可以使用鱼精蛋白中和 8 小时内使用的 LMWH,8 小时前的 LMWH 可以应用 50% 量的鱼精蛋白中和。鱼精蛋白最大剂量不超过 50mg。

3. 口服维生素 K 抑制剂　应用于需要接受长期抗凝治疗的患儿,如心脏病需要长期口服抗凝剂、发生静脉血栓并且复发风险持续存在时。华法林是最常用的药物。该类双香豆素类药物的不同年龄使用剂量为:2 个月 ~1 岁 0.2mg/kg 体重,1~5 岁 0.09mg/kg 体重,6~10 岁为 0.07mg/kg 体重,11~18 岁为 0.06mg/kg 体重。根据 INR 调节范围见表 9-23-11。

表 9-23-11　治疗起始及维持期根据 INR 调整华法林计量

	INR	指导
起始		
第 1 天如果 INR 基础值为 1.0~1.3,口服 0.2mg/kg(最大剂量 10mg)		
第 2~4 天	1.1~1.3	重复起始负荷剂量
	1.4~1.9	50% 起始负荷剂量
	2.0~3.0	50% 起始负荷剂量
	3.1~3.5	25% 起始负荷剂量
	> 3.5	停服直至 INR < 3.5 后重新予以 50% 起始负荷剂量
维持	1.1~1.4	增量 20%
	1.5~1.9	增量 20%
	2.0~3.0	剂量不变
	3.1~3.5	减量 10%
	> 3.5	停服直至 INR < 3.5 后重新予以前次剂量减量 20%

该药应在 UFH 或 LMWH 应用基础上使用,而 UFH 或 LMWH 在应用维生素 K 拮抗剂后连续获得两次达标的 INR 后停用。在儿童病人,INR 比值常受到腹泻、发热、肝脏疾病、营养状态和合并用药的影响。而且 INR 的监测在儿童受到了原发疾病状态、多种内在病毒感染,饮食的影响。在婴儿,由于维生素 K 依赖因子生理性下降、不同哺乳方式(配方奶含有维生素 K 多、母乳含量少);在年长儿,饮酒的问题都影响了药物 INR。上述问题都造成了儿童的病人维持有效 INR 困难。而部分报道显示了儿童长期服用该类药物有引起骨质疏松的可能。

在需要停该类药物时,可以根据情况给予以下方法:①停服药物 3~5 天即可达到停药目的;②使用维生素 K:口服维生素 K 24 小时达效、静脉注射 4~6 小时起效、剂量为 30μg/kg,静脉给药,常推荐 1~2mg,治疗不满意 24 小时后可重复给药。还可以使用新鲜冰冻血浆 15ml/kg 体重及凝血酶原复合物 25~50U/kg 体重,可以立即起效。当大出血时,建议迅速停药、静脉应用维生素 K 制剂及凝血酶原复合物;小量出血建议可以减停药物、静脉或口服维生素 K，而仅有 INR 延长，而没有明显的出血，减药即可。

4. 抗血小板药物　包括阿司匹林、双嘧达莫和氯吡格雷，用于治疗和预防动脉血栓，在儿童常用于预防缺血性卒中再发、血管内支架血栓形成及治疗川崎病。使用剂量：阿司匹林 1~5mg/kg 体重、双嘧达莫 2~5mg/kg 体重和氯吡格雷 0.2mg/kg 体重，每日单剂给药。可以应用血小板聚集及血栓弹力图进行监测，但具体监测方法尚无定论。在需要时停用阿司匹林 5~7 天、双嘧达莫 24 小时、氯吡格雷 7~14 天可达到停药目的；如有严重出血，可以输注血小板或人基因重组凝血因子Ⅶ（rhFⅦ）帮助止血。

5. 溶栓治疗　应用适应证同成人。使用剂量为：①针对系统性血栓：0.5mg/（kg·h），持续静点 6 小时，同时应用低剂量的 UFH 输注 10 单位/（kg·h），预防血栓的继续形成。如果患儿已经接受的足量的 UFH，则需要在开始溶栓前半小时减少 UFH 的剂量，在 6 小时的 rt-PA 结束后 30 分钟再增加剂量。在应用后 6 小时，应用影像进行疗效评估。由于婴儿存在生理性纤溶酶原的缺乏，可以应用新鲜冰冻血浆 15ml/kg 体重输注。②导管相关性血栓：可以进行局部溶栓，应用 0.01mg/（kg·h）到 0.05/（kg·h），如果无效可以增加剂量。

建议儿童病人的溶栓治疗在 PICU（pediatric intensive care unit）进行，溶栓开始后注意避免动脉穿刺、置管、肌注、理疗、拉伸等操作、避免服用阿司匹林或非甾体类抗炎药。48 小时开始检测常规指标，应该出现纤维蛋白原下降和 D- 二聚体上升表现，并需要保持血小板数目超过 50×10^9/L。在溶栓中有 10%~30% 的出血情况发生，需要根据出血的程度进行治疗。方法有：①立即停用 rt-PA，UFH 治疗；②应用局部压迫、填塞；③输冷沉淀中和 rt-PA作用，输鱼精蛋白中和 UFH 作用；④严重出血应用 rhFⅦ。

（张　斌　陈振萍　吴润辉）

参 考 文 献

1. McCuistion CH, Schoch EP Jr. Possible discoid lupus erythematosus in newborn infant. Report of a case with subsequent development of acute systemic lupus erythematosus in mother. Arch Dermatol, 1983, 119（7）: 615-618.

2. Inzinger M, Salmhofer W, Binder B. Neonatal lupus erythematosus and its clinical variability. J Dtsch Dermatol Ges, 2012, 10（6）: 407.

3. Hon KL, Leung AK. Neonatal lupus erythematosus. Autoimmune Dis, 2012, Article ID 301274: 6.

4. Boh EE. Neonatal lupus erythematosus. Clin Dermatol, 2004, 22（2）: 125-128.

5. Buyon JP, Clancy RM. Neonatal lupus syndromes. Curr Opin Rheumatol, 2003, 15（5）: 535-541.

6. Brucato A, Buyon JP, Horsfall AC, et al. Fourth international workshop on neonatal lupus syndromes and the Ro/SSA-La/SSB System. Clin Exp Rheumatol, 1999, 17（1）: 130-136.

7. 李玲, 董光富, 韩风珍, 等. 新生儿红斑狼疮 7 例报告并 87 例文献复习. 中华儿科杂志, 2011, 49: 146-150.

8. Weston WL, Morelli JG, Lee LA. The clinical spectrum of anti-Ro-positive cutaneous neonatal lupus erythematosus. J Am Acad Dermatol, 1999, 40（5）: 675-681.

9. Lee LA. Transient autoimmunity related to maternal autoantibodies: neonatal lupus. Autoimmun Rev, 2005, 4（4）: 207-213.

10. Buyon JP1, Hiebert R, Copel J, et al. Autoimmune-associated congenital heart block: demographics,

mortality, morbidity and recurrence rates obtained from a national neonatal lupus registry. J Am Coll Cardiol, 1998, 31(7): 1658-1666.

11. 李玲, 董光富, 韩凤珍, 等. 新生儿红斑狼疮 7 例报告并 87 例文献复习. 中华儿科杂志, 2011, 49: 146-150.

12. 郝冬林, 刘晶, 赵岩, 等. 新生儿红斑狼疮 19 例临床分析并文献复习. 中华临床免疫和变态反应杂志, 2015, 9(2): 103-109.

13. Weiss JE. Pediatric systemic lupus erythematosus: more than a positive antinuclear antibody. Pediatr Rev, 2012, 33(2): 62-73.

14. Levine JS, Branch DW, Rauch J. The antiphospholipid syndrome. N Engl J Med, 2002, 346(10): 752-763.

15. Baris Malbora, Eris Bilaloglu. Lupus Anticoagulant Positivity in Pediatric Patients With Prolonged Activated Partial Thromboplastin Time: A Single-Center Experience and Review of Literature. Pediatr Hematol Oncol, 2015, 32(7): 495-504.

16. 朱学骏, 王宝玺, 孙建方, 等译. 皮肤病学. 2 版. 北京: 北京大学医学出版社, 2010: 423.

17. Prendiville JS, Cabral DA, Poskitt KJ, et al. Central nervous system involvement in neonatal lupus erythematosus. Pediatr Dermatol, 2003, 20(1): 60-67.

18. 杨群, 邵肖梅, 曹云, 等. 新生儿红斑狼疮八例分析. 中华儿科杂志, 2008, 48(2): 18-21.

19. 全根, 许斌, 付昱, 等. 新生儿红斑狼疮伴中枢神经系统损害. 临床皮肤科杂志, 2011, 40(9): 562-563.

20. Kasabach HH, Merritt KK. Capillary hemangioma with extensive purpurra: report of a case. Am J Dis Child, 1940, 59(5): 1063.

21. Hall GW. Kasabach-Merritt syndrome: pathogenesis and management. Br J Haematol, 2001, 112(4): 851-862.

22. Vilmarie Rodriguez, Adrianna Lee, Patricia Mitman, et al. Kasabach-Merritt Phenomenon Case series and retrospective review of the mayo clinic experience. J Pediatr Hematol Oncol, 2009, 31(7): 522-526.

23. 燕丽, 徐哲, 孙玉娟, 等. 婴儿 Kasabach-Merritt 综合征 16 例临床分析. 实用皮肤病学杂志, 2015, 8(4): 257-259.

24. Shirner M, Hoffmann J, Menmd A, et al. Antiangiogenic chemotherapeutic agents: characterization in comparison to their tumor growth inhibition in human renal cell carcinoma models. Clin Cancer Res, 1998, 4 (5): 1331-1336.

25. Haisley-Royster C, Enjolras D, Ffieden IJ, et al. Kasabach-Merritt phenomenon: a retrospective study of treatment with vincristine . J Pediatf Hernatol Oncol, 2002, 24(6): 459-462.

26. Iacobas I, Simon ML, Amir T, et al. Decreased vascularization of retroperitoneal kaposiform hemangioendothelioma induced by treatment with sirolimus explains relief of symptoms. Clin Imaging, 2015, 39(3): 529-532.

27. Brabash-Neila R, García-Rodríguez E, Bernabeu-Wittel J, et al. Kaposiform Hemangioendotheliorna with Kasabach-Merritt phenomenon: Successful Treatment with Vincristine and Ticlopidine . Indian J Pediatr, 2011, 33(4): 171-173.

28. 齐鸿燕, 马琳, 张金哲. 婴儿巨大血管瘤合并血小板减少综合征 8 例. 临床小儿外科杂志, 2008, 7(6): 47-50.

29. Pernod G, Biron-Andreani C, Morange PE, et al. Recommendation on testing for thrombophilia in venous thromboembolic disease: a French consensus guideline Journal des Maladies Vasculaires, 2009: 34: 156-203.

30. Monagle P, Chalmers E, Chan A, et al. Antithrombotic therapy in neonates and children(American College of chest physicians evidence-based clinical practice guildlines: 8th ed). Chest, 2008: 133: 887s-968s.

31. Nigel S Key, Raj S Kasthuri. DVT: a new era in anticoagulant therapy: Current treatment of venous thromboembolism. Arterioscler Thromb Vasc Biol, 2010, 30: 372-375.

32. Victoria EP and Anthony KC Chan. Venous thrombosis in children. Expert Rev. Cardiovasc Ther, 2008, 6(3): 411-418.

33. Victor S Blanchette, Vicky R Breakey, Shoshana Revel-Vilk. Sickkids handbook of Pediatric Thrombosis and Hemostasis.

34. Andrew M, Paes B, Milner R, Development of the human coagulation system in the full-term infant. Blood, 1987, 70(1): 165-172.

35. Andrew M, Paes B, Milner R, et al. Development of the human coagulation system in the healthy premature infant. Blood, 1988, 72(5): 1651-1657.

36. Monagle P, Barnes C, Ignjatovic V, et al. Developmental haemostasis, Impact for clinical haemostasis laboratories. Thromb Haemost, 2006, 95(2): 362-372.

37. Monagle P, Ignjatovic V, Savoia H. Hemostasis in neonates and children: pitfalls and dilemmas. Blood Rev, 2011, 24(2): 63-68.

38. Massicotte MP, Sofronas M, deVeber G. Difficulties in performing clinical trials of antithrombotic therapy in neonates and children. Thromb Res, 2006, 118(1): 153-163.

39. Adcock DM, Hoefner DM, Kottke-Marchant K, et al. Collection, Transport and processing of Blood Specimens for Testing Plasma-Based Coagulation Assays and Molecular Hemostasis Assays: Approved Guideline. 5th ed. Wayne, PA: Clinical and Laboratory Standards Institute; CLSI document H21-A5; 2008.

40. Bauman ME, Belletrutti M, Bauman ML, et al. Central venous catheter sampling of low molecular heparin levels: an approach tu increasing result reliability. Pediatr Crit Care Med, 2012, 13(1): 1-5.

41. Green TP, Isham-Schopf B, Steinhorn RH, et al. Whole blood activated clotting time in infants during extracorporeal membrane oxygenation. Crit Care Med, 1990, 18(5): 494-498.

42. Nankervis CA, Preston TJ, Dysart KC, et al. Assessing heparin dosing in neonates on venoarterial extracorporeal membrane oxygenation. ASAIO J, 2007, 53(1): 111-114.

43. JY Yang, AK Chan. Pediatric Thrombophilia. Pediatr Clin N Am, 2013, 60(6): 1443-1462.

44. C Heleen van Ommen and Saskia Middeldorp. Thrombophilia in Childhood: To Test or Not to Test. Semin Thromb Hemost, 2011, 37: 794-801.

45. Schmidt B, Andrew M. Neonatal thrombosis: report of a prospective Canadian and international registry. Pediatrics, 1995, 96: 939-943.

46. Andrew M, David M, Adams M, et al. Venous thromboembolic complications (VTE) in children: first analyses of the Canadian Registry of VTE. Blood, 1994, 83: 1251-1257.

47. DeVeber G, Andrew M, Adams C, et al. Cerebral sinovenous thrombosis in children. N Engl J Med, 2001, 345(6): 417-423.

48. Marilyn J Manco-Johnson, EF Grabowski M Hellgreen, AS Kemahli, et al. Laboratory testing for Thrombophilia in Pediatric Patients. Posted on ISTH Website 3 March, 2002.

49. De Veber G, Andrew M, Adams C, et al. Cerebral sinovenous thrombosis in children. N Engl J Med, 2001, 345: 417-423.

50. Formstone CJ, Hallam PJ, Tuddenham EG, et al. Severe perinatal thrombosis in double and triple heterozygous offspring of a family segregating two independent protein S mutations and a protein C mutation. Blood, 1996,

87：3731-3737.

51. Young G, Albisetti M, Bonduel M, et al. Impact of inherited thrombophilia on venous thromboembolism in children：a systematic review and meta-analysis of observational studies. Circulation, 2008, 118(13)：1373-1382.

52. Manco-Johnson MJ, Grabowski EF, Hellgreen M, et al. Laboratory testing for thrombophilia in pediatric patients. On behalf of the Subcommittee for Perinatal and Pediatric Thrombosis of the Scientific and Standardization Committee of the International Society of Thrombosis and Haemostasis (ISTH). Thromb Haemost, 2002, 88：155-156.

53. Raffini L. Thrombophilia in children：who to test, how, when and why? Hematology Am Soc Hematol Educ Program, 2008, 228-235.

54. Wu O, Rober tson L, Twaddle S, et al. Screening for thrombophilia in high-risk situations：systematic review and cost-effectiveness analysis. The Thrombosis：Risk and Economic Assessment of Thrombophilia Screening (TREATS) study. Health Technol Assess, 2006, 10：1-110.

55. Rosendaal FR, Helmerhorst FM, Vandenbroucke JP. Oral contraceptives, hor-mone replacement therapy and thrombosis. Thromb Haemost, 2001, 86：112-123.

56. Steve Kitchen, John D Olson, F Eric Preston. Quality in laboratory hemostasis and thrombosis. 2nd ed. New Jersey：Wiley-Blackwell, 2009：80-83.

第二十四节　理化因素与出血和血栓

一、动物毒素所致出血与血栓

动物毒素是指动物产生的对其他生物物种有毒害作用的各种化学物质。动物毒素的种类繁多，其生物活性也很复杂；不仅具有毒理作用，同时也具有药理作用，对人体生理功能产生影响。被有毒动物或昆虫蜇伤均可发生中毒，临床上可伴随出凝血功能异常，甚至死亡。

（一）发病机制

动物毒素大多是在有毒动物的毒腺中制造并以毒液的形式经毒牙或毒刺注入其他动物体内，通过数种途径导致机体损伤。其中研究得最深入的是蛇毒，其次是蜂毒和蝎毒。

目前已知的毒蛇种类达 200 余种，包括眼镜蛇科、蝰蛇科、响尾蛇科、海蛇科和游蛇科等数种。蛇毒是多种生物活性蛋白和多肽组成的复杂混合物。毒素几乎可以影响每一个动物生理途径的关键要素。根据生物效应，纯的毒素可分为神经毒素、心脏毒素、出血毒素、溶血毒素、肌肉毒素、细胞毒素等。例如，神经毒素作用于神经 - 肌肉接头，阻断兴奋的传递；心脏毒素能溶解细胞；出血毒素具有蛋白水解酶活性，作用于毛细血管壁，引起血管破裂，导致局部或全身出血症状；而肌肉毒素能引起严重的肌肉坏死，溶血毒素则能破坏红细胞膜而致溶血。蛇毒的组成随种属不同而差别很大，但同种蛇类的蛇毒组成比较近似。例如，神经毒素和心脏毒素常见于眼镜蛇科和海蛇科，而眼镜蛇科、蝰蛇科和响尾蛇科则富含出血毒素，只有少数含神经毒素。

蛇毒中的多种成分影响止血，主要通过活化或抑制凝血因子或血小板、或通过破坏内皮细胞参与。这些蛇毒成分可分为不同的家族，包括丝氨酸蛋白酶、金属蛋白酶、C 型凝集素、去整合素(disintegrins)以及磷脂酶等。特定家族的不同成分选择性作用于不同的凝血因子、血细胞或组织。例如,几乎每一个参与凝血或纤溶的因子都有一种蛇毒蛋白可以活化或灭活它;同时,蛇毒蛋白可通过结合或减少 vWF 或血小板受体、活化蛋白酶活化的受体或调节 ADP 的释放以及血栓素 A_2 的形成,影响血小板功能;而 l- 氨基酸氧化酶通过产生 H_2O_2 活化血小板;另外,金属蛋白裂解毛细血管的基底膜和内皮细胞而导致出血;去整合素和 C 型凝集素可影响血管的生成。

蝎毒主要成分为神经毒素和细胞毒素,它还含有心脏毒素、溶血毒素、透明质酸酶及磷脂酶等。研究证实,蝎毒的主要作用靶点是对电压依赖型的钠离子通道,同时对钾离子、钙离子等通道也有作用。不同种类和剂量的蝎毒可引起血栓形成或出血,但发生机制目前尚未明确。

包括蜜蜂、大黄蜂和胡蜂等可从尾刺分泌蜂毒,成分为多种酶、肽类、非酶蛋白质、氨基酸和生物活性胺的混合物,含有溶血毒素、神经毒素和组胺等。蜂毒对烟碱型胆碱受体有选择性阻滞作用,并可透过血脑屏障直接作用于中枢神经系统;通过破坏红细胞膜的通透性,具有直接溶血作用;蜂毒中还含有一些高抗原性蛋白,能引起严重变态反应,甚至过敏性休克、窒息致死。另外,蜂毒通过抑制凝血活酶和凝血酶原激活物生成,以及抑制血小板的聚集,并能损害毛细血管内皮细胞,引起一定程度的出血。

(二)临床表现

蛇毒损伤的严重程度取决于三个方面:被咬伤者年龄和体重、毒素的毒力和注入体内的毒液量。各种毒蛇的毒液成分不甚一致,根据蛇毒的主要毒性作用,毒蛇咬伤的临床表现可归纳为三类:神经毒损害、心脏毒和凝血障碍毒损害、肌毒损害。临床主要表现为:咬伤部位麻木感,可引起肌肉抽搐发作,呼吸困难和骨骼肌瘫痪;同时,咬伤局部可出现疼痛、肿胀,并向近端发展,伤口流血不止,皮下出血形成瘀斑,皮肤发紫发黑,产生组织坏死,严重者可并发消化道出血、咯血、血尿、颅内出血、胸腹腔出血以及弥散性血管内凝血等;也可有心肌炎以及急性肾衰竭等。

被蝎子蜇伤后,轻者被蜇局部剧痛、红肿、中心可见蜇伤痕迹,一般无全身症状;重者则可出现全身中毒症状,如头昏、头痛、流涎、畏光、流泪、恶心呕吐、呼吸急促、血压升高、脉搏细弱和肌肉疼痛与痉挛等。严重者多见于幼儿,可发生鼻、肺或胃肠出血、肺水肿、惊厥、昏迷,甚至呼吸、循环衰竭而危及生命。

蜂蜇伤多发生在暴露部位。刺蜇后,局部立即有明显的灼痛和瘙痒,刺蜇处有一小出血点,甚至水疱形成。被少数蜂蜇,一般无全身症状;若被多数蜂蜇可发生头晕,恶心呕吐,脉搏细弱,血压下降等虚脱症状,严重者甚至出现痉挛、心脏及呼吸麻痹,如不及时抢救,可造成死亡。

(三)诊断

根据被蝎子或蜂蜇伤的病史,结合临床症状和体征,一般容易确诊。在诊断蛇毒咬伤时需考虑并解决以下问题:

1. 是否为蛇咬伤 其他动物如蜈蚣咬伤、蝎子蜇伤后,致伤局部无典型的蛇伤牙痕,且留有各自的特点:如蜈蚣咬伤后局部有横行排列的两个点状牙痕,蝎子蜇伤后局部为单个散在的伤痕。

2. 是否为毒蛇咬伤 主要靠特殊的牙痕、局部伤情及全身表现来区别。典型的毒蛇伤后,伤口局部常留有 2 个针尖大牙痕。且伤口周围明显肿胀及疼痛或麻木感,局部有瘀斑、水疱或血疱,全身症状也较明显。无毒蛇咬伤后,局部可留两排锯齿形牙痕。

3. 是哪一种毒蛇咬伤 准确判断何种毒蛇致伤比较困难,从局部伤口的特点、特有的临床表现和参考牙距及牙痕形态,可初步判断毒蛇的种类。用适宜的单价特异性抗蛇毒抗体,或酶联免疫吸附试验测定伤口、血清、脑脊液和其他体液中的特异性蛇毒抗原,可明确蛇毒种类。

(四)治疗

1. 蛇毒中毒的治疗 毒蛇咬伤后现场急救很重要,应采取各种措施,迅速排出毒液并防止毒液的吸收与扩散。到达有条件的医疗站后,应继续采取综合措施,促进蛇毒的排出和破坏,抑制蛇毒作用以及全身支持疗法。

(1)急救:以最快的速度于咬伤上部超过 1 个关节或 5~10cm 处扎紧,以阻断淋巴液与静脉血回流为度,并减少患肢活动,以限制毒液的吸收。在后送途中应每隔 20 分钟松绑一次,每次 1~2 分钟,以防止肢体淤血及组织坏死。有条件时,在绑扎的同时用冰块敷于伤肢,使血管及淋巴管收缩,减慢蛇毒的吸收。去除伤口周围残余蛇毒和污物半小时后,方可除去绑扎带。

(2)促进蛇毒的排出及破坏:最简单的方法是用嘴吸吮,每吸一次后要清水漱口,有口腔黏膜及唇部溃破者不可口吸。也可用拔火罐对住伤口吮吸,尽可能地将毒吸出来。伤口较深并有污染者,应彻底清创。消毒后应以牙痕为中心,将伤口作"+"或"++"形切开,使残存的蛇毒便于流出,但切口不宜过深,以免伤及血管。伤口扩大后,还可用各种药物作局部的湿敷或冲洗,以达到破坏或中和蛇毒的目的。常用的外敷药有 30% 盐水或明矾水,用于伤口冲洗的外用药有 2‰~5‰的高锰酸钾溶液及 5%~10% 的盐水。胰蛋白酶局部注射有一定作用,它能分解和破坏蛇毒,从而减轻或抑制病人的中毒症状,用法是用生理盐水 2~4ml 溶解胰蛋白酶后,在伤口基底层及周围进行注射,12~24 小时后可重复注射。最后,注射呋塞米或甘露醇等,可加速蛇毒从泌尿系的排出。

(3)抑制蛇毒作用:抗蛇毒血清是中和蛇毒的特效解毒药,目前已试用成功的血清有抗蝮蛇毒血清、抗眼镜蛇毒血清、抗五步蛇毒血清和抗银环蛇毒血清等。使用抗蛇毒血清之前应先做皮肤过敏试验,阴性者可注射,并根据中毒程度确定用量。抗蛇毒血清治疗虽然有效,但基层单位多不具备。民间普遍通过内服和外敷有效的中草药和蛇药片,也能达到解毒、消炎、止血、强心和利尿作用,效果较好。目前用于临床的蛇药片已有十余种,使用时首先要弄清所用的药片对哪种毒蛇有效,其次是用药要早,剂量要大,疗程要长。

(4)支持与对症疗法:对于中毒较重的患者,常伴有不同程度的水电解质紊乱和休克,严重者会出现呼吸衰竭,心力衰竭,急性肾衰竭,溶血性贫血以及严重出血等。补液、输血、控制感染等治疗,根据需要酌情应用,呼吸衰竭时给以呼吸兴奋剂和吸氧,必要时进行辅助性呼吸。

2. 蝎毒中毒的治疗 立即拔除毒刺,急救和伤口局部的处理同毒蛇咬伤处理。中毒症状严重者,除对症和支持疗法外,应尽快注射特效抗蝎毒血清。

3. 蜂毒中毒的治疗

(1)处理毒刺:蜂蜇后应立即仔细检查蜇处皮肤有无折断的毒刺及有无附有毒腺的囊,可用镊子把毒刺小心拔除。

(2)中和毒汁:蜜蜂的毒汁为酸性,可局部外搽 5% 碳酸氢钠溶液或 3% 双氧水,肥皂水洗;黄蜂毒汁为碱性,可涂搽醋酸,均可减轻疼痛。

（3）局部处理:局部红肿处可外用炉甘石洗剂或皮质类固醇制剂。如刺蜇处疼痛显著者,可在损害周围注射2%盐酸普鲁卡因溶液,或在蜇伤处皮下注射盐酸根碱溶液,30mg/次,可迅速镇痛。在野外被蜂蜇时可用鲜马齿苋、野菊花叶或夏枯草捣烂,敷于蜇处。

（4）全身用药:有全身反应者可应用抗组胺药物或糖皮质激素。疼痛剧烈者可服镇痛药,有休克者应迅速抢救,及时用激素静脉滴注等抗休克治疗抢救措施,并根据病情变化,及时处理。

二、鼠药中毒所致出血与血栓

杀鼠剂按其作用的快、慢可分为两种:急性杀鼠剂与慢性杀鼠剂。前者指老鼠进食毒饵后在数小时至1天内死亡的杀鼠剂,如毒鼠强、氟乙酰胺和氟乙酸钠等急性剧毒鼠药,由于给社会造成了极大的危害,我国明文规定禁止使用急性杀鼠剂,但近年的调查资料显示,禁用灭鼠剂中毒事故时有发生。后者指老鼠进食毒饵数天后毒性才发作,是目前全国范围内主导的杀鼠剂,也是杀鼠剂中毒的最常见剂型,属抗凝血类杀鼠剂,可破坏正常凝血机制,增加出血倾向。

（一）发病机制

新型抗凝血类慢性杀鼠剂按化学结构可分为两类:香豆素类和茚满二酮类,前者如大隆、杀鼠灵、杀鼠迷、溴敌隆等,后者如敌鼠、敌鼠钠盐、氯敌鼠等。人可通过消化道、呼吸道、皮肤接触中毒,抗凝血鼠药属于高效低毒类,其化学结构与维生素K相类似,当其进入机体后,竞争性抑制维生素K_1,这类灭鼠药中毒的作用机制主要通过干扰肝脏对维生素K的利用,降低维生素K_1的活性,影响肝脏合成维生素K依赖凝血因子Ⅱ、Ⅶ、Ⅸ、Ⅹ,从而影响凝血活酶和凝血酶形成,导致凝血时间延长;毒物还可直接损伤毛细血管壁,使得管壁通透性和脆性增加,加重出血。

（二）临床表现

人类最容易通过误食毒饵接触抗凝血类杀鼠剂,且潜伏期比较长。在误食后不久可能会发生恶心、呕吐、食欲下降、腹痛等,但是大多数情况下可无特殊症状,多在1~7天以后才开始出现典型的抗凝血剂中毒症状,并有蓄积作用,持续作用时间长。中毒较轻者可表现为轻微碰撞后容易皮肤青紫,小的割伤或擦伤会造成过量出血,偶有鼻出血、牙龈出血、血便、血尿等全身多处出血。严重者可发生大面积出血(通常是内出血),患者可伴有心脑等内脏出血甚至休克、昏迷。

（三）诊断

如出现下列情况应考虑为抗凝血类杀鼠剂中毒。

1. 灭鼠剂接触史　生产及拌售鼠药者,更多为使用中误服,有明确接触史者应考虑灭鼠剂中毒。因无意中接触者较多,要耐心反复询问病史。

2. 典型的抗凝血剂中毒症状　潜伏期比较长,大多数情况下可无特殊症状,多在几天以后才开始出现典型的中毒症状。对于有出血征象,无基础疾病,既往无出血和家族史并有凝血机制异常的患者,需警惕抗凝血鼠药中毒的可能。

3. 实验室检查　在临床症状不很明显的情况下,实验室检查可表现为出血时间延长、凝血酶原时间和部分凝血活酶时间延长,纤维蛋白凝血因子Ⅱ、Ⅶ、Ⅸ、Ⅹ减少或活性减低。确切的诊断需依赖实验室毒物分析结果。

（四）治疗

若 2~3 小时前误食大量含鼠药毒饵，治疗上除催吐、洗胃、导泻外，应立即使用维生素 K₁。维生素 K₁ 为治疗抗凝血灭鼠药中毒的特效药物，起效快，疗效好，人体维生素 K₁ 每日需要量 0.03~0.5µg/kg，而抗凝血鼠药中毒患者维生素 K₁ 的用量远远超过此剂量才有效，最高用量达 200mg/d，对于中毒程度不同，使用维生素 K₁ 的剂量有所不同。如果无明显出血表现，可与一般对症治疗，并观察 5~7 天。对出现出血症状伴有凝血功能异常的患者，每天肌注维生素 K₁，成人 25mg，儿童 0.6mg/kg（体重），直到出血症状停止为止。对出血严重患者，最好辅以输新鲜冷冻血浆或凝血酶原复合物，能迅速有效地止血，但作用不持久，故需要同时注射维生素 K₁。由于肌注可能会引起血肿的患者，必须静注维生素 K₁，总量可达 100~200mg/d，出血症状好转后减量，维持用药时间 12~15 天，在凝血酶原时间恢复正常，出血倾向消失后停药。

需要注意的是，由于第二代抗凝血鼠药亲脂性增加，代谢时间延长，该鼠药半衰期为 16~69 天，故抗凝血鼠药在体内药效时间较长，直到维生素 K 依赖性因子逐渐恢复到一定浓度后，抗凝血作用才消失。故补充维生素 K₁ 的治疗时间要足够长，一般为 60 天以上，疗程过短会造成病情反复。

三、化学毒物与出血

在日常生活中或职业活动中接触化学毒物后，有许多毒物能引起血液系统损害。如：苯、砷、铅等，能引起贫血；苯、巯基乙酸等能引起粒细胞减少症；苯的氨基和硝基化合物（如苯胺、硝基苯）可引起高铁血红蛋白血症；氧化砷可破坏红细胞，引起溶血；苯、三硝基甲苯、砷化合物、四氯化碳等可抑制造血功能，引起血液中红细胞、白细胞和血小板减少，发生再生障碍性贫血，其中苯可致白血症已得到公认。部分化学毒物可引起出血，这与其毒性作用而引起血小板减少，或导致血小板功能的障碍，或由于毛细血管的损伤，或由于凝血缺陷而引起。

（一）发病机制

1. 毛细血管损伤　毒物直接损伤血管壁，导致血液从血管流出，进入皮肤或皮下组织；或机体对毒物产生的毒素发生变态反应，引起毛细血管通透性增加和脆性增高。这些物质有：金盐、汞化合物、无机砷制剂、石油产品及有机磷等。

2. 血小板减少　化学毒物所致出血的常见原因，有苯、无机砷金制剂等。可伴贫血或白细胞减少。其作用机制：

（1）引起巨核细胞生成的减少：苯及其代谢产物如苯醌、苯三酚、氢醌等，具有影响细胞内大分子活性的作用，它们可同 RNA、DNA、蛋白质上的某些化学基团结合，进而造成酶失活，阻断 DNA 合成和蛋白质的装配等，干扰微管集合，抑制血干细胞的增殖。苯的代谢产物还抑制骨髓基质的巨噬细胞合成纤维细胞，减少产生集落刺激因子、生长因子和细胞外基质成分，引起造血微环境的异常和影响造血干细胞的分化成熟，最终导致周围各种血细胞的减少，引起再生障碍性贫血。

（2）通过免疫机制使血小板破坏增加：从分子免疫学角度，毒物作为半抗原与血浆蛋白质或血小板蛋白结合后极易形成全抗原，诱发机体产生变态反应，激活补体，破坏血小板，引起血小板减少。

3. 血小板功能障碍　引起血小板功能障碍的化学毒物有：聚乙烯脂吡咯烷、乙醇、氰化钾、甲基硝基汞和醋酸碘。聚乙烯脂吡咯烷被血小板膜吸附,影响血小板聚集功能。毒物抑制血小板氧化磷酸化和葡萄糖分解代谢,影响能量合成,从而影响血小板聚集和释放功能。

4. 凝血功能异常 例如鼠药干扰凝血因子的合成,破坏正常凝血机制,增加出血倾向。具体见"鼠药中毒所致出血与血栓"部分。

(二)临床表现

有相关毒物接触史,常常在日常生活中或职业活动中接触化学毒物后出现出血症状。表现为黏膜出血,皮肤瘀点或瘀斑,大小与轻重不一,可以从少数瘀点以至广泛瘀斑,也可出现鼻出血、口腔出血、胃肠道和泌尿道出血,甚至出现颅内出血危及生命。

毒物引起免疫性血小板减少性紫癜其发病常迅速而严重。损害初为紫癜、瘀点和瘀斑,或大疱性、出血坏死性和口腔黏膜出血性大疱,6~12 小时后可有胃肠道和泌尿道出血。

苯中毒引起的血小板降低,皮下及黏膜有出血倾向,但出血倾向与血小板数往往不平行。长期苯接触或较短期间多量接触可出现全血细胞减少,致继发性再生障碍性贫血。苯还可引起继发性骨髓增生异常综合征(MDS)和白血病。苯引起继发性再生障碍性贫血、MDS 或白血病的临床表现与非苯所致相应疾病相类似,以发热、出血、进行性贫血等为主要表现。

(三)实验室检查

毒物损伤毛细血管者,30%~50% 患者束臂试验阳性。血小板减少所致出血患者,除血小板减少外,可有出血时间延长、血块退缩不良,但凝血象正常。而免疫机制使血小板破坏增加所致血小板减少者,骨髓中巨核细胞正常或增多,但可伴有成熟障碍。血小板功能障碍所致出血患者,出血时间延长,血小板聚集和释放功能减低,但血小板计数正常。此外,毒物所致的继发性再生障碍性贫血、继发性 MDS 和白血病等与原发性疾病在外周血、骨髓细胞学和骨髓病理等检查表现相类似。

(四)诊断

1. 相关化学毒物接触史。

2. 以出血症状或伴有血液系统其他损害为主的临床表现及有关的血液学实验室检查结果。

3. 必要的现场调查资料,排除其他原因特别是药物引起的出血等血液异常,方可诊断化学毒物相关出血。

(五)治疗

应立即停止接触任何可能引起出血的有毒物质。对考虑与毒物过敏有关的血管性紫癜者治疗上可参照过敏性紫癜。病情危重者应用皮质激素,可改善血管通透性,或输注血小板,防止血小板减少时严重的内脏出血。毒物所致的继发性再生障碍性贫血、继发性 MDS 和白血病等与再生障碍性贫血、DS 和白血病相同。

四、电离辐射所致出血与血栓

电离辐射是一种有足够能量使电子离开原子所产生的辐射,辐射来源于一些不稳定的原子,这些放射性的原子(指的是放射性核素)为了变得更稳定,原子核释放出次级和高能光量子(γ 射线)。电离辐射被广泛用于医疗领域,如 X 线检验,癌症治疗以及工程领域,如核能发电、静电消除,非破坏性检验等。在接触电离辐射的工作中,如防护措施不当,违反操作规程，人体受照射的剂量超过一定限度，则能发生有害作用。在电辐射作用下，机体的反应程度取决于电离辐射的种类、剂量、照射条件及机体的敏感性。电离辐射可引起放射病，它是机体的全身性反应，几乎所有器官、系统均发生病理改变，但其中以神经系统、造血器官和消化系统的改变最为明显。电离辐射对机体的损伤可分为急性放射损伤和慢性放射性损伤。短时间内接受一定剂量的照射，可引起机体的急性损伤，平时见于核事故和放射治疗病人。而较长时间内分散接受一定剂量的照射，可引起慢性放射性损伤，如皮肤损伤、造血障碍、白细胞减少、生育力受损等。另外，辐射还可以致癌和引起胎儿的死亡和畸形。

当机体受到一定剂量射线照射后，可引起出血现象，尤以急性电离辐射损伤时表现突出。典型急性放射病出血主要在皮肤和黏膜，严重程度与照射剂量成正比。严重病人出血可遍及全身，是急性电离辐射损伤的主要原因之一。

（一）发病机制

急性电离辐射损伤出血的机制较为复杂，包括血小板数量和质量的异常、凝血-纤维蛋白溶解系统障碍，以及血管壁的结构和功能异常都有一定的关系。

1. 电离辐射对血小板数量和质量的影响 电离辐射作用于机体后，出现形态变化最早的是造血系统，造血系统包括造血干细胞、造血微环境和造血刺激因子。辐射对造血器官损伤主要是抑制或破坏造血干细胞和增殖池细胞的增殖能力。造血干细胞和幼稚血细胞的增殖活动受射线抑制破坏，引起间期死亡，因而增殖池的细胞数目大幅减少。这是照射后造血细胞严重缺乏的主要原因。血小板来源于骨髓巨核细胞。电离辐射使骨髓中巨核细胞周边发生空泡化，幼稚巨核细胞的有丝分裂停止，细胞间期死亡。幼稚巨核细胞较成熟巨核细胞更敏感，在大鼠电离辐射损伤实验中，照射后 24 小时原始巨核细胞首先减少，3~5 天后幼稚巨核细胞减少，6~7 天后成熟巨核细胞也减少。同时外周血血小板计数减低，在照射后 4~10 天中血小板计数减少程度与照射剂量有关。在急性放射病时血小板除有量的减少外，质的异常也是引起出血的一个重要原因。形态上，血小板出现肿胀，伪足形成障碍，颗粒区与透明区界限不清，颗粒减少，线粒体破坏，出现大量空泡。同时，血小板因子分泌异常，血小板内 ATP 酶、ADP 酶和 5-HT 减少，以及血栓烷合成减少。这些变化可以发生在血小板数减少之前，而血小板形态和功能的明显改变，可导致其黏附和凝聚力降低。

2. 电离辐射对凝血-纤维蛋白溶解系统的影响 在电离辐射损伤早期血液凝固性增高，但是，随着病情进展，血小板减少致 PF3 缺乏，凝血酶原激活物形成不足；各种凝血因子浓度减低，凝血因子 V、VIII 和纤维蛋白原减少，凝血时间延长，抗凝活性增高。纤维蛋白原的质和量的变化，导致纤维蛋白结构和性质的异常；加之血小板数量和质量变化，出现血块退缩异常。照射后在纤维蛋白凝块坚固性减弱的同时出现纤溶酶活性增高，血凝块易碎。

3. 电离辐射对血管和内皮细胞的作用 血管组织，特别是小血管组织对电离辐射相当敏感。小血管壁的主要成分有内皮细胞、基膜、周细胞或平滑肌纤维。照射后组织细胞崩解，析出组胺或类组胺物质引起小血管扩张，微血管通透性增加；继而损伤加重，血管内皮细胞肿胀、退变、坏死，弹性组织变性，血栓形成，管壁狭小或闭塞；后期血管出现退行性变。因毛细血管进行性减少和扩张，使得血管完整性遭到破坏。除血管组织学发生变化外，血管舒缩功能也出现变化；表现为照射后数分钟，微血管在交感神经兴奋的作用下收缩反应增强；同时，血管收缩物质如血管紧张素 II 等物质释放增加，使微血管管径变细，管径闭合；半小时后，微血管明显扩张，血流速度减慢；此后血管粗细不均、扭曲、迂回。这可能与

血管壁 α 和 β 受体功能改变有关或管壁非特异性刺激 K$^+$ 的收缩有关。如辐射剂量过大,血管通透性和脆性增高,使血浆外渗,甚至血管破裂,可导致严重的出血。而慢性小剂量照射刺激血管分泌血小板衍生生长因子和成纤维细胞生长因子样物质,易引起血管组织纤维化和动脉硬化。

（二）临床表现

临床上一般将急性电离辐射的发展过程分为四期：即初期、假愈期、极期和恢复期。出血是机体损伤的主要证候,多发生在极期即将到来之前。它在发生时间、部位和严重程度及对机体影响都有一定规律,称之为电离辐射出血综合征。典型急性放射病的出血部位以皮肤、黏膜最多,其次各脏器,如胃肠、肺等；出血范围最初呈点状或斑状出血,极期加重,有时可发生大面积或斑片状出血。随着血小板数的减少,出血现象也越来越重,严重程度与照射剂量成正比,恢复期出血逐渐减轻、消退。血小板数量减少的过程与急性放射病临床出血的发生和发展在时间上是一致的,而且与其出血指标大致相平行。按出血的程度可分为：Ⅰ度（只有实验室出血化验数据的变化）、Ⅱ度（可见散在性黏膜出血）、Ⅲ度（体表散在出血点或斑片状的较广泛出血）和Ⅳ度（除体表外,身体其他各部位和器官也出现大出血,可危及生命）。

急性电离辐射损伤后,由于造血器官进行性萎缩,造血功能减退或完全停止,患者除出血外,常继发感染和贫血。相对于急性电离辐射,亚急性和慢性小剂量电离辐射均可能血液系统改变,其临床表现类似继发性再生障碍性贫血,且起病隐匿,造血功能衰竭所致全血细胞减少进展缓慢,出血一般较轻微。除诱发再生障碍性贫血外,大量的临床资料表明,电离辐射与白血病、淋巴瘤和骨髓纤维化等发病具有显著的相关性。

（三）治疗

对于一次或短期内大剂量照射引起的骨髓型急性放射病,造血组织损伤是主要矛盾。治疗上一方面要设法减轻和延缓造血器官损伤的发展,促进损伤的恢复；另一方面要大力防治由造血损伤引起感染和出血等并发症。此外,由于放射病损伤涉及全身各器官,所以以综合治疗为主,达到保持机体内环境的平衡,安全渡过极期。照射后早期微循环障碍可加重组织细胞损伤,尤其是重度以上放射病更为明显。可于照射后最初 3 天静脉滴注低分子右旋糖酐,加入适量地塞米松和复方丹参注射液,对改善微循环,增加组织血流量,减轻组织损伤有益。对于重度的放射病治疗,输注新鲜血液,或成分输血,如白细胞悬液和血小板悬液是控制感染和出血的重要措施。放射病出血的主要原因是血小板减少,其次还有微血管和凝血障碍等因素。给严重出血的病人输注新鲜血小板是目前最有效的抗出血措施。在假愈期即可开始应用改善和强化毛细血管功能的药物,如：安络血、5- 羟色胺、维生素 C 等改善血管功能。同时加用抗生素控制感染,输注红细胞改善贫血,帮助度过极期并促进造血组织的恢复。对输注的血液或有形成分悬液,在输注前都需经 15~25Gy 的 γ 线照射,除去其中的免疫活性细胞,减少输注后反应。另外,目前已将多种造血相关细胞因子应用于放射病的治疗。异基因造血干细胞移植是治疗急性放射病骨髓损伤,恢复造血功能非常重要的治疗手段。造血干细胞移植的细胞来源包括骨髓、胚胎肝、脐带血和外周血。目前用得多的还是同种异体骨髓移植。因为输入的造血干细胞需经 10~15 天以后才能增殖造血,所以应尽早移植。一般认为以照射后 1~5 天移植为宜,最迟不超过 10 天。

（王兴兵）

参 考 文 献

1. 邓家栋. 临床血液学. 上海：上海科学技术出版社，2001.

2. 李家增，王鸿利，贺石林. 现代出血病学. 上海：上海科学技术文献出版社，2004.

3. 林果为，欧阳仁荣，陈珊珊，等. 现代临床血液病学. 上海：复旦大学出版社，2013.

4. Lu Q, Clemetson JM, Clemetson KJ. Snake venoms and hemostasis. J Thromb Haemost, 2005, 3(8): 1791-1799.

5. McCleary RJ, Kini RM. Snake bites and hemostasis/thrombosis. Thromb Res, 2013, 132(6): 642-646.

6. 席小芳，郭杨，邹红，等. 抗凝血灭鼠药中毒误诊原因分析. 中国急救医学，2009，29(1): 26-29.

7. 范圣瑾，李丽敏，周晋，等. 抗凝血灭鼠剂中毒导致出血的 24 例临床分析. 临床血液学杂志，2007，3（20）: 152-154.

8. 董天义，阎丙申. 三种新抗凝血剂毒饵防制家栖鼠实验室效果评价. 医学动物防治，2004，6(20): 333-337.

9. 中华人民共和国卫生部. 放射性疾病诊断标准及处理原则. 中华人民共和国国家标准 GB8283-8284-87，北京：1987. GB8280-8282-2000，北京：2000.

10. 艾辉胜，余长林，乔建辉，等. 异基因外周血造血干细胞移植治疗极重度骨髓型和肠型急性放射病的临床报告. 解放军医学杂志，2007，32(4): 287-288.

11. Zhang L, McHale CM, Rothman N, et al. Systems biology of human benzene exposure. Chem Biol Interact, 2010, 184(1-2): 86-93.

第二十五节　临床常用止血与抗血栓药物

一、临床常用止血药

临床应用的止血药物，或是通过收缩小动脉和毛细血管，或增强血小板功能，或加速、加强血液凝固过程，或抑制血块溶解过程来达到止血的目的。止血异常是复杂的综合因素造成的，出血性疾病的发病机制因病因不同而有不同的发病因素，各种因素之间也有相互的影响。因此，必须根据不同的病因选择相应的止血药物方能奏效。按其作用机制可分为：

1. 促进凝血功能的止血药　如蛇毒血凝酶、维生素 K 等。

2. 凝血因子制剂　如冻干人凝血因子Ⅷ、凝血酶原复合物、凝血酶和冻干人纤维蛋白原等。

3. 抑制纤维蛋白溶解系统的止血药（也称抗纤溶剂）　常用的有氨甲环酸、氨甲苯酸和氨基己酸等。

4. 作用于血管的止血药　常用的有卡巴克络、垂体后叶素等。

5. 局部止血药　云南白药、吸收性明胶海绵等，可以用于外伤或手术后渗血的局部止血。

临床上应根据患者的不同出血原因，根据药物的药理性质和止血的作用机制，严格掌握适应证，合理使用止血药。

（一）促进凝血功能的止血药物

1. 蛇毒血凝酶

（1）临床应用：可用于需减少流血或止血的各种医疗情况，如：内、外、妇产、眼、耳鼻喉、口腔科疾病并发的出血及出血性疾病；也可用于预防出血，如手术前用药，可避免或减少术中、术后出血；用于消化道出血、血友病血肿、血小板减少性疾病伴出血的辅助治疗。本药更适用于传统止血药无效的出血患者。

（2）药理

1）药效学：蛇毒血凝酶是从巴西矛头蝮蛇（Brothrops atrox）的毒液中分离、精制而得的一种酶类止血剂，不含神经毒素及其他毒素。本药具有类凝血酶样作用，能促进血管破损部位的血小板聚集，并释放一系列凝血因子及血小板因子3（PF3），使纤维蛋白原降解生成纤维蛋白 I 单体，进而交联聚合成难溶性纤维蛋白，促使出血部位的血栓形成和止血。

本药在完整无损的血管内无促进血小板聚集的作用，也不激活血管内凝血因子XⅢ，因此，它促进的由纤维蛋白 I 单体形成的复合物，易在体内被降解而不致引起弥散性血管内凝血（DIC）。

2）药动学：本药可口服、局部应用，静脉注射、肌内注射、皮下及腹腔给药也可吸收。静脉注射后5~10分钟起效，止血效应持续24小时；肌内或皮下注射后20分钟起效，药效持续48小时。进入体内的酶被逐步代谢，降解产物随尿排出体外。

（3）注意事项

1）禁忌证：①对本药或同类药物过敏者。②DIC 及血液病所致的出血不宜使用。③本药虽无促进血栓形成的报道，为安全起见，有血栓或栓塞史者禁用。

2）慎用：①血栓高危人群（高龄、肥胖、高血脂、心脏病、糖尿病、肿瘤患者）。②血管病介入治疗、心脏病手术者。③术后需较长期制动的手术（如下肢骨、关节手术），易诱发深静脉血栓。

3）药物对妊娠的影响除非紧急情况，孕妇不宜使用本药。

4）药物对哺乳的影响尚不明确。

5）用药前后及用药时应当检查或监测用药期间应注意监测患者的出、凝血时间。

（4）不良反应

1）不良反应发生率较低，偶见过敏样反应。

2）本药超常规剂量5倍以上使用时，可引起凝血因子 I 降低、血液黏度下降，因此对大剂量治疗尚有争议。

（5）给药说明

1）本药注射剂每支含1克氏单位（Klobusitzky unit，KU）的冻干粉，配备一支溶剂（1ml），溶解后可进一步稀释。

2）正常人受创伤致动脉及大静脉破损的喷射性出血时，需进行加压包扎及手术处理，同时使用本药以减少出血量。

3）血液中缺乏血小板或某些凝血因子引起病理性出血时，本药的作用减弱，宜补充血小板或缺乏的凝血因子、或输注新鲜血液后再用本药。

4）在原发性纤溶系统亢进（如内分泌腺、癌症手术等）的情况下，宜与抗纤溶酶药物合用。

5）治疗新生儿出血时，宜在补充维生素 K 后合用本药。

6）如出现过敏样反应，可按一般抗过敏处理方法，给予抗组胺药和（或）糖皮质激素及对症治疗。

7）用药次数视情况而定，一日总量不超过 8KU。一般用药不超过 3 日。

8）应注意防止用药过量，否则其止血作用会降低。

（6）用法与用量

成人：1~2KU/次，每日 1 次 ~bid，口服，静脉注射

1）一般出血：1~2KU。

2）紧急出血：立即静脉注射 0.25~0.5KU，同时肌内注射 1KU。

3）各类外科手术：手术前晚肌内注射 1KU，术前 1 小时肌内注射 1KU，术前 15 分钟静脉注射 1KU，术后 3 日一日肌内注射 1KU。

4）咯血：每 12 小时皮下注射 1KU，必要时，开始时再加静脉注射 1KU，最好加入 0.9% 氯化钠注射液 10ml 中混合注射。

也可肌内或皮下注射，剂量同静脉注射。本药溶液可直接以注射器喷射于血块清除后的创面局部，并酌情以敷料压迫（如拔牙、鼻出血等）。

儿童：0.3~1KU/次，口服或静脉注射：一般出血 0.3~0.5KU/次。

2. 维生素 K_1（VK_1）

（1）临床应用

1）用于维生素 K 缺乏症、低凝血因子 II 血症及口服抗凝药过量的治疗。

2）用于新生儿出血症。

3）偶用于胆石症或胆管蛔虫症引起的胆绞痛。

4）大剂量用于杀鼠药"二苯茚酮钠"的中毒解救。

（2）药理

1）药效学：维生素 K 是肝脏合成凝血因子 II、VII、IX、X 所必需的物质，维生素 K 缺乏可引起这些凝血因子合成障碍或异常，临床可见出血倾向和凝血酶原时间（PT）延长，通常称这些因子为维生素 K 依赖性凝血因子。维生素 K 本身可促使已羧化的因子 II 前身转化为凝血因子 II。在因子 VII、IX 和 X 合成中，维生素 K 也起了类似作用。一旦维生素 K 缺乏，未经羧化的异常的"凝血因子"释放入血，即可引起维生素 K 依赖性凝血因子异常。此外，本药通过内源性阿片样物质介导，有镇痛作用。

2）药动学：天然的维生素 K_1 为脂溶性，口服后必须依赖胆汁吸收。口服后 6~12 小时起效；注射后 1~2 小时起效，3~6 小时止血效应明显，12~24 小时后 PT 恢复正常。维生素 K_1 注射后作用较 K_3、K_4 迅速。药物可通过胎盘。维生素 K 吸收后在肝内迅速代谢，经肾脏及胆管排泄，几乎无体内蓄积。

（3）注意事项

1）禁忌证：①严重肝脏疾患或肝功能不良者。②小肠吸收不良所致腹泻患者不宜使用。

2）药物对妊娠的影响：本药可通过胎盘，临产孕妇应避免使用。美国药品和食品管理局（FDA）对本药的妊娠安全性分级为 C 级。

3）用药期间应定期测定 PT，以调整本药的用量及给药次数。

（4）不良反应

1）静脉注射过快偶可出现过敏样反应，如味觉异常、面部潮红、支气管痉挛、呼吸困难、胸痛、心律失常、抽搐、多汗、虚脱、低血压、发绀、意识模糊，甚至休克、心脏骤停等，还有致死的报道。

2）肌内注射可引起局部红肿、疼痛、硬结、荨麻疹样皮疹等。

3）新生儿使用本药剂量过大可出现高胆红素血症、黄疸、溶血性贫血。

（5）药物相互作用

1）口服抗凝剂（如双香豆素类）可干扰本药的代谢，两者同用，呈相互拮抗作用。

2）较大剂量水杨酸类药、磺胺药、奎宁、奎尼丁、硫糖铝、考来烯胺、放线菌素 D 等可影响本药疗效。

（6）给药说明

1）本药与苯妥英钠混合 2 小时后可出现颗粒沉淀，与维生素 C、维生素 B$_{12}$、右旋糖酐混合易出现浑浊。

2）肝素引起的出血倾向及 PT 延长，用维生素 K 治疗无效。

3）当患者因维生素 K 依赖因子缺乏而发生严重出血时，短期应用本药常不能立即生效，可先静脉输注凝血酶原复合物、血浆或新鲜血。

4）用于纠正口服抗凝药引起的低凝血因子Ⅱ血症时，应先试用最小有效剂量，通过 PT 测定再加以调整；过量的维生素 K 可影响以后的抗凝治疗。

5）肠道吸收不良患者，采用肌内注射给药为宜；如仍采用口服，宜同时给予胆盐，以利吸收。静脉给药由于可引起呼吸循环意外，只适用于不能采用其他途径给药的患者，并应控制给药速度（开始 10 分钟只输入 1mg，无明显反应时速率不超过 1mg/min）。

6）治疗新生儿出血性疾病时，如果在给药 6 小时内未见效，则新生儿的疾病需重新诊断。

7）本药可稀释于 5% 葡萄糖注射液、5% 葡萄糖氯化钠注射液或生理盐水中，不要使用其他稀释液。

8）本药注射液应防冻，如有油滴析出或分层则不宜使用。必须使用时加热至 70~80℃ 振摇，如澄明度正常，仍可继续使用。

（7）用法与用量

成人：10mg/次，每日 3 次，口服或肌内注射：

1）抗凝药引起的低 FⅡ血症临床无出血倾向者：2.5~10mg/d，分 3~4 次给药。仅个别患者需要 25mg/d。

2）肠道吸收不良或其他药物引起的低 FⅡ血症：2~25mg/次，必要时可重复。

3）预防低 FⅡ血症：长期全胃肠外营养患者需 5~10mg，1 次/周。也静脉注射：10~50mg 缓慢静脉注射，必要时每 4 小时重复。

儿童：肌内注射：

1）预防新生儿出血：出生后立即给药 0.5~1mg，6~8 小时后视病情需要可重复，少数需重复用 4~7 日。也可于分娩前 12~24 小时，孕妇肌内注射或静脉注射 2~5mg（多不主张孕妇用药）。

2）新生儿出血症：注射 1mg，8 小时后视病情需要可重复。

3）预防低 FⅡ血症：长期全胃肠外营养者需 2~5mg，一周 1 次；母乳或人工喂养的婴儿 1mg/d；婴儿腹泻数日需 1mg/d。

4）儿童 FⅡ缺乏：2mg/d，口服；也可皮下或静脉注射，5~10mg 缓慢静脉注入。

3. 凝血因子制剂

（1）凝血因子Ⅷ（FⅧ）浓缩物：主要包括血浆源性（低、中、高纯）FⅧ，基因重组（1、2、3代）FⅧ，以及猪 FⅧ。

1）临床应用

A. 血友病 A（先天性凝血因子Ⅷ缺乏症）。本药浓缩剂是防治血友病 A 外伤或手术出血的首要治疗措施。

B. 用于获得性凝血因子Ⅷ（FⅧ）缺乏症。

C. 用于血管性血友病（vWD），输注本药常可纠正止血缺陷，改善出血症状。

2）药理

A. 药效学：微量凝血酶可使血浆 FⅧ促凝活性（FⅧ：C）活化，成为活化的 FⅧ（FⅧa）。FⅧa 是凝血过程中 FⅨa（FⅨa）的辅助因子，在血小板表面参与 FX 的激活，然后使 FⅡ向凝血酶转化，在循环中形成纤维蛋白，即血块生成而止血，并在维持有效止血中起重要作用。FⅧ在血液凝固过程中被消耗，在组织坏死或出血时消耗加速；FⅧa 也能被活化蛋白 C（APC）灭活。血浆 FⅧ活性的正常均值为 100%（范围为 50%~200%），血友病 A 血浆 FⅧ活性水平常低于 5%，重型者低于 2%。静脉每输注 1U/kg，能使血浆 FⅧ活性升高 2%。本药进入体内不易产生抗 FⅧ的抗体。

B. 药动学：静脉给药的半衰期为 4~24 小时，平均约 12 小时，呈二相清除曲线，第 1 相反映血管内外的平衡，第 2 相反映 FⅧ被实际利用的情况。FⅧ不能通过胎盘。

3）注意事项

A. 交叉过敏①对鼠、仓鼠或牛蛋白过敏的患者，使用单克隆抗体纯化的 FⅧ或重组 FⅧ时可能发生变态反应。②对猪肉过敏的患者，使用由猪血浆纯化 FⅧ时可能出现交叉变态反应。

B. 抑制物产生：约 10%~20% 血友病 A 患者产生特异性抗 FⅧ抗体。

C. 用药前后及用药时应当检查或监测：①用药过程中应定期做抗体测定。②当大量或多次使用本药时，应监测血细胞比容，以尽早发现贫血。③用药过程中应定期监测血浆 FⅧ浓度，以确保达到有效浓度并确定其维持量。④用药前及用药时应监测脉搏。⑤使用猪血浆纯化 FⅧ时，应监测血小板计数。

4）不良反应

A. 变态反应：由于某些 FⅧ制品含有白蛋白作为稳定剂，以单克隆抗体纯化的产品含有微量鼠蛋白，重组产品除含白蛋白外尚有微量鼠、仓鼠及牛蛋白，故输入后可发生变态反应。表现为寒战、发热、荨麻疹、恶心、面红、皮疹、眼睑水肿及呼吸困难等。严重者可致血压下降及休克。

B. 注射局部可有灼热感或炎症反应。偶有头晕、疲乏、口干、鼻出血、恶心及呕吐等。

C. 大量输注本药可产生溶血反应（制品中含抗 A、抗 B 红细胞凝集素）或高容量性心衰，一日输注超过 20U/kg 时可出现肺水肿。此外尚有高凝血因子Ⅰ血症或血栓形成。

D. 来自纯化猪血浆的 FⅧ制品尚可引起血小板减少及出血。

5）给药说明

A. 本药不能与其他药物合用，且不能用于静脉外的注射途径。使用前需配制溶液，在室温 25~30℃下以注射用水 100ml 溶解，如发现有大块不溶物时不可使用。稀释时应使用塑料注射器(因玻璃注射器表面可吸附FⅧ)。配制好的溶液勿激烈振荡,室温下可稳定24小时,但溶解后在宜在3小时内使用。配制后的溶液不能再置入冰箱,并限单次使用。输液器应带有滤网装置,滴注速度需个体化,一般约2~4ml/min,药液宜在1小时内输完。

B. 本药1U相当于正常新鲜血浆1ml平均所含的FⅧ的量。输用1U/kg的FⅧ,可使循环血液中的FⅧ水平增加2%~2.5%。

C. 如血友病A患者产生特异性抗FⅧ：C抗体,可用本药大剂量或改用纯化的FⅧ浓缩制剂或凝血酶原复合物进行治疗。

D. 患者接受外科或口腔科手术(包括拔牙)时,术中及术后应同时使用抗纤维蛋白溶解药减少出血,以减少FⅧ的用量。

E. 本药对血友病B(FⅨ缺乏)及FⅪ缺乏无效。

F. 由于制备工艺条件所限,来自健康人血浆的FⅧ仍有携带肝炎病毒及艾滋病病毒的可能,可通过严格筛选献血员和制剂病毒灭活加以控制。如采用基因重组FⅧ更安全。有条件者应在首次用药前给予乙肝病毒疫苗接种。

G. 用药过程中,若出现的抗体浓度低于10BU/ml时,须增加本药用量。若其浓度高于10BU/ml,即使增加用量亦无效,因此必须更换其他方式治疗。

H. 某些FⅧ制品含有抗A及抗B红细胞血型抗体,输入量多时可使A型、B型或AB型患者发生血管内溶血。

I. 如用药后出现脉搏明显加快,应减慢给药速度或暂停给药,直至脉搏恢复正常。

J. 大剂量反复使用本药,应注意可能出现变态反应、溶血反应及肺水肿,心脏病患者尤其应谨慎。

6)用法与用量:剂量与疗程参考表9-18-1。可按公式计算给药剂量:所需FⅧ(U)= 0.5×体重(kg)×需要增加的FⅧ：C的浓度(%)。

A. 轻度关节出血:每次8~10U/kg,q12h,连用1~4日,使体内FⅧ：C水平达正常水平的15%~20%。

B. 中度关节、肌肉出血:每次15U/kg,q12h,使体内FⅧ：C水平达正常水平的30%。用药需维持3~7日。

C. 大出血或严重外伤而无出血证据:每次25U/kg,q12h,一日2次,使体内FⅧ：C水平达正常水平的50%。用药至少维持7日。如遇危及生命的出血,如口腔、泌尿道及中枢神经系统出血,重要器官(如颈、喉、腹膜后)及髂腰肌附近的出血,首次剂量40U/kg,维持剂量,q8~12h,0~25U/kg。

D. 外科手术或严重外伤伴出血:为使体内FⅧ：C水平达正常水平的80%~100%,按40~50U/kg于术前1小时开始输注,随后使FⅧ：C水平维持在正常水平的30%~60%约10~14日。应注意只有当FⅧ抑制物水平无异常增高时,方可考虑择期手术。

E. 预防出血:10~30U/kg,q2~3w。使体内FⅧ：C水平达正常水平的1%~5%。

F. 抗FⅧ抗体生成伴出血:

a. 抗体效价＜5BU,低反应性:大剂量FⅧ浓缩物中和治疗,推荐剂量50~100U/kg,q12h,每BU抑制物额外增加20U FⅧ。一般首剂5000~10 000U/h,维持量300~1000U/h,使体内FⅧ：C水平维持在30~50U/ml。

b. 抗体效价＞5BU,高反应性:换旁路制剂,如重组凝血因子FⅦ(rFⅦ)或凝血酶原复合物(PC),联合免疫耐受治疗(ITI),或血浆置换。

(2)注射用重组人凝血因子Ⅸ(rFⅨ)

1)临床应用:本品适用于控制和预防血友病B成人及儿童患者的出血,围术期处理。

2)药理:注射用rFⅨ是一种以重组DNA技术生产的纯化蛋白,其初级氨基酸序列与血浆源性FⅨ Ala148等位基因型一致,可暂时性替代缺失的有效凝血所需的凝血因子Ⅸ。血友病B患者APTT延长。FⅨ浓缩物治疗可以通过暂时性替代因子Ⅸ,使APTT恢复正常。注射用rFⅨ增加血浆中FⅨ水平,并能暂时性纠正血友病B患者的凝血缺陷。

3)注意事项

A. 一般注意事项:患者对本品的临床反应可能存在个体差异。若使用推荐的剂量未控制出血,应测定血浆中FⅨ水平,并给予足够剂量的本品,以获得满意的临床反应。若患者血浆FⅨ水平未达到预期水平,或给予预期剂量后出血未控制,还应怀疑是否存在抑制物(中和抗体),并应做适当检测。

B. 变态反应及严重超敏反应:对于所有FⅨ产品,包括本品,均曾报道变态反应中的超敏反应,包括变态反应。这些事件的出现与FⅨ抑制物经常产生存在的时间相关。应将超敏反应的早期症状和体征告知患者,包括瘙痒、皮疹、荨麻疹、全身性荨麻疹、寒战(冷颤)、面部肿胀、头晕、低血压、恶心、血管性水肿、胸部压迫感、胸部不适、咳嗽、喉痉挛、支气管痉挛、呼吸困难、喘鸣、潮红、全身不适、疲劳、头昏、心动过速、视物模糊和变态反应。如果发生变态反应,应立即停药,并给予适当医疗处理,也包括治疗休克。若出现任一上述症状,根据反应的种类和严重程度,应建议停用本品,并进行紧急治疗。本品含有微量中国仓鼠卵巢细胞(CHO细胞)蛋白,患者应用本品后可能对这些非人类哺乳动物的蛋白产生超敏反应。

C. 血栓栓塞并发症:尚未确立连续滴注本品的安全性和疗效。曾有血栓形成的上市后不良事件报道,包括危重新生儿经中心静脉导管连续滴注本品时发生危及生命的上腔静脉综合征(SVC)。既往曾有报道,给予来自人血浆的含有FⅡ、Ⅶ、Ⅸ和Ⅹ的FⅨ复合物浓缩制剂后,患者出现血栓栓塞性并发症。尽管本品不含除FⅨ外的其他凝血因子,但应注意,本品仍有潜在发生血栓形成和弥散性血管内凝血(DIC)的风险(这些风险曾在应用其他含有FⅨ产品后观察到)。基于血栓栓塞性并发症的潜在风险,肝病患者、术后患者、新生儿、有血栓栓塞或DIC风险的患者应谨慎应用本品,权衡应用本品的利益及这些并发症的风险。

D. 肾病综合征:曾有报道,体内存在FⅨ抑制物且有FⅨ变态反应史的血友病B患者,用FⅨ产品免疫耐受诱导出现肾病综合征。本品行免疫耐受诱导的安全性和疗效尚未确立。

E. 中和抗体(免疫原性):应用含FⅨ产品的患者中曾检测到活性中和抗体(抑制物)。与所有FⅨ产品相同,使用本品应通过适当的临床观察和实验室检查监测是否出现FⅨ抑制物。已有报道,在本品给药后有抑制物的形成。如果血浆中FⅨ活性未达预期水平,或预期剂量下未控制出血,则应测定FⅨ抑制物的浓度。体内存在FⅨ抑制物的患者若后续应用因子Ⅸ,出现变态反应的风险可能增加。出现变态反应的患者应接受评估是否存在FⅨ抑制物。FⅨ基因如存在较大的缺失突变,可能与抑制物形成及急性超敏反应的风险增加之间存在相关性。对已知FⅨ基因有较大缺失突变的患者,应密切观察急性超敏反应的症状和体征,尤其是在应用本品的初期。鉴于使用FⅨ浓缩制剂有变态反应的可能性,应在医生指导下进行 FIX 的初始治疗（约前 10~20 次），以便为出现变态反应的患者提供合适的医疗处理。

4）不良反应：最严重的不良反应是全身性超敏反应，包括支气管痉挛性反应，和（或）低血压、变态反应以及需要使用 FIX 替代治疗以外方法进行治疗的高效价抑制物形成。临床试验观察到的最常见不良反应（发生频率均 > 5% 的既往接受过治疗的患者或既往未接受过治疗的患者）包括头痛、头晕、恶心、注射部位反应、注射部位疼痛及与皮肤相关的变态反应（例如，皮疹、荨麻疹）。

以下为本品上市后报告的不良反应（也见于血浆源性 FIX 产品）：FIX 活性恢复不足、治疗反应不佳、出现抑制物、变态反应、血管性水肿、呼吸困难、低血压和血栓形成。曾有血栓形成的上市后不良事件报道，包括危重新生儿经中心静脉导管持续滴注本品时，发生危及生命的上腔静脉综合征（SVC）。也曾有外周血栓性静脉炎和深静脉血栓形成（DVT）的病例报道。

5）用法与用量：接受包括本品在内的所有 FIX 产品治疗时，均需个体化调整剂量。所有 FIX 产品的剂量和治疗持续时间均取决于 FIX 缺乏的严重程度、出血的部位与程度以及患者的临床情况、年龄和 FIX 的活性恢复值。

为了确保达到所需 FIX 的活性水平，尤其是对于外科手术，建议用凝血因子IX活性检测方法精确地监测凝血 FIX 的活性。为了将剂量调整至合适水平，剂量调整时应考虑 FIX 活性、药代动力学参数（如半衰期和 FIX 活性恢复值）以及临床情况等因素。

本品给药剂量可能不同于血浆源性凝血 FIX 产品。如患者 FIX 活性恢复值低，可能需要增加本品剂量，甚至可用到两倍于根据最初经验计算得出的剂量，以便使体内的 FIX 活性达到设定的升高值。世界血友病联盟（WFH）2012 年推荐血友病 A/B 替代治疗剂量与疗程见表 9-25-1。

表 9-25-1　血友病 A 和 B 的治疗期望值及疗程

出血类型	血友病A		血友病B	
	FⅧ供应充足	FⅧ供应受限	FIX供应充足	FIX供应受限
关节出血	40%~60%（1~2d）	10%~20%（1~2d）	40%~60%（1~2d）	10%~20%（1~2d）
	若反应差需适当延长		若反应差可适当延长	
一般肌肉出血	40%~60%（2~3d）	10%~20%（2~3d）	40%~60%（2~3d）	10%~20%（2~3d）
	有时反应差需适当延长		有时反应差需适当延长	
髂腰肌出血	80%~100%（1~2d）	20%~40%（1~2d）	60%~80%（1~2d）	15%~30%（1~2d）
初期	30%~60%（3~5d）	10%~20%（3~5d）	30%~60%（3~5d）	10%~20%（3~5d）
维持	物理治疗时需延长		物理治疗时需延长	
中枢神经/头颅出血		50%~80%（1~3d）		50%~80%（1~3d）
初期	80%~100%（1~7d）	30%~50%（4~7d）	60%~80%（1~7d）	30%~50%（4~7d）

出血类型	血友病A		血友病B	
	FⅧ供应充足	FⅧ供应受限	FⅨ供应充足	FⅨ供应受限
维持	50%（8~21d）	20%~40%（8~14d 或21d）	30%（8~21d）	20%~40%（8~14d 或21d）
咽喉/颈部出血				
初期	80%~100%（1~7d）	30%~50%（1~3d）	60%~80%（1~7d）	30%~50%（1~3d）
维持	50%（8~14d）	10%~20%（4~7d）	30%（8~14d）	10%~20%（4~7d）
消化道出血			60%~80%（1~6d）	
初期	80%~100%（1~6d）	30%~50%（1~3d）	30%（7~14d）	30%~50%（1~3d）
维持	50%（7~14d）	10%~20%（4~7d）	40%（3~5d）	10%~20%（4~7d）
泌尿道出血	50%（3~5d）	20%~40%（3~5d）	40%（5~7d）	15%~30%（3~5d）
严重创/裂伤	50%（5~7d）	20%~40%（5~7d）	60%~80%	15%~30%（3~5d）
大型手术	80%~100%	60%~80%	40%~60%（1~3d）	50%~70%
术前	60%~80%（1~3d）	30%~40%（1~3d） 20%~30%（4~6d）	30%~50%（4~6d）	30%~40%（1~3d）
术后	40%~60%（4~6d） 30%~50%（7~14d）	10%~20%（7~14d）	20%~40%（7~14d）	20%~30%（4~6d） 10%~20%（7~14d）

4. 凝血酶原复合物（prothrombin complex，PCC）

（1）临床应用

1）主要用于预防和治疗因凝血因子 FⅡ、Ⅶ、Ⅸ 及 Ⅹ 缺乏导致的出血，如血友病 B、严重肝病（如急性重型肝炎、肝硬化等）、弥散性血管内凝血（DIC）及手术等所致的出血。

2）用于逆转抗凝剂（如香豆素类、茚满二酮等）诱导的出血。

3）对已产生 FⅧ 抑制性抗体的血友病 A 患者，使用本药也有预防和治疗出血的作用。

4）对继发性维生素 K 缺乏的新生儿、口服广谱抗生素者，仅宜在严重出血或术前准备中使用本药。

5）治疗敌鼠钠盐中毒。

（2）药理

1）药效学：本药含凝血因子 FⅡ、Ⅶ、Ⅸ、Ⅹ 及少量其他血浆蛋白，另含肝素及适量枸橼酸钠、氯化钠，由健康人混合血浆提取制成。

FⅨ 参与内源性凝血系统，在 F Ⅺa 及 Ca^{2+} 存在的情况下，可转化为 FⅨa，进而连同 FⅧ、Ⅹa，促进 FⅡ 转化为凝血酶。血友病 B 为遗传性 FⅨ 缺乏症，其轻、中及重型血浆 FⅨ 浓度各为正常的 5% 以上、1%~5% 及 1% 以下。给予 FⅨ 使其血浆浓度维持在正常的 25%~40% 是止血所必需的。

FⅦ 参与外源性凝血过程，在 FⅩa 和 Ⅸa 存在的情况下可转化为 FⅦa，并与组织因子共同活化 FⅩ，促进凝血酶生成。当 FⅦ 缺乏时，补充本药亦可预防及治疗出血。

本药治疗血友病 A 出血的机制尚不清楚,其中的 FⅦ可绕过因子Ⅷ而直接活化 FⅩ,进而促进凝血酶的生成。

因香豆素类药物及茚满二酮抑制维生素 K 合成,从而影响 FⅡ、Ⅶ、Ⅸ 及 Ⅹ 的活化,给予本药可对抗其抗凝作用。

2)药动学:本药静脉注射后 10~30 分钟达血药峰浓度。因子Ⅸ的分布半衰期为 3~6 小时,消除半衰期为 18~32 小时。

（3）注意事项

1)禁忌证尚不明确。

2)慎用:①肝功能损害或近期接受过外科手术的患者(易发生血栓、DIC 或纤维蛋白溶解)。②接受择期外科手术的患者(有血栓形成史)。

3)药物对儿童的影响婴幼儿对本药较成人更敏感,易发生血栓性并发症,必要时应权衡利弊,小心使用。新生儿的肝炎死亡率高,宜慎用本药。

4)药物对妊娠的影响本药对人类孕期的安全性尚未进行研究,故孕妇应慎用。

5)药物对哺乳的影响本药是否由乳汁分泌尚未进行研究,故哺乳期妇女应慎用。

6)用药前后及用药时应当检查或监测:①用药期间应定期监测 APTT、FⅠ、血小板及 PT,以尽早发现 DIC 等并发症。②血友病 B 患者用药期间应每日检测 FⅨ血浆浓度,并据此调整用量。

（4）不良反应

1)本药输注过快可引起短暂发热、寒战、头痛、荨麻疹、恶心、呕吐、嗜睡、冷漠、潮红、耳鸣,以及脉率、血压改变甚至过敏性休克,减慢输注速度可缓解。但发生高敏反应时原则上应停药,直到症状消失,其后可在密切观察下缓慢输注。

2)偶有报道大量输注本药可导致 DIC、DVT、肺栓塞(PE)或手术后血栓形成等。

3)本药含微量 A 型和 B 型的同种血细胞凝集素,给血型为 A 型、B 型、AB 型的患者大量输注时可发生血管内溶血。

（5）药物相互作用:抗纤溶药(如氨基己酸、氨甲环酸等)常用于预防与控制血友病患者接受各类手术时的出血,若与本药合用,可增加发生血栓性并发症的危险。因此,上述药物宜在给予本药 8 小时后使用。

（6）给药说明

1)本药仅供静脉滴注,每 1 单位(1U)相当于 1ml 新鲜血浆中 FⅡ、Ⅶ、Ⅸ、Ⅹ 的含量。

2)溶解本药时应用塑料注射器操作,因玻璃空针表面可吸附其中的蛋白而影响实际输入的药量。

3)使用本药前应新鲜配制溶液:粉剂以灭菌注射用水溶化(溶化或稀释液温度不宜超过 37℃),然后将瓶轻轻旋转(切勿用力振摇,以免蛋白变性)直至完全溶解。配制好的药物宜在 3 小时内使用,输液器应带有滤网装置。配制后的溶液可稳定 12 小时,但不能再置入冰箱,以免某些活化成分发生沉淀。

4)本药来自混合血浆,虽经各种热处理法以降低携带病毒的危险,但仍不足以保证绝对安全。

（7）用法与用量

1)血友病 B:①预防自发性出血:一次 20~40U/kg,每周 2 次。②治疗出血:对轻至中度出血,一次 25~55U/kg,或使用能将 FⅨ血浆浓度提高到正常浓度的 20%~40% 的剂量,一日 1 次,使用 1~2 日;严重出血时,一次 60~70U/kg,或使用能将 FⅨ血浆浓度提高到正常浓度的 20%~60% 的剂量,每 10~12 小时 1 次,连续 2~3 日。③围术期止血:拔牙前 1 小时给予 50~60U/kg,或使用能将 FⅨ血浆浓度提高到正常浓度的 40%~60% 的剂量;若术后仍有出血,可重复此量。其他手术前 1 小时给予 50~95U/kg,或使用能将 FⅨ血浆浓度提高到正常浓度的 25%~60% 的剂量;术后每 12~24 小时重复此量,至少持续7 日。

FⅨ/U/kg 可提高其血浆浓度 1%。计算用量参考公式:

$$FⅨ剂量(U)=体重(kg)×需要提高的 FⅨ血浆浓度(\%)×1U/kg。$$

2)血友病 A 伴抑制物:已产生因子Ⅷ抗体的患者,预防及控制出血可给予 75U/kg。必要时 12 小时后再重复使用。

3)FⅦ缺乏症:为控制围术期出血,术前应给予能提高 FⅦ血浆浓度到正常浓度的 25%的剂量,术后每 4~6 小时重复一次,必要时持续 7 日。计算用量参考公式:

$$凝血酶原复合物剂量 = 体重(kg)×需要提高的 FⅦ血浆浓度(\%)×0.5U/kg$$

4)维生素 K 拮抗剂诱发的出血:严重病例必要时一次 1500U,并同时加用维生素 K。

5. 凝血酶

(1)临床应用

1)用于小血管或毛细血管渗血的局部止血,如肝素化患者穿刺部位的渗血。

2)用于外伤出血的局部止血等。

3)口服给药可用于上消化道出血。

(2)药理:本药是一种速效的局部止血药,由牛、猪、兔血提取凝血因子Ⅱ,加入凝血活酶及钙激活而成,能凝固全血、血浆及不加其他物质的凝血因子Ⅰ溶液;也可与明胶海绵联合用于局部止血,但不用于润湿微纤维胶原止血药。凝血酶是凝血机制中的关键酶,能直接作用于血液凝固过程的最后一步,促使血浆中的可溶性凝血因子Ⅰ转变成不溶的纤维蛋白。局部给药后作用于伤口表面,使血液很快形成稳定的凝血块,可用于控制毛细血管、静脉出血。本药单独应用不能控制动脉出血。本药对血液系统的其他作用包括诱发血小板聚集及继发释放反应等;还能促进上皮细胞的有丝分裂,加速创伤愈合,可作为皮肤、组织移植物的粘合、固定剂。

(3)注意事项:本药必须直接与创面接触,才能起止血作用。严禁静脉注射,不允许药物进入血管;本药如误入血管可致血管内凝血(血栓形成)而危及生命。

(4)不良反应

1)偶可致变态反应。

2)外科止血中应用本药曾有致低热反应的报道。

(5)药物相互作用:本药遇酸、碱、重金属物质可发生反应,从而降低本药疗效,故应避免与这类药物混合使用。

(6)给药说明

1)抗微生物药(如青霉素、链霉素、磺胺等)可与本药合用。

2)本药必须直接与创面接触,才能起止血作用。严禁注射,不允许药物进入血管。

3)本药如误入血管可致血管内凝血(血栓形成)而危及生命。

4)本药外用可直接用粉剂,也可新鲜配制(根据出血严重程度以生理盐水配制)成溶液后使用。应尽可能地清洁创面及减少创面血液,以免上层血液凝结而底层继续渗血。本药粉剂开瓶后,先用生理盐水将其配制成溶液,然后喷洒或涂抹于创面。

5)用本药溶液温水送服治疗消化道出血时,必须事先充分中和胃酸,pH 大于 5 时才能起效。

6)外科止血常和明胶海绵同用,使用时应去除海绵中的空气,将药液浸泡过的明胶海绵置于出血表面 10~15 秒,加敷料包扎。

7)如出现变态反应,应立即停药,并进行抗过敏治疗。

(7)用法与用量

口服:消化道止血:将本药用温开水(不超过 37℃)溶解成 10~100U/ml 的溶液口服,也可根据出血部位及程度适当增减浓度、次数。

局部给药:

1)一般剂量:将本药溶解成 50~200U/ml 的溶液喷雾创面。消化道止血可采用局部灌注,用量同"口服给药"。

2)大量出血:可使用明胶海绵纱条或氧化纤维素蘸取本药贴于创面,或将干粉喷洒于创面。

3)整形外科、拔牙、皮肤移植、肝素化患者穿刺部位渗血:常用本药溶液 100U/ml。

4)有报道肝、脾破裂大出血可使用本药溶液 1000~2000U/ml 止血。

6. 冻干人纤维蛋白原

(1)药理作用:在凝血过程中,纤维蛋白原经凝血酶酶解变成纤维蛋白,在纤维蛋白稳定因子(FⅩⅢ)作用下,形成坚实纤维蛋白,发挥有效的止血作用。

(2)适应证

1)先天性纤维蛋白原减少或缺乏症。

2)获得性纤维蛋白原减少症:严重肝脏损伤;肝硬化;弥散性血管内凝血;产后大出血和因大手术、外伤或内出血等引起的纤维蛋白原缺乏而造成的凝血障碍。

(3)用法与用量

1)用法:使用前先将本品及灭菌注射用水预温至 30~37℃,然后按瓶签标示量注入预温的灭菌注射用水,置 30~37℃水浴中,轻轻摇动使制品全部溶解(切忌剧烈振摇以免蛋白变性)。用带有滤网装置的输液器进行静脉滴注。滴注速度一般以每分钟 60 滴左右为宜。

2)用量:根据病情及临床检验结果决定,每 1g 纤维蛋白原可提高血浆 0.25g/L 纤维蛋白原水平,一般首次给 1~2g,遵照出血情况及纤维蛋白原水平继续给药。

(4)不良反应:仅少数过敏体质患者会出现变态反应,严重反应者应采取应急处理措施。

(5)禁忌:在严格控制适应证的情况下,无已知禁忌证。

(6)注意事项

1)本品专供静脉输注。

2)本品溶解后为澄清略带乳光的溶液,允许有少量细小的蛋白颗粒存在,为此用于输注的输血器应带有滤网装置,但如发现有大量或大块不溶物时,不可使用。

3)在寒冷季节溶解本品或制品刚从冷处取出温度较低的情况下,应特别注意先使制品和溶解液的温度升高到 30~37℃,然后进行溶解。温度过低会造成溶解困难并导致蛋白变性。

4）本品一旦溶解应尽快使用。

7. 注射用重组人凝血因子Ⅶa（rFⅦa，诺其）

（1）临床应用：用于下列患者群体的出血发作及预防在外科手术过程中或有创操作中的出血。

1）FⅧ或Ⅸ抑制物＞5BU，且高记忆应答的遗传性血友病A/B患者。

2）获得性血友病患者。

3）先天性FⅦ缺乏症患者。

4）具有GPⅡb/Ⅲa和（或）HLA抗体和既往或现在对血小板输注无效或不佳的血小板力症患者。

（2）药理：rFⅦa止血机制：FⅦa与组织因子的结合。形成的复合物激活FⅨ至FⅨa、FⅩ至FⅩa，以触发凝血酶原向凝血酶的转化，凝血酶激活了损伤部位的血小板和FⅤ和Ⅷ，纤维蛋白原向纤维蛋白的转换形成。药理剂量的本品可不依赖于组织因子在损伤部位，直接在活化的血小板表面上激活FⅩ。这使得在不依赖于组织因子情况下，凝血酶原转化成大量凝血酶。因此rFⅦa药效学作用导致局部凝血因子Ⅹa、凝血酶和纤维蛋白生成增多。

（3）注意事项及不良反应：在组织因子表达强度可能高于正常的病理情况下，使用本品有发生血栓事件或导致DIC的潜在风险。此种情况可能包括晚期动脉粥样硬化疾病、压碎伤、败血症或DIC患者。由于本品可能含有痕量的小鼠IgG、牛IgG和其他残余培养蛋白（仓鼠和牛血清蛋白），因此使用本品治疗的患者存在对这些蛋白过敏的极小的可能性。如果出现严重出血，最好应在专业治疗伴有FⅧ或Ⅸ抑制物的血友病的医院内注射本品，若不能在此医院治疗时，应与专业治疗血友病的医生保持密切联系。

（4）用法与用量：伴有抑制物的血友病A或B或获得性血友病用量应在出血发作开始后尽早给予本品。静脉推注给药，推荐起始剂量为70~90mg/kg，q2~3h。初次注射本品后可能需再次注射。疗程和注射的间隔将随出血的严重性、所进行的有创操作或外科手术而不同。用药间隔最初间隔2~3小时，以达到止血效果。如需继续治疗，一旦达到有效的止血效果，只要治疗需要，可增至每隔4~6、8或12小时给药。

（二）抑制纤维蛋白溶解系统的止血药（抗纤溶剂）

1. 氨甲环酸

（1）临床应用

1）主要用于纤维蛋白溶解亢进所致的各种出血。也适用于富有纤溶酶原激活物的脏器外伤或手术出血，如前列腺、尿道、肺、脑、子宫、肾上腺、甲状腺等。

2）用于人工流产、胎盘早剥、死胎和羊水栓塞引起的纤溶性出血，以及病理性宫腔内局部纤溶性增高的月经过多。

3）用于眼前房出血及严重鼻出血。

4）中枢神经系统的轻症出血（如蛛网膜下腔出血和颅内动脉瘤出血），应用本药止血优于其他抗纤溶药，但有并发脑水肿或脑梗死的危险。对重症有手术指征的患者，本药仅作辅助用药。

5）用于治疗遗传性血管神经性水肿，可减少其发作频率，降低严重程度。

6）用于血友病患者：①发生活动性出血，可联用本药治疗。②口腔手术后，可用于防止或减轻术后出血。

7）尚用作组织型纤溶酶原激活物（t-PA）、链激酶及尿激酶的拮抗剂。

8）用于治疗溶栓过量所致的严重出血。

（2）药理

1）药效学：本药为合成的氨基酸类抗纤溶药，与纤溶酶原或纤溶酶的赖氨酸结合区有高度亲和力，故能竞争性抑制纤维蛋白的赖氨酸与纤溶酶结合，从而抑制纤维蛋白凝块的裂解，产生止血作用。本药低剂量能抑制纤溶酶原的活化作用，高剂量还能直接抑制纤溶酶的蛋白溶解酶活性，也能抑制胰蛋白酶、糜蛋白酶的活性。

本药对纤溶酶活性增高所致的出血有良好疗效，其作用较氨甲苯酸强。有报道称，本药的止血作用强于氨基己酸6~10倍，在组织中有更强及更持久的抗纤溶酶活性。由于本药可导致局部缺血，在治疗蛛网膜下腔出血时，倾向于使用氨基己酸。

2）药动学：本药口服后吸收较慢且不完全，吸收率为30%~50%，半衰期为2小时，血药浓度达峰时间为3小时。静脉滴注15mg/kg，1小时后和4小时后血药浓度分别为20μg/ml、5μg/ml。本药能透过血-脑脊液屏障，脑脊液内药物浓度可达有效药物浓度（1μg/ml）水平。口服量的39%或静注量的90%于24小时内经肾脏排出。本药可经乳汁分泌（在乳汁中浓度约为血药浓度的1%）。

（3）注意事项

1）禁忌证：①对本药过敏者。②有血栓形成倾向（如急性心肌梗死）或有纤维蛋白沉积时不宜使用。

2）慎用：①心、肝、肾功能损害者。②血友病或肾盂实质病变发生大量血尿时（可导致继发肾盂和输尿管凝血块阻塞）。③前列腺或尿路手术的止血。

3）药物对妊娠的影响本药可透过胎盘，孕妇用药应谨慎。

4）药物对哺乳的影响本药可在乳汁中分泌，哺乳期妇女用药应谨慎。

5）用药前后及用药时应当检查或监测持续使用本药时间较长时，应作眼科检查（如视力测验、视觉、视野和眼底检查）。

（4）不良反应

1）本药不良反应较氨基己酸少，可出现腹泻、恶心及呕吐，较少见的有经期不适（经血凝固所致），偶有药物过量引起颅内血栓形成和出血。

2）因本药可进入脑脊液，注射后可有视物模糊、头痛、头晕、疲乏等中枢神经系统症状，与注射速度有关，但很少见。

（5）药物相互作用：与口服避孕药、雌激素或凝血因子Ⅰ复合物浓缩剂合用时，有增加血栓形成的危险。

（6）给药说明

1）本药与青霉素、苯唑西林有配伍禁忌，与尿激酶等溶栓剂也有配伍禁忌。

2）用药时不能经同一静脉通道输血。

3）上尿路出血时给予本药，有引起肾小球毛细血管血栓的可能性，用药时应谨慎。

4）本药一般不单独用于弥散性血管内凝血（DIC）所致的继发性纤溶性出血，以防血栓进一步形成，影响脏器功能，特别是引起急性肾衰竭。

5）本药与其他凝血因子（如FⅨ）等合用，应警惕血栓形成。一般认为应在给予凝血因子8小时后再使用本药。

6）宫内死胎导致低凝血因子Ⅰ血症，使用肝素治疗出血，较使用本药安全。

（7）用法与用量（成人常规剂量）

口服：1~1.5g/次，2~4g/d。治疗原发性纤维蛋白溶解所致出血时，剂量可酌情加大。

静脉滴注：0.25~0.5g/次，0.75~2g/d，以5%或10%葡萄糖注射液稀释后静脉滴注。

静脉注射：以25%葡萄糖注射液稀释后缓慢注射，用量同"静脉滴注"。

由于本药在体内主要经肾脏清除，肾功能不全时剂量须依据血清肌酐清除率酌减。而肝脏疾病的患者在使用本药时，不需进行剂量调整。

2. 氨甲苯酸（止血芳酸）

（1）临床应用

1）主要用于原发性纤维蛋白溶解亢进所引起的出血（尤其是全身性高纤溶出血），常见于癌肿、白血病、妇产科意外、严重肝病出血等。

2）尚用于链激酶、尿激酶、组织纤溶酶原激活物过量引起的出血。

（2）药理

1）药效学本药止血作用较氨基己酸强4~5倍，且排泄慢，毒性较低，不易生成血栓。余同氨甲环酸。

2）药动学口服后胃肠道吸收率为69%±2%，体内分布浓度从高到低依次为肾、肝、心、脾、肺、血液等。服药后3小时血药浓度即达峰值，按7.5mg/kg口服，峰值一般为4~5μg/ml。口服8小时血药浓度可降到较低水平；静脉注射后有效血药浓度可维持3~5小时。本药不易通过血-脑脊液屏障，但能通过胎盘。口服24小时后，给药总量的（36±5）%以原形随尿液排出，静脉注射则排出63%±17%，其余为乙酰化衍生物。

（3）注意事项

1）禁忌证尚不明确。

2）慎用：①有血栓形成倾向者（如急性心肌梗死患者）。②有血栓栓塞病史者。③血友病或肾盂实质病变发生大量血尿时。

3）药物对老人的影响老人多伴有血液黏滞性增加、血脂偏高、血管硬化等，如大剂量用药，可促进血液凝固，使血流缓慢，从而易形成脑血栓，故应慎用本药。

4）药物对妊娠、哺乳的影响尚不明确。

（4）不良反应：本药不良反应极少见，长期应用未见血栓形成，偶有头昏、头痛、腹部不适。

（5）给药说明：参见"氨甲环酸"。

（6）用法与用量

成人：250~500mg/次，口服每日3次，最大用量2000mg/d；或100~300mg/次，5%葡萄糖注射液或0.9%氯化钠注射液10~20ml稀释后缓慢注射，最大用量600mg/d；或静脉滴注100~300mg/次，不超过600mg/d；5%~10%的溶液，纱布浸泡后敷贴，或用5%软膏涂散。

儿童：100mg/次，用5%葡萄糖注射液或0.9%氯化钠注射液10~20ml稀释后缓慢注射。

（三）作用于血管的止血药

1. 卡巴克络

（1）临床应用：主要用于毛细血管通透性增加所致的出血，如特发性紫癜、视网膜出血、慢性肺出血、胃肠出血、鼻出血、咯血、血尿、痔出血、子宫出血、脑出血等。

（2）药理：本药为肾上腺素氧化产物肾上腺色素（adrenochrome）的缩氨脲，常用其水杨酸钠盐(卡络柳钠)或磺酸钠盐(卡络磺钠)。本药无拟肾上腺素作用,因此不影响血压和心率,但能增强毛细血管对损伤的抵抗力,稳定血管及其周围组织中的酸性黏多糖,降低毛细血管的通透性,增强受损毛细血管端的收缩作用,从而缩短止血时间。此外,本药也可抑制前列腺素 E_1 (PGE_1)的合成和释放,从而降低毛细血管通透性,阻止致热物质渗出。

(3)注意事项

1)禁忌证:①对本药过敏者。②对水杨酸过敏者禁用本药水杨酸钠盐。

2)慎用:有癫痫及精神病史者。

3)药物对妊娠、哺乳的影响尚不明确。

(4)不良反应:本药毒性低,大量应用本药水杨酸钠盐可产生水杨酸样反应,如恶心、呕吐、头晕、耳鸣、视力减退等,还可引起精神失常及脑电图异常。

(5)药物相互作用

1)抗组胺药、抗胆碱药的扩血管作用可影响本药的止血效果,宜避免合用。如必须合用应适当加大本药剂量。

2)本药可降低氟哌啶醇等抗精神病药物的效应,两者合用可使精神病病情恶化。

3)本药可降低抗癫痫药的疗效。

(6)给药说明

1)本药水杨酸钠盐不能用于静脉注射。

2)本药对大量出血和动脉出血疗效较差。

(7)用法与用量

成人:卡巴克络水杨酸钠盐:2.5~5mg/次,每日 3 次,口服;或 5~10mg/次,每日 2~3 次,肌内注射;或 25~50mg/次,每日 1 次,静脉注射。

2. 垂体后叶素(血管升压素)

(1)临床应用:主要用于治疗肺血管破裂所致的咯血、门静脉高压引起的消化道出血等急症,还可用于治疗产后出血、产后子宫复旧不全、不完全流产等引起的出血。

(2)药理

1)药效学:本品是从猪、牛、羊等动物的脑垂体后叶中提取的水溶性成分,为白色粉末,含两种不同的激素,即缩宫素(催产素)和升压素,前者能刺激子宫平滑肌收缩,压迫子宫肌层血管,起止血作用。后者能直接收缩小动脉及毛细血管,尤其对内脏血管,可降低门静脉压和肺循环压力,有利于血管破裂处血栓形成而止血。此外还能增加肾小管和集合管对水分的重吸收,具有抗利尿作用。

2)药动学:本品肌内注射 3~5 分钟开始起效,可维持 20~30 分钟。半衰期为 20 分钟,在肝和肾脏中被分解。

(3)注意事项

1)禁忌证:凡胎位不正、骨盆狭窄、产道阻碍、剖宫产史、软产道有临产者均忌用本品引产,以免胎儿窒息或子宫破裂;因收缩血管可诱发心绞痛,对冠心病、动脉硬化、心力衰竭,高血压明显者、妊娠高血压综合征、妊娠后期及、肺源性心脏病及过敏体质者禁用。

2)慎用:用于催生须谨慎。

(4)不良反应:应用本品后出现面色苍白、出汗、恶心、腹痛、便意、心悸、胸闷等症状应立即停药。少数患者可发生血管神经性水肿、荨麻疹、支气管哮喘等变态反应,甚至过敏性休克,应高度警惕并采取急救措施。

（5）药物相互作用:常与麦角合用,可延长本品的作用时间,维持时间可达 1 小时。

（6）给药说明

1）因能被消化液破坏,故本品不宜口服。

2）一般应用:肌注:每次 5~10U。极量为每次 20U。

3）肺出血:可静注或静滴,静滴加等渗盐水或 5% 葡萄糖 500ml 稀释后慢滴,静注加 5% 葡萄糖 20ml 稀释慢注。大量咯血,静注 10U。

4）对产后出血:必须在胎儿和胎盘均已娩出后再肌注 10U,如作预防性应用,可在胎儿前肩娩出后静注 10U。临产宫缩弛缓不正常者需慎用,以 5% 葡萄糖液 500ml 稀释后缓慢滴注,并严密观察。

二、临床常用抗血栓药物

临床上常用的抗血栓药物主要包括三大类:抗血小板聚集药物、抗凝药物、溶栓药物。

（一）抗血小板聚集药物

血小板参与血栓形成,而抗血小板药物具有抑制血小板黏附、聚集和释放等功能。大量实验和多年临床应用业已证实此类药物能明显降低患者高凝状态,从而使冠状动脉、脑血管及周围血管性疾病的动脉血栓形成的发病率减少。根据该类药物的不同机制,可被分成以下 4 种:①环氧酶抑制药,以阿司匹林最为常用;②二磷酸腺苷（ADP）受体拮抗药,如噻氯匹定、氯吡格雷等;③血小板膜糖蛋白 Ⅱ b/ Ⅲ a 受体阻断药,如阿昔单抗等;④其他制剂用药,如双嘧达莫等。

1. 阿司匹林

（1）临床应用

1）镇痛:主要用于头痛、肌痛、神经痛、牙痛、痛经、急性风湿热与关节疼痛等。

2）退热:用于难以控制的各种原因的发热等。

3）小剂量应用可作为抗凝治疗:例如防止手术后血栓形成、缺血性脑血管病、心肌梗死和周围血管疾病的栓塞或血栓形成等。

（2）药理

1）药效学:此药能抑制血小板聚集作用,从而发挥防止血栓形成的抗凝效果等,其基本作用机制是抑制前列腺素合成酶,减少前列腺素的生成,具有显著镇痛、解热、抗炎和抗风湿作用。

2）药动学:口服能迅速吸收,进行人体内后被水解成水杨酸,其 $t_{1/2}$ 时间约 15 分钟,通常经由肝内药酶进行有限的代谢作用,再经过肾脏排泄。口服阿司匹林 1g 以下时,水杨酸自身的 $t_{1/2}$ 仅 2~3 小时;若剂量增加至 1g 以上时,水杨酸自身 $t_{1/2}$ 可以延长至 15~30 小时。

（3）注意事项

1）禁忌证:因活动性胃与十二指肠溃疡或其他原因所致的消化道出血、血友病抑或血小板减少症,曾对本药或其他非甾体抗炎药过敏时,特别是患者有支气管哮喘、鼻息肉、荨麻疹及神经血管性水肿或休克等。

2）孕妇及哺乳期妇女用药:由于本品易于通过胎盘,可在乳汁中排泄,应尽量避免使用,有致畸胎及增加过期产综合征、产前出血的危险。

3）儿童用药：对幼年型类风湿关节炎的儿童建议初始剂量 90~130mg/（kg·d），分次服用，高剂量时的毒性反应发生率增加。

（4）药物相互作用

1）与香豆素类抗凝剂、巴比妥类、苯妥英钠及磺酰胺类降糖药一起使用，容易导致这些药物的作用和不良反应增加。

2）与肾上腺糖皮质激素类药物合用，容易促发或加重胃溃疡的形成。

3）与双香豆素、肝素、链激酶、尿激酶，以及其他使血小板减少或聚集功能下降的药品同时使用，有助于加重凝血功能障碍和内脏出血。

4）与保泰松、吲哚美辛、甲氨蝶呤及抑制骨髓的药物一起使用，有可能减轻这些药物的治疗作用。

5）因此，对于诸如此类的不良反应，应当定期梳理常规治疗用药，以及加强临床实验室检验监测，尽早预防因服药而引起出血倾向的并发症。例如，西咪替丁或米索前列醇具有减轻或保护胃肠黏膜不受损伤的作用，可在服用阿司匹林之前 30 分钟给予适量的胃肠黏膜保护剂（如硫糖铝）提供预防性治疗等。

（5）不良反应

1）胃肠道反应：如食欲下降、恶心、呕吐，长时间大剂量口服还容易导致上消化道出血、加重胃溃疡病情等。

2）容易发生凝血功能障碍，并延长出血时间，尤其在长时间大剂量使用时很容易引起全身性出血倾向；存在出血特质的患者，如严重肝脏损害和患血小板疾病时应禁止使用此类药物。

3）有时可产生变态反应，用药后患者可出现皮疹、血管神经性水肿、内源性阿司匹林哮喘等。

4）大量服用也可产生水杨酸过量反应，如患者可出现头痛、眩晕、耳鸣、视听力下降，若病情严重尚可发生虚脱、精神错乱或昏迷等。

（6）用法与用量：在急性冠脉综合征、急性心肌梗死（AMI）、不稳定型心绞痛时，紧急用药为 150~300mg/d，一次顿服，为能加速本品的吸收应选用水溶性阿司匹林或肠溶片嚼服，第 3 天后改成小剂量 75~150mg/d，口服维持治疗。心房颤动时抗凝，剂量为 150~25mg，也可分 2 次口服。在进行解热、镇痛或抗风湿等治疗时，使用剂量比较大，需要酌情增减。

2. 噻氯匹定

（1）临床作用：可用于阿司匹林治疗无效或禁忌的缺血性疾病的二级预防及与阿司匹林联合预防冠状动脉移植物的血栓形成。噻氯匹定在下列疾病中也是有效的：不稳定型心绞痛患者的血管性死亡、脑卒中、新近血栓栓塞性卒中、间歇性跛行。在 TIA、黑蒙、可逆性神经性缺失治疗中，噻氯匹定较阿司匹林更有效。在周围血管疾病时噻氯匹定治疗可改善大隐静脉旁路移植物的长期不闭合。在冠状动脉移植物置换后 4 周内，噻氯匹定与阿司匹林合用的血栓形成较少，优于单独应用阿司匹林，也优于口服抗凝剂加阿司匹林者。

（2）药理

1）药效学：此药作为一种抗血小板聚集药，能够抑制二磷酸腺苷（ADP）、胶质物、花生四烯酸、凝血酶或前列腺素内的过氧化物多种诱导剂产生的血小板聚集；此外，还可抑制外源性和内源性二磷酸腺苷诱导的血小板聚集反应等。此药可用于防治由于血小板聚集增高所导致的心脑和其他脏器动脉血管的障碍性疾病，例如缺血性脑卒中、短暂性脑缺血发作、冠心病、心绞痛、急性心肌梗死、下肢闭塞性动脉炎等。

2）药动学：口服时容易吸收，在进入血浆后即或迅速消除，经由肝脏代谢，只有很少一部分是以原形经肾脏随尿液排出体外，其活性部分大约 60% 在排泄前已转化成代谢产物，且仍具有一定的作用活性。服药后 1~2 小时即可达最高的血药浓度峰值，$t_{1/2}$ 大致是 6 小时；部分文献报道此药的效力作用与血浆浓度不存在相关性，但服药后仍能比较迅速地产生明显抗血小板聚集作用，甚至在停药以后 7~12 天仍有较持续的抑制血小板聚集的作用。

（3）药物相互作用：此药与血小板聚集抑制药、溶栓药或者可导致血小板及凝血酶减少的药品联用，均可以加重患者的出血倾向，在临床中若进行联合使用治疗则应当认真权衡，用药中注意密切观察。此药与茶碱类药联用，可能会降低后者的清除率，致血药浓度不断上升，长期联用时需要及时调整用药的剂量，否则也容易导致茶碱类药物的不良反应。与地高辛较长期一起使用，通常可能会导致洋地黄类药的血药浓度下降，但并不一定影响提高心功能的治疗效果。

（4）不良反应与注意事项：此药不良反应大多数病例出现在服药到病除 3 个月以后，随即停止服药后均恢复至正常。较常见的不良反应有胃肠道功能障碍，如恶心、呕吐、腹泻、皮疹，以及实验室检测提示粒性白细胞或血小板减少，与血清胆固醇或肝脏转氨酶呈现不同程度上升等。如果长期的严重粒细胞减少和血栓性血小板减少性紫癜也有一定的致命危险。此外，还可罕见药物性肝炎、胆汁淤积性黄疸、脉管炎、血管神经性水肿、过敏性肾病或系统性狼疮综合征等。注意此药宜在进餐时一起服用；用药期间定时检测血常规和肝肾功能，并且随时改换适宜的治疗用量；在行择期手术的患者，应于 10 天前停服此药，必要时需提供血小板补充性治疗。

（5）禁忌证：存在此药过敏、严重肝功能障碍、粒性白细胞和血小板减少患者、活动性胃与十二指肠溃疡出血倾向的患者。

（6）用法与用量：成人开始 250mg/ 次，口服，每日 2 次，1~2 周后，改为 250mg/ 次，每日 1 次。

（7）药品制剂与规格：盐酸噻氯匹定片：125mg、250mg；盐酸噻氯匹定胶囊：100mg、125mg、250mg。

3. 氯吡格雷

（1）临床应用：减少有过近期发作的卒中、心肌梗死和确诊外周动脉疾病的患者的复发性动脉粥样硬化事件，减少冠状动脉内支架术后血栓形成方面的作用也得到证实。

（2）药理

1）药效学：具有选择性抑制二磷酸腺苷（ADP）与血小板受体结合的作用，以及抑制激活二磷酸腺苷与糖蛋白 GPⅡb/Ⅲa 复合物，最终均可增强血小板的抑制作用。此外，该药也抑制由非二磷酸腺苷引起的血小板聚集，但不影响磷酸二酯酶的活性。但是此药所造成的血小板二磷酸腺苷受体改变均是可逆性的，故不影响血小板的一般寿命。因此，该药可用于防治因血小板所致的心脑血管性疾病和循环障碍等，如心绞痛、心肌梗死、急性脑卒中发作和确诊后的阻塞性外周血管疾病等。

2）药动学：此药口服容易吸收，并经由肝脏广泛代谢，代谢后原药的浓度较低，主要代谢产物为羧酸盐衍生物，约占 80% 以上，而且能够很快失去抑制血小板的作用。在患者服药后 1 小时，代谢物即可产生血浆峰值浓度，其清除 $t_{1/2}$ 大致是 8 小时，尿液与粪便的药物及其代谢的羧酸盐衍生物排泄几乎均等。

（3）注意事项

1）禁忌证：曾具有对此药过敏、出现严重肝功能不全及存在近期活动性出血的患者。

2）18 岁以下儿童、妊娠或哺乳期妇女，仍未见充分的具体临床试用研究，故应予慎重使用，以防意外。

（4）药物相互作用：此药与华法林一起使用虽有报道，但可致患者出血的危险性显著增加，故一般情况则不予提倡。与阿司匹林联用，能增强后者抑制由胶质物诱导的血小板聚集；当必须一起联用时，一定要注意进行临床和实验室检验观察。此药与萘普生联用，可致患者胃肠道隐性出血增加，若需要与此类非甾体抗炎药一起使用也应予慎重。

（5）不良反应：总体耐受性良好，副作用较噻氯匹定明显减少。通常是以出血和胃肠道症状为主，实验室检测可提供严重血小板减少及中性粒性白细胞减少等；此外，还可见有腹痛、消化不良、腹泻、皮疹、头痛、眩晕和感觉异常等。在用药期间出现腹痛，应予注意检查白细胞和血小板，患者合并产生严重肾功能不全时应当慎重使用，对需要进行择期手术的病例要提前在 1~2 周停止使用此药，以防患者于手术期造成大出血。

（6）用法与用量：成人口服，每次 75mg，每日 1 次；必要时也可使用首次负荷剂量 300~600mg，旨在能使本品迅速发挥临床治疗效果。

4. 阿昔单抗

（1）临床应用：适用于急性心肌梗死（AMI）和其采取经皮冠状动脉介入治疗前后的患者。

（2）药理

1）药效学：这是一种血小板膜糖蛋白 GPⅡb/Ⅲ 受体拮抗剂，已知血小板被激活后，将导致血小板膜糖蛋白 GPⅡb/Ⅲ 受体构型发生变化，与纤维蛋白二聚体一端结合，并且发挥和完成血小板聚集作用。因此目前已认为血小板膜糖蛋白 GPⅡb/Ⅲ 受体是血小板聚集最终共同途径。该药是抗血小板膜糖蛋白、GPⅡb/Ⅲ 受体的单克隆抗体，即通过基因工程技术制备的重组小动物 - 人嵌合体，能特异性地作用于血小板膜糖蛋白 GPⅡb/Ⅲ 受体，而发挥血小板聚集的抑制作用。

2）药动学：此药进入人体后即迅速与血小板膜糖蛋白 GPⅡb/Ⅲ 受体结合，其 $t_{1/2}$ 时间约为 10 分钟，一般情况下由肾脏排泄。当按 0.25mg/kg 给予阿昔单抗时，将会使血小板聚集抑制并延长出血时间 30 分钟。若采用静脉注射给药 2 小时后即能达到血小板聚集抑制的最大作用，当中断用药 24~36 小时过后即可恢复正常的血小板功能。通常认为此药抑制血小板聚集的作用与使用的剂量有关。

（3）注意事项

1）禁忌证：通常禁用于过敏、严重高血压、近期的活动性出血、严重肾功能不全和粒性白细胞减少症患者。

2）此药在儿童和妊娠或哺乳期妇女的安全性资料仍然不足。

3）本品在外伤、手术、肝肾功能障碍者慎用，患者一旦启动该药治疗还须注意定期监测周围血液白细胞和血小板的有形成分等。

（4）药物相互作用：该药与阿司匹林或肝素等联用，更容易产生出血倾向。药物使用过量时出血，应当及时停药并静脉输注血小板予以纠正。

（5）不良反应：主要是过敏和出血，其次则偶见于白细胞及其分类的粒细胞减少、抑或发生血栓性血小板减少症等。

（6）用法与用量：采取静脉给药，在经皮冠状动脉干预治疗（PCI）前使用阿昔单体0.25mg/kg静注，然后给予此药每分钟0.25mg/kg，维持静滴12小时。

5. 双嘧达莫

（1）临床应用：本品适用于已患有由于脑血栓形成而导致的短暂脑缺血发作或缺血性脑卒中患者降低发生或再发生脑卒中的风险。

（2）药理

1）药效学：该药为磷酸二酯酶抑制药，具有抗血小板聚集和扩张冠状动脉作用。通常被认为可以抑制血小板第 1 项或第 2 项聚集，给予高浓度时可以抑制胶原、肾上腺和凝血酶所致的血小板释放反应。主要作用机制为：①通过抑制磷酸二酯酶活性，从而增加血小板中环磷腺苷（cAMP）的含量；②轻度抑制血小板环氧酶，使血栓烷 A_2 合成减少；③增加前列环素（PGI_2）的活性；④抑制腺苷摄取，增加心肌内含量，以及抑制磷酸二酯酶使环磷腺苷（cAMP）量增多，发挥相应的冠状动脉血管扩张作用、改善心肌缺氧。然而，随着该药研究的不断深入，业已证明该品可以产生冠状动脉的盗血现象。

2）药动学：口服时吸收较快，在血液内与蛋白的结合率可高达98%以上，平均峰值浓度时间约 75 分钟，血浆半衰期为 2~3 小时；在肝脏内代谢，并与葡萄糖酸相结合，经由胆汁从粪便内排泄。

（3）注意事项

1）可引起外周血管扩张，故低血压患者应慎用；

2）不宜与葡萄糖以外的其他药物混合注射；

3）有出血倾向患者慎用；

4）儿童用药的安全性和效果未确定，双嘧达莫可从人乳汁中排泌，故哺乳期妇女应慎用。

（4）药物相互作用：与肝素或香豆类药合用，容易引起出血；与阿司匹林联用，通常可以产生协同作用。

（5）不良反应：常规治疗量使用，其不良反应极其轻微而短暂，仅在较大量而长期予以口服时可出现腹部不适、头晕、头痛、皮疹等；偶见轻度肝功能异常。

（6）用法与用量：口服给药，对慢性心绞痛或血栓栓塞性疾病，每次 25~100mg，每日 3 次，饭前 1 小时口服，每日服药最大剂量不可超过 400mg，并宜同时注意调整剂量；对于人工心脏瓣膜术后者，给予预防性抗凝治疗时，每日 40mg，并分成 3 次口服。借助该品的盗血机制，进行双嘧达莫试验，给予注射液 0.142mg/（kg·min）静脉滴注，并维持使用 4 分钟。若用药过量，可导致患者血压下降，需要及时使用血管收缩性药物治疗。

6. 前列地尔

（1）临床应用：此药在儿童主要用于治疗先天性心脏病，维持动脉导管的通畅，期待合适的时间选择手术治疗；对成人用于治疗心绞痛和心肌梗死、血栓性脉管炎、原发性或继发性肺动脉高压、体外循环术时抗血栓处理等。

（2）药理

1）药效学：此药是一种外源性前列腺素 E_1（PGE_1），有抑制血小板聚集、增进红细胞变形，扩张血管和改善微循环的作用。一般而言，它能激活细胞内腺苷酸环化酶，导致血小板和血管平滑肌细胞内腺苷酸环化酶浓度加大,故而发挥其抗血小板和扩张血管的作用。

2)药动学:在静注后 30 分钟开始起效,可与血浆蛋白结合,流经肺后有 70%~90% 被迅速地代谢,因此该药的母体化合物清除 $t_{1/2}$ 很短,为 10~20 分钟;通常需要持续地用药才可获得相应的治疗效果。若患者合并严重呼吸功能障碍时,容易导致本品的清除率下降和血药浓度上升。

(3)注意事项

1)禁忌证:禁用于有过敏史、妊娠和哺乳期妇女、镰状细胞贫血、严重心功能障碍或呼吸道疾病、多发性骨髓瘤或白血病、阴茎持续性勃起等患者。

2)慎用于心功能障碍、青光眼或眼压增高、间质性肺炎、活动性消化溃疡、出血倾向、肝肾功能障碍等。使用该药治疗超过 4 周无效即须停止应用。

(4)药物相互作用:本药可增加抗高血压、抗血小板药、扩血管药的疗效;与磷酸二酯酶抑制剂合用可增加本品的作用,须避免一起使用;与阿司匹林或其他解热镇痛药合用,可产生药理性拮抗作用。

(5)不良反应:用药后常可出现面部潮红、胸部不适、心动过速、室上性期前收缩、白细胞总数减少、头痛、头晕、附睾胀痛、尿道刺激征等。

(6)用法与用量:成人:静脉注射每次 10μg,注射前要用氯化钠注射液 10ml 进行稀释,每日 1 次进行静注;静脉滴注每次取本药 40μg 与氯化钠注射液 50~200ml 相溶,缓慢滴注 2 小时,每天静滴 2 次。新生儿:用于进行维持动脉导管治疗,需要经由大静脉或脐静脉置管后持续滴注,最初应用剂量为每分钟 0.05~0.1μg/min,生效后方可逐渐减量至每分钟 0.025~0.01μg/min,直至维持治疗的最低用量。

（二）抗凝药物

凝血过程是一系列凝血因子相继被酶解激活的过程,最终生成凝血酶,形成纤维蛋白凝块。凝血过程按凝血因子启动顺序,分为内源性、外源性,以及共同凝血途径。抗凝药物治疗的目的在于阻止高危病人的病理性血栓形成,防止已形成的血栓继续发展。抗凝药物通常是通过影响凝血因子与其内、外源性凝血系统的不同环节,从而阻碍血液凝固的过程,主要适用于血栓栓塞疾病的预防和治疗。依据此类药物发挥不同作用环节,可分成 4 种类型:①间接凝血酶抑制药,如肝素、各种低分子肝素等;②直接凝血酶抑制药,如水蛭素及其衍生物等;③维生素 K 拮抗药,如华法林等;④其他新型抗凝血药,凝血因子 FXa 抑制剂等。

1. 普通肝素

（1）临床应用:主要用于预防和治疗静脉血栓,预防和治疗外周动脉血栓,预防和治疗肺栓塞,预防和治疗心房颤动引起的体循环血栓,预防和治疗左心导管操作的体循环血栓,治疗 AMI 及急性冠脉综合征,治疗 DIC 的高凝阶段期,用于体外治疗性抗凝,如输血、体外循环、血液透析,以及血样标本的体外抗凝处理等。

（2）药理

1)药效学:此药含有多种氨基酸葡聚糖苷,针对人体血凝过程的多个环节均可产生抗凝作用。此药可结合并抑制 vWF,故同时具有抗血小板作用。

A. 能抑制凝血酶原激酶形成。可与血浆中的抗凝血酶Ⅲ（AT-Ⅲ）结合,形成肝素 AT-Ⅲ复合物;AT-Ⅲ是一种丝氨酸蛋白酶抑制剂,若与具有丝氨酸蛋白酶活性因子 FⅨa、

FⅩa、FⅪa、FⅫa等结合，并能导致此类因子的灭活，当给予大量的肝素时将使这类凝血因子的灭活加速，从而抑制凝血酶原激酶形成并对抗所形成的凝血酶原激酶。

B. 干扰凝血酶对凝血因子FⅩⅢ的激活，因而此药将影响非溶性纤维蛋白的形成，从而可以阻止凝血酶对凝血因子FⅤ和FⅩⅢ的正常激活过程。

C. 干扰凝血酶的正常作用。例如，肝素 AT- Ⅲ复合物形成后，还易于致使 AT- Ⅲ反应部位与凝血酶活动中心发生结合，从而形成较稳定的凝血酶 - 抗凝血酶复合物，导致凝血酶被灭活，以及抑制凝血因子 1 转变为纤维蛋白。

2）药动学：分子量为 8000~30 000Da，经皮下、肌内和静脉注射后均吸收良好，但是口服时不予吸收。其药物的起效时间多与给药的途径和方式相关，一般认为经静脉给药可立即发挥最大的抗凝效果，然后逐渐降低，经由 3~4 小时凝血时间将恢复至正常；如果一次静脉滴注负荷量的肝素也可以立即产生抗凝效应，并取决于不同的滴速。皮下注射可以存在个体差异，通常均可经由 20~60 分钟而发挥抗凝效应。此药进入人体后与蛋白的结合率高，通过单核吞噬细胞系统，将肝素转移出血液循环而在肝脏内产生代谢，然后被肾脏排泄，$t_{1/2}$ 为 16 小时，一般情况下，血液透析对药物不会产生重大影响。

（3）禁忌证：不能控制的活动性出血，存在诸如血友病、血小板性减少紫癜、血管性紫癜之类的出血疾病，胃与十二指肠溃疡、感染性心内膜炎、严重肝肾功能不全、恶性高血压、明显的黄疸、颅内出血或曾有新近的颅内出血史，创伤或者术后渗血史等。

（4）药物相互作用：此药若与香豆素和其衍生物同期使用，容易产生凝血因子Ⅸ缺少而造成出血；与阿司匹林和其他非甾体类消炎药合用，有可能出现血小板抑制并易于产生出血；与链激酶或尿激酶等联用，也将增加此药的抗凝作用。

（5）用法与用量

成人取深部皮下注射用量：一般首次给药 5000~10 000U，随后每间隔 8 小时注射 8 000~10 000U，或每间隔 12 小时注射 15000~20 000U，24 小时注射用总量为 12500~40 000U。为预防高危血栓形成时，手术前 2 小时可先给予 50 000U 皮下注射，以后再每间隔 8~12 小时注射 5000U，连续用药治疗 7 天。

成人静脉注射或滴注剂量：一次静注 5000~10 000U，随后每间隔 4~6 小时重复 1 次，也可按每 4 小时给药 100U/kg 计算，静注前须采用生理盐水加以稀释；静滴每日 20 000~40 000U，滴注前要用 1000ml 生理盐水稀释后持续静注，持续静注前应当事先取下 5000U 作静注治疗；此外还按每小时 100U/kg 计算用量，而进行静脉输液泵泵入治疗。

儿童一般正常用量：采取静脉注射或滴注时，首次可按 50U/kg 计算给药用量，经由生理盐水稀释后静注，随后每间隔 4 小时可续注 50~100U，也可按体表面积每 24 小时给予 20 000U/m² 计算，加入至适量生理盐水内缓慢静滴。

肝素不会通过胎盘，无致畸作用。因此，尽管它可引起骨质疏松，肝素仍是孕妇防治静脉血栓栓塞的首选治疗。孕期静脉血栓的抗凝治疗需持续至分娩后 6~8 周。

此药在肾炎或严重肾功能不全时，一般不需要减量。倘若发生明显过量，患者可发生自发性出血，通常需要采用硫酸鱼精蛋白缓慢静滴加以中和，通常每中和肝素 100u 则需要给予硫酸鱼精蛋白 1mg，若肝素使用时间超过 30 分钟后其用量应予减半。此外，现有文献认为，在 60 岁以上的老年患者，尤其是老年女性对于肝素比较敏感，用药期间容易发生出血，对此更应注意监测和减少用药的剂量。

（6）不良反应与注意事项：注药部位可因血管痉挛而出现发痒或烧灼感；用药还可产生

出血、发热、寒战、荨麻疹样变态反应，以及引起血小板减少性紫癜；若长时期使用也可导致患者骨质疏松。因此，此药一般不推荐肌内注射，有过敏疾病或哮喘史的患者应当慎用，不与溶栓制剂一起使用，对已形成的血栓并无溶解作用；用药期间需要注意监测有无出血现象，如牙龈、皮下、消化道或泌尿道出血等。

2. 低分子肝素　依诺肝素（enoxaparin）

（1）临床应用：主要用于预防和治疗深部静脉血栓形成及肺栓塞，用于预防血液透析时体外循环中血凝块形成，若与阿司匹林一起使用还可以治疗包括不稳定型心绞痛、非 S-T 段抬高型心肌梗死以及急性冠脉综合征等。

（2）药理

1）药效学：由普通肝素精制而成，其分子量为 4000~6000Da，并较普通肝素具有更高的生物利用度和更长的半衰期；该药的药理作用与普通肝素相似，但此类低分子肝素对凝血因子 FXa 的抑制作用则强于抗凝血酶活性，对血小板聚集等作用的功能比较小，有助减少用药期间出血的并发症。此外，本品还能促进 t-PA 的释放而发挥纤溶作用，以及保护血管内皮细胞等。

2）药动学：此药经皮下注射后吸收良好，3~5 小时即可达到血药浓度高峰，可在体内持续 12 小时，其 $t_{1/2}$ 为 4.5 小时，通常经由肾脏排至体外。

（3）用法与用量：只能采用皮下注射。

1）成人用量：急性冠脉综合征时，每次 1mg/kg，每次间隔 12 小时，连用 3~7 天；为预防髋、膝关节术后及腹部术后深静脉血栓形成，每次 30mg，每日 1 次，一般要连用 7~10 天；治疗急性深静脉血栓形成时，每次 1mg/kg，每次间隔 12 小时，也可 1.5mg/kg，每日 1 次，与此同时可给予华法林常量口服，待检测 INR 达 2~3 时开始停药。

2）儿童用量：预防性用药时，每次 0.5mg/kg，每次间隔 12 小时；治疗性用药时，每次 1mg/kg，每次间隔 12 小时。然而，在肾脏功能障碍，检测肌酐清除率低于 30ml/min 将使本品的清除作用下降，故须注意调整用药的剂量，以防发生意外的过量。

（4）药物相互作用：此药与香豆素和其衍生物合用，容易产生凝血因子 FIX 缺少造成出血；与阿司匹林和其他非甾体类消炎药合用，有可能出现血小板抑制而产生出血；与链激酶或尿激酶等联用。将增加其药物的抗凝作用。

（5）禁忌证：活动性大出血、对肝素或肉类制品过敏、感染性心内膜炎、血栓性血小板性减少紫癜相关抗体阳性的患者，以及妊娠前 3 个月的孕妇。

（6）不良反应与注意事项：此药可引起血小板减少，偶可发生注射部位血肿、恶心和外周水肿等。本品不用于静脉内和肌内注射；不可以在同一个治疗期一起使用普通肝素或其他种类的低分子肝素；禁用或者慎用于肝功能不全、严重高血压、消化道溃疡和易于出血的患者。

3. 华法林

（1）临床应用

1）深部静脉血栓栓塞性疾病。

2）非常规应用于急性心肌梗死（AMI），一般情况要尽可能使用阿司匹林，但当患者相伴血栓高危因素如心力衰竭、心房颤动、心腔内附壁血栓时可以考虑应用本品。

3）人工心瓣膜术后，如进行换瓣或修复成形等，为防止发生血栓，应在术后 6~12 周内口服本品。

4)原发性肺动脉高压患者。

5)非孤立性或伴出血的心房颤动,应当考虑加用此药预防血栓性栓塞,尤其针对那些伴高血压、慢性心瓣膜疾病、房间隔缺损或心脏功能不全的患者。

（2）药理

1)药效学:这是一种起间接作用的抗凝血药物,能竞争性对抗维生素 K 的作用,灭活肝脏微粒体的维生素 K,抑制依赖于维生素 K 的凝血因子 FⅡ、FⅦ、FⅨ、FⅩ 合成,产生抗凝血作用。

2)药动学:此药口服经胃肠道吸收快,正常摄食也不影响吸收,其生物利用率可达100%;口服后经 12~24 小时生效,抗凝血的最大效应为 72~96 小时,抗血栓形成的最大效应为 6 天;单次给药的持续时间为 2~5 天,多次给药的持续时间为 4~5 天。$t_{1/2}$ 为 1.5~2.5 天,主要经由肝脏微粒体代谢,并经尿液和粪便排泄。

（3）禁忌证:开放性损伤;凝血功能障碍性疾病;围术期患者,尤其是神经外科手术;活动性胃及十二指肠溃疡或其他部位出血;严重高血压及肝肾疾病;急性心包炎,心包疾病,感染性心内膜炎;脑动脉瘤;晚期妊娠等。华法林可通过胎膜而致畸,甚或导致流产或死胎;于妊娠早期服药,可产生"胎儿华法林综合征",表现为严重鼻发育不良、骨骺分离、视神经萎缩及头小畸形等。

（4）药物相互作用:与下列药物合用可增加抗凝血作用,例如水合氯醛、阿司匹林、丙磺舒、甲苯丁脲、胺碘酮、西咪替丁、甲硝唑、单胺氧化酶抑制剂等;与下列药物合用可降低抗凝血作用,例如苯巴比妥、苯妥英钠、胃制酸药、螺内酯、维生素 K、雌激素或口服避孕药等;与链激酶等纤溶酶原激活剂合用,易于产生患者的严重性出血。此外,还须注意此药与肾上腺糖皮质激素合用,也可增强抗凝血作用,极易产生胃肠道出血。

（5）用法与用量:此药仅限于口服给药,最初剂量为每日 3~5mg,持续服药 2~5 天;随后根据 INR 检测值予以调整剂量,而维持每日 2~5mg 治疗。华法林治疗的目标 INR,须结合患者的病情而定. 通常以 INR 2~3 为宜。对老年人和有出血高危病例,初始剂量要从 2mg 开始,每日口服 1 次,抗凝治疗目标 INR 可以调低至 1.6~2.5。

（6）不良反应与注意事项:服药时患者可产生出血,偶尔出现恶心、腹泻,以及罕见过敏的不良反应。一般认为产生出血常与此药用量偏大有关。对于因用量过大出血的患者,可给予维生素 K 或新鲜冰冻血浆来逆转该药的抗凝血作用。另外,使用此药仍有一定的个体差异,需要不断监测患者病情和 INR 并做出相应的剂量调整,通常每间隔 1~4 天要进行一次 INR 检测,最好将 INR 保持为 2~3,对植入机械瓣膜和反复发生全身血栓性栓塞的病例仅可把 INR 放宽至 2.5~3.5。

4. 凝血酶（Ⅱa 因子）抑制剂　Ⅱa 因子是凝血过程中的关键酶,可以将可溶性的纤维蛋白原转变为不溶的纤维蛋白,还可激活凝血因子 Ⅴ、Ⅷ、Ⅺ 和 Ⅻ,目前应用药物主要为其直接抑制剂。

（1）水蛭素类:水蛭素是水蛭及其涎腺中已提取出多种活性成分中活性最显著并且研究得最多的一种成分,它是由 65~66 个氨基酸组成的小分子蛋白质（多肽）。水蛭素与凝血酶 1∶1 紧密结合,使之失去酶的活性。凝血酶被抑制后不但阻止了纤维蛋白原转变成纤维蛋白,同时抑制血小板的聚集和多种凝血因子的活性。水蛭素对凝血酶有极强的抑制作用,是迄今为止所发现最强的凝血酶天然特异抑制剂。水蛭素类药物包括水蛭素、重组水蛭素及其改构重组体。水蛭素目前被批准应用于预防和治疗动静脉血栓、替代心肺旁路手术病人所应用的肝素,也可用于急性冠状动脉综合征和关节置换术后有高度血栓危险者。

来匹卢定(重组水蛭素)通过静脉注射给药,血浆半衰期为 0.5~1.0 小时,通过肾脏清除,因此肾功能损伤者需要调整用药剂量。来匹卢定用药安全剂量范围窄,必须进行实验室监测。比伐卢定(水蛭素衍生物)与凝血酶的结合是可逆的,静脉用药 15~20 分钟后出现浓度高峰,半衰期为 25 分钟;可被内生肽与肝脏降解,故肾功能低下者应用较安全。

(2)阿加曲班:阿加曲班是可逆的凝血酶直接抑制剂,可抑制游离凝血酶以及与凝血块结合的凝血酶,并可抑制凝血酶诱导的血小板凝聚反应。2000 年获 FDA 批准用于治疗和预防血栓形成及肝素诱导的血小板减少症,以及用于对需要进行经皮冠脉介入术病人的治疗,2002 年于我国上市。阿加曲班经静脉注射,血浆半衰期为 30~45 分钟,需根据凝血活酶时间测定值(维持在正常值的 1.5~2.5 倍)进行用药剂量调整。阿加曲班适用于严重肾功能不全和出现肝素诱导的血小板减少症病人,通过肝脏代谢清除,严重肝功能受损者禁用此药。

(3)希美拉加群和美拉加群:希美拉加群是第一个进入临床应用的口服直接凝血酶抑制剂,不需要监测凝血功能,亦不需要通过凝血功能调节使用剂量。在预防和治疗静脉血栓的临床试验中,希美拉加群的疗效优于或等同于华法林,但由于安全性评估时有 6% 的病人存在肝毒性,因此于 2006 年被停用。达比加群为第二个口服直接凝血酶抑制剂,其血浆半衰期为 14~17 小时,主要经由肾脏消除。于 2008 年在欧盟获批上市,用于择期全髋关节或膝关节置换术的成年病人静脉血栓栓塞的一级预防。

5. Ⅹa 因子抑制剂　Ⅹa 因子抑制剂按是否依赖于 AT-Ⅲ因子可分为间接与直接抑制剂。间接 Ⅹa 因子抑制剂需要 AT-Ⅲ因子作为辅助因子,不能抑制凝血酶原酶复合物结合的 Ⅹa 因子;直接 Ⅹa 因子抑制剂直接作用于 Ⅹa 因子分子的活性中心,既抑制血浆中游离的 Ⅹa 因子,也能抑制被凝血酶原酶复合物结合的 Ⅹa 因子。

(1)磺达肝癸钠(fondaparinux):又称磺达肝素,相对分子质量为 1728u,由于其对静脉血栓(VTE)及急性冠脉综合征(ACS)的作用效果良好,且被多个大型临床试验证实,因而2001 年就被美国 FDA 批准用于骨科手术后 VTE 预防,2004 年被批准用于 VTE 治疗,2009年被批准用于 ACS。磺达肝癸钠属人工合成的特异性活化 Ⅹa 因子抑制物,为 Ⅹa 因子间接抑制剂,机制为通过选择性地与 AT-Ⅲ因子结合,使 AT-Ⅲ中和 Ⅹa 因子的作用增强约 300倍,但是对已生成的凝血酶无直接作用。磺达肝癸钠皮下注射后吸收迅速且完全,生物利用度为 100%。在治疗剂量时,磺达肝癸钠浓度与抑制凝血酶产生率呈线性;在更高浓度时,磺达肝癸钠的抗凝作用出现"平台效应",因此其治疗窗较宽,不会出现过度抗凝。磺达肝癸钠对 PLT 抑制作用较弱,无血小板减少症发生;磺达肝癸钠代谢主要以原形由肾脏排出,肾功能不全者应用受限,但少有明显肝损害,皮下注射后 2~3 小时血药浓度可达到峰值,半衰期约为 17 小时,可每天 1 次给药,不需要根据体重调整剂量,也不需要常规监测。

(2)利伐沙班(rivaroxaban):利伐沙班高度选择性和可竞争性抑制游离和结合的 Ⅹa 因子以及凝血酶原活性,以剂量-依赖方式延长活化部分凝血活酶时间(PT)和凝血酶原时间(APTT)。通过抑制因子 Ⅹa 可以中断凝血瀑布的内源性和外源性途径,抑制凝血酶的产生和血栓形成。利伐沙班并不抑制凝血酶(活化因子Ⅱ),也未证明其对于血小板有影响。利伐沙班与磺达肝素钠/肝素的本质区别在于它不需要抗凝血酶Ⅲ参与,可直接拮抗游离和结合的Ⅹa因子。而肝素则需要有抗凝血酶Ⅲ才能发挥作用,且对凝血酶原复合物中的Ⅹa因子无效。

利伐沙班起效迅速,给药后2.5~4小时达到血药浓度高峰。最低和最高剂量药物对Ⅹa因子活性抑制作用的峰值波动于22%~68%。利伐沙班可以剂量依赖方式延长凝血酶原时间和凝血活酶时间。它在胃肠道容易吸收,生物利用度可达80%,并且不受食物的影响。本品在年轻病人中的半衰期为5~9小时,而在老年病人中则被延长至11~13小时。多次给予利伐沙班时,药-时曲线下面积呈剂量相关性增加,且在稳态(第7天)时未发现药物蓄积。药物排泄主要通过肾脏,因此肾功能不全病人应用时需注意。Ⅲ期临床研究综合分析(RECORD1、2、3、4)显示,与依诺肝素比较,利伐沙班能使全关节置换术后病人以症状性静脉血栓形成为观察终点的发生率下降50%以上,疗效显著优于依诺肝素,安全性与依诺肝素相当,重度出血事件的发生率很低。利伐沙班为口服制剂,使用较为方便,与常用药物(包括阿司匹林、非甾体类抗炎药及地高辛)间的相互作用很小,且不需像肝素定期去监测APTT或像低分子肝素去监测Ⅹa因子。目前利伐沙班已在加拿大、芬兰、德国、意大利、拉丁美洲、西班牙、英国及中国上市,用于血栓栓塞预防与治疗。

(三)溶栓药物

溶栓药物通过将纤溶酶原激活为纤溶酶,继而纤溶酶裂解纤维蛋白,发挥溶解血栓的作用,可分为纤维蛋白特异性和非特异性两大类。纤维蛋白非特异性溶栓药(如链激酶、尿激酶)缺乏溶栓的特异性,故容易导致纤溶状态和出血危象;纤维蛋白特异性溶栓药(如rt-PA、r-PA)在纤维蛋白存在时活性更强,但体内半衰期较短,且价格较昂贵。那些源自于人类蛋白的纤溶酶原激活剂(如尿激酶)基本无抗原性;反之,源自细菌性的,如链激酶,无论净化程度如何,也容易产生抗体而导致变态反应。目前已被FDA批准用于临床溶栓治疗的溶栓剂有以下几种:链激酶(SK)、尿激酶(UK)、重组人组织型纤溶酶原活化剂(rt-PA)等。

1. 链激酶(SK)

(1)药理作用与临床应用:这是自β-溶血性链球菌培养液中提纯精制而成的一种高纯度酶,正常分于量约为47 000Da。此药能产生促进体内纤溶系统活性的作用,从而致使纤维蛋白溶酶原变为有活性的纤溶酶,造成血栓的内部崩解和表面溶解。采取静脉注射,其$t_{1/2}$是15分钟。临床上主要用于治疗血栓性疾病,例如外周动脉和深静脉栓塞、新近心肌梗死、急性肺栓塞、心血管手术与操作后血栓形成。

(2)禁忌证:存在各种严重出血倾向的患者。

(3)药物相互作用:与阿司匹林合用,能增强治疗急性心肌梗死的疗效;但是本药不宜与肝素或大量口服抗凝血药一起应用,以免导致出血的危险性增加。

(4)不良反应与注意事项:用量过大可引起出血和血压下降,部分患者可发生变态反应和发热等。当患者存在出血或出血倾向时,如胃肠溃疡、活动性空洞型肺结核、链球菌感染、严重高血压、产后或手术后5天以内的患者,应禁用或慎用该药。有时,为避免新的血栓形成,在结束治疗时,可接续右旋糖酐静滴,或于停止使用本品前4小时开始静注或静滴肝素等。

(5)用法与用量:静滴:初次剂量为50万U。先溶于生理盐水或5%葡萄糖溶液100ml内,并加入地塞米松,缓慢静滴30分钟,以预防此药发生不良反应;然后,改换为维持量静滴,滴速控制在每小时20万~50万U,通常要维持性静滴24~72小时,并根据患者凝血时间调整用药剂量；此后宜采用低分子右旋糖酐续滴，预防新的血栓形成等。

2. 尿激酶（UK）

（1）临床应用：主要适用于治疗 AMI、脑血栓形成、脑栓塞、肺栓塞、周围动脉或静脉血栓症、视网膜动脉血栓等。另外，此药也可用于治疗外科手术后新鲜血栓性疾病，以及在眼科用于溶解眼前房的血块等。然而，也有文献报道该品用于治疗机化后陈旧性血栓的效果不太满意。因此，大多数研究者主张，最好于各种血栓疾病发生后 2 小时内立即予以注射此药，以便争取最佳治疗效果。在治疗 AMI 时，多主张首选经济实用型的尿激酶。

（2）药理

1）药效学：这是一种高效的血栓溶解剂，其作用机制与链激酶不同，此药可直接促使无活性纤溶酶原变为有活性纤溶酶，使组成血栓的纤维蛋白产生水解。基本的作用机制是在于能将纤溶酶原分子中的精氨酸 560 与缬氨酸 561 间的肽键断裂，生成具有活性的纤溶酶。在尿激酶注入血流后，有部分药物能迅速进入血栓内部，并激活血栓中的纤溶酶原，即可发挥溶栓作用；另一部分药物激活血液循环中的纤溶酶原，而使血液循环内纤维蛋白原和前凝血因子 FV 和 FⅧ等产生降解，则导致全身的纤溶亢进。

2）药动学：此药是从新鲜尿液或人胚胎肾组织中提取的一种特殊蛋白分解酶。正常情况下，本品产生于肾小管上皮细胞。尿激酶是由高分子量 54 700Da 和低分子量 31 000Da 形成的一个混合物，其中的高分子量含量约占 90%。因为尿激酶源于人体的蛋白酶，表现为无抗原性、不良反应少以及针对新鲜血栓溶解迅速的特点。此外，若与 rt-PA 相比，对陈旧性血栓的溶栓效果较差和容易产生出血。药动学：此药进入体内后的代谢过程尚不完全清楚，通过结扎肝或肾血管试验，可延长其半衰期，因而即可以推测很可能是在肝肾内代谢灭活与排泄。此外，还发现尿激酶的清除速率常数仍存在明显个体差异。静注给药的平均 $t_{1/2}$ 约为 15 分钟，检测静注后尿液纤溶酶原激活因子活性均未见明显提升，故可说明该药极少是以原形通过尿液排出体外。

（3）药物相互作用：与肝素或大量口服抗凝血药一起使用，极容易导致出血；但是，本药与肝素进行交替应用，而有助于尿激酶使用后的活性。

（4）用法与用量：临用前用无菌注射用水、生理盐水或葡萄糖注射液稀释后，进行静脉注射或滴注。

1）治疗 3 小时以内的急性心肌梗死，首次给予尿激酶 70 万 ~80 万 U 稀释后静注，紧接着再给予 70 万 ~80 万 U 稀释后静滴；或者是取本品 50 万 ~150 万 U 溶于生理盐水或葡萄糖注射液 50~100ml 中，于 30~60 分钟内静滴。此外，另可采用冠状动脉内滴注溶栓治疗，滴速以每分钟 1 万 ~2 万 U 为宜，并且根据患者的体重和发病时间来调整用药剂量。对发生在 3~6 小时内的急性心肌梗死，首次可静脉注射 20 万 U，于 30 分钟后再予静注 20 万 ~30 万 U，然后静滴 50 万 ~30 万 U；对超过 6 小时的急性心肌梗死，曾经一度不主张使用溶栓药物治疗，目的是防止发生明显的再灌注损伤。但是最近提倡采取小剂量溶栓治疗、分次给药方法治疗，首次静脉注射 10 万 U，然后再予静滴 20 万单位，并逐步增加剂量和滴注速度，旨在逐渐地不断建立起冠状动脉的侧支循环、降低血液黏稠度、改善边缘心肌供氧、缩小梗死面积、预防新的血栓形成、避免梗死范围延伸。目前认为，已被许多的临床试验资料证明，尿激酶剂量 150 万 ~200 万 U 是治疗 AMI 安全有效的用量。

2）治疗急性肺栓塞，要尽早采用静脉导管，插管至右心房内，按每 10 分钟内 1.5 万 U/kg

计算使用剂量进行推注,随后紧接着给予常量低分子肝素治疗,起病开始 2~3 天每日 3 万~4 万 U,随后可改为每日 1 万~2 万 U;应予连续给药治疗 7~10 天。

3)急性脑栓塞、脑血栓形成和外周静脉血栓,尿激酶的使用剂量是依据患者病情予以增减,通常可给予每日 2 万~6 万 U 静注或静滴,1 个疗程需要连续用药 7~10 天。

4)眼科栓塞类疾病,尿激酶可酌情使用或增减,如果采取静脉注射或滴注,每天以 1 万~3 万 U 为宜;若作局部结膜下或球后注射剂量每日 1 次 200~500U,连续用药 7~10 天为 1 个疗程。

(5)禁忌证:①患者在 14 天内存在活动性出血,如胃与十二指肠溃疡、活动性肺结核、咯血、肛肠病出血、外伤、血管穿刺、心内注射、手术或取活检操作等;②患者有明确的出血性脑卒中病史;③患者发生对扩容和血管升压药治疗无反应性休克;④控制不满意的高血压或有可能伴主动脉夹层动脉瘤时;⑤患者糖尿病伴有视网膜炎或其他眼底病变时;⑥患者有出血性疾病或倾向,如严重的肝功能障碍和进展性活动性肝炎等;⑦急性心肌梗死患者,在溶栓治疗后 24 小时内再闭塞率为 10%~20%,仍存在冠状动脉内残余血栓时;⑧女性患者在妊娠 6 周后、产前 2 周内及产后 5 天内。

(6)不良反应:用药时可出现变态反应、发热、血压降低的不良反应。使用剂量大或与其他抗凝血药使用,可致少数患者产生出血,如血尿、咯血或呕血等,若出血量大、甚或发生咯血、呕血和颅内出血时要立即停止使用,出血比较紧急时应当使用氨甲苯酸或氨基己酸进行对抗治疗和输血。有时,用药者偶见有发热、恶心、呕吐、头痛、食欲下降,以及皮疹和支气管哮喘之类的变态反应。在发生变态反应严重的患者,也可罕见于发生过敏性休克等。

(7)注意事项

1)此药与其他抗凝血物合用,将会增加患者出血的机会,有时尚会发生扎针孔出血,因此一旦发现有出血倾向时要禁止用药,并停止一切容易导致出血的血管穿刺和手术操作等。

2)此药只供静脉注射或滴注,以及心内导管给药,绝对不可以进行肌内或局部注射等。

3)此药是一种酶制剂,因而不要与其他生物碱、蛋白沉淀剂或有可能影响酶活性的药物一起使用,并且要注意现配现用、随配随用,以防降低其治疗效果。

4)用药期间要根据病情不断测定优球蛋白溶解时间试验(ELT)、凝血酶时间以及凝血酶原时间等。

3. **重组组织型纤溶酶原激活剂(rt-PA)**

(1)临床应用:临床上主要用于治疗急性心肌梗死、急性脑栓塞和肺血栓性栓塞等。国外对比研究报道,与链激酶、尿激酶与比较,rt-PA 静脉滴注会使阻塞血管的平均再通率分别为 44%、65%、77%。美国 NIH 组织有关 rt-PA 临床试用的报道说明,有 74 例缺血性脑血管病发病 90 分钟以内静滴本品,可有 50% 病例发病后的临床症状得到明显改善,以及 4 例患者合并发生脑出血,当将剂量减低至小于 0.85mg/kg 时则未再发生脑出血的并发症。此外,还有一组对比临床试验发现,在缺血性脑血管病发病 6 小时内使用 rt-PA 仍能明显改善患者的神经系统症状,若与链激酶及尿激酶的随机对照试验比较,则具有以下显著优点和不足。

1)rt-PA 优点:对于纤维蛋白的特异性较好,针对血栓部位的纤溶酶原能产生高度选择性的激活作用,不容易引起全身纤溶亢进和出血,使血栓溶解的作用快而强;在用于治疗陈旧性血栓时,也能产生一定的溶栓作用,不出现任何的抗原性,其毒副作用也极少。

2)rt-PA 缺点:药品的价格昂贵,难以在基层推广应用;rt-PA 不够稳定、半衰期极短,使用时须采取较大剂量的持续静滴,否则不容易出现治疗效果;用于冠状动脉成功溶栓后的再闭塞率仍较使用尿激酶时为高。

（2）药理

1)药效学:目前这是一种比较理想的血栓溶解药,并且具有很好的特异性,作为一种重要的糖蛋白成分,而能够选择性地激活血栓部位的纤维酶原,并使其转化成纤溶酶,致使血栓迅速产生溶解。然而,仍有报道此药对全身循环的纤溶酶原亲和力小,甚至对血液循环纤溶系统不会带来任何影响,甚至不会产生像应用链激酶时的全身性纤溶亢进及出血等状况。

2)药动学:此药物存在于血管内皮等多种组织,能经由人体正常细胞培养而获得。目前,在该药的生产过程中主要靠 DNA 基因重组技术来完成,可以生产和使用的药品以重组组织型纤溶酶原激活剂最为普遍。这是一种糖蛋白,由 526 个氨基酸组成,并对血栓纤维蛋白具有很高的亲和力及选择性,抗原性极低,溶栓的作用迅速而强大,不良反应甚少。可是该药市场价格相对较为昂贵,大多数患者的经济状况仍然承担不起。用药后能在肝脏内被迅速消除,血浆内的 $t_{1/2}$ 仅为 5 分钟,若经 10 分钟后体内仅存总药量的 20%。此外,此药还可被血液内纤溶酶原激活剂抑制物 -1 进行灭活,鉴于不同个体的肝血流量和纤溶酶原激活剂抑制物 -1 不同,所以,在使用该药之后的血浆浓度个体差异性十分明显。

（3）禁忌证:有出血性疾病、近 3 个月消化道溃疡、近 2 周内进行外科手术、近期发生过脑血管疾病、70 岁以下老年人、严重高血压或主动脉瘤患者等。

（4）用法与用量:常为注射用粉剂,每瓶 50mg,可供上肢静注或静滴,滴注前要用灭菌生理盐水把药粉溶解为 1mg/ml 的浓度,一般首选用量为 100mg,然后再按不同的配方于 3 小时内结束静滴。治疗急性心肌梗死,在最初 2 分钟内静脉推注 10~15mg,继之在 30 分钟内静滴 0.75mg/kg,随后再在 60 分钟内静滴 0.50mg/kg,通常不宜超过 35mg/kg;国内也有人曾经主张首剂给予 8mg 静脉注射,随后再于 90 分钟内给予 42mg 静脉滴注。治疗急性肺梗死,选用此药 50~100mg 于 2 小时内持续静脉滴注。

（5）药物相互作用:在用药时已口服抗凝药,将增加本药的出血性危险;与其他纤溶药一起使用,也应该减少该药的剂量。

（6）不良反应与注意事项:rt-PA 半衰期短,为预防血管再栓塞,需要在每次静滴之后,紧接着给予常量的低分子肝素或尿激酶静滴,必须更加慎重和密切监测以防发生出血。此药不可采用葡萄糖注射液稀释,也不可与其他药品混在同一个瓶内静滴或静注,甚至不能和其他药物共用一个注射器具。虽然 rt-PA 有比较好的选择性溶栓作用,一旦用量过大也可有内出血的危险,例如消化道出血、脑出血、咯血、血尿、注射或穿刺区局部出血等。部分的溶栓患者当冠状动脉缺血部位再灌注后可能发生心律失常;此外,rt-PA 用药期间,偶可见于恶心、呕吐、发热或荨麻疹样变态反应。当使用 rt-PA 溶栓治疗时,应注意加强患者的心电监测,并且准备好各类抗心律失常的药物,以便紧急应对在成功 rt-PA 溶栓后易于发生的再灌性心律失常,如窦性心动过缓、室性心动过速、室性期前收缩等。患者存在出血倾向,如 10 天以内有严重消化道或脑出血、创伤或手术后,以及患者罹患尚未被彻底控制的急性胰腺炎、高血压、糖尿病和细菌性痢疾等。患者出现肝肾功能障碍,检测凝血指标显著下降时要尽量不用或慎用此药。此外,rt-PA 使用期间要避免血管穿刺或手术治疗性操作,必要时还应当为防止局部出血,于穿刺部位进行加压包扎和放置冰袋。

4. 去纤酶和降纤酶　去纤酶具有纤维蛋白溶解活性,能使血浆纤维蛋白原和纤维蛋白溶解,故而导致血栓的溶解。该药对人体可产生显著抗凝血和纤溶系统激活的作用,并降低血小板聚集的作用。临床上主要适用于治疗血栓性疾病,如脑血栓、心绞痛、心肌梗死、视网膜静脉栓塞、深静脉栓塞形成、股动脉栓塞等。此药具有抗原性,可发生过敏性反应,使用前应进行皮试,反应阴性时方可应用。本药禁忌用于有出血史或出血倾向者,正在使用其他纤维蛋白溶解、抗凝或抗血小板药物者,以及严重肝、肾功能障碍或其他脏器功能衰竭者均禁忌使用。

降纤酶系长白山白眉蝮蛇或尖吻蝮蛇蛇毒中提取的丝氨酸蛋白酶单成分制剂。有降低血浆纤维蛋白原、降低血液黏度和抗血小板聚集的作用。本药作用于纤维蛋白原的 α 链,使之释放出 A 肽(这与血液中的凝血酶相似),但不作用于 β 链,对凝血因子ⅩⅢ无作用,不会使纤维蛋白交联成不溶性凝块。这种纤维蛋白不稳定,极易被血管内皮细胞释放的蛋白水解酶 - 纤溶酶降解,从循环系统中清除。所以,本药极其重要的特点是不会像凝血酶那样引起凝血,而是降低血浆中纤维蛋白原的浓度,起到抗凝作用。用药后,血浆纤维蛋白原浓度随剂量的增加而减少(但对血小板计数和功能、出血时间几乎无影响)。本药还促使 t-PA 由内皮细胞释放,并加强其活性;减少纤溶酶原激活剂抑制因子(PAI)的数量,并降低其活性;使纤溶酶原转化为活性的纤溶酶;降低全血黏度,抑制红细胞凝集,使血管阻力下降,改善微循环,使红细胞通过时间缩短,达到疏通血管、溶解血栓的作用。用于治疗血栓栓塞性疾病,如脑血栓形成、脑栓塞、四肢动静脉血栓形成、视网膜静脉栓塞、肺栓塞等。对冠状动脉粥样硬化性心脏病(冠心病)、心绞痛、心肌梗死也有一定疗效。本药禁忌用于对该药过敏患者。患者存在出血倾向,手术后不久,使用抑制血小板、抗凝药或抗纤溶药时,以及严重的肝肾功能障碍与心源性休克时,均应当禁忌使用。

(郑昌成　刘　欣)

参 考 文 献

1. Pudusseri A, Shameem R, Spyropoulos AC. A new paradigm shift in antithrombotic therapy. Front Pharmacol, 2013, 4: 133.

2. Brouwer MA, Jaspers Focks J, Verheugt FW. Novel antithrombotic challenges: head, heart, and guts. Gastroenterology, 2013, 145: 1163-4.

3. Grzybowski A, Ascaso FJ. Antithrombotic therapy and invasive procedures. N Engl J Med, 2013, 369: 1079.

4. Eikelboom JW, Hirsh J, Spencer FA, et al. Antiplatelet drugs: Antithrombotic Therapy and Prevention of Thrombosis, 9th ed: American College of Chest Physicians Evidence-Based Clinical Practice Guidelines. Chest, 2012, 141(2 Suppl): e89S-119S.

5. Kearon C, Akl EA, Comerota AJ, et al. American College of Chest Physicians. Antithrombotic therapy for VTE disease: Antithrombotic Therapy and Prevention of Thrombosis, 9th ed: American College of Chest Physicians

Evidence-Based Clinical Practice Guidelines. Chest, 2012, 141（2 Suppl）: e419S-94S.

6. 阮长耿. 抗血栓药物研究进展. 中华老年医学杂志, 2010, 29（7）: 529.

7. 乔彦, 吕晓川. 抗凝血药物研究进展. 中国心血管病研究杂志, 2005, 3（8）: 631-634.

8. 洪晓明, 李兴德. 氯吡格雷抵抗相关机制及对策. 中国医师进修杂志, 2010, 33（10）: 71-74.

9. 王振义, 李家增, 阮长耿, 等. 血栓与止血基础理论与临床. 3版. 上海: 上海科学技术出版社, 2004.

10. Srivastava A, Brewer AK, Mauser-Bunschoten EP, et al. Guideline for the management of hemophilia, Hemophilia 2013, 19（1）: e1-47.

11. 杨仁池、王鸿利. 血友病. 上海: 上海科学技术出版社, 2007.

12. 林果为、欧阳仁荣、陈珊珊, 等. 现代临床血液病学. 上海: 复旦大学出版社, 2013: 1768-1794.

第二十六节 血栓性微血管病

血栓性微血管病（thrombotic microangiopathy, TMA）是一组以微血管栓塞病理特征的疾病。主要表现为微血管病性溶血性贫血、血小板减少、微循环血小板血栓引起神经系统、肾脏等器官受累。经典的血栓性微血管病主要指血栓性血小板减少性紫癜（thrombotic thrombocytopenic purpura, TTP）和溶血尿毒综合征（hemolytic uremic syndrome, HUS）。鉴于 TTP 和 HUS 临床均有神经系统和肾脏受累症状，血浆置换均有较好的疗效，且鉴别诊断困难，近年也有学者提出将这两种疾病合称为 TTP-HUS 综合征。恶性高血压、恶性肿瘤（如乳腺、胃肠道、前列腺及肺的腺癌）、自身免疫性疾病（如抗磷脂综合征、硬皮病肾危象等）、妊娠相关肾病（如 HELLP 综合征）、移植相关性（移植物抗宿主反应有关）及药物等也可引起 TMA。

一、血栓性血小板减少性紫癜

（一）概述

血栓性血小板减少性紫癜（thrombotic thrombocytopenic purpura, TTP）为一组微血管血栓出血综合征，发病率约 6/ 百万人，其主要临床特征包括微血管病性溶血性贫血、血小板减少、神经精神症状、发热和肾脏受累等。TTP 的主要发病机制涉及 vWF 裂解蛋白酶（ADAMTS13）活性缺乏、血管内皮细胞 vWF 异常释放、血小板异常活化等方面。

（二）病因及分类

根据病因可分为遗传性和获得性 TTP, 后者根据有无原发病分为特发性 TTP 和继发性 TTP。

1. 遗传性 TTP 也称 Upshaw-Schulman 综合征, 在新生儿和儿童极其罕见（发生率约为 $1/10^6$）。遗传性 TTP 系 9 号染色体 q34 编码的金属蛋白酶 ADAMTS13 基因缺陷（突变或缺失），导致其合成或分泌异常, 致使其活性严重缺乏（一般低于正常活性 5%~l0%），无法降解高黏附性的超大分子量 vWF, 从而引起血小板性微血管血栓的形成而发病。遗传性 TTP 常在感染、应急或妊娠等诱发因素作用下发病。

2. 获得性 TTP 根据有无原发病分为特发性和继发性 TTP

（1）特发性 TTP: 发病率为 33%~57%, 多因患者体内存在抗 ADAMTS13 自身抗体（抑制物），导致 ADAMTS13 活性降低或缺乏, 是主要的临床类型。

（2）继发性 TTP: 发病率约为 43%~66%, 其发病与许多因素有关, 机制复杂, 预后不佳。这些因素包括感染（病毒或细菌感染: 艾滋病、病毒性肝炎、胰腺炎等）; 自身免疫性疾病（系统性红斑狼疮、类风湿关节炎、结节性多动脉炎等）；药物（如噻氯匹定、氯吡格雷、环孢素、丝裂霉素等）；器官移植；干细胞移植；妊娠、产后；酒精；胆囊疾病和恶性肿瘤等。

（三）发病机制

TTP 的主要发病机制涉及血管性血友病因子（vF）、裂解蛋白酶（ADAMTS13）活性缺乏、血管内皮细胞 vWF 异常释放、血小板异常活化等方面。

TTP 的发生主要与 ADAMTS13 缺陷有关，ADAMTS13 存在于正常血浆中，由肝脏合成，用于裂解循环中的 vWF 多聚体。vWF 是由血管内皮细胞及巨核细胞合成的一种糖蛋白，贮存于血管内皮细胞 Weibel-Palade 小体以及血小板颗粒中，它的主要功能是连接血小板表面的 GP Ⅰ b-Ⅸ-Ⅴ受体和血管内皮下胶原，同时与Ⅷ因子非共价结合，防止Ⅷ因子被过早清除血管一旦受损，vWF 大量释放至外周血，在血流剪切力的作用下延展为线性结构，以最大程度地起到使血小板黏附聚集的作用 vWF 多聚体的大小直接决定了它的这种结合能力的强弱。在正常血浆中，vWF 除了主要的 225kDa 亚单位，还能检测到 189，176 和 140kDa 的片段，由于成熟亚基 Tyr-842 和 Met-843 残基间的单肽键劈裂所致；而超大 vWF 多聚体（ULvWF）并不是循环血浆中的正常成分，它的存在导致了血小板的过度聚集 ADAMTS13 正是通过裂解 vWF 多聚体来达到阻止循环中血小板聚集的目的 ADAMTS13 活性降低见于两种情况，一是位于染色体 9q34 编码 ADAMTS13 的基因突变，该基因突变与先天性 TTP 有关，二是机体产生了针对 ADAMTS13 的自身抗体，这是导致获得性 TTP 的常见原因。因此，当机体存在 ADAMTS13 缺陷时，循环中出现巨大甚至超大 vWF 多聚体，导致广泛微血管血栓形成以及血小板消耗性减少，由于微血管血栓形成引发脏器缺血而出现相应器官受累的临床症状。红细胞在通过有血栓形成的毛细血管和小动脉时发生破坏，导致红细胞碎片增多和 Coombs 试验阴性的溶血性贫血。

（四）临床表现

1. 出血 以皮肤、黏膜为主，严重者可有内脏或颅内出血。

2. 微血管病性溶血性贫血 多为轻中度贫血，可伴黄疸，反复发作者可有脾大，少数情况下有雷诺现象。

3. 神经精神症状 表现为意识紊乱、头痛、失语、惊厥、视力障碍、谵妄、偏瘫以及局灶性感觉或运动障碍等，以发作性、多变性为特点。神经系统表现的多变性为血栓性血小板减少性紫癜的特点之一，其严重程度常决定血栓性血小板减少性紫癜的预后。但 35% 以上患者没有神经精神症状。

4. 肾脏损害 可出现蛋白尿、血尿、管型尿，血尿素氮及肌酐升高。严重者可发生急性肾衰竭。

5. 发热 90% 以上患者有发热，在不同病期均可发热，多属中等程度。其原因不明，可能与下列因素有关：①继发感染，但血培养结果阴性；②下丘脑体温调节功能紊乱；③组织坏死；④溶血产物的释放；⑤抗原抗体反应使巨噬细胞及粒细胞受损，并释放出内源性致热原。

（五）实验室检查

1. 血常规 不同程度贫血，外周血涂片可见异形红细胞及碎片（＞1%），网织红细胞计数大多增高；血小板计数显著降低，半数以上患者 PLT ＜ 20 × 10⁹/L。

2. 血液生化 血清游离血红蛋白和非结合胆红素升高，血清结合珠蛋白下降，血清乳酸脱氢酶明显升高，尿胆原阳性。血尿素氮及肌酐不同程度升高。肌钙蛋白 T 水平升高者见于心肌受损。

3. 凝血象　APTT、PT 及纤维蛋白原检测多正常,偶有纤维蛋白降解产物轻度升高。

4. 血浆 ADAMTS13 活性及 ADAMTS13 抑制物检查　采用残余胶原结合试验或 FRET.
vWF 荧光底物试验方法。遗传性 II P 患者 ADAMTS13 活性缺乏(活性< 5%);特发性 TTP
患者 ADAMTS13 活性多缺乏且抑制物阳性;继发性 TTP 患者 ADAMTS13 活性多无明显
变化。

5. Coombs 试验阴性。

（六）诊断

TTP 诊断较困难,根据血栓性血小板减少性紫癜诊断与治疗中国专家共识(2012 年修
订)(中华血液学杂志,2013)需具备如下几点:

1. 具备 TTP 临床表现　如微血管病性溶血性贫血、血小板减少、神经精神症状"三联
征",或具备"五联征"(肾脏损害、发热与三联征同时存在称为 TTP 五联征。)。在疾病早期
则必须具备微血管病性溶血性贫血和血小板减少表现。临床上需仔细分析病情,力争早期
发现与治疗。

2. 典型的血细胞计数变化和血生化改变　贫血、血小板计数显著降低,尤其是外周血
涂片中红细胞碎片明显增(> 1%)高;血清游离血红蛋白增高,血清乳酸脱氢酶明显升高。
凝血功能检查基本正常。

3. 血浆 ADAMTS13 活性显著降低或 ADAMTS13 抑制物。

4. 排除溶血尿毒综合征(HUS)、弥散性血管内凝血(DIC)、HELLP 综合征、Evans 综合
征、子痫等疾病。

（七）鉴别诊断

1. DIC　除微血管血栓临床症状外,DIC 患者多伴有凝血功能障碍与继发性纤溶亢进。
鉴别要点见表 9-26-1。

2. HUS　有关 HUS 与 TTP 的关系,目前认为是分立的但又不是独立的综合征。TTP 与
HUS 的鉴别目前可以通过 ADAMTS13 的活性检测区分,即 TTP 患者的 ADAMTS13 活性多
有严重缺乏,而 HUS 患者其活性均只是轻度或中度减少。但有学者主张不必细分二者,因
为这两种疾病目前治疗上都采用血浆置换疗法,故常被合称为 TTP-HUS 综合征。

表 9-26-1　TTP 与其他疾病鉴别

	TTP	HUS	HELLP	DIC
神经精神症状	+++	+/-	+/-	+/-
肾损害	+/-	+++	+	+/-
发热	+/-	-/+	-	+/-
肝损害	+/-	+/-	+++	+/-
高血压	-/+	+/-	+/-	-
溶血	+++	++	++	+
血小板减少	+++	++	++	+++
凝血异常	-	-	+/-	+++

3. Evans 综合征　自身免疫性溶血性贫血伴免疫性血小板减少性紫癜。可有肾功能损害的表现，Coombs 试验阳性，无畸形和破碎红细胞，无神经症状。

4. HELLP（hemolysis，dlevated/liver function，low platelets）综合征　是一种与妊娠期高血压相关的严重并发症，病理表现为血栓性微血管性改变，临床上表现为溶血、肝功能异常和血小板减少，与 ADAMTS13 缺乏无关，可能与自身免疫机制有关。但是在遗传性或获得性 ADAMTS13 缺乏的妇女，妊娠本身可以诱发急性 TTP。

（八）治疗原则与方案

1. 治疗原则　本病病情凶险，病死率高。在诊断明确或高度怀疑本病时，不论轻型或重型都应尽快开始积极治疗。首选血浆置换治疗，其次可选用新鲜（冰冻）血浆输注和药物治疗。对高度疑似和确诊病例，输注血小板应十分谨慎，仅在出现危及生命的严重出血时才考虑使用。

2. 治疗方案

（1）血浆置换疗法：为首选治疗，以去除 ADAMTS13 自身抗体使 ADAMTS13 活性恢复。可采用新鲜血浆、新鲜冰冻血浆，血浆置换量推荐为 2000ml/ 次（或为 40~60ml/kg 体重），每日 1~2 次，直至症状缓解、血小板数及 LDH 恢复正常，后可逐渐延长置换间隔。对暂时无条件行血浆置换治疗或遗传性 TTP 患者，在病情初步控制后可输注新鲜血浆或新鲜冰冻血浆，补充 ADAMTS13，剂量推荐为每日 20~40mg/（kg・min），注意液体量平衡。当严重肾衰竭时，可与血液透析联合应用。血浆置换可引起非致命心脏骤停，全身感染，导管阻塞，低血压，静脉血栓形成，和甚至死亡。对继发性 TTP 患者血浆置换疗法常无效。

（2）免疫抑制治疗：发作期 TTP 患者辅助使用甲泼尼龙（200mg/d）或地塞米松（10~15mg/d）静脉输注 3~5 天，后过渡至泼尼松[1mg/（kg・d）]，病情缓解后减量至停用。伴抑制物的特发性 TTP 患者也可加用长春新碱或其他免疫抑制剂，减少自身抗体产生。复发和难治性（或高效价抑制物）特发性 TTP 患者也可加用抗 CD20 单克隆抗体，清除患者体内抗 ADAMTS13 自身抗体，减少复发。推荐剂量为抗 CD20 单抗每周 375ml/m²，连续应用 4 周。

（3）静脉滴注免疫球蛋白：效果不及血浆置换疗法，不作为第一线疗法，适用于血浆置换无效或多次复发的病例。

（4）贫血症状严重者可以输注洗涤红细胞。

（5）抗血小板药物：病情稳定后可选用双嘧达莫和（或）阿司匹林，对减少复发有一定作用。

（6）脾切除：脾脏在 TTP 的发病机制中的确切作用并不清楚，作为单核 - 吞噬细胞系统，脾脏是自身抗体产生和抗原抗体复合物清除的主要场所，因此，通过脾切除术可以去除抗体产生部位。由于疗效不十分肯定，目前较少采用，多用于其他疗法无效或多次复发者。

（7）补充 ADAMTS13 蛋白：血浆纯化 ADAMTS13 蛋白。克隆 ADAMTS13 基因，获得功能性的 ADAMTS13 重组蛋白，仍处于实验研究阶段，为目前最具前景的 TTP 治疗方法。理论上讲，采用 rh-ADAMTS13 对遗传性 TTP 患者行替代治疗将是一种有着良好前景的治疗手段。

（8）vWF-GPⅠb抑制剂：由于 ULvWF 可以自发的与血小板 GPⅠb 相互作用，形成微血栓,可通过阻断这种相互作用来预防或治疗 TTP,但仍在实验阶段。

（9）基因治疗:是一种正在探索的新疗法,对 ADAMTS13 缺陷基因治疗,从而根治先天性 TTP 患者。

（九）预后

TTP 复发是指在完全缓解 30 天后再发生 TTP 临床表现。TTP 疾病复发率为 30% 左右,多出现在疾病首次发作后的一年内。遗传性 TTP 及抑制物阳性的特发性 TTP 患者易复发。定期检测血小板数和 ADAMTS13 活性有助于预后判断,对抑制物检测持续阳性者需注意疾病复发;由于免疫抑制治疗方法的优化,减少了复发病例。

二、溶血性尿毒症综合征（HUS）

（一）概述

溶血尿毒症综合征是一种以微血管溶血性贫血、血小板减少和肾衰竭为主要临床表现的一种微血栓疾病。儿童发生溶血尿毒症综合征的概率高于成人。该综合征起病时可表现为胃肠炎、腹泻或上呼吸道感染症状。急性期标志性的症状包括紫癜性皮疹、易激惹、嗜睡,之后出现少尿;再然后会出现脾大、轻度黄疸、肝大、肺水肿以及肾衰竭,部分病人会出现惊厥。治疗方面主要针对贫血和肾衰竭。使用抗生素不仅是无效的,而且还可能减慢肠蠕动而增加毒素的吸收,从而可能加重病情。患溶血尿毒症综合征的患者通常都能够完全恢复,但约 5% 的患者会死于该病,10% 的患者可能发展成为终末期肾病而需要终身透析治疗。

（二）病因

HUS 病因尚未完全阐明,普遍认为可能与下列因素有关:①感染:大肠埃希杆菌（ $E. coli$ ）O157:H7 感染,人类免疫缺陷病毒（HIV）感染,肺炎链球菌感染等。②药物:包括奎宁、丝裂霉素、环孢素（CsA）、他克莫司（FK506）等、抗血小板药物（噻氯匹定、氯吡格雷）。③妊娠和避孕药物。④自身免疫性疾病:系统性红斑狼疮,类风湿关节炎、微型多血管炎、抗磷脂综合征等。⑤遗传性因素:H 因子（C3b 灭活剂加速因子）,I 因子（旧称 C3bINA）等缺乏。⑥其他:肿瘤、造血干细胞移植术后及恶性高血压等。

（三）发病机制

1. 血管内皮损伤致肾内微血管性溶血及血管内凝血 血管内皮损伤是所有 HUS 发病机制的中心环节,也是始动环节。内皮细胞损伤可通过炎症和非炎症两条途径,STEC 来源的脂多糖（LPS）可激活白细胞,激活中性粒细胞释放 TNF-α、IL-1、内弹力酶及氧自由基,刺激细胞因子 TNF-α、IL-1 的合成,LPS 和细胞因子具有协同作用,可损伤内皮细胞,继而启动血管内凝血及血栓形成。

2. 细菌毒素对肾小管上皮细胞的损伤作用 如产生志贺菌毒素（Stx）的大肠埃希杆菌感染。

3. 细菌毒素与神经氨酸酶直接损伤上皮细胞。

4. 血凝及纤溶异常 体内炎症介质特别是 TNF-α、IL-6、IL-8,参与内皮细胞损伤及活化。血小板及凝血过程的激活也可血凝及纤溶异常。

5. 免疫机制 HUS 的发病可能与免疫有关,如 C3 降低等。

（四）临床表现

HUS 的临床特征为微血管病溶血性贫血,血小板减少,肾脏损害,可伴有中枢神经系统损害。

1. 一般症状　多数患者起病时有乏力，恶心、呕吐、食欲缺乏，伴或不伴有腹泻。部分患者起病时有上呼吸道感染。

2. 血小板减少　由于微血管内血栓形成，血小板聚集、消耗增加，HUS可有明显血小板减少。重者常有明显出血，表现为鼻出血、皮肤瘀斑、眼底出血、呕血、便血、咯血等。

3. 微血管病性溶血性贫血　微血管病溶血性贫血是HUS的重要标志，数天内血红蛋白明显下降。主要是因为当红细胞通过狭窄的微血管时，因承受较高的剪切力而遭受破坏，从而引起血管内溶血。急性溶血有腰背酸痛、血红蛋白尿，约半数患者有黄疸和肝大。约99%病例血红蛋白低于100g/L，40%低于65g/L。血浆结合珠蛋白降低，抗人球蛋白试验（Coombs）阴性。非结合胆红素升高，乳酸脱氢酶升高。末梢血涂片可见红细胞碎片，破碎红细胞呈头盔形、芒刺状等。末梢血涂片红细胞碎片阳性和Coombs试验阴性，是诊断微血管病溶血性贫血的必要条件。典型的HUS有白细胞总数增加伴核左移，而非典型HUS白细胞计数常在正常范围。

4. 急性肾衰竭　90%以上的HUS有急性肾衰竭，多数HUS可持续少尿或无尿，需进行透析治疗。血容量负荷过重，心力衰竭、肺水肿是成人HUS常见症状。但少数患者由于腹泻与呕吐、内皮细胞损伤后毛细血管通透性增加，可出现有效血容量不足的症状。绝大多数HUS可出现高血压，通常是高肾素性高血压。HUS-TTP高血压更加严重，血压升高也与病情复发有关。儿童腹泻相关的HUS高血压通常较轻，且为一过性，并随肾功能恢复而好转。

5. 神经系统症状　由于大脑皮质和脑干小血管微血栓形成，脑神经细胞缺血、缺氧，导致头痛、行为改变、视力障碍、言语困难、感觉异常、瘫痪、抽搐，甚至昏迷。典型HUS出现神经症状相对少见，非典型HUS则多见。

（五）临床分类

根据病因及临床特征等的不同，HUS包括典型HUS，也称腹泻相关型HUS（diarrhea HUS，D+HUS），及无腹泻的HUS（diarrhea negative HUS，D-HUS），也称不典型HUS（atypical HUS，aHUS），近年来随着现代遗传学及免疫学技术的发展，在aHUS中又进一步分出一个新的亚类称为DEAP-HUS。

1. D+HUS　D+HUS约占HUS的90%，大多累及儿童，急性起病，有胃肠道感染前驱症状，由感染因素、环境和药物等诱发，主要继发于产志贺毒素大肠埃希杆菌（*E. coli*）O157∶H7或痢疾志贺菌1型感染。最常见的感染源是未煮熟的牛肉。其发病机制为志贺毒素使靶细胞如血管内皮细胞蛋白合成受损，导致内皮细胞死亡，血管内皮受损从而活化血小板和凝血系统使血栓形成或志贺毒素直接损伤肾小球系膜细胞和小管上皮细胞，导致急性肾功能不全；另外D+HUS发生也与补体旁路途径的过度激活有关，有研究表明志贺毒素可通过与H因子结合，使补体旁路途径过度激活，损伤血管内皮。典型临床表现为前驱症状血性腹泻，常伴有呕吐、发热、白细胞升高，少数前驱症状为呼吸道感染，前驱期常为3~12天（平均7天）。前驱期过后，随即急性起病，突然发作血小板减少、微血管病性溶血性贫血和氮质血症，但25%的患者不会出现腹泻的前驱症状，55%~70%有急性肾衰竭伴肉眼血尿（呈酱油色）、少尿或无尿。可有轻度黄疸、皮肤和黏膜出血、神经系统等多系统症状。肾脏损害症状包括血尿、蛋白尿、少尿。长时间的少尿和（或）持续性高血压是病情恶化的标志，并常导致残余肾功能减退。约50%患者需要透析治疗，25%的患者有神经系统症状，包括抽搐和昏迷。D+HUS 的病程一般为 2~3 周,预后相对较好,90% 的患者肾功能可完全恢复正常,急性期死亡率 3%~5%。

2. aHUS　aHUS 为 HUS 的 5%~10%,年发病率 2/100 万,所有年龄段均可发病,主要见于成年人,区别于典型 HUS,一般无腹泻的前驱症状,非典型 HUS 的病例中未发现产生 STx 毒素的大肠埃希杆菌感染,有复发性或家族性倾向。HUS-TTP 发病无性别差异,无季节性差异。约 1/3 患者起病时就合并有中枢神经系统症状,如抽搐、昏迷,临床表现与 TTP 相似。多数患者在急性期需透析治疗,预后较差,其病死率、复发率及终末期肾衰竭发生率都明显高于 D+HUS。可呈家族聚集或散发性。散发型患者的发病可有诱因,如 HIV 感染、器官移植、怀孕、肿瘤、抗肿瘤药物、免疫抑制剂(环孢素、他克莫司等)、抗血小板药物的使用,但近 50% 的散发型者为特发性。现认为无论家族型或散发型 HUS 预后较差,死亡率约 25%,并有复发倾向,约 50% 患者发展为慢性肾衰竭。

3. DEAP-HUS　约 6%~10% 的 aHUS 患者体内存在抗 CFH 抗体,有研究者将其称为自身免疫型 HUS,主要累及年轻人,不同于其母亲为 CFHR1 及 CFHR3 基因杂合突变型,患者为 CFHR1/3 纯合缺失,产生抗 CFHR 1/3 抗体 CFHR 1~5 为与 CFH 基因序列有高度相似性的蛋白抗体主要作用于 CFH 的 C 端,阻碍 CFH 相关功能。该型患者可有较为突出的非腹泻的胃肠道症状,若诊治及时,则预后较好。

(六)实验室检查

1. 血液学改变

(1)贫血:迅速发生,Hb 可降至 30~50g/L,其程度与肾衰竭程度不一致。

(2)血管内溶血:网织红细胞、非结合胆红素水平明显升高,血涂片可见红细胞形态异常,表现为大小不等、嗜多染、三角形、芒刺状及破碎的红细胞。

(3)血小板减少:90% 患者血小板减少,可低至 10×10^9/L,平均 75×10^9/L,有些 HUS 患者血小板计数可完全正常或接近正常。

(4)白细胞数:升高见于 85% 的患者,可达 $(20 \sim 30) \times 10^9$/L。

(5)Coombs 试验:阴性。

(6)血清乳酸脱氢酶水平升高。

2. 凝血象检查　凝血功能通常正常,凝血因子 V、Ⅷ正常或稍增加;但在疾病早期可有凝血酶原时间延长、纤维蛋白原降低,纤维蛋白降解产物升高,凝血因子减少。

3. 尿液检查　镜下血尿,10% 的患者有肉眼血尿,不同程度的蛋白尿、白细胞及管型,严重溶血者可有血红蛋白尿。

4. 肾功能　肾功能指标异常,不同程度的代谢性酸中毒、高钾血症及氮质血症。

5. 特殊的病原学检查　Stx HUS 患者大便中可检出大肠杆菌 O157:H17 和 Stx 毒素,或培养出产 Stx 大肠杆菌,血清学检查可发现 Stx 及 O157 内毒素抗体,常在腹泻 6 天内可诊断。

6. 肾脏影像学　B 超可见肾脏增大,晚期肾脏缩小。

7. 肾脏病理　典型 HUS 肾脏病理特点为广泛的肾小球血栓形成。主要有 3 种表现:

(1)肾小球病变:系膜增宽,毛细血管壁增厚、内皮细胞肿胀、管腔狭窄、内皮下间隙扩大可出现双轨,可伴广泛毛细血管微血栓形成。

(2)肾小动脉病变:小叶间动脉血栓形成、动脉内膜水肿、肌内膜细胞增生,伴肾小球缺血性改变。

（3）肾小球及肾动脉病变：同时存在。免疫荧光检查可见 IgM、C3 及纤维素沉积在肾小球血管壁；电镜可见毛细血管内皮细胞增生、肿胀和脱落，管腔内有红细胞碎片、血小板和凝集的纤维素。无论以何种表现为主，均不伴明显的细胞增生及炎症细胞浸润。

（七）诊断

HUS 的诊断主要依靠典型临床表现，主要诊断依据：

1. 严重溶血性贫血依据。

2. 血小板减少。

3. 急性肾衰竭。

4. 外周血涂片有异形红细胞及红细胞碎片。

5. 肾活检证实为肾脏血栓性微血管病（TMA）。但仍需与如下疾病进行鉴别。

（八）鉴别诊断

1. TTP 两种病的病理变化均为内皮细胞损害、微血管内血栓形成，因此不少学者将之视为同一疾病的两种不同表现。一般认为当肾脏病变突出，以 ARF 表现为主，几乎无神经系统病变时称为 HUS；当神经系统症状突出，血小板减少为主，肾脏改变轻时称为 TTP。但 HUS 也可出现神经系统表现，而 TTP 患者也可有明显的肾功能异常。HUS 和 TTP 合称为血栓性微血管病。TTP 主要见于成人，而 HUS 主要见于儿童，特别是婴幼儿。血管性血友病因子裂解酶（ADAMTS13）活性下降主要见于 TTP 患者，而 HUS 患者 ADAMTS13 活性基本正常。检测血浆中 ADAMTS13 活性，有助于 HUS-TTP 的鉴别。

2. 自身免疫性溶血性贫血（AIHA） 由于免疫功能紊乱，产生某种抗体能与自身正常红细胞表面的抗原结合或激活补体，引起红细胞过早破坏而导致的一组获得性溶血性贫血。临床患者有溶血的表现，球形红细胞亦明显增多。Coombs 试验阳性，可与 HUS 鉴别。

3. 阵发性睡眠性血红蛋白尿（PNH） 实验室检查有慢性溶血表现，红细胞和 Hb 减少，网织红细胞增多，白细胞通常减少，血小板正常或减少，约 50% 患者有血细胞减少；骨髓检查有核细胞增生活跃，以红细胞系统为主，部分有增生低下；酸化血清试验阳性、CD55、CD59 是确诊本病的重要条件。尿内含铁血黄素试验阳性有重要辅助诊断价值。

（九）治疗

HUS 目前尚无特效治疗，主要治疗包括支持治疗血浆治疗、透析、降压、抗凝、免疫抑制剂等综合治疗。而典型 D+HUS 的治疗则以支持疗法为主。

1. 支持治疗 加强临床护理，积极防治感染，注意补充营养，对症支持治疗。应充分重视水电解质代谢紊乱的处理。患者由于腹泻、呕吐、腹水，应注意补液治疗，如有少尿，补液量应限于不显性失水量加尿量。由于 HUS 患者存在高分解状态，所以应重视加强营养支持，避免负氮平衡，宜注意补充碳水化合物和必需氨基酸制剂。HUS 时高血压常见，应积极控制。高血压除高血容量因素外，还可能有高肾素因素存在。除常规降压治疗外，对顽固性严重高血压可使用硝普钠、血管紧张素转换酶抑制剂（ACEI）或血管紧张素Ⅱ受体拮抗剂。惊厥可静脉使用地西泮或苯妥英钠，除非癫痫或大脑梗死反复发作，一般不主张长期使用抗惊厥药物。

2. 急性肾衰竭的治疗　按照 ARF 治疗原则，严格控制水、钠入量，纠正电解质紊乱、氮质血症和代谢性酸中毒，补充足够的热量。凡少尿、无尿超过 2 天，血尿素氮及肌酐迅速升高、严重代谢性酸中毒、血钾＞6mmol/L、水钠潴留保守治疗无效者均应尽早开始透析治疗。

3. 输新鲜冰冻血浆及输血　输注新鲜冰冻血浆可补充血浆中缺乏的抑制血小板凝集因子，每次 15~30ml/kg，1~2 天 1 次，直至血小板数升高达正常，溶血现象停止。严重贫血者，输新鲜血有助于纠正贫血，改善症状。应避免输血小板，因为输血小板更加促进广泛的微血栓形成，可使病情恶化。

4. 血浆置换　上述治疗无效者可考虑做血浆置换疗法，以去除血浆中自身抗体、炎症介质、细胞因子等。适应证：成人非典型 HUS 患者，伴有明确神经系统症状、严重的血小板减少患者、有严重的器官损害患者。血浆置换应在临床症状出现 24 小时内开始，标准血浆置换量推荐首日量为 40ml/kg，此后 10~20ml/（kg·d）。强化治疗需要增加置换量，对于部分顽固患者予每日 2 次的标准血浆置换量。对于血浆置换的疗程目前尚未达成一致。有学者认为血浆置换需持续至血小板减少和神经系统症状缓解、Hb 稳定、血清 LDH 正常 1~2 周逐渐减少置换量，直至停止。肺炎链球菌感染引起的 HUS，血浆治疗禁忌，因为血清中含有针对 Thomsen-Friedenreich 抗原的抗体可能会加重病情。

5. 糖皮质激素及免疫抑制剂　糖皮质激素能够稳定血小板和血管内皮细胞膜，从而减轻血管内皮损伤。糖皮质激素能抑制巨噬细胞活性，减少血小板和红细胞被巨噬细胞破坏，同时抑制 T 细胞功能，减少自身抗体的生成。因此，溶血难以控制的 HUS 危重症儿童的治疗，可考虑使用糖皮质激素与免疫抑制剂。甲泼尼龙冲击，剂量 10~30mg/（kg·d），3 天为 1 个疗程。免疫抑制剂：环磷酰胺（1g/1.73m^2）、硫唑嘌呤、吗替麦考酚酯，静脉输注丙种球蛋白治疗。

6. 利妥昔单抗和依库珠单抗　靶向治疗药物通过阻断补体及抑制在 aHUS 中起作用的蛋白质发挥作用。依库珠单抗是一种人源化的鼠单克隆抗体，与补体 C5 有高亲和力，从而防止其切割和终端补体成分，包括膜攻击复合物、SC5b-9。最常见的副作用包括高血压、腹泻、头痛、贫血、呕吐、恶心，上呼吸道和泌尿道感染，以及白细胞减少。

7. 抗凝治疗　目前仍存在争议，临床上可酌情选用下列药物。①肝素每次 100U/kg，静脉滴注，溶于 50g/L 葡萄糖注射液中；或低分子肝素每次 80IU/kg，皮下注射或静脉注射。②尿激酶 3~6 万 U/d，溶于 50g/L 葡萄糖液中静脉滴注。③抗血小板凝聚药阿司匹林 1~3mg/（kg·d）；双嘧达莫 3~5mg/（kg·d）；服药期间需注意检测血小板。

（十）预后

30 年前 HUS 病死率高达 50% 以上，近年来已下降至 5%~10%。病死率下降的因素早期发现轻症病例，早期诊断和正确有效的综合治疗，特别是与开展了血液净化技术和腹膜透析治疗有关。但目前 HUS 仍为急性肾衰竭中预后较差者，预后不良的因素有：家族性发病且反复发作者、显性遗传的病例、高龄、有高血压、中枢神经系统受累、肾损害严重、贫血严重需多次输血、透析不及时且伴有感染者，组织学上有广泛肾皮质坏死和（或）小动脉病变者，都易发展为终末期肾衰。

（十一）预防

本病为多病因引发的疾病，对遗传因素所致的 HUS 无有效预防措施，对大肠埃希杆菌 O157：H7 引发 HUS 者，要避免食用污染或未煮透的牛肉、加热不充分的汉堡面包、发霉香肠等,而大肠埃希杆菌 O157：H7 疫苗的开发,将对预防典型 HUS 的发生起一定作用。

（丁凯阳）

参 考 文 献

1. Armstrong GD, Mulvey GL, Marcato P, et al. Human serum amyloid P component protects against escherichia coli O157：H7 shiga toxin 2 in vivo：therapeutic imphcations for hemolytic-uremic syndrome. J Infect Dis, 2006, 193：1120-1124.

2. Moore I, Strain L, Pappworth I, et al. Association of factor H autoantibodies with deletions of CFHR1, CFHR3, CFHR4, and with mutations in CFH, CFI, CD46and C3 in patients with atypical hemolytic uremic syndrome. Blood, 2010, 115(2)：379-387.

3. Goicoechea JE, Harris CL, Esparza GJ, et al. Gain-of-function mutations in complement factor B are associated with atypical hemolytic uremic syndrome. Proc Natl Acad Sci U S A, 2007, 104(1)：240-245.

4. Zipfel PF, Edey M, Heinen S, et al. Deletion of complement factor H-related genes CFHR1 and CFHR3 is associated with a typical hemolytic uremic syndrome. PLoS Genet, 2007, 3：e41.

5. Jorge EG, Macor P, Paixao-Cavalcante D, et al. The development of atypical hemolytic uremic syndrome depends on complement C5. J Am Soc Nephrol, 2011, 22：137-145.

6. George JN. How I treat patients with thrombotic thrombocytopenic purpura. Blood, 2010, 116：4060-4069.

7. Scully M, Yarranton H, Liesner R, et al. Regional UK TTP registry：correlation with laboratory ADAMTS 13 analysis and clinical features. Br J Haematol, 2008, 142(5)：819-826.

8. Tsai HM. von Willebrand factor, shear stress, and ADAMTS13 in hemostasis and thrombosis. ASAIO J, 2012, 58：163-169.

9. Kremer Hovinga JA, Lammle B. Role of ADAMTS13 in the pathogenesis, diagnosis, and treatment of thrombotic thrombocytopenic purpura. Hematology Am Soc Hematol Educ Program, 2012, 2012：610-616.

10. Crawley JT, Scully MA. Thrombotic thrombocytopenic purpura：basic pathophysiology and therapeutic strategies. Hematology Am Soc Hematol Educ Program, 2013, 2013：292-299.

11. Sadler JE. von Willebrand factor, ADAMTS13, and thrombotic thrombocytopenic purpura. Blood, 2008, 112：11-18.

12. Balduini CL, Gugliotta L, Luppi M, et al. High versus standard dose methylprednisolone in the acute phase of idiopathic thrombotic thrombocytopenic purpura：a randomized study. Ann Hematol, 2010, 89(6)：591-596.

13. Scully M, McDonald V, Cavenagh J, et al. A phase 2 study of the safety and efficacy of rituximab with plasma exchange in acute acquired thrombotic thrombocytopenic purpura. Blood, 2011, 118(7)：1746-1753.

14. Schiviz A, Wuersch K, Piskernik C, et al. A new mouse model mimicking thrombotic thrombocytopenic purpura：correction of symptoms by recombinant human ADAMTS13. Blood, 2012, 119：6128-6135.

15. Feys HB, Roodt J, Vandeputte N, Pareyn I, et al. Inhibition of von Willebrand factor-platelet glycoprotein Ib interaction prevents and reverses symptoms of acute acquired thrombotic thrombocytopenic purpura in baboons. Blood, 2012, 120：3611-3614.

16. Trionfini P, Tomasoni S, Galbusera M, et al. Adenoviral-mediated gene transfer restores plasma ADAMTS13

antigen and activity in ADAMTS13 knockout mice. Gene Ther, 2009, 16：1373-1379.

17. 林果为,欧阳仁荣,陈姗姗,等. 现代临床血液病学. 上海：复旦大学出版社,2013.

18. 王振义,李家增,阮长耿,等. 血栓与止血基础理论与临床. 3版. 上海：上海科学技术出版社,2004.

19. 阮长耿. 血栓性血小板减少性紫癜诊断与治疗中国专家共识(2012年修订). 中华血液学杂志,2013,26
（3）：145-146.

20. 张之南,沈悌. 血液病诊断及疗效标准. 3版. 北京：科学出版社,2007.

第二十七节　抗凝药物临床应用的实验室监测

血栓形成常为多种因素作用的结果,也存在着发生部位,病理机制和细胞成分的差别。机体血栓按照发生部位主要分为静脉血栓、动脉血栓和微循环血栓。前者多为红色血栓,后两者则多富含血小板。由于这种多样性,临床应用的抗血栓栓塞性药物主要分为四大类：抗血小板类药物、抗凝血药物、溶血栓药物和降纤药物。

抗血栓治疗的目的：一方面是溶解体内已经形成的血栓,改善微循环；另一方面是阻止体内继续形成各种血栓,预防继发性血栓和复发。如果抗凝不足,可导致反复,致命血栓；如抗凝过度,则可引起出血,甚至致命性出血。抗凝监测目的是达到预期的治疗效果；尽量减少出血副作用。由于病人个体差异,原发疾病以及疾病发展阶段的不同,临床应用中特别要注意治疗效果和防范出血风险的平衡。临床应用抗凝药物过程中,除了临床医生的观察外,实验室的及时和定期检测是非常必要的。实验室检测手段主要根据使用药物的靶点而不同。

一、抗血小板药物及实验室监测

血小板在促进血栓形成中有多种作用：作为组成成分参与血栓形成,特别是动脉血栓和微循环血栓；血小板黏附、聚集和活化,为凝血瀑布提供反应场所；血小板释放产物损伤内皮,促进血凝。

（一）药物分类和作用机制

临床应用的抗血小板药物主要包括五类：环氧化酶阻断剂,磷酸二酯酶抑制剂,腺苷二磷酸受体拮抗剂,糖蛋白 IIb-IIIa 受体拮抗剂和 5-羟色胺受体2拮抗剂。

1. 环氧化酶阻断剂　阿司匹林(aspirin, ASA)。ASA 可通过不可逆性地抑制血小板中的环加氧酶,抑制花生四烯酸代谢,减少 TXA_2 的合成,从而抑制血小板功能。服药后约1周血小板被完全抑制,停药后5天可基本恢复。适应证：急性冠脉综合征治疗；动脉粥样硬化二级预防；动脉粥样硬化和冠心病一级预防。ASA 对血小板功能亢进而引起的血栓栓塞性疾病有肯定的效果,如对急性心肌梗死或不稳定型心绞痛患者,可降低再梗死率及病死率；可减少一过性脑缺血的发生率和死亡率。报道表明,阿司匹林能使心肌梗死和脑卒中的病死率下降15%~44%。但 ASA 治疗中有两个主要问题：出血倾向和阿司匹林抵抗。因此,实验室监测血小板数量和聚集功能(花生四烯酸作为诱导剂)是临床使用这类药物过程中所必需的。

2. 磷酸二酯酶抑制药　潘生丁或称双嘧达莫(dipyridamole),西洛他唑(cilostazol)和腺苷酸环化酶激活剂——前列环素。两种药物均可通过增加血小板内的 cAMP 含量,抑制血小板聚集。双嘧达莫临床用于防治各种血栓形成和栓塞性疾病。单独应用时抗血小板作用在临床上始终未能确定,可与阿司匹林合用。西洛他唑抑制多种诱导剂诱导的血小板聚集反应,抗血小板作用快,服药后3小时血浆药物浓度已达峰值,但作用持续时间短,24小时后明显下降,出血时间延长较阿司匹林轻。

3. 腺苷二磷酸受体拮抗剂 氯吡格雷(clopidogrel、波立维),噻氯匹定(抵克得)。两种药物均为噻吩并吡啶衍生物。氯吡格雷可通过其活性代谢产物特异性地、不可逆地与血小板膜表面一种ADP受体(P2Y12)结合,阻断ADP对腺苷酸环化酶的抑制作用,从而促进环腺苷酸(cAMP)依赖的舒血管物质刺激磷酸蛋白(VASP)的磷酸化,抑制由ADP介导的GPⅡb/Ⅲa受体活化进而抑制血小板聚集。氯吡格雷治疗动脉粥样硬化疾病,可降低缺血性脑卒中、心肌梗死或血管性死亡的危险率,并优于阿司匹林。在安全性方面氯吡格雷引起消化道出血的发生率显著低于阿司匹林,而其他严重不良反应二者无显著差异。目前国内仅批准用于非ST段抬高的急性冠脉综合征急性期;ST段抬高的急性心肌梗死;降低PCI的急性缺血事件。

4. 糖蛋白Ⅱb-Ⅲa受体拮抗剂 阿昔单抗(abciximab, Reopro)、依非巴肽(integrilin)和替罗非班(tirofiban)。目前临床上使用的GPⅡb/Ⅲa受体拮抗剂有3类:抗GPⅡb/Ⅲa受体单克隆抗体,含KGD序列的肽类及含RGD序列的小分子拟肽,即阿昔单抗(Reopro)、依替非巴肽(integrilin)和替罗非班(tirofiban)。9个关于阿昔单抗、埃替非巴肽与替罗非班的试验对超过20 000例接受经皮冠状动脉介入(PCI)的患者进行了研究,支持阿昔单抗和埃替非巴肽适用于PCI患者抗栓治疗。出血和血小板减少是GPⅡb/Ⅲa受体拮抗剂的主要副作用。

5. 5-羟色胺受体2(5-HT$_2$)拮抗剂 沙洛雷酯(安步乐克)等。该类药物可选择性抑制血小板及血管平滑肌上5-HT2A受体;抑制血小板聚集及平滑肌的收缩。预防严重血管事件(脑梗死)复发,出血事件少于ASA(一线)。主要适应证:慢性动脉闭塞症,改善静息痛、溃疡等下肢缺血症状。

(二)实验室监测

抗血小板药物从不同的靶点抑制血小板功能的活化,降低血黏度,有效阻止血小板参与各类血栓的形成。首先应了解各类抗血小板药物作用机制,正确地选择针对不同抗血小板功能环节的有效监测项目。实验室监测的目的是适度抑制血小板功能,在临床不出现明显出血的前提下,达到最大的抗血栓效应。血小板计数(BPC),出血时间(BT),血小板聚集试验(PAgT),血小板P-选择素和GPⅡb/Ⅲa受体表达率检测是目前反映抗血小板药物疗效的最常用监测指标。

1. 血小板计数 临床使用各类抗血小板药物前及使用过程中,应每周检测血常规1~2次,维持BPC在(50~60)×10^9/L为宜。如果BPC低于50×10^9/L,应停药。

2. 出血时间 采用标准化的出血时间测定器法测定。在整个治疗过程中,保持BT在患者治疗前1.5~2倍为最佳。血小板聚集功能测定(PAgT):ASA剂量75~325mg/d或双嘧达莫100~150mg/d,具良好的抗血栓效果,一般不会引起明显的出血并发症,毋需实验室监测。但如果剂量较大,或有临床出血倾向,应进行血小板聚集功能检测。服用ASA时用花生四烯酸、胶原作为聚集诱导剂;玻立维:ADP聚集诱导剂;噻氯匹定和GPⅡb/Ⅲa拮抗剂:用ADP、胶原诱导。监测目标为使血小板最大聚集率降至正常30%~50%,应每周监测一次。

3. 流式细胞仪(FCM)检测 血小板糖蛋白及受体表达:血小板P-选择素,血小板 GPⅡb/Ⅲa 受体的表达率,用于评估 GPⅡb/Ⅲa 受体拮抗剂的疗效,预防出血,指导调整剂量。

4. 血小板功能分析仪　PFA-100 以及快速血小板功能分析仪 RPFA。

5. 其他　血栓弹力仪的血小板图,ELISA 检测尿 11-去氢-血栓烷 B_2 等。

各类抗血小板药物检测指标和使用方法见表 9-27-1。

表 9-27-1　抗血小板药物监测方法与观察指标

检测方法		观察指标和结果
血小板聚集功能实验（PAgT）	ASA 用 AA 为诱导剂	以最大聚集率是基础对照的 50% 为宜。
	其他药物用 ADP 为诱导剂	ASA 的 PAgT > 70%, AA > 20%
流式细胞仪检测（FCM）	CD62P	用 CD62P ↓ 反映 P-选择素
	CD41/CD61	用 CD41↓/CD61↓反映 GPⅡb/Ⅲa
尿 11-DH-TXB₂ 分析	ELISA 法	敏感性 100%,特异性 60%
血小板图	血栓弹力仪	观察图像改变;血小板的抑制率:< 20% 为不敏感,> 75% 表明有较好抑制血小板的疗效
血小板功能分析仪 PFA100	明胶+肾上腺素 CT82~150S	闭锁时间（CT）延长
	明胶+ADPCT62~100S	
快速血小板功能分析仪（RPFA）	加入 AA、ADP、凝血酶受体	观察 PAgT,反映 ASA、GPⅡb/Ⅲa 受体拮抗剂、阿昔单抗等

（二）血小板抵抗的实验诊断

1. 阿司匹林抵抗(aspirin resistance)

（1）定义:患者在严格遵守医嘱服用阿司匹林的情况下,血小板的聚集率和活化水平没有达到预期的抑制效果,临床血栓或缺血事件的发生率没有降低,甚至升高。

（2）诊断标准:目前主要依据 Gum 标准和 Lev 标准。Gum 诊断标准:10μg/L ADP 诱导血小板聚集 > 70%;0.5% 花生四烯酸诱导血小板聚集 > 20%。Lev 诊断依据:为下列中的 2 项及以上:Verify Now 阿司匹林评分 > 500;5μmol/L ADP 诱导血小板聚集率 > 70%;0.5mg/ml 的花生四烯酸诱导血小板聚集率 > 20%。

2. 氯吡格雷抵抗(clopidogrel resistance)

（1）定义:正规服用氯吡格雷对患者血小板聚集水平的抑制能力减低或无反应的现象。

（2）诊断标准:以用药前患者 20μmol/L ADP 诱导的血小板聚集水平为基线,用药后的抑制率小于 10% 为氯吡格雷抵抗。

二、抗凝血药物与实验室监测

凝血瀑布由组织因子(TF)启动,多种凝血因子参与,最终凝血酶转化纤维蛋白原为纤维蛋白。另一方面,机体的促凝活性受体内天然抗凝系统调控,包括:抗凝血酶、蛋白 C 系统(活化蛋白 C、蛋白 S、凝血酶调节蛋白-thrombomodulin)和组织因子途径抑制物(TFPI)等。抗凝治疗通过影响凝固过程中某些凝血因子的活性,在一定程度上阻止血液凝固而达到防治血栓性疾病的目的。抗凝药物被广泛用于血栓栓塞性疾病的预防和治疗。临床上主要用于心脏直视手术、血液透析、人工肾的预防性抗凝,以及心肌梗死、急性肺栓塞等重要器官抗血栓栓塞的治疗。由于抗凝药物种类及作用靶点的不同,应选择不同的实验室监测指标。

（一）抗凝药物作用机制与分类

传统抗凝药如肝素、低分子肝素、华法林等仍是目前临床最常用的一线抗凝药,但由于存在某些缺点,如治疗窗宽;需监测等,临床应用受到限制。理想抗凝药物应具有如下优点:治疗窗宽;固定剂量;无需监测;口服;疗效可预测;与食物、药物相互作用小。因此,近年针对凝血过程中的关键环节成功研发了诸多作用于凝血瀑布过程中单一靶点,更加有效而安全的新型抗凝药物。按照主要作用的靶点不同,抗凝血药物主要包括抑制凝血酶活性,抑制凝血因子 IIa（F II a）活性,抑制凝血因子 Xa（F Xa）活性和抑制凝血因子合成药物等。

1. 间接凝血酶抑制剂 普通肝素（UFH）、低分子肝素（LMWH）。

2. 维生素 K 拮抗剂 华法林（Warfarin, VKA）。

3. 直接凝血酶抑制剂 水蛭素（birudin）、阿加曲班（诺保思泰, argatroban）、比伐卢定、达比加群（lepirudin）。

4. 直接 F Xa 抑制剂 利伐沙班（拜瑞妥 Xarelto®, rivaroxaban, 口服）。

5. 间接 F Xa 抑制剂 戊糖（磺达肝癸钠, Arixtra/Fondaparinux）。

6. 基因重组抗凝剂 抗凝血酶III、肝素辅因子 II、F IXa 抑制剂、F VIIa/TF 抑制物、活化的蛋白 C（APC）。

（二）抗凝药物的实验室监测

抗凝血药物针对凝血机制瀑布途径的不同靶位,其监测项目主要有血浆凝血酶原时间（PT）、活化部分凝血活酶时间（APTT）、凝血酶原片段 1+2（F1+2）、肝素抗 Xa 测定等。

1. PT 测定 主要用于口服抗凝药,如华法林的用药监测。为了使用药监测更加标准化,PT 除了以秒为单位进行报告外,多采用国际标准化比率（INR）监测。静脉血栓的患者的 INR 一般应保持 2.0~2.5;心房颤动的患者 INR 值一般应保持在 2.0~3.0。多个研究结果显示,当 INR 保持在 2.0~3.0,出血事件发生率 0.9~3.8/100 人年。由于性别,使用时间及剂量不同,理想的 INR 值一定要为每一个病人制订个体化指标。当 INR 值高于 4.0 时,可能引起无法控制的出血,甚至死亡;而 INR 低于 2.0 往往达不到有效的抗凝效果。

2. F1+2 测定 在口服抗凝剂的起始阶段,主要是半衰期短的 VII 因子活性迅速降低,导致当用小剂量华法林时 PT 检测不够敏感,不能全面反映其他因子的活性。F1+2 克服了上述缺点,是监测口服抗凝药物的较好指标,比 INR 更加敏感和特异,但因费用昂贵而受到限制。

3. APTT 测定 为普通肝素治疗监测的首选指标,对 LMWH 不敏感。一般在用肝素 6 小时后检测,以达正常对照 1.5~2.5 倍为宜。

4. 抗 F Xa 活性测定 用于较大剂量 LMWH 的监测。皮下注射 3~4 小时后取血样检测,一般维持血浆浓度在 0.2~0.5A F Xa IU/ml 为宜。急性静脉血栓形成需维持 0.5~1.5A F Xa IU/ml。

5. BPC 计数 长期应用肝素可致血小板数减少,是普通肝素治疗最重要的并发症。应在肝素开始治疗前及治疗过程中观察 BPC 计数,若发现治疗过程中 BPC 低于治疗前的 50%,应怀疑肝素引起的血小板减少(heparin induced thrombocytopenia, HIT)或肝素引起的血小板减少并血栓综合征(heparin thrombocytopenia throbosis syndrome, HITTS);低于 50×10^9/L 需停肝素。

6. 抗凝血酶(AT) AT 是人体内最重要的抗凝蛋白,通过灭活凝血酶和其他丝氨酸蛋白酶影响纤维蛋白的形成,调控血液的凝固和纤维蛋白的溶解。肝脏病、弥散性血管内凝血(DIC)、肾病综合征时由于 AT 生成减少、消耗过多、丢失过多而导致获得性 AT 缺乏,可能影响肝素的治疗效果。因此,AT 活性对于上述疾病的监测、病情分析、预后判断、肝素疗效及 AT 浓缩制替代治疗具有重要意义。肝素治疗需维持 AT 活性 80%~120%;AT 活性低于 70% 肝素效果降低;低于 50% 明显降低;低于 30% 则肝素失效。

7. UFH 血浆浓度测定:用普通肝素监测时使用,使其维持在 0.2~0.4IU/ml。

8. 活化凝血时间(activated clotting time, ACT):常在体外循环和血液透析应用普通肝素进行治疗监测时使用,其正常参考范围为 60~120 秒,维持在 250~360 秒为宜。

以下就各种抗凝药物的机制及实验室监测进行论述。

1. 间接凝血酶抑制剂(UFH、LMWH)临床上肝素广泛应用于预防与治疗血栓栓塞性疾病,防止血栓形成和扩大,如心肌梗死、肺栓塞、脑栓塞、外周静脉血栓和心血管手术栓塞等;弥散性血管内凝血(DIC);体内外抗凝、输血、体外循环、血液透析、冲洗导管等。

(1)UFH:UFH 是从哺乳动物体内提取的分子量 15 000Da 的酸性黏多糖物质,具有加速抗凝血和促进纤溶的作用。UFH 本身并无抗凝作用,UFH 通过与抗凝血酶(AT)上赖氨酸结合,使 AT 发生构象改变,暴露 AT 精氨酸活性中心,使与凝血酶(FⅡa)丝氨酸活性中心结合,形成复合物,使凝血酶失去活性。UFH 对其他丝氨酸蛋白酶,如:FⅨa、FⅪa、FⅩa 也起抗凝作用。UFH 抗 FⅡa 和抗 FⅩa 的活性相等。

UFH 出血发生率为 3%~10%,血小板减少发生率 0~5%。中等剂量以上(12 500~20 000U/24h)或静脉用药时需进行监测。

1)APTT:目标值达正常 1.5~2.5 倍为安全性和有效性范围(UFH 用后 6 小时检测)。APTT 与肝素浓度呈中度相关性。UFH 敏感范围 0.1~1.0U/ml,高浓度(> 1.0U/ml)时 APTT 不敏感。

2)血浆肝素浓度:0.2~0.5u/ml,(TT 2~2.5):Hepaclot 试剂盒(Stago)定量测定肝素(APTT)0~0.6u/ml。

3)ACT(活化的凝血时间,似试管法凝血时间):快速、简单、可在床边检测。适合体外循环,透析接受高浓度 UFH(5U/ml)患者,不适合低浓度肝素治疗患者。一般体外 350~400 秒,与 APTT 有线性关系;1~5U/ml 范围与肝素浓度呈相关性。体内:正常对照 1.5~2.5 倍。

4)TT:与肝素浓度呈良好线性关系,正常对照 2.0~2.5 倍。

5)抗凝血酶(AT:A):肝素抗凝作用依赖 AT:A,维持 120% 以上

6)血小板:用药前、用药后 1~2 次/周,防止 HIT/HITTS。

(2)LMWH:平均分子量 4000~5000Da,抗 FⅩa 大于抗Ⅱa 活性[抗Ⅹa:抗Ⅱa=(2~4):1]。由于去除了部分血小板结合位点,因而具有较强的抗凝及抗血栓形成能力,出血并发症少,对血小板数量与功能的影响也相对较少。与 UFH 相比,LMWH 通过皮下给药,有可预知的生物利用度,一致稳定的剂量应答效应,除血小板计数外,一般不需要血液学监测,因此,

LMWH 正逐渐取代 UFH 为临床首选。

LMWH 的监测：

A. APTT 不敏感，不用于 LMWH 剂量监测。

B. 抗 FXa 活性（FXa 抑制试验，发色底物法），用 LMWH 后 4~6 小时检测。原理：LMWH+AT+ 过量 FXa → LMWH- 抗 FXa 复合物→剩余 FXa 裂解发色底物 S-2732 →对硝基苯胺显色。0.5~1.0A FXa IU/ml；0.5~1.5A FXa IU/ml（急性 DVT）。缺点：不同 LMWH 存在差异。建议用治疗或 WHO 推荐的 LMWH 标准品。抗 FXa 活性预测出血价值较低。

C. Hep test：过量 AT 加入待测血浆→肝素 -AT 复合物 + 过量 FXa →肝素 - 抗 FXa 复合物→剩余 FXa 测 TT，维持正常值 4~4.5 倍（13~20 秒）。

D. 血小板计数：LMWH 治疗前后常规监测。

第四次国际肝素标准年会推荐 LMWH 监测标准：

A. 预防剂量 UFH/LMWH：无需监测（≤ 5000U/d）。

B. 治疗剂量 LMWH：无需常规监测。

C. 治疗 UFH：APTT 监测，以当地标准定 APTT 比值。

D. LMWH：抗 FXa 活性：可监测药物蓄积和肾衰者过度用药的风险。特殊情况下提供药代动力学信息：严重肾衰、肥胖患者、婴儿、新生儿和妊娠妇女。

E. 建立抗 FXa 活性监测标准很重要，但预测出血风险价值有限。

（3）肝素引起的血小板减少（heparin induced thrombocytopenia, HIT）：肝素引起的血小板减少伴血栓形成综合征（heparin thrombocytopenia throbosis syndrome, HITTS）。

1）HIT 是一种免疫介导的严重的肝素的不良反应。临床表现为应用肝素后血小板数量减少，也可有静脉和（或）动脉血栓自相矛盾的结果。有较高的致残率和致死率。使用肝素患者中约 3%~5% 以肝素治疗为主的住院患者发病率＞50%。HIT 患者中约 35% 发展成 HITTS。使用肝素的患者 HIT 确诊率仅为 1.5%~3%。死亡率高（约 18%）；5% 患者需截肢。早期诊断与合理的治疗可大大减少发病率和死亡率。

2）HIT 发病机制：HIT 抗原在血小板辅因子 4（PF4）上与肝素结合，形成免疫复合物，激活凝血，凝血酶生成。血管内血小板活化导致血小板消耗性减少。

3）典型表现（4T′s）：血小板减少（thrombocytopenia）；血栓（thrombosis）；发生时间（timing 与应用肝素有关）；无其他原因可解释（other explanations）

4）临床评估积分系统（4Ts′ 积分法）：临床一旦怀疑 HIT 就进行评估（表 9-27-2）。

表 9-27-2　临床评估积分系统（4Ts′ 积分法）

点值	2	1	0
血小板减少	血小板下降＞50%，血小板低值＞20×10⁹/L	血小板下降 30%~50%，血小板低值（10~19）×10⁹/L	血小板下降＜30%，血小板低值＜10×10⁹/L
发生的时间	明确发生时间在 5~10 天或者血小板下降＜1 天（如果 30 天内用过肝素）	连续下降 5~10 天，但是不确定（如缺少血小板计数）；发生时间 10 天后或＜1 天（如果 30~100 天前使用过肝素）	血小板计数下降＜4 天，未用过肝素

点值	2	1	0
血栓形成及其他临床事件	出现新血栓(已确认);皮肤损伤;急性全身反应,后静脉 UFH 静脉推注	进行型或复发型血栓;非坏死(红斑)性皮肤损伤;怀疑血栓(未证实)	无
其他原因导致血小板减少	无其他原因	可能有其他原因	有确切的其他原因

5)HIT 实验室检查

A. 血小板减少($15\sim150$)×10^9/L,下降前术后峰值下降 ≥ 30%~50%。

B. PF4 减少。

C. HIT 抗体阳性(> 1.5U)。检测抗原结合的抗 PF4- 肝素复合物(PF4-H)是排除诊断的重要工具,可采用 ELISA;抗 -PF4- 肝素免疫试验;胶体微粒免疫试验(DiaMed);免疫比浊法。肝素诱导的血小板激活试验:血小板聚集试验;5- 羟色胺释放测试;流式细胞术。

D. 影像学(彩色多普勒超声)确定 DVT。

2. 维生素 K 拮抗剂(华法林,VKA)　华法林为间接作用的香豆素类口服抗凝药,在体内有拮抗维生素 K 的作用。通过抑制 VK 环氧化还原酶,阻断依赖维生素 K 的凝血因子谷氨酸羧基化,抑制凝血因子 Ⅱ、Ⅶ、Ⅸ、Ⅹ 在肝脏的合成。本药起效缓慢,仅在体内有效,停药后药效持续时间较长。VKA 于 1954 年被 FDA 批准应用于临床,预防各种深静脉血栓(DVT);瓣膜置换术后的血栓栓塞;治疗急性 DVT;肺梗死。

英国约 50 万患者接受华法林治疗,安全性指征和危险性相关。英国血液标准化委员会(BcSH)和国家医疗安全处(NPsA)推荐口服抗凝剂治疗的安全性指征。用法:抗凝开始先用 LMWH 或 fondaparinux,交替或 3~5 天随后换 VKA,以避免 VKA 导致依赖维生素 K 的抗凝蛋白 C、蛋白 S 的首先减低加重血栓。剂量 5~10mg(国人 2.5mg),po,d1~2 后根据目标 PT-INR 达 2.0~3.0 调整剂量。监测频率:给药 2 个剂量后开始,每日 1 次,3~5 天后 2~3 次 /周,以后间隔 ≤ 4 周。

VKA 实验室监测指标:

(1)凝血酶原时间(PT):达治疗前 1.5~2.0 倍。

(2)国际正常化比值(INR):可靠指标,目标 INR 2~3.0。

(3)凝血酶原片段(F1+2):0.1~0.5nmol/L(正常 0.4 ± 0.23nmol/L)。

由于 VKA 具有难以预测的抗凝作用和药物摄入量,监测和常常需要调节剂量,服用后需经 4~5 天才能发挥抗凝效应。不能常规监测者可采用低剂量(INR 1.5~2.0)以减少出血。

3. 直接凝血酶抑制剂　水蛭素(birudin,Hirudin)、阿加曲班(诺保思泰,argatroban)、比伐卢定(bivalirudin)、达比加群(lepirudin)、达比加群酯(dabigatran)、希美加群(ximelagatran)等直接凝血酶抑制剂。

(1)水蛭素:合成小分子精氨酸衍生物,可逆性结合凝血酶催化部位,抑制凝血酶,对凝血酶有极强的高度特异的抑制作用,阻止凝血酶结合底物,是迄今为止所发现最强的凝血酶天然特异抑制剂。已被批准用于"肝素诱发的血小板减少症(HIT)"和 HITT。

监测指标：

APTT：治疗后 2 小时测定，确定治疗范围，初始水平 1.5~3 倍，但不应＞100 秒。剂量根据临床需要调整 [≤10μg/（kg·min）]。

（2）阿加曲班——世界首创直接凝血酶抑制剂（argatroban，诺保思泰，Novastan）：精氨酸结构的选择性抗凝血酶药。抑制凝血酶激活 FXIII，使血栓易接受纤溶酶作用，促进血栓溶解。半衰期短，一旦出血，停药即可；术前 2~3 小时停药即可，易于控制。抗凝血效果个体差异小；不经肾脏代谢，可用于肾功能不全；无肝素 - 诱发血小板减少症（HIT）及血栓症（HITTS）危。唯一 FDA 批准预防与治疗 HIT/HITTS。

实验室监测指标：

输注开始 2 小时后检测，使目标 APTT 在正常 1.5~3 倍（＜100 秒）。

正常 3~3.5 倍，减量 0.5μg/（kg·min）；正常 3.5~4 倍，暂停输注 15 分钟，减量 1μg/（kg·min）。

正常 4 倍以上，暂停输注 30 分钟，减量 2μg/（kg·min）。阿加曲班不仅影响 APTT 和 ACT，且影响 INR。

（3）达比加群酯（lepirudin）：含 65 个氨基酸多肽，分子结构同天然水蛭素，不可逆与凝血酶催化中心结合。适应证：预防髋关节置换术后；脑卒中。2500 名急性 VTE 患者，达比加群（150mg，每日 2 次，po）6 个月抗凝复发率 2.1%；出血率 1.9%，对照华法林组（INR 2~3）复发率 2.4%；出血率 6%。治疗需监测。

实验室监测：给药剂量依 APTT 值调整，使 APTT 值为正常值 1.5~2.5 倍为宜。由于药物经肾清除，故肾功能不全患者须进行相应的剂量调整。

（4）比伐卢定：于 2000 年批准在美国上市，其有效抗凝成分为水蛭素衍生物片段，通过直接并特异性抑制凝血酶活性而发挥抗凝作用，作用可逆而短暂。早期的临床研究显示：比伐卢定抗凝治疗效果确切，且出血事件的发生率较低，和传统的肝素抗凝治疗相比使用更为安全。

（5）希美加群：通过直接而可逆性地抑制凝血酶发挥抗凝作用。其主要用途是在心房颤动时用于抗凝治疗，可减少血栓栓塞的发生。此外还可用于下肢大手术后预防深静脉血栓形成。出血的不良反应较华法林少，用药时毋需实验室监测。

4. 针对活化 FXa 的抗凝药　FXa 抑制剂抗凝血的高效性和安全性超过了直接凝血酶抑制剂，可能是由于在凝血级联反应中，FXa 位于凝血酶的上端，而凝血级联反应是一逐级放大的过程，FXa 抑制剂发挥作用后，阻止了凝血的进一步放大效应，因而获得了更好的抗凝效果。

FXa 抑制剂分为直接 FXa 抑制剂和间接 FXa 抑制剂。

直接 FXa 抑制剂（利伐沙班）：增强 FXa 对抗凝血酶的亲和力；也可作用于凝血活酶复合物中的 FXa。和间接 FXa 抑制剂（磺达肝癸钠）：增强 FXa 对抗凝血酶的亲和力；仅作用游离 FXa。利伐沙班与磺达肝素钠与肝素的本质区别在于它不需要抗凝血酶参与，直接拮抗游离和结合的 Xa 因子。Ⅲ期临床观察结果表明明它的有效性和安全性至少与传统抗凝剂相当，因而有望成为替代肝素和华法林的抗凝新药。

（1）直接 FXa 抑制剂 - 利伐沙班（Rivaroxaban，拜瑞妥）：利伐沙班高度选择性和可竞争性抑制游离和结合的 Xa 因子以及凝血酶原活性，首个口服直接 FXa 抑制剂，理想抗凝药：固定剂量；生物利用度高（10mg，生物利用度接近 100%）；治疗窗宽；与食物或药物相互作用小；一般毋需监测；长期应用安全性良好。

获批首个适应证:预防全髋或全膝关节置换术后 VTE。口服,每日 1 次,起效快速(给药后 2~4 小时达血药浓度峰值)

实验室监测

校正的 anti-FⅩa 试验(发色底物法)定量:多数实验室采用 PT 是可行的,如结合 rivaroxaban 校正可有助于测定血浆 rivaroxaban 峰水平。

发色底物法测 rivaroxaban 水平和 anti-FⅩa 活性相关性最密切,如可能,采用定量测定 rivaroxaban 和其他 FⅩa 抑制物剂如 apixaban。

(2)间接 FⅩa 抑制剂——磺达肝癸钠(fondaparinux):磺达肝睽钠分子量仅 1700Da 左右,只有抗 FⅩa 活性,而没有抗 FⅡa 活性。人工合成的类肝素分子,戊糖结构,增强 FⅩa 对抗凝血酶的亲和力;具有选择性抗 Ⅹa 活性。FDA 批准:预防大整形术后静脉血栓:2.5mg/d,皮下 2 小时达高峰。动脉血栓防治,急性冠脉综合征的治疗。

实验室监测:血浆浓度可用抗 FⅩa 活性分析确定,PT、PTT 和 TT 测定无法反映和推测 Fondaparinux 血药浓度或活性。

5. TF、FⅦa 或 TF/FⅦa 抑制剂　理论上,靶向 TF、FⅦa 或 TF/FⅦa 复合物应该是理想的抗凝药。然而,这类药物的抗凝效果和临床应用前景令人失望。Tifacogin 是一种重组的 TF 途径抑制剂,较大样本的Ⅲ期临床试验结果证明:并不降低严重脓毒血症病人的死亡率,而且存在高度出血风险。

重组 NAPC$_2$ 可抑制结合Ⅶa 的 TF。对选择性膝关节置换患者进行的一项Ⅱ期剂量反应试验结果及动脉血栓形成患者的Ⅱ期试验结果显示了初步的抗凝抗血栓效果,但目前尚无相关资料发表。

三、溶栓治疗的实验室监测

溶栓治疗是指用溶栓药物溶解已经形成的血栓,促进血管再通。适应证:急性心肌梗死、肺栓塞、脑血栓、深静脉血栓:限定选择性患者,如较严重髂股静脉血栓。早期溶栓治疗有效,但可能增加出血的风险。需对效益/风险进行评估。

在用药过程中,常选择凝血酶时间(TT)、纤维蛋白(原)及其降解产物(FDPs)作为监测标记,对是否会发生出血及有无溶血栓效果进行评估,以指导和调整临床合理用药。

临床常用溶栓药有链激酶、尿激酶、重组组织性纤溶酶原激活剂(rt-PA)和葡萄球菌激酶等,能促进内源性纤溶酶原转变成纤溶酶,使已形成的纤维蛋白溶解,清除血管中的血栓。

1. 尿激酶(urokinase,UK)　目前生产制备的尿激酶主要是从健康人尿中分离的,或从人肾组织培养中获得的一种酶蛋白。UK 直接作用于内源性纤维蛋白溶解系统:提高催化裂解纤溶酶原激活生成纤溶酶,后者不仅能降解纤维蛋白凝块,亦能降解血液循环中的纤维蛋白原、凝血因子 Ⅴ 和凝血因子Ⅷ等,从而发挥溶栓作用。UK 主要用于血栓栓塞性疾病的溶栓治疗,对新形成的血栓起效快、效果好。UK 的治疗适应证:急性广泛性肺栓塞、胸痛 6~12 小时内的冠状动脉栓塞和心肌梗死、症状短于 3~6 小时的急性期脑血管栓塞、视网膜动脉栓塞及其他深静脉血栓形成。UK 首次 4000U/kg,30~45 分钟后 2000U/(kg·h),24~48 小时,5~7 天。

2. 链激酶(Streptokinase,SK)　SK 是从 β-溶血性链球菌培养液中提纯精制而成的一种高纯度酶,具有促进体内纤维蛋白溶解系统的活性。SK 不能直接活化纤溶酶原,而是与纤溶酶原形成 SK- 纤溶酶复合物,使纤溶酶原转变为活性的纤溶酶,引进血栓内部崩解和血栓表面溶解。SK 主要用于急性心肌梗死、深部静脉血栓、肺栓塞、脑栓塞、急性亚急性周围动脉血栓、中央视网膜动静脉栓塞的治疗。

3. 组织型纤溶酶原激活剂(t-PA)　t-PA 为通过基因工程技术制备的重组单链产品,通过其赖氨酸残基特异性与纤维蛋白结合,激活与纤维蛋白结合的纤溶酶原转变为纤溶酶,这一作用较其激活循环中的纤溶酶原更强。由于 t-PA 选择性地激活与纤维蛋白结合的纤溶酶原,因而不产生应用链激酶时常见的出血并发症。t-PA 主要用于急性心肌梗死和肺栓塞的治疗。

4. 葡激酶(SaK)　SaK 为从某些金黄色葡萄球菌培养液中分离提取的一种促纤溶激酶。其作用原理与 SK 相似,但 SaK 属纤维蛋白特异性溶栓药物。SaK 对纤维蛋白和对富含血小板血栓的溶解作用均较 SK 强。

溶栓治疗的实验室监测

溶栓药物治疗过程中,机体处于较高的纤溶状态,早期溶栓有效,但可增加出血的风险,5%~30%,溶栓期间每天监测。需对效益 / 风险进行评估。

溶血栓适宜指标:Fg 降至 1.2~1.5g/L; TT 溶栓 q6~12h)正常范围 1.5~2.5 倍; FDPs 含量 300~400mg/L 为宜。D-Dimer 和 FDPs 的升高为溶栓治疗有效的直接证据,而前者的特异性更强。

血栓是否溶解指标:D-Dimer/FDPs 明显增加,且呈"山峰状";若升高后呈平台状示用药不足。溶血栓有效指标:α2-AP < 60%~30%(参考值 80%~120%)。有出血可能的指标:Fg < 1.0g/L; TT >对照值 3 倍; PLT < 50 × 10⁹/L, FDP > 400mg/L 出血增加 3 倍。

四、降纤药的实验室监测

血浆纤维蛋白原增高与血小板活化,凝血活性增强相关,并影响血液黏度,是促进血栓形成的重要危险因素之一。降低纤维蛋白原含量对治疗血栓栓塞性疾病具有重要意义。

(一)药物分类和作用机制

临床上所用降纤药属蛇毒抗栓酶,有东菱克栓酶和蝮蛇抗栓酶等。其具有类似凝血酶作用,可直接作用于纤维蛋白原 Aa 链,裂解出纤维蛋白肽 A,形成不完全纤维蛋白单体和非交联性纤维蛋白多聚体。后者容易被纤溶酶水解以及单核 - 巨噬细胞系统清除。

(二)实验室监测

临床上降纤治疗常以 Fg 和 BPC 作为常规监测指标,维持 Fg 在 1.25~1.5g/L,BPC 在 50~60 × 10⁹/L(表 9-27-3)。在治疗过程中,如上述指标分别低于 1.0g/L 和 50 × 10⁹/L,则需密切注意出血风险。

表 9-27-3　抗血栓、溶血栓治疗的常用实验监测

药物	监测方法	适宜范围	备注
抗血小板药物			
阿司匹林	PAgT(AA 或胶原诱导)	PAgT 降至用药前 50%	不同药物选择不同的诱导剂
氯吡格雷	PAgT(ADP 诱导)	PAgT 降至用药前 50%	
GP Ⅱ b/ Ⅲ a 抑制剂	PAgT(ADP 诱导)	PAgT 降至用药前 50%	

续表

药物	监测方法	适宜范围	备注
普通肝素（UFH）	APTT	比正常对照延长 1.5~2.0 倍	APTT、PT 均要设正常对照值
	UFH 浓度测定	0.2~0.4IU/ml	
口服抗凝剂	PT（INR）	2.0~2.5，不大于 3.0，不小于 1.5	
溶栓药（SK、UK、t-PA）	Fg	（1.0~1.2）g/L	Fg、TT 和 FDP 联合应用
	TT	比正常对照延长 2.0~2.5 倍	
	FDP	300~400mg/L	

（徐修才 吴竞生）

参 考 文 献

1. Haubelt H, C Anders and P Hellstern. Can platelet function tests predict the clinical efficacy of aspirin? Semin Thromb Hemost, 2005, 31(4): 404-410.

2. Furie B and BC Furie. Mechanisms of thrombus formation. N Engl J Med, 2008, 359(9): 938-949.

3. Buller HR, Giancarlo A, Russel DH, et al. Antithrombotic therapy for venous thromboembolic disease: the Seventh ACCP Conference on Antithrombotic and Thrombolytic Therapy. Chest, 2004, 126(3 Suppl): 401S-428S.

4. Reynolds NA, CM Perry and LJ Scott. Fondaparinux sodium: a review of its use in the prevention of venous thromboembolism following major orthopaedic surgery. Drugs, 2004, 64(14): 1575-1596.

5. Karthikeyan G, SR Mehta and JW Eikelboom. Fondaparinux in the treatment of acute coronary syndromes: evidence from OASIS 5 and 6. Expert Rev Cardiovasc Ther, 2009, 7(3): 241-249.

6. Clayton RA, P Gaston and CR Howie. Oral rivaroxaban for the prevention of symptomatic venous thromboembolism after elective hip and knee replacement. J Bone Joint Surg Br, 2010, 92(3): 468; author reply 468.

7. Rivaroxaban-once daily, oral, direct factor Xa inhibition compared with vitamin K antagonism for prevention of stroke and Embolism Trial in Atrial Fibrillation: rationale and design of the ROCKET AF study. Am Heart J, 2010, 159(3): 340-347 e1.

8. Kearon C, Ginsberg JS, Kovacs MJ, et al. A comparison of three months of anticoagulation with extended anticoagulation for a first episode of idiopathic venous thromboembolism. N Engl J Med, 1999, 340(12): 901-907.

9. Schulman S, Granqvist S, Holmström M, et al. The duration of oral anticoagulant therapy after a second episode of venous thromboembolism. The Duration of Anticoagulation Trial Study Group. N Engl J Med, 1997, 336(6): 393-398.

10. Kearon C, Ginsberg JS, Kovacs MJ, et al. Comparison of low-intensity warfarin therapy with conventional-intensity warfarin therapy for long-term prevention of recurrent venous thromboembolism. N Engl J Med, 2003,

349（7）: 631-639.

11. Koo S, Kucher N, Nguyen PL, et al. The effect of excessive anticoagulation on mortality and morbidity in hospitalized patients with anticoagulant-related major hemorrhage. Arch Intern Med, 2004, 164（14）: 1557-1560.

12. 林果为, 欧阳仁荣, 陈姗姗, 等. 现代临床血液病学. 上海: 复旦大学出版社, 2013.

13. 王振义, 李家增, 阮长耿, 等. 血栓与止血基础理论与临床. 3 版. 上海: 上海科学技术出版社, 2004.

14. 王鸿利, 周新, 洪秀华, 等. 现代实验诊断学. 上海: 世界图书出版公司, 2007.

15. T Baglin. The role of the laboratory in treatment with new oral anticoagulants. J Thrombosis and Haemostasis, 2013, 11（Suppl. 1）: 122-128.

16. Grace M Lee and Gowthami M Arepally. Heparin-induced thrombocytopenia. Hematology, 2013, 55th ASH: 668-674.

17. Philip Wells and David Aderson. The diagnosis and treatment of venous thromboembolism. Hematology, 2013, 55th ASH: 457-463.

第十章
出凝血常用检验项目的质量控制

出凝血常用检验项目多为筛查试验,临床标本量较大,若检测结果不准确,将给疾病的诊疗带来较大风险。自 2006 年《医疗机构临床实验室管理办法》颁布实施以后,临床实验室的质量管理开始有据可依。2011 年以来,相关行业标准的发布,如《出血时间测定要求》(WS/T 344-2011)、《血浆凝固实验血液标本的采集及处理指南》(WS/T 359-2011)、《红细胞比容测定参考方法》(WS/T 342-2011)、《临床血液学检验常规项目分析质量要求》(WS/T 406-2012)和《D- 二聚体定量检测》(WS/T 477-2015),为临床实验室开展出凝血检验的质量控制提供了指南。本章节主要依据上述文件,结合临床实验室的实际情况,同时兼顾常用品牌仪器和试剂厂商说明书的要求,针对目前临床实验室常用的出凝血检验项目质量控制关键环节的基本要求进行讨论。

一、分析前质量控制

分析前影响因素是质量控制的关键要素之一。由于血小板和多种凝血因子在体外环境的稳定性较差、静脉穿刺会导致不同程度的止血过程激活以及检测反应过程的复杂性等原因,出凝血常用检验项目的结果易受到标本采集、转运、处理和保存等环节影响因素的干扰。实验室可参考行业标准和指南文件针对不同类型的检测项目制订相应的标本采集、转运、处理和保存的要求。如血液凝固试验的分析前质量控制要求包括:①应规范采血流程,使用压脉带的时间不应超过 1 分钟(使用压脉带时间过长将会导致 PT 缩短,Fib、D- 二聚体和 F Ⅷ明显增高)。②使用含 3.2% 枸橼酸钠抗凝剂的采血管,采血量应达到采血管标示量的 90% 以上(采血量不足将导致 INR 显著增高)。③标本采集后应立即轻轻颠倒混匀 3~6次(剧烈的晃动会引起标本溶血和血小板的激活)。④应注意 Hct 对抗凝剂比例的影响,当Hct > 55% 时应调整抗凝剂的比例,否则会引起 PT 和 APTT 检测结果延长。⑤不同检测项目的标本运输条件有差异。一些检测项目宜在适宜的常温条件下运输,如凝血因子Ⅷ测定、vWF 活性测定。低温会导致血小板、F Ⅶ的激活以及 F Ⅷ和 vWF 的降低。⑥标本采集后应在 1 小时内离心并分离出乏血小板血浆。通常标本的离心条件是 1500g 至少离心 15 分钟。⑦标本离心后应尽快检测,检测 PT/INR 标本室温可保存 24 小时,检测 APTT 的标本在室温的保存时间不应超过 4 小时。⑧注意标本溶血、脂血、胆红素增高和类风湿因子等对检测结果的影响。肉眼可见的标本溶血可致 PT 和 D- 二聚体显著增高,APTT 和纤维蛋白原显著降低。高浓度类风湿因子可导致 D- 二聚体检测结果假性升高。其他具体要求可参见卫生行业标准《血浆凝固实验血液标本的采集及处理指南》(WS/T 359-2011)。这些要求应明确地写入质量体系文件,并对负责标本采集、转运、处理和检测的相关人员进行培训以保证在日常工作中得到严格执行。

二、检测系统的选择与性能验证

出凝血检验项目涉及的检测方法和仪器试剂种类较多,常用检测仪器主要是血液凝固分析仪。实验室在开展新项目时必须选择方法可靠、性能良好的检测系统,并在实验室的运行环境中确认其分析性能能够满足临床需要。

实验室在选择检测系统时需要考虑的问题主要包括:①预期用途:应能够满足临床和实验室的需求,如检测项目和检测速度等。②检测方法和原理:由于大多数出凝血检验项目没有参考方法,当检验项目存在多种检测原理或方法时,实验室应尽可能选择国内外较为公认的性能可靠的检测方法和检测系统。③首选配套的检测系统:实验室宜使用与仪器配套的试剂和校准品,并遵循厂家说明书规定的操作程序的要求。非配套检测系统的性能在未得到充分验证与确认前,其结果的可靠性难以保证。④检测系统的分析性能,包括精密度、正确度、可报告范围、抗干扰能力等。

依据《医疗机构临床实验室管理办法》的要求,检测系统的性能验证内容至少应包括精密度、正确度、可报告范围等。如使用自行组合的检测系统,应有程序评估并确认精密度、正确度、可报告范围、参考区间等分析性能符合预期用途。实验室在进行性能验证前应参考标准化指南文件、卫生行业标准和厂家的要求制订性能验证实验方案,明确性能验证指标和要求。

1. 精密度 精密度分为批内精密度和日间精密度。批内精密度的验证方法为使用同一份标本或质控品在同一检测系统上连续检测 10 次或 20 次;日间精密度的验证方法是在一段时间内重复检测同种标本(通常是质控品)。在精密度评价时,应至少使用正常和异常 2 个浓度水平的样本进行检测。对于正常样本和异常样本,不同检测系统的精密度的可接受允许限可能存在差异。PT、APTT、Fib 和 D- 二聚体的性能验证方法与要求见卫生行业标准《临床血液学检验常规项目分析质量要求》(WS/T 406-2012)和《D- 二聚体定量检测》(WS/T 477-2015),其他项目的可接受标准可参考文献资料、指南文件和厂家说明书进行确定。

2. 校准及正确度验证 对于出凝血检测项目而言,一些项目有条件进行校准,如 Fib、D- 二聚体、凝血因子等,有些项目则不能进行校准,如 APTT 和 TT 等。对于能够校准的项目,实验室应定期依照厂商说明书规定的程序进行校准,可选择厂商提供的配套校准物或标准物质进行检测结果的校准,也可使用预定标模式进行校准(前提是检测系统应配套)。检测过程中使用的计量器具(如加样器)也应进行校准。实验室在实施校准前应保证仪器使用状态良好、精密度符合要求。

校准周期及实施条件(至少包括以下内容):①检测系统用于临床检测前;②更新不同批号试剂后;③室内质控结果显示趋势变化时;④仪器关键部件更换或维修后(必要时);⑤临床反馈检测结果与症状 / 体征不相符(必要时);⑥至少半年 1 次。

3. 临床可报告范围 临床可报告范围是指对临床诊断有意义的待测物浓度范围。此范围如果超出了分析测量范围,可将样本通过稀释、浓缩等预处理使待测物浓度处于分析测量范围内,报告结果时乘以稀释或浓缩的倍数,故可报告范围的验证实际上包括了分析测量范围的验证和稀释效果的评价两部分。对于检测结果与待测物的浓度 / 活性呈线性关系的项目(如 Fib),分析测量范围的验证可按如下方法进行:取 1 份接近线性范围上限(H)和 1 份接近线性范围下限(L)的混合血浆,至少制备 5 份稀释浓度的标本(可按 4L、3L+1H、2L+2H、1L+3H、4H 比例配制),将标本按浓度水平由低到高,再由高到低的顺序进行检测并计算 2 次检测结果的均值。以不同浓度标本的检测结果均值及稀释比例计算各标本的理论值，用实测值与理论值进行回归分析，得出相关系数和斜率。通常要求线性回归方程的斜率在 1 ± 0.05 范围内，相关系数 r ≥ 0.975。稀释效果的评价主要是通过加样器的检定或校准来保证。

三、室内质量控制

室内质控的目的是监测和控制实验室内检测结果的精密度，提高常规工作中天内和天间标本检测结果的一致性。实验室内部质量控制应符合如下要求：

1. 质控品的选择　宜使用配套质控品，使用非配套质控品时应评价其质量和适用性。

2. 质控品的浓度水平　至少使用 2 个浓度水平（正常和异常水平）的质控品。

3. 质控项目　所有检测项目均应开展室内质量控制。

4. 质控频度　根据检验标本量定期实施，检测当天至少 1 次。

5. 质控图　应使用 Levey-Jennings 质控图；Levey-Jennings 质控图或类似的质量控制记录应包含以下信息：检测质控品的时间范围、质控图的中心线和控制界线、仪器 / 方法名称、质控品的名称、浓度水平、批号和有效期、试剂名称和批号、每个数据点的日期、操作人员的记录。

6. 质控图中心线的确定　质控品至少检测 10 天，至少使用 20 个检测结果的均值作为质控图的中心线；更换新批号试剂或仪器进行重要部件的维修后，应重新确定质控品的均值；每个新批号的质控品在日常使用前，应通过检测确定质控品均值，制造商规定的"标准值"只能作为参考，通常实验室确定的质控品均值宜在配套定值质控品的允许范围内。质控品均值的计算方法参见《临床实验室定量测定室内质量控制指南》（GB/T20468-2006）。

7. 标准差的确定　标准差的计算方法参见 GB/T 20468-2006。

8. 失控判断规则　应规定质控规则，至少使用 1_{3s} 和 2_{2s} 规则。

9. 失控报告　应包括失控情况的描述、核查方法、原因分析、纠正措施及纠正效果的评价等内容；应检查失控对之前患者样品检测结果的影响。

10. 质控数据的管理　按质控品批次或每月统计 1 次，至少保存 2 年。

11. 记录　实验室负责人或指定的负责人应至少每月对室内质量控制记录进行审查并签字。

四、室间质量评价

1. 实验室应按照《医疗机构临床实验室管理办法》的要求参加相应的室间质评（也称为能力验证）。目前国家卫生计生委临床检验中心组织开展的出凝血检测室间质评项目有凝血试验（PT、APTT 和 Fib）、全血细胞计数（Plt 和 Hct）、凝血因子检测（F Ⅷ和 F Ⅸ活性）和 D-二聚体浓度检测，2017 年将开展抗凝蛋白检测（AT、PC 和 PS）、纤维蛋白（原）降解产物检测（FDP）和其他凝血因子检测（F Ⅱ /F Ⅴ /F Ⅶ /F Ⅹ /F Ⅺ /F Ⅻ）项目的室间质评。各省市自治区的临床检验中心也开展了部分项目的室间质评。实验室在参加室间质评活动时应遵守以下要求：

（1）使用相同的检测系统检测质控样本与患者样本。

（2）由从事常规检验工作的人员实施能力验证 / 室间质评样品的检测。

（3）应有禁止与其他实验室核对上报能力验证 / 室间质评结果的规定。

（4）应保留参加能力验证／室间质评的结果和证书。

（5）实验室应对"不满意"和"不合格"的能力验证／室间质评结果进行分析并采取纠正措施，并记录。

（6）实验室负责人或指定负责人应监控室间质量评价活动的结果，并在结果报告上签字。

2. 对于暂未开展室间质评的检验项目，应通过与其他实验室（如已获认可的实验室、使用相同检测方法的实验室、使用配套系统的实验室）比对的方式，判断检验结果的可接受性，并应满足如下要求：

（1）规定比对实验室的选择原则。

（2）样品数量：至少 5 份，包括正常和异常水平。

（3）频率：至少每年 2 次。

（4）判定标准：应有 ≥ 80% 的结果符合要求。

当实验室间比对不可行或不适用时，实验室应制定评价检验结果与临床诊断一致性的方法，判断检验结果的可接受性。每年至少评价 2 次，并进行记录。

五、实验室内部检测结果的可比性

由于出凝血检测试验的原理多是在体外模拟体内的止血酶促反应，不同来源甚至不同批号试剂的敏感度存在差异，常导致不同检测系统的检测结果不可比，故同一机构内使用多个检测系统时，推荐尽可能选用同一品牌的检测系统。实验室使用同一品牌的多个检测系统时，对于能够进行校准的项目（如 Fib），应定期进行结果比对（至少半年 1 次）。至少使用 20 份临床标本（正常和异常标本各 10 份），每份标本分别使用临床实验室内部规范操作检测系统（使用配套试剂、用配套校准物定期进行校准、检测系统性能良好、规范地开展室内质量控制、参加室间质量评价成绩合格、检测程序规范、人员经过良好培训的检测系统）和被评价检测系统进行检测，以内部规范操作检测系统的结果为标准计算相对偏差，偏差应符合预期要求。

六、参考区间

参考区间是临床医生分析检验结果和做出医疗决策的重要依据。参考区间的建立较为复杂，对于大多数实验室而言，进行验证后引用外部参考区间更为实际。对于常用出凝血检检验项目，参考区间的引用来源有《全国临床检验操作规程》、指南文件、发表的文献、试剂生产厂家的说明书等。实验室在引用前，应对其适用性进行验证。

首先要确认实验室使用的分析系统与引用参考区间的分析系统相同，检验项目所针对的人群相同，检验前过程和分析检测程序一致；然后在保证分析系统的分析性能满足要求的前提下，每组至少选择 20 份健康人样品通过检测进行验证。

参考区间验证方法：①至少选择 20 名健康个体（男女各半），按所在实验室的标准操作程序采集静脉血标本进行检测。②检测结果的离群值检验：首先将检测结果按大小排序并计算极差 R，然后分别计算最大和最小值与其相邻数值之差 D；若 D/R ≥ 1/3，则将最大值或最小值视为离群值予以剔除，并将余下数据重复上述方法进行离群值检验，直至无离群值为止。因出现离群值而造成检测结果不足 20 个时，应重新选择符合要求的健康个体进行补充，以保证 20 个检测结果不含离群值。③将检测结果与待验证参考区间进行比较。若

20 个结果超出参考区间的数值不超过 10%（2 个数据），验证结果符合要求；否则应重新选择 20 名健康个体再次进行验证，确认验证结果符合要求后，可使用参考区间，否则应查找原因。

某些检验项目（如 D- 二聚体）的浓度水平与年龄、性别、妊娠等因素有关，宜对特定健康人群（如老年人、孕妇和围生期妇女）分别设定参考区间。儿童的参考区间与成人不同，应单独设定。

实验室应定期对所采用的参考区间进行评审。对于某些检测结果受试剂的敏感度影响较大的项目（如 PT、APTT），实验室更换新批号试剂时，如试剂敏感度差异明显，应重新验证参考区间；若试剂敏感度接近，则可使用 5 份健康人标本进行结果比对，以确认参考区间的适用性。

七、结果报告

检验报告是临床实验室工作的终端产品，正确及时地进行检验结果报告是分析后质量保证的核心要求。实验室应建立适宜的检验结果审核与发放制度，包括异常结果的复核 / 复查制度、危急值报告制度等。

检验结果报告时应使用规范的测量单位，如血小板计数的单位应使用 $\times 10^9/L$，纤维蛋白原的单位应使用 g/L。D- 二聚体定量检测结果有纤维蛋白原等量单位（FEU）和 D- 二聚体单位（DDU）两种报告方式，实验室宜使用试剂生产厂家推荐的报告方式，不宜进行不同报告方式的转换。更换不同种类的试剂后，应注意报告方式、参考区间和排除诊断临界值等变化。

当实验室不得不使用溶血、脂血、胆红素异常升高的标本进行检测时，应在报告中予以注明。抗凝治疗监测时，凝血酶原时间（PT）的报告结果应同时报告国际标准化比率（INR）。

（周文宾　彭明婷）

参 考 文 献

1. 中华人民共和国卫生部. 医疗机构临床实验室管理办法. 北京：中华人民共和国卫生部，2006.

2. 中华人民共和国卫生部. 血浆凝固实验血液标本的采集及处理指南：WS/T 359-2011. 北京：中国标准出版社，2011.

3. 中华人民共和国卫生部. 临床血液学检验常规项目分析质量要求：WS/T406-2012. 北京：中国标准出版社，2012.

4. 中华人民共和国卫生部. 血细胞比容测定参考方法：WS/T 342-2011. 北京：中国标准出版社，2011.

5. 中华人民共和国卫生部. 出血时间测定要求：WS/T 344-2011. 北京：中国标准出版社，2011.

6. 国家卫生标准委员会临床检验标准专业委员会. D- 二聚体定量检测：WS/T 477-2015. 北京：中国标准出版社，2015.

7. 中国合格评定国家认可委员会. 医学实验室质量和能力认可准则在临床血液学检验领域的应用说明：CNAS CL-43. 北京：中国合格评定国家认可委员会，2014.

8. CLSI. Protocol for the Evaluation, Validation, and Implementation of Coagulometers; Approved Guideline:

H57-A. Wayne, PA: Clinical and Laboratory Standards Institute, 2008.

9. CLSI. Quantitative D-dimer for the Exclusion of Venous Thromboembolic Disease; Proposed Guideline: H59-P. Wayne, PA: Clinical and Laboratory Standards Institute, 2010.

10. CLSI. Defining, Establishing, and Verifying Reference Intervals in the Clinical Laboratory; Approved Guideline-Third Edition: C28-A3. Clinical and Laboratory Standards Institute, 2008.

11. Steve Kitchen, John D. Olson, F. Eric Preston. Quality in Laboratory Hemostasis and Thrombosis. 2nd ed. PA: New York, Wiley-Blackwell, 2013.

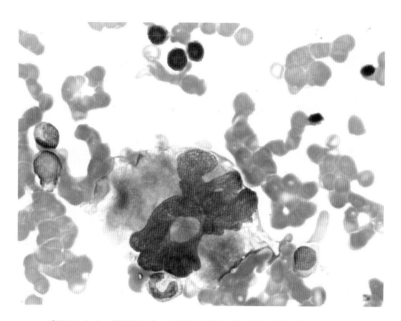

彩图 9-5-1　骨髓涂片中可见巨核细胞成熟障碍,未见血小板

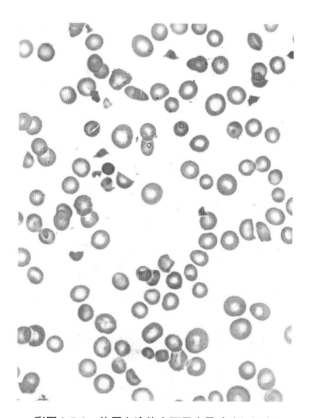

彩图 9-5-3　外周血涂片中可见大量破碎红细胞

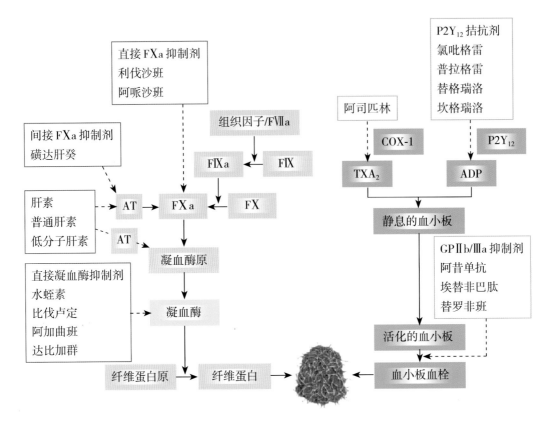

彩图 9-6-2 抗凝和抗血小板药物的作用靶点示意图

AT：抗凝血酶；TXA_2：血栓素 A_2；COX：环氧化酶；ADP：二磷酸腺苷

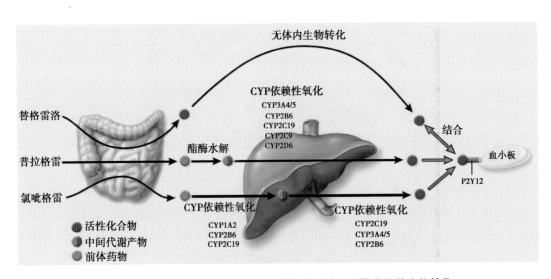

彩图 9-6-3 氯吡格雷、普拉格雷和替格瑞洛的作用模式及其生物转化